中国食物中毒细菌

Bacteria of Food Poisoning in China

房　海　陈翠珍　主编

科 学 出 版 社

北　京

内 容 简 介

《中国食物中毒细菌》包括上篇、中篇、下篇共26章内容，记述了在我国引起食物中毒的细菌12个菌科、24个菌属、116个种及亚种或血清型，以及一些未确定种的细菌。

上篇为"细菌性食物中毒与食物中毒细菌"，共2章；中篇为"食物中毒的革兰氏阴性菌"，共18章；下篇为"食物中毒的革兰氏阳性菌"，共6章。在第3~26章的每个菌属中，均记述了菌属的主要生物学性状（菌属定义）及其在伯杰氏细菌分类系统中的分类位置（含属内的菌种）、食物中毒概要；对引起食物中毒的重要菌种，均较系统地记述了发现历史简介、主要生物学性状、病原学意义（以食物中毒为主体）及微生物学检验等方面内容。在编写过程中，作者努力争取能使此书的理论与实践融为一体，尤其注重知识的系统性；尽力使读者既能较全面地认识在我国引起食物中毒的细菌种类及其基本特征、食物中毒发生的情况，又能对其进行有效检验，并对相关科研工作提供有价值的帮助。

本书可供从事细菌性食物中毒及食物中毒细菌研究与实践、食品卫生安全与监督及评估、卫生防疫、预防医学、流行病学、医学检验、公共卫生、环境科学等领域的科技人员使用；同时，也可作为高等院校相关学科专业师生的参考用书。

图书在版编目（CIP）数据

中国食物中毒细菌 / 房海，陈翠珍主编. —北京：科学出版社，2014.4
ISBN 978-7-03-040221-9

Ⅰ. 中…　Ⅱ. ①房…　②陈…　Ⅲ. 细菌性食物中毒–研究–中国
Ⅳ. R595.7

中国版本图书馆 CIP 数据核字（2014）第 048976 号

责任编辑：戚东桂　高璐佳　杨晓庆 / 责任校对：张怡君　宋玲玲
责任印制：肖　兴 / 封面设计：范璧合

科学出版社 出版
北京东黄城根北街16号
邮政编码：100717
http://www.sciencep.com

北京凌奇印刷有限责任公司 印刷

科学出版社发行　各地新华书店经销

*

2014年4月第　一　版　　开本：787×1092 1/16
2014年4月第一次印刷　　印张：42 1/4　插页：4
字数：949 000

POD定价：168.00元
（如有印装质量问题，我社负责调换）

《中国食物中毒细菌》编写人员

主　　编　房　海　陈翠珍

副 主 编　史秋梅　吴　虹　张艳英　葛慕湘　靳晓敏

编　　者　（按姓氏汉语拼音排序）

陈翠珍　房　海　高光平　葛慕湘　郭杨柳
靳晓敏　李艳云　刘兰吉　刘玉芹　卢会鹏
马增军　彭　妍　齐峻瑶　任艳军　芮　萍
沈　萍　史秋梅　王晓珊　吴　虹　吴　楠
杨彩然　张东林　张艳英　赵　友　赵福江

《中国食物中毒细菌》审校人员

（按审校章次排序）

刘秀梅　（国家食品安全风险评估中心　研究员）
第 1 章，第 2 章，第 5 章，第 9 章，第 16 章，第 17 章，第 22 章，第 26 章

杨正时　（中国食品药品检定研究院　研究员）
第 3 章，第 4 章，第 6 章，第 7 章，第 8 章，第 10 章，第 11 章，第 12 章，第 13 章

赵乃昕　（潍坊医学院　教授）
第 14 章，第 15 章，第 18 章，第 19 章，第 20 章，第 21 章，第 23 章，第 24 章，第 25 章

主编简介

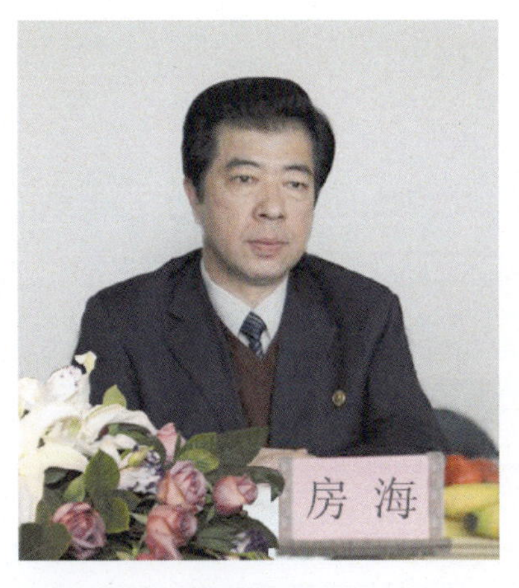

房海 男，1956 年出生，河北玉田人。河北科技师范学院教授，学术带头人，副院长；河北省“预防兽医学”重点实验室(依托单位：河北科技师范学院)主任；河北省优秀教师，河北省中青年骨干教师，河北省“十百千人才工程”百名人才，曾宪梓教育基金会高等师范院校教师奖获得者。

长期以来，从事微生物学及免疫学的教学与科研工作，曾获河北省普通高等学校优秀教学成果奖。主要研究方向：病原微生物及其生物学性状，侧重于病原细菌学。多次主持承担国家自然科学基金、河北省自然科学基金、河北省科技厅及河北省教育厅等科研项目，取得科研成果 20 余项，获省级科技进步奖及科技发明奖 10 余项；主编《大肠埃希氏菌》、《人及动物病原细菌学》、《水产养殖动物病原细菌学》、《肠杆菌科病原细菌》、《人兽共患细菌病》等著作 10 余部；在《中国人兽共患病学报》、*High Technology Letters*、*Acta Oceanologica Sinica* 等学术期刊发表论文 100 余篇，部分论文已被 SCI、EI 等收录。

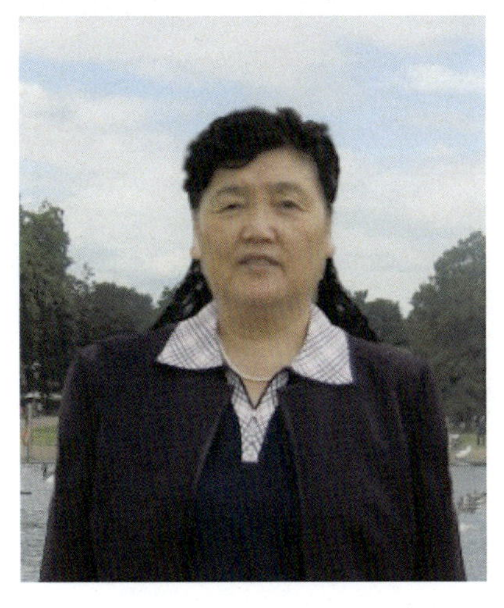

陈翠珍 女，1955 年出生，河北滦南人。河北科技师范学院教授，学术带头人；河北省“预防兽医学”重点实验室(依托单位：河北科技师范学院)学术带头人；河北省秦皇岛市优秀教师，河北省秦皇岛市专业技术拔尖人才。

长期以来，从事微生物学及免疫学的教学与科研工作。主要研究方向：病原微生物与免疫，侧重于病原细菌学。多次主持或主研国家自然科学基金、河北省自然科学基金、河北省科技厅及河北省教育厅等科研项目，取得科研成果 20 余项，获省级科技进步奖及科技发明奖 10 余项；主编或副主编《水产养殖动物病原细菌学》、《大肠埃希氏菌》、《人及动物病原细菌学》、《肠杆菌科病原细菌》、《人兽共患细菌病》等著作 10 余部；在《中国人兽共患病学报》、《水生生物学报》、*High Technology Letters*、*Acta Oceanologica Sinica*、《海洋与湖沼》等学术期刊发表论文 80 余篇，部分论文已被 SCI、EI 等收录。

第3章
沙门氏菌属
(*Salmonella*)

(图3-1～图3-10)

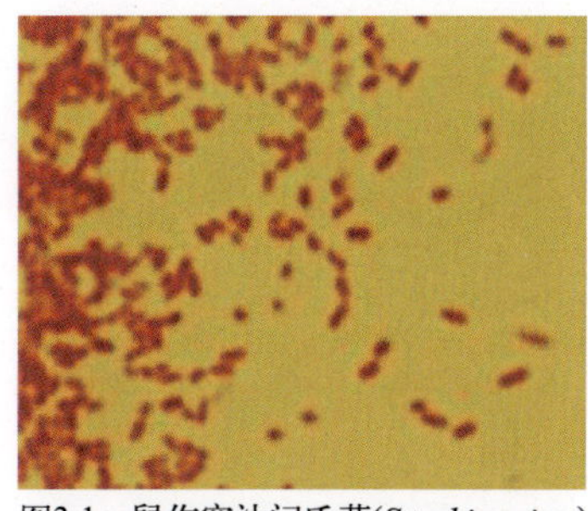
图3-1　鼠伤寒沙门氏菌(*S.typhimurium*)在普通营养琼脂培养基上37℃培养18h的革兰氏染色形态(G⁻)

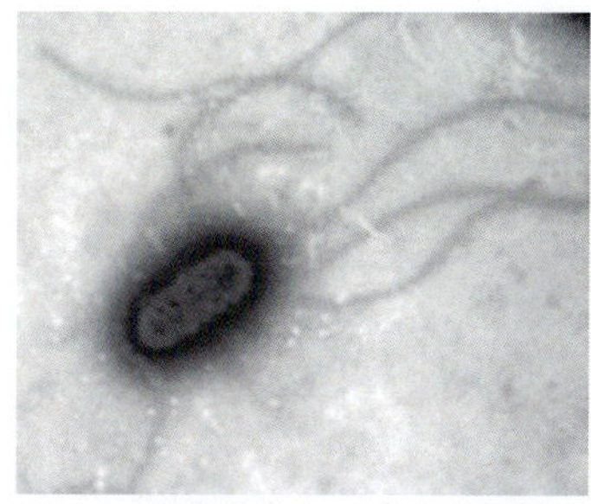
图3-2　鼠伤寒沙门氏菌在普通营养琼脂培养基上37℃培养18h的负染色透射电镜形态(显示杆状菌体及周生鞭毛，原×20 000)

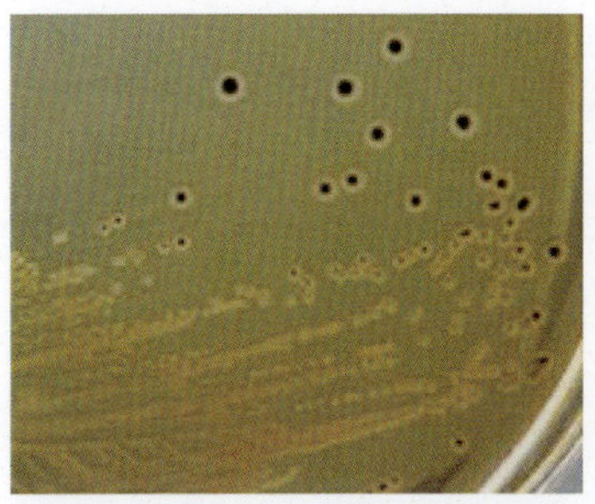
图3-3　鼠伤寒沙门氏菌在沙门氏菌-志贺氏菌琼脂(SS)培养基上37℃培养24h的生长情况及菌落特征(孤立菌落中心黑色)

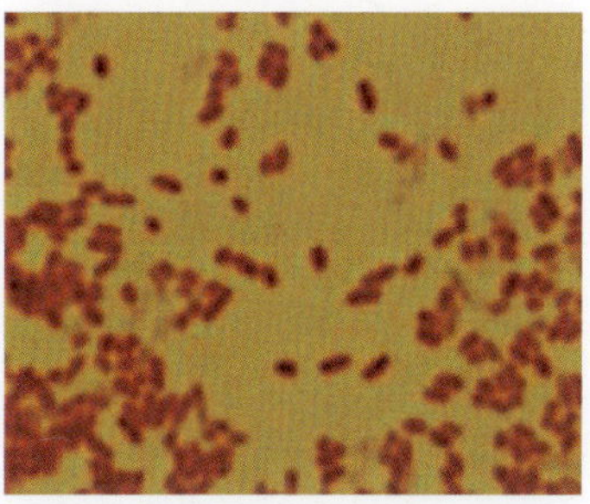
图3-4　O4(B)群沙门氏菌在普通营养琼脂培养基上37℃培养18h的革兰氏染色形态(G⁻)

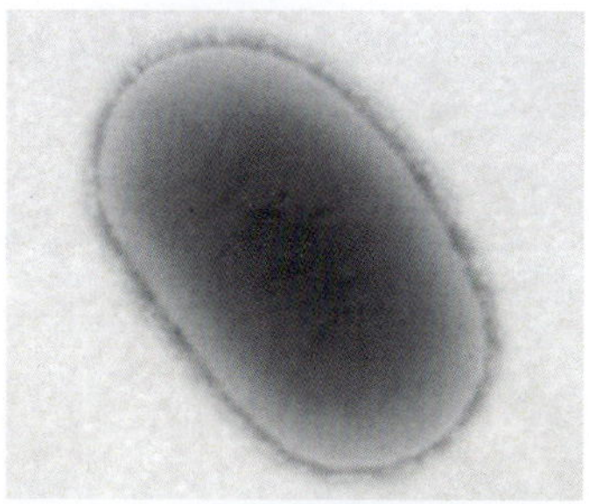
图3-5　O4(B)群沙门氏菌在普通营养琼脂培养基上37℃培养18h的负染色透射电镜形态(菌体表面不平整但较光滑，原×30 000)

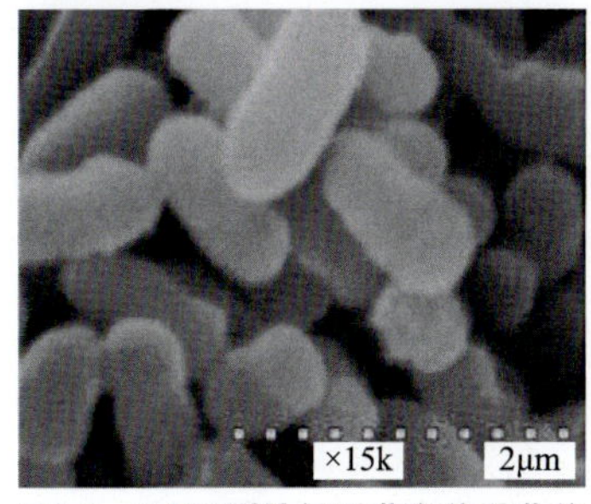

图3-6　O4(B)群沙门氏菌在普通营养琼脂培养基上37℃培养18h的喷镀扫描电镜形态(菌体表面不平整但较光滑，原×15 000)

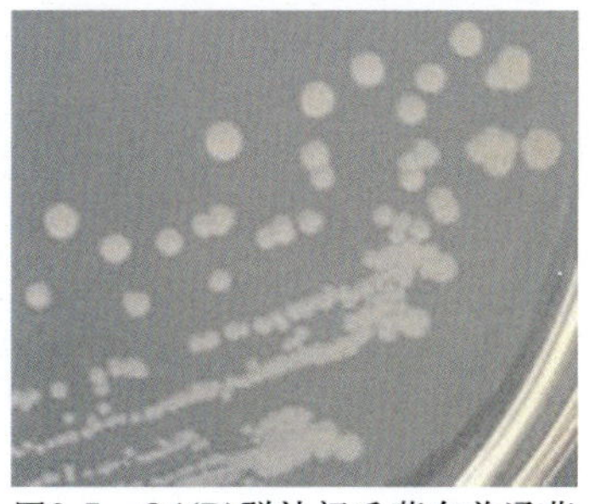
图3-7　O4(B)群沙门氏菌在普通营养琼脂培养基上37℃培养24h的生长情况及菌落特征(菌落灰白色)

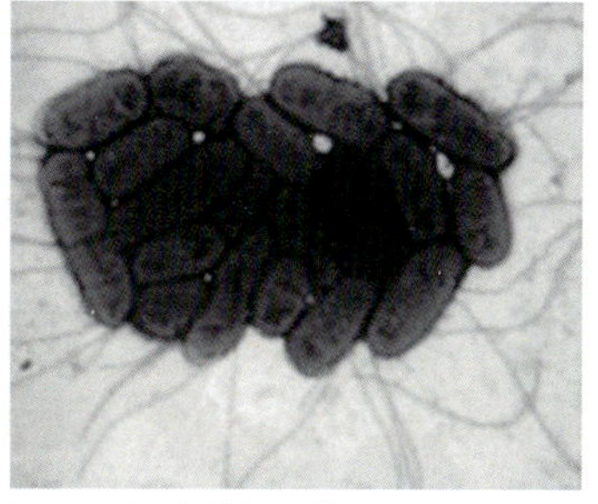
图3-8　肠炎沙门氏菌(*S.enteritidis*)在普通营养琼脂培养基上37℃培养18h的负染色透射电镜形态(显示杆状菌体及周生鞭毛，原×20 000)

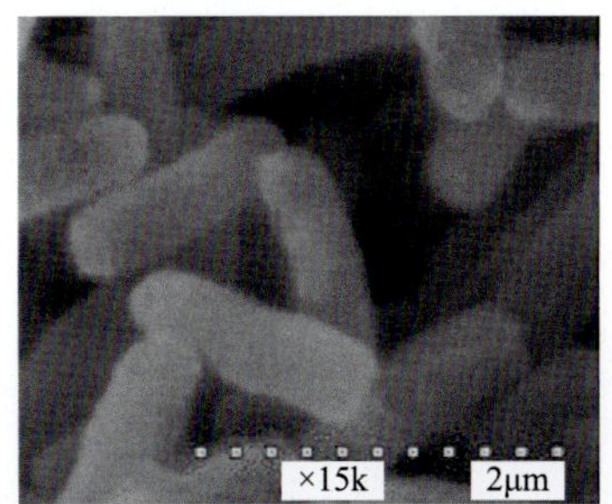

图3-9　肠炎沙门氏菌在普通营养琼脂培养基上37℃培养18h的喷镀扫描电镜形态(菌体表面不平整但较光滑，原×15 000)

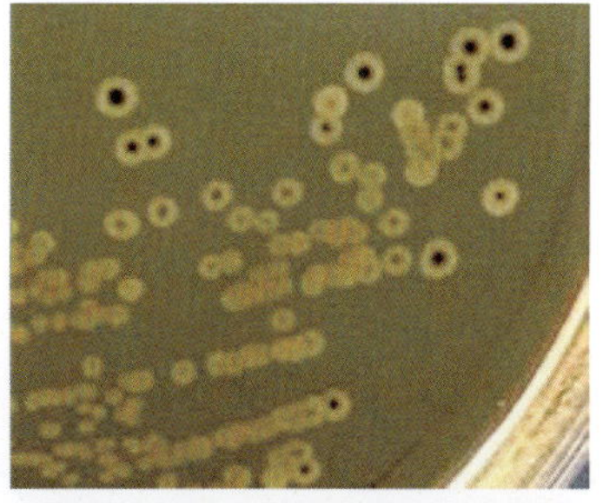
图3-10　肠炎沙门氏菌在沙门氏菌-志贺氏菌琼脂(SS)培养基上37℃培养24h的生长情况及菌落特征(孤立菌落中心黑色)

图版II

第4章
变形菌属
(*Proteus*)

(图4-1～图4-3)

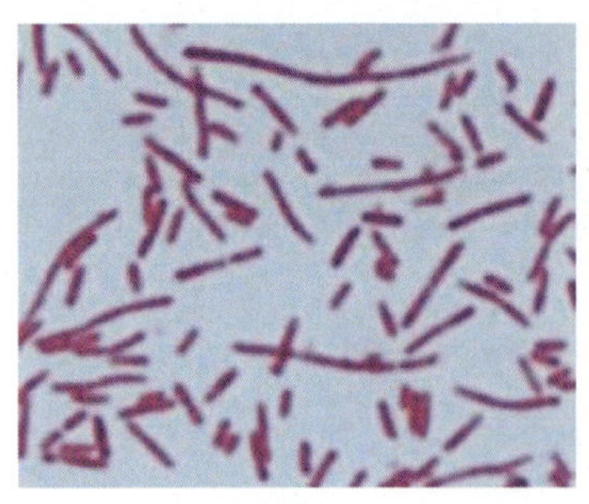

图4-1　奇异变形菌(*P.mirabilis*)在普通营养琼脂培养基上37℃培养18h的革兰氏染色形态(G⁻)

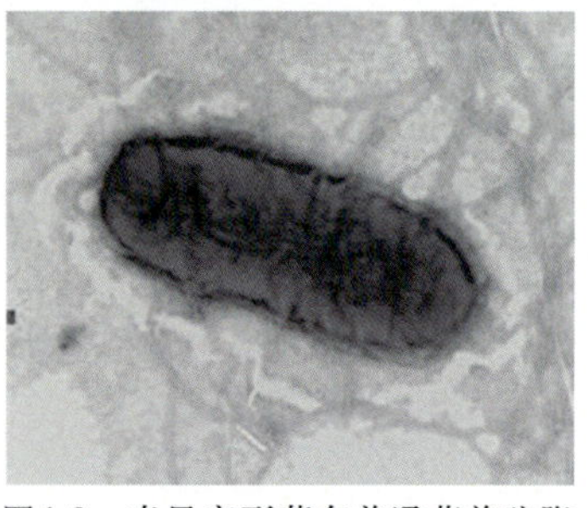

图4-2　奇异变形菌在普通营养琼脂培养基上37℃培养18h的负染色透射电镜形态(显示杆状菌体及周生鞭毛，原×8000)

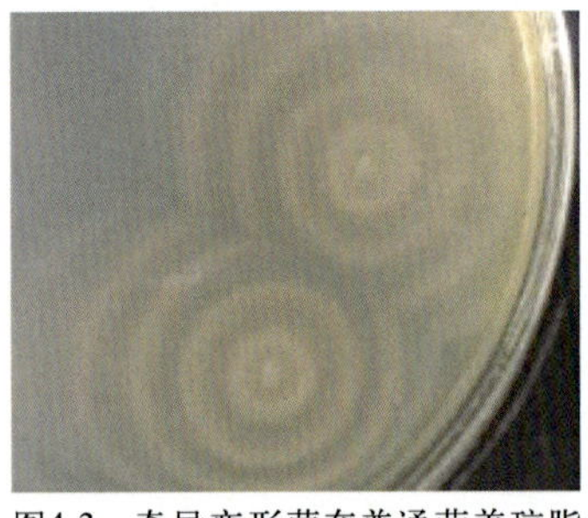

图4-3　奇异变形菌在普通营养琼脂培养基上37℃培养72h的迁徙生长现象

第5章
埃希氏菌属
(*Escherichia*)

(图5-1～图5-7)

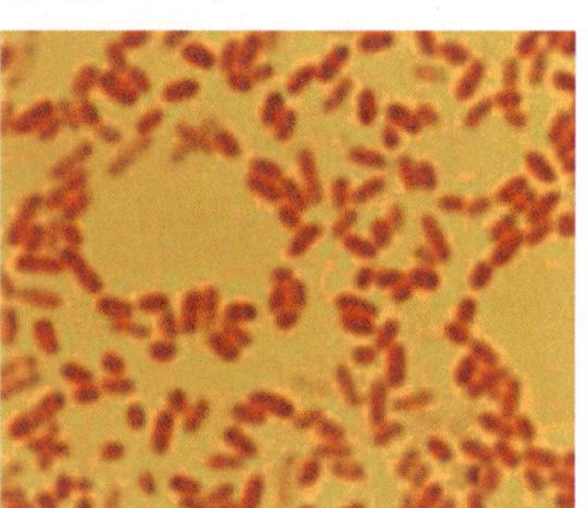

图5-1　大肠埃希氏菌(*E.coli*)在普通营养琼脂培养基上37℃培养18h的革兰氏染色形态(G⁻)

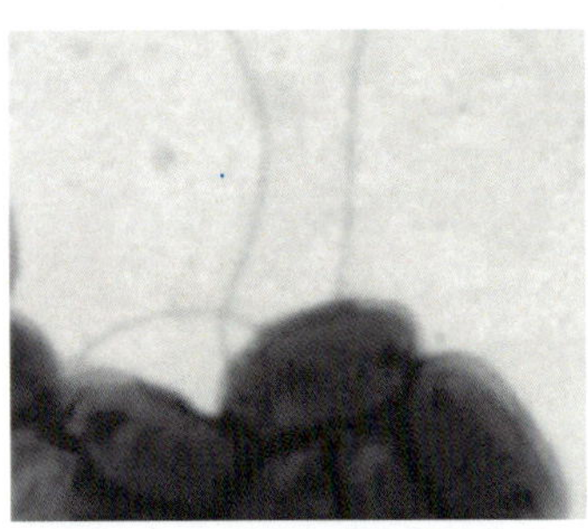

图5-2　大肠埃希氏菌在普通营养琼脂培养基上37℃培养18h的负染色透射电镜形态(显示杆状菌体及周生鞭毛，原×10 000)

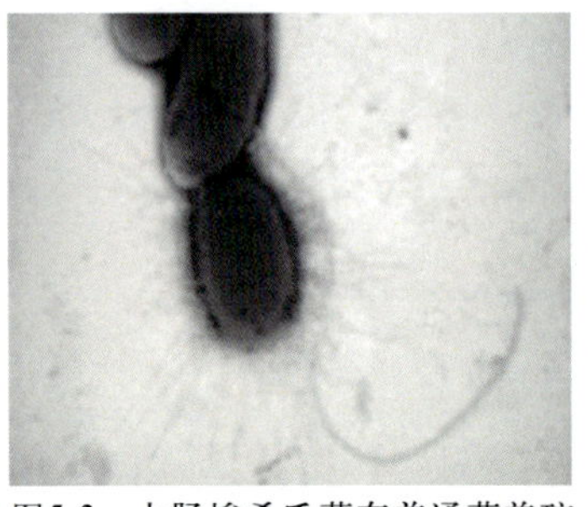

图5-3　大肠埃希氏菌在普通营养琼脂培养基上37℃培养18h的负染色透射电镜形态(显示杆状菌体及鞭毛和菌毛，原×30 000)

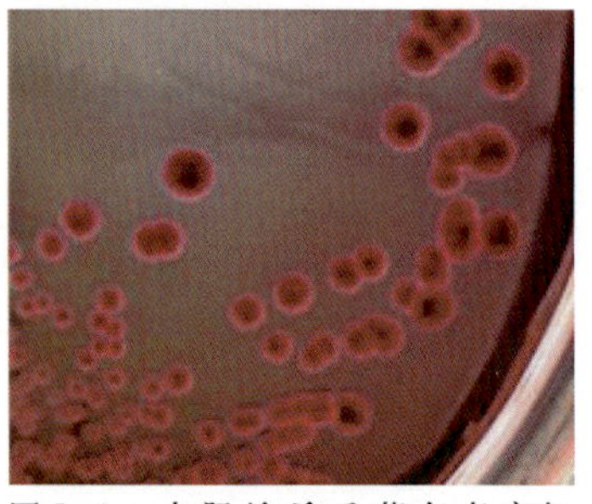

图5-4　大肠埃希氏菌在麦康凯(MacConkey)琼脂培养基上37℃培养24h的生长情况及菌落特征(菌落红色)

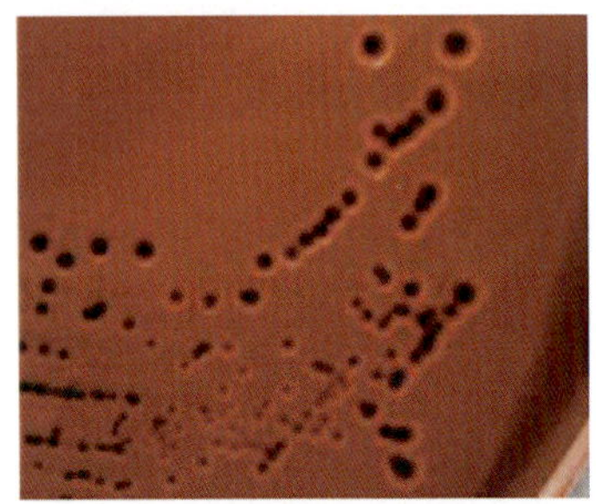

图5-5　大肠埃希氏菌在伊红亚甲蓝(EMB)琼脂培养基上37℃培养24h的生长情况及菌落特征(菌落黑色并有光泽)

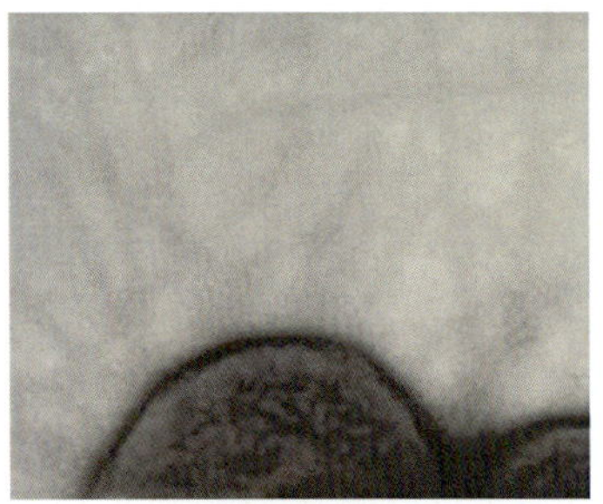

图5-6　大肠埃希氏菌在Minca培养基上37℃培养18h的负染色透射电镜形态(显示一种新菌毛F1987，原×33 000)

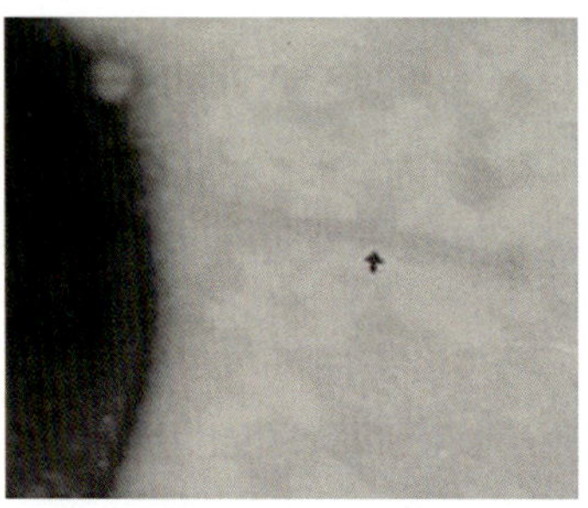

图5-7　大肠埃希氏菌在Minca培养基上37℃培养18h的负染色透射电镜形态(显示一种新菌毛F1987的性菌毛，原×50 000)

第8章
柠檬酸杆菌属
(*Citrobacter*)

(图8-1～图8-6)

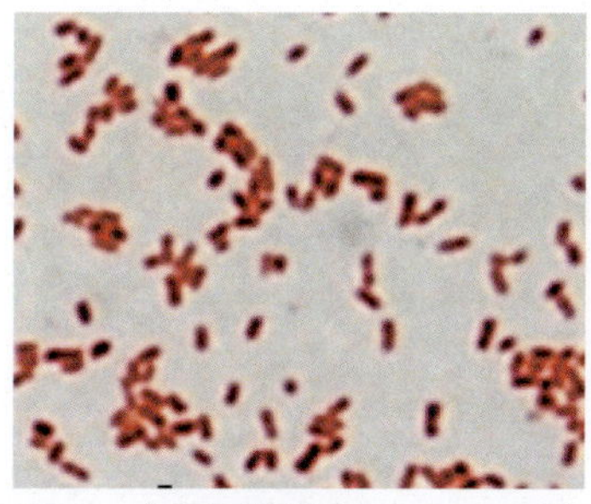

图8-1　弗氏柠檬酸杆菌(*C.freundii*)在普通营养琼脂培养基上28℃培养18h的革兰氏染色形态(G^-)

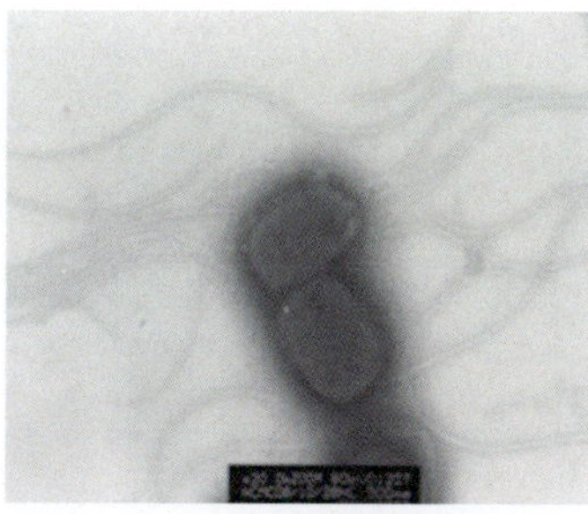

图8-2　弗氏柠檬酸杆菌在普通营养琼脂培养基上28℃培养18h的负染色透射电镜形态(显示杆状菌体及周生鞭毛，原×20 000)

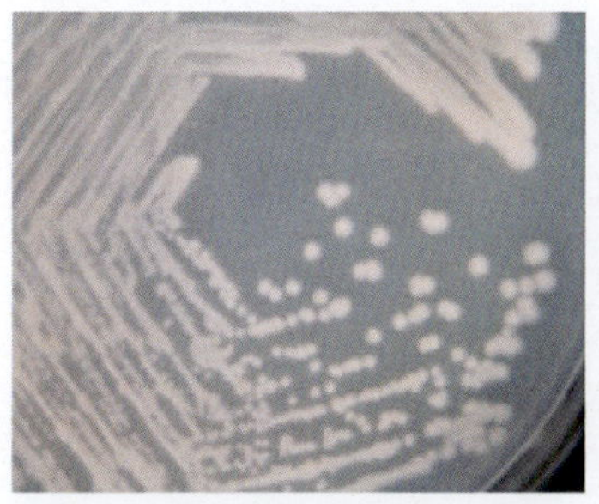

图8-3　弗氏柠檬酸杆菌在普通营养琼脂培养基上28℃培养48h的生长情况及菌落特征(菌落浅灰白色)

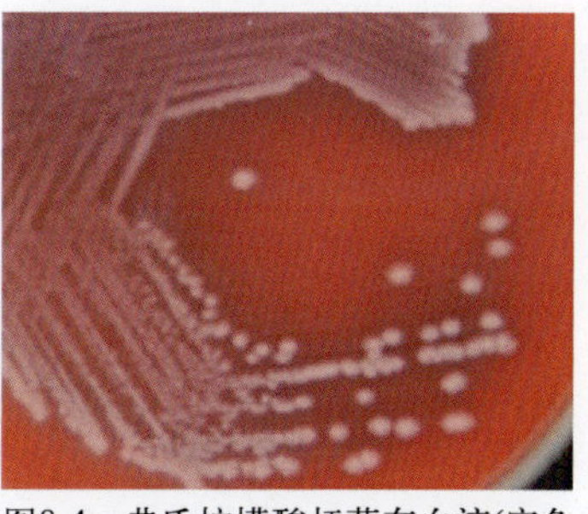

图8-4　弗氏柠檬酸杆菌在血液(家兔脱纤血)营养琼脂(BNA)培养基上28℃培养48h的生长情况及菌落特征(不溶血)

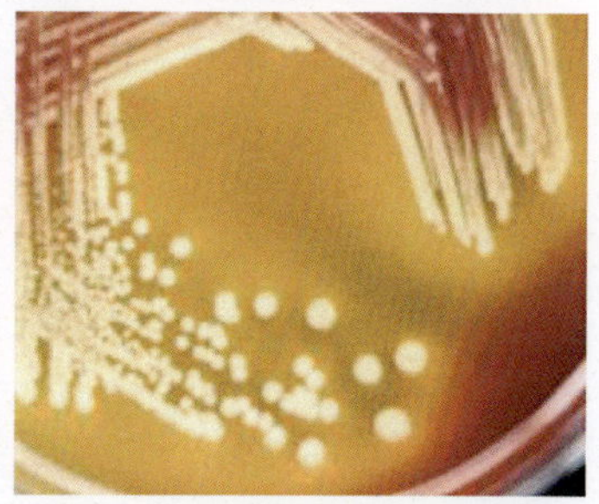

图8-5　弗氏柠檬酸杆菌在木糖赖氨酸去氧胆酸盐琼脂(XLD)培养基上28℃培养48h的生长情况及菌落特征(菌落黄白色)

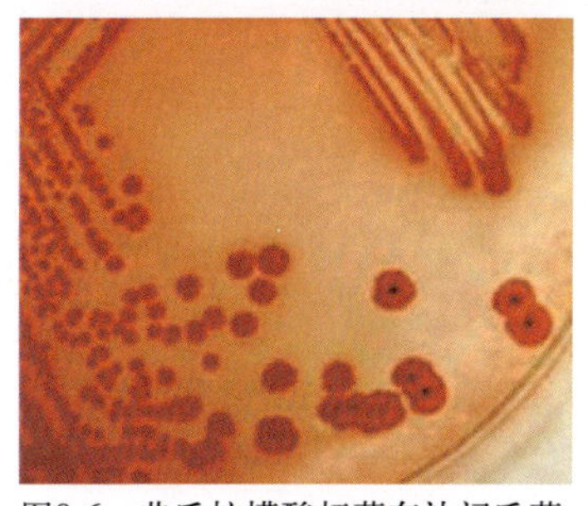

图8-6　弗氏柠檬酸杆菌在沙门氏菌-志贺氏菌琼脂培养基上28℃培养48h的生长情况及菌落特征(菌落红色且孤立，菌落中心黑色)

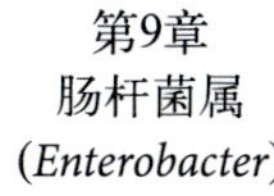

第9章
肠杆菌属
(*Enterobacter*)

(图9-1～图9-4)

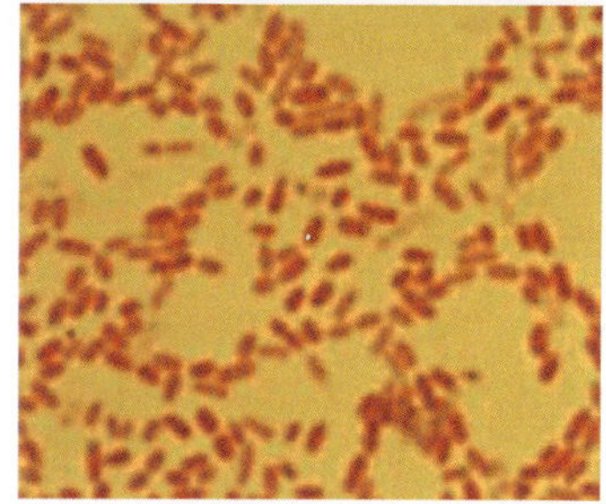

图9-1　阴沟肠杆菌(*E.cloacae*)在普通营养琼脂培养基上37℃培养18h的革兰氏染色形态(G^-)

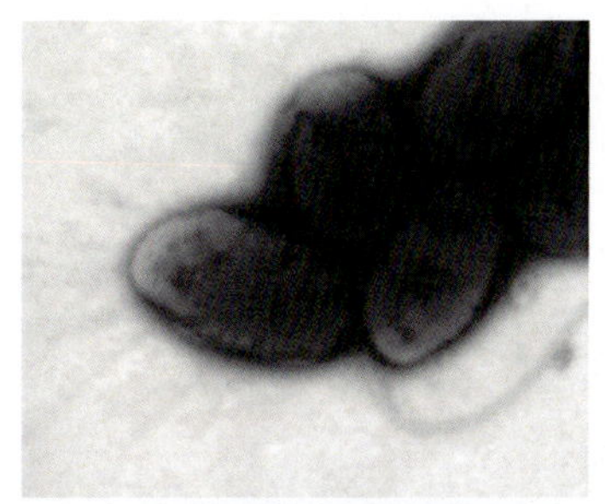

图9-2　阴沟肠杆菌在普通营养琼脂培养基上37℃培养18h的负染色透射电镜形态(显示杆状菌体及鞭毛和菌毛，原×20 000)

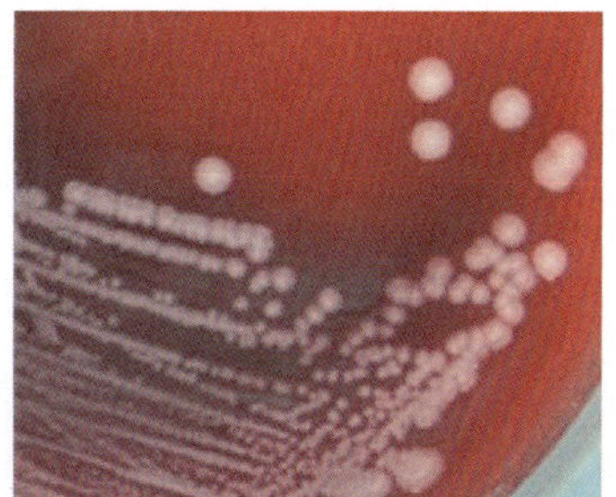

图9-3　阴沟肠杆菌在血液(家兔脱纤血)营养琼脂(BNA)培养基上37℃培养24h的生长情况及菌落特征(菌落灰白色)

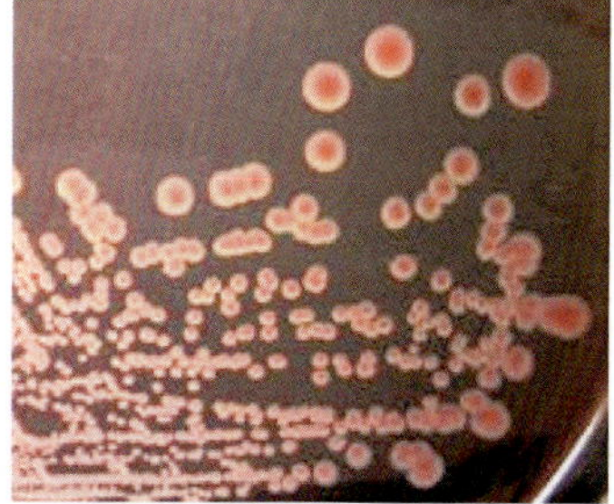

图9-4　阴沟肠杆菌在麦康凯(MacConkey)琼脂培养基上37℃培养48h的生长情况及菌落特征(菌落浅橘红色)

图版IV

第10章
克雷伯氏菌属
(*Klebsiella*)

(图10-1～图10-5)

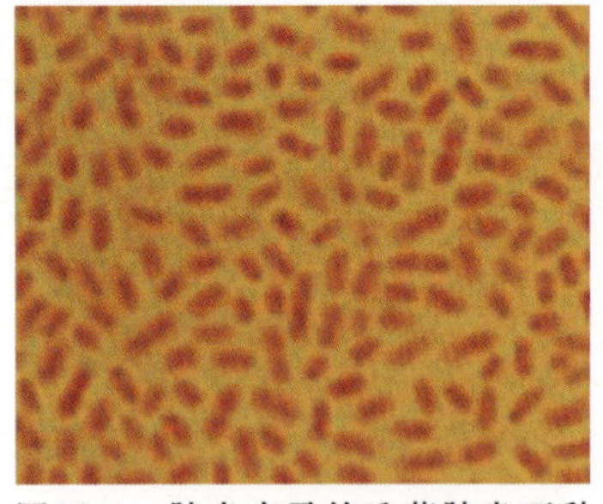

图10-1 肺炎克雷伯氏菌肺炎亚种(*K. pneumoniae* subsp. *pneumoniae*)在普通营养琼脂培养基上37℃培养18h的革兰氏染色形态(G⁻)

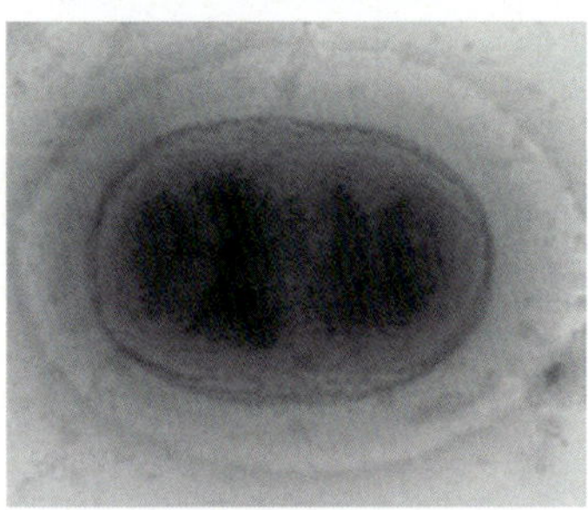

图10-2 肺炎克雷伯氏菌肺炎亚种在普通营养琼脂培养基上37℃培养18h的负染色透射电镜形态(显示菌体及荚膜，原×10 000)

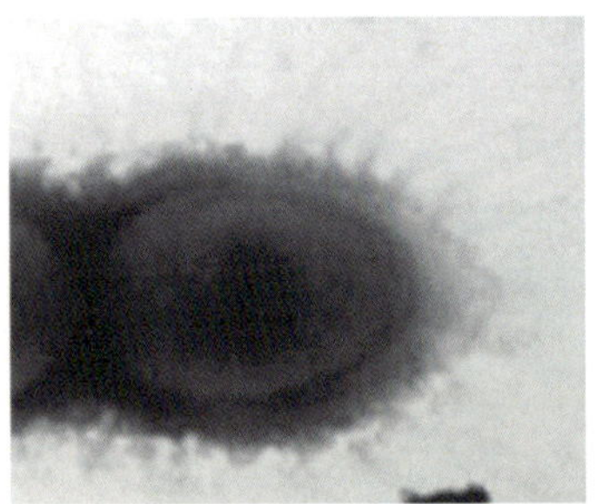

图10-3 肺炎克雷伯氏菌肺炎亚种在普通营养琼脂培养基上37℃培养18h的负染色透射电镜形态(显示菌毛及荚膜，原×30 000)

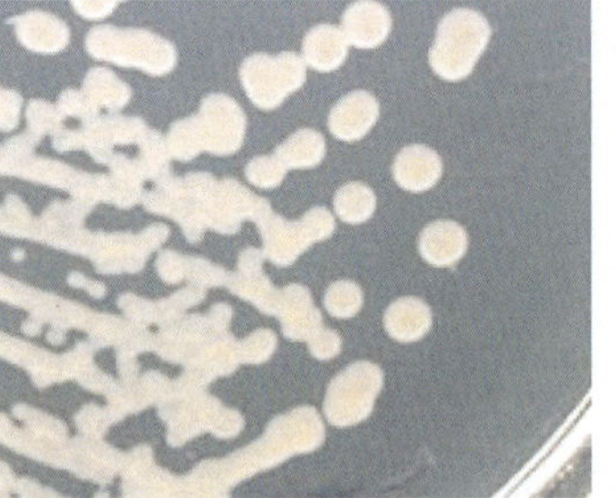

图10-4 肺炎克雷伯氏菌肺炎亚种在普通营养琼脂培养基上37℃培养24h的生长情况及菌落特征(菌落灰白色黏稠状)

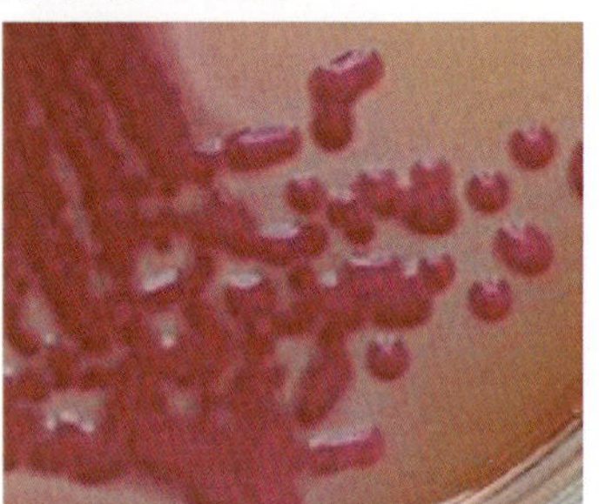

图10-5 肺炎克雷伯氏菌肺炎亚种在麦康凯(MacConker)琼脂培养基上37℃培养24h的生长情况及菌落特征(菌落红色黏稠状)

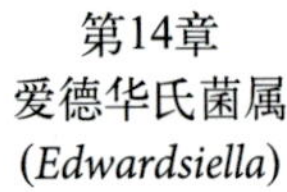

第14章
爱德华氏菌属
(*Edwardsiella*)

(图14-1~图14-8)

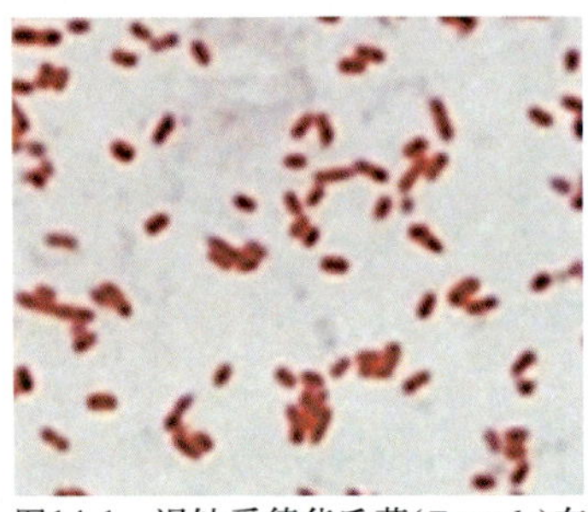

图14-1 迟钝爱德华氏菌(*E.tarda*)在普通营养琼脂培养基上28℃培养18h的革兰氏染色形态(G⁻)

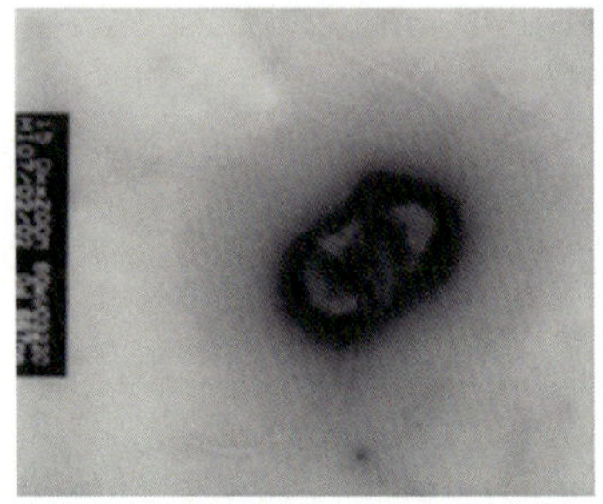

图14-2 迟钝爱德华氏菌在普通营养琼脂培养基上28℃培养18h的负染色透射电镜形态(显示杆状菌体及周生鞭毛，原×15 000)

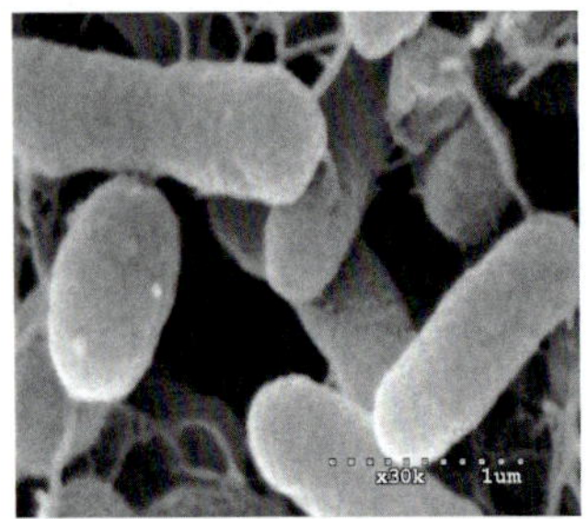

图14-3 迟钝爱德华氏菌在普通营养琼脂培养基上28℃培养18h的喷镀扫描电镜形态(显示杆状菌体及表面不平整，×30 000)

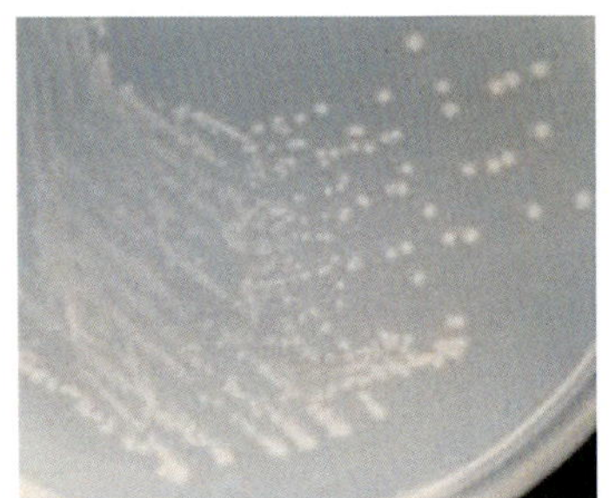

图14-4 迟钝爱德华氏菌在普通营养琼脂培养基上28℃培养48h的生长情况及菌落特征(菌落浅灰白色)

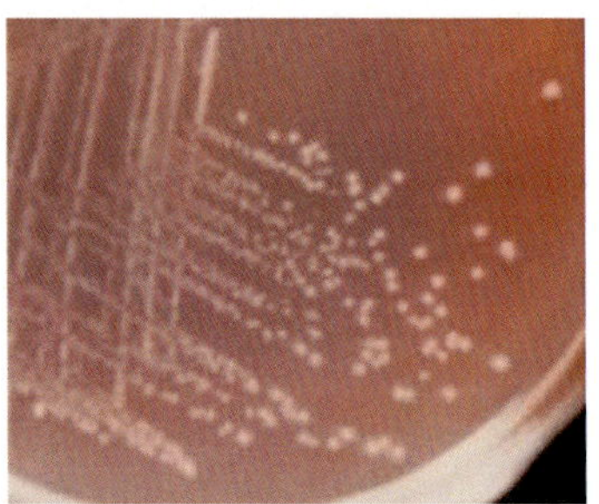

图14-5 迟钝爱德华氏菌在麦康凯(MacConkey)琼脂培养基上28℃培养48h的生长情况及菌落特征(菌落无色)

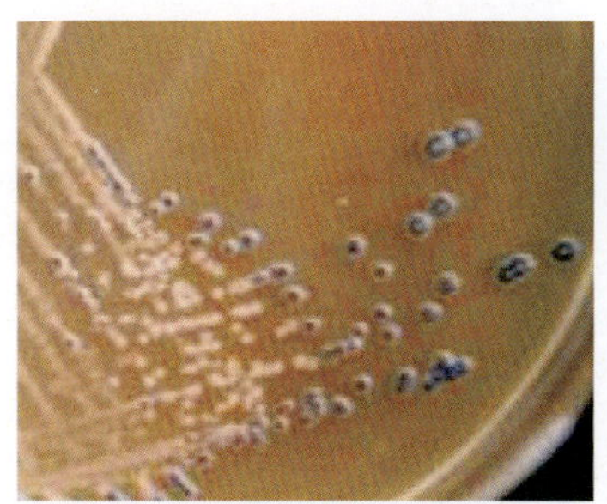
图14-6 迟钝爱德华氏菌在沙门氏菌-志贺氏菌琼脂(SS)培养基上28℃培养48h的生长情况及菌落特征(菌落无色但非密集处的菌落中心黑色)

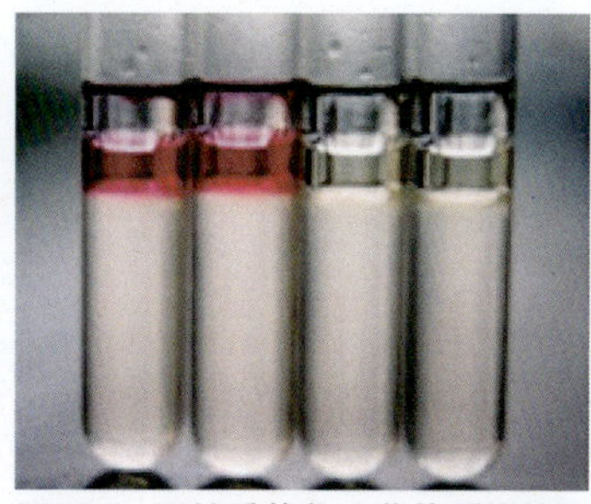
图14-7 迟钝爱德华氏菌的吲哚试验阳性菌株(左2管示)及吲哚试验阴性变异菌株(右2管示)

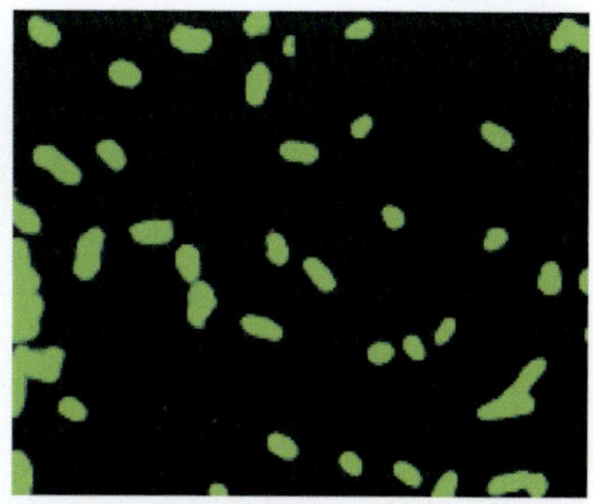
图14-8 迟钝爱德华氏菌在普通营养琼脂培养基上28℃培养18h的间接荧光抗体染色(显示特异荧光反应)

第16章
弧菌属
(*Vibrio*)

(图16-1～图16-9)

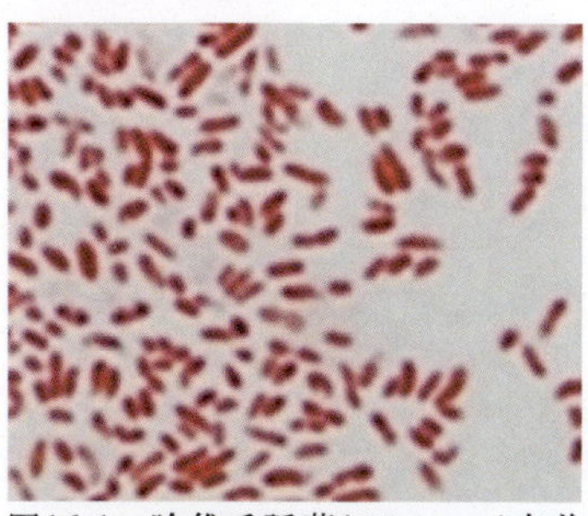
图16-1 哈维氏弧菌(*V.harveyi*)在普通营养琼脂培养基上28℃培养20h的革兰氏染色形态(G^-)

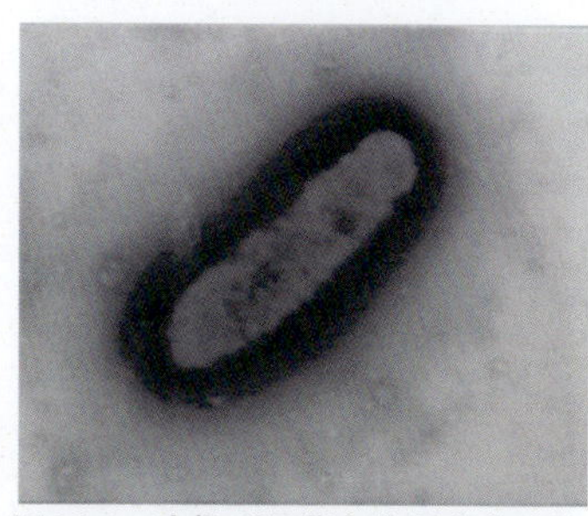
图16-2 哈维氏弧菌在普通营养琼脂培养基上28℃培养18h的负染色透射电镜形态(显示菌体上的微泡与端生单鞭毛，原×20 000)

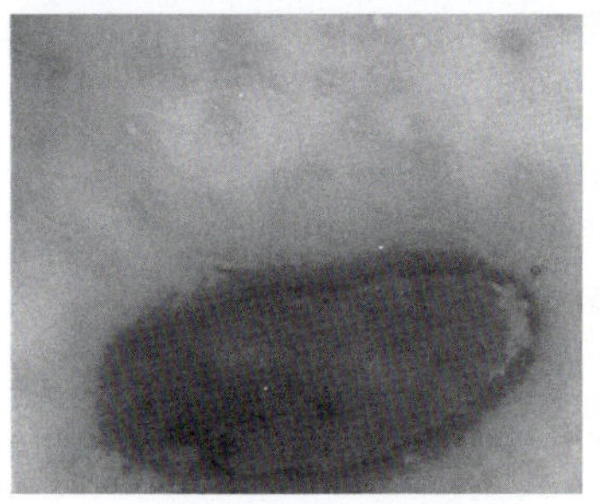
图16-3 哈维氏弧菌在普通营养琼脂培养基上28℃培养18h的负染色透射电镜形态(显示菌体上的微泡及端生与侧生鞭毛，原×20 000)

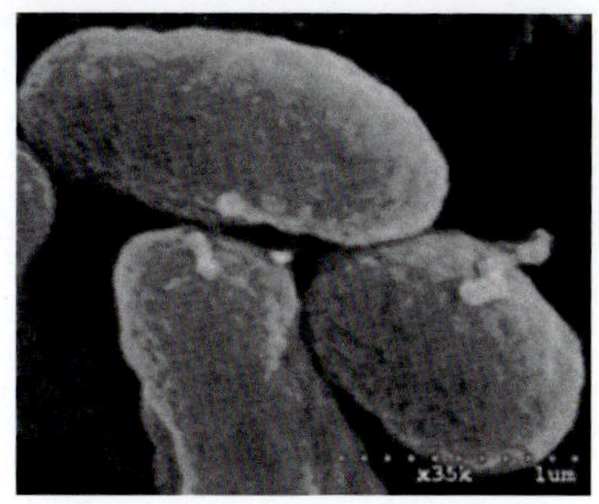
图16-4 哈维氏弧菌在普通营养琼脂培养基上28℃培养18h的喷镀扫描电镜形态(菌体表面不平整并有微泡，原×35 000)

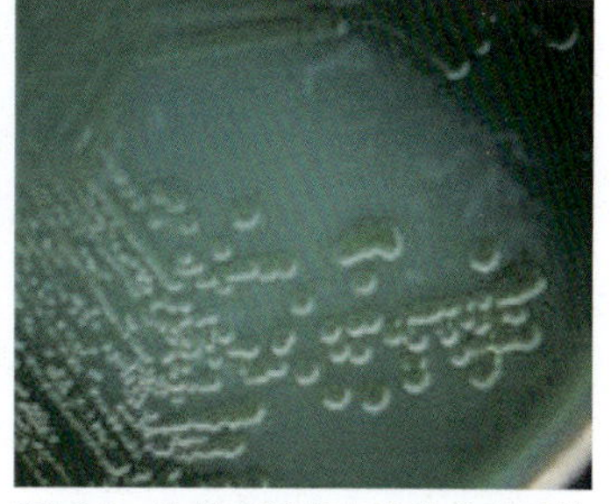
图16-5 哈维氏弧菌在硫代硫酸钠柠檬酸钠胆酸钠蔗糖琼脂(TCBS)培养基上28℃培养48h的生长情况及菌落特征(菌落绿色)

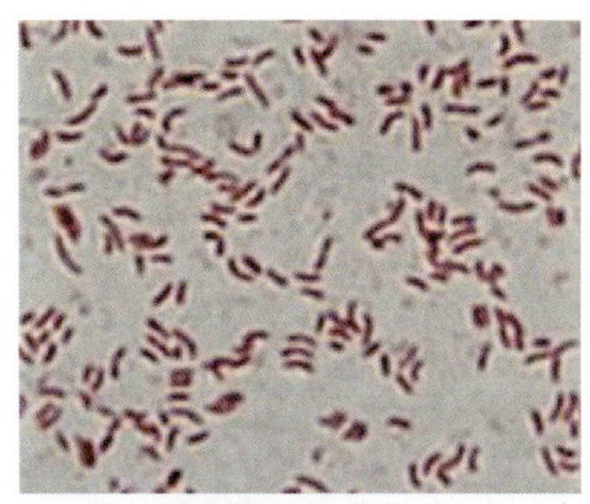
图16-6 霍利斯氏弧菌(*V.hollisae*)在普通营养琼脂培养基上28℃培养20h的革兰氏染色形态(G^-)

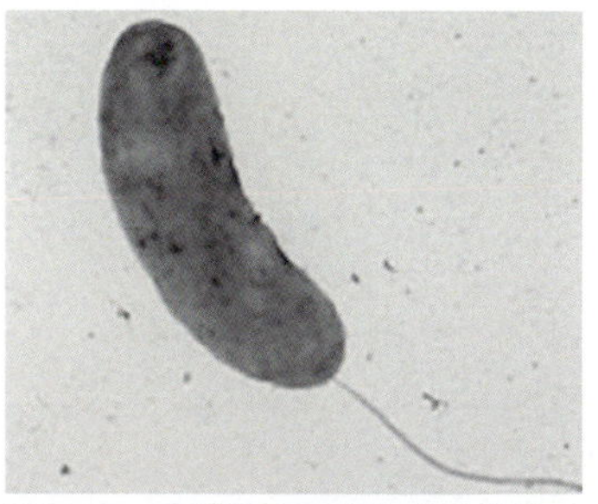
图16-7 霍利斯氏弧菌在普通营养琼脂培养基上28℃培养18h的负染色透射电镜形态(显示弧状菌体及端生单鞭毛，原×7000)

图16-8 霍利斯氏弧菌在普通营养琼脂培养基上28℃培养48h的生长情况及菌落特征(呈很浅的橘黄色)

图版VI

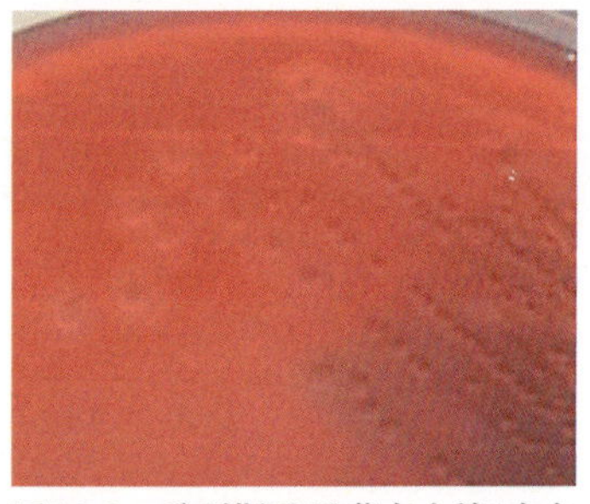

图16-9　霍利斯氏弧菌在血液(家兔脱纤血)营养琼脂培养基上28℃培养48h的生长情况及菌落特征(β-溶血)

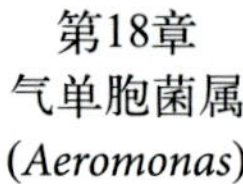

第18章
气单胞菌属
(*Aeromonas*)

(图18-1～图18-14)

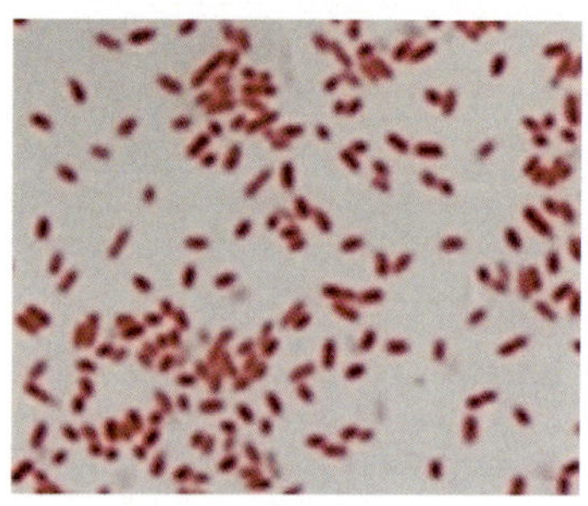

图18-1　嗜水气单胞菌(*A.hydrophila*)在普通营养琼脂培养基上28℃培养18h的革兰氏染色形态(G^-)

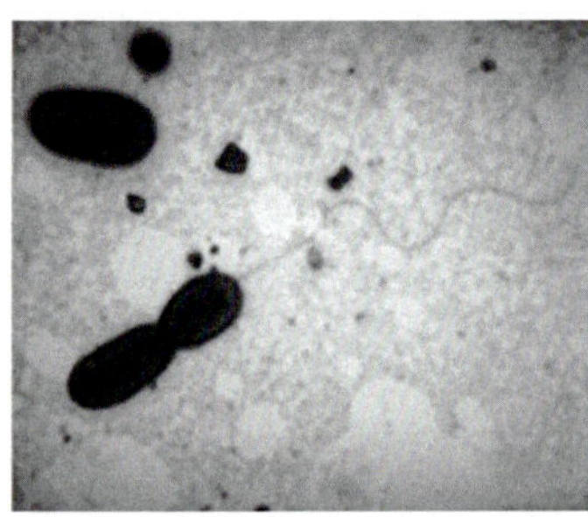

图18-2　嗜水气单胞菌在普通营养琼脂培养基上28℃培养18h的负染色透射电镜形态(显示杆状菌体及端生单鞭毛，原×20 000)

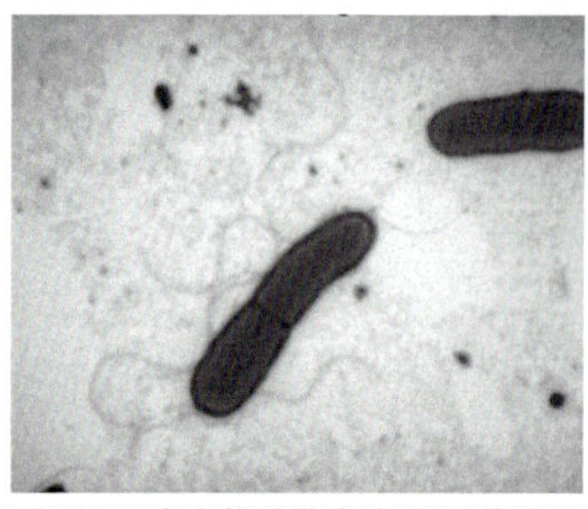

图18-3　嗜水气单胞菌在普通营养琼脂培养基上28℃培养18h的负染色透射电镜形态(显示杆状菌体及周生鞭毛，原×20 000)

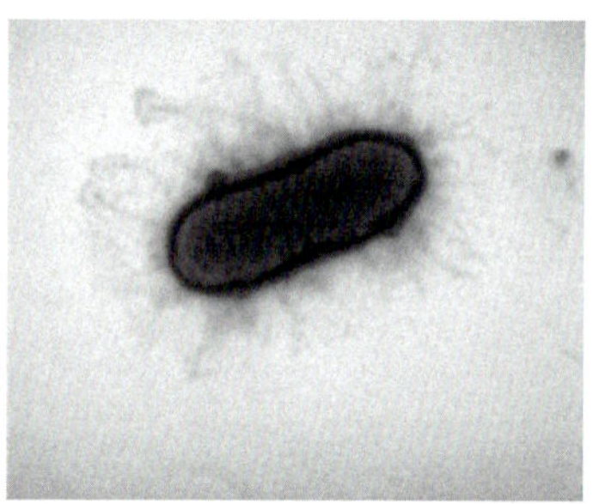

图18-4　嗜水气单胞菌在普通营养琼脂培养基上28℃培养18h的负染色透射电镜形态(显示不同类型的菌毛，原×30 000)

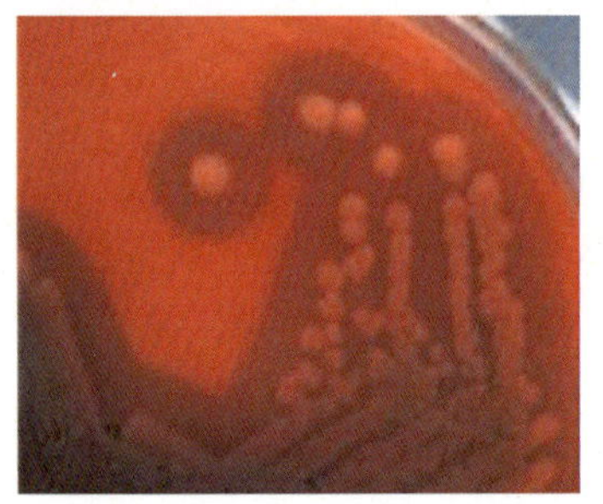

图18-5　嗜水气单胞菌在血液(家兔脱纤血)营养琼脂(BNA)培养基上28℃培养48h的生长情况及菌落特征(β-溶血)

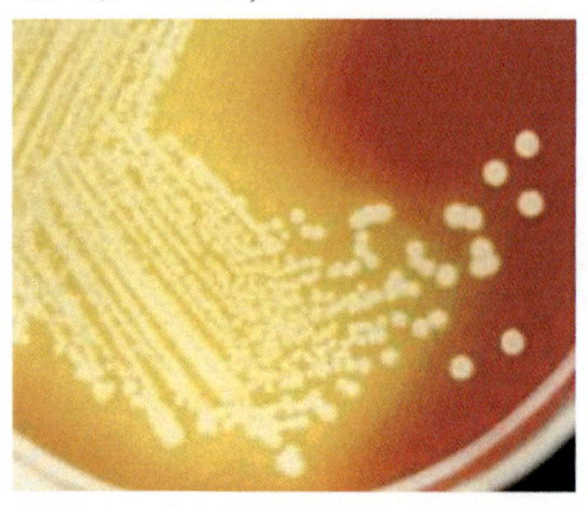

图18-6　嗜水气单胞菌在木糖赖氨酸去氧胆酸盐琼脂(XLD)培养基上28℃培养48h的生长情况及菌落特征(菌落黄色且呈脐状)

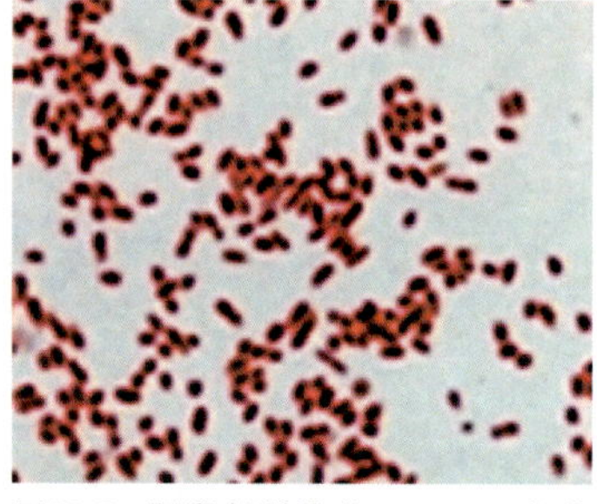

图18-7　豚鼠气单胞菌(*A.caviae*)在普通营养琼脂培养基上28℃培养18h的革兰氏染色形态(G^-)

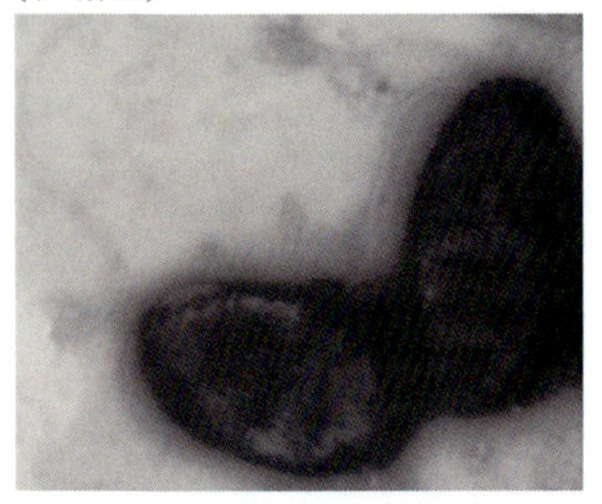

图18-8　豚鼠气单胞菌在普通营养琼脂培养基上28℃培养18h的负染色透射电镜形态(显示杆状菌体及鞭毛，原×20 000)

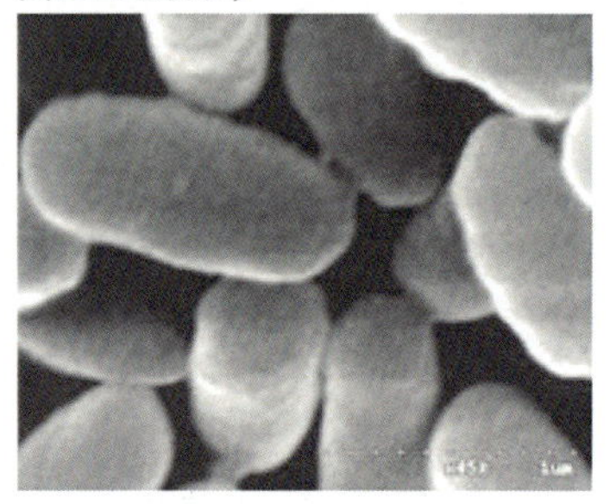

图18-9　豚鼠气单胞菌在普通营养琼脂培养基上28℃培养18h的喷镀扫描电镜形态(菌体表面不平整，原×45 000)

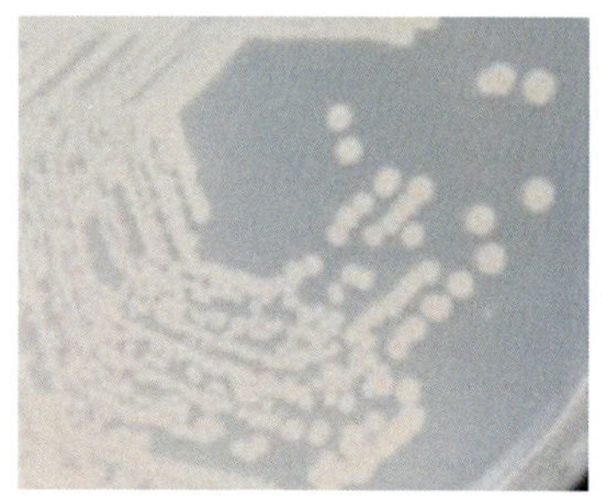

图18-10　豚鼠气单胞菌在普通营养琼脂培养基上28℃培养48h的生长情况及菌落特征(菌落灰白色)

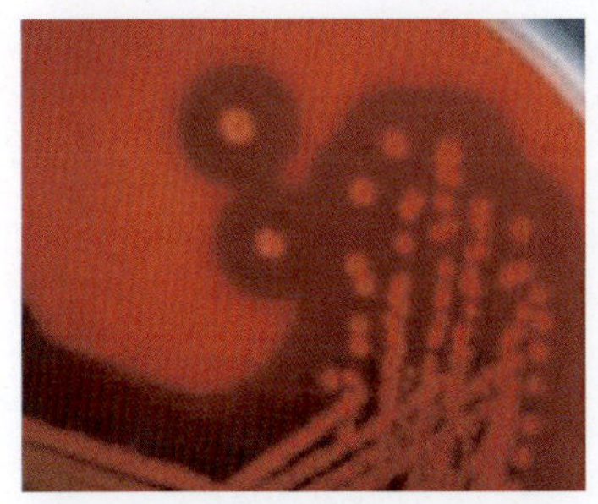

图18-11 豚鼠气单胞菌在血液(家兔脱纤血)营养琼脂培养基上28℃培养48h的生长情况及菌落特征(β-溶血)

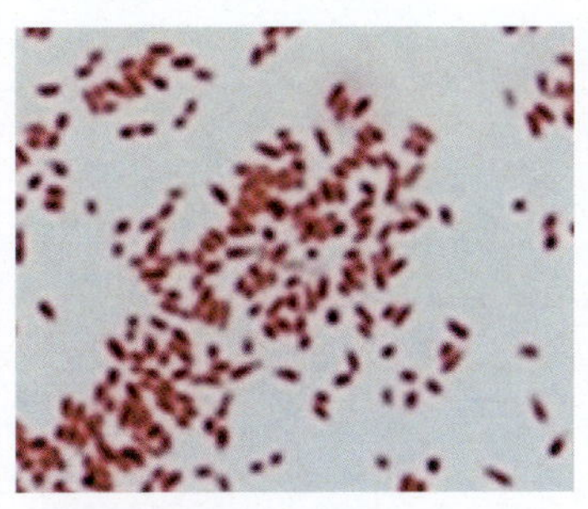

图18-12 温和气单胞菌(*A.sobria*)在普通营养琼脂培养基上28℃培养18h的革兰氏染色形态(G^-)

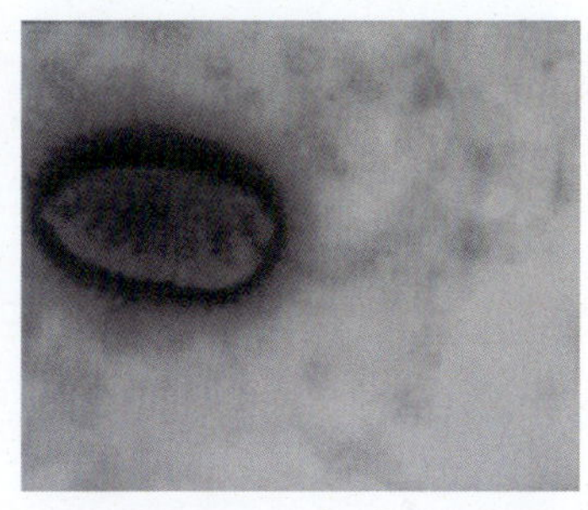

图18-13 温和气单胞菌在普通营养琼脂培养基上28℃培养18h的负染色透射电镜形态(显示杆状菌体及端生单鞭毛，原×2000)

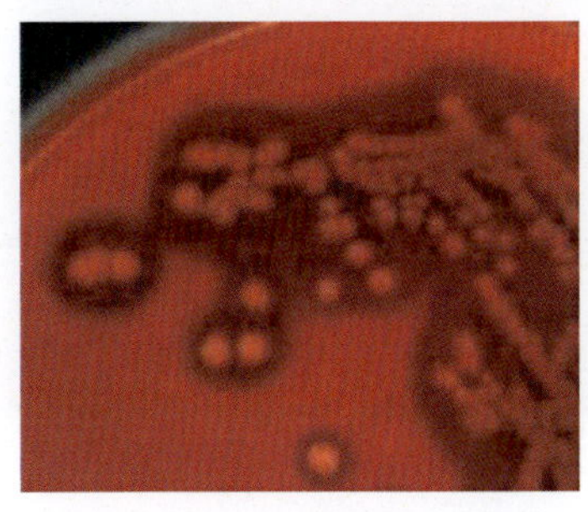

图18-14 温和气单胞菌在血液(家兔脱纤血)营养琼脂培养基上28℃培养48h的生长情况及菌落特征(β-溶血)

第19章 假单胞菌属 (*Pseudomonas*)

(图19-1～图19-3)

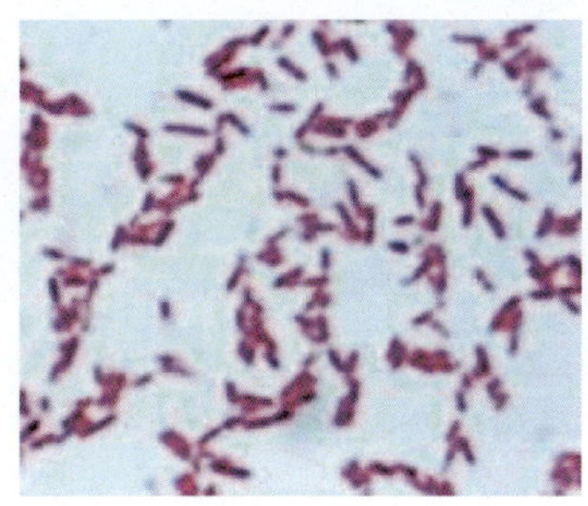

图19-1 铜绿假单胞菌(*P.aeruginosa*)在普通营养琼脂培养基上37℃培养18h的革兰氏染色形态(G^-)

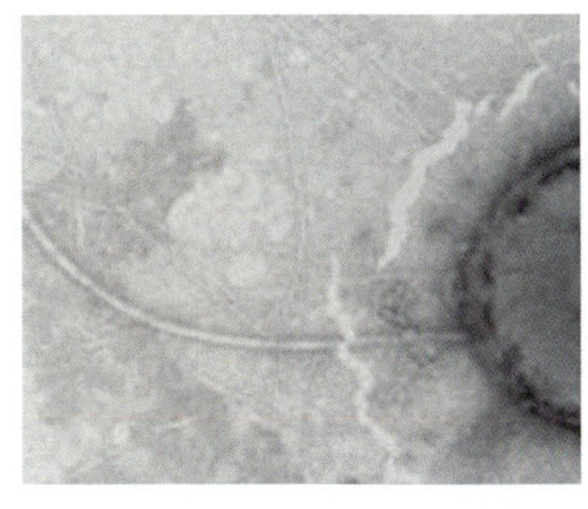

图19-2 铜绿假单胞菌在普通营养琼脂培养基上37℃培养18h的负染色透射电镜形态(显示端生鞭毛及周生菌毛，原×12 000)

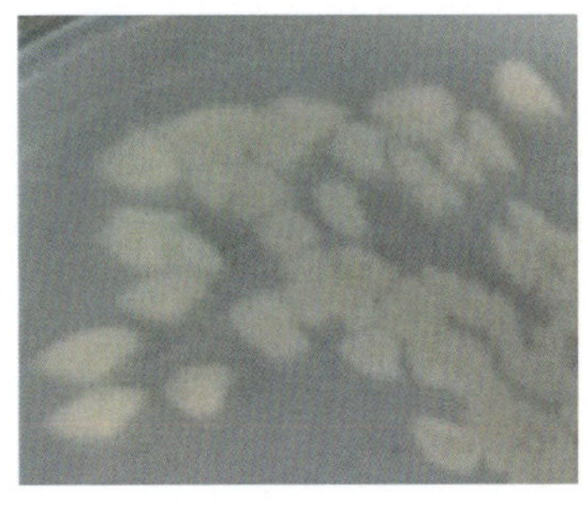

图19-3 铜绿假单胞菌在普通营养琼脂培养基上37℃培养48h的生长情况及菌落特征(菌落不规则并有绿色素产生)

第22章
葡萄球菌属
(*Staphylococcus*)

(图22-1～图22-4)

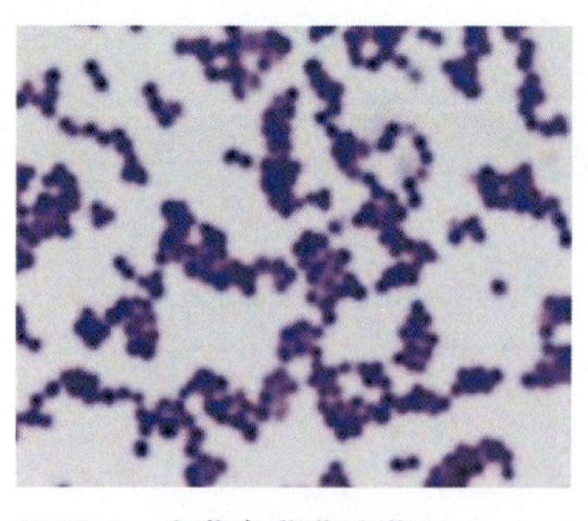

图22-1 金黄色葡萄球菌(*S.aureus*)在普通营养琼脂培养基上37℃培养24h的革兰氏染色形态(G^+)

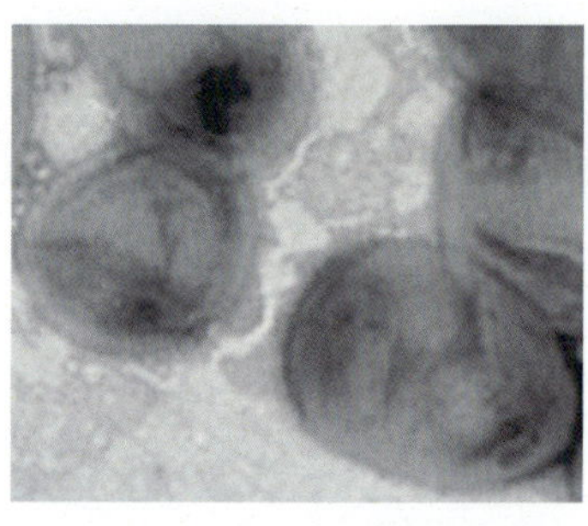

图22-2 金黄色葡萄球菌在普通营养琼脂培养基上37℃培养24h的负染色透射电镜形态(显示球状菌体及表面皱褶，原×4000)

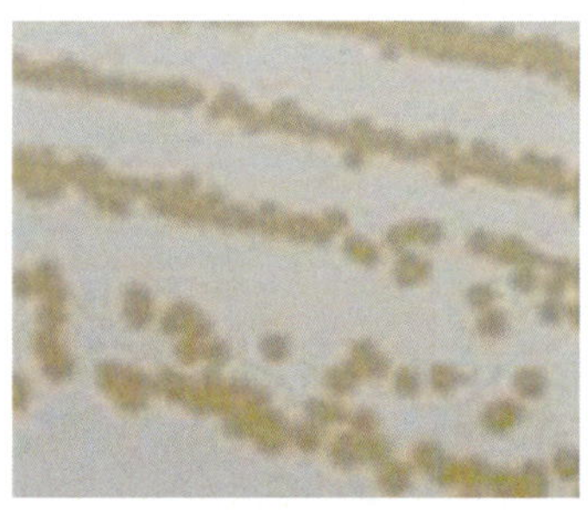

图22-3 金黄色葡萄球菌在普通营养琼脂培养基上37℃培养48h的生长情况及菌落特征(显示菌落金黄色)

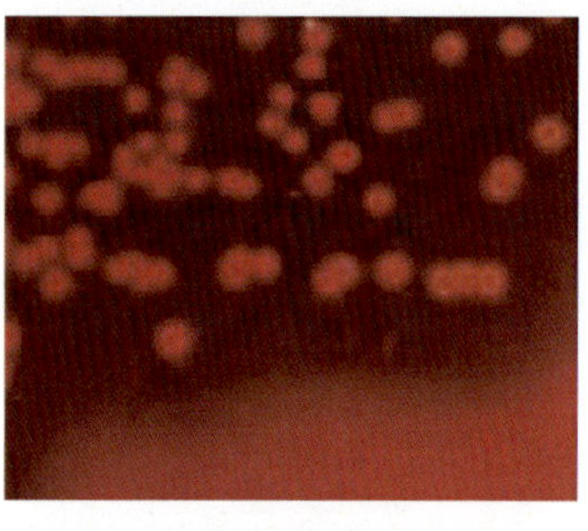

图22-4 金黄色葡萄球菌在血液(家兔脱纤血)营养琼脂培养基上37℃培养48h的生长情况及菌落特征(显示β-溶血)

前　言

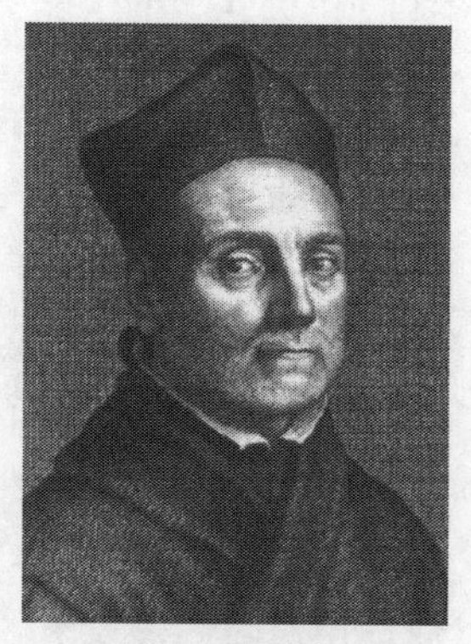
图 1　基歇尔

有记述世界上首次提出微生物(microorganism)能引起食物中毒(food poisoning)的，是德国学者阿塔纳修斯·基歇尔(Athanasius Kircher，1601~1680)。基歇尔(图 1)于 1658 年在研究腐烂的尸体、腐败的肉类和牛奶等过程中，发现了无法用肉眼直接观察到的微小生物体，并猜测疾病和腐烂是因这种微小生物的活动引起的，也是证实在牛奶中存在细菌的第一人；然而，因他在当时描述得不够严谨，以致其观察结果未能被广泛接受，在两个世纪以后才由法国化学家、微生物学家、免疫学家路易斯·巴斯德(Louis Pasteur，1822~1895)通过实验证实。

巴斯德(图 2)最先意识到并证实了微生物在食品中的作用，同时首先发现了葡萄酒变酸(称其为“酸酒”)是因微生物的活动引起的，还专门称这种现象为“酒病”，并发明了将酒加热到 68℃保持 10min 后迅速冷却，以杀灭使酒变酸的微生物，保持酒不至于变质的著名“巴氏消毒法”(pasteurization)，至今仍被广泛应用于乳制品的消毒。另外，巴斯德首先通过大量的试验证实了在空气中存在微生物，微生物的生长发育可引起有机物质的腐败；并于 1861 年通过著名的“曲颈瓶试验”(retort test)，科学否定了微生物的“自然发生学说”(spontaneous generation)，并从此建立了病原学说即“病因论”，帮助研究者正确认识微生物的活动，不仅奠定了在食品保藏研究与实践方面的科学基础，更重要的是推动了微生物学的发展。

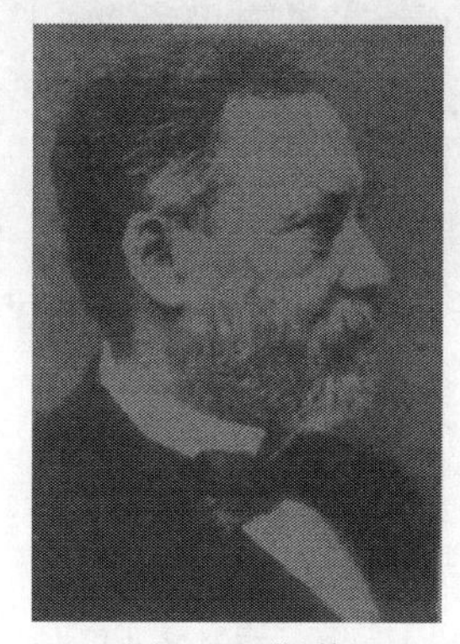
图 2　巴斯德

为防止食品在保藏过程中的腐败变质，早期一些学者即相继进行了研究，但均主要是研究加热保藏，这也是至今一直被广泛采用的有效方法。在早期研究者中贡献突出的是法国发明家尼古拉斯·阿佩尔(Nicolas Appert，1752~1841)，阿佩尔(图 3)偶然发现若将一瓶密封(用软木塞塞紧)的果汁置于沸水中煮几个小时就能长期保存，又通过 14 年的研究发明了先将食品加热后再将其密封、与空气隔绝防止腐烂的食品保藏方法(玻璃瓶装食品)，即现在的罐头食品，并在 1804 年建立了一家工厂来专门生产这种罐头食品，还出口到了其他国家；1802 年在法国海军中首先尝试运用了阿佩尔的这种保藏食物的方法，1809 年一位法国部长鼓励阿佩尔进行推广应用，阿佩尔于 1810 年在巴黎出版了关于这种食物保藏方法的书籍《动植物制品保藏几年的技艺》；1810 年获得了这

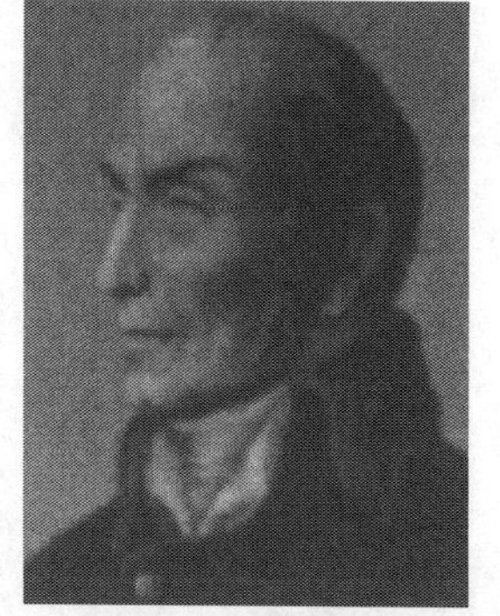
图 3　阿佩尔

种罐装食品技术的发明专利，并因此获得了法兰西第一帝国皇帝拿破仑·波拿巴(Napoléon Bonaparte，1769~1821)奖赏的 12 000 法郎，这种食品保藏方法成为现在罐头食品制造工业的基础，也因此使阿佩尔被称为“罐头之父”；此外，阿佩尔还创制了牛肉干食品。

在对细菌性食物中毒(bacterial food poisoning)的描述与认知方面，最早当是由肉毒梭菌(*Clostridium botulinum*)产生的肉毒毒素(botulinus toxin，BTX)引起的肉毒中毒(botulism)。肉毒中毒在医学史上早有记载，远在 10 世纪前的西欧就已确证吃了腊肠有可能引起致命性食物中毒这一事实，所以腊肠之类的食品生产或食用均曾受到管制；罗马拜占庭君主圣利奥六世(Emperor Leo Ⅵ)在 886~912 年曾颁布了一项禁止食用血灌肠(blood sausage)的法令。在 19 世纪早期，德国的 Justinus Kerner 最早(于 1820~1822 年)对“腊肠毒素”进行了研究，Muller 于 1870 年将此类食物中毒症命名为“botulism”；到 19 世纪末，比利时根特(Ghent)大学的 Emile van Ermengen 于 1896 年报告，1895 年 12 月，在比利时 Ellezelles 村的一次音乐会上，发生了一起因食用家庭自行盐腌的火腿引起 24 人中有 23 人发病、3 人死亡的中毒事件，并从火腿及病死者脾脏分离到了引起中毒的病原菌，即肉毒梭菌。

对细菌性食物中毒病原菌的最早确认，当是肠炎沙门氏菌(*Salmonella enteritidis*)。1888 年，在德国的 Frankenhansen 村出现临床表现为急性肠胃炎的患者 58 例，病因是食用了一头腹泻病死牛的肉后发生了食物中毒，Gaertner 从 1 例病死患者脾脏及所食用的病死牛的肉中分离到肠炎沙门氏菌，这是第一种被确认能引起人食物中毒的病原沙门氏菌，也是第一种被认知的食物中毒病原菌。作为食源性疾病(foodborne disease)主要内容的食物中毒，一直是世界上最为重要的公共卫生问题，直接关联到人类生命安全与公众身体健康。迄今在世界上食物中毒的事件仍多有发生，其中主要是由病原性细菌引起的。如在〔美〕Jay 等编著(何国庆等译)的《现代食品微生物学(第 7 版)》(*Modern Food Microbiology*，Seventh Edition)中记述，根据通过美国疾病预防控制中心(Center for Disease Control and Prevention，CDC)和所有监控活动得到的数据，在美国每年发生的食物中毒估计有 76 120 000 病例、住院 323 000 病例、死亡 5200 人，其中与病原性细菌相关的有 39 000 000 病例(构成比 51.23%)、住院 181 000 病例(构成比 56.04%)、死亡 2700 人(构成比 51.92%)。在我国，诸多相关信息显示食物中毒事件多有发生，其中的微生物性食物中毒(microbial food poisoning)一直表现为发生最普遍和具有高出现频率，又以细菌性食物中毒一直占据着首要位置，如以下几例：①中国人民大学的聂艳等于 2013 年报告，通过对 1985~2011 年我国食物中毒事件分析，在 2000~2011 年发生的 8026 起食物中毒事件中，中毒 203 324 人、中毒死亡 2222 人(病死率 1.09%)，其中微生物性食物中毒 3043 起(构成比 37.91%)、中毒 109 850 人(构成比 54.03%)、死亡 132 人(构成比 5.94%)。②中国疾病预防控制中心的金连梅等于 2009 年报告，通过对 2004~2007 年全国食物中毒事件分析，在 2287 起食物中毒事件中，中毒 66 758 人、中毒死亡 1037 人(病死率 1.55%)，其中微生物性食物中毒 652 起(构成比 28.51%)，中毒 28 638 人(构成比 42.90%)，中毒死亡 47 人(构成比 4.53%)；在微生物性食物中毒事件中，明确由某种病原性细菌引起的 538 起(构成比 82.52%)，中毒 23 801 人(构成比 83.11%)，中毒死亡 29 人(构成比 61.70%)。③浙江省嘉兴市秀洲区卫生监督所的史海根等于2011年报告，通过对2000~2009年全国重大食物中毒事件(指中毒人数超过100人或发生中毒死亡1人以上及发生在学校或地区性和全国性重要活动期间的食物中毒事件)分析，在3299起重大食物中毒事件中，中毒121 007人、中毒死亡2048人，其中细菌性食物中毒1131起(构成比34.28%)、中毒66 218人(构成比54.72%)、死亡162人(构成比7.91%)。

近些年来，随着对细菌性食物中毒的不断研究与进一步认识，也相应促进了病原细菌学(pathogenic bacteriology)和感染病学的学科发展及病原细菌学与预防医学的学科交叉，对细菌性食物中毒的研究报告也日益增多；但在相应的著作与教材等方面，目前还是较少或仅是相关的。例如，最早由南京大学的郑集教授主编的《食物中毒》(1951)出版后，相继有一些书籍陆续出版(表1)，另外还有一些是卫生防疫部门编写印刷的食物中毒内部交流资料。这些书籍和资料各有其内容侧重和特点，从某种意义上反映了我国对食物中毒认知的时代特征，也有的是现在高等教育的教材，在我国对食物中毒的诊断、预防、治疗、研究及促进相应学科发展方面，具有重要的指导意义和作用。

表1　我国的食物中毒相关书籍

序号	作者(主编或编著者)	书籍名称	出版单位	出版时间	开本	字数/千
1	郑　集	食物中毒	人民军医社华东分社	1951.6	32	97.1
2	俞锡璇	食物中毒	科学普及出版社	1957.7	32	13.3
3	中国医学科学院营养学系 卫生部药品检验所	食物中毒	人民卫生出版社	1961.3	32	32.0
4	李宗浩	食物中毒的预防与治疗	人民卫生出版社	1961.9	32	118.0
5	上海市卫生防疫站	食物中毒的防治	上海人民出版社	1972.6	64	38.0
6	北京市卫生防疫站 北京儿童医院	常见食物中毒的防治	人民卫生出版社	1972.11	64	43.0
7	吉林省卫生防疫站	食物中毒的防治	吉林人民出版社	1977.8	32	191.0
8	河北省卫生防疫站	食物中毒	河北人民出版社	1979.2	32	206.1
9	杨国柱	食物中毒的防治(修订本)	吉林人民出版社	1984.1	32	241.0
10	周树南	食物中毒的防治	中国食品出版社	1987.1	32	95.0
11	韦启伶　张志良	常见食物中毒及预防	四川科学技术出版社	1988.5	32	140.0
12	史鹏达	食物中毒	广东科技出版社	1989.12	32	277.0
13	孟昭赫	食品卫生检验方法注解(微生物学部分)	人民卫生出版社	1990.6	16	1513.0
14	丁正琪　钱成忠　王新民	古今食物中毒冤案	上海医科大学出版社	1993.11	32	148.0
15	任永献　李文海　吕　华	食物中毒的诊断和处理	中国科学技术出版社	2007.3	32	160.0
16	柳增善	食品病原微生物学	中国轻工业出版社	2007.3	16	819.0

续表

序号	作者（主编或编著者）	书籍名称	出版单位	出版时间	开本	字数/千
17	李　蓉	食源性病原学	中国林业出版社	2008.4	16	319.0
18	何国庆　贾英民　丁立孝	食品微生物学(第二版)	中国农业大学出版社	2009.9	16	580.0
19	蒋　原	食源性病原微生物检测指南	中国标准出版社	2010.8	16	1085.0
20	江汉湖　董明盛	食品微生物学(第三版)	中国农业出版社	2010.8	16	621.0
21	杨玉红　陈淑范	食品微生物学	武汉理工大学出版社	2011.1	16	527.0
22	刘　慧	现代食品微生物学(第二版)	中国轻工业出版社	2011.5	16	687.0

为不断总结我国对细菌性食物中毒的研究成果，相对集中地反映细菌性食物中毒及相应病原性细菌学的主要内容，从而为从事预防医学、流行病学、病原细菌学、公共卫生学、环境科学等学科研究与实践的科技工作者提供参考，也为契合时代需求，在尽力广泛收集参考相关文献资料的基础上，本着“统筹与归纳、凝练与评价”的原则和“严肃与严密、严谨与严格”的要求，并结合作者多年来对一些相关细菌的检验体会与研究成果，编写了《中国食物中毒细菌》一书。衷心希望本书的出版，能为广大致力于从事细菌性食物中毒及相应病原性细菌学的教学、科研、检验、评估，以及细菌性食物中毒防治事业的科技工作者带来帮助；同时，也愿能在促进该学科领域的不断发展中发挥一定的作用。下面对一些相关事项作一简要记述。

本书特点　本书所体现的一些特点，主要有以下几个方面：①紧紧围绕“中国食物中毒细菌”这一主题，通过中国知识资源总库(CNKI)学术文献总库，比较系统地检索并归纳了多年来明确记载和公开发表的我国引起细菌性食物中毒的病原性细菌和相应食物中毒事件，共检出文献报告 1460 篇(1949~2013 年)、食物中毒事件 1529 起(1949~2012 年)，涉及 12 个菌科(family)中 24 个菌属(genus)的 116 个菌种(species)、亚种(subspecies)或血清型(serovar)；在此基础上以菌属为单元(章)，分别按菌种记述了相应食物中毒的情况，从某种意义上讲是以病原性细菌的种为主体构建了食物中毒与病原菌体系；同时在每个菌属(章)开始，均是首先记述了菌属的主要生物学性状与特征(菌属定义)、在伯杰氏(Bergey)细菌分类系统中的分类位置及菌属内所包括的菌种，以便于读者对该菌属的了解；另外，在对相应病原性细菌的国内外一些重要研究进展和成就的归纳中，特别注意体现我国科技工作者研究及实践的经验体会和成果。②将我国细菌性食物中毒与相应病原性细菌融为一体，进行了相对集中的描述；不仅为比较系统地认识细菌性食物中毒与相应病原性细菌提供了便捷，也为学科间的交叉融合与发展升华搭建了桥梁，并丰富了各自的学科内涵。③在每个菌属中，为便于对相应的细菌性食物中毒有概要性的了解，均首先归纳记述了该菌属(种)细菌引起食物中毒的基本信息、最早报告的事件、规模最大的事件、最严重的事件，同时从不同的侧重点出发列举了一些典型事件；对事件的记述均是比较详细的，包括报告(发表)者和时间及中毒事件的发生地、时间、罹患率、潜伏期、主要临床表现、发生场所、中毒食物、感染源与传播途径、病程、是否有中毒死亡病例等，这样更有利于读者对相应细菌性食物中毒的整体认识。④在每种引起食物中毒的病原性细菌中，比较系统地记述了细菌的生物学性状、病原学意义及微生物学检验内容，特别注重对相关重点内容的描述；在病原学意义中，主体是食物中毒，包括基本情况、流行病学表征、发病与临床特点等，另外简要记述了在人的其他感染病(infectious disease)类型、对动物的致病作用等，力求尽可能对知识相对系统化；为使读者比较系统地了解引起食物中毒细菌的相关科学史料，还专门记述了一些重要细菌的发现历史简介，也有助于启迪科学思维与猜想、推论。⑤既具有较丰富的基础理论，又做到了密切联系实际，努力做到融研究工作的参考与实践应用为一体；同时特别注重内容的全面性和系统性，力争使本书可读、可用。

文献使用　对每种细菌引起食物中毒的记述，一般是比较系统和全面地统计归纳了检出的相应所有文献资料，包括食物中毒的发生地区、发生年份、发生规模，中毒食物、传播途径、发生季节、发生场所、发病与病程、临床表现、病例简况及某些细菌的优势生物型(biovar)、血清型等。在此需要说明的是，虽已较广泛地收集和汇总了相关文献资料并尽力将其融为一体，但尚有对文献理解不到位或使用不当现象，或因检索范围的限制对一些重要文献有所遗漏；此外，作者努力争取此书的理论与实践并重，以求尽力使读者能对我国的食物中毒病原性细菌，以及相应细菌性食物中毒有较全面的了解和认识；但这些，皆因作者学术水平所限及学识积淀浅薄，以致难以收到理想的预期效果，并可能带来了书中的不足、不妥之处，恳请从事病原细菌学、公共卫生学、感染病学等学科的专家及广大读者不吝赐教，以增作者所学及再版此书时予以充实、修正和完善，全体作者将非常感激。

编写规范　书中各章节的编写体例与风格，均尽量做到了相对统一：①章节结构与章次排列，是将革兰氏阴性菌、革兰氏阳性菌各分别组成了一篇，再按菌属为章；在革兰氏阴性菌篇中，肠杆菌科(Enterobacteriaceae)的菌属排在了前面，接下来是其他革兰氏阴性菌；均是按菌属计，以检出的食物中毒事件数量(单位为起)，从多到少依次排列的。②记述的“菌属定义与分类位置”及“菌属”、“菌种”名称，细菌 DNA 的 G+C mol%[①]和模式株(type strain)及 GenBank 登录号等，均主要引自《伯杰氏系统细菌学手册》(*Bergey's Manual of Systematic Bacteriology*)第二版。③所涉及的微生物学名词，均参考了全国科学技术名词审定委员会公布、第二届微生物学名词审定委员会编写的《微生物学名词》第二版。④菌科、菌属及菌种的中文名称，主要参考了杨瑞馥、陶天申、方呈祥、张利平主编的《细菌名称双解及分类词典》，赵乃昕、张明主编的《医学细菌名称及分类鉴定》第二版；对有的已被人们所熟知且习惯使用的中文名称或现已重新归属及命名的菌种，均是在相应内容中作了说明。⑤所使用的英文缩写词，均是在同一章内的第一次出现处标注了相应的英文全称和中文名称，以后则采用的是英文缩写词；细菌的“菌属”及“菌种”名称，均是在同一章内的第一次出现处标注了相应的学名和中文名称，以后则主要采用中文名称。另外，书中所有照片均是由本书主编提供的。

① mol%表示摩尔分数。

书稿审校　为有效保证本书编写内容的准确和质量，特请我国在相关学科领域的知名专家对书稿进行了审校，分别为：国家食品安全风险评估中心的刘秀梅研究员，中国食品药品检定研究院的杨正时研究员，潍坊医学院的赵乃昕教授。

《中国食物中毒细菌》的出版，是与科学出版社的领导和编辑，以及作者所在单位（河北科技师范学院）领导和同事们的大力支持与协助密不可分的，同时还得到了河北科技师范学院“学术著作出版基金”的资助。在此，全体作者向不辞辛劳审校书稿的各位专家、向科学出版社的领导与编辑、向参考文献的各位作者、向本书作者所在单位的领导和同事、向所有关怀与支持本书编写和出版的各位领导及同道，致以最诚挚的谢意。衷心希望《中国食物中毒细菌》的出版，能使我们编写此书的愿望化为现实。

主　编

2013 年 10 月

目　录

下篇 食物中毒的革兰氏阳性菌

上篇　细菌性食物中毒与食物中毒细菌

本篇共记述了“我国食物中毒相关史料要览”和“细菌性食物中毒及细菌种类与检验”两章内容。

在“我国食物中毒相关史料要览”中，简要记述了食物中毒的文化思想、食源性疾病科学相关的历史代表人物、食品安全法制演进；在“细菌性食物中毒及细菌种类与检验”中，较系统地记述了我国细菌性食物中毒概要、食物中毒细菌的种类与检验。

第1章 我国食物中毒相关史料要览

本章要目

食物中毒(food poisoning)属于食源性疾病(foodborne disease)的范畴，在我国法律法规标准中一直被使用。从历史发展的视角来审视我国对食物中毒的认识和预防，大致上可从某种意义上人为划分为思想史、人物史和法制史三个方面。

1 食物中毒的文化思想

食物是人类生存的第一要素，在我国自人类文明伊始即高度关注饮食；随着人类的文明与进步、物质的丰富与精选，不仅实现了对食品卫生与安全、食物中毒预防与控制从感性到理性认识的渐进，也逐步形成了我国特有的文化思想。

在此也首先说明，将食物与中毒并列，似乎不合逻辑，但不可否认的是食物中毒一直客观存在；不过，准确地讲，食物中毒并非真正的食物本身造成的结果。那么，就直接引出了导致食物中毒(食源性疾病)的原因，主要包括：①食物被病原生物(pathogen)

和(或)其毒素(toxin)污染后引起，如某些细菌、真菌、病毒、寄生虫等；②误食有毒的动物或植物引起，如有毒的鱼类、贝类、四季豆、木薯、含氰苷果仁、发芽马铃薯、桐油等；③食物被有毒的化学物质(尤其是某些重金属类)污染引起，如某些农药、鼠药、亚硝酸盐等。

人类在长期的生存与饮食实践的历史文明进程中，不仅仅对食物中毒有所感知、认识、防治等，还逐渐形成了食物、毒物、药物的文化思想。

1.1 食物中毒的感知

人类生存之初，或因偶然，人类饮食中开始使用火，最早的证据是在250万年前元谋人遗址 3m 深处和北京人遗址 6m 深处的灰屑，以及其中的多种动物烧骨；还有，在北京人遗址的灰屑中，发现了炭化的朴树籽和板栗。人类在上古时代以渔猎为生，长期的肉食实践，也使人类在肉类食品卫生与自身健康的关系方面，积累了不断深化的认识；北京山顶洞人在18 000年前的食物中就经常出现鹿、野猪、野牛、羚羊、狗獾、狐狸、刺猬、野兔、鼠类、鸵鸟，以及河蚌、1m 长的青鱼等动物产品[1]。早在旧石器时代的晚期，对人工取火技术的掌握，极大地丰富了人类的食物种类；对“烧烤”与“膨爆”等熟食的选择，不仅使食物味道鲜美了，更便于营养的吸收，同时也无意中获得了预防某种食物中毒、尤其是由病原微生物和寄生虫等引起的食源性疾病的效果，而且也显著加速了人类文明与进步的发展。

1.1.1 食物中毒的病状感知

我国古代食品安全思想的形成，历经了漫长的认识之路。追溯历史上有关食物中毒的最早记载，当是在《易·噬嗑》中的“六三：噬腊肉，遇毒，小吝无咎”[2]。《象》曰：遇毒，位不当也[3]。大意为：吃腊肉，中毒，碰上了麻烦，但不十分严重。《象辞》说：中毒，因为六三阴爻居于阳位，像人不称其位。显然，该文是使用了借喻手法，通过描述食物中毒现象，表达“小惩大诫”的本意；但仍可说明当时古人已对腊肉能使人中毒致病，有了初步的认识。法家思想的代表人物韩非子(公元前281~公元前233)著《韩非子·五蠹》中记载，上古之时“食果蓏蜯蛤，腥臊恶臭而伤害腹胃，民多疾病”[4]；说的是人们吃了野生的瓜果和从水中捡拾来的蚌蛤，腥臊腐臭，伤害肠胃，许多人得了疾病。这说明在原始社会生活条件艰苦，食物低劣粗糙，更重要的是无法解决食品安全的问题，于是时有疾病困扰，生命受到威胁，死亡率也高；其中呕吐、腹泻等胃肠道疾病，是原始先民的常患病。可见，我国在古代对食物中毒的感性认识已比较充分，知道了某些“食物”会变成“毒物”引起中毒。

现已明确，食用腊肉类发生食物中毒的主要原因之一，是由肉毒梭菌(*Clostridium botulinum*)产生的肉毒毒素(botulinus toxin，BTX)引起的，也称“肉毒中毒”(botulism)。肉毒中毒在医学史上早有记载，远在10世纪前的西欧就已确证吃了腊肠有可能引起致命性食物中毒(引起神经麻痹)这一事实，以致腊肠之类的食品的生产或食用均曾受到管制；罗马拜占庭君主圣利奥六世(Emperor Leo Ⅵ)在886~912年曾颁布了一项禁止食用血灌肠(blood sausage)的法令。19 世纪末，比利时根特(Ghent)大学的 Emile van Ermengen 于 1896 年报告，1895 年 12 月，在比利时 Ellezelles 村的一次音乐会上，发生了一起因食用家庭自行盐腌的火腿引起 24 人中有 23 人发病、3 人死亡的中毒事件，从火腿及病死者脾脏首次分离到肉毒梭菌。如果有考证在《易・噬嗑》中所说“噬腊肉，遇毒”真的是“肉毒中毒”，那么我国对“肉毒中毒”的认识，按《周易》成书最晚时间(公元前 221 年)计算，比国外至少要早 1100 年。食用蚌、蛤类(水产品)发生食物中毒的主要原因之一，是由副溶血弧菌(*Vibrio parahaemolyticus*)引起的，日本学者藤野恒三郎于 1951 年首先报告了 1950 年 10 月在日本大阪市发生因食用咸小沙丁鱼(是一种用盐水煮熟后以半干燥状态食用的冷食品)引起的副溶血弧菌食物中毒事件，有 337 人食用了同一加工厂生产的这种冷食沙丁鱼，结果表现为急性胃肠炎的患者 272 人(罹患率 80.71%)，其中死亡 20 人(病死率 7.35%)。同样，如果有考证在《韩非子・五蠹》中记载的上古之时食用腥臊恶臭蚌蛤发病，真的是由副溶血弧菌(或其他弧菌)引起的，那么韩非子对此类水产品食物中毒的认识比国外至少要早 2100 年。这些，虽在当时不可能明确指出病原，但对有效预防上述食物中毒，均具有重要的实用意义。

1.1.2 食物中毒的病原感知

在我国对食物中毒的理性探索，已是由来已久之事。相传孔子所作，成书于春秋时代的《尚书・说命篇》中就有“若作酒醴，尔唯曲蘖”的记述，说明当时人们已经知晓生长有微生物的粮食可以酿酒，现在知道酒曲中含有酿酒所必需的一些微生物。而对病原性微生物的认识，在隋代著名医学家巢元方(公元 550~630)等撰写的《诸病源候论・瘟病候》中，明确提出了致病的“乖戾之气”，用现代流行病学的观点分析这种“戾气”，其中具有由病原微生物和寄生虫等引起食源性疾病的内涵。

东汉末年著名医学家张仲景在所著《金匮要略》中记述：“六畜自死，皆疫死，则有毒，不可食之”，“肉中有朱点者，不可食之”；此描述，直接涉及了由病原微生物和寄生虫等引起的食源性疾病或瘟疫[5]。

在与夏、商、周时期对应的甲骨文中，已记载的疾患有 39 类，其中就有腹疾、腹不安、疾其惟蛊(肠道寄生虫病)等与食品有关的食源性疾病。相传为夏代禹、益所作的《山海经》，大抵成书于战国时代，保存了许多反映远古及夏商以来的社会生活素材，记述有大量疾病名称，其中有不少是因食品不安全引起的。

显然，尽管限于当时的技术水平，不能进一步观察、验证和确认，但却指明了对食源性疾病防治的思路和方向，也为食物中毒的辨证施治提供了可能。

1.2 食物中毒的认识

纵向看，人类对食物中毒的认识与生产力发展相适应。人们对食物中毒的感知和认知虽然较早，但由于当时生产力水平较低，社会物质生产(特别是粮食产量)难以满足人们的需要，加之战乱和自然灾害频发，即使是认识到了食物中毒的危害，也实在是无法彻底摆脱。

根据徐兴海在《江南大学校报》2010 年 5 月 8 日第 7 版发表的《我国古代的食品安全之道》一文，记述我国传统的食品安全思想体系完成于春秋战国到秦汉时期，这一时期的思想家们提出了食品安全的有关理论，中医学和养生的理论也形成了。

横向看，同一社会不同阶层对食物中毒的认识存在差异。按照赵荣光在《中国古代庶民饮食文化》一书中绘制的中国旧社会饮食文化层次结构示意图，将社会饮食阶层分为五层，果腹层和小康层为庶民阶层，富家层、贵族层、宫廷层则属于上层社会[6]。久而久之，也在庶民和上层社会等不同阶层形成了迥然不同的食物中毒思想认识。

1.2.1 庶民对食物中毒的认识

在庶民阶层对食物中毒的思想认识中，较有代表和一直在广泛流传使用的俗语“不干不净、吃了没病”，充分体现了庶民阶层对食物中毒“主观排斥和客观无奈”的矛盾思想。

这种“不干不净、吃了没病”的庶民饮食文化虽然流传并沿用至今，但出处尚实难考证。不过，不难意识到的是庶民阶层简陋的食物存放条件、露天饮水、蝇虫共吮的食物，难免会造成食物中毒，但强烈而本能的饱腹需求，足以让庶民阶层“忽视”食物中毒。公元前 6 世纪的《诗经 · 小雅 · 天保》中有述“民之质矣，日用饮食”，可见求得一日三餐已实属不易，因此必须“节衣缩食”；尽管也有“病从口入”的思想认识，但也只有“食犬豕之食”(吃和狗猪一样的食物)才能生存繁衍。

类似的庶民对食物中毒的思想认识还有“井里的蛤蟆、酱里的蛆”(井里有蛤蟆、酱里有蛆都是正常现象，不影响食用)；“烂果子、不烂味”(果子烂了，不影响食用)；“臭鱼烂虾、送饭的冤家”(鱼虾臭了、烂了做成菜就饭吃，能让人吃更多)等[6]。纵观庶民阶层的饮食文化，对于食物中毒的漠视或源自于科技水平的制约，但也更凸显着无奈。

1.2.2 上层社会对食物中毒的认识

古时上层社会虽然仅占据全国人口的 10%，但不愁温饱问题的上层社会具有与庶民阶层完全不同的食物中毒思想认识。从食物结构上看，庶民以稻、黍、稷、麦、菽等五谷(另一说法是麻、黍、稷、麦、菽)为主要食材，配以蔬菜、少量肉食等。而上层社会则不然，各种食材应有尽有，下至五谷、上至八珍，在陶宗仪(元末明初)的《南村辍耕录》卷九(1366 年)中有以下描述：“所谓八珍，则醍醐、麝沆、野驼蹄、鹿唇、驼乳麋、天鹅炙、紫玉浆、玄玉浆也”，后世以“龙肝、凤髓、豹胎、鲤尾、鸮炙、猩唇、熊掌、酥酪蝉”为八珍。虽不是每一个等级的贵族均可享用八珍，但也足以彰显出上层社会与庶民的天壤之别。

宫廷饮食更是精细奢华，仅专职饮食的官吏就名目繁多，如在郑玄(东汉)注，贾公彦(唐)疏的《周礼注疏 · 天官冢宰》中记载有“膳夫、庖人、外饔、亨人、甸师、兽人、渔人、腊人、食医、疾医、疡医、酒正、酒人、凌人、笾人、醢人、盐人”等条目，在相应条目下分述职掌范围。在清代慈禧的“女官”德龄所著《御香飘渺录》(1934 年中译版)中有述，慈禧仅在从北京至奉天的火车上，临时的“御膳房”就占四节车厢，炉灶五十座，厨子、下手 50 人，每餐共备正菜 100 种，糕点、水果、粮食、干果等亦 100 种；除了正餐，还有两次小吃，每次小吃至少也有 20 碗菜，通常总是在 40~50 碗。可见这种奢华至极的饮食，很难会认同“不干不净、吃了没病”的庶民对待食物中毒的思想。

由于社会矛盾、自身健康等因素，上层社会高度重视食物中毒的防控，形成了“食以安为先”的上层社会防控食物中毒思想认识，食材选择首先要安全，甚至规定了超出现代的选材标准。如在《周礼注疏 · 天官冢宰》中记述，对肉类“不可食”的标准为：“牛夜鸣，则庮；羊泠毛而毳，膻；犬赤股而躁，臊；鸟皫色而沙鸣，狸；豕盲眂而交睫，腥；马黑脊而般臂，蝼。”；其意为：夜里爱叫的牛，毛稀疏长不好的羊，后腿内侧无毛、跑不稳的狗，羽毛杂色无光、叫声嘶哑的鸟，眼朝上看、睫毛零乱的猪，背上有黑毛、前腿有杂色斑纹的马等，这些畜(禽)类在屠宰后的肉质不好，会有不同的臭味，是不能吃的。且使用前要有活人的检测程序，如在西周周公旦所著《周礼》中规定：“品尝食，王乃食”。不仅如此，甚至不惜动用刑罚来防控食物中毒，如在《唐律疏议 · 职制》(第九卷)中规定：“诸造御膳，误犯食禁者，主食绞；若秽恶之物在食饮中，徒二年；简择不精及进御不时，减二等；不品尝者，杖一百”。其中的“食禁”是以相关典籍的观点为依据，凡有毒的、不干净的、不宜搭配的食物，均禁止出现在餐桌上；如果犯禁了，在唐代，即使过失误犯，严重的也将被处死；如属故意，则认定为谋杀行为，要遭满门抄斩和灭族；即便饭菜里出现死苍蝇这样的卫生问题，也是大错，有关人员要被拘禁、强制劳役 2 年；如果送给皇帝食用之前不亲口品尝的，将被重打 100 大板[7]。

可见上层社会的食物中毒思想与庶民的食物中毒思想间产生的显著区别，与社会资源占有的极度失衡密切相关，不同的物质基础直接决定了两个阶层对食物中毒防控的不同态度；同时也直接反映了当时社会贫、富的极度差距，人与人的极端不平等。

1.2.3　当代社会对食物中毒的认识

食品是人类赖以生存和发展的基本物质条件，而食品安全、食物中毒却关系着人们的生命健康和切身利益，关系着企业信誉、国家形象；在任何一个国家，食品及其安全性都是上至国家领导人、下至平民百姓共同关注的一个永恒话题。

随着民众食品安全意识的提高，政府管理职能的进一步深化，“政以民为本，民以食为天，食以安为先”，已成为全社会的共识。这种思想的渊源初见于班固(东汉)编著《汉书 · 郦食其传》中“王者以民为天，而民以食为天”；发展到当代社会，人民生活从温饱迈向小康，预防和治疗食物中毒已不再是公民个体间的私事，已成为政府、社会、企业、个人的共同责任；齐抓共管的大食品安全思想，已成为全社会所关注的焦点。我国政府十分关心人民身体健康与食品安全问题，近些年来不仅颁布了一系列行之有效的相关法律法规标准，而且建立了国家、省、市、县各级疾病预防控制中心(Center for Disease Control and Prevention，CDC)和食品安全监督、检验、评估部门等专门机构，确保食品安全监管效果。

1.3　食物中毒防治的“食药同源”观念

“食药同源”观念可追溯到上古时代，从东汉《神农本草经》中可以得到佐证。如在此书中有记述：“上药一百二十种为君，主养命以应天，无毒，多服久服不伤人；欲轻身益气不老延年者，本上经。中药一百二十种为臣，主养性以应人，无毒有毒，斟酌其宜；欲遏病补虚羸者，本中经。下药一百二十五种，为佐使，主治病以应地，多毒不可久服；欲除寒热邪气，破积聚愈疾者，本下经”。可见在当时的食物与药物很难区分，仅是区别在不同的功效上。

林洪(南宋)撰的《山家清供》是南宋的一部重要烹饪著作，内容以素食为中心，包括在当时流传的104种食品；有不少是用中草药加工制配的食疗饮馔，如在萝菔面的标目下称：“王医师承宣常捣萝菔汁搜面使饼，谓能去面毒”；麦门冬煎是纯药物，其标目下称：“春秋采根去心，捣汁和蜜，以银器重汤煮熬，如饴为度，贮之磁器内，温酒化温服，滋益多益”，由此可见其为纯药物加工和蜜制成，加温酒后服用的一种保健饮料。

元末明初韩奕(生于元文宗时)撰著的《易牙遗意》，是有关饮食方面的专门著作。全书分为脯、蔬菜、糕饵、汤饼、食药类等十二类，在“食药类”中收录了13种食药的制法，例如：硼砂丸为片脑五分、麝香六分、硼砂五分、寒水石六两，甘草膏丸朱砂一钱五分为衣；甘露丸为百药煎一两、甘松和诃子各一钱二分半、麝香半分、薄荷二两、檀香一钱六分、甘草末一两二钱五分，水拨丸晒干用甘草膏子丸入麝香为衣。煎甘草膏子法为粉草一斤，剉细沸汤浸一宿，尽入锅内满用水煎至半滤去查纽干取汁，再入锅慢火熬至二碗，换入砂锅炭火慢熬至一碗以成膏子为度，其查减水再煎三两次取入头汁内并煎。

明代刘基(字伯温)(1311~1375)所撰的《多能鄙事》，全书十二卷，内容包括饮食、服饰、百药、农圃、牧养等许多方面的制作技能；在卷四中有老人饮食疗疾方，专述老年保健饮食，介绍利用食品医治老年常见疾病的食疗方法，具有重要的参考价值。

从这些记载中，至少可以看出：古代食品卫生、食品安全的意识和观念先进程度，与家庭的富裕程度和教育程度成正比，这些观念和行为在推进着国民身体素质和心理素质向前发展，也对中华民族的文明传承和繁荣昌盛起到了重要作用。古代的食品卫生、食品安全规则，不仅有纯生理上的作用，还有修身养性、修炼磨砺的教化功效，符合古代的万事万物皆有其道，道在自然万千之中的朴素哲学观。我国古代的食物和药物，有时候是相通的，食疗和药疗皆为中医的绝妙疗法，食物的搭配和药物的搭配，能够达到意想不到的食品卫生、营养和保健的效果；显然，我国古代对“食物”、“毒物”、“药物”的认识，逐渐形成了源远流长、历史厚重的“食药同源”文化，也为食物中毒的防治与研究提供了重要参考。

2 食源性疾病科学相关的历史代表人物

我国是世界四大文明古国之一，历史上也多有食源性疾病防治名医、食品营养学家。随着历史的发展逐渐形成的特有的中国饮食文化，也在世界文明史上产生了不可替代的重要影响。

总体来讲，对于我们的祖先而言，食品安全的主要问题一是了解什么食物有毒，二是怎样预防中毒和解毒。经历了几十万年的漫长探索，对这两个问题有了较为可行的解决办法，人们将其归功于神农氏、伏羲氏和燧人氏；这是需要圣人并且创造了圣人的时代，是他们带领我们的祖先走出了食品卫生的困境。显然，这里经历了一个依靠圣人的阶段，食品安全的初始阶段；之后，从西汉礼学家戴德与戴圣，到元代营养学家忽思慧，再到医学家张仲景、李时珍，以及新中国营养学的奠基人、生物化学的开拓者郑集，对食品安全的研究进入科学理性阶段。

在此简要列举几位具有一定时代象征的历史代表人物(包括传说)，以使读者对我国历史上在食源性疾病科学领域的相关记载、描述和研究等的概要有所了解；也期待着人们能够真正领悟其精髓，并启迪科研思维和方法论。

2.1　神农氏首先“尝百草”

神农氏(距今 5500~6000 年前)是农业的始祖(图 1-1)，更是食品安全的保护神、探索者，富于崇高牺牲精神的伟人。在西汉刘安主持撰写的《淮南子·修务训》中记述：“神农尝百草之滋味，水泉之甘苦，一日而遇七十毒”。神农氏所做的工作，如今可看作是用自己的身体进行毒理试验，以避免更多的人受到毒物对生命的威胁，所以他被称为圣人。此外，在神农氏的带领下，人类从生食到熟食、从狩猎进入了农业社会，向文明社会逐渐迈进；神农氏也是传说中医药的创始者，因为人类是从他那时起逐渐有了对医药的认识，开始有意识地对自身健康进行保护。

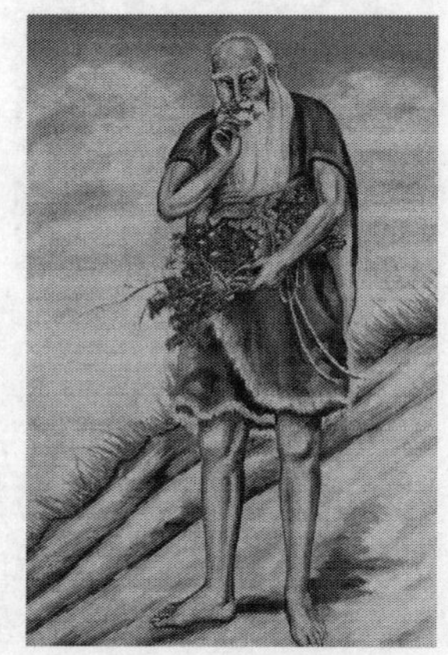

图 1-1　神农氏

神农的第一步工作是辨别有毒与无毒，从千万种植物中选择出哪些是可以食用的；第二步是从各种可以作为食物的植物中，再遴选出谷类作为主食品；第三步是从谷类之中，再淘汰其粗的、存留其精的。所以在《墨子·辞过篇》中记述：“圣人作，诲男耕稼树艺，以为民食；其为食也，足以增气充虚，强体适腹而已矣”。在公元前 239 年前后，吕不韦编撰的《吕氏春秋·审时篇》中记述：“得时之稼，其臭香，其味甘，其气章；百日食之，耳目聪明，心意睿智，四卫变强”。

2.2　伏羲氏及燧人氏首先“用火”

火的发明，古文献中有三种表述。一种说法是伏羲氏(图 1-2)，《绎史》卷三引《河图挺辅佐》:“伏羲禅于伯牛，钻木取火”；一种说法是黄帝，《太平御览》卷七九引《管子》：“黄帝钻燧生火，以熟荤臊，民食之无肠胃之病”；还有一种说法是燧人氏(图 1-3)，《太平御览》卷八六九引《王子年拾遗记》：“申弥国去都万里，有燧明国，不识四时昼夜。其人不死，厌世则升天。国有火树，名燧木，屈盘万顷，云雾出于中间。折枝相钻，则火出矣。后世圣人变腥臊之味，游日月之外，以食救万物，乃至南垂。目此树表，有鸟若鸮，以口啄树，粲然火出。圣人感焉，因取小枝以钻火，号燧人氏”；《太平御览》卷七八引《礼含文嘉》云：“燧人始钻木取火，炮生为熟，令人无腹疾，有异于禽兽，遂天之

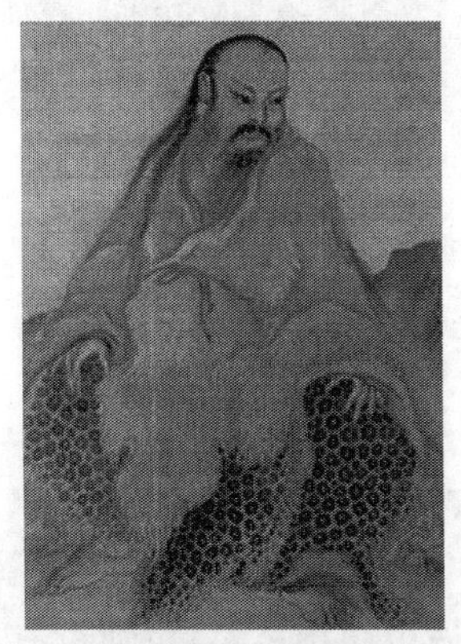

图 1-2　伏羲氏

意，故为燧人”[8]。也有学说认为：“伏羲氏取的是雷电之火，后来燧人氏发明钻木取火。化腥，即化茹腥之食，意思是指伏羲氏教人用火把将肉烤熟，改变吃生肉的习惯”[9]。

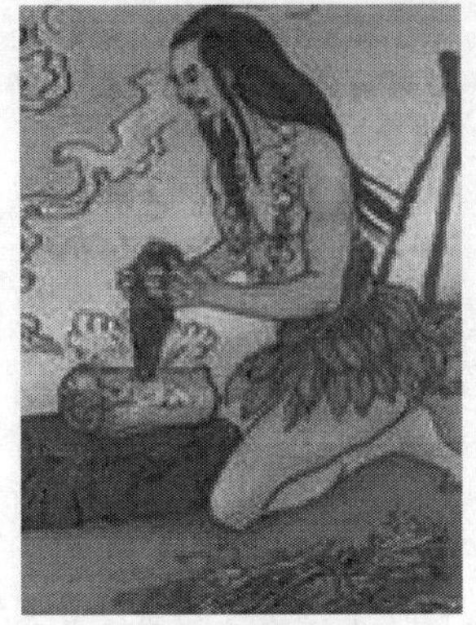

图 1-3 燧人氏

伏羲氏、燧人氏用火的传说具有十分重要的意义，二者处于同一时期，虽然谁先用火尚有争议，但其仍然是先民思想的折射。《尚书大传》云：“遂人为遂皇，伏羲为戏皇，神农为农皇也。遂人以火纪，火，太阳也。阳尊，故托遂皇于天”。在韩非子著《韩非子》中记载：“食果蓏蚌蛤，腥臊恶臭而伤害腹胃，民多疾病；有圣人作，钻燧取火，以化腥臊，而民悦之，使王天下，号之日燧人氏”。燧是火，燧人氏发明钻木取火的方法烧烤食物，除掉食物的腥臊臭味，开创了人类走向文明的新纪元；人们因而很爱戴他，推举他治理天下，称他为燧人氏，也使燧人氏在三皇五帝中位居三皇之首。伏羲氏、燧人氏发明的炮烙之法，现在知道首先是杀死病菌，其次是使其味道更美，也使食物易于消化。

总之对火的发现与使用，在人类摆脱大自然的控制向文明进化的过程中，以及食品文化史上，具有划时代的意义。恩格斯认为对火的发现与使用，对人类进化起了决定性的作用；他在《反杜林论》中述及：“因为摩擦生火，第一次使人支配了自然力，从而最终把人同动物界分开”。

2.3 孔子首先论述“预防食物中毒”

孔子，姓孔、名丘、字仲尼(公元前 551~公元前 479)，鲁昌平乡陬邑(今山东曲阜东南)人；生于鲁襄公二十二年，春秋末年思想家、教育家，儒家创始人(图 1-4)。在孔子生活的年代，居然在预防食物中毒方面有精辟的论述，并在食品安全方面对后世的影响十分深远。《论语》一书是孔子言行的记载，包括不少饮食文化的内容，尤其以《乡党》一篇最为精辟，提出了许多防止“病从口入”的饮食安全的原则，即人们常说的“十不食”。如春秋战国时期孔子及其弟子所著《论语·乡党第十》中记述：“食不厌精，脍不厌细”；“食饐(经久而腐臭)而餲(腐败且有异味)，鱼馁(腐败)而肉败，不食”；“色恶，不食；臭恶，不食”；“失饪(失生熟之节)，不食”；“不时，不食”(吃东西要应时令、按季节，到什么时候吃什么东西)；“割不正，不食”；“不得其酱，不食”(先秦的时候做生鱼脍要加葱、芥的酱来调味。不同季节要配不同的酱，配伍不当也不可以食用)；“肉虽多，不使胜食气”(“胜”就是胜过、超过的意思，“气”就是主食的意思。这句话的意思是说，尽管各种美味的肉类非常之多，但是吃的时候不能让肉食总量超过主食的总量)；“唯酒无量，不及乱”(自我遏止、适量而饮以醉为节而不及乱也)；“沽酒市脯，不食”；“不撤姜食”(姜，通神明，去秽恶，所以不撤去)；“不多食”(适可而止，不可贪吃)；

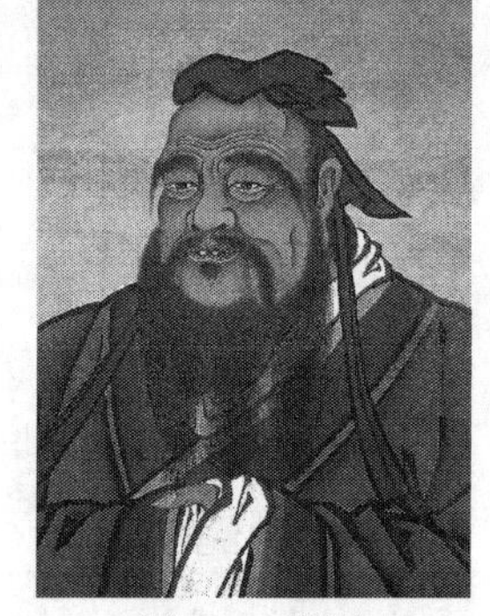

图 1-4 孔子

"祭于公，不宿肉(不用过夜的肉)。祭肉不出三日，出三日不食之矣"(过三日，则肉必败)；"食不语，寝不言"(吃饭的时候不要讲话，睡觉了也不要讲话)。

这些论述，对人们在当时以至现在预防食物中毒等食源性疾病方面，均具有可行性和科学性的指导作用；用现代医学观点分析，这些论述直接触及有效预防由病原微生物和寄生虫等引起的食源性疾病；尤其是在细菌性食物中毒方面，比较典型的是肉类的腐败、变质等，其中多是由能致食物中毒的某种(些)病原菌或其毒素引起的。

2.4　戴德与戴圣首先记述"食物加热防病"

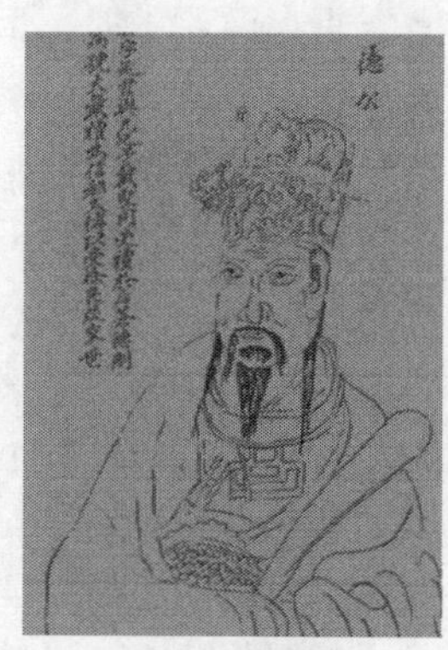

图 1-5　戴德

《管子》与《礼记》中均记述了"取火化腥"，流传下来可考证的较早记述，应当为《礼记》。戴德(图 1-5)与戴圣(图 1-6)是西汉礼学家，二人为叔侄关系，所著《礼记》是中国古代重要的典章制度书籍，该书由戴德编订。选编的八十五篇本《大戴礼记》，在后来的流传过程中若断若续，到唐代只剩下了三十九篇。

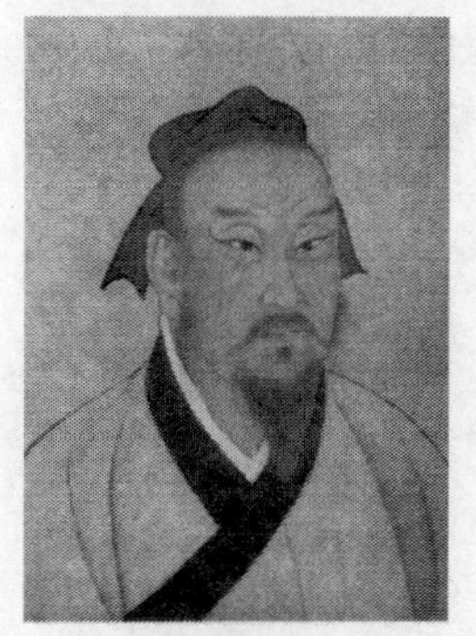

图 1-6　戴圣

戴圣选编的四十九篇本《小戴礼记》，即现在可见到的《礼记》。在《礼记》中有关食物中毒的相关论述为："燧人始钻木取火，炮生为熟，使人无腹疾"[10]。说明当时的先民们已经知道了熟食对人体的好处，不仅能"减腥去臊"、增进食欲，而且可使人无腹疾、有利于健康。

现在看来，当时所说的这种"腹疾"，有很大的可能主要是指由病原细菌引起食物中毒后发生的腹痛、腹泻等胃肠道症状；通过加热处理，可以消除其中某些病原细菌及其(或)毒素的致病作用。

2.5　忽思慧首先使用"食物中毒"概念和"解毒"

我国周代时期，政府里就设有"食医"，专管与饮食有关的医药问题；以后历代都有关于以饮食作为治疗手段的资料及专著出现，即所谓的"食疗"。但从健康人的立场出发，讲究饮食营养、滋补身体，以达到强身养生目的的书籍，当以元代营养学家、蒙古食医忽思慧(13~14 世纪)于 1330 年(元文宗天历三年)编成的《饮膳正要》为最早。忽思慧(图 1-7)是我国首先使用"食物中毒"概念者，也是"涮羊肉"的发明人，曾在 1314~1320 年(元仁宗延佑年)被选任饮膳太医；《饮膳正要》内容丰富，明代名医李时珍在所著《本草纲目》中也有对此书有关内容的引用。

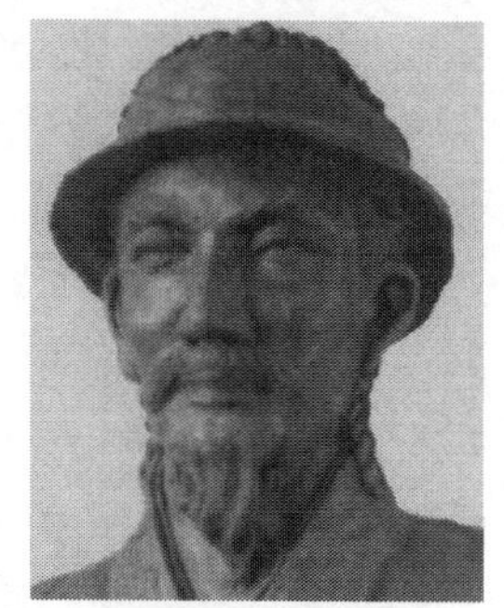

图 1-7　忽思慧

可以说《饮膳正要》是元代一部珍贵的宫廷饮食谱，是一部专讲饮食和营养的书籍，也是现存最早的古代饮食卫生与营养保健学专著，在传播和发展我国卫生保健知识中发挥了重要作用，具有较高的学术与史料价值。《饮膳正要》共分三卷，31 200 余字；内容大略可分为三部分：①养生避忌，妊娠、乳母食忌，饮酒避忌，四时所宜，五味偏走及食物利害、相反、中毒等食疗基础理论；②聚珍异馔、诸般汤煎的宫廷饮食谱 153 种与药膳方 61 种，以及所谓神仙服饵方法 24 则；③食物本草，涉及米谷、兽、鱼、果、菜、料物等共 230 余种，并附有本草图谱 168 幅。全书另有 21 幅精美插图，为古代线描版画。需要重点说明的是，此书首次提出了“食物中毒”的概念[11]。在卷二食疗诸病中，作者以“食物中毒”为标题，开篇即为：“诸物品类，有根性本毒者，有无毒而食物成毒者，有杂合相畏、相恶、相反成毒者，人不戒慎而食之，致伤腑脏和乳肠胃之气，或轻或重，各随其毒而为害，随毒而解之”；与细菌性食物中毒有关的内容有：“生料色臭，不可用；浆老而饭馊，不可食；煮肉不变色，不可食；诸肉非宰杀者，勿食；诸肉臭败者，不可食；诸脑，不可食；凡祭肉自动者，不可食；猪羊疫死者，不可食；曝肉不干者，不可食；马肝、牛肝，皆不可食；兔合眼，不可食”。可见，虽然当时科技水平上不足以从本质上揭示食物中毒的成因，但作者通过色、味等经验判断，总结了大量预防食物中毒的规则，对当时食物中毒的预防起到了积极作用。同时，总结出很多有关食物中毒的食疗方法，例如：食诸杂肉毒及马肝漏脯中毒者，烧猪骨灰调服，或芫荽汁饮之，或生韭汁亦可；食牛、羊肉中毒，煎甘草汁饮之；食马肉中毒，嚼杏仁即消，或芦根汁及好酒皆可；食犬肉不消成胀，口干，杏仁去皮、尖，水煎饮之；食蟹中毒，饮紫苏汁，或冬瓜汁，或生藕汁解之；干蒜汁、芦根汁亦可；食鱼中毒，陈皮汁、芦根及大黄、大豆、朴硝汁皆可；食鸭子中毒，煮秫米汁解之；食鸡子中毒，可饮醇酒，醋解之；食牛肉中毒，猪脂炼油一两，每服一匙头，温水调下即解；食猪肉中毒，饮大黄汁，或杏仁汁、朴硝汁，皆可解。

对此书从食品安全和食品卫生的角度进行分析，主要包括：①它是一部汇集了食品卫生和营养，食疗和药疗的科学书籍，其中涉及养生之道、胎教疗法、食物禁忌等方面；书中涉及了不少治疗食物中毒的方法，现在看还是有效用的。②忽思慧尽管主要从蒙古人的生活习性出发来设计饮食的要求，但同时把汉人的许多营养学也用进去了。③此书第三卷实际上是食用动植物图谱(共 183 种)，其中包括谷类 8 种，兽类 32 种，禽类 32 种，水产类 11 种，水果类 39 种，蔬菜类 43 种，调料类 18 种；讲述了这些食用动植物的性状，能治什么病，或对身体有什么好处等。④从食品安全和卫生的角度看，他讲究的是源头控制，预防原则。

由于《饮膳正要》在中国医学史上的重要地位，近年来从医学、药学、养生学、宗教学、哲学、民族学、植物学、动物学乃至从整个中国古代传统文化角度，开始对该书进行全方位的研究，也受到愈来愈多学界人士的关注。忽思慧的成就在我国食疗史与医药发展史上占有较为重要的地位，《饮膳正要》的学术与史料价值，也值得重视与深入研究。从《饮膳正要》始，人们对食物中毒的认识更加深入，并为以后对食物中毒本质的逐步揭示提供了具有科学意义的借鉴。

2.6　张仲景首先明确提出“防疫”

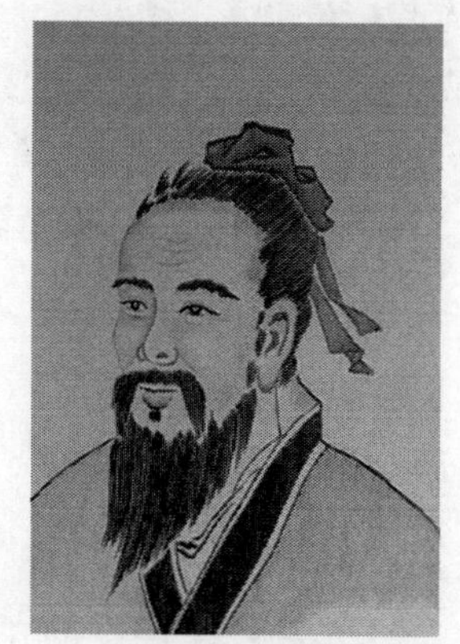
图 1-8　张仲景

张仲景，名机(150~219)，汉末南阳郡(今河南南阳市)人(图 1-8)，被人称为“医中之圣，方中之祖”。如前面有述，在张仲景所著《金匮要略》中，首先明确提出了“疫”和防“疫”，即“六畜自死，皆疫死，则有毒，不可食之”，“肉中有如朱点者，不可食之”[5,12]；实际上，这种“疫”当是指现在所明了的人兽共患病(zoonose)及由病原生物引起的食源性疾病。张仲景经过数十年含辛茹苦的努力，编写成了《伤寒杂病论》，也是具有重要研究价值的经典医学书籍；在《伤寒杂病论》中的杂病内容，即被编写成《金匮要略》。

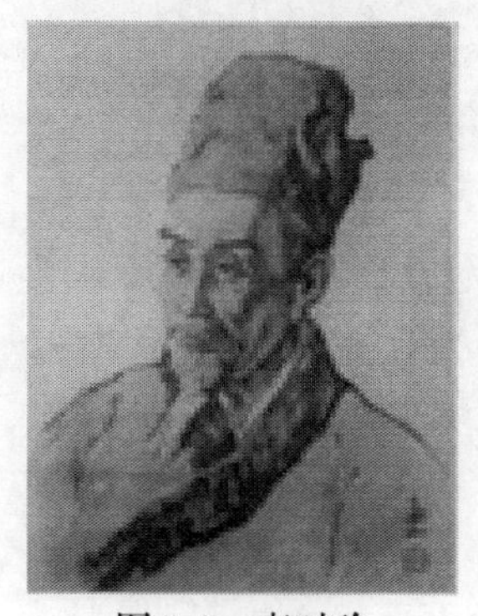
图 1-9　李时珍

2.7　李时珍首先涉及研究“毒理”

李时珍，字东璧，蕲州(今湖北蕲春西南)人(1518~1593)，明代医学家(图 1-9)。李时珍在《本草纲目》中，有不少新的创造和发明，例如，首次记载的一些病症，有铅中毒、汞中毒、一氧化碳中毒、肝吸虫病等。倡导用点燃香料烟熏，以达到消毒空气的目的。在属于化学药物方面，李时珍记录了以五倍子制取“百药煎”治痰嗽的方法，实际上是毒理研究的记录；五倍子中含有大量的鞣酸质，遇到蛋白质及胶质时即生成沉淀，具有收敛作用[13]。

2.8　郑集首先主编《食物中毒》

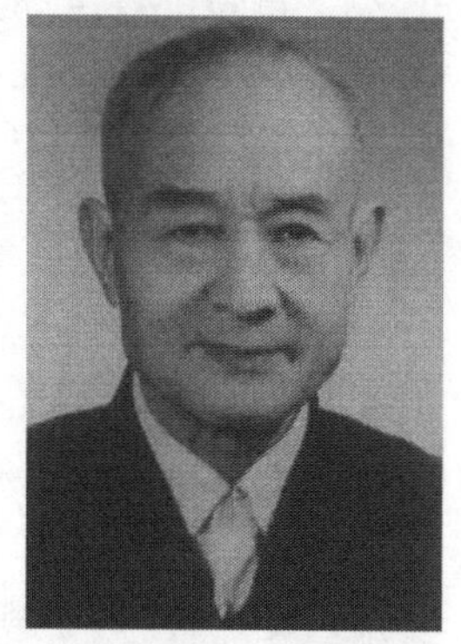
图 1-10　郑集

郑集(1900~2010)，四川南溪人，南京大学教授；我国著名的生物化学家、营养学家，我国生物化学与营养学的先驱之一。郑集教授(图 1-10)主编了首部《食物中毒》(人民军医社华东分社，1951，图 1-11)，包括概论、一般中毒的诊断与处理、毒物及中毒的症状急救与检定、食物中毒之侦查分析与防范等 4 章，涉及有毒动植物食物中毒、化学性食物中毒、细菌性食物中毒等内容；其中的细菌性食物中毒，主要记述了肉毒中毒、沙门氏菌(*Salmonella*)和葡萄球菌(*Staphylococcus*)食物中毒的病原菌、症状、病程及预后、诊断、治疗、预防等；同时提到链球菌(*Streptococcus*)、变形菌(*Proteus*)、大肠埃希氏菌(*Escherichia coli*)等，也是食物中毒的病原菌。

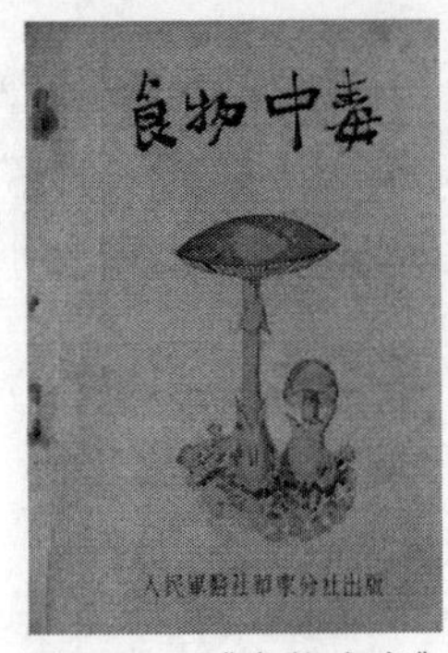

图 1-11　《食物中毒》

之后相继出版了：俞锡璇编写的《食物中毒》（科学普及出版社，1957）、原中国医学科学院营养学系和卫生部药品检验所编写的《食物中毒》（人民卫生出版社，1961）、李宗浩编著的《食物中毒的预防与治疗》（人民卫生出版社，1961）、上海市卫生防疫站编写的《食物中毒的防治》（上海人民出版社，1972）、北京市卫生防疫站和北京儿童医院编写的《常见食物中毒的防治》（人民卫生出版社，1972）、吉林省卫生防疫站编写的《食物中毒的防治》（吉林人民出版社，1977）、河北省卫生防疫站编写的《食物中毒》（河北人民出版社，1979）等。

早期这些著作的问世，不仅在当时发挥了对食物中毒诊断、预防、治疗的指导作用，也反映着我国对食物中毒认识的时代特征，并对我国相应学科领域的研究与发展具有一定的引领作用。

3　食品安全法制演进

食物中毒是食品安全问题的重要内容，在当今法学领域，食源性疾患已列入《中华人民共和国传染病防治法》；最早是 1989 年 2 月 21 日第七届全国人民代表大会常务委员会第六次会议通过，又在 2004 年 8 月 28 日修订。这意味着食品安全问题已明确上升到了法律保护的高度，也体现着我国政府对人民身体健康的极度重视。

3.1　食品安全的法律法规溯源

我国从古至今对食品安全的法律规制一直比较重视，并随着人类文明与社会进步不断完善；在历史上唐宋国力雄厚时期，食物中毒的立法技术水平达到了封建制法的高峰。

3.1.1　最早的食品安全法律法规

最早将食品安全入律的当属周代，尽管在周代囿于技术落后及交通不便，食品安全事件似乎不多，但由于食品安全关系重大，统治者还是非常重视并做出了特别规定。

周代设立了中国第一个酒政机构，专门“苛察治买过多及非时者”。周代禁酒并不一概而论，凡是符合礼的饮酒如国祀、神事等，都不在禁止之列；而那些“非时”饮者、沉湎饮者、聚众饮者，则是禁止的主要对象。为了防止酒徒们在市上聚饮，还特设禁酒专职人员在市内酒肆巡查，一旦发现结群饮酒者，即加禁止或当场斩杀。饮酒本来是一种饮食行为，对饮酒者处以极刑，是因为在周代统治者眼中，这种饮食行为将引起社会动乱，是一种严重的政治犯罪。

在周代的食品交易主要是以初级农产品的直接采摘、捕捞为主，所以对农产品的成熟度十分关注。在《礼记 · 王制》中有“五穀(谷)不时，果实未熟，不粥于市。注：物未成，不利人”；“禽兽鱼鳖不中杀，不粥于市。注：杀之非时，不中用。月令：季冬始渔。周礼：春献鳖蜃”[10]。其意思是五谷果实未成熟，不利于人的身体健康，不得在市场上买卖，以防止未成熟的果实引起食物中毒；禽兽鱼鳖不在捕捞季节(不中杀)，不得捕捞买卖(《礼记 · 王制第五》)。这一规定，被认为是我国历史上最早的关于食品安全管理的记录。可见，虽然当时经济尚欠发达，食物供应还不充分，统治者仍然在通过立法保障食品的安全，预防食物中毒(食源性疾病)的发生。限于当时的立法水平，略存遗憾的是该条款并未规定相应的罚则，但其仍不失为在食品安全方面法律规定的鼻祖。

随着时代的变迁、社会的进步、经济的发展，到汉代时期商品经济高度发展，食品交易活动非常频繁，交易品种空前丰富；为杜绝有毒、有害食品流入市场，国家在法律上做出了相应的规定，对食品安全的相关立法又有了较大的发展。在张家山汉墓出土的西汉《二年律令 · 贼律》中有了如下规定：“诸食脯肉，脯肉毒杀、伤、病人者，亟尽孰燔其余；其县官脯肉也，亦燔之”，“当燔弗燔，及吏主者，皆坐脯肉臧，与盗同法”[14]。此规定指脯肉腐坏等因素可能导致食物中毒，至人死、伤、病，应尽快焚毁变质食品，官吏的脯肉也同样对待，否则将以“盗”处罚肇事者及相关官员。可见，即便当时医学水平低下且迷信盛行，食物短缺，一旦出现食用毒脯肉造成人们的死、伤、病等不同程度危害时，《二年律令》中仍严格规定了销毁的处理办法，如果不销毁则不仅追究当事人的责任，同时严惩负直接责任的官吏，且比照“盗”适用非常严厉的刑罚。

3.1.2　逐步精细的食品安全法律法规

至唐宋时期，食品安全的法律规定已逐步精细，唐代长孙无忌等起草的《唐律疏议》卷十八 · 贼盗第 263 条为以毒药药人，其中规定：“脯肉有毒，曾经病人，有馀者速焚之，违者杖九十；若故与人食并出卖，令人病者，徒一年，以故致死者绞；即人自食致死者，从过失杀人法。盗而食者，不坐”。疏议曰：“脯肉有毒”，谓曾经人食，为脯肉所病者。有馀，速即焚之，恐人更食，须绝根本。违者，杖九十。其知前人食已得病，故将更与人食，或将出卖，以故令人病者，合徒一年；因而致死者，绞。“即人自食致死者”，谓有馀，不速焚之，虽不与人，其人自食，因即致死者，从过失杀人法，徵铜入死家。注云“盗而食者，不坐”，谓人窃盗而食之，以致死伤者，脯肉主不坐，但仍科“不速焚”之罪。其有害心，故与尊长食，欲令死者，亦准谋杀条论；施於卑贱致死，依故杀法[15]。

可见在唐代，知脯肉有毒不速焚构成刑事犯罪分为两种情况，处罚各不相同：一是明知脯肉有毒时，食品的所有者应当立刻焚毁所剩变质食品，以去后患，否则杖九十；二是明知脯肉有毒而不立刻焚毁，致人中毒，须视情节及后果加以科罚。具体说，凡故意以有毒脯肉馈送或出售，使人中毒者，食品所有者要被判处徒刑一年；使人中毒身亡者，要被判处绞刑。而他人在不知情的情况下食用了未被焚毁的有害食品而造成死亡的，食品所有者以过失杀人论罪，赎铜偿死；他人窃盗而食致中毒身亡者，食品所有者不负责任，但须杖九十。如果以毒脯肉加害尊长卑幼，则不得援引此条处罚，而应按照法条竞合的原则，对馈食尊长者以准谋杀尊长罪定罪处罚，对馈食卑幼者则因按照故杀卑幼罪定罪处罚。“脯肉有毒，曾经病人，有馀者速焚之”与《二年律令》中“诸食脯肉，脯肉毒杀、伤、病人者，亟尽孰燔其余”的规定是完全对应的。不过，唐律条文要比汉律条文的规定更为详尽周密。《二年律令》中“当燔弗燔，及吏主者，皆坐脯肉臧，与盗同法”的规定，似乎更加注重对犯罪者以价值追求为出发点的经济动机追究，而《唐律疏议》更加强调追究犯罪者行为对生命的伤害。《二年律令》中有关“其县官脯肉也，亦燔之”的规定，以及“吏主者”也要承担法律责任的内容，则是《唐律疏议》中所没有的。

《宋刑统》继承唐制，对脯肉有毒致人损害做出了相同的规定。可见到唐宋时期，食品餐饮业已相对高度发达，但也出现了诸如“米麦之增湿润，肉食之灌以水；巧其言词，止于求售，误人食用，有不恤也”、“鸡塞沙，鹅羊吹气，卖盐杂以灰”之类的伎俩牟取利润[16]。因此，对于食品安全的法律规定已经非常详细，且已区分了故意和过失之罪。

明、清、民国时期，律文中没有直接针对食品安全的规定，但对预防、管理、惩处引发食物中毒的危害行为，均有较为严谨的管理规定，如设立行会的行业自律组织、设立专门的管理岗位等。民国时期的国民虽食不果腹，但仍重视食品安全的防治工作；对立法加以规制也有明确论述，其中较有代表性的论文，是廖皓龄撰写的发表于《东方杂志》1946 年第 42 卷第 6 期的《食物中毒与食物法规》，论述了食物中毒的定义、成因、预防等，还特别介绍了英、美、德等国家有关食物中毒的法律制度。

从上述朝代(时期)对食品流通的安全管理及其有关法律规定来看，可以得到以下几点启示：①古代对危害食品安全的行为都施以“重典”，规定以有毒食品致人死命者，要被判处绞刑；即使他人盗食有毒食品致死，食品所有者也要被科以笞杖之刑。②为防止引起食物中毒事件的发生，在周代禁止未成熟的果实进入流通市场；在宋代不仅对变质食品的安全施以“重典”，对食品掺假等质量问题也很关注且监管也毫不含糊。③古代政府在对食品质量安全进行监管的同时，还引入了行会管理，通过行业自律，对食品质量进行把关并监察其不法行为。此外，食品安全保障除了法律之外，人们的意识、道德也有相当大的作用。在古代，民众敬天信神，很多朝代信奉儒术，而儒家以道德为至上，因此，食品从业者并非一味追求利益的心态，也从一定程度上遏制了食品问题的发生。相反，如果商家只考虑利润至上，道德遭到摈弃甚至嘲笑，那么食品安全问题频发也将会成为常事。

针对唐代食品安全的说法，有人会认为在唐代根本没有现代的检测技术，因此根本谈不上食品是安全的。这是不科学的比较得出的错误结论，就等于让一个现代人与孔子拼知识层面广度，以否认孔子的历史地位。正确的做法是横向比较，而非跨越时代的纵向直接对比。在唐代，官府能够制定出符合那个时代标准的法律，确保食品“无毒”，惩治制造有毒食品的商贩，能够调节当时的饮食社会问题，就已经算是完善的法令。且当时没有如今这样程度的重金属污染、农药等环境问题，更没有各种各样的添加剂，粗略的食品安全法规已经足够。嘲讽古代技术、法规落后，才是真正愚昧的判断。

以古代的食品安全实践为参照，可以得到很多的借鉴。如注重道德的建设，倡导做人；注重法制，乱世用重典；行业的制约；制度建设，职官的设置；预防为主等。但特别需要指出的是古人格外注重个人的道德修养，强调对社会的责任，对民族的承担，这实在是当前首先应该解决的问题。

3.2 现行的食品安全法律法规

新中国成立后，党和政府高度重视人民生活水平与质量的不断改善及人民的身体健康与素质提升，在食品卫生与食物中毒等方面制定并颁布实施了一系列详尽的规制，强化了相关法律法规建设与有效实施，也明确了相应的法律责任；使我国在这一领域的法制建设逐渐走向了更加科学化、制度化和规范化的轨道，并切实有效保证了法制可行性与实效性。同时随着社会的进步与发展、国际间贸易往来频繁与食品国际化，也一直在不断做出补充、修订与进一步完善。

3.2.1 食品安全的法律法规建设与发展

自 1953 年由中华人民共和国卫生部出台了《清凉饮食物管理暂行办法》之后，为加强对肉品的安全生产、经营、利用，保障人身健康和防止畜禽疫病(尤其是人兽共患病)的传播，由农业部、卫生部、对外贸易部、商业部于 1959 年联合发布了《肉品卫生检验规程》(试行)，并于 1959 年 11 月 1 日实施。在 1964 年国务院颁布实施的《食品卫生管理试行条例》中，又明确规定了卫生部门对食品卫生进行监督和食品生产、经营企业的职责及卫生要求。

1979 年 8 月 28 日，国务院颁布并实施了《中华人民共和国食品卫生管理条例》，使我国食品卫生管理从预防肠道传染病发展到了提高食品卫生水平、防止食物中毒和其他食源性疾病的阶段。在条例中针对食品卫生标准、食品卫生要求、进出口食品管理、违反条例的奖励和惩罚等，都做出了原则性的规定。

1979 年 3 月 31 日，卫生部、工商行政总局颁布并实施的《农村集市贸易食品卫生管理试行办法》，于 2003 年 3 月 10 日被修订为《集贸市场食品卫生管理规范》；使预防和管理食源性疾病的范围扩大到了问题较为突出的农村集贸市场，显著加大了食品安全保障的覆盖面。

随后，卫生部等职能部门相继颁布了食品卫生与安全及其管理的一系列规章制度并不断充实与完善，如《禁止食品加药卫生管理办法》(1987 年 10 月 22 日)，《食品卫生检验单位管理办法》(1987 年 12 月 2 日)，《新资源食品卫生管理办法》(1990 年 7 月 28 日)，《蛋与蛋制品卫生管理办法》(1990 年 11 月 20 日)，《茶叶卫生管理办法》(1990 年 11 月 20 日)，《水产品卫生管理办法》(1990 年 11 月 20 日)，《蜂蜜卫生管理办法》(1990 年 11 月 20 日)，《豆制品、酱腌菜卫生管理办法》(1990 年 11 月 20 日)，《食用氢化油及其制品卫生管理办法》(1990 年 11 月 20 日)，《酒类卫生管理办法》(1990 年 11 月 20 日)，《粮食卫生管理办法》(1990 年 11 月 20 日)，《冷饮食品卫生管理办法》(1990 年 11 月 20 日)，《食用植物油卫生管理办法》(1990 年 11 月 20 日)，《糖果卫生管理办法》(1990 年 11 月 20 日)，《食糖卫生管理办法》(1990 年 11 月 20 日)，《食品用塑料制品及原材料卫生管理办法》(1990 年 11 月 26 日)，《卫生监督员管理办法》(1992 年 5 月 11 日)，《绿色食品标志管理办法》(1993 年 1 月 11 日)，《查处食品标签违法行为规定》(1995 年 6 月 20 日)，《食品卫生行政处罚办法》(1997 年 3 月 15 日，2010 年 12 月

28 日宣布废止和失效)，《母乳代用品销售管理办法》(1995 年 6 月 13 日)，《保健食品管理办法》(1996 年 3 月 15 日)，《辐照食品卫生管理办法》(1996 年 4 月 5 日)，《保健食品标识规定》(1996 年 7 月 18 日)，《学生集体用餐卫生监督办法》(1996 年 8 月 27 日)，《食品卫生监督程序》(1997 年 3 月 15 日，2010 年 12 月 28 日宣布废止和失效)，《食品广告发布暂行规定》(1998 年 12 月 3 日)，《食物中毒事故处理办法》(1999 年 12 月 24 日)，《餐饮业食品卫生管理办法》(2000 年 1 月 16 日)，《进出口食品标签管理办法》(2000 年 2 月 15 日)，《有机食品认证管理办法》(2001 年 6 月 19 日)，《食品添加剂卫生管理办法》(2002 年 3 月 28 日)，《转基因食品卫生管理办法》(2002 年 4 月 8 日)，《关于印发〈关于推广学生营养餐的指导意见〉的通知》(2001 年 2 月 12 日)，《卫生部关于进一步规范保健食品原料管理的通知》(2002 年 2 月 28 日)，《卫生部关于切实加强流通领域食品卫生安全监督执法工作的批复》(2002 年 3 月 22 日)，《食品生产经营单位废弃食用油脂管理的规定》(2002 年 4 月 15 日)，《卫生部关于推行食品卫生监督量化分级管理制度的通知》(2002 年 4 月 20 日)，《出口食品生产企业卫生注册登记管理规定》(2002 年 4 月 19 日)，《卫生部关于实施〈食品添加剂卫生管理办法〉有关事宜的通知》(2002 年 6 月 28 日)，最高人民检察院《关于办理非法经营食盐刑事案件具体应用法律若干问题的解释》(2002 年 9 月 4 日)等。

这些食品卫生与安全及其管理规章制度的建立与不断完善，不仅在食品的种类上不断增加与明确，更重要的是在食品卫生安全监督、执法等管理方面进一步强化，责任也更为明晰。有效保证了有法必依、违法必究，也充分体现了我国党和政府对人民生活、身体健康的极度关怀。

3.2.2　食品安全法的诞生

第五届全国人民代表大会常务委员会第二十五次会议在 1982 年 11 月 19 日通过了《中华人民共和国食品卫生法(试行)》，于 1983 年 7 月 1 日起实施。1995 年 10 月 30 日，中华人民共和国第八届全国人民代表大会常务委员会第十六次会议在总结了《中华人民共和国食品卫生法(试行)》自 1983 年实施以来的效果基础上，重新审议并通过了《中华人民共和国食品卫生法》；1996 年 9 月 9 日，又颁布了关于《中华人民共和国食品卫生法》适用中若干问题的批复。

2009 年 2 月 28 日，第十一届全国人民代表大会常务委员会第七次会议通过了《中华人民共和国食品安全法》，并于 2009 年 6 月 1 日正式施行。随后，又于 2009 年 7 月 20 日颁布了《中华人民共和国食品安全法实施条例》。新的《食品安全法》着重克服了原《食品卫生法》在实施期间存在的以下问题：①食品标准不够完善和统一，标准中的一些指标还不够科学；对有关食品安全性评价的科学性，有待进一步提高。②在规范、引导食品生产经营者重质量、重安全方面，还缺乏较为有效的制度和机制；食品生产经营者作为食品安全第一责任人的责任不够明确和严格，对生产经营不安全食品的违法行为处罚力度不够。③食品检验机构不够规范，责任不够明确；食品检验方法、规程不是很统一，检验结果不够公正，重复检验还时常发生。④食品安全信息公布不够规范和统一，导致消费者无所适从，甚至造成消费者不必要的恐慌。⑤有的监管部门对监管不到位、执法不严格，部门间存在职责交叉、权责不明的现象。

《中华人民共和国食品安全法》的实施，在有效保证食品安全、保障公众身体健康和生命安全方面，发挥了并正在发挥着不可替代的重要作用；同时也是我国对食品安全在法律层面上的保证，也标志着我国对食源性疾病的规制进入到了法制新时代。

3.2.3　食品安全的法律责任

《中华人民共和国食品安全法》中明确界定了食品安全违法行为的民事责任、行政责任、刑事责任等法律责任，这就使食品安全违法行为判定与责任追究更加明确，强化了食品安全的法律保护。

3.2.3.1　民事责任

《中华人民共和国食品安全法》第九十六条规定，违反本法造成人身、财产或者其他损害的，依法承担赔偿责任；生产不符合食品安全标准的食品或者销售明知是不符合食品安全标准的食品，消费者除要求赔偿损失外，还可以向生产者或者销售者要求支付十倍价款的赔偿金。应当承担民事赔偿责任，同时需要缴纳罚款、罚金的，其财产不足以同时支付时，先承担民事赔偿责任。本条中明确规定了食品安全的惩罚性赔偿制度，即除了赔偿消费者直接损失外，消费者还可以要求生产者或者销售者支付十倍价款的赔偿金。该规定突破了民事法律损失填补的一般责任承担方式，加大了违法者成本，有利于更好地保护食品安全。

例如，谢宇在湖南法院网(2013 年 3 月 29 日)发布“桂阳县宣判适用《食品安全法》第一案”消息，为郴州市桂阳县人民法院宣判的湖南适用《中华人民共和国食品安全法》第一案。事实为：2011 年 5 月 1 日，谢某与李某在桂阳一家大酒店举行婚宴，宴席后有 238 人因食物中毒住院治疗，经查引起食物中毒的菜为鳜鱼与水鱼，从这两个菜中检出了致病性蜡样芽孢杆菌(*Bacillus cereus*)；事后，酒店赔偿了医药费并退还了婚宴费用。但谢某与李某主张十倍赔偿，酒店拒绝。谢某与李某诉至法院，法院依据《中华人民共和国食品安全法》第 96 条第 2 款规定：“生产不符合食品安全标准的食品或者销售明知是不符合食品安全标准的食品，消费者除要求赔偿损失外，还可以向生产者或者销售者要求支付价款十倍的赔偿金”。因此，判决酒店赔偿原告方 61 480 元。

3.2.3.2　行政责任

在食品安全法中规定了违反食品安全相关法律法规的行政责任，主要包括以下三个方面。

(1) 事故单位的行政责任　食品安全法第九章法律责任中规定，对事故单位罚款、没收违法所得、违法生产经营的食品和用于违法生产经营的工具、设备、原料等物品，情节严重的，吊销许可证等。事故单位在发生食品安全事故后未进行处置、报告的，责令改正，给予警告；毁灭有关证据的，责令停产停业。此规定明确了食品生产经营者、集中交易市场的开办者、柜台出租者、展销会的举办者、从事食品运输活动者违反食品安全法律规定的，可处以罚款，没收违法所得、工具设备、原料，直至吊销食品生产、流通或者餐饮服务许可证等相关许可证书的行政处罚。

例如，三亚市政府信息公开突发事件栏目，在 2012 年 8 月 14 日发布公告：2012 年 8 月 12 日 7~10 时，三亚某酒店的住店客人在西餐厅用餐，进食食物为酒店提供的自助早餐，有蛋炒饭、面包、点心、凉菜、热菜、水果、饮料等多种。在 8 月 12 日 12 时 20 分出现首例患者，随后陆续出现发热、呕吐、腹痛、腹泻的患者，三亚该酒店发生疑似食物中毒事件，截至 13 日 20 时，先后有 141 人到解放军 425 医院和三亚市人民医院医治，其中 28 人在经过门诊治疗后已康复，其余 113 人留院治疗。目前患者恢复情况良好，情绪稳定，无重症患者，无死亡病例。三亚市卫生部门对在该酒店发生发热、腹泻等症状的患者开展流行病学调查、采样及实验室检验，并对该酒店的食品加工过程进行卫生学调查、采样及实验室检验，经检验 22 份患者肛拭子样本中检出 10 份都柏林沙门氏菌(*Salmonella dublin*)，判定本起食物中毒是由都柏林沙门氏菌引起的细菌性食物中毒。同时，根据患者 8 月 12 日早餐共同食用的食物暴露餐次，推断可疑中毒食物为蛋炒饭。依据食品安全法规，三亚市食品药品监督管理局已向该酒店事发餐厅下发停业整改通知书，并依法给予其罚款 679 800 元的行政处罚决定。同时，根据国家标准《旅游饭店星级的划分与评定》(GB/T 14308—2010)“总则”中 5.7 条的规定，全国旅游星级饭店评定委员会决定，取消该酒店的五星级旅游饭店资格。

(2)食品检验机构及食品检验人员的行政责任　食品安全法第 93 条规定：食品检验机构及食品检验人员出具虚假检验报告的，由授予其资质的主管部门或者机构撤销该食品检验机构的检验资格；依法对检验机构直接负责的主管人员和食品检验人员给予撤职或者开除的处分。受到刑事处罚或者开除处分的食品检验机构人员，自刑罚执行完毕或者处分决定做出之日起十年内不得从事食品检验工作。食品检验机构聘用不得从事食品检验工作的人员的，由授予其资质的主管部门或者机构撤销该食品检验机构的检验资格。本条规定了食品检验机构、食品检验人员出具虚假检验报告所应承担的法律责任。食品药品监督管理部门、质量监督、工商行政管理等部门及其检验人员在履职过程中，应依法出具检验报告。如果提供虚假报告，将承担撤销该检验机构的检验资格、给予检验机构直接负责的主管人员和食品检验人员撤职或者开除的行政处分。

(3)行政管理部门工作人员的行政责任　食品安全法第 95 条规定：违反本法规定，县级以上地方人民政府在食品安全监督管理中未履行职责，本行政区域出现重大食品安全事故、造成严重社会影响的，依法对直接负责的主管人员和其他直接责任人员给予记大过、降级、撤职或者开除的处分。违反本法规定，县级以上卫生行政、农业行政、质量监督、工商行政管理、食品药品监督管理部门或者其他有关行政部门不履行本法规定的职责或者滥用职权、玩忽职守、徇私舞弊的，依法对直接负责的主管人员和其他直接责任人员给予记大过或者降级的处分；造成严重后果的，给予撤职或者开除的处分；其主要负责人应当引咎辞职。

3.2.3.3　刑事责任

违反食品安全相关法律法规的刑事责任，包括以下两个方面。

(1)行政管理部门工作人员的刑事责任　食品安全法和刑法中规定：食物中毒执法中

国家机关工作人员及在依照法律、法规规定行使国家行政管理职权的组织中从事公务的人员，或者在受国家机关委托代表国家机关行使职权的组织中从事公务的人员，或者虽未列入国家机关人员编制但在国家机关中从事公务的人员，不移送涉嫌犯罪案件的刑事责任包括：渎职罪、徇私舞弊不移交刑事案件罪(刑法第 402 条)、放纵制售伪劣商品犯罪行为罪(刑法第 414 条)。在食品监管中，行政执法人员徇私舞弊，对依法应当移交司法机关追究刑事责任的不移交，情节严重的，处三年以下有期徒刑或者拘役；造成严重后果的，处三年以上七年以下有期徒刑。对生产、销售伪劣商品犯罪行为负有追究责任的国家机关工作人员，徇私舞弊，不履行法律规定的追究职责，情节严重的，处五年以下有期徒刑或者拘役。

例如，李玉军、韩超、潘峰、马文生在《检察日报》(2003 年 12 月 9 日第 4 版）报道《河南内乡一防疫人员三年不检查学校食堂饮食卫生构成犯罪》指出，在 2003 年 9 月 16 日、9 月 17 日、10 月 12 日和 2004 年 5 月 3 日，内乡县先后有 1 个小学、3 个中学的在校食宿学生发生腹泻、腹痛、头痛等症状，后经内乡县卫生防疫站对 4 个学校食堂的生活用水进行采样检验发现，细菌总数严重超标。有的学校食堂案板、凉菜均发现有变形菌；有的学校水井位置较低，周围没有下水道，下雨后周围的污水无法排出，都渗入井内，造成生活用水污染；有的是水井周围不足 10m 范围内有厕所、粪堆、下水道等污染源。根据群众举报，内乡县检察院于 2004 年 7 月 20 日对该县夏馆镇等学校学生出现大面积腹泻的事件立案侦查。经查，被告人该县卫生防疫站学校卫生科科长周某，自 1998 年至事故发生前，没有依法组织工作人员对 4 所学校的生活用水及食堂卫生状况进行监督检验，造成 175 名学生因生活用水污染而发病的严重后果。内乡县法院经审理后认为：虽然客观上县级卫生防疫部门存在经费严重欠缺，学校又不愿出检验费的事实，但根据国家关于饮用水的有关规定，内乡县卫生防疫站负有监督职责，对辖区中、小学校应及时进行卫生监督。而该县卫生防疫站学校卫生科科长周某任职期间，工作严重不负责任，导致学生中毒的严重后果，按照《中华人民共和国刑法》第 397 条第 1 款之规定，依法认定周某构成玩忽职守罪。

(2) 事故单位工作人员的刑事责任　食品安全法和刑法中规定：食物中毒食品的生产、销售主体可能构成生产、销售不符合安全标准的食品罪(刑法第 143 条)，生产、销售有毒、有害食品罪(刑法第 144 条)，生产、销售伪劣产品罪(第 140 条)，非法经营罪(刑法第 225 条)，以危险方法危害公共安全罪(刑法第 114 条及第 115 条第 1 款)，虚假广告罪(刑法第 222 条)，不报、谎报安全事故罪(刑法第 139 条之一，修正案六)。其中以生产、销售不符合安全标准的食品罪，生产、销售有毒、有害食品罪数量最多。生产、销售不符合食品安全标准的食品，足以造成严重食物中毒事故或者其他严重食源性疾病的，处三年以下有期徒刑或者拘役，并处罚金；对人体健康造成严重危害或者有其他严重情节的，处三年以上七年以下有期徒刑，并处罚金；后果特别严重的，处七年以上有期徒刑或者无期徒刑，并处罚金或者没收财产。生产、销售有毒、有害食品罪规定，在生产、销售的食品中掺入有毒、有害的非食品原料的，或者销售明知掺有有毒、有害的非食品原料的食品的，处五年以下有期徒刑，并处罚金；对人体健康造成严重危害或者有其他严重情节的，处五年以上十年以下有期徒刑，并处罚金；致人死亡或者有其他特别严重情节的，依照本法第一百四十一条的规定处罚。

例如，原野、薄纯红在《青岛早报》(2013 年 3 月 9 日第 3 版)报道《青岛 26 中学生集体中毒案宣判，责任人被判 2 年》指出，在 2012 年 5 月 25 日，青岛 26 中有 1100 余名在校学生就餐。11 时 50 分，食堂开始分发午餐；下午 1 时起，部分学生开始陆续出现腹部不适现象。当天下午 4 时，部分学生出现呕吐、腹痛、恶心等症状，被分别送往附近医院就诊。经青岛市及市南区、市北区、四方区疾病预防控制中心联合调查，认定该事件为 1 起因食用被蜡样芽孢杆菌污染的隔夜米饭引起的食物中毒事故，中毒 147 人。该食堂为 26 中与青岛泽丰源酒店管理服务有限公司于 2011 年 9 月 1 日签订食堂托管合同，由后者为学校师生提供早、午餐服务。寇某任食堂执行经理，负责食堂饭菜加工管理工作。许某于 2012 年 5 月 14 日任食堂厨师长。当日依照寇某设立的规定，厨师长许某将前一日剩余的米饭放置于蒸箱内，常温保存，并于当日将米饭加工后再出售给学生食用。被告人寇某作为食堂负责人，应对此次食物中毒事故承担全部责任，系共同犯罪的主犯，依法应当按照其所参与的全部犯罪处罚；被告人许某作为食堂厨师，直接负责剩余米饭的保存和加工，也应对此次食物中毒事故承担全部责任，系共同犯罪的主犯，应当按照其所参与的全部犯罪处罚。依照《中华人民共和国刑法》第 143 条的规定，判决被告人寇某犯生产、销售不符合安全标准的食品罪，判处有期徒刑两年，并处罚金 5000 元。被告人许某犯生产、销售不符合安全标准的食品罪，判处有期徒刑 1 年 6 个月，并处罚金 4000 元。

纵观我国在食品安全、食物中毒、法制建设等方面的历史，从思想史、人物史和法制史等三个方面辨析，不难看出国人对食品安全问题的高度重视和食品安全立法发展较早，即使在食不果腹的时代、在果腹阶层中也对食物中毒有较深刻的认识，统治阶级甚至不惜动用堪比贼盗等十恶的严刑厉罚维护食品安全。随着经济社会发展，我国食品安全法律规制逐步强化、完善，通过综合运用多种法律责任方式、突出行政规范性文件的作用、明确地方政府监管职能、强化生产者第一责任，有效维护食品安全。

（房　海　赵福江　赵　友）

主要参考文献

[1] 林乃燊. 中国古代饮食文化. 北京: 中共中央党校出版社, 1991: 14.

[2] 刘向明. 古代脯肉与张家山汉简《二年律令》有关毒脯肉的规定. 中华医史杂志, 2007, 37(4): 205.

[3] 张文智. 《周易集解》导读. 济南: 齐鲁书社, 2005: 188.

[4] 陈奇猷. 韩非子新校注. 上海: 上海古籍出版社, 2000: 1085.

[5] 甘肃农业大学, 南京农业大学. 动物性食品卫生学. 北京: 农业出版社, 1992: 3.

[6] 赵荣光. 中国古代庶民饮食文化生活. 北京: 商务印书馆, 1997, 3: 182~183.

[7] 倪方六. 古人是如何防范有毒食品的. 北京晚报, 2012-8-31(42).
[8] 秦文生. 火 · 燧人氏 · 商丘. 商丘日报, 2006-6-18(1).
[9] 李铁映. 祭伏羲文. 甘肃日报, 2007-8-10(7).
[10] 王梦鸥. 礼记今注今译(上). 天津: 天津古籍出版社, 1987: 198.
[11] 哈斯朝鲁. 古代常见的食物中毒及解毒法. 养生月刊, 2004, (10): 899.
[12] 刘越. 图解金匮要略. 北京: 人民卫生出版社, 2003: 195.
[13] 白寿彝. 中国通史第十二卷——近代后编. 上海: 上海人民出版社, 1999: 419.
[14] 张家山二四七号汉墓竹简整理小组. 张家山汉墓竹简[二四七号墓](释文修订本). 北京: 文物出版社, 2006: 11.
[15] 钱大群. 唐律译注. 扬州: 江苏古籍出版社. 1988: 220.
[16] 张炜达. 古代食品安全监管述略. 光明日报, 2011-5-26(11).

第 2 章　细菌性食物中毒及细菌种类与检验

本 章 要 目

诸多相关信息显示我国的细菌性食物中毒(bacterial food poisoning)事件，一直在所有微生物性食物中毒(microbial food poisoning)事件中占据着首要位置，也是在所有食物中毒(food poisoning)事件中名列前茅的。

在我国发生的细菌性食物中毒事件中，除了由少数病原性细菌(pathogenic bacteria)引起的事件，如由椰毒伯克霍尔德氏菌(*Burkholderia cocovenenans*)引起的食物中毒事件，常会表现出一定的区域特征外，常是在某些特定的地区(多是在乡村)发生和具有散发(sporadic)特征，这是与当地人们长期形成的特殊饮食习惯相关联的，也是在我国所特有的；另外的则通常均表现为具有广泛分布性和多呈暴发(outbreak)特征，且在多种病原性细菌引起的事件中均常常表现出较高(也有一些事件可达 100%)的罹患率(attack rate)或病死率(fatality rate)。

1　细菌性食物中毒概要

此项所涉及的内容，主要是对细菌性食物中毒的分类与特征、我国发生细菌性食物中毒的一些简要情况等进行了描述，目的在于方便从整体上对我国细菌性食物中毒有所认识。

1.1　细菌性食物中毒的分类与特征

要了解细菌性食物中毒的分类与特征，首先需要明确食物中毒与细菌性食物中毒的概念。食物中毒属于食源性疾病(foodborne disease)的范畴，目前在国际上对食源性疾病有不同的定义，其中包括广义的和狭义的定义。

世界卫生组织(World Health Organization，WHO)将食源性疾病定义为："由于摄入食物中所含各种致病因子引起的,通常具有感染性质或中毒性质的一类疾病"。国际奶品、食品与环境卫生工作者协会(International Association of Milk，Food and Environmental Sanitarians；IAMFES)将其定义为："食源性疾病指因摄入食品引起的各种综合征"。美国疾病预防控制中心(Centers for Disease Control and Prevention，CDC)，定义为："食源性疾病是由于食用了受污染的食品或饮料而引起的疾病"。英国对食源性疾病的定义与WHO的相类似，认为："食源性疾病是指因食用了被微生物及其毒素污染的食物引起的疾病"。联合国粮农组织(Food and Agricultural Organization，FAO)也认为："食源性疾病是一组重要的传染病和中毒性疾病"。

显然，无论是广义的还是狭义的定义，食源性疾病都是一种特定的疾病分类概念，它所揭示和强调的是以食物与膳食作为载体或媒介、通过食品引发或传播的疾病，即食品是不可忽视的致病途径；其中，食物中毒是食源性疾病的重要组成部分。

在我国GB14938—1994《食物中毒诊断标准及技术处理总则》中，定义食物中毒为："食物中毒指摄入了含有生物性、化学性有毒有害物质的食品或者把有毒有害物质当作食品摄入后出现的非传染性(不属于传染病)的急性、亚急性疾病"；在2009年6月1日起施行的《中华人民共和国食品安全法》第九十九条中，定义食物中毒为："食物中毒，指食用了被有毒有害物质污染的食品或者食用了含有毒有害物质的食品后出现的急性、亚急性疾病"。从这两个定义分析，其内涵反映了3个方面的主要内容：①疾病的发生，特指由食用了携带有毒、有害物质的食品，或误食有毒、有害物质引起的；②有毒、有害物质，包括生物性、化学性的；③疾病的临床表现有急性、亚急性的，但均不具有传染性。食物中毒定义所包含的这些内容，既有病因物质及其载体(或媒介)，又有传播途径(route of transmission)和临床特征，对诊断策略的制定、检验等也均具有一定的实践指导意义；此外，广义的食品概念也应包括饮用水及饮料类等，或将有毒、有害物质误当作食品摄入引起中毒。

综合分析食物中毒的一些共同特征，主要表现在以下5个方面：①潜伏期短，来势急、剧烈，多具有群体暴发性，且常是在特定的区域范围内；②除可能会出现的个例外，群体的临床症状基本一致；③发病与共同食品(或相关食品)直接相关联，也包括饮用水及饮料类等；④虽属于感染病(infectious disease)的范畴，但缺乏在人与人之间的相互传染现象，即为非传染性感染病(noncommunicable infectious disease)，且常表现出高罹患率；⑤在去除原因食物后，无新的患者出现。除食物中毒外的其他食源性疾病，则是具有在人与人之间的相互传染性，属于传染性感染病(communicable infectious disease)的范畴；且多数食源性疾病是以散发形式出现，也常容易被忽视[1~4]。

1.1.1　细菌性食物中毒的分类

目前尚无明确对食物中毒、细菌性食物中毒比较全面和系统的分类体系，比较常用的是根据实践中的需要，按临床表现、致病因子等进行的分类；以下分别对食物中毒、细菌性食物中毒分类的相关内容，予以简要记述。

1.1.1.1　食物中毒

对食物中毒的分类，最为常用的是根据食品中有毒、有害物质成分（病因）的特征，将其分为广义的生物性食物中毒（biotic food poisoning）和化学性食物中毒（chemical food poisoning）。

作为狭义的划分，生物性食物中毒又可分为动物性食物中毒（animal food poisoning）、植物性食物中毒（plant food poisoning）、微生物性食物中毒（microbial food poisoning）；其中的微生物性食物中毒，又可分为真菌性食物中毒（fungous food poisoning）、细菌性食物中毒（bacterial food poisoning）。生物性食物中毒所涉及的有毒、有害物质（因素），在动物性食物中毒中主要包括有毒的鱼类、贝类、某些动物组织脏器等；在植物性食物中毒中，主要包括有毒的四季豆、木薯、苦杏仁、发芽马铃薯等；在真菌性食物中毒中，主要包括霉菌（mold）毒素、毒蕈类等；在细菌性食物中毒中，包括多种食源性病原菌（foodborne pathogen）。

化学性食物中毒所涉及的有毒、有害物质成分，主要包括有机磷农药、汞剂、砷剂、铅剂、甲醇、亚硝酸盐等。

1.1.1.2　细菌性食物中毒

从上述食物中毒的分类来看，细菌性食物中毒隶属于微生物性食物中毒的范畴。如果用一句话定义细菌性食物中毒，则当是"细菌性食物中毒是指由病原性细菌或其毒素，或细菌与其毒素污染食物（含饮用水及饮料类等）引起的食物中毒"；此定义的内涵，是在广义食物中毒的定义下，所反映的食物中毒致病因子。在我国，微生物性食物中毒一直表现为发生最为普遍和具有高出现频率，其中又以细菌性食物中毒一直占据着首要位置。

（1）根据临床表现分类　根据细菌性食物中毒的临床表现，可将其分为神经型食物中毒（bacterial food poisoning，neural type）和胃肠型食物中毒（bacterial food poisoning，gastroenteric type）两大类[5,6]。

1）神经型食物中毒：神经型细菌性食物中毒又称为肉毒中毒（botulism），专指因进食了含有肉毒梭菌（*Clostridium botulinum*）外毒素（exotoxin）——肉毒毒素（botulinus toxin，BTX）的食物后，引起的中毒性疾病，临床以眼肌和舌咽肌麻痹等神经系统症状为主要表现。

2）胃肠型食物中毒：胃肠型细菌性食物中毒，是指除了由肉毒梭菌的 BTX 引起的神经型食物中毒以外，所有其他由某种病原性细菌（或细菌外毒素）引起的细菌性食物中毒；临床表现多为集体发病，潜伏期短，以恶心、呕吐、腹痛、腹泻等急性胃肠炎症状为主要特征，但里急后重均少见，某些细菌可引起发热。

（2）根据病因分类　根据引起细菌性食物中毒的致病因子，可将其分为细菌引起的、毒素引起的、细菌与毒素共同引起的 3 种类型；其中比较常见的，是由细菌与其毒素共同引起的。

1）细菌引起的食物中毒：仅由病原性细菌污染食物引起，其中不存在细菌毒素的明确参与，含菌食物被摄入后引起消化道感染，临床上也被称为细菌感染型食物中毒。如由革兰氏阳性的粪肠球菌（*Enterococcus faecalis*）、革兰氏阴性的粪产碱菌（*Alcaligenes faecalis*）等引起的事件；但此类型，也许是毒素尚未被研究明确。

2) 细菌毒素引起的食物中毒：由病原性细菌污染食物后产生的毒素引起，其中的相应细菌不存在特别明确的直接致病作用，临床上也被称为细菌毒素型食物中毒。如由革兰氏阳性的肉毒梭菌、革兰氏阴性的椰毒伯克霍尔德氏菌等引起的事件；在此种类型中，有的细菌已被明确不直接参与食物中毒的发生，也有的还尚需研究明确。

3) 细菌与毒素共同引起的食物中毒：由病原性细菌及其所产生的毒素共同引起，过程中或是病原性细菌污染食物后生长繁殖产生毒素，或是病原性细菌污染的食物被摄入后在胃肠道中生长繁殖产生毒素，临床上也被称为细菌与细菌毒素的混合型食物中毒。如由革兰氏阳性的金黄色葡萄球菌 (*Staphylococcus aureus*)、革兰氏阴性的大肠埃希氏菌 (*Escherichia coli*) 等引起的事件；在此种类型中，明确为细菌和毒素共同参与食物中毒的发生。

1.1.2　细菌性食物中毒的特征

简要综合细菌性食物中毒的特征，与在前面述及食物中毒所具有的一些共同特征相比较，还具有另外一些特征，主要表现在：①分布最广，已知由多种病原性细菌引起的食物中毒都是呈全球性分布的，多缺乏明显的地域特征，这也是与细菌在自然界的广泛存在、频繁的社会交往及动物和植物 (含动物和植物性产品或直接的食品) 贸易直接相关联的；②种类最多，在食物中毒的病因中，细菌性食物中毒是涉及种类最多的，且一些新的致食物中毒细菌种或亚种、血清型还在被发现，以致对其研究也在复杂化；③与人类生存和生活关系最密切，在感染病中，细菌性食物中毒与人类的生存和生活关系最为密切，它们直接关联到世界性公共卫生问题；④发病机制最复杂，在所有病因的食物中毒事件中，可以说以细菌性食物中毒的发病机制最为复杂，常常表现出多样化；⑤污染环节最难控制，食品加工过程及储藏和运输的不规范、原材料保存不当及交叉污染、从业人员带菌等，使对细菌性食物中毒的污染控制难度加大，还有一些是人兽共患病 (zoonose) 的病原菌，以致动物性食品更构成了一类普遍的感染源；⑥临床诊断及防控与治疗最麻烦，相对来讲在食物中毒病患中，对细菌性食物中毒的临床诊断及预防控制与治疗，要比对其他原因食物中毒麻烦得多，主要原因一是对细菌的检验比较繁琐和复杂，二是常表现出大量食品同时被细菌污染，三是某些细菌常常会有耐药性菌株的产生。

1.2　细菌性食物中毒的简要情况

这里所记述的细菌性食物中毒简要情况，仅指的是在我国发生的细菌性食物中毒事件，并为通过中国知识资源总库 (CNKI) 学术文献总库检出的、经检验明确了病原性细菌且公开发表的；不包括卫生部门统计数字、综述报告，一些书籍和内部资料记述及网上发布的信息等。

检索结果显示，目前为止我国共涉及引起细菌性食物中毒的细菌 116 个种 (species)、亚种 (subspecies) 或血清型 (serovar)，以及一些明确菌属但未确定的种；文献报告 1460 篇 (1949~2013 年)，中毒事件 1529 起 (1949~2012 年)。

1.2.1　细菌性食物中毒涉及的菌科与菌属

检出在我国引起细菌性食物中毒的 116 个种(亚种、血清型)细菌，按菌科(family)与菌属(genus)划分，分属于 12 个菌科、24 个菌属。其中主要为肠杆菌科(Enterobacteriaceae)细菌，涉及 13 个菌属(构成比 54.17%)；除肠杆菌科以外的另 11 个菌科，各均仅涉及 1 个菌属(构成比各 4.17%)。按其在本书的章次排列，各菌属如表 2-1 所示。

表 2-1　我国食物中毒细菌的各菌科与菌属分布

序号	菌科	菌属数量	菌属名称
1	肠杆菌科(Enterobacteriaceae)	13	沙门氏菌属(*Salmonella*)，变形菌属(*Proteus*)，埃希氏菌属(*Escherichia*)，志贺氏菌属(*Shigella*)，摩根氏菌属(*Morganella*)，柠檬酸杆菌属(*Citrobacter*)，肠杆菌属(*Enterobacter*)，克雷伯氏菌属(*Klebsiella*)，邻单胞菌属(*Plesiomonas*)，普罗威登斯菌属(*Providencia*)，耶尔森氏菌属(*Yersinia*)，爱德华氏菌属(*Edwardsiella*)，哈夫尼菌属(*Hafnia*)
2	弧菌科(Vibrionaceae)	1	弧菌属(*Vibrio*)
3	伯克霍尔德氏菌科(Burkholderiaceae)	1	伯克霍尔德氏菌属(*Burkholderia*)
4	气单胞菌科(Aeromonadaceae)	1	气单胞菌属(*Aeromonas*)
5	假单胞菌科(Pseudomonadaceae)	1	假单胞菌属(*Pseudomonas*)
6	产碱菌科(Alcaligenaceae)	1	产碱菌属(*Alcaligenes*)
7	芽孢杆菌科(Bacillaceae)	1	芽孢杆菌属(*Bacillus*)
8	葡萄球菌科(Staphylococcaceae)	1	葡萄球菌属(*Staphylococcus*)
9	梭菌科(Clostridiaceae)	1	梭菌属(*Clostridium*)
10	肠球菌科(Enterococcaceae)	1	肠球菌属(*Enterococcus*)
11	链球菌科(Streptococcaceae)	1	链球菌属(*Streptococcus*)
12	李斯特氏菌科(Listeriaceae)	1	李斯特氏菌属(*Listeria*)
合计	12	24	

1.2.2　不同种类食物中毒事件的构成比

以下是从不同的侧重点，列举一些对食物中毒事件统计分析具有一定代表性的文献报告，以期对在我国发生的食物中毒事件、细菌性食物中毒事件在所有食物中毒事件中的情况等，有所概括性的了解。

1.2.2.1　广西 1986~1996 年食物中毒事件分析

广西食品卫生监督检验所的黄林等(1998)报告，通过对 1986~1996 年广西食物中毒事件分析，在 1026 起食物中毒事件中，中毒 25 887 人、死亡 257 人(病死率 0.99%)，按发生事件数量依次为：化学性食物中毒 617 起(构成比 60.14%)，中毒 13 103 人(构成比 50.62%)，中毒死亡 180 人(构成比 70.04%)、病死率 1.37%；微生物性食物中毒 256 起(构成比 24.95%)，中毒 10 085 人(构成比 38.96%)，中毒死亡 54 人(构成比 21.01%)、病死率 0.54%；原因不明的食物中毒 153 起(构成比 14.91%)，中毒 2699 人(构成比 10.43%)，中毒死亡 23 人(构成比 8.95%)、病死率 0.85%。在微生物性食物中毒事件中，明确由某种病原性细菌引起的 212 起(构成比 82.81%)，中毒 8311 人(构成比 82.41%)，死亡 42 人(构成比 77.78%)、病死率 0.51%；由其他微生物及霉菌毒素引起的 44 起(构成比 17.19%)，中毒 1774 人(构成比 17.59%)，中毒死亡 12 人(构成比 22.22%)、病死率 0.68%[7]。

1.2.2.2　全国 2004~2007 年食物中毒事件分析

中国疾病预防控制中心的金连梅等(2009)报告，通过对 2004~2007 年全国食物中毒事件分析，在 2287 起食物中毒事件中，中毒 66 758 人、中毒死亡 1037 人(病死率 1.55%)，按发生事件数量依次为：原因不明的食物中毒 710 起(构成比 31.05%)，中毒 21 630 人(构成比 32.40%)，中毒死亡 293 人(构成比 28.25%)、病死率 1.35%；微生物性食物中毒 652 起(构成比 28.51%)，中毒 28 638 人(构成比 42.90%)，中毒死亡 47 人(构成比 4.53%)、病死率 0.16%；植物性食物中毒 544 起(构成比 23.79%)，中毒 10 671 人(构成比 15.98%)，中毒死亡 389 人(构成比 37.51%)、病死率 3.65%；化学性食物中毒 383 起(构成比 16.75%)，中毒 5874 人(构成比 8.80%)，中毒死亡 309 人(构成比 29.80%)、病死率 5.26%；动物性食物中毒 86 起(构成比 3.76%)，中毒 1105 人(构成比 1.66%)，中毒死亡 58 人(构成比 5.59%)、病死率 5.25%。在微生物性食物中毒事件中，明确由某种病原性细菌引起的 538 起(构成比 82.52%)，中毒 23 801 人(构成比 83.11%)，中毒死亡 29 人(构成比 61.70%)、病死率 0.12%；由其他微生物及真菌毒素和旋毛形线虫(*Trichinella spiralis*)等引起的 114 起(构成比 17.48%)，中毒 4837 人(构成比 16.89%)，中毒死亡 18 人(构成比 38.30%)、病死率 0.37%[8]。

1.2.2.3　全国 2000~2009 年重大食物中毒事件分析

浙江省嘉兴市秀洲区卫生监督所的史海根等(2011)报告，通过对 2000~2009 年全国重大食物中毒事件分析，在 3299 起重大食物中毒事件(指中毒人数超过 100 人或发生中毒死亡 1 人以上，以及发生在学校或地区性和全国性重要活动期间的食物中毒事件)中，中毒 121 007 人、中毒死亡 2048 人(病死率 1.69%)，按发生事件数量依次为：细菌性食物中毒 1131 起(构成比 34.28%)，中毒 66 218 人(构成比 54.72%)，中毒死亡 162 人(构成比 7.91%)、病死率 0.24%；化学性食物中毒 904 起(构成比 27.40%)，中毒 23 750 人(构成比 19.63%)，中毒死亡 965 人(构成比 47.12%)、病死率 4.06%；有毒动物和有毒植物食物中毒 858 起(构成比 26.01%)，中毒 16 907 人(构成比 13.97%)，中毒死亡 778 人(构成比 37.99%)、病死率 4.60%；原因不明的食物中毒 406 起(构成比 12.31%)，中毒 14 132 人(构成比 11.68%)，中毒死亡 143 人(构成比 6.98%)、病死率 1.01%[9]。

1.2.2.4　全国 2002~2011 年食物中毒事件分析

西南交通大学的李婷婷(2012)报告，通过对 2002~2011 年全国食物中毒事件分析，在 3373 起食物中毒事件中，中毒 114 762 人、中毒死亡 2088 人(病死率 1.82%)，按发生事件数量依次为：微生物性食物中毒 1205 起(构成比 35.72%)，中毒 65 465 人(构成比 57.04%)，死亡 154 人(构成比 7.38%)、病死率 0.24%；有毒动物和植物及毒蘑菇食物中毒 924 起(构成比 27.39%)，中毒 18 193 人(构成比 15.85%)，死亡 855 人(构成比 40.95%)、病死率 4.70%；化学性食物中毒 821 起(构成比 24.34%)，中毒 16 883 人(构成比 14.71%)，中毒死亡 930 人(构成比 44.54%)、病死率 5.51%；原因不明的食物中毒 423 起(构成比 12.54%)，中毒 14 221 人(构成比 12.39%)，中毒死亡 149 人(构成比 7.14%)、病死率 1.05%[10]。

1.2.2.5 全国 1985~2011 年食物中毒事件分析

中国人民大学的聂艳等(2013)报告，通过对 1985~2011 年我国食物中毒事件分析，在 2000~2011 年发生的 8026 起食物中毒事件中，中毒 203 324 人、中毒死亡 2222 人(病死率 1.09%)，按发生事件数量依次为：微生物性食物中毒 3043 起(构成比 37.91%)，中毒 109 850 人(构成比 54.03%)，死亡 132 人(构成比 5.94%)、病死率 0.12%；化学性食物中毒 1773 起(构成比 22.09%)，中毒 27 895 人(构成比 13.72%)，死亡 868 人(构成比 39.06%)、病死率 3.11%；有毒动植物及毒蘑菇食物中毒 1752 起(构成比 21.83%)，中毒 29 297 人(构成比 14.41%)，中毒死亡 1033 人(构成比 46.49%)、病死率 3.53%；原因不明的食物中毒 1458 起(构成比 18.17%)，中毒 36 282 人(构成比 17.84%)，中毒死亡 189 人(构成比 8.51%)、病死率 0.52%[11]。

从上述这些文献报告来看，在我国所有的食物中毒事件中，细菌性食物中毒的发生具有普遍性和高出现频率；但中毒病死率除个别种细菌(如椰毒伯克霍尔德氏菌、肉毒梭菌等)以外，一般均低于化学性及有毒动物和有毒植物的食物中毒。

1.2.3 我国细菌性食物中毒之最

在此述及的我国细菌性食物中毒之最，主要包括最早的报告、规模最大的事件、最严重的事件、最先进行的志愿者感染试验及血清抗体检测等。以下列举的这些事件在相应章节中均有较详细描述，所以在此仅简要记述；此外，这里所记述的仅是指通过中国知识资源总库(CNKI)学术文献总库检出的。

1.2.3.1 最早报告的细菌性食物中毒事件

以下列举 3 起事件，均是由革兰氏阴性的沙门氏菌引起的：①原南京中央医院的徐采等(1949)报告在 1949 年 5~10 月，检验了由肠炎沙门氏菌(*Salmonella enteritidis*)引起的急性肠胃炎 26 例，死亡 1 人(病死率 3.85%)；报告者指出，报告“食物中毒”肠炎沙门氏菌传染 26 例[12]。如果是这样，那么在检出的所有细菌性食物中毒文献中，此为我国的最早报告。②成都川西医院的罗建仲和李锡川(1952)报告发生在 1950 年 9 月的 1 起沙门氏菌(未确定种)食物中毒事件，是最早对细菌性食物中毒的明确记述[13]。③原东北军区后勤卫生部防疫队的安郁珍(1954)报告发生在某年 6 月的鼠伤寒沙门氏菌(*Salmonella typhimurium*)及猪霍乱沙门氏菌(*Salmonella choleraesuis*)两起食物中毒事件，是明确由某种细菌引起的最早报告[14]；按此报告的时间，则事件发生时间至少是在 1954 年。

1.2.3.2　规模最大的细菌性食物中毒事件

在发生细菌性食物中毒的规模方面，所谓的大规模一是中毒人数多，二是波及面广；在此列举 5 起由不同种细菌引起的事件，包括革兰氏阴性菌和革兰氏阳性菌引起的事件：①山东黄岛卫生检疫局的周慧军等(1998)报告在 1997 年 6 月，某企业职工因在食堂食用被奇异变形菌(*Proteus mirabilis*)污染的凉拌鸡胗引起食物中毒，在就餐的 3938 人中发病 3258 人(罹患率 82.7%)[15]。②江苏省无锡市卫生防疫站的华小鹛等(1997)报告在 1994 年 5 月，无锡市 26 所小学的 8000 名学生在上午课间餐食用某豆奶厂生产的豆奶后相继发病 1345 人(罹患率 16.8%)，检验表明由 2a 型弗氏志贺氏菌(*Shigella flexneri*)和 O125:B15 型肠致病性大肠埃希氏菌(enteropathogenic *Escherichia coli*，EPEC)混合引起[16]。③江苏省淮阴地区卫生防疫站的吴庆玉(1980)报告在 1975 年 9 月，淮阴地区某县因食用由县食品公司统一按公社、大队、生产队层层周转供应，因产气荚膜梭菌(*Clostridium perfringens*)污染导致严重腐败变质的猪肉引起 2941 人食物中毒，死亡 1 人(病死率 0.034%)[17]。④青海省门源县卫生防疫站的陈文杰等(1995)报告在 1994 年 8 月，门源县青石咀镇某村因群众宗教集会集体食用被圣保罗沙门氏菌(*Salmonella saintpaul*)污染的牦牛肉引起食物中毒，在经调查的 1903 人中发病 1397 人(罹患率 73.41%)[18]。⑤原大连医学院的乔树民(1957)报告在 1956 年 10 月，在原大连工学院的学生和职工中，发生了由普通变形菌(*Proteus vulgaris*)污染学校食堂制作的板鱼酱肉引起的 2116 人食物中毒[19]。

1.2.3.3　最严重的细菌性食物中毒事件

这里所记述的最严重事件，是在同一起细菌性食物中毒事件中死亡率最高或死亡人数最多的事件，均为革兰氏阴性菌引起的：①四川省卫生防疫站的骆世银(1985)报告在 1981 年 6 月，在涪陵县黄旗、志韩两个公社发生两起因进食用霉变玉米面制作的汤圆引起的椰毒伯克霍尔德氏菌食物中毒事件，两起共 21 人在进食后全部发病，死亡 13 人(病死率 61.9%)。其中发生在黄旗公社的 1 起为 11 人进食后均发病、死亡 10 人(病死率 90.91%)；幸存者 1 人是因在进食时感觉苦，则咬一口即吐出，但也发病[20]。②广东省广州市公安局萝岗区分局的郭学荣等(2011)报告在某年 8 月 24 日晚，某家庭 12 口人除两幼儿外均进食了用霉玉米做的食物，25 日上午开始陆续发病，10 人相继死亡(病死率 100%)，检验证实是由椰毒伯克霍尔德氏菌引起的[21]。③在广西壮族自治区南宁市卫生防疫站于 1980 年 12 月编印的《细菌性食物中毒资料汇编(内部资料)》中，刊载了吉林省卫生防疫站、吉林医科大学、吉林市卫生防疫站等单位的“一起臭米面中毒病因的探讨”文章，记述了 1 起在 1972 年 8 月，发生于磐石县取柴河公社某村因食用以臭米面做的面条引起的椰毒伯克霍尔德氏菌食物中毒事件；同时在文中记述于 1961 年 10 月，黑龙江省哈尔滨市某单位集体食堂职工，因食用臭米面做的面条引起 97 人中毒，死亡 41 人(病死率 42.27%)，这是在同一起事件中死亡人数最多的。④原山东省淄博卫生医士学校的杜希贤(1964)在“变形杆菌食物中毒”文中记述，陈明初等在 1960 年报告了 1 起摩氏摩根氏菌(*Morganella morganii*)食物中毒事件，在 157 例患者中死亡 13 人(病死率 8.28%)[22]。

1.2.3.4　最先进行的志愿者感染试验及血清抗体检测

原大连医学院的乔树民等(1957)报告在 1956 年 10 月，在原大连工学院学生和职工中发生因食用普通变形菌污染学校食堂制作的板鱼酱肉引起的2116人食物中毒事件；对此次食物中毒事件的流行病学调查和实验研究中，在我国不仅是首次证实普通变形菌引起食物中毒的病原学意义，也是首次对普通变形菌进行志愿者(该研究组中的22岁女性和29岁男性青年医生各1人)感染试验，并均出现了不同程度的临床症状和血清抗体变化；首次进行动物感染试验，并在家猫中获得了阳性结果；首次通过对患者血清抗体检测，证明了血清学试验作为辅助诊断的意义[19]。也是在检出的细菌性食物中毒事件中，最先进行的志愿者感染试验及血清抗体检测。

1.2.4 细菌性食物中毒的典型事件

在此从以下几个方面，分别记述一些相应的典型事件，以便于对细菌性食物中毒有比较全面的了解。这些事件在相应章节中均有较详细的描述，所以在此仅简要记述。

1.2.4.1 餐饮服务行业人员带菌引起的典型事件

尽管细菌性食物中毒的传播途径较多，但由餐饮服务人员带菌污染食品及(或)用具等，是一个重要的方面；在此列举6起事件，包括由革兰氏阴性菌和革兰氏阳性菌引起的事件：①广东省广州市天河区卫生防疫站的周凤金(1994)报告在1992年9月，天河区某酒店连续发生6起肠炎沙门氏菌食物中毒事件，在6次进餐的346人中发病190人(罹患率54.91%)；经检验，认为是因从业人员带菌造成的[23]。②浙江省温岭市疾病预防控制中心的王琳娜(2007)报告在2005年6月，在温岭市某宾馆发生1起由肠炎沙门氏菌污染烤鸡、卤鸡爪引起的食物中毒，在就餐的78人中发病49人(罹患率62.82%)；根据流行病学调查及检验结果，证实是1起由餐饮部服务员和厨师携带肠炎沙门氏菌，在食物加工和储存过程中污染了食品引起的[24]。③山东省泰安市卫生防疫站的赵爱华等(1997)报告在1995年8月15日晚，泰安市某大学的16名学生在市区某快餐店进餐，次日相继发病，检验表明由2a型弗氏志贺氏菌引起；根据检验结果，认为带菌厨师是此起食物中毒的传染源，污染的食物为凉拌牛肉[25]。④江苏省南京市六合区疾病预防控制分中心的魏红琴(2009)报告在2008年8月，在六合区某酒店举办的一场生日宴中，参加宴会的24人因食用被金黄色葡萄球菌(*Staphylococcus aureus*)污染的牛肉发生10人中毒(罹患率41.7%)；报告是由厨师手部伤口化脓在未进行清理和防护的情况下，直接接触酒店冷菜间的用品(食品和砧板)，污染了直接供客人食用的食品(牛肉)引起的[26]。⑤江苏省扬州市卫生防疫站的陈煜等(1992)报告在1991年1月和3月，泰州市、泰县、泰兴县、江都县连续发生22起事件、中毒344人，均为因食用泰州市个体卤菜加工户丁某某的被森夫顿堡沙门氏菌(*Salmonella senftenberg*)污染的烧鸡引起，凡食用者均发病；同时对丁某某等5名从业人员进行肠道带菌检验，均检出了森夫顿堡沙门氏菌[27]。⑥浙江省杭州市西湖区卫生防疫站的张国祥等(1997)报告在1996年9月，杭州市某公司职员80人在食堂晚餐后发病31人(罹患率38.75%)；检验证实是由食堂1名健康携带副溶血弧菌(*Vibrio parahaemolyticus*)的厨师，在食物加工操作过程中污染食物引起的食物中毒事件[28]。

1.2.4.2 通过发病或病死动物产品引起的典型事件

通过发病或病死动物的肉、奶等产品，直接引起食物中毒事件的发生，是比较多见的；在此列举 5 起事件，包括由革兰氏阴性菌和革兰氏阳性菌引起的事件：①甘肃省兰州市城关区卫生防疫站的孙殿斌等(1987)报告在 1986 年 7 月，兰州市城关区发生因食用了被 3/O:3 型小肠结肠炎耶尔森氏菌(*Yersinia enterocolitica*)污染的病死牛的肉后，在进食的 205 人中有 107 人发病(罹患率 52.2%)[29]。②山东省泗水县卫生防疫站的陈树儒(1972)报告在 1965 年 10 月，泗水县某村发生 1 起因食用 1 头病牛的肉引起的食物中毒，食用者 263 人，发病 187 人(罹患率 71.1%)，从患者大便、剩余牛肠及内容物中均检出了相应病原宋内氏志贺氏菌(*Shigella sonnei*)；据兽医员和饲养员追忆，被宰食的牛在宰前已患菌痢 7d，宰后见肌肉呈暗红色，肠黏膜有大小不等的点状及片状溃疡[30]。③贾乃瑄等(1987)报告在 1985 年 4 月，河南省开封市某劳改场发生 1 起因食用死猪的肉引起的肠炎沙门氏菌食物中毒事件，在进食的 58 人中发病 42 人(罹患率 72.41%)[31]。④江西省南昌市卫生防疫站等(1977)报告在 1976 年 10 月，南昌市西河砖瓦厂职工医院陆续收到呕吐病例就诊，调查发现当日早餐均饮用了由该厂附设奶牛场供应所饲养奶牛的奶，在接受这种“外送奶”28 户的饮用奶 37 人中发病 34 人(罹患率 91.89%)；此“外送奶”中含有患急性化脓性乳腺炎病牛的奶，是被金黄色葡萄球菌污染的[32]。⑤河南省南阳市卫生防疫站的赵国光等(1983)报告在 1981 年 8 月和 9 月，南阳市的 4 个居民委员会和 8 个机关团体，因饮用羊奶发生 87 人食物中毒；检验证实，由金黄色葡萄球菌污染羊奶(病羊患急性乳腺炎)引起[33]。

1.2.4.3　加工环节交叉污染引起的典型事件

在食品加工过程中的交叉污染，也是细菌性食物中毒的重要传播途径；在此列举 4 起事件，包括由革兰氏阴性菌和革兰氏阳性菌引起的事件：①山东省黄岛卫生检疫局的张庆芳(1994)报告，本地某肉食加工户宰杀一匹鼻腔流脓的马，煮熟马肉置于盛过生肉的铁盘中，在食用的 30 人中发病 28 人(罹患率 93.33%)；检验证实由非溶血性金黄色葡萄球菌污染熟马肉引起，认为此马在宰杀前可能已被金黄色葡萄球菌感染[34]。②安徽省蚌埠市中区卫生防疫站的陈道丽等(1997)报告在 1993 年 8 月，蚌埠市某饭店在宴请就餐(晚餐)的 80 人中发病 52 人(罹患率 65.0%)；检验表明是由食用被拟态弧菌(*Vibrio mimicus*)污染的白斩鸡引起的，是因海产品和管理不当、在储存和加工过程中引起交叉污染所致[35]。③湖北省武汉市江汉区疾病预防控制中心的卢俊等(2013)报告在 2009 年 7 月，在武汉市某自助餐厅的就餐者中有 7 人发生由副溶血弧菌和嗜水气单胞菌(*Aeromonas hydrophila*)混合引起的食物中毒；根据检验结果推断是鲜活水产品带菌污染加工工具(刀具和砧板)，继而污染熟食海鲜引起的[36]。④山东齐鲁石化公司的王仁明等(2013)报告在 2011 年 7 月，在齐鲁石化某厂施工的临淄某安装公司承包商民工队，干活完工回到自己单位食堂进餐，发生 19 人食物中毒；检验证实是由副溶血弧菌引起的，副溶血弧菌来源于刀具和砧板，是厨师直接使用切过海产品且未经消毒处理过的刀具和砧板加工冷盘食品凉拌猪头肉造成的[37]。

1.2.4.4　人和动物同时发生食物中毒的典型事件

人和动物同时发生食物中毒的情况是不多见的，在此列举 4 起事件，包括由革兰氏阴性菌和革兰氏阳性菌引起的事件：①江苏省海安县卫生监督所的缪爱龙(2003)报告在 2002 年 12 月，海安县某镇一农民为女儿举办婚宴，就餐 41 人在餐后有 26 人相继发病(罹患率 63.4%)；另外，将餐后的剩余饭菜投喂了 2 只家猫，约 4h 后 2 只猫突然死亡。检验证实，是由 O44 型 EPEC 污染牛肉引起的人、猫食物中毒事件[38]。②广西壮族自治区南宁市卫生防疫站的周月珍等(1983)报告在 1980 年 8 月，南宁市郊区某大队周村和木村群众，因购食郊区某公社米粉厂生产的米粉(多是作为主食凉拌食用)后发生食物中毒，在进食的 587 人中发病 306 人(罹患率 52.13%)，检验确定是由蜡样芽孢杆菌(*Bacillus cereus*)污染米粉引起的；在当时有 2 头仔猪(体重分别为 10kg 和 30kg)因吃了患者呕吐物或剩余米粉(未加入其他饲料)约 1kg，在 2h 后出现呕吐及厌食症状，未经治疗在 4h 后又恢复进食[39]。③安徽省岳西县防疫站的吉辉等(1995)报告在 1995 年 1 月，岳西县黄尾乡黄尾村一农户因食用被蜡样芽孢杆菌污染的病死猪肉，连续发生 3 次食物中毒，先后中毒 8 人次、迁延 16d，死亡 1 人；患者的呕吐物被新买的 2 头仔猪吃了，均发病死亡[40]。④四川省华蓥市卫生防疫站的李铁墙等(2001)报告在 2000 年 9 月，华蓥市某煤矿工人一家 3 口晚餐食用皮蛋等后相继出现食物中毒症状，检验证实是由鼠伤寒沙门氏菌引起的；3 人食用后的剩食物喂自家养的猎犬，进食后 16h 死亡[41]。

1.2.4.5 少见中毒食物种类的典型事件

有的中毒食物是很少见的，在此列举 13 起事件，均为革兰氏阴性菌引起的。①由糖水引起：广东省肇庆市疾病预防控制中心的林凤等(2005)报告的 1 起亚丁沙门氏菌(*Salmonella yalding*)食物中毒，是由糖水引起的；事件发生在 2005 年 7 月，肇庆市某集团员工先后在公司门口的一家个体糖水店进食了糖水后相继发病 65 人[42]。②由西瓜引起：山东省滨州市卫生防疫站的王守贞等(2000)报告在 1999 年 6 月，滨州市百货大楼某职工 1 家 4 口人在晚饭后，因食用了在中午切开、室温下存放的西瓜发生食物中毒，检验证实是由 O125:K70 型 EPEC 引起的[43]。③由枇杷引起：重庆市武隆县疾病预防控制中心的赛斌等(2007)报告在 2006 年 5 月，武隆县某单位职工，因食用被 O127:K63(B8)型 EPEC 污染枇杷引起的食物中毒(枇杷是由单位在集市上水果批发商处购买同一批后发给职工的)，在 45 人中发病 24 人(罹患率 53.3%)[44]。④由冷饮格瓦斯引起：博尔塔拉蒙古自治州卫生防疫站的陈村等(1985)报告，新疆某生产建设兵团鞋厂某职工，土法自制冷饮格瓦斯出售，94 人发生中毒 80 人(罹患率 85.11%)；检验证实，是由宋内氏志贺氏菌引起的[45]。⑤由汽水引起：湖北省应城市卫生防疫站的谢维超(1992)报告在某年 8 月，应城市某厂工人黄某 1 家 4 人在城关商业四部购买汽水两瓶，饮用后相继发病，检验表明是由鲍氏志贺氏菌(*Shigella boydii*)引起的[46]。⑥由冰淇淋引起：济南铁路局卫生防疫站的李万军等(1999)报告在 1998 年 7 月，在济南某酒店开会的 455 人中，422 人食用了由会务人员从批发部购进的冰淇淋后发生食物中毒 64 人(罹患率 15.17%)，检验表明是由肺炎克雷伯氏菌(*Klebsiella pneumoniae*)引起的[47]。⑦由纯净水引起：江苏省昆山市疾病预防控制中心的俞志祥等(2003)报告在 2002 年 7 月，昆山市某外资企业发生 1 起食物中毒事件，发病 34 人，检验确定是由嗜水气单胞菌污染自备纯水机生产的纯净水所致[48]。⑧由桶装饮用水引起：山东省荣成市疾病预防控制中心的闫芳等(2011)报告在 2010 年 9 月，荣成市某小学 27 名学生在饮用了班级饮水机桶装饮用水后均发病，检验证实是因铜绿假单胞菌(*Pseudomonas aeruginosa*)污染饮用水引起的[49]。⑨由生食蔬菜引起：空军乌鲁木齐医院的孙寒等(1997)报告了 2 起事件(各 1 人)，事件 1 发生在 1995 年 12 月，1 名 63 岁男性因生食不洁净蔬菜后发病；事件 2

发生在 1996 年 2 月，1 名 32 岁男性因生食冰箱内存放的黄瓜后发病；检验证实，是由奇异变形菌引起的[50]。⑩由猪活血引起：巴马瑶族自治县卫生防疫站的李世楠(1990)报告在 1990 年 7 月 8 日、9 日，巴马县发生 2 起因食用猪活血引起的食物中毒，事件 1 为巴马县某单位刘某某，7 月 8 日上午屠宰自养的 1 头肥猪上市，留下约 1000g 的生血至下午 8 时加工成猪活血，12 人进食 2h 后 9 人发病(罹患率 75.0%)；事件 2 为 7 月 9 日中午，巴马镇练乡村一个体饮食摊购买了猪生血配成猪活血出售，9 人进食后有 7 人发病(罹患率 77.78%)；检验证实，是由奇异变形菌引起的[51]。⑪由蚕蛹引起：浙江省浦江县卫生防疫站的徐承红等(2001)报告在 1998 年 6 月 14 日，有 25 人因食用了 1 人出售在家里加工的卤制蚕蛹后发病；检验证实，是由奇异变形菌引起的[52]。⑫由牛血引起：山东省鄄城县地方病防治办公室的谷广泉等(2004)报告在某年 5 月 18 日上午，某村 13 户村民从本村屠宰户购买了在 17 日下午加工的牛血，均于购买的当日中午食用，39 人食用后发病 14 人(罹患率 35.89%)；检验证实，是由普通变形菌引起的[53]。⑬由生猪血引起：广西壮族自治区百色市疾病预防控制中心的农镇铭等(2008)报告在 2007 年 7 月 25 日，百色市右江区大楞乡某村的黄某家宴请 50 名亲戚朋友，其中 24 人因食用了黄某等 4 名厨师制作的生猪血后均发病；检验证实，是因 O55:K59 型 EPEC 引起的[54]。

1.2.5　细菌性食物中毒的简要信息

为对我国发生的细菌性食物中毒有概要的了解，在此对通过中国知识资源总库(CNKI)学术文献总库检出细菌性食物中毒事件的一些主要内容，予以综合记述；表 2-2 所列，是事件发生的基本信息。

表 2-2　细菌性食物中毒事件的基本信息

序号	内容	结果	序号	内容	结果
1	菌种：数量/个	116		中毒人数 B	65 466
2	文献：数量/篇	1460		每起平均中毒人数	54.60
3	事件：数量/起	1529		罹患率/%	33.69
4	中毒：食物中毒人数 A	90 000	6	病死率：中毒死亡事件数量/起	127
	涉及中毒事件数量/起	1484		中毒人数	7522
	每起平均中毒人数	60.65		每起平均中毒人数	59.23
5	罹患率：涉及中毒事件数量/起	1199		死亡人数	361
	同食或分食某种中毒食物人数	194 265		每起平均死亡人数	2.84
	每起平均同食或分食某种中毒食物人数	162.02		病死率/%	4.79

注：食物中毒人数 A，指在报告中明确记述了中毒人数的统计结果；罹患率中的食物中毒人数 B，指在报告中明确记述了同食或分食某种中毒食物人数、中毒人数的统计结果。

1.2.5.1　按各菌属细菌致食物中毒的情况划分

检出的食物中毒文献报告 1460 篇、事件 1529 起，涉及 12 个菌科、24 个菌属(表 2-1)、

116 个种(亚种或血清型)细菌；以菌属计所引起的食物中毒情况，按本书中所在章次排列，分别如表 2-3~表 2-6 所示(其中的第 3~20 章为革兰氏阴性菌、第 21~26 章为革兰氏阳性菌)，这些表中的内容相当于对表 2-2 中内容做出了各菌属的表解；另外是以菌属计所引起食物中毒事件的发生年度、月份、中毒食物、发生场所等情况，按所在章次排列分别如表 2-7~表 2-10 所示。

(1) 食物中毒菌种及事件数量情况　表 2-3 所列，是检出引起食物中毒的 24 个菌属所涉及的 116 种细菌、1460 篇文献、1529 起事件的分布情况，其中以沙门氏菌属居首位。

表 2-3　按菌属计的食物中毒菌种和事件数量情况

章次	菌属	菌种/个	构成比/%	占居位次	文献/篇	构成比/%	占居位次	事件/起	构成比/%	占居位次
3	沙门氏菌属	58	50.00	1	374	25.62	1	389	25.44	1
4	变形菌属	4	3.45	4	181	12.40	4	194	12.69	4
5	埃希氏菌属	2	1.72	6	141	9.66	5	144	9.42	5
6	志贺氏菌属	4	3.45	4	41	2.81	8	42	2.75	9
7	摩根氏菌属	1	0.86	7	14	0.96	11	15	0.98	11
8	柠檬酸杆菌属	2	1.72	6	10	0.68	13	10	0.65	14
9	肠杆菌属	1	0.86	7	9	0.62	14	9	0.59	15
10	克雷伯氏菌属	2	1.72	6	8	0.55	15	8	0.52	16
11	邻单胞菌属	1	0.86	7	8	0.55	15	8	0.52	16
12	普罗威登斯菌属	1	0.86	7	8	0.55	15	8	0.52	16
13	耶尔森氏菌属	2	1.72	6	5	0.34	16	5	0.33	17
14	爱德华氏菌属	1	0.86	7	1	0.07	18	1	0.07	19
15	哈夫尼菌属	1	0.86	7	1	0.07	18	1	0.07	19
16	弧菌属	10	8.62	2	186	12.74	3	195	12.75	3
17	伯克霍尔德氏菌属	1	0.86	7	40	2.74	9	47	3.07	8
18	气单胞菌属	4	3.45	4	34	2.33	10	35	2.29	10
19	假单胞菌属	3	2.59	5	12	0.82	12	12	0.78	13
20	产碱菌属	1	0.86	7	3	0.21	17	3	0.20	18
21	芽孢杆菌属	5	4.31	3	191	13.08	2	198	12.95	2
22	葡萄球菌属	3	2.59	5	102	6.99	6	106	6.93	6
23	梭菌属	4	3.45	4	67	4.59	7	75	4.91	7
24	肠球菌属	2	1.72	6	14	0.96	11	14	0.92	12
25	链球菌属	2	1.72	6	9	0.62	14	9	0.59	15
26	李斯特氏菌属	1	0.86	7	1	0.07	18	1	0.07	19
合计	24	116	100.00		1460	100.00		1529	100.00	

注：在所居位次中，并列的记在了同一位次。

(2) 食物中毒人数情况　表 2-4 所列，是检出引起食物中毒的 24 个菌属、1529 起事件的中毒人数分布情况；其中以沙门氏菌属的中毒人数和事件数量(起)居首位，每起平均中毒人数中志贺氏菌属居首位。

表 2-4　按菌属计的食物中毒人数情况

章次	菌属	中毒人数	构成比/%	占居位次	涉及事件数量/起	构成比/%	占居位次	每起平均中毒人数	占居位次
3	沙门氏菌属	28 053	31.17	1	386	26.01	1	72.68	5
4	变形菌属	15 157	16.84	2	176	11.86	4	86.12	3
5	埃希氏菌属	7209	8.01	5	132	8.89	5	54.61	11
6	志贺氏菌属	4546	5.05	7	40	2.70	9	113.65	1
7	摩根氏菌属	1001	1.11	10	15	1.01	11	66.73	6
8	柠檬酸杆菌属	332	0.37	17	10	0.67	14	33.20	17
9	肠杆菌属	361	0.40	16	9	0.61	15	40.11	14
10	克雷伯氏菌属	197	0.22	19	7	0.47	17	28.14	19
11	邻单胞菌属	463	0.51	15	7	0.47	17	66.14	7
12	普罗威登斯菌属	129	0.14	20	8	0.54	16	16.13	21
13	耶尔森氏菌属	522	0.58	12	5	0.34	18	104.40	2
14	爱德华氏菌属	9	0.01	23	1	0.07	20	9.00	23
15	哈夫尼菌属	1	0.001	24	1	0.07	20	1.00	24
16	弧菌属	11 303	12.56	3	192	12.94	3	58.87	10
17	伯克霍尔德氏菌属	482	0.54	14	47	3.17	8	10.26	22
18	气单胞菌属	1664	1.85	9	33	2.22	10	50.42	12
19	假单胞菌属	480	0.53	13	12	0.81	13	40.00	15
20	产碱菌属	68	0.08	22	3	0.20	19	22.67	20
21	芽孢杆菌属	8192	9.10	4	197	13.27	2	41.58	13
22	葡萄球菌属	4046	4.50	8	104	7.01	6	38.90	16
23	梭菌属	4606	5.12	6	75	5.05	7	61.41	8
24	肠球菌属	841	0.93	11	14	0.94	12	60.07	9
25	链球菌属	256	0.28	18	9	0.61	15	28.44	18
26	李斯特氏菌属	82	0.09	21	1	0.07	20	82.00	4
合计	24	90 000	100		1484	100		60.65	

注：中毒人数及涉及事件数量(起)，是指在报告事件中明确记述了中毒人数的(不含未明确记述中毒人数的事件)；在占居位次中，并列的记在了同一位次。

(3) *罹患率情况*　表 2-5 所列，是在检出引起食物中毒的 24 个菌属、1529 起事件中，发生食物中毒的罹患率情况（？指未明确记述或无法计算）；其中以沙门氏菌属的涉及事件数量(起)居首位，罹患率(%)虽以哈夫尼菌属居首位，但仅 1 起 1 人是缺乏代表意义的。

表 2-5　按菌属计的食物中毒罹患率情况

章次	菌属	涉及事件数量/起	构成比/%	占居位次	同餐人数	每起平均同餐人数	中毒人数	每起平均中毒人数	罹患率/%	占居位次
3	沙门氏菌属	325	27.11	1	48 098	147.99	21 273	65.46	44.23	10
4	变形菌属	135	11.26	4	29 490	218.44	12 005	88.93	40.71	13
5	埃希氏菌属	103	8.59	5	24 447	237.35	5347	51.91	21.87	21
6	志贺氏菌属	31	2.59	9	16 282	525.23	3929	126.74	24.13	19
7	摩根氏菌属	10	0.83	12	1358	135.80	578	57.80	42.56	12
8	柠檬酸杆菌属	9	0.75	14	489	54.33	258	28.67	52.76	7
9	肠杆菌属	6	0.50	16	1787	297.83	119	19.83	6.66	23
10	克雷伯氏菌属	6	0.50	16	1440	240.00	185	30.83	12.85	22
11	邻单胞菌属	5	0.42	17	725	145.00	357	71.40	49.24	9
12	普罗威登斯菌属	8	0.67	15	257	32.13	129	16.13	50.19	8
13	耶尔森氏菌属	5	0.42	17	1183	236.60	522	104.40	44.13	11
14	爱德华氏菌属	?	?	?	?	?	?	?	?	?
15	哈夫尼菌属	1	0.08	19	1	1.00	1	1.00	100.00	1
16	弧菌属	145	12.09	3	29 245	201.69	7242	49.94	24.76	18
17	伯克霍尔德氏菌属	39	3.25	8	663	17.00	429	11.00	64.71	4
18	气单胞菌属	29	2.42	10	5271	181.76	1391	47.97	26.39	17
19	假单胞菌属	10	0.83	13	1420	142.00	400	40.00	28.17	15
20	产碱菌属	3	0.25	18	89	29.67	68	22.67	76.40	3
21	芽孢杆菌属	170	14.18	2	16 359	96.23	6374	37.49	38.96	14
22	葡萄球菌属	75	6.26	6	10 306	137.41	2877	38.38	27.92	16
23	梭菌属	62	5.17	7	1424	22.97	874	14.09	61.38	5
24	肠球菌属	12	1.00	11	3484	290.33	770	64.17	22.10	20
25	链球菌属	9	0.75	14	307	34.11	256	28.44	83.39	2
26	李斯特氏菌属	1	0.08	19	140	140.00	82	82.00	58.57	6
合计	24	1199	100		194 265	162.02	65 466	54.60	33.70	

注：同餐人数，是指同食(或分食)某种中毒食物的人数；涉及事件数量(起)及中毒人数，是指在同食(或分食)某种中毒食物的事件中，明确记述了发生中毒人数的；在所居位次中，并列的记在了同一位次。

(4) 中毒死亡事件情况　表 2-6 所列，是在检出引起食物中毒的 24 个菌属、1529 起事件中，发生食物中毒死亡事件的情况(共涉及 9 个菌属)；其中以伯克霍尔德氏菌属居首位。

表 2-6　按菌属计的食物中毒死亡事件情况

章次	菌属	涉及事件数量/起	构成比/%	占居位次	中毒人数	每起平均中毒人数	死亡人数	构成比/%	占居位次	每起平均死亡人数	病死率/%	占居位次
3	沙门氏菌属	32	25.20	3	2574	80.44	46	12.74	3	1.44	1.79	8
4	变形菌属	2	1.57	6	61	30.50	2	0.55	7	1.00	3.28	5
5	埃希氏菌属	3	2.36	5	276	92.00	3	0.83	6	1.00	1.09	9
6	志贺氏菌属	0	0	0	0	0	0	0	0	0	0	0
7	摩根氏菌属	2	1.57	6	262	131.00	14	3.88	4	7.00	5.34	4
8	柠檬酸杆菌属	0	0	0	0	0	0	0	0	0	0	0
9	肠杆菌属	0	0	0	0	0	0	0	0	0	0	0
10	克雷伯氏菌属	0	0	0	0	0	0	0	0	0	0	0
11	邻单胞菌属	0	0	0	0	0	0	0	0	0	0	0
12	普罗威登斯菌属	0	0	0	0	0	0	0	0	0	0	0
13	耶尔森氏菌属	1	0.79	7	37	37.00	2	0.55	7	2.00	5.41	3
14	爱德华氏菌属	0	0	0	0	0	0	0	0	0	0	0
15	哈夫尼菌属	0	0	0	0	0	0	0	0	0	0	0
16	弧菌属	1	0.79	7	54	54.00	1	0.28	8	1.00	1.85	7
17	伯克霍尔德氏菌属	45	35.43	1	476	10.58	199	55.12	1	4.42	41.81	1
18	气单胞菌属	0	0	0	0	0	0	0	0	0	0	0
19	假单胞菌属	0	0	0	0	0	0	0	0	0	0	0
20	产碱菌属	0	0	0	0	0	0	0	0	0	0	0
21	芽孢杆菌属	5	3.94	4	45	9.00	12	3.32	5	2.40	26.67	2
22	葡萄球菌属	0	0	0	0	0	0	0	0	0	0	0
23	梭菌属	36	28.35	2	3737	103.81	82	22.71	2	2.28	2.19	6
24	肠球菌属	0	0	0	0	0	0	0	0	0	0	0
25	链球菌属	0	0	0	0	0	0	0	0	0	0	0
26	李斯特氏菌属	0	0	0	0	0	0	0	0	0	0	0
合计	24	127	100		7522	59.23	361	100		2.84	4.79	

注：涉及事件数量(起)及中毒人数，是指在报告事件中明确记述了发生中毒死亡的；在所居位次中，并列的记在了同一位次。

(5) 事件发生的年度情况 表 2-7 所列，是在检出引起食物中毒的 24 个菌属、1529 起事件中，发生食物中毒事件的年度情况，其中以沙门氏菌属的事件最早且一直持续存在；也有不少菌属引起的食物中毒，是在近些年来才被明确认识和重视的。

表 2-7 按菌属计的食物中毒事件发生年度情况

章次	菌属	文献报告年度	事件发生年度	章次	菌属	文献报告年度	事件发生年度
3	沙门氏菌属	1949~2013	1949~2012	16	弧菌属	1962~2013	1958~2012
4	变形菌属	1957~2013	1955~2012	17	伯克霍尔德氏菌属	1978~2013	1971~2012
5	埃希氏菌属	1965~2012	1964~2010	18	气单胞菌属	1986~2011	1984~2010
6	志贺氏菌属	1962~2011	1961~2010	19	假单胞菌属	1989~2011	1986~2010
7	摩根氏菌属	1955~2011	1954~2008	20	产碱菌属	1983~2003	1980~1998
8	柠檬酸杆菌属	1986~2011	1985~2009	21	芽孢杆菌属	1973~2013	1972~2012
9	肠杆菌属	1996~2012	1995~2010	22	葡萄球菌属	1958~2013	1957~2012
10	克雷伯氏菌属	1999~2013	1998~2011	23	梭菌属	1958~2013	1956~2010
11	邻单胞菌属	1989~2011	1987~2006	24	肠球菌属	1990~2008	1987~2007
12	普罗威登斯菌属	1960~2008	1959~2007	25	链球菌属	1985~2009	1984~2008
13	耶尔森氏菌属	1987~2010	1986~2007	26	李斯特氏菌属	2006	2003
14	爱德华氏菌属	2004	2003	合计	24	1949~2013	1949~2012
15	哈夫尼菌属	1995	1995				

(6) 事件发生的月份情况 表 2-8 所列，是在检出引起食物中毒的 24 个菌属、1529 起事件中，食物中毒发生的月份情况；其中有明确记述的 1480 起(构成比 96.80%)，未明确记述的 49 起(构成比 3.20%)。

初步统计这些食物中毒事件，主要发生于 4~10 月，共 1281 起，在明确记述了发生月份的 1480 起中构成比为 86.55%；此季节是多种细菌生长繁殖的适期，也是人们喜食冷凉食品的季节。此外还可以发现，弧菌、椰毒伯克霍尔德氏菌、梭菌(主要是肉毒梭菌)等更具有明显的季节性多发特征，与季节性多食用特定的易被这些细菌污染的食物存在密切关联。

表 2-8 按菌属计的食物中毒发生月份情况

章次	菌属	1	2	3	4	5	6	7	8	9	10	11	12	未记述	合计
3	沙门氏菌属	9	6	16	40	60	50	42	51	47	32	15	11	10	389
4	变形菌属	2	5	2	6	19	40	36	29	30	14	5	2	4	194
5	埃希氏菌属	1	0	4	13	14	14	21	31	19	18	1	4	4	144

续表

章次	菌属	1	2	3	4	5	6	7	8	9	10	11	12	未记述	合计
6	志贺氏菌属	2	0	1	2	8	7	2	6	7	5	1	0	1	42
7	摩根氏菌属	0	0	0	0	0	2	3	2	6	0	1	0	1	15
8	柠檬酸杆菌属	0	1	0	1	1	0	2	4	0	0	0	0	1	10
9	肠杆菌属	1	0	0	0	1	0	2	2	1	1	0	0	1	9
10	克雷伯氏菌属	0	1	0	0	0	0	2	1	2	1	0	1	0	8
11	邻单胞菌属	0	0	0	0	1	2	1	2	1	0	0	0	1	8
12	普罗威登斯菌属	0	0	0	0	1	0	2	1	3	0	0	1	0	8
13	耶尔森氏菌属	0	0	1	0	0	1	1	0	0	0	0	1	1	5
14	爱德华氏菌属	0	0	0	0	0	1	0	0	0	0	0	0	0	1
15	哈夫尼菌属	0	0	0	0	0	1	0	0	0	0	0	0	0	1
16	弧菌属	0	0	0	4	20	23	39	45	31	26	4	1	2	195
17	伯克霍尔德氏菌属	1	0	3	2	9	7	8	11	3	0	1	0	2	47
18	气单胞菌属	0	0	1	2	4	3	2	9	7	5	1	0	1	35
19	假单胞菌属	0	0	0	0	1	2	1	1	5	0	1	1	0	12
20	产碱菌属	0	0	0	1	0	0	0	0	2	0	0	0	0	3
21	芽孢杆菌属	4	5	9	9	20	43	22	28	24	12	9	5	8	198
22	葡萄球菌属	0	3	6	8	10	16	10	18	10	8	7	6	4	106
23	梭菌属	12	4	6	12	5	6	5	2	4	3	5	4	7	75
24	肠球菌属	1	1	3	0	0	2	1	1	3	1	0	0	1	14
25	链球菌属	0	0	0	0	3	3	2	1	0	0	0	0	0	9
26	李斯特氏菌属	0	0	0	0	0	0	0	0	0	1	0	0	0	1
合计	24	33	26	52	100	177	223	204	245	205	127	51	37	49	1529

注：表头中的数字表示月份，表中数字为食物中毒事件数量(起)。

(7) **中毒食物的情况**　表 2-9 所列，是在检出引起食物中毒的 24 个菌属、1529 起事件中，发生食物中毒事件的中毒食物情况。按引起中毒的食物营养类型划分，可大致划分为蛋白质类食物、淀粉类食物、其他类食物。

1) 蛋白质类食物：对蛋白质类食物，又可划分如下。①肉类食物，除涉及常见的猪、牛、羊、鸡肉外，还有狗、马、骡、驴、鸭、鹅、兔、骆驼肉及香肠、火腿肠等；②蛋类食物，除涉及常见的鸡蛋外，还有鸭蛋、鹅蛋、鹌鹑蛋等；③水产品类食物，除涉及常见的虾、蟹、鱼外，还有海带、海蜇、螺、海蛎、海参、贝类、蚶、蚬、蛏、蛤及海米等，主要是海产品；④发酵制品及豆制品，以豆类为主的发酵制品及豆制品，包括臭豆腐、豆豉、豆瓣酱、豆腐、豆腐干、豆奶、绿豆糕、面酱、豆腐乳、米松糊糊、豇豆罐头、酱豆、煮毛豆等；⑤乳及乳制品，包括牛奶、羊奶、酸奶等；⑥其他蛋白质类食物，涉及蚕蛹、牛血、猪血等。

2)淀粉类食物：除涉及常见的米饭、各种家常面食外，还有米粉、蛋糕、马铃薯或甘薯类及其制品、河粉、麦片、面包、玉米粑、玉米面汤圆、糯米糍粑等比较少见的食物。

3)其他类食物：在其他类食物中，涉及蔬菜类、冰淇淋、色拉、调料、快餐盒饭、凉拌菜类、纯净水、菇类、月饼、花生米、饮料、醪糟、西瓜、枇杷、咸菜、卤藕、水果、配餐、银耳、沼渣粑、米酒类、蜜饯、南瓜、罐头等食物。

简要统计分析各不同菌属的中毒食物情况，似具有一定的相应特征，如下：①肠杆菌科细菌(第 3 章沙门氏菌属至第 15 章哈夫尼菌属)及葡萄球菌属、肠球菌属、链球菌属细菌，肉类是主要的中毒食物，这与这些细菌容易造成多种动物感染发病、健康带菌，在屠宰动物时粪便污染等是密不可分的。②肉类食物、蛋类食物是沙门氏菌食物中毒的主要中毒食物，直接与沙门氏菌在哺乳动物、禽类的广泛致病作用和普遍带菌相关联。③水产品(尤其是海产品)是弧菌食物中毒的主要中毒食物，是与弧菌生境相一致的。④梭菌食物中毒的主要中毒食物为发酵制品及豆制品，尤其是臭豆腐、豆豉、豆瓣酱、豆腐干、面酱、豆腐乳、米松糊糊、豇豆罐头、酱豆等这些较长时间存放的食物；肉类多是风干肉、火腿肠、香肠、捂积肉等，还有罐头类食物，这与梭菌的厌氧生长和营养需要有关。⑤椰毒伯克霍尔德氏菌食物中毒的中毒食物，包括富含淀粉类及变质银耳两大类；记述在淀粉类食物项下的 33 起事件，主要为属于发酵类的酵米面食品的 22 起，其次为霉变玉米面食品的 4 起，霉变甘薯淀粉、玉米淀粉、甜酒煮玉米粑、酵米酒、发酵苕渣粑、霉玉米、霉变马铃薯粉条等食品的各 1 起，记述在其他类食物项下的 14 起均为变质银耳的。这些是与椰毒伯克霍尔德氏菌在土壤、环境的自然生境相关的，尤其是土壤污染呈超越其他食源性病原菌的优势生长。⑥蜡样芽孢杆菌食物中毒的中毒食物，主要为富含淀粉类，尤其是(剩)米饭类；初步统计检出的 194 起事件，在经检验明确或相关中毒食物的 187 起(构成比 96.39%)中，(剩)米饭类(包括直接食用剩饭、用剩饭做炒饭、用剩饭掺和新饭等)的 94 起(构成比 50.27%)，其次为面食的 21 起(构成比 11.23%)、米粉和河粉的 11 起(构成比 5.88%)。这些是与蜡样芽孢杆菌在土壤、环境的自然生境相关的，剩饭(尤其是再得到适宜的温度和水分)有利于芽孢萌发成为繁殖体。

这些也可用于在对细菌性食物中毒实践检验中，通过中毒食物对病原菌做可能的种类范围圈定。

表 2-9　按菌属计的中毒食物情况

章次	菌属	肉类食物	蛋类食物	水产品类食物	发酵制品及豆制品	乳及制品	其他蛋白质类食物	淀粉类食物	其他食物	未记述	合计
3	沙门氏菌属	224	22	5	12	3	0	18	34	71	389
4	变形菌属	107	2	4	3	0	5	2	17	54	194
5	埃希氏菌属	42	0	7	0	2	1	9	14	69	144
6	志贺氏菌属	11	0	0	1	0	0	2	7	21	42
7	摩根氏菌属	7	0	2	0	0	0	0	3	3	15
8	柠檬酸杆菌属	5	0	1	0	0	0	1	3	0	10
9	肠杆菌属	3	0	1	0	0	0	0	2	3	9
10	克雷伯氏菌属	3	0	0	1	0	0	0	4	0	8
11	邻单胞菌属	3	0	1	1	0	0	0	0	3	8
12	普罗威登斯菌属	3	0	1	1	0	0	0	1	2	8
13	耶尔森氏菌属	3	0	0	0	0	0	0	2	0	5
14	爱德华氏菌属	1	0	0	0	0	0	0	0	0	1
15	哈夫尼菌属	1	0	0	0	0	0	0	0	0	1
16	弧菌属	26	5	87	0	0	0	2	20	55	195
17	伯克霍尔德氏菌属	0	0	0	0	0	0	33	14	0	47
18	气单胞菌属	11	0	10	1	0	0	0	9	4	35
19	假单胞菌属	5	0	0	0	2	0	0	2	3	12
20	产碱菌属	1	0	0	0	0	0	2	0	0	3
21	芽孢杆菌属	15	0	4	11	2	0	126	33	7	198
22	葡萄球菌属	39	0	3	0	8	0	29	6	21	106
23	梭菌属	22	1	2	44	0	0	0	5	1	75
24	肠球菌属	11	0	0	0	0	0	0	2	1	14
25	链球菌属	6	0	0	1	1	0	1	0	0	9
26	李斯特氏菌属	0	1	0	0	0	0	0	0	0	1
合计	24	549	31	128	76	18	6	225	178	318	1529

注：表中数字为食物中毒事件数量(起)。

(8) *事件发生的场所情况*　表 2-10 所列，是在检出引起食物中毒的 24 个菌属、1529 起事件中，食物中毒发生的场所情况。其中的餐饮服务行业包括酒店、饭店、宾馆或招待部门的餐厅等，聚餐主要指自办的宴席(主要是在农村)，餐点包括小吃部、快餐店外送餐、饮食摊点、流动饮食摊点等。

表 2-10 按菌属计的食物中毒发生场所情况

章次	菌属	餐饮服务行业	食堂	聚餐	分食	餐点	家庭	个人	未记述	合计
3	沙门氏菌属	62	85	100	105	4	27	0	6	389
4	变形菌属	58	42	34	44	0	8	2	6	194
5	埃希氏菌属	53	38	22	10	0	15	1	5	144
6	志贺氏菌属	5	26	5	4	1	0	0	1	42
7	摩根氏菌属	4	6	2	2	0	0	0	1	15
8	柠檬酸杆菌属	5	4	0	1	0	0	0	0	10
9	肠杆菌属	2	2	1	3	0	1	0	0	9
10	克雷伯氏菌属	1	4	0	2	0	0	0	1	8
11	邻单胞菌属	2	2	1	1	1	0	0	1	8
12	普罗威登斯菌属	2	3	1	1	0	0	1	0	8
13	耶尔森氏菌属	0	2	1	1	0	0	1	0	5
14	爱德华氏菌属	0	0	0	1	0	0	0	0	1
15	哈夫尼菌属	0	0	0	0	0	0	1	0	1
16	弧菌属	98	45	14	20	7	3	2	6	195
17	伯克霍尔德氏菌属	0	0	0	0	0	35	0	12	47
18	气单胞菌属	12	10	3	8	1	1	0	0	35
19	假单胞菌属	2	2	1	4	0	1	0	2	12
20	产碱菌属	0	3	0	0	0	0	0	0	3
21	芽孢杆菌属	10	94	6	47	22	16	0	3	198
22	葡萄球菌属	14	26	15	43	0	4	0	4	106
23	梭菌属	0	6	8	14	1	38	4	4	75
24	肠球菌属	1	4	5	3	0	1	0	0	14
25	链球菌属	1	3	0	2	0	2	0	1	9
26	李斯特氏菌属	0	1	0	0	0	0	0	0	1
合计	24	332	408	219	316	37	152	12	53	1529

注：表中数字为食物中毒事件数量(起)。

1.2.5.2　按引起食物中毒的细菌特征划分

在检出引起食物中毒的 24 个菌属、1529 起事件中，按细菌特征划分，主要包括以下几个方面(不含未确定的种)。

(1)按细菌革兰氏染色和形态特征划分　在检出的 24 个菌属、1529 起事件中，涉及的 116 个菌种(亚种或血清型)，按细菌革兰氏染色和形态特征划分，主要包括表 2-11 所列内容。其中革兰氏阴性菌 18 个菌属(构成比 75.0%)、99 个种(构成比 85.34%)，革兰氏阳性菌 6 个菌属(构成比 25.0%)、17 个种(构成比 14.66%)；形态特征为杆菌 20 个菌属(构成比 83.33%)、99 个种(构成比 85.34%)，球菌 3 个菌属(构成比 12.5%)、7 个种(构成比 6.03%)，弧菌 1 个菌属(构成比 4.17%)、10 个种(构成比 8.62%)。

表 2-11　按细菌革兰氏染色和形态特征划分的情况

章次	菌属	革兰氏阴性菌	革兰氏阳性菌	杆菌	球菌	弧菌	章次	菌属	革兰氏阴性菌	革兰氏阳性菌	杆菌	球菌	弧菌
3	沙门氏菌属	58		58			16	弧菌属	10				10
4	变形菌属	4		4			17	伯克霍尔德氏菌属	1		1		
5	埃希氏菌属	2		2			18	气单胞菌属	4		4		
6	志贺氏菌属	4		4			19	假单胞菌属	3		3		
7	摩根氏菌属	1		1			20	产碱菌属	1		1		
8	柠檬酸杆菌属	2		2			21	芽孢杆菌属		5	5		
9	肠杆菌属	1		1			22	葡萄球菌属		3		3	
10	克雷伯氏菌属	2		2			23	梭菌属		4	4		
11	邻单胞菌属	1		1			24	肠球菌属		2		2	
12	普罗威登斯菌属	1		1			25	链球菌属		2		2	
13	耶尔森氏菌属	2		2			26	李斯特氏菌属		1	1		
14	爱德华氏菌属	1		1			合计	24	99	17	99	7	10
15	哈夫尼菌属	1		1									

注：表中数字为引起食物中毒的菌种数量(个)。

(2)按细菌培养特征和致病作用特点划分　在检出的 24 个菌属、1529 起事件中，涉及的 116 个菌种(亚种或血清型)，按细菌培养特征和致病作用特点划分，主要包括表 2-12 所列内容。其中需氧菌(aerobe)4 个菌属(构成比 16.67%)、10 个种(构成比 8.62%)，兼性厌氧菌(facultative anaerobe)19 个菌属(构成比 79.17%)、102 种(构成比 87.93%)，厌氧菌(anaerobe)1 个菌属(构成比 4.17%)、4 个种(构成比 3.45%)；培养温度需要 37℃的 20 个菌属(构成比 83.33%)、108 个种(构成比 93.1%)，适宜温度为 25~30℃的 4 个菌属(构成比 16.67%)、8 个种(构成比 6.90%)；细菌致病的 9 个菌属(构成比 37.5%)、12 个种(构成比 10.34%)，细菌毒素致病的 3 个菌属(构成比 12.5%)、10 个种(构成比 8.62%)，细菌与毒素共同致病的 12 个菌属(构成比 50.0%)、94 个种(构成比 81.03%)。

需要说明的是，在表 2-12 所列内容中，有些并不是绝对的，仅是以哪个方面或生物学性状为主表达更充分的问题。

表 2-12 按细菌培养特征和致病作用特点划分的情况

章次	菌属	需氧菌	兼性厌氧菌	厌氧菌	培养温度(37℃)	适宜温度(25~30℃)	细菌致病	毒素致病	细菌与毒素致病
3	沙门氏菌属		58		58				58
4	变形菌属		4		4				4
5	埃希氏菌属		2		2				2
6	志贺氏菌属		4		4				4
7	摩根氏菌属		1		1		1		
8	柠檬酸杆菌属		2		2		2		
9	肠杆菌属		1		1		1		
10	克雷伯氏菌属		2		2				2
11	邻单胞菌属		1		1				1
12	普罗威登斯菌属		1		1		1		
13	耶尔森氏菌属		2			2			2
14	爱德华氏菌属		1			1	1		
15	哈夫尼菌属		1		1		1		
16	弧菌属		10		10				10
17	伯克霍尔德氏菌属	1				1		1	
18	气单胞菌属		4			4			4
19	假单胞菌属	3			3				3
20	产碱菌属	1			1		1		
21	芽孢杆菌属	5			5			5	
22	葡萄球菌属		3		3				3
23	梭菌属			4	4			4	
24	肠球菌属		2		2		2		

续表

章次	菌属	需氧菌	兼性厌氧菌	厌氧菌	培养温度(37℃)	适宜温度(25~30℃)	细菌致病	毒素致病	细菌与毒素致病
25	链球菌属		2		2		2		
26	李斯特氏菌属		1		1				1
合计	24	10	102	4	108	8	12	10	94

注：表中数字为引起食物中毒的菌种数量(个)。

2　食物中毒细菌的种类与检验

这里所记述的细菌种类，是对检出引起食物中毒的 24 个菌属(116 个种)、1529 起事件，按细菌的革兰氏染色和形态、培养时对氧的需要等特征，进行的中毒事件数量(起)、中毒人数、罹患率、病死率统计；在细菌检验方面的内容，仅是泛义和基础性的。

2.1　细菌的种类

在检出引起食物中毒的 24 个菌属(116 个种)、1529 起事件中，按细菌特征的事件划分，主要包括以下几个方面。需注意此处记述的细菌染色和形态、培养时对氧的需要特征等，是与在表 2-11、表 2-12 中的内容相对应的。

2.1.1　食物中毒的事件数量

在检出的 1529 起食物中毒事件中，按细菌特征划分所涉及的中毒事件，主要包括表 2-13 所列内容。其中主要为革兰氏阴性的杆菌、兼性厌氧菌。

表 2-13　按细菌特征划分的 1529 起中毒事件情况

序号	内容	结果	序号	内容	结果
1 染色：	①革兰氏阴性菌，事件数/起	1126		③弧菌，事件数/起	195
	构成比/%	73.64		构成比/%	12.75
	②革兰氏阳性菌，事件数/起	403	3 培养：	①需氧菌，事件数/起	260
	构成比/%	26.36		构成比/%	17.00
2 形态：	①杆菌，事件数/起	1205		②兼性厌氧菌，事件数/起	1194
	构成比/%	78.81		构成比/%	78.09
	②球菌，事件数/起	129		③厌氧菌，事件数/起	75
	构成比/%	8.44		构成比/%	4.91

2.1.2 发生食物中毒的总人数情况

在检出的 1529 起食物中毒事件中，共有 1484 起事件(构成比 97.06%)明确记述了中毒人数；共中毒 90 000 人，平均每起中毒 60.65 人。按细菌的特征划分，主要包括表 2-14 所列内容。其中主要为革兰氏阴性的杆菌、兼性厌氧菌。

表 2-14 按细菌特征划分的 1484 起事件中毒人数情况

序号	内容	结果	序号	内容	结果
1 染色：	①革兰氏阴性菌：中毒人数	71 977		③弧菌：中毒人数	11 303
	构成比/%	79.97		构成比/%	12.56
	事件数/起	1084		事件数/起	192
	每起平均中毒人数	66.40		每起平均中毒人数	58.87
	②革兰氏阳性菌：中毒人数	18 023	3 培养：	①需氧菌：中毒人数	9222
	构成比/%	20.03		构成比/%	10.25
	事件数/起	400		事件数/起	259
	每起平均中毒人数	45.06		每起平均中毒人数	35.61
2 形态：	①杆菌：中毒人数	73 554		②兼性厌氧菌：中毒人数	76 172
	构成比/%	81.73		构成比/%	84.64
	事件数/起	1165		事件数/起	1150
	每起平均中毒人数	63.14		每起平均中毒人数	66.23
	②球菌：中毒人数	5143		③厌氧菌：中毒人数	4606
	构成比/%	5.71		构成比/%	5.12
	事件数/起	127		事件数/起	75
	每起平均中毒人数	40.50		每起平均中毒人数	61.41

2.1.3 罹患率情况

在检出的 1529 起食物中毒事件中，共有 1199 起事件(构成比 78.42%)明确记述了同食(或分食)某种中毒食物人数及发生中毒人数；同食或分食某种中毒食物共 194 265 人(平均 162.02 人/起)，发生中毒共 65 466 人(平均 54.6 人/起)，平均罹患率 33.70%。按细菌的特征划分，主要包括以下内容(表 2-15)。

表 2-15　按细菌特征划分的罹患率情况

序号	内容	结果	序号	内容	结果
1 染色：	①革兰氏阴性菌：事件数/起	870		③弧菌：事件数/起	145
	构成比/%	72.56		构成比/%	12.09
	同食或分食的人数	162 245		同食或分食的人数	29 245
	构成比/%	83.52		构成比/%	15.05
	每起平均人数	186.49		每起平均人数	201.69
	中毒人数	54 233		中毒人数	7242
	构成比/%	82.84		构成比/%	11.06
	每起平均中毒人数	62.34		每起平均中毒人数	49.94
	罹患率/%	33.43		罹患率/%	24.76
	②革兰氏阳性菌：事件数/起	329	3 培养：	①需氧菌：事件数/起	222
	构成比/%	27.44		构成比/%	18.52
	同食或分食的人数	32 020		同食或分食的人数	18 531
	构成比/%	16.48		构成比/%	9.54
	每起平均人数	97.33		每起平均人数	83.47
	中毒人数	11 233		中毒人数	7271
	构成比/%	17.16		构成比/%	11.11
	每起平均中毒人数	34.14		每起平均中毒人数	32.75
	罹患率/%	35.08		罹患率/%	39.24
2 形态：	①杆菌：事件数/起	958		②兼性厌氧菌：事件数/起	915
	构成比/%	79.90		构成比/%	76.31
	同食或分食的人数	150 923		同食或分食的人数	174 310
	构成比/%	77.69		构成比/%	89.73
	每起平均人数	157.54		每起平均人数	190.50
	中毒人数	54 321		中毒人数	57 321
	构成比/%	82.98		构成比/%	87.56
	每起平均中毒人数	56.70		每起平均中毒人数	62.65
	罹患率/%	35.99		罹患率/%	32.88
	②球菌：事件数/起	96		③厌氧菌：事件数/起	62
	构成比/%	8.01		构成比/%	5.17
	同食或分食的人数	14 097		同食或分食的人数	1424
	构成比/%	7.26		构成比/%	0.73
	每起平均人数	146.84		每起平均人数	22.97
	中毒人数	3903		中毒人数	874
	构成比/%	5.97		构成比/%	1.34
	每起平均中毒人数	40.66		每起平均中毒人数	14.10
	罹患率/%	27.69		罹患率/%	61.38

2.1.4 发生食物中毒死亡情况

在检出的 24 个菌属、1529 起食物中毒事件中，发生中毒死亡共涉及 9 个菌属(构成比 37.5%)的 127 起事件(构成比 8.31%)，中毒 7522 人(平均每起中毒 59.23 人)，发生中毒死亡 361 人(平均每起中毒死亡 2.84 人)，平均病死率 4.80%。按细菌的特征划分，主要包括以下内容(表 2-16)。

表 2-16 按细菌特征划分的病死率情况

序号	内容	结果	序号	内容	结果
1 染色：	①革兰氏阴性菌：事件数/起	86		③弧菌：事件数/起	1
	构成比/%	67.72		构成比/%	0.79
	中毒人数	3740		中毒人数	54
	构成比/%	49.72		构成比/%	0.72
	每起平均中毒人数	43.49		每起平均中毒人数	54
	死亡人数	267		死亡人数	1
	构成比/%	73.96		构成比/%	0.28
	每起平均死亡人数	3.10		每起平均死亡人数	1
	病死率/%	7.14		病死率/%	1.85
	②革兰氏阳性菌：事件数/起	41	3 培养：	①需氧菌：事件数/起	50
	构成比/%	32.28		构成比/%	39.37
	中毒人数	3782		中毒人数	521
	构成比/%	50.28		构成比/%	6.93
	每起平均中毒人数	92.24		每起平均中毒人数	10.42
	死亡人数	94		死亡人数	211
	构成比/%	26.04		构成比/%	58.45
	每起平均死亡人数	2.29		每起平均死亡人数	4.22
	病死率/%	2.49		病死率/%	40.04
2 形态：	①杆菌：事件数/起	126		②兼性厌氧菌：事件数/起	41
	构成比/%	99.21		构成比/%	32.28
	中毒人数	7468		中毒人数	3264
	构成比/%	99.28		构成比/%	43.39
	每起平均中毒人数	59.27		每起平均中毒人数	79.61
	死亡人数	360		死亡人数	68
	构成比/%	99.72		构成比/%	18.84
	每起平均死亡人数	2.86		每起平均死亡人数	1.66
	病死率/%	4.82		病死率/%	2.08
	②球菌：事件数/起	0		③厌氧菌：事件数/起	36
	构成比/%	0		构成比/%	28.35
	中毒人数	0		中毒人数	3737
	构成比/%	0		构成比/%	49.68
	每起平均中毒人数	0		每起平均中毒人数	103.81
	死亡人数	0		死亡人数	82
	构成比/%	0		构成比/%	22.71
	每起平均死亡人数	0		每起平均死亡人数	2.28
	病死率/%	0		病死率/%	2.19

2.2　细菌的检验

对病原细菌进行及时、准确、有效的检验，不仅能为确诊相应细菌性感染病(infectious disease)提供最直接和可靠的证据，也同时能为从事有效防治(制)提供最为有价值的指导，其重要意义不言而喻。

本章所述及的基本内容与要求，是实现前述目的的基本保证，因此需要检验人员必须非常熟悉与高度重视，加之具有丰富的细菌学知识、熟练标准的操作技能及对新理论和新技术的不断探索与掌握，将能使对细菌的检验无一疏漏和误判。当然，本章中所述及的内容是属泛义的，在实践中可根据某种细菌的具体情况择要进行有效的检验；此外则是在对某种病原细菌的研究中，必须做到尽可能的全面和系统，以提供最有价值的科学资料，文中所记述的对于研究工作来讲尚不全面，但还是具有一定参考价值的。

再需强调的是，对常见细菌性食物中毒的细菌学检验，一般均有国家标准(GB)方法；这里所记述的内容，仅供作为在检验实践中的参考。

对细菌的分离培养与鉴定，相对比较全面的内容及程序如图2-1所示。

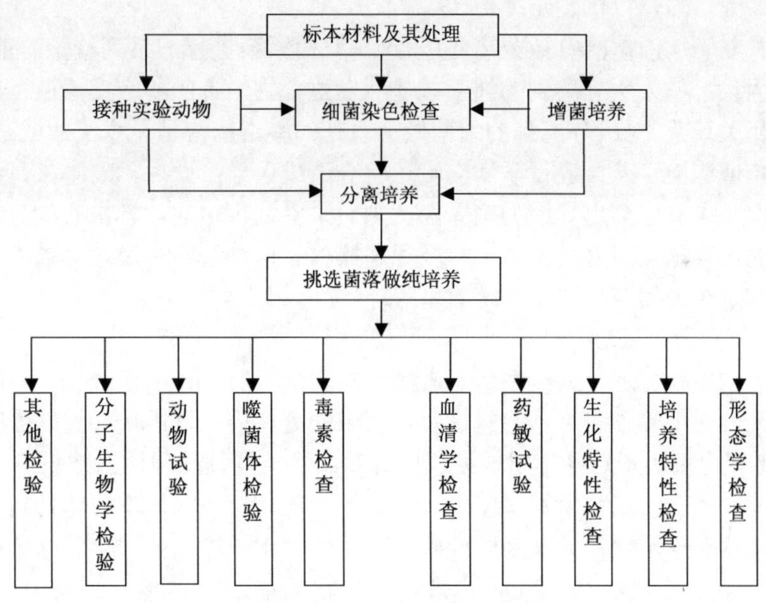

图2-1　细菌一般检验程序

2.2.1　细菌的分离

无论是对于细菌性食物中毒的病原菌检验，还是细菌学的研究，均是对细菌群体而不是个体。因此，重要的前提是有效分离培养出目的细菌并获得相应纯培养物(pure culture)，只有这样才能做到对其有效进行鉴定及相应研究工作。在实践中对细菌性食物中毒的病原菌分离，常有两种情况：其一是在流行病学调查及临床检验与分析的基础上，疑为是由某种病原菌所引起的，此时常是有目的地对该种病原菌进行分离，包括对所用培养基的选定、对分离与培养方法的确定等；其二是难于对病原菌种类做出可能的推断，此时则需放大对病原菌的分离范围，但也常需大致圈定几种病原菌，尤其是较为常见或近似的病原菌，完全无目的地进行病原菌分离还是不甚可取的，因为毕竟在分离之前还有一道对被检材料先进行抹(涂)片后的染色(常用革兰氏染色)镜检细菌的程序，此种情况需要较宽范围地选用培养基及择定分离与培养方法等。无论何种情况，对于细菌的分离(也含对病料的采集和处理)与培养方法都是相同的。

对于细菌分离并获得纯培养，是对细菌进行具体鉴定的根本。实践中，全面地讲主要包括三个方面的情况：①从标本材料中直接做分离培养，适应于没有明显污染或仅含有特定病原细菌的标本材料，也是细菌分离培养中最多的情况，在对食物中毒标本材料的细菌检验中也是比较常用的；②在增菌培养后，用相应增菌培养物做分离培养，对食物中毒标本材料的细菌检验是比较常用的；③用标本材料接种感染实验动物后，再用实验动物材料做分离培养，在对食物中毒标本材料的细菌检验中是不常用的。分离培养时，可根据标本材料及被检菌的具体情况，使用通用的培养基或相应选择性培养基；分离后，则选择其相应的菌落(一份标本材料至少挑选 3~5 个菌落)，分别接种于相应适宜的固体培养基斜面做纯培养，以供鉴定使用。

在此提及对于病原菌的有效分离问题，这是对病原菌进行一系列检验的基础与关键。可以做一个假设：如果所分离到的细菌并非所发生食物中毒的相应病原菌，或属于继发感染菌或不相关细菌，对所分离到的细菌做一系列的鉴定都将是无意义的或是不全面的，更将导致误判或漏检，若再进行学术交流还将会造成误导；此外，若本来是某种细菌性食物中毒，但却未能分离出相应的病原菌，则后果更是可怕的。解决有效分离问题，最直接关联到的内容是使用何种标本材料及无菌操作、何种培养基及培养条件，有无必要做增菌培养或是否使用某种选择性培养基等。

2.2.1.1 被检材料及其处理

食物中毒的被检标本材料，多为患者的腹泻粪便、肛拭、肠内容物、呕吐物及可疑食物等。检验实践中除了对标本材料进行按要求的处理外，使用选择性培养基(selective medium)也可视为隶属于对标本材料处理的范畴，且常能收到预期的效果。

鉴于在一些《病原细菌学》书籍中，一般均记述有对不同标本材料处理的内容和方法，且已基本相对规范化；尤其是叶应妩、王毓三、申子瑜主编《全国临床检验操作规程》第 3 版(东南大学出版社，2006)、张秀珍主编《当代细菌检验与临床》(人民卫生出版社，1999)、杨正时和房海主编《人及动物病原细菌学》(河北科学技术出版社，2003)及一些细菌相应检验的国家标准等，记述更为具体。

标本材料采集的正确与否，直接决定了细菌分离的成败，因此特别需要保证和注意的有如下几点：①在采集标本材料过程中，必须按无菌操作进行；②需要使用发病急性期的标本材料，尤其注意当时是在使用抗生素治疗前；③在不能及时进行细菌分离培养的情况下，需将采集的标本材料置普通冰箱(4~8℃)条件下存放(一般不宜超过 48h)，尽管可以这样处理但最好是及时进行标本材料采集与细菌分离；④进行细菌分离并置适宜条件下培养，此时不宜立即进行灭菌弃掉标本材料，应置普通冰箱中暂存待培养结果出来并确认符合要求，且确认标本材料已无保存价值后，再行灭菌处理废弃；⑤对所采集的标本材料，要做与相应来源相一致的统一编号存放，以用于与细菌分离培养结果相对比。

使用选择性培养基也能对标本材料进行处理，因为其可抑制其他某些可能存在但不需要的细菌的生长，只有相应的被选择的细菌能正常生长繁殖起来，这样则可避开其他细菌导致的麻烦。但这种方法往往用于定向地对某种细菌的分离，常可能含在混合感染情况下被遗漏掉的某种有意义的细菌，所以只有在特定的情况下才常被采用。

2.2.1.2　常用的分离方法

在实际工作中，对于细菌的分离主要包括以下几个方面，其目的都是获得相应细菌的纯培养物：①从临床标本中将某种细菌分离出来，以用于对其进一步的鉴定，从病原方面确立对相应感染病的诊断，也是最为准确的诊断方法，这在对细菌性食物中毒的检验中最为常用。②对非疾病标本，进行有目标及无目标的细菌分离，以确定其被病原及非病原细菌可能污染的情况；在对细菌性食物中毒的检验中，常是有目标地进行对某种病原性细菌的检验。③从混杂的细菌标本中，将各种细菌分离出来，以获得相应的纯培养物；一种情况是从明显有污染的标本中分离出所需要的病原细菌，另一种情况是从根本难以避开混杂的标本中分离出某种病原细菌(细菌性食物中毒的标本材料常有此种情况)，此外还有从传代保存过程中不慎被污染的标本中重新分离出原细菌。④在进行致病作用检验的动物试验中，从被感染发病或死亡的实验动物中分离回收原感染菌，以确定其相应病原学意义，这在对细菌性食物中毒的检验中也有应用。

(1) 接种环　接种环(inoculating loop)或接种针(inoculating needle)、接种钩(inoculating hook)，又称为白金耳或白金针、白金钩，是细菌学工作中常用的，整个接种环(针、钩)由白金丝环(针、钩)和金属柄及绝缘柄三部分构成(图 2-2)。

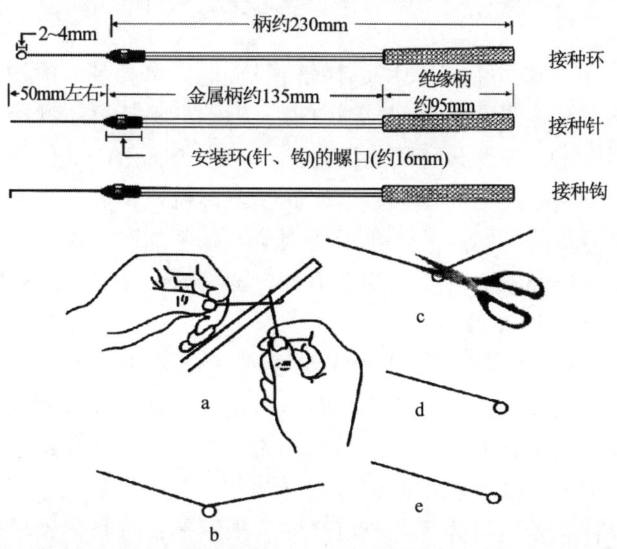

图 2-2　接种环(针、钩)的结构及接种环的制作步骤

(2) *无菌操作*　无菌操作是一种技术方法，又称为无菌技术(aseptic technique)。指的是在操作过程中，既要避免任何外界环境中的微生物进入操作对象(细菌材料)，又要杜绝操作对象(细菌材料)散播污染周围环境。

对于细菌学工作者来讲，无菌操作是最根本的要求和最为重要的保证条件，因为在对细菌的分离、检验、鉴定及相应研究工作的任何一个环节，非无菌操作都将会导致结果的错误或导致周围环境的细菌污染。无菌操作的内容较多且贯穿于整个细菌学检验(分离、纯培养、鉴定、菌种传代与保藏、培养基制备、所用器械及材料的灭菌等)全过程，无论在任何情况下，都必须坚持严格的无菌操作。

(3) *增菌培养*　对于一些含菌量少或存在难以避开的其他细菌(如食物中毒常见的材料粪便及呕吐物、肠内容物等)的标本材料，或一些苛养菌(fastidious bacteria)等，常需在分离培养前先进行增菌培养，以扩繁被检菌的数量或具有选择性地使被检菌呈现出优势生长态，这样便可比较容易地从标本材料中将被检菌分离出来。

增菌培养时需使用增菌培养基，增菌培养基又称为加富或富集培养基，是根据某种细菌对营养的特殊要求，在培养基中加入相应的成分，从而使其能快速、大量生长繁殖，呈现优势态。适用于对含菌量少或有污染，或不可避免有其他细菌存在的标本材料中被检菌的培养。增菌后，再将其接种于上述分离培养基或鉴别培养基上进行分离培养，可提高分离菌的阳性率。当然，能在此类培养基中生长繁殖的细菌并不是单一菌种，而是对营养要求相同的细菌群，所以增菌培养只是相对的。此外，对纯种细菌进行大量增菌扩繁，也属于增菌培养的范畴。

(4) *滋养培养*　某些对营养要求较高的细菌，在一般的基础培养基上很难生长或生长不良，此类属于难养细菌或叫苛养菌。这些细菌在生长繁殖时需要某些特殊营养物质，如血液、血清、蛋黄、马铃薯、酵母粉、生长因子等，在一般培养基中加入其中某种或某些相应物质后，才能保证相应细菌正常生长繁殖，即为滋养培养；相应培养基为滋养培养基。

(5) *选择培养*　选择培养时需使用选择培养基，选择培养基一般均含有对欲分离菌的营养物(增菌剂)及对其他菌的抑菌剂(选择剂)。标本材料接种于此类培养基后，由于抑菌剂的选择性抑菌作用，使欲分离的细菌得到优势生长繁殖，其他细菌被抑制。将选择培养后的细菌再接种到分离培养基或鉴别培养基上，可以提高分离菌的阳性率。此类培养基与上述增菌培养基的不同之处，在于此类培养基中加有抑菌剂。抑菌剂种类较多，如常用的孔雀绿(malachite green)、煌绿(brilliant green)、胆盐(bile salt)、亚硒酸钠(Na_2SeO_3)、四硫磺酸钠($Na_2S_4O_6$)等。

(6) *鉴别培养*　鉴别培养时需使用鉴别培养基，鉴别培养基是用来对细菌进行鉴别的，按其不同的作用又可分为一般鉴别培养基和选择鉴别培养基两类。前者仅用于区别不同种细菌，一般不加抑制剂而只含指示剂，如常用于肠杆菌科细菌鉴别的伊红亚甲蓝琼脂(EMB agar)培养基，其中乳糖用于区别分解与不分解乳糖的细菌，伊红(酸性染料)和亚甲蓝(碱性染料)作为细菌分解乳糖后产酸的指示剂；选择鉴别培养基则是在其中含有抑菌剂及指示剂，既可抑制某些细菌的生长又可使细菌生长物(菌落)呈现出一定的特征，如肠杆菌科细菌选择鉴别用的亚硫酸铋琼脂(bismuth sulfite agar)，其中含有葡萄糖、亚硫酸铋[$Bi_2(SO_3)_3$]和煌绿，具有抑菌剂和指示剂的作用。

(7) **分离方法**　细菌分离指将被检标本材料接种于适宜的培养基，经培养后使各种不同的细菌分离开，以分别获得相应的同一种细菌。用于细菌分离的方法较多，有时还需根据被检标本材料决定。常用的方法包括：①涂布平板分离法(spread plate method)，适用于液体性质的材料(图 2-3a)；②倾注平板分离法(pour plate method)，常用于液体标本材料(图 2-3b)；③划线平板分离法(streak plate method)，是一种最常用且很有效的方法，几乎对于任何类型的标本材料均是适合的(图 2-4)。

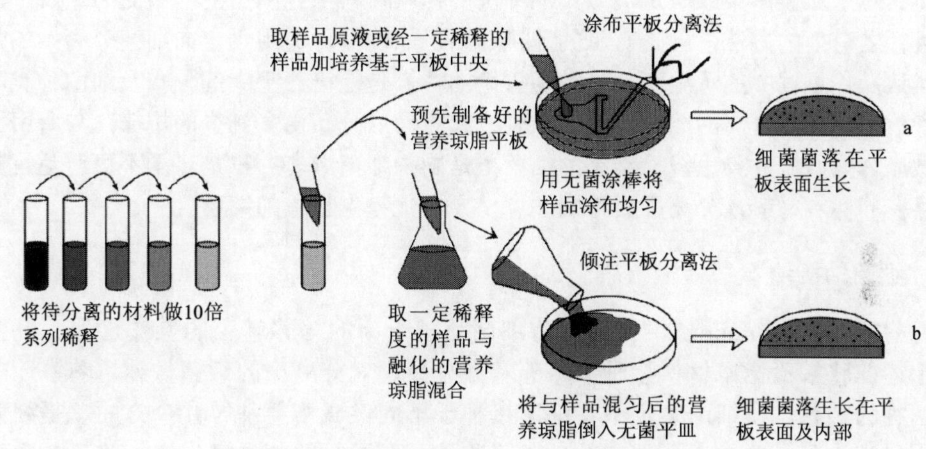

图 2-3　涂布平板(a)及倾注平板(b)分离法

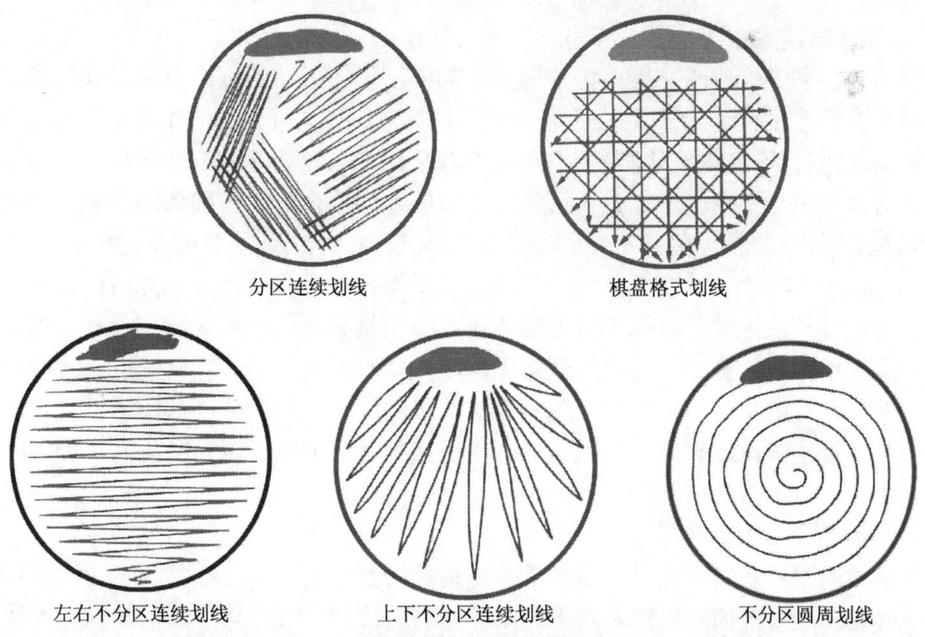

图 2-4　不同划线方式的平板分离法

(8) 细菌纯培养　细菌纯培养(pure cultivation)，指的是经上述方法将细菌分离后，取其纯化的一个菌落(colony)，移接于适宜的培养基(管)后培养，以获得相应的纯一群体的过程，这个群体被称为纯培养物，它是由一个细菌生长繁殖来的后代群体，实际上也属于一个克隆(clone)。常用的方法是用接种环(针)取目的菌落，在固体(琼脂)培养基斜面自下向上涂布或划曲线(或直线)接种，然后根据相应细菌特点置适宜的温度和条件下培养一定的时间。获得细菌纯培养物，是对细菌进行准确鉴定、明确病原、确定目的菌及进行相应研究等的基础，因此需要注意的是，对所分离出细菌的菌落，必须予以确认，尤其对于从被污染或一定混杂其他细菌的标本材料中分离出的细菌更为重要。常被采用且行之有效的方法，一是有目的地挑选出已知菌落，适用于定向细菌分离；二是要准确辨认操作过程中的污染菌，这种污染菌的特点是在培养基中的分布及细菌种类不均一、多数不在划线分离的线上、缺乏从划线起点向后分布由多到少的规律，与所用标本直接做涂(抹、触)片染色镜检结果的细菌不是同种细菌形态；三是对于不可避免有其他细菌存在的标本材料，分离后要特别注意呈异常优势生长量的细菌。

2.2.2　细菌的接种

细菌接种(inoculation)，指的是将细菌移植于新的培养基上的操作过程。主要包括像上述的将被检标本材料接种于培养基做分离、对分离出的细菌做纯培养，还有对保藏菌种的传代、在细菌鉴定中将细菌接种于不同供试培养基等几个方面，是细菌学工作中最基本且又要求十分严格的技术。此外，在进行细菌致病作用检验时对实验动物进行细菌接种，也属于此范畴。下面所介绍的几种方法，是在细菌学实验室较为常用的。

2.2.2.1　培养基平板接种

将细菌接种于培养基平板，主要用于：①常用于如上述的细菌分离(如做倾注接种、划线接种及涂布接种等)，目的在于获得纯一细菌的菌落；②在对于细菌进行鉴定中，取纯培养细菌接种(常做划线接种)于不同培养基平板，以做菌落特征或某种生化特性的检查；③对保存中的细菌，进行是否可能被污染的纯粹检查；④在细菌的分子生物学及遗传学试验研究中，通过菌落(或大量挑选出菌落)做遗传变异细菌及遗传物质转化菌(transformant)的检查；⑤在非大量进行细菌的扩增并能获得高浓度菌悬液时，也可采用培养基平板接种法，常是取细菌后用接种环或L型接种玻棒做均匀涂布接种，使其经培养后长成一层细菌，再根据需要用适量无菌生理盐水或液体培养基将其洗下制成相应均匀菌悬液；还有则是在用纸片法或琼脂打洞法等做细菌对抗菌药物的敏感性测定时，需做培养基平板的细菌涂布接种。做培养基平板接种时，无论采用何种方法，均需注意不可操作猛烈，以免将细菌溅出。

2.2.2.2　培养基斜面接种

做细菌的培养基斜面接种，常用于做细菌纯培养；也可对保存的菌种，进行传代培养；另外是在进行细菌鉴定中，对不同培养基斜面接种，进行培养后的培养特征及生化特性等方面的检查。具体方法是以接种环取菌落(或菌苔)生长物少许，同上面做细菌纯培养中所述，进行接种。

2.2.2.3　液体培养基接种

做细菌的液体培养基接种，主要包括从固体(培养物)向液体(培养基)及从液体(培养物)向液体(培养基)接种的两种类型。若被接种的细菌是在固体培养基上的生长物(菌落或菌苔等)，则以接种环取菌少许，插入培养基管(或瓶)中后，先在接近培养基液面端(适度倾斜)处的管(瓶)壁上将细菌蘸取少量培养液轻轻研匀乳化，再倾斜培养基管(瓶)使细菌全部进入培养液并直立后稍摇动混匀；若被接种菌是在液体培养基中的生长物，则可直接用接种环取菌后移植于新的培养液中，也可用无菌吸管吸取菌液后定量加入培养基管(瓶)中，稍摇动混匀。在实践中，液体培养基接种常用于细菌鉴定中对待检菌做液体培养基中的生长表现及生化试验等；也用于需大量繁殖时向液体培养基瓶(或罐)中的接种及菌种保藏等。另外的情况是在对厌氧细菌做液体的疱肉培养基接种时，因培养基表面加有一层液体石蜡，可将培养基倾斜暴露出培养液，以上述方法将细菌接种于培养液中，再直立培养基管并轻摇混匀；若覆盖液面用的是固体石蜡，则需先加热使其融化并冷却至待凝前，以同样的方法接种后直立培养基管并使固体石蜡自然冷凝。

2.2.2.4　穿刺接种

需做细菌穿刺接种的培养基，主要包括半固体培养基(semisolid medium)及固体(琼脂、明胶)柱状培养基等。接种方法是用接种针取待检菌少许，在培养基(柱)表面中央垂直刺入培养基(柱)中一定深度(直达或接近管底)，然后顺原穿刺线退出接种针(做 H_2S 试验时还应在几处沿管壁穿刺接种)。另外的情况是在做细菌生化试验时，有的既需要斜面接种又需要对下部柱层穿刺接种(如对细菌鉴定时用的三糖铁琼脂培养基)，这种情况常是先穿刺接种，待退出接种针后同时进行斜面接种。

2.2.3　细菌的培养

对分离、接种后的细菌，需根据其种类不同和目的需要，选择相应的适宜环境条件进行培养，以使其正常生长繁殖。按细菌生长繁殖时对氧(O_2)、二氧化碳(CO_2)等的需要，其培养方法有需氧培养、二氧化碳培养、微需氧培养及厌氧培养等。对肠杆菌科细菌的培养，最常用的是需氧培养。

2.2.3.1　需氧培养

需氧培养法(aerobic cultivation)又称为一般培养法，在自然大气环境条件下，将已接种细菌的培养基置于事先调整至所需温度的普通恒温培养箱中进行培养。需氧培养法主要用于对需氧菌及兼性厌氧菌的培养；也可用于对微需氧菌的培养，但一般生长不佳。由于温箱内要保持一定的温度，对于生长缓慢、需要培养较长时间的细菌，在接种后应塞紧试管塞并用石蜡(paraffin wax)或凡士林(vaselin)等封固后培养，以防长时间使培养基蒸干，影响细菌正常生长繁殖。此外，上述的需氧培养属于静止培养(static cultivation)；另外一种情况是做需氧振荡培养(shake cultivation)又称摇床培养，即在培养过程中使液体培养基按一定的振幅(根据需要具体设定)不断振摇，以保证细菌在生长繁殖过程中充分接触氧气和营养物质。

2.2.3.2　二氧化碳培养

有些细菌在生长繁殖尤其是初代分离时需要 5%~10%的二氧化碳(CO_2)，因此在培养时需要提供相应浓度的 CO_2 环境。目前，常使用专门的 CO_2 培养箱，可以自动调控箱内的 CO_2 含量和温度。在不具备 CO_2 培养箱的情况下，也可采用烛缸法或化学法。

2.2.3.3　微需氧培养

微需氧培养是介于需氧培养与厌氧培养之间的一种培养方法，适宜于对在生长繁殖过程中仅需少量氧存在，又不能无氧的微需氧菌的培养，最佳的微需氧条件是 5% O_2、10% CO_2 和 85% N_2 气体。常用的方法包括：①混合气体法，利用厌氧菌培养罐进行，先抽去罐内空气后输入 5% O_2、10% CO_2 和 85% N_2 的混合气体；②气袋法，这是利用厌氧菌培养的气袋进行的，只是在操作时仅使用气体发生管，不能使用钯粒催化剂管，以使袋内有微氧环境；③双平板法，是用两个平板培养基，其一接种已知的兼性厌氧菌，另一接种微需氧菌，去掉两个平皿盖后将两个接种细菌的培养基平板相对并合齐，用胶布黏封密闭后置于密封不漏气的容器内，置温箱中培养即可。此外，上述二氧化碳培养中所述方法，也能用于对微需氧菌的培养(如常用的烛缸法)，一般情况下同样可收到较好效果。

2.2.3.4　厌氧培养

对厌氧菌的培养需采用厌氧培养法(anaerobic cultivation)，目前可供使用的方法较多，在其创造无氧环境方面可分为物理学、生物学、化学等方法。下面介绍几种较为常用的方法，可供在实践中根据条件及需要选择使用。

(1) *高层琼脂培养*　可采用深层培养基进行培养(摇振培养)，属于物理学方法的范畴。若用于对细菌的分离时，可取若干个高层琼脂培养基管，在第 1 管中接种适量检样后即刻摇匀，再取定量接种第 2 管……以此类推(根据被检材料中的含菌量决定接种管数)，培养后能获得单个厌氧菌落，然后取出琼脂培养基块置无菌平皿中，再取菌落做纯培养即可。

(2) *厌氧手套箱培养*　这是一种自动控制的厌氧培养设备，操作者通过一个密闭的手套在箱内操作。箱内有冷催化剂钯(palladium，Pd)粒(为覆盖有钯元素的铝制小颗粒)，先抽气(抽到负压 80~93kPa)后再输入三种气体(一般为 CO_2 和 H_2 各占 10%，N_2 占 80%)的混合气体，使箱内的残余 O_2 与 H_2 在钯粒催化下结合成 H_2O，创造并保持箱内无氧状态，其中的 N_2 是惰性气体，用以替代箱内空气，10% CO_2 是厌氧菌生长所需要的气体，箱内的温度也是可调及自控的，分离细菌的接种、进行细菌鉴定、结果观察等均可在箱内进行，使用非常方便。

催化剂钯粒的存在与保持相应活性是极为重要的，一般每 1g 钯粒约能催化清除 $500cm^3$ 的残余 O_2，可根据使用容器的容积计算钯粒的用量，但使用时常用加倍量以更能保证达到无氧状态。钯粒使用后可因受潮由粉红色变成浅蓝色并失去催化作用，此时可置 160℃干燥箱中烤 2h 使其恢复活性，但一般情况下钯粒在用过 30 次之后，再不能恢复活性。检查钯粒活性的方法，是取若干个钯粒放入室温水中，能溢出大量气泡者为活性良好，只出少量气泡或无气泡产生者是失去活性的。另外，在钯粒催化 H_2 与 O_2 生成 H_2O ($2H_2+O_2 \rightarrow 2H_2O$) 的过程中是放热的，触摸容器壁可感到温热，并可见壁内挂有水珠，这些冷凝水大部分可被事先置于容器内的硅胶吸除。

(3) *厌氧罐培养*　厌氧罐是一种能够密封的罐子，可用物理法或化学法造成无氧环境，常用抽气换气法及冷触媒法。前者的方法及原理等，与上述厌氧手套箱的是基本一致的；后者是在厌氧罐(也可使用玻璃干燥缸或其他容器，但要注意相应的容积)内放入产气袋，袋内装有由硼氢化钾(KBH_4)或硼氢化钠($NaBH_4$)、碳酸氢钠($NaHCO_3$)和柠檬酸($C_6H_8O_7$)制成的试剂片，使用时剪开一角后加入 10mL 水，立即置入罐内并密封，此时由气袋内产生的 H_2 在事先放入罐内的钯粒催化下，与罐内 O_2 形成 H_2O，于 10~30s 即可见罐壁上出现水滴(罐内同样放有硅胶用于吸水)；若不使用商品试剂片，也可直接按相应容器每升容积加入硼氢化钠 0.22g(置一玻璃皿内)、柠檬酸 0.33g 与碳酸氢钠 0.37g(同置一玻璃皿内)的方法(同时在容器内分别放入适量钯粒及变色硅胶)，在两试剂皿内各加水 5mL 后立刻密封($NaBH_4+2H_2O \rightarrow NaBO_2+4H_2\uparrow$；$2H_2+O_2 \rightarrow 2H_2O$；$C_6H_8O_7+3NaHCO_3 \rightarrow Na_3C_6H_5O_7+3H_2O+3CO_2\uparrow$)即成。然后将此罐直接置所需培养温度的培养箱中培养，适宜于一般的细菌学实验室使用。

(4) *气袋培养*　这是一种专用于细菌厌氧培养的特制塑料袋，袋内装有作用不同的三个小管，其一是 H_2 及 CO_2 气体发生管，为底部装有分别用纸包好的碳酸氢钠与硼氢化钠、上部装有一支安瓿为 5%柠檬酸水溶液的塑料软管；其二是装有钯粒的催化剂管，管壁有些小孔；其三是亚甲蓝无氧指示剂管，是一小安瓿外套塑料软管。使用时将接种细菌的平板培养基置入袋内并尽可能将袋内空气挤压出，再将袋口折叠数层并以弹簧夹夹紧夹严密封，然后折断气体发生管的安瓿颈部，使液体流出与硼氢化钠化合产生 H_2，折断安瓿的同时将袋竖直使气体发生管的管口朝上，以免气体产生太快时将液体冲出管外导致产气量减少，起初产气很多使袋膨胀，随后 H_2 与 O_2 在钯催化下形成水(可见袋的内壁有水珠且触摸有温热感)使袋的容积缩小，表示催化过程正在完成(为防袋内水分过多可在袋内装入硅胶吸水)；接着柠檬酸和碳酸氢钠作用产生 CO_2，袋又再次膨胀，在折断气体发生管之后约 0.5h，袋内化学反应一般结束，已无游离氧存在，此时折断亚甲蓝指示剂安瓿管颈部，使指示剂与袋内气体接触，仍保持无色不变蓝则表明袋内为无氧状态。然后置所需培养温度的培养箱中培养，此厌氧原理同上述冷触媒法。此法简便易行，很适宜于对小量培养材料的使用。

(5) *疱肉培养基培养*　这是一种液体培养基，在其中装有适量煮过的肉渣以其可氧化物质用于消耗氧，在其液面上加有一层石蜡油以隔绝空气，接种细菌前常是对非新鲜制备的此培养基，先加热煮沸(驱除气体)并取出置冷水中速冷却后再行接种细菌，接种后置所需培养温度的培养箱中培养即可。这种方法常用于厌氧菌的菌种保藏，同时也能进行对厌氧细菌在液体培养基中的生长表现检查等。

(6) *化学除氧培养*　通过化学反应吸收掉小环境中的氧气造成无氧环境，这种方法在一般细菌学实验室还是常被采用的，常用的一是低亚硫酸钠与碳酸钠法：在每升容积的所用容器内加低亚硫酸钠(又称二硫四氧酸钠、保险粉、连二亚硫酸钠，$Na_2S_2O_4$)30g 及等量的碳酸钠(Na_2CO_3)，两者混合($Na_2S_2O_4+Na_2CO_3+O_2 \rightarrow CO_2+Na_2SO_4+Na_2SO_3$)后置于反应皿中，然后置于适当容器(如不加有任何其他试剂的上述厌氧罐、500mL 或 1000mL 或其他适当容量的烧杯等)内，再于两种混合的试剂中加入水少许后立刻密封(若用烧杯作容器时可扣在适当大小的玻板上再以橡皮泥或凡士林等密封)，置所需培养温度的培养箱中培养即可。二是焦性没食子酸法：使用的试剂是焦性没食子酸(pyrogallic acid,

$C_6H_6O_3$）和 NaOH（或 KOH），用量为每升容积用焦性没食子酸 10g 和 10% NaOH 水溶液 100mL，处理方法为先将焦性没食子酸置于反应皿的一侧，另一侧放 NaOH 溶液，然后置于同前所述的适当容器内，加盖密封后稍倾斜使两化学试剂混合，同前所述做培养即可；这种方法也常用于单个平皿培养，具体是在一块洁净玻板上放一块无菌纱布（或脱脂棉），在纱布上加适量的焦性没食子酸（一般是 0.2g）和 NaOH 溶液（一般是 0.5mL）后立刻将接种细菌的培养基平板倒扣其上，立即以橡胶泥或凡士林等密封，同前所述做培养即可；这种方法的原理是焦性没食子酸与碱溶液作用后形成易被氧化的碱性没食子盐（alkaline pyrogallate），通过氧化作用形成黑、褐色的焦性没食子橙从而除掉密封容器中的氧，其缺点是在氧化过程中会产生少量一氧化碳（CO），对某些厌氧菌的生长有抑制作用，同时 NaOH 的存在会吸收容器中的 CO_2，对某些厌氧菌生长不利（用 $NaHCO_3$ 代替 NaOH 能部分地克服 CO_2 被吸收的问题但又会导致吸 O_2 速率的减慢），此外形成的碱性没食子盐对细菌有一定毒性作用，有时影响分离与培养效果。这两种方法，也均可做单个试管培养，方法是在一大试管中加入适量试剂后，将接种细菌的试管装于此大试管[一般的大试管常是加入几个玻璃珠（或一弹簧）支撑，或直接使用专用的布赫纳（Buchner）管]中，立刻以橡皮塞密封后进行培养。

（7）生物除氧培养　这种方法是利用生物组织（氧化耗氧）或需氧菌（呼吸耗氧）的作用，来达到小环境的无氧状态，像前述的利用疱肉培养基培养即可归为此范畴。使用需氧菌的方法常是将培养基平板（尽量多装培养基以减小剩余空间）中的培养基用无菌手术刀片切成两半（中间去掉宽约 5mm 的培养基使两边分开），在一半培养基上接种需氧菌如常用枯草芽孢杆菌（*Bacillus subtilis*），在另一半培养基上接种厌氧菌，然后将培养皿边缘密封进行培养，也可采用同上述的方法，在接种后将培养基平板倒扣于一块洁净玻板上，同前述密封后进行培养。

除了上述，也可采用在培养基中加入还原剂如半胱氨酸（cysteine）、硫乙醇酸钠（$HSCH_2COONa$）等的方法，用以吸收培养基中的氧气，从而降低培养基的氧化还原电势造成无氧环境以利于厌氧菌的生长。

为有效培养厌氧细菌，需保证相应厌氧环境的创造，因此常需对无氧效果进行检查，常用的方法是使用亚甲蓝指示剂。指示剂的配制方法一是取含量 85%的亚甲蓝 0.003g、葡萄糖 4g 及双盐基砷酸钠（$Na_2HAsO_4 \cdot 7H_2O$）2g，溶于 100mL 蒸馏水中即成；二是取 1.5%亚甲蓝水溶液 0.1mL、1mol/L 的 NaOH 水溶液 0.1mL 及 10%葡萄糖水溶液 4.2mL，混匀即成。使用时（用前一般经煮沸处理）取此亚甲蓝指示剂 3~4mL 加于小试管中，然后置于培养罐（或其他培养用相应容器）内，若指示剂变为无色（无氧褪色），则证明容器内无氧气存在。

2.2.4　细菌的鉴定

对细菌的有效鉴定，直接决定了细菌的种类判定。一般情况下，若仅仅是出于对细菌常规鉴定的目的（非研究工作的特别需要），主要包括对分离后做纯培养的细菌做形态特征检查、培养及生化特性检查、免疫血清学检验、动物回归试验的致病作用检查等方面；尽管这些方面都是常规的，但规范化的技术却增加了结果的可靠性。

2.2.4.1　鉴定指征的选择

尽管目前对于细菌的分类鉴定已进入多相分类(polyphasic taxonomy)阶段，但使用细菌形态特征(morphological characteristics)、培养特征(cultural characteristics)、生理生化特性(physiological characteristics)等这些表观分类学指征(phenotypic information)，对细菌分类单位(taxon)进行描述的传统分类(traditional classification)也称描述分类，仍是普遍被采用且有效的方法，无论是对细菌的常规检验、细菌学科研、新菌种的发现来讲均是有学术价值和指导意义的。

仅就这种传统分类方法来讲，其所涉及的具体试验项目也是很多的，以致对一种细菌的鉴定是相对较繁琐的，常规来讲是所测项目愈多愈有利于对菌种的归类判定，但在有些情况下也并非是所测项目愈多则收效愈佳，关键在于所测项目是否能真正反映出被检菌的特征，如此也显示出了对细菌鉴定时的经验值的重要性。在常规的细菌鉴定中，一般情况下是对被检菌进行革兰染色镜检形态特征及染色反应(这是必测的)，测定了在某些培养基上的菌落特征、是否有动力，进行了氧化酶和氧化-发酵(oxidation-fermentation test，O-F)及不同温度条件下的生长试验等之后，结合被检菌的来源(生境)等，对有一定经验的细菌学工作者来讲则能将被检菌大致(甚至有时是较准确的)划归到属甚至种的范围，在经此已基本圈定的基础上再择一些认为是具有区别意义的重要项目进行测定后即可做出相应的菌种判定(主要指常见的病原菌)，总体来讲是不要盲目地去做诸多项目，要择其确有鉴定意义(与另外的种能鉴别)的项目进行测定，但这些常常是对常规菌种鉴定工作来讲的，对科研工作，尤其是对新菌种的鉴定则应尽可能地进行多项指标的测定，以丰富其相应的内容。

此外，目前已常被采用的 16S rRNA 基因序列测定与系统发育学分析，非常有助于对细菌的准确鉴定，结合上述的传统分类，更能保证鉴定结果的可靠性，尤其对新菌种的鉴定更是不可缺少的内容。

2.2.4.2　表观分类学指征鉴定

在此首先需要强调的是，所测项目内容均必须使用具有明确记载、学术界公认的、标准的、规范的方法，对结果判定时也是如此，切忌随便操作，对所测项目的可疑结果需认真分析原因并进行重复试验，尊重客观结果。对一项内容具有多种方法的，常常有的方法是专门用于对某种或某些种细菌检验的，此时必须予以明确，即使是泛义的方法也常会因方法不同将出现不同的结果，所以在这种情况下则需注明所用方法，以避免可能会导致在他人应用其他方法时所测结果的不一致性。此外，就同一种细菌、同一项指标及同一种测定方法来讲，有的也会因所使用的培养基、培养条件(如气体或温度等)的不同，表现出不同的结果，此时则需标注相应的测定条件。

(1) 细菌形态特征检查　细菌在一定的生长繁殖条件下，具有相对恒定的形态特征。且常可通过对细菌形态特征尤其是一些具有典型特征形态的细菌的检查，将被检细菌大致确定到相应的菌属，从而作为进一步检验的基础，也有时能做出有效的诊断或作为及时临床治疗选择用药的重要参考指标，尤其对富有经验的细菌检验工作者来讲更容易做到这一点。此外，在对某种细菌如新发现的种或变异株等进行研究时，形态特征也是首要且必不可少的内容。

对细菌进行形态特征的检查，是借助于显微镜(microscope)来完成的。主要内容包括对细菌进行形态、大小、排列形式、染色特性及某种特殊结构的检查。

1)不染色标本的检查：对待检细菌不做染色，直接制成相应标本后在暗视野显微镜(darkfield microscope)下观察。本方法最多被用于对活体细菌的基本形态和动力(含运动情况)的检验，常用的方法包括悬滴标本法和压滴标本法。

但细菌是无色透明体，在对细菌的不染色活体标本进行检查时，利用普通的光学显微镜(light microscope，LM)则仅能观察到细菌的轮廓及动力(是否能在液体中运动)情况，所以欲准确观察到细菌的形态，还需使用暗视野显微镜做暗视野映光法(darkfield illumination)检查，另外则是使用相差显微镜(phase-contrast microscope)检查，可同时观察到细菌的形态及某些内部结构。

2)染色标本的检查：对细菌进行染色检查，其染色方法很多，当根据实际需要选定，最为常用的方法是革兰氏(Gram)染色。无论哪种染色方法，其基本程序均是：涂(抹、触)片→固定→(染色、媒染)→染色→(脱色)→(复染色)。但出于不同目的或不同的染色方法，在基本程序中有些内容(加在括号内的)是不需要的，因此最基本程序就是涂(抹、触)片→固定→染色。

染色的效果直接关系到对细菌的检验结果，尤其是复染色及对细菌特殊结构的染色更为重要，因此要求对染色的每一个环节均必须做到规范，否则将很可能会导致误判(特别是对未知细菌的检验)，又会直接影响到对细菌的进一步鉴定。对于细菌染色的质控要从染色液开始，配制染色液后要经过滤，以其单染色镜检无染色颗粒为宜，置所需条件下保存并在有效期内使用；检查革兰氏染色时，阳性反应可用金黄色葡萄球菌 ATCC 25923 菌株，阴性反应可用大肠埃希氏菌 ATCC 25922 菌株；检查抗酸染色时，仅用呈阳性的结核分枝杆菌(*Mycobacterium tuberculosis*)即可；检查鞭毛染色，阳性反应可用普通变形菌、阴性反应可用弗氏志贺氏菌(*Shigella flexneri*)；检查荚膜染色，仅用呈阳性反应的肺炎克雷伯氏菌即可；检查芽孢染色，仅用呈阳性反应的枯草芽孢杆菌(*Bacillus subtilis*)即可；异染颗粒染色，仅用呈阳性反应的白喉棒杆菌(*Corynebacterium diphtheriae*)即可；从制备标本片到染色后的镜检，整个过程均需按规程操作。

细菌染色标本置普通的光学显微镜下检查，既可对细菌形态特征做出判定，还可具体测量细菌的大小。另一种也属于细菌染色标本检查的方法，是利用某种荧光染料如金胺 O(auramine O)等对结核分枝杆菌染色或荧光抗体(属于免疫血清学反应的内容)对被检细菌进行染色后，置荧光显微镜(fluorescence microscope)下检查。在对于细菌需要进行超微结构如细菌的菌毛(fimbria)等进行检查时，还需要应用电子显微镜(EM)来完成。

对于细菌形态特征的检查，通常有两种情况，一是对标本材料中细菌的直接检验，二是对分离后的细菌进行检验。需注意的是，有些细菌在标本材料中与在培养基上生长其形态存在一定差异，甚至有的表现非常明显，需要根据相应细菌特点准确辨认。

在有些情况下，对标本材料直接染色检查，在对细菌的分离培养中具有指导意义，例如，浙江省台州市疾病预防控制中心的葛素君等(2006)报告在 2003 年 10 月，台州市某小学 140 余名 8~12 岁学生在课间营养餐，食用熟食喜蛋后有 82 人(罹患率 58.57%)发生食物中毒，检验证实是由单核细胞增生李斯特氏菌(*Listeria monocytogenes*)污染熟食喜蛋引起的；检验中采用了“染片指引法”，即对样品首先进行革兰氏染色检查，结果发现在患者呕吐物中占据视野 100%、在熟食喜蛋中占据视野 80%存在革兰氏阳性短小杆菌，有效指导了对此次食物中毒事件的细菌学检验[55]。

(2)细菌培养特征检查　细菌的培养特征，主要指细菌生长需要的适宜条件、在培养基中的生长表现等内容，在一定的条件下培养，这些培养特征都是相对恒定的。因此，通过检查细菌的培养特征，并结合其形态特征，常可以对被检细菌的种类做出很有价值的大致判断，尤其对一些形态及培养特征很明显的细菌更有意义。对于不同的细菌来讲，可以选择其中主要的培养特征内容进行检验，但其中对菌落特征的检查是不可忽略的。实际上，在对标本材料细菌分离后所出现的生长特征，也属于培养特征的范畴；此外则是对分离细菌的纯培养物做培养特征检查，且与初代分离时的结果必须是一致的。

1)在培养基中的生长表现：细菌接种于某种培养基后，在相对恒定的条件下培养后将呈现出稳定的生长表现特征，且在不同种细菌之间存在一定或较大的差异。因此，可以通过固定培养基来检查细菌的生长表现，从而进行对细菌的鉴定。

A. 固体培养基中的生长表现：通常是将固体培养基(solid medium)制备成平板(plate)、斜面(slant)、柱状(columnar)等，接种细菌并置适宜条件培养一定的时间后，检查其相应的生长表现特征。

划线接种细菌于固体培养基平板表面，使细菌分散开，置一定的温度条件下经一定时间培养后，会出现由一个细菌生长繁殖出的群体集落，被称为菌落(colony)；由若干个菌落融合生长成片，被称为菌苔(lawn)。菌苔的生长表现一般对细菌鉴别意义不大，而菌落却具有重要意义，因此常对菌落进行生长表现特征的检查，主要包括大小、形状、隆起度、表面、构造、边缘、颜色、透明度、质地、乳化性、气味等内容(图 2-5，图 2-6)。

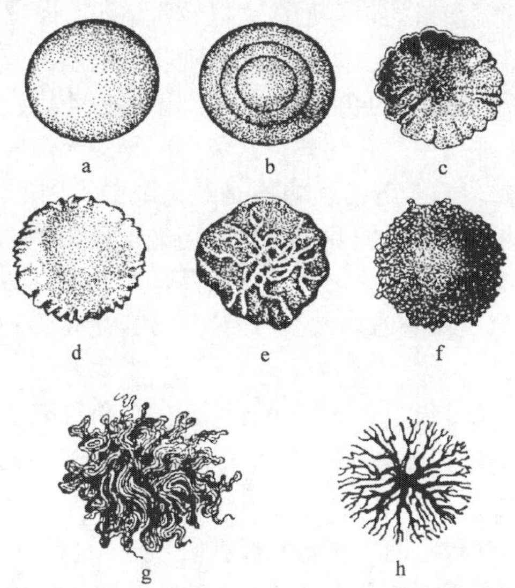

图 2-5　菌落的形状与边缘及表面结构

a. 圆形，边缘整齐，表面光滑；b. 圆形，边缘整齐，表面有同心环；c. 圆形，叶状边缘，表面有放射状皱褶；d. 圆形，锯齿状边缘，表面较不光滑；e. 不规形，波浪状边缘，表面有不规则皱纹；f. 圆形，边缘残缺不全，表面呈颗粒状；g. 毛状；h. 根状

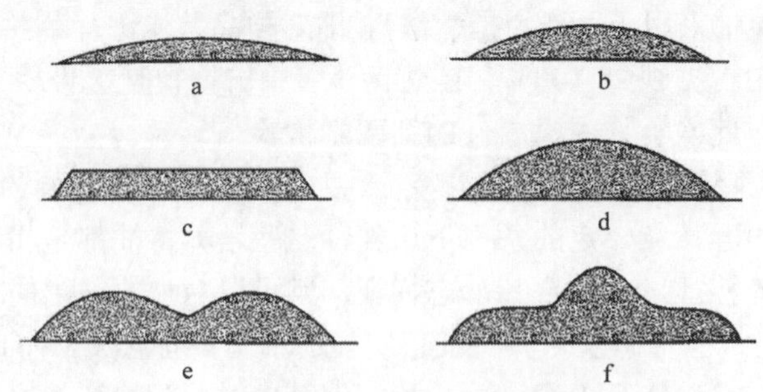

图 2-6 菌落的隆起度

a. 扁平状；b. 低隆起；c. 平升(顶)状；d. 隆起；e. 脐状(凹陷状)；f. 纽扣状

检查细菌菌落的形状、隆起度、表面、构造、边缘等生长表现时，有的需借助使用放大镜甚至普通光学显微镜(多用低倍且较暗光线为好)，否则难以准确判定。另外，对于菌落特征的检查，还需注意有的细菌菌落能形成子菌落(daughter colony，指由原生菌落边缘长出的小菌落)或次生菌落(secondary colony，指由原生菌落上端再长出的小菌落，也称再生菌落)，它们的形成常是由于局部培养基中营养物质被消耗后，某些菌细胞又利用未被利用过的物质所致，这些菌细胞对未被利用物质的吸收能力是通过有关物质产生特殊刺激后所获得的；这种子菌落或次生菌落，常在培养基上传代几次后一般不再形成。同时，在非特定情况下或使用必需的特定培养基时，一般在培养基中不能加有 pH 指示剂、某种染料及血液等成分，因为它们常可能引起菌落颜色、质地、透明度方面性状的改变，对于这种情况需做专门描述。在量度菌落大小时，要选择均匀分散开且具有代表意义的若干个分别量度，因为在菌落致密区，会因营养成分有限、可能存在的有害代谢物的分泌与积聚等抑制菌落的正常形成，以致常偏小且不典型；远离群体的孤立菌落常偏大些。具有溶血特性的某种细菌，对人及动物红细胞的溶解作用常是有选择的，也常可依此来对细菌进行鉴别，因此在具体描述细菌溶血作用及其特性时，需指明所用红细胞种类，实践中最常被采用的是绵羊、家兔等动物的无菌脱纤血液。再者则是对微菌落(microcolony)的检查，上面所描述的均是经肉眼能见到的菌落并常统称为大菌落(macrocolony)，相对来讲不能用肉眼见到、只能用光学显微镜才能观察到的由细菌于生长繁殖早期在固相载体上形成的菌落被称为微菌落，对其检查的方法较多，但均是在薄层培养基载体上进行的，如使用载玻片、盖玻片、微孔滤膜等，对微菌落检查更能反映不同细菌的相应特性。

在血液营养琼脂培养基平板上，除了进行上述的菌落特征检查外，还需检查是否存在溶血现象。如甲型溶血也称 α-溶血(α-haemolysis)、乙型溶血也称 β-溶血(β-haemolysis)、丙型溶血也称 γ-溶血(γ-haemolysis)等。

在固体培养基(管)斜面自上而下进行直线接种，培养后观察其生长情况及培养特征，主要包括生长程度、菌苔的颜色及形状等(图 2-7)。在固体培养基柱(管)的中央自上向下做直线穿刺接种(一般穿刺 3/5 左右深度)，培养后观察其生长情况及培养特性等。主要包括呈线状、棘状、球状、绒毛状及根状等情况(图 2-8)，也具有一定的细菌鉴别意义。

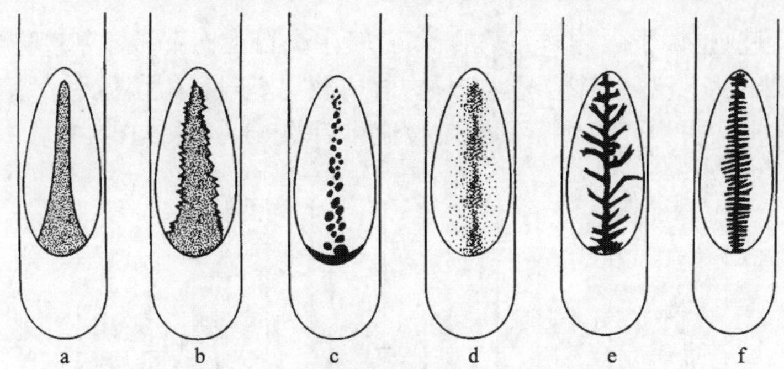

图 2-7　细菌在培养基斜面上的生长表现

a. 线状；b. 棘状；c. 珠状；d. 扩散状；e. 根状；f. 羽毛状

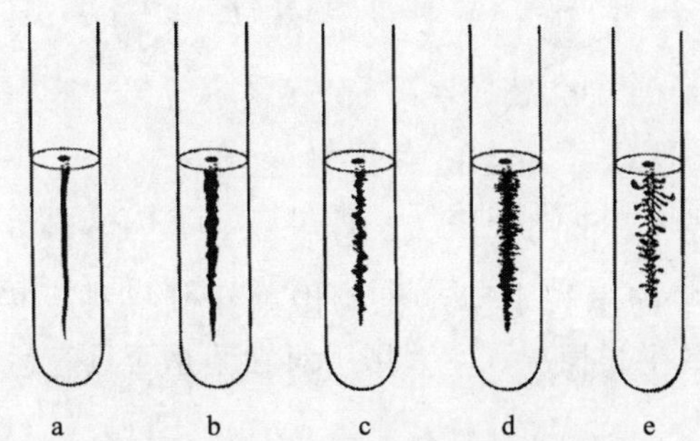

图 2-8　柱状培养基穿刺接种细菌生长表现

a. 线状；b. 棘状；c. 珠状；d. 绒毛状；e. 根状

待装有高层固体培养基(管)经熔化并冷至 50℃左右时，接种待试菌并立刻搓转试管(做摇振)使其混匀，使细菌均匀分布于培养基后，速置冷水中待培养基凝固后进行培养，也称摇振培养(shake cultivation)，观察其生长表现。若为需氧菌，则仅在培养基表层生长；微需氧菌在表层及一段下部生长；兼性厌氧菌在培养基中均匀生长；厌氧菌则仅在培养基底部生长(图 2-9)。此多用于对待检细菌进行生长繁殖时氧需要的检查，也用于对厌氧菌的传代保存。

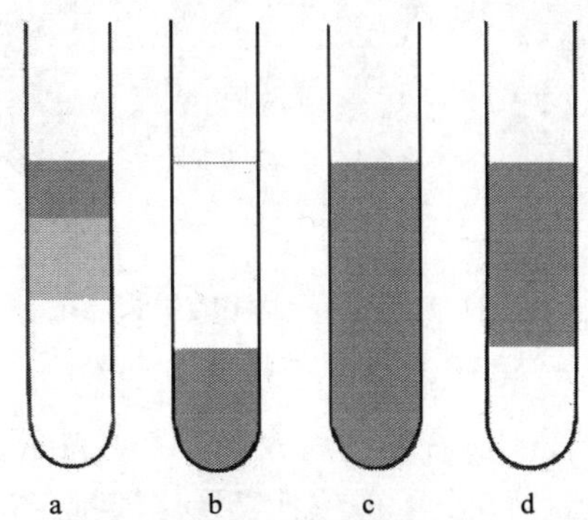

图 2-9　细菌的摇振培养生长表现

a. 需氧菌；b. 厌氧菌；c. 兼性厌氧菌；d. 微需氧菌

在明胶培养基（也属于固体培养基的范畴）管中央自上向下做穿刺接种（一般穿刺 3/5 左右深度），培养后检查其生长情况。本项内容主要用于对待检菌做明胶液化试验，除检查其是否能液化明胶外，还可观察其明胶被液化后的形状（图 2-10）。

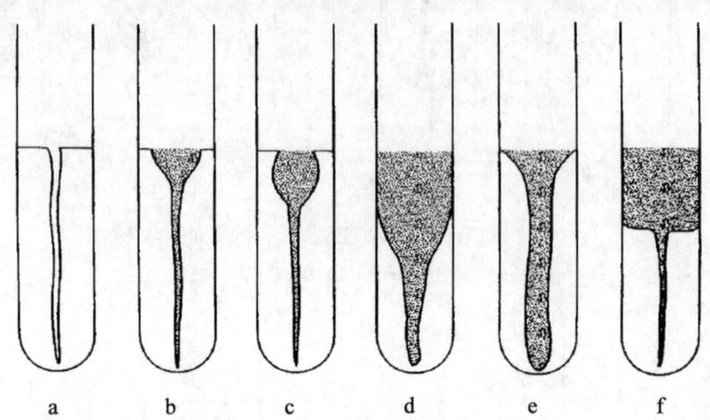

图 2-10　明胶液化及形状

a. 不液化；b. 杯状（火山口状）；c. 萝卜状；d. 漏斗状；e. 囊状；f. 层状

B. 半固体培养基中的生长表现：将待检菌穿刺接种于半固体培养基（semisolid medium）中，培养观察其生长情况。主要用于对细菌是否具有运动力（是否产生鞭毛）的检查。

C. 液体培养基中的生长表现：取待检菌少许接种于液体培养基（liquid medium）中，经培养后观察其生长情况，主要包括生长量、培养物的混浊程度及性状、表面生长情况及有无沉淀形成等（图 2-11）内容。

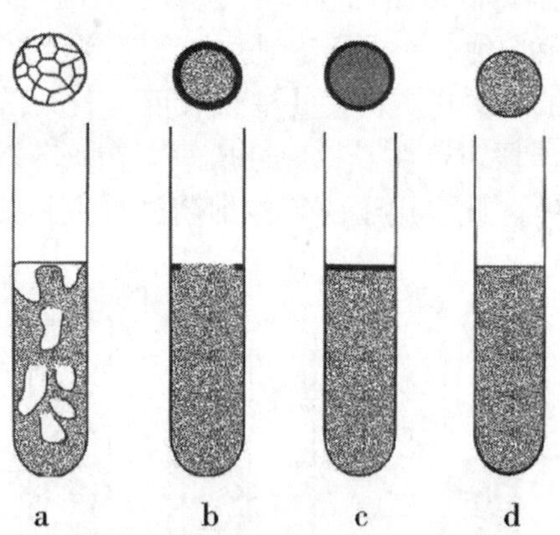

图 2-11　液体培养基中的生长表现

a. 漂浮状；b. 环状；c. 厚膜状；d. 薄膜状

D. 鉴别培养基中的生长表现：在鉴别培养基（differential medium）中，一般多数细菌均能正常生长繁殖，但某些细菌在其上的生长表现比较特殊，从外观上就比较容易将其与其他的细菌区别开，所以常被用于对相应细菌的初步鉴别或选择分离。如常用的沙门氏菌-志贺氏菌琼脂（Salmonella-Shigella agar，SS agar）培养基，因为沙门氏菌属和志贺氏菌属细菌不分解乳糖，所以其菌落无色；大肠埃希氏菌(*Escherichia coli*)能分解乳糖产酸，所以菌落呈红色，这是因为培养基中含有乳糖和 pH 指示剂中性红(neutral red)；某些能产生 H_2S 的变形菌属细菌和沙门氏菌属细菌等，还能使菌落中心呈黑色，因其中含有柠檬酸铁($FeC_6H_5O_7$)指示剂。实际上，用于细菌生化试验的培养基(biochemical medium)及选择性培养基(selective medium)等，也均属于此范畴。此类培养基按其物理性状分类，为固体或液体或半固体培养基。

2)其他培养特征检查：有些培养特征，如对氧的需要、需要一定浓度的二氧化碳(CO_2)环境、对营养物质及生长因子(growth factor)的需求、正常生长繁殖时所需温度条件、正常生长发育需要的酸碱条件、正常生长繁殖时对 NaCl 的需要、对温度的抵抗力及是否产生色素(pigment)等，在对细菌的研究中也是常需检验的内容。

除了上面所记述的，有的也将细菌对抗菌类药物(或抑菌剂)的敏感性、对有机酸(盐)的利用能力等列在了培养特性的范畴，但现在更多情况是将前者独立出来；至于对丙二酸盐、柠檬酸盐、酒石酸盐等的有机酸(盐)利用试验，则按较常规的列在细菌生化试验项下。实际上，有不少检查项目是难于明确进行分类的，很多情况下是按习惯分别归类进行记述的。

按一般的细菌检验程序来讲，对细菌培养特征的检查常是继细菌形态特征检验后的第二步，但除在特定需要或研究工作的情况下，对一般细菌的检验有不少培养特征项目(如菌落特征、溶血性、在鉴别培养基上的生长表现、对氧的需要、温度需要、色素产生等)是在从被检标本材料中分离细菌时即能同时进行并做出相应判定的，且有个别项目是在细菌常规检验中并不需要的(这可根据细菌种类决定)，但对系统的研究工作来讲，应尽量比较全面地进行检查并准确判定。

(3)细菌生化特性检查　细菌的生化特性检查，在细菌检验中具有重要价值，通过生化反应，基本均可对被检细菌鉴定到种至生物型。一般来讲，细菌经生化试验后，即可将其做出相应种类的判定。生化试验的内容和方法较多，可根据被检菌情况选择使用。实践中，常是将细菌生化特性检查分为以下的 4 类。

1)糖(醇及苷)类代谢试验：比较常用的糖(醇及苷)类代谢试验，主要包括糖(醇及苷)类发酵试验、甲基红试验(methyl red test，MR test)、伏-波试验(Voges-Proskauer test，V-P test)、淀粉水解试验、七叶苷水解试验等；在糖(醇及苷)类发酵试验中，有的糖、醇及苷类具有不同的名称，为便于使用，现将一些常用的列于表 2-17 中。

表 2-17　供做试验的常用糖(醇及苷)类

中文名称	英文名称	分子式	别名
树胶醛糖	arabinose	$C_5H_{10}O_5$	阿拉伯糖，阿糖，阿戊糖
木糖	xylose	$C_5H_{10}O_5$	木质醛糖，戊醛糖
核糖	ribose	$C_5H_{10}O_5$	异性树胶糖，胞核糖
葡萄糖	glucose	$C_6H_{12}O_6 \cdot H_2O$	右旋糖
鼠李糖	rhamnose	$C_6H_{12}O_5 \cdot H_2O$	异甜醇

续表

中文名称	英文名称	分子式	别名
山梨糖	sorbose	$C_6H_{12}O_6$	花楸糖，清凉茶糖
甘露糖	mannose	$C_6H_{12}O_6$	carubinose，β-D-mannose seminose
半乳糖	galactose	$C_6H_{12}O_6$	水解乳糖，分解乳糖
山梨醇	sorbitol	$C_6H_{14}O_6$	山梨糖醇，花楸醇，清凉茶醇
蜜二糖	melibiose	$C_{12}H_{22}O_{11} \cdot 2H_2O$	α-D-榕貳糖
蔗糖	sucrose	$C_{12}H_{22}O_{11}$	beet sugar，cane sugar
肌醇	inositol	$C_6H_{12}O_6$	肌糖，环己六醇，环六甲烷醇
树胶糖醇	arabitol	$C_5H_{12}O_5$	阿拉伯醇，阿糖醇
甘露醇	mannitol	$C_6H_{14}O_6$	槡醇，甘露糖醇
七叶苷	aesculin	$C_{15}H_{16}O_9 \cdot 1½H_2O$	七叶灵，七叶林，七叶树苷，马栗树皮苷
麦芽糖	maltose	$C_{12}H_{22}O_{11}$	饴糖，淀粉糖
扁桃苷	amygdalin	$C_{20}H_{27}NO_{11}$	苦杏仁苷，苦杏仁素
侧金盏花醇	adonitol	$C_5H_{12}O_5$	戊五醇，阿东糖醇，侧金盏戊(糖)醇，福寿草醇
棉子糖	raffinose	$C_{18}H_{32}O_{16} \cdot 5H_2O$	蜜三糖，甜菜糖
松三糖	melezitose	$C_{18}H_{32}O_{16} \cdot 2H_2O$	落叶松密糖
松二糖	turanose	$C_{12}H_{22}O_{11}$	土冉糖，土耳其甘罗糖，3-(α-D-葡糖基)-D-果糖
糊精	dextrin	$(C_6H_{10}O_5)_n \cdot XH_2O$	fortodex，gommelin，leiocom，starch，gum，amylin
乳糖	lactose	$C_{12}H_{22}O_{11} \cdot H_2O$	4-O-β-D-galactopyranosyl-D-glucose，4-(β-D-galactosido)-D-glucose，α-lactin，milk，sugar，α-saccharum，lactis
糖原	glycogen		肝淀粉，肝糖，牲粉，动物淀粉
水杨素	salicin	$C_{13}H_{18}O_7$	水杨糖，水杨苷
甜醇	dulcitol	$C_6H_{14}O_6$	己六醇，卫茅醇，半乳糖醇
甘油	glycerin	$C_3H_8O_3$	丙三醇，三羟基丙烷
赤藓醇	erythritol	$C_4H_{10}O_4$	1,2,3,4-丁四醇，赤丝草醇，原藻醇
海藻糖	trehalose	$C_{12}H_{22}O_{11} \cdot 2H_2O$	漏芦糖，蕈糖
纤维二糖	cellobiose	$C_{12}H_{22}O_{11}$	β-cellobiose，4-O-β-D-glucopyranosyl-D-glucose，4-(β-D-glucosido)-D-glucose
菊糖	inulin	$(C_6H_{10}O_5)_n$	菊粉，旋复花粉
α-甲基-D-葡糖苷	α-methyl-D-glucoside	$C_7H_{14}O_6$	甲基-α-D-吡喃葡糖苷
岩藻糖	fucose	$C_6H_{12}O_5$	夫糖，去氧水解乳糖，脱氧半乳糖，D(+)或L(–)海藻糖
果糖	fructose	$C_6H_{12}O_6$	左旋糖
熊果苷	arbutin	$C_{12}H_{16}O_7$	对苯二酚葡糖苷，对苯醌配葡萄糖，梨配糖物，熊果叶苷，熊葡萄糖叶素

2) 氨基酸和蛋白质代谢试验：比较常用的氨基酸和蛋白质代谢试验主要包括吲哚试验(indole test)、硫化氢(H_2S)试验、明胶液化试验、肉渣消化试验、凝固血清液化试验等。

3) 有机酸盐和铵盐利用试验：比较常用的有机酸盐和铵盐利用试验主要包括柠檬酸盐利用试验、丙二酸盐(又称缩苹果酸盐)利用试验、乙酸盐利用试验、酒石酸盐利用试验、葡萄糖铵利用试验等。

4) 酶类试验：比较常用的酶类试验主要包括氧化酶(oxidase，又称细胞色素氧化酶)、过氧化氢酶(catalase，又称触酶)、过氧化物酶(peroxidase)、尿素酶(urease，又称尿素酰胺水解酶)、硝酸盐(nitrate)还原反应、苯丙氨酸脱氨酶、氨基酸脱羧酶、脱氧核糖核酸酶等。

2.2.4.3　细菌的菌种判定

对于供试菌经鉴定后做准确的菌种判定，应根据各项鉴定指标的结果，严格按国际权威的《伯杰氏鉴定细菌学手册》(*Bergey's Manual of Determinative Bacteriology*)最新版(目前为 1994 年出版的第九版)、《伯杰氏系统细菌学手册》(*Bergey's Manual of Systematic Bacteriology*)最新版(目前为于 2001 年陆续分卷出版的第二版)上所记载的及在《国际系统和进化微生物学杂志》(*International Journal of Systematic and Evolutionary Microbiology*，*IJSEM*)上新发表的菌种进行。在菌种归类判定的实践中，常有的情况是所测项目内容与前述这些经典记载的存在某些性状反应结果的差异(除了反应结果不定的以外)，此时则需对这些性状予以复试并采用相应的不同方法，若复试结果仍是存在差异，则需检查这些性状指标是否为在决定菌属、菌种中必需的重要指标(可通过相应菌属的定义及菌种的描述对此做出判断)，若符合菌属定义但为某种所必需的指标则不能轻易作为种的判定，可再考虑为其他相近种或变异菌株，最终的判定则可再进一步通过基因水平的测定(如 16S rRNA 基因测定与系统发育分析等)做出；若非所必需的指标且差异项较少，一般是可做出相应菌种判定的，其前提是所有必需指标都是相符的，但同样也是通过 16S rRNA 基因等的进一步测定核证为妥。在做出菌种判定后，若作为检验报告出示或公开发表，则应使用统一的汉译菌名并在其后括号内加入学名；关于细菌名称，目前我国有由杨瑞馥、陶天申、方呈祥和张利平主编的《细菌名称双解及分类词典》(化学工业出版社，2011)、赵乃昕和张明主编的《医学细菌名称及分类鉴定》第二版(山东大学出版社，2006)等专门书籍可供使用。对于细菌新种、新亚种或新生物型等来讲，需在经多项指标测定并确认属于在此前尚无记述的之后，再按《细菌命名国际法规》(*International Code of Nomenclature of Bacteria*，*ICNB*)予以定名。

2.2.5　噬菌体检验

应用细菌噬菌体(bacteriophage)检验细菌，主要包括两方面内容：其一是应用噬菌体对相应细菌做噬菌体裂解试验，以用于细菌鉴定；其二是用已知噬菌体对同种细菌进行噬菌体分型，如对大肠埃希氏菌的噬菌体分型等。

2.2.6　分子生物学检验

近年发展起来的细菌分子生物学检验技术，从基因水平对被检细菌进行鉴定，如基因探针(gene probe)、聚合酶链反应(PCR)技术等，不仅具有快速、特异、敏感等特点，而且常不受标本材料被污染或含菌量小等的限制，也减少了常规生物学实验方法判定时难以避免的人为主观因素，所以使其发展很快。但需注意的是，有时并非检出有某种细菌即可确定为相应的感染，所以使其在实践中应用受到一定限制，较多的是对分离鉴定后的细菌在研究中应用；其他如 DNA 中 G+C mol%测定等，也是常用于对相应细菌的研究。再者，16S rRNA 基因序列测定与系统发育学分析、DNA/DNA 杂交及 DNA/RNA 杂交等，现在已被较广泛应用于对细菌的鉴定，前者已主要是较多地应用于细菌鉴定中，后者还主要是被较多应用于细菌分类尤其是新菌种的确认方面。

2.2.7　免疫血清学检验

对细菌做免疫血清学检验，主要包括以下四个方面的内容。一是用已知某种细菌的标准因子血清对相应分离菌株做抗原构造分析，从而决定其相应血清型(血清型检定)；二是对某种细菌的若干分离菌株做血清同源性(homology)测定，当然也包括用已知抗血清对同种或不同细菌间做交叉免疫反应试验的抗原相关性测定；三是用已知的细菌抗血清对分离菌株或病料组织中的病原菌的检验，以用于对相应细菌传染病(感染症)的诊断及病原细菌鉴定；四是用已知的细菌(抗原)对被检血清抗体进行测定，常用于对相应细菌传染病(感染症)的诊断，或是血清流行病学调查、经某种细菌疫苗免疫接种后做血清抗体滴度的检测、对所制备抗血清进行效价测定。对发生某种细菌感染后耐过，或是平时的血清流行病学调查或经某种细菌疫苗免疫接种后做血清抗体滴度的检测。无论有何检测目的，所用方法和基本原则都是相同的，其基本材料是抗血清和菌株(或含菌的组织材料)。

现在的免疫血清学试验方法较多，且在技术方法上都是已经成熟的。实践中，可根据检测目的和性质来选择最适宜的方法。下面仅就在细菌性食物中毒检验中常用的凝集试验，予以简要记述。

2.2.7.1　凝集反应方法

细菌、红细胞等颗粒性抗原，当与相应抗体结合后，在适量电解质存在的条件下，经过一定时间，颗粒性抗原则被凝集，形成肉眼可见的小团块，称为凝集反应(agglutination)。根据所用抗原的性质，又可分为直接凝集反应和间接凝集反应。直接凝集反应，是直接用颗粒性抗原与相应抗体作用所出现的凝集现象。间接凝集反应是将可溶性抗原(或抗体)吸附在一种与免疫无关的惰性载体颗粒表面，使其成为致敏的颗粒性载体，因此也称被动凝集反应；所用载体颗粒主要有红细胞(常用绵羊红细胞或人 O 型红细胞)、聚苯乙烯胶乳颗粒、活性炭颗粒等。在细菌抗原的凝集反应中常用直接凝集反应，主要有玻片凝集反应和试管凝集反应。

(1) *玻片凝集反应*　玻片凝集反应(slide agglutination)方法，是一种定性试验。一般是用已知的抗体检查未知的抗原，常用于对细菌血清型的检定；也可用已知的抗原检查未知的抗体，常用于对抗血清中是否存在相应抗体的初步检验。

常规的方法是将抗血清滴加于洁净的载玻片(或玻板)上或凹玻片(或凹玻板)孔内一滴(约 0.025mL)，然后等量滴加细菌抗原悬液并混匀，放置于室温 3~5min 内观察结果，阳性反应一般于混匀的当时或 2min 内即出现明显可见的凝集反应，表现为细菌抗原颗粒凝集呈细砂粒状或更大的团块(抗体效价越高则出现凝集越快且颗粒越大甚至液体呈透明状)。可根据凝集的情况做如下的判定，并以“++”及其以上者判为阳性。++++表示 100%菌体被凝集，凝集速度快，出现粗大凝集颗粒，液体透明；+++表示 75%菌体被凝集，凝集速度快，出现较大凝集颗粒，液体透明；++表示 50%菌体被凝集，凝集速度较快，出现明显的凝集颗粒，液体稍透明；+表示 25%菌体被凝集，凝集速度慢，仅见少且细小颗粒，液体混浊；–表示无凝集发生，仍均匀混浊。同时，应做生理盐水或正常血清的对照，须无凝集现象。另外，也可使用细菌固体培养物，直接取菌后与抗血清试验，即直接取菌均匀混悬于抗血清液滴中，但需注意一定要充分混匀。

(2) *试管凝集反应*　试管凝集反应(tube agglutination)方法，主要用于定量实验。包括用已知的抗原进行相应抗血清的效价测定，如对相应特异抗体效价的标定、对所制备抗血清的抗体效价测定、对经免疫接种后的免疫保护抗体测定等，以及用已标定过抗体效价的抗血清，对同种不同菌株间做抗原的同源性测定或对具有类似反应的抗原进行准确定群(型)等。此外，也可用于定性试验。

常规的试验方法是将抗血清用无菌生理盐水在小凝集试管中做 2 倍递减浓度的系列稀释，即 1∶2(第 1 管)、1∶4(第 2 管)、1∶8(第 3 管)……的倍比稀释(稀释的最终倍数视抗血清的效价高低决定)，然后等量加入细菌抗原悬液(总量 0.4mL 或 0.5mL)，充分混匀后于室温条件下(也可先在 37℃条件下感作 2h)静置 18~24h 判定结果，其凝集现象也按“++++、+++、++、+、–”标记，并以仍能呈现明显凝集(++)的血清最高稀释倍数判为相应抗体的效价。++++表示 100%菌体被凝集，液体透明，管底形成较厚且边缘不整齐的片状凝集块；+++表示 75%菌体被凝集，液体透明，管底形成片状凝集；++表示 50%菌体被凝集，液体仍轻度混浊，管底形成明显伞状凝集；+表示 25%菌体被凝集，液体混浊，管底稍可见有凝集；–表示无凝集现象，液体混浊，管底稍有圆点状菌体沉淀。

试验中，需设立生理盐水或正常血清的对照管，应无凝集(–)。另外，有些细菌抗原做凝集试验时的感作有特殊要求，需按相应要求进行，如用大肠埃希氏菌的 O 抗原做凝集试验时，其感作方法为置于 48~50℃水浴过夜(16~18h)，做结果判定。再者，用全菌测定细菌鞭毛抗原时，出现的凝集现象是絮状的，并不是凝集后完全沉于管底，但判定标准也可参考上述进行。

2.2.7.2　凝集反应的应用

在前面已述及细菌免疫血清学检测的四个主要应用方面，现根据检测的相应目的，对其基本原则、相关的注意事项等做简要叙述。

(1) *菌株血清型检定*　这种情况是在对被检菌株已明确了相应种，且该种菌已经明确了血清型并已具备了公认的标准检定方法，有标准因子血清供应或能获得标准菌株按已有的标准方法制备因子血清的情况下进行的。如果是这样，那么对每种细菌的血清型检定均有其相应的标准方法，需严格按相应方法操作，不能以泛义的血清型检定方法对所有不同种细菌做血清型检定。否则，所检定的结果将是不会被公认的。

对于供试菌株(如分离鉴定后的菌株)做血清型检定的目的，主要在于对供试菌株做出所属血清型的判定，在确定主要的致病血清型种类、血清流行病学调查、指导特异免疫预防等方面，均具有重要的学术价值和实践意义。

(2) 血清同源性测定　通常所说的血清同源性测定，主要指的是在分离鉴定的同种不同菌株间测定其某种抗原的相应及交叉相关性，这种情况常常是对于那些尚未研究明确血清型的细菌种类。常规的方法是用该种细菌的标准菌株或在所有分离鉴定的菌株中选择1株或几株(菌株量很大时)理化特性最典型的菌株作为代表菌株，经制备所要测定的抗原(如O、OK、K、H等)后强化免疫接种试验动物(如家兔)，制备出高效价的相应抗血清后，先与制备抗血清用的菌株做相应的免疫血清学反应测定出相应的抗体效价，再以此标定过的抗血清对所有菌株做交叉免疫血清学反应。与制备抗血清菌株相比较，一是如果效价相同，则判定为同种血清型菌株；二是若仅相差一个抗体滴度(或高或低)，则可认为属于试验误差，仍可将它们判定为同种血清型的菌株；三是如果表现为相差 2 个及以上抗体滴度(或高或低但常常是低)，则判定为它们之间存在不相同但有交叉的抗原成分(抗体滴度越接近则表明交叉性越强)；四是如果表现为无反应，则表明此菌株不存在这种抗原成分(这种情况在同种细菌间还是少见的)。

这种血清同源性的测定，不仅仅限于在同种细菌的不同株间，也应用于不同种细菌间，尤其是肠杆菌科(Enterobacteriaceae)细菌间最容易表现出某种抗原的交叉反应性。由于是以抗体效价作为衡量指标，因此在试验中要特别注意使用完全相同的抗原浓度，血清、抗原的加量也须准确，还要同批进行以免抗血清在长时间保存中抗体效价的自然降低，再者则是每批测定时都要有制备抗血清用菌株作为批内参照(抗血清的特异效价以本批为准)。

此外，即使是熟练、准确的操作，有时也难免会出现操作或所用材料(如抗原液)方面的误差，因此以上述方法进行的血清同源性测定虽是可信的，但也不是最准确的。要准确阐明其血清同源性，需以供试菌株逐一做对抗血清的吸收试验，彻底吸收掉抗体(与用于吸收的菌株不再发生反应)后，再以此抗血清对制备抗血清的相应菌株做效价测定，若已不再发生反应则表明为同种抗原型；若仍有反应发生(仅是效价低了)则表明吸收抗血清的菌株与此菌株是存在交叉反应的，其交叉程度则通过吸收后的抗血清与制备抗血清用菌株仍发生反应所呈现出的抗体效价可以做出判定(效价仍较高则表示交叉反应弱、效价较低则表示交叉反应强)。再者，若两菌株间存在某种抗原的单向交叉(一种或几种该抗原的成分)，同时还存在该抗原的其他不同抗原成分，则需进行交互吸收后再进行交互测定才能予以明确。

抗体几何平均滴度，即抗体效价的几何平均数(G)也称对数均数。计算方法：G 是 n 个观察值(x_i)乘积的 n 次方根，即 $G=\sqrt[n]{x_1 \cdot x_2 \cdots\cdots x_n}$ ，其中的观察值(x_i)可以用对数形式，也可用倍数形式。

(3) *对细菌直接检验的免疫血清学诊断*　在对所分离到的细菌怀疑是某种病原菌时，可直接用这种菌的已知相应抗血清做免疫血清学反应予以检验，若反应阳性则可初步判定为相应的病原菌，有助于快速地确定病原菌种以指导及时、有效的防治。但需注意的是若与某种菌存在明显交叉反应，则常会导致出现诊断误差，较好的解决办法则是在试验中采用高度特异的单因子血清。另外，如果是在细菌分离时有误，也将会出现偏差，即未能真正获得相应的病原菌，因此要求在对细菌分离时必须准确，应是从所有被检动物的病变组织中均有规律地分离到的同种细菌才有意义。

此外则是对病料组织中的细菌直接检验，当通过流行病学调查、临诊症状及病变特征检查、用病变组织直接抹片后做细菌染色的形态及染色反应观察等，怀疑是某种病原菌时，则可用已知相应抗血清对其进行荧光抗体染色、免疫酶组织化学染色等方法的直接血清学检查，若被检材料均有规律地出现阳性反应则可初步判定为相应病原菌，更有助于及时指导有效的防治。此种情况需要注意的，也是同上述注意区分可能与某种细菌存在的明显交叉反应。

总体来讲，免疫血清学反应在对病原细菌及相应病害的检验、血清流行病学及免疫保护的监测中，不仅具有广泛的应用价值，且在很多情况下是必需的。免疫血清学检测的方法较多，实践中要根据检测目的、抗原性质选择使用，其原则是简便、规范、准确。

2.2.8　致病作用检验

致病作用检验，也常被称为毒力 (virulence) 检验。通过检验，决定被检细菌的病原学意义，同时可以判定其为原发病原菌或继发感染菌、单纯感染或混合感染等。对于被检细菌的致病作用检验，主要的内容是动物感染试验，并可测定相应的最小致死量 (MLD)、半数致死量 (LD_{50})、最小感染量 (MID)、半数感染量 (ID_{50}) 等，在动物感染试验中，除了专用的实验动物外，最常用本动物做接种感染试验；其次是对被检细菌进行已知毒素的检验，主要是外毒素 (exotoxin)，以决定其病原学意义；再者是通过对其已知与致病作用直接相关的致病物质 (如宿主特异性菌毛、毒性酶、侵袭性、致病相关基因等) 的检查，判断其病原学意义。有关方面的内容，可见相应病原细菌项下的记述。另外的情况，是对于某些已知特定的病原细菌来讲，检出后无需做致病作用检验，便可予以判定，且不少是属于此种情况的。但对于病原细菌的研究工作来讲，致病作用检验是其中的一项重要内容。

2.2.9　脉冲场凝胶电泳分型

脉冲场凝胶电泳 (pulsed-field gel electrophoresis，PFGE) 是以琼脂糖作为电泳介质，通过方向发生周期性变化的电场的作用将 DNA 分子分离出的一种电泳方法。1984 年，Schwartz 和 Cantor 首次利用此项技术成功地分离了酵母菌 (yeast) 染色体 DNA，使电泳分离 DNA 分子的上限由普通琼脂糖凝胶的千碱基对 (kb) 跃迁到了兆碱基对 (Mb) 的水平[56]。1985 年以来，PFGE 已在多种细菌的基因分型中有应用；因其能检测染色体上所有酶切位点的变化，分辨率高，可反映出全部基因的相关性，提供出可靠的基因分型依据，且具有结果稳定、区分能力强、重复性好、易于标准化、能够实现不同实验室间的特异性比较等优点，被公认为目前对细菌分子分型的“金标准”，美国疾病预防控制中心(Center for Disease Control and Prevention，CDC)及其他一些发达国家都建立了以PFGE为基础的PulseNet国家分子分型网络体系；Tenover等(1995)建立了PFGE基因分型的判定标准，且已有作为国际上通用的分型分子质量标准(Marker)菌株布伦登芦普沙门氏菌(*Salmonella braenderup*)H9812株(血清型：6, 7, 14 : e, h : e, n, z_{15})[57,58]。

对细菌的PFGE分型，通过将不同菌株的染色体DNA酶切后进行电泳，再根据各菌株的电泳带型分布进行比较分析，确定不同菌株间的相似性程度，从而划分出PFGE型别；一些研究结果表明，PFGE方法以其独具的对大片段DNA分子的高分辨率而显著地提高了细菌分型的可靠性，并可为细菌流行病学研究及菌型分布调查提供科学依据。

PFGE分型方法，可参照国际上病原细菌分子分型监测网络PulseNet标准实验方案，取供试菌株接种于适宜生长繁殖的营养琼脂培养基，经培养后制备菌悬液，加入蛋白酶K作用，获得细菌的DNA，再用*Sfi* I等酶切后电泳分析(作为分子质量标准的布伦登芦普沙门氏菌H9812株染色体DNA用*Xba* I酶切)；PFGE电泳图像应用BioNumerics (Versin 4.0)数据库软件(Applied Maths BVBA，Belium)进行处理，识别图像条带。对脉冲场凝胶电泳分型结果的判定，采用在前面有述的Tenover等(1995)研究建立的标准和分子质量标准菌株[57]。即0~3条带型不同，归为同一型，用1个英文大写字母表示，如A型，其中若PFGE的图谱一致，说明是相同菌株；有1~3条带的差异，说明菌株间存在相近关系，且只有单基因的改变；4~6条带型不同，认为在菌株间可能存在相近关系，表示有两个独立基因的差异，是同一型别的不同亚型，表示方法为A1、A2、A3等；7条或更多带型不同，说明有3个或更多基因的变化，为不相关的不同型，用其他的英文大写字母表示，如B、C、D型等表示。

在我国，已有很多对食物中毒菌株进行PFGE分型的检验报告，如：①汪永禄等(2009)报告，对在2007年从安徽马鞍山地区8起食物中毒检出的28株变形菌(奇异变形菌25株、普通变形菌3株)，用PFGE方法分型(以*Sfi* I酶切)，28株变形菌分为23类、24种带型。结果显示发生在同一区域食物中毒的分离菌株，可分布在不同的PFGE型中；发生在不同区域食物中毒的分离菌株，也可能归在同一或相近的PFGE型中；提示在马鞍山市不同区域发生的变形菌食物中毒，存在同一克隆的菌株来源[59]。②卓菲等(2007)报告，2006年在1起食物中毒的12份被检材料(患者肛拭和食品及环境标本)中，分离到4株副溶血弧菌、7株奇异变形菌；采用PFGE方法对7株奇异变形菌分型，结果显示在菌株间无相关性，表明它们的来源不同；根据检验结果，认为检出的奇异变形菌不是此次食物中毒的病原菌，副溶血弧菌是病原菌[60]。显然，在以往的一般情况下，会认为此次食物中毒是副溶血弧菌和奇异变形菌混合引起；通过采用PFGE方法对分离菌株的分型，则使病原菌得以明确地区分开来。

2.2.10　随机扩增多态性DNA型

随机扩增多态性DNA分析(randomly amplified polymorphic DNA analysis，RAPD)，是运用随机引物扩增寻找多态性DNA片段植物分子标记的一种技术，因其独特的检测 DNA 多态性的方式及快速、简便的特点，已被广泛应用于细菌基因研究的诸多方面。

Wong 等(1999)报告利用 RAPD 方法，对台湾 1993~1995 年收集的 308 株副溶血弧菌食物中毒菌株、4 个环境株和 7 个临床参考株进行了分析，结果分为 41 个 RAPD 图谱型，通过分析可随机分为 16 个型(记为 A~P)，其中的 A、B、C、D、E 为主要型别，C3、C5、E1、B1、D2、A2 亚型是主要的图谱型[61]。Hara-Kudo 等(2003)的研究表明 RAPD 能区分流行株与非流行株，可单独进行副溶血弧菌分型，也可与其他分型方法互为补充而达到精细分型[62]。

李孝权等(2005)报告用单一引物(5′-CCGCAGCCAA-3′)扩增来自广州地区的 46 株从食源性疾病分离的副溶血弧菌，RAPD 图谱呈现不同程度的多态性，有 9 条带较为保守，存在于大多数菌株的指纹图谱中。分析结果可将其中的 40 株 O10 : K6 副溶血弧菌大体上分为 3 个聚类群，表明属于同一血清型的菌株存在着基因多态性；而 4 株 O11 : K20、1 株 O3 : K6 及 1 株未知血清型的菌株与 O10 : K6 血清型菌株的遗传距离依次增大，表明在不同血清型菌株间的遗传差异增大。根据结果认为利用 RAPD 可以方便、快速得到较令人满意的分子分型结果，为副溶血弧菌所致食源性疾病的流行病学调查和溯源提供有力的实验证据[63]。

2.2.11　其他相关 PCR 型

其他相关的 PCR 型，主要包括重复元件序列 PCR(repetitive extragenic palindromic elements PCR，Rep-PCR)型及肠杆菌基因间重复共有序列 PCR(enterobacterial repetitive intergenic consensus sequence-PCR，ERIC-PCR)型。以变形菌为例，贾宁等(2002)报告为筛选出适用于变形菌基因分型的最佳方法，对在 1998 年 8 月至 1999 年 12 月由解放军总医院和第 304 医院临床分离的 44 株变形菌，采用 Rep-PCR、ERIC-PCR 方法，进行了基因分型。结果表明：Rep-PCR 可分为 15 个型，分辨率系数为 0.916；ERIC-PCR 可分为 23 个型，分辨率系数为 0.941；这些方法可区分不相关菌株[64]。

2.2.12　其他检验

有些检验方法，也常被应用于对相应细菌的检验，且具有一定的应用价值。如气相色谱技术、高效液相色谱技术、电阻抗技术、生物传感器技术等，但常是在对细菌的研究中被应用，一般常规的鉴定中是不常被采用的。

需要指出，上述所列细菌检验程序及相应内容是泛义的。就对某种细菌的具体检验来讲，一是其并不一定能涉及这些全部内容，二是仅为准确检出也并不需要对各方面内容全部系统检验；除了对某种细菌做系统研究及分类学鉴定之外，更多是在快速、敏感、准确的原则下，以及时有效检出为宗旨，所以常是根据被检细菌特点，选择其中最具代表意义的项目进行检验，这是在细菌检验中需要予以注意的。此外，目前已有一些组合实验、自动化分析系统被使用，为细菌检验提供了很大的方便；但其不可避免的缺点是有时难以准确地做出种(尤其是生物型)的鉴定，特别是那些生化特性非典型的菌株，因此有时采用这些方法仅能作为参考，需在此基础上进一步系统检验确定，这一点对于细菌的研究工作来讲尤为重要。无论对任何细菌进行检验，总的要求是必须选择最合适及结果判定最明确的试验项目，且应尽量应用最小数量的试验内容做出准确的鉴定。

2.2.13 菌种保存

在细菌学工作中，实验室里常常需要对所检验及研究用的细菌(株)进行有效保存，这种保存有的是暂时的，有的是长期的。在保存过程中，很重要的一个方面是必须有效保证纯培养；另一方面，保存的菌种必须具有原种的特性，以防止菌种的衰退与死亡；再者，菌种的保存与管理必须符合国家相关规定。

2.2.13.1 菌种保存方法

现在已有多种保存菌种的方法，可根据实际需要择定；同时，也相应建立有系统的管理制度。下面仅简要介绍几种在一般细菌学实验室常用的方法，以供在实际工作中参考使用。这些方法，主要取自唐珊熙主编的《微生物学及微生物学检验》(1998)。

(1) *营养琼脂斜面保存法* 这是一种在一般细菌学实验室最为常用的方法，常是对菌种做暂时的或短期的保存。可根据不同的菌种，选用普通营养琼脂、血液营养琼脂及其他营养琼脂培养基，其原则是要适宜所保存菌种的正常生长发育。在斜面涂布接种后，根据不同的菌种进行相应培养后，置普通冰箱(4℃)或室温条件下保存，一般菌种均可保存一至几个月的时间再行传代。为较长时间保存，也可无菌操作加入灭菌的液状石蜡(应超出斜面高度 1cm 左右)后予以保存。

(2) *半固体穿刺保存法* 此方法是将待保存菌种穿刺接种于半固体琼脂培养基，培养后置普通冰箱(4℃)中或室温条件下保存；若需较长时间保存，可无菌操作加入灭菌液体石蜡(约 1cm 高度)后予以保存。此方法相对上述斜面保存法来讲，更能较长时间地保存菌种。

(3) *冷冻干燥保存法* 此方法又称冷冻真空干燥法，它综合利用了各种有利于菌种保存的因素如低温、干燥和缺氧等，是目前最有效的菌种保存方法之一，菌种具有成活率高、变异性小、保存期长(一般可达 3~5 年甚至长达 10 年以上)等优点。①准备安瓿管：选用中性硬质玻璃制备安瓿管，先用 10% HCl 浸泡 8~10h，再用自来水冲洗多次，最后用蒸馏水洗 1 或 2 次，烘干；管口塞上棉花，于 121℃高压蒸汽灭菌 30min 备用。②制备脱脂牛奶：将新鲜牛奶煮沸，除去表面油脂，用脱脂棉过滤，离心 3000r/min(15min)，再除去上层油脂。如用脱脂奶粉时，可直接配成 20%乳液后分装，灭菌(121℃高压蒸汽 30min)，并做无菌检验(合格的供用)。③制备菌液：吸取 3mL 无菌牛奶加入斜面菌种管，用接种环轻轻搅动菌苔，再用手搓动试管，制成均匀的细菌悬液。④分装菌液：用无菌的长颈滴管将菌液分装于安瓿管底部，每管装 0.2mL。⑤预冻：将安瓿管口外的棉花剪去，并将棉花塞往里推至离管口约 15mm 处，再将安瓿管上端(棉塞下段)烧熔拉成细颈，将安瓿管用橡皮管连接在 L 管的侧管上，并将安瓿整个浸入装有干冰和 95%乙醇的预冻槽内，此时槽内温度为–50~ –40℃，可使悬液冻结成固体。⑥真空干燥：完成预冻后，开动真空泵抽气。注意严密封闭，勿使漏气。

使气压降至 133.3kPa 以下，维持冻结剂可于 4h 后移去。继续于室温中抽气，直至安瓿内的变色硅胶由粉红色变为全蓝色。再继续抽气，时间为原抽气时间的一半，即可达到完全干燥。⑦封管：待菌种完全干燥后即从干燥缸内取出安瓿，置于抽气管上抽成真空(需 3~10min)。用高频真空检测仪检查，若安瓿颈部呈现淡紫色荧光，即可边抽气边封口，注明菌种名称及冻干日期，然后置 4℃或–20℃以下冰箱保存。⑧复苏培养：安瓿先用碘酒、酒精消毒，置火焰上烤热，滴加无菌蒸馏水，使安瓿尖端炸裂。然后用数层纱布包住折断，用无菌吸管取 0.8mL 营养肉汤注入安瓿，使其全部溶解后即可吸出，移种于适宜培养基上培养即可。

(4) *液氮超低温保存法*　将菌种保存在超低温(–196~–150℃)的液氮中，在该温度下，细菌等微生物的代谢处于停滞状态，因此可降低变异率和长期保持原种的性状，还可保存用其他方法难以保存的微生物，该法是目前保存菌种的最理想方法。①准备安瓿管：耐高温(121℃)和耐低温(–196℃)的硬质玻璃或聚丙烯塑料做成的带螺帽的 2mL 安瓿管，用自来水洗净后再用蒸馏水洗两遍，烘干，将注有菌名及接种日期的标签放入安瓿管上部，塞上棉花于 121℃高压蒸汽灭菌 30min 备用。②制备保护剂：配制 20%甘油或 10%二甲基亚砜(DMSO)水溶液，于 121℃高压蒸汽灭菌 30min。③制备细菌悬液：将微生物接种于合适的培养基上，在适宜温度下培养至稳定期，对产生孢子的微生物应培养到形成成熟孢子的时期，再吸适量无菌生理盐水于斜面菌种管内，用接种环将菌苔从斜面上刮下，制成均匀的菌悬液。④加保护剂：吸取上述菌液 2mL 于无菌试管内，再加入 2mL 的 20%甘油或 10% DMSO 充分混匀，保护剂的最终浓度分别为 10%或 5%。⑤分装菌液：将加有保护剂的菌液分装到安瓿管中(每管 0.5mL)，对不产生孢子的丝状真菌，在平板培养后可用无菌打孔器将平板上的菌丝连同培养基打若干个小圆菌块，然后用无菌镊子取 2 或 3 块置含有 1mL 的 10%甘油或 5% DMSO 的安瓿中，必须密封后放入液氮中冻结。⑥冻结：适于慢冻结的菌种，先放入–45℃低温冰箱将菌种管冻结 1h 再放入液氮罐中保存；适于快速冻结的菌种，可将菌种管直接放液氮罐进行超低温冻结保存。⑦保存：液氮超低温保存菌种，可放在气相或液相中保存，气相保存即将菌种管放在液氮罐内液氮面上方的气相(–150℃)中保存、液相保存即将安瓿管放入桶内再放入液氮(–196℃)中保存。⑧复苏培养：将安瓿管从液氮罐中取出，立即放入 38℃水浴中解冻。由于安瓿管内样品少，约 3min 即可融化。如要测定保存后的存活率，可吸 0.1mL 融化的悬液，做定量稀释后进行平板计数，再与冻结前计数相比较，即可求出存活率。

2.2.13.2　微生物或培养物保藏单位

在细菌学的教学、检验、科研等工作中，有时需要向微生物或培养物保藏单位、各种微生物实验室免费索取或购置所需要的菌种(株)。在沈萍主编《微生物学》(2000)中记述：国际上承认的具有法律效力的权威保藏单位，目前为 28 个(表 2-18)，其中包括武汉大学的中国典型培养物保藏中心(简称 CCTCC)和中国科学院微生物研究所的中国普通微生物菌种保藏管理中心(简称 CGMCC)。

表 2-18　国际培养物保藏单位

保藏单位(简称)	所在国家	保藏范围
澳大利亚国家分析试验室(AGAL)	澳大利亚	微生物菌种
比利时微生物保藏中心(BCCM)	比利时	大部分微生物菌种
国家工业微生物和细胞培养物保藏库(NBIMCC)	保加利亚	微生物菌种
中国典型培养物保藏中心(CCTCC)	中国	几乎所有的培养物
中国普通微生物菌种保藏管理中心(CGMCC)	中国	普通菌种
捷克微生物保藏中心(CCM)	捷克	普通微生物菌种
法国微生物保藏中心(CNCM = CNCMI)	法国	几乎所有的培养物
德国微生物保藏中心(DSM)	德国	普通微生物菌种
国家农业和工业微生物保藏中心(NCAIM)	匈牙利	工业菌种
国家生命科学和人类技术研究所(NIBH)	日本	几乎所有的培养物
荷兰真菌保藏所(CBS)	荷兰	真菌类
韩国细胞系研究联盟(KCLRF)	韩国	动植物细胞系
韩国微生物保藏中心(KCCM)	韩国	微生物菌种
韩国典型培养物保藏中心(KCTC)	韩国	培养物
俄罗斯微生物保藏中心(VKM)	俄罗斯	工业微生物
抗生素科学联合中心(VNIIA)	俄罗斯	所有培养物
俄罗斯国家工业微生物保藏中心(VKPM)	俄罗斯	工业菌种
斯洛伐克酵母保藏中心(CCY)	斯洛伐克	酵母菌
西班牙普通微生物保藏中心(CECT)	西班牙	普通微生物菌种
藻类和原生动物保藏中心(CCAP)	英国	藻类、原生动物
欧洲动物细胞保藏中心(ECACC)	英国	动物细胞系等
国际真菌研究所(IMI)	英国	真菌、细菌等
国家食品细菌保藏中心(NCFB)	英国	工业细菌
国家典型培养物保藏中心(NCTC)	英国	普通微生物
国家酵母菌保藏中心(NCYC)	英国	酵母菌
国家工业和海洋细菌保藏中心(NCIMB)	英国	工业及海洋细菌
北方农业研究所培养物保藏中心(NRRL)	美国	以微生物菌种为主
美国典型培养物保藏中心(ATCC)	美国	几乎所有的培养物

在我国除了上面述及的两个保藏单位(CCTCC 和 CGMCC)外，还有其他一些微生物保藏单位。如隶属于中国微生物菌种保藏管理委员会的中国医学细菌保藏管理中

心[CMCC(B)]、兽医微生物菌种保藏管理中心(CVCC)，还有农业微生物菌种保藏管理中心(ACCC)、工业微生物菌种保藏管理中心(CICC)、抗生素菌种保藏管理中心(CACC)、林业微生物菌种保藏管理中心(CFCC)。在水产养殖动物病原微生物方面，还有设立在上海水产大学的农业部渔业动植物病原库(APCCMA)。

(陈翠珍　吴　虹)

主要参考文献

[1] 李蓉. 食源性病原学. 北京: 中国林业出版社, 2008: 2~3.
[2] 蒋原. 食源性病原微生物检测指南. 北京: 中国标准出版社, 2010: 1~3.
[3] 江汉湖, 董明盛. 食品微生物学. 3 版. 北京: 中国农业出版社, 2010: 344~345.
[4] 刘慧. 现代食品微生物学. 2 版. 北京: 中国轻工业出版社, 2011: 305~306.
[5] 李梦东. 实用传染病学. 2 版. 北京: 人民卫生出版社, 1998: 400~404.
[6] 聂青和. 感染性腹泻病. 北京: 人民卫生出版社, 2000: 351~364.
[7] 黄林, 孔忠富, 许艳云, 等. 1986~1996 年广西食物中毒情况分析. 广西预防医学, 1998, 4(1): 14~17.
[8] 金连梅, 李群. 2004-2007 年全国食物中毒事件分析. 疾病监测, 2009, 24(6): 459~461.
[9] 史海根, 王建明. 2000-2009 年全国重大食物中毒情况分析. 中国农村卫生事业管理, 2011, 31(8): 835~838.
[10] 李婷婷. 2002-2011 年全国食物中毒情况分析. 山西医科大学学报, 2012, 43(6): 428~431.
[11] 聂艳, 尹春, 唐晓纯, 等. 1985-2011 年我国食物中毒特点分析及应急对策研究. 食品科学, 2013, 34(5): 218~222.
[12] 徐采, 阎林肯, 李健斋, 等. 肠炎沙门氏菌传染. 内科学报, 1949, (1): 1~7.
[13] 罗建仲, 李锡川. 沙门氏属菌食物中毒(九十三例病案研究的报告). 内科学报, 1952, (5): 340~343.
[14] 安郁珍. 猪霍乱沙门氏菌食物中毒. 人民军医杂志, 1954, (6): 14~18.
[15] 周慧军, 王立杰. 一起奇异变形杆菌致 3258 人食物中毒的报告. 中国国境卫生检疫杂志, 1998, 21(5): 318.
[16] 华小鹃, 傅景春, 钱惠兴, 等. 致病性大肠杆菌福氏志贺菌引起食物中毒调查报告. 江苏预防医学, 1997, (4): 34~35.
[17] 吴庆玉. 一起韦氏梭菌引起食物中毒的调查分析. 江苏医药, 1980, (7): 3~4.
[18] 陈文杰, 陈兴安. 一起圣保罗沙门氏菌食物中毒调查报告. 中国卫生监督杂志. 1995, 2(3): 145~146.
[19] 乔树民. 与变形杆菌联系的爆发性食物中毒的流行病学调查和实验研究. 中华医学杂志, 1957, (8): 607~613.
[20] 骆世银. 酵米面黄杆菌食物中毒报告. 中国公共卫生, 1985, 4(3): 6~7.
[21] 郭学荣, 李振营, 程海鹰, 等. 椰酵假单胞菌食物中毒尸检 3 例. 法医学杂志, 2011, 27(1): 75~76.
[22] 杜希贤. 变形杆菌食物中毒. 山东医刊, 1964, (5): 44~45.
[23] 周风金. 饮食从业人员带菌引起 6 起食物中毒报告. 中国公共卫生, 1994, 10(2): 90.
[24] 王琳娜. 一起由肠炎沙门菌引发食物中毒的实验室检测. 中国卫生检验杂志, 2007, 17(7): 1299.
[25] 赵爱华, 张国祥, 刘亚利. 一起由厨师传播的痢疾杆菌性食物中毒. 预防医学文献信息, 1997, 3(1): 63.
[26] 魏红琴. 一起由金黄色葡萄球菌引起的食物中毒报道. 检验医学与临床, 2009, 6(18): 1588~1589.
[27] 陈煜, 黄晓炜, 张宝马. 一起跨区域山夫登堡沙门氏菌食物中毒的调查报告. 食品科学, 1992, (9): 47~50.
[28] 张国祥, 周日伟. 一起副溶血性弧菌携带者引起的食物中毒调查分析. 浙江实用医学, 1997, 2(1): 26~28.
[29] 孙殿斌, 靳荣华, 庞炜英, 等. 我国首次发生小肠结肠炎耶氏菌病暴发流行. 中国人兽共患病杂志, 1987, 3(5): 2~4.
[30] 陈树儒. 苏耐氏痢疾杆菌食物中毒 79 例调查报告. 山东医药, 1972, (7): 6~8.
[31] 贾乃瑄, 杨秀芝, 张继红, 等. 一起由肠炎沙门氏菌引起的食物中毒调查报告. 河南卫生防疫, 1987, (2): 66~67,

27.

[32] 南昌市卫生防疫站，西河砖瓦厂职工医院. 一起因饮用患乳腺炎病牛奶引起葡萄球菌毒素食物中毒的调查报告. 中国乳品工业, 1977, (4): 48~52.

[33] 赵国光，张生跃. 饮用羊奶引起葡萄球菌食物中毒的调查. 中国兽医杂志, 1983, 9(10): 55~56, 52.

[34] 张庆芳. 港口某单位一起非溶血性金黄色葡萄球菌引起食物中毒的调查. 中国国境卫生检疫杂志, 1994, 17(5): 160~161.

[35] 陈道丽，王守富，户三齐，等. 一起拟态弧菌引起的食物中毒. 安徽预防医学杂志, 1997, 3(3): 62.

[36] 卢俊，袁冬梅. 一起致病性弧菌引起的食物中毒的调查. 现代预防医学, 2013, 40(7): 1216~1217.

[37] 王仁明，李秀波. 一起由副溶血性弧菌引起的食物中毒调查分析. 社区医学杂志, 2013, 11(2): 79~80.

[38] 缪爱龙. 由致病性大肠埃希氏菌引起人猫食物中毒的报告. 右江医学, 2003, 31(6): 601~602.

[39] 周月珍，李翠音，项恩鸿，等. 米粉污染蜡样芽胞杆菌引起食物中毒调查报告. 广西医学, 1983, 5(3): 144~145.

[40] 吉辉，肖德文，袁修利. 一起食物中毒的调查报告. 安徽预防医学杂志, 1995, (1): 121~122.

[41] 李铁墙，李秀昵，李胜春. 一起鼠伤寒沙门菌食物中毒的实验室诊断. 中国卫生检验杂志, 2001, 11(5): 637.

[42] 林凤，谭海芳. 一起亚丁沙门菌食物中毒的微生物学鉴定. 中国卫生检验杂志, 2005, 15(12): 1512~1513.

[43] 王守贞，权永芬，张成功，等. 1 起致病性大肠杆菌引起的食物中毒. 职业与健康, 2000, 16(10): 63.

[44] 赛斌，刘兴建，夏光银. 一起大肠埃希菌污染枇杷致食物中毒调查. 预防医学情报杂志, 2007, 23(2): 238~239.

[45] 陈村，宗定国. 一起由宋内氏痢疾杆菌引起的食物中毒调查报告. 中国公共卫生, 1985, 4(1): 59.

[46] 谢维超. 汽水被志贺氏菌属污染引起的一起食物中毒. 中国卫生检验杂志, 1992, 2(6): 371.

[47] 李万军，李庆山，曹信，等. 一起由冰淇淋中肺炎克雷伯氏菌引起的食物中毒. 预防医学文献信息, 1999, 5(4): 371.

[48] 俞志祥，马宏. 嗜水气单胞菌致食物中毒的病原学检验报告. 现代预防医学, 2003, 30(6): 859.

[49] 闫芳，隋英杰，孙静，等. 桶装饮用水污染引起学生食物中毒的调查分析. 中国卫生检验杂志, 2011, 21(8): 2082, 2084.

[50] 孙寒，肖纫霞，杨景旭. 变形杆菌食物中毒 2 例. 临床医学, 1997, 17(5): 29.

[51] 李世楠. 两起变形杆菌食物中毒调查. 右江医学, 1990, (4): 37~37.

[52] 徐承红，周燕珍. 一起食用蚕蛹引起的奇异变形杆菌食物中毒事件的调查. 中国食品卫生杂志, 2001, 13(5): 28~29.

[53] 谷广泉，王雪合. 普通变形杆菌引起的食物中毒 14 例. 菏泽医专学报, 2004, 16(3): 48.

[54] 农镇铭，黄荣超. 一起食物中毒的流行病学调查. 应用预防医学, 2008, 14(3): 193.

[55] 葛素君，许际华，冯济富，等. 运用“染片指引法”对产单核李斯特菌暴发食物中毒的诊断及其意义. 中国卫生检验杂志, 2006, 16(1): 94~95.

[56] Schwartz D C , Cantor C R. Separation of yeast chromosome sized DNAs by pulsed field gradient gel electrophoresis. Cell, 1984, 37: 67.

[57] Tenover F C, Arbeit R D, Goering R V, et al. Interpreting chromosomal DNA restriction patterns produced by pulsed-field gel electrophoresis: criteria for bacterial strain typing. J Clin Microbiol, 1995, 33(9): 2233~2239.

[58] Hunter S B, Vauterin P, Lambert-Fair M A, et al. Establishment of a universal size strain for use with the PulseNet standardized pulsed-field gel electrophoresis protocols: Converting the national databases to the new size standard. J Clin Microbiol, 2005, 43: 1045~1050.

[59] 汪永禄，刘燕，陶勇，等. 食物中毒变形杆菌的生物学特性及分子分型研究. 中国卫生检验杂志, 2009, 19(9): 1952~1954.

[60] 卓菲，赵洁玲，文风兰，等. 用 PFGE 方法鉴别分析同时检出副溶血性弧菌和变形杆菌的食物中毒. 实用预防医学, 2007, 14(3): 895~896.

[61] Wong H C, Liu C C, Pan T M, et al. Molecular typing of *Vibrio parahaemolyticus* isolates obtained from food poisoning

outbreaks in Taiwan by random amplified polymorphic DNA analysis. J Clin Microbiol, 1999, 37: 1809~1812.

[62] Hara-Kudo Y, Sugiyama K, Nishibuchi M, et al. Prevalence of pandemic thermostable direct hemolysin-producing *Vibrio parahaemolyticus* O3：K6 in sea food and the coastal environment in Japan. Appl Environ Microbiol, 2003, 69(7): 3883~3891.

[63] 李孝权，刘衡川，柴巧学，等. 副溶血性弧菌食源性疾病分离株的 RAPD 分子分型研究. 现代预防医学，2005, 32(7): 726~728.

[64] 贾宁，林茂虎，陈世平，等. 变形杆菌基因分型方法的评价. 中华医院感染学杂志, 2002, 12(9): 652~654.

中篇　食物中毒的革兰氏阴性菌

本篇共记述了18章内容，涉及在我国引起食物中毒的6个菌科(family)，18个菌属(genus)，99个菌种(species)、亚种(subspecies)或血清型(serovar)，以及一些未确定种的革兰氏阴性菌。

在每个菌属中，均记述了菌属的主要生物学性状(菌属定义)及按伯杰氏(Bergey)细菌分类系统的“分类位置”(含菌属内所包括的菌种)、食物中毒概要；对引起食物中毒的重要菌种，均较系统地记述了发现历史简介、主要生物学性状、以食物中毒为主的病原学意义及微生物学检验等内容。

第3章　沙门氏菌属(*Salmonella*)

本章要目

沙门氏菌属(*Salmonella* Lignières 1900)细菌包括多个种(species)、亚种(subspecies)、血清型(serovar)，其中有诸多的种(亚种、血清型)具有病原学意义，仅是在对人或动物或人及动物的致病范围与强度、出现频率等方面存在一定的差异。在不同种(亚种、血清型)的沙门氏菌中，有的仅引起人的感染发病，例如，伤寒沙门氏菌(*S.typhi*)能引起人的伤寒(typhoid fever)；有的仅对动物具有致病作用，例如，猪伤寒沙门氏菌(*S.typhisuis*)仅引起猪的感染发病；有的对人及动物均具有广泛致病作用，例如，鼠伤寒沙门氏菌(*S.typhimurium*)能引起人及多种动物感染发生鼠伤寒沙门氏菌感染病(infectious disease of *Salmonella typhimurium*)，也是比较典型的人兽共患病(zoonose)的病原菌。

无论在人还是在动物中，由沙门氏菌引起的感染病(infectious disease)主要表现以发生胃肠道感染为特征，也存在不是很常见的胃肠道外感染类型(包括组织器官、系统的感染及败血症等)，常被统称为沙门氏菌病(salmonellosis)。但在人或不同动物的不同感染类型中，也常还有相应的专用疾病名称，如由副伤寒沙门氏菌(*S.paratyphi*)引起的人副伤寒(paratyphoid fever)，由猪霍乱沙门氏菌(*S.choleraesuis*)引起的仔猪副伤寒(swine paratyphoid)，由雏(鸡白痢)沙门氏菌(*S.pullorum*)引起的禽白痢(pullorum disease)，由马流产沙门氏菌(*S.abortusequi*)引起的马副伤寒(equine paratyphoid)等。沙门氏菌病，是一类呈全球性分布、常见且重要的细菌性感染病。

沙门氏菌属的某些种为食源性疾病(foodborne disease)的病原菌，也称食源性病原菌(foodborne pathogen)。在细菌性食物中毒(bacterial food poisoning)方面，我国多有由沙门氏菌引起的事件发生，且地域分布广泛，也一直在细菌性食物中毒事件中占据着重要地位；另外是常常表现出较高的罹患率和规模较大，也有中毒死亡的事件发生。例如：

①广西食品卫生监督检验所的黄林等(1998)报告，通过对 1986~1996 年广西食物中毒事件分析，在由细菌及真菌毒素等引起的微生物性食物中毒(microbial food poisoning)事件 256 起、中毒 10 085 人、死亡 54 人中，由沙门氏菌引起的 73 起(构成比 28.52%)、中毒 4305 人(构成比 42.69%)；在明确病原(9 种)的事件中，均居事件数量和中毒人数的第 1 位；死亡 9 人(构成比 16.67%)，病死率 0.21%，在明确病原(6 种)且发生中毒死亡的事件中居第 2 位[1]。②中国疾病预防控制中心的金连梅等(2009)报告，通过对 2004~2007 年全国食物中毒事件分析，在 652 起微生物性食物中毒(由细菌及真菌毒素等引起)事件中，中毒 28 638 人、死亡 47 人，由沙门氏菌引起的 122 起(构成比 18.71%)、中毒 6951 人(构成比 24.27%)；在明确病原(14 种)的事件中居事件数量的第 2 位、中毒人数的第 1 位；死亡 5 人(构成比 10.64%)，病死率 0.07%，在明确病原(5 种)且发生中毒死亡的事件中居第 3 位[2]。

此次通过检索中国知识资源总库(CNKI)学术文献总库，共检出引起食物中毒的 58 个种(亚种、血清型)及一些未确定种的沙门氏菌(*Salmonella* spp.)，涉及 B(O∶4)、C1(O∶7)、C2(O∶8)、D1(O∶9)、E1(O∶3, 10)、E4(O∶1, 3, 19)、F(O∶11)、O51(O∶51)等 8 个血清群(*Salmonella* serogroup)；报告文献 374 篇，事件发生 389 起(表 3-1)。其中最常见的是血清 D1 群(*Salmonella* serogroup D1)的肠炎沙门氏菌(*S.enteritidis*)，以及血清 B 群(*Salmonella* serogroup B)的鼠伤寒沙门氏菌。

表 3-1　引起食物中毒的沙门氏菌

序号	血清群	菌种(血清型)	抗原式	文献数量	事件数量
1	B 群：	鼠伤寒沙门氏菌(*S.typhimurium*)	1,4,[5],12∶i∶1,2	71	73
		阿哥纳沙门氏菌(*S.agona*)	1,4,12∶f,g,s∶[1,2]	11	11
		乙型副伤寒沙门氏菌(*S.paratyphi* B)	1,4,[5],12∶b∶1,2	10	10
		圣保罗沙门氏菌(*S.saintpaul*)	1,4,[5],12∶e,h∶1,2	6	6
		德尔比沙门氏菌(*S.derby*)	1,4,[5],12∶f,g∶1,2	5	5
		斯坦利沙门氏菌(*S.stanley*)	1,4,[5],12,27∶d∶1,2	3	3
		胥伐成格隆沙门氏菌(*S.schwarzengrund*)	1,4,12,27∶d∶1,7	2	2
		马流产沙门氏菌(*S.abortusequi*)	4,12∶-∶e,n,x	1	1
		海德尔堡沙门氏菌(*S.heidelberg*)	1,4,5,[12]∶r∶1,2	1	1
		凯桑盖尼沙门氏菌(*S.kisangani*)	1,4,[5],12∶a∶1,2	1	1
		里丁沙门氏菌(*S.reading*)	1,4,[5],12∶e,h∶1,5	1	1
		萨拉贾恩沙门氏菌(*S.sarajane*)	1,4,[5],12,27∶d∶e,n,x	1	1
	小计	12 个种(血清型)		113	115
2	C1 群：	猪霍乱沙门氏菌(*S.choleraesuis*)	6,7∶c∶1,5	16	16
		汤卜逊沙门氏菌(*S.thompson*)	6,7,14∶k∶1,5	5	5

续表

序号	血清群	菌种(血清型)	抗原式	文献数量	事件数量
		丙型副伤寒沙门氏菌(*S.paratyphi* C)	6,7,[Vi]：c：1,5	4	4
		布伦登芦普沙门氏菌(*S.braenderup*)	6,7,14：e,h：e,n,z_{15}	3	3
		依鲁慕沙门氏菌(*S.irumu*)	6,7：l,v：1,5	2	2
		波茨坦沙门氏菌(*S.potsdam*)	6,7,14：l,v：e,n,z_{15}	2	2
		婴儿沙门氏菌(*S.infantis*)	6,7,14：r：1,5	1	1
		诺威奇沙门氏菌(*S.norwich*)	6,7：e,h：1,6	1	1
		巴布亚纳沙门氏菌(*S.papuana*)	6,7：r：e,n,z_{15}	1	1
		魏尔啸沙门氏菌(*S.virchow*)	6,7：r：1,2	1	1
	小计	10 个种(血清型)		36	36
3	C2 群：	病牛沙门氏菌(*S.bovismorbificans*)	6,8,20：r,[i]：1,5	8	9
		纽波特沙门氏菌(*S.newport*)	6,8,20：e,h：1,2,[z_{67}]	7	7
		布洛克兰沙门氏菌(*S.blockley*)	6,8：k：1,5	5	5
		哈达尔沙门氏菌(*S.hadar*)	6,8：z_{10}：e,n,x	3	3
		利齐菲尔德沙门氏菌(*S.litchfield*)	6,8：l,v：1,2	3	3
		弗鲁奇沙门氏菌(*S.ferruch*)	8：e,h：1,5	2	2
		黄金海岸沙门氏菌(*S.goldcoast*)	6,8：r：l,w	1	1
		伊达尔戈沙门氏菌(*S.hidalgo*)	6,8：r,[i]：e,n,z_{15}	1	1
		曼哈顿沙门氏菌(*S.manhattan*)	6,8：d：1,5	1	1
		茨昂威沙门氏菌(*S.tshiongwe*)	6,8：e,h：e,n,z_{15}	1	1
	小计	10 个种(血清型)		32	33
4	D1 群：	肠炎沙门氏菌(*S.enteritidis*)	1,9,12：g,m：-	75	83
		都柏林沙门氏菌(*S.dublin*)	1,9,12,[Vi]：g,p：-	17	17
		布雷丹沙门氏菌(*S.blegdam*)	9,12：g,m,q：-	11	11
		伤寒沙门氏菌(*S.typhi*)	9,12,[Vi]：d：-	6	6
		鸡沙门氏菌(*S.gallinarum*)	1,9,12：-：-	1	1
		内斯特韦德沙门氏菌(*S.naestved*)	1,9,12：g,p,s：-	1	1
		御成门沙门氏菌(*S.onarimon*)	1,9,12：b：1,2	1	1
		雏沙门氏菌(*S.pullorum*)	9,12：-：-	1	1
		罗斯托克沙门氏菌(*S.rostock*)	1,9,12：g,p,u：-	1	1
		仙台沙门氏菌(*S.sendai*)	1,9,12：a：1,5	1	1

续表

序号	血清群	菌种(血清型)	抗原式	文献数量	事件数量
	小计	10 个种(血清型)		115	123
5	E1 群：	韦太夫雷登沙门氏菌(*S.weltevreden*)	3,10,[15]：r,z_6：-	9	9
		鸭沙门氏菌(*S.anatum*)	3,10,[15],[15,34]：e,h：1,6	6	6
		伦敦沙门氏菌(*S.london*)	3,10,[15]：l,v：1,6	6	6
		火鸡沙门氏菌(*S.meleagridis*)	3,10,[15],[15,34]：e,h：l,w	2	2
		明斯特沙门氏菌(*S.muenster*)	3,10,[15],[15,34]：e,h：1,5	2	2
		阿蒙达奈斯沙门氏菌(*S.amounderness*)	3,10：i：1,5	1	1
		布坦坦沙门氏菌(*S.butantan*)	3,10,[15],[15,34]：b：1,5	1	1
		弗赖堡沙门氏菌(*S.freiburg*)	3,10：l,z_{13}：1,2	1	1
		新斯托夫沙门氏菌(*S.sinstorf*)	3,10：l,v：1,5	1	1
		乌干达沙门氏菌(*S.uganda*)	3,10,[15]：l,z_{13}：1,5	1	1
		乌格利沙门氏菌(*S.ughelli*)	3,10：r：1,5	1	1
	小计	11 个种(血清型)		31	31
6	E4 群：	森夫顿堡沙门氏菌(*S.senftenberg*)	1,3,19：g,[s],t：-	3	7
		考卡沙门氏菌(*S.kouka*)	1,3,19：g,m,[t]：-	1	1
		亚丁沙门氏菌(*S.yalding*)	1,3,19：r：e,n,z_{15}	1	1
	小计	3 个种(血清型)		5	9
7	F 群：	阿伯丁沙门氏菌(*S.aberdeen*)	11：i：1,2	2	2
	小计	1 个种(血清型)		2	2
8	O51 群：	亚利桑那沙门氏菌(*S.arizonae*)	51：z_4,z_{23}：-	1	1
	小计	1 个种(血清型)		1	1
9	未确定种沙门氏菌(*Salmonella* spp.)			39	39
	小计			39	39
合计		8 个血清群 58 个种(血清型)及未确定的种		374	389

初步统计分析检出的 389 起沙门氏菌食物中毒事件，各血清群和种(亚种、血清型)的出现频率及中毒事件的发生数量，似存在一定的规律性特征；也许是巧合，但也可能是真正存在一定的客观内在联系，尚难以通过沙门氏菌的生境、毒力因子与致病机制等做出明确的解释。

首先是在血清群方面，以 D1 群和 B 群的出现频率最高，分别为：①D1 群涉及 10 个种(血清型)123 起事件，在所有沙门氏菌食物中毒 389 起事件中的构成比为 31.62%。②B 群的涉及 12 个种(血清型)115 起事件，在所有沙门氏菌食物中毒 389 起事件中的构成比为 29.56%；两者合计 238 起，在所有沙门氏菌食物中毒 389 起事件中的构成比为 61.18%。另外，出现频率较高的 C1 群、C2 群、E1 群，在种(血清型)及发生中毒事件数量上几乎相等，其种(血清型)的数量仅差 1 个、发生事件数量仅差 2~5 起。分别为：①C1 群涉及 10 个种(血清型)36 起事件，在所有沙门氏菌食物中毒 389 起事件中的构成比为 9.25%。②C2 群涉及 10 个种(血清型)33 起事件，在所有沙门氏菌食物中毒 389 起事件中的构成比为 8.48%。③E1 群涉及 11 个种(血清型)31 起事件，在所有沙门氏菌食物中毒 389 起事件中的构成比为 7.97%。再者，有一些情况出奇相近：①出现频率最高的 D1 群和 B 群，其种(血清型)的数量仅差 2 个，发生事件数量仅差 8 起。②C1 群和 C2 群都涉及 10 个种(血清型)，其发生事件数量仅差 3 起。

在种(血清型)方面，以血清 D1 群的肠炎沙门氏菌和血清 B 群的鼠伤寒沙门氏菌出现频率最高。分别为：①肠炎沙门氏菌引起中毒事件 83 起，在所有沙门氏菌食物中毒 389 起事件中的构成比为 21.34%。②鼠伤寒沙门氏菌引起中毒事件 73 起，在所有沙门氏菌食物中毒 389 起事件中的构成比为 18.77%。两者合计 156 起，在所有沙门氏菌食物中毒 389 起事件中的构成比为 40.10%；在所属 D1 群和 B 群沙门氏菌食物中毒 238 起事件中的构成比为 65.55%，且地域分布广泛。

1 菌属定义与分类位置

早在 1880 年，Eberth 首先发现了伤寒沙门氏菌；1885 年，美国兽医细菌学家沙门(D.E.Salmon)和史密斯(T.Smith)从猪分离到猪霍乱沙门氏菌。1900 年，Lignières 为表示对 Salmon(沙门)博士的崇敬，取其姓氏建立了“*Salmonella*”(沙门氏菌属)[3]。

1.1 菌属定义

沙门氏菌为大小在(0.7~1.5)μm×(2~5)μm 的革兰氏阴性直杆菌，通常以周鞭毛运动。兼性厌氧，有机化能异养，具有呼吸和发酵两种代谢类型。最适的生长温度为 37℃，菌落直径通常在 2~4mm。

发酵 D-葡萄糖和其他碳水化合物产酸，也常产气；通常可在三糖铁琼脂(triple-sugar-iron agar，TSI agar)培养基上产生 H_2S。氧化酶阴性，过氧化氢酶阳性，吲哚产生和伏-波试验(Voges-Proskauer test，V-P test)阴性，甲基红试验(methyl red test，MR test)和西蒙斯(Simmons)柠檬酸盐利用阳性；可利用柠檬酸盐作为碳源，赖氨酸和鸟氨酸脱羧酶阳性，精氨酸双水解酶反应可变，苯丙氨酸和色氨酸脱氨酶、脂肪酶、DNA 酶均阴性，不能水解尿素。在 KCN 培养基中生长及丙二酸盐利用可变，能还原硝酸盐为亚硝酸盐。发酵的碳水化合物主要包括 L-阿拉伯糖、麦芽糖、D-甘露醇、D-甘露糖、L-鼠李糖、D-山梨醇、海藻糖和 D-木糖等，不发酵蔗糖、水杨苷、肌醇、苦杏仁苷等。

存在于人、温血及冷血动物、食物和环境中；是人和多种动物的病原菌，可引起伤寒、肠伤寒、肠胃炎和败血症等多种类型的感染病，一些血清型菌株具有严格的寄主。

细菌DNA的G+C mol%为50~53。模式种(type species)：猪霍乱沙门氏菌[*Salmonella choleraesuis*(Smith 1894) Weldin 1927]。

1.2　分类位置

按伯杰氏(Bergey)细菌分类系统，在第二版《伯杰氏系统细菌学手册》(*Bergey's Manual of Systematic Bacteriology*)第2卷中，沙门氏菌属分类于肠杆菌科[Enterobacteriaceae (Rahn 1937) Ewing Farmer and Brenner 1980]；肠杆菌科包括41个菌属(genus)，模式属(type genus)为埃希氏菌属(*Escherichia* Castellani and Chalmers 1919)[3]。

沙门氏菌的种名比较复杂，通常均是以其血清型进行区分，并以其分离地或所致疾病命名相应的血清型菌，如伤寒沙门氏菌、鼠伤寒沙门氏菌、肠炎沙门氏菌、伦敦沙门氏菌、仙台沙门氏菌等。以往的书籍和资料一般均是这样记述沙门氏菌的种，直至现在还常是习惯这样使用。

在第二版《伯杰氏系统细菌学手册》第2卷中，记载的种(亚种、血清型)与以前相比有些变化，共记载了2个种、6个亚种、8个血清型。

2个种，依次为：①肠沙门氏菌(*S.enterica*)，包括6个亚种；②邦戈尔沙门氏菌(*S.bongori*)。

肠沙门氏菌的6个亚种，依次为：①肠沙门氏菌肠亚种(*S.enterica* subsp. *enterica*)，包括8个血清型；②肠沙门氏菌亚利桑那亚种(*S.enterica* subsp. *arizonae*)；③肠沙门氏菌双亚利桑那亚种(*S.enterica* subsp. *diarizonae*)；④肠沙门氏菌豪顿亚种(*S.enterica* subsp. *houtenae*)；⑤肠沙门氏菌印度亚种(*S.enterica* subsp. *indica*)；⑥肠沙门氏菌萨拉姆亚种(*S.enterica* subsp. *salamae*)。

肠沙门氏菌肠亚种的8个血清型，依次为：①肠沙门氏菌肠亚种猪霍乱血清型(*S.enterica* subsp. *enterica* serovar Choleraesuis)，即猪霍乱沙门氏菌；②肠沙门氏菌肠亚种肠炎血清型(*S.enterica* subsp. *enterica* serovar Enteritidis)，即肠炎沙门氏菌；③肠沙门氏菌肠亚种鸡血清型(*S.enterica* subsp. *enterica* serovar Gallinarum)；④肠沙门氏菌肠亚种甲型副伤寒血清型(*S.enterica* subsp. *enterica* serovar Paratyphi A)；⑤肠沙门氏菌肠亚种乙型副伤寒血清型(*S.enterica* subsp. *enterica* serovar Paratyphi B)；⑥肠沙门氏菌肠亚种丙型副伤寒血清型(*S.enterica* subsp. *enterica* serovar Paratyphi C)；⑦肠沙门氏菌肠亚种伤寒血清型(*S.enterica* subsp. *enterica* serovar Typhi)，即伤寒沙门氏菌；⑧肠沙门氏菌肠亚种鼠伤寒血清型(*S.enterica* subsp. *enterica* serovar Typhimurium)，即鼠伤寒沙门氏菌。

为简便对比，将这些种(亚种、血清型)在以前及现在的名称，归纳列于表3-2；包括了第二版《伯杰氏系统细菌学手册》第2卷、《伯杰氏鉴定细菌学手册》(*Bergey's Manual of Determinative Bacteriology*)第九版及以前的名称[3,4]。其中，还涉及以血清型命名的肠炎沙门氏菌、乙型副伤寒沙门氏菌、丙型副伤寒沙门氏菌、双亚利桑那沙门氏菌(*S.diarizonae*)、印度沙门氏菌(*S.indica*)、萨拉姆沙门氏菌(*S.salamae*)、鸡沙门氏菌、亚利桑那沙门氏菌、豪顿沙门氏菌(*S.houtenae*)等。

表 3-2　沙门氏菌在以前及现在的名称对比

《伯杰氏系统细菌学手册》第二版第 2 卷(2005)	《伯杰氏鉴定细菌学手册》第九版 (1994)	以前的名称(血清型菌名)
1. 肠沙门氏菌	猪霍乱沙门氏菌	猪霍乱沙门氏菌
(1)肠亚种	猪霍乱亚种	猪霍乱沙门氏菌
①猪霍乱血清型	猪霍乱血清型	猪霍乱沙门氏菌
②肠炎血清型		肠炎沙门氏菌
③鸡血清型	鸡血清型	鸡沙门氏菌
④甲型副伤寒血清型	甲型副伤寒血清型	甲型副伤寒沙门氏菌
⑤乙型副伤寒血清型		乙型副伤寒沙门氏菌
⑥丙型副伤寒血清型		丙型副伤寒沙门氏菌
⑦伤寒血清型	伤寒血清型	伤寒沙门氏菌
⑧鼠伤寒血清型		鼠伤寒沙门氏菌
(2)亚利桑那亚种	亚利桑那亚种	亚利桑那沙门氏菌
(3)双亚利桑那亚种	双亚利桑那亚种	双亚利桑那沙门氏菌
(4)豪顿亚种	豪顿亚种	豪顿沙门氏菌
(5)印度亚种	印度亚种	印度沙门氏菌
(6)萨拉姆亚种	萨拉姆亚种	萨拉姆沙门氏菌
2. 邦戈尔沙门氏菌	邦戈尔沙门氏菌	邦戈尔沙门氏菌

另外，在《伯杰氏鉴定细菌学手册》第八版中记述的薛氏沙门氏菌(*S.schottmuelleri*)，即乙型副伤寒沙门氏菌；希氏沙门氏菌(*S.hirschfeldii*)，即丙型副伤寒沙门氏菌；邦戈尔沙门氏菌，也有猪霍乱沙门氏菌邦戈尔亚种(*S.choleraesuis* subsp. *bongori*)的名称[5]。

2　食物中毒概要

初步统计通过中国知识资源总库(CNKI)学术文献总库检出的细菌性食物中毒文献，至目前我国共涉及 24 个菌属，116 个种、亚种或血清型，以及一些未确定的种；文献报告 1460 篇(1949~2013 年)、中毒事件 1529 起(1949~2012 年)。

其中由沙门氏菌引起的文献报告 374 篇(1949~2013 年)、中毒事件 389 起(1949~2012 年)，在所有细菌性食物中毒事件中的构成比为 25.44%(居第 1 位)。涉及 8 个血清群的 58 个种(亚种、血清型)，以及一些未确定的种；以血清 D1 群的肠炎沙门氏菌、血清 B 群的鼠伤寒沙门氏菌出现频率最高，也有不少的罕见种(血清型)(表 3-1)。

2.1　基本信息

在 389 起事件中，由某种沙门氏菌单独引起的 383 起(构成比 98.46%)，与其他病原菌混合引起的 6 起(构成比 1.54%)。显然，沙门氏菌食物中毒事件主要是由某种沙门氏菌单独引起的，这可能与沙门氏菌的生境特征有关。

与其他病原菌混合引起的 6 起事件，分别为：B 群的鼠伤寒沙门氏菌与阿哥纳沙门氏菌、德尔比沙门氏菌与普通变形菌(*Proteus vulgaris*)各 1 起，C2 群的纽波特沙门氏菌与奇异变形菌(*Proteus mirabilis*)、纽波特沙门氏菌与金黄色葡萄球菌(*Staphylococcus aureus*)各 1 起，E1 群的伦敦沙门氏菌与奇异变形菌 1 起，未确定的 1 种沙门氏菌(*Salmonella* sp.)与弗氏志贺氏菌(*Shigella flexneri*)1 起。

表 3-3 所列是沙门氏菌引起食物中毒的 374 篇文献、389 起事件按血清群分类的基本信息。

表 3-3　沙门氏菌引起食物中毒的基本信息

内容	B 群	C1 群	C2 群	D1 群	E1 群	E4 群	F 群	O51 群	未确定种	合计
菌种：数量/个	12	10	10	10	11	3	1	1	?	58
构成比/%	20.69	17.24	17.24	17.24	18.97	5.17	1.72	1.72	?	100
文献：数量/篇	113	36	32	115	31	5	2	1	39	374
构成比/%	30.21	9.63	8.56	30.75	8.29	1.34	0.53	0.27	10.43	100
事件：数量/起	115	36	33	123	31	9	2	1	39	389
构成比/%	29.56	9.33	8.48	31.62	7.97	2.31	0.51	0.26	10.03	100
中毒：中毒人数 A	10 376	2599	2038	8584	1147	465	378	200	2266	28 053
构成比/%	36.99	9.26	7.26	30.59	4.09	1.66	1.35	0.71	8.08	100
涉及中毒事件数量/起	114	35	32	123	31	9	2	1	39	386
构成比/%	29.53	9.07	8.29	31.87	8.03	2.33	0.52	0.26	10.10	100
每起平均中毒人数	91.02	74.26	63.69	69.79	37.0	51.67	189	200	58.10	72.68
其中：①由某种沙门氏菌单独引起的人数	9851	2599	1936	8584	1133	465	378	200	2249	27 395
构成比/%	94.94	100	94.99	100	98.78	100	100	100	99.25	97.65
涉及事件数量/起	112	35	30	123	30	9	2	1	38	380
构成比/%	98.25	100	93.75	100	96.77	100	100	100	97.44	98.45
每起平均中毒人数	87.96	74.26	64.53	69.79	37.77	51.67	189	200	59.18	72.09
②与其他病原菌混合引起的人数	525	0	102	0	14	0	0	0	17	658

续表

内容	B群	C1群	C2群	D1群	E1群	E4群	F群	O51群	未确定种	合计
构成比/%	5.06	0	5.0	0	1.22	0	0	0	0.75	2.35
涉及事件数量/起	2	0	2	0	1	0	0	0	1	6
构成比/%	1.75	0	6.25	0	3.23	0	0	0	2.56	1.55
每起平均中毒人数	262.5	0	51	0	14	0	0	0	17	109.67
罹患率：涉及中毒事件数量/起	100	26	28	104	23	8	2	?	34	325
同食或分食某种中毒食物人数	13 136	3335	3588	20 733	2212	448	378	?	4268	48 098
每起平均同食或分食某种中毒食物人数	131.36	128.27	128.14	199.36	96.17	56	189	?	125.53	147.99
中毒人数B	7895	1662	1905	6467	848	400	378	?	1718	21 273
每起平均中毒人数	78.95	63.92	68.04	62.18	36.87	50	189	?	50.53	65.46
罹患率/%	60.10	49.84	53.09	31.19	38.34	89.29	100	?	40.25	44.23
病死率：中毒死亡事件数量/起	13	6	4	8	0	0	0	0	1	32
中毒人数	1177	482	125	761	0	0	0	0	29	2574
每起平均中毒人数	90.54	80.33	31.25	95.13	0	0	0	0	29	80.44
死亡人数	24	7	5	9	0	0	0	0	1	46
每起平均死亡人数	1.85	1.17	1.25	1.13	0	0	0	0	1	1.44
病死率/%	2.04	1.45	4.0	1.18	0	0	0	0	3.45	1.79

注：中毒人数A，指对在文献中明确记述了中毒人数的统计结果(含与其他病原菌混合引起的)；？指未记述或无法计算；罹患率中的中毒人数B，指对在文献中均明确记述了同食或分食某种中毒食物人数、中毒人数的统计结果(含与其他病原菌混合引起的)。

2.2 最早事件

原南京中央医院的徐采等(1949)报告在1949年5~10月，检验了由肠炎沙门氏菌引起的急性肠胃炎26例(5月1例、7月19例、8月6例)。16例为住院患者，其中有6例为该医院从业人员；另10例均为该医院从业人员，是在与该医院6例住院患者聚餐后发病；潜伏期2~10h(平均6h)，临床表现为先有腹痛、发热，继之出现腹泻、呕吐；死亡1人，病死率3.85%。报告者指出，是报告“食物中毒”肠炎沙门氏菌传染26例[6]。如果是这样，那么在检出的沙门氏菌病文献中，此即为我国沙门氏菌食物中毒的最早报告；同时，也是在沙门氏菌感染方面最早的记述。

在检出的沙门氏菌食物中毒事件中，成都川西医院的罗建仲等(1952)报告的1起是最早的明确记述。报告在1950年9月，在川西医院发生1起沙门氏菌食物中毒93人的事件，中毒食品为卤鸭；半数以上患者表现为发冷、发热、全身疼痛、头痛、口渴、恶心、食欲减退、腹部不适、腹泻，另外为腹痛、饮水后不适、喉部不适、寒战、不想饮水、呕吐、咳嗽、喉痛及坠胀等症状；多数在 3d 内痊愈[7]。

2.3　规模最大事件

青海省门源县卫生防疫站的陈文杰等(1995)报告由圣保罗沙门氏菌污染牛肉引起的 1 起食物中毒，是在检出的沙门氏菌食物中毒事件中规模最大的。报告在 1994 年 8 月 18 日，门源县青石咀镇某村因群众宗教集会集体食用牦牛肉引起食物中毒，在经调查的 1903 人中发病 1397 人(罹患率 73.41%)，潜伏期为 2~98h(多在 48h 内)；主要症状为先有发热、畏寒、头痛、头晕、乏力、全身疼痛等，继之出现恶心、呕吐、腹痛、腹泻；腹泻频繁(轻者 4 或 5 次/d、重者 20 余次/d)，多为黄绿色水样便、有恶臭，个别患者有脓血便和黏液便；较严重患者有口渴、鼻出血、昏迷甚至出现惊厥抽搐。经治疗，预后较好[8]。

2.4　最严重事件

按出现中毒死亡计严重性，在检出的沙门氏菌食物中毒事件中，吉林省卫生防疫站的孔庆长(1958)报告的 1 起由鼠伤寒沙门氏菌污染猪肉引起的事件是最严重的。报告在 1956 年 8 月 20 日，德惠县某区群众因食用同一病死猪肉发病 122 人；其中死亡 7 人(病死率 5.74%)，是在检出的沙门氏菌食物中毒出现死亡事件中病死人数最多的。潜伏期 4~56h，多在 4~25h；临床表现为初期感觉全身无力和酸痛、头晕、难受、发热、腹痛，先有恶心、呕吐(1 或 2 次)，继之出现剧烈腹泻(黄绿色水样便)、粪便恶臭，有的腹泻十多次/d；有的发冷，严重患者寒战、抽搐、昏迷以至死亡[9]。

2.5　编写方式

在此说明，考虑到检出的致食物中毒沙门氏菌所涉及的血清群及种(亚种、血清型)较多，共 8 个血清群 58 个种(亚种、血清型)及一些未确定种的沙门氏菌，涉及报告文献 374 篇、事件发生 389 起(表 3-1)；为记述方便和清晰，在以下对这些引起食物中毒的各个种(亚种、血清型)沙门氏菌，采取了分别按血清群归类后予以记述的方法。同时，在每个血清群中是以发生食物中毒事件数量(起)排列的，对事件发生数量较多(10 起及其以上)的沙门氏菌，作了单独统计和一些事件的记述；发生事件数量在 5~9 起的，单独列表记述；发生事件数量在 5 起以下的，均统一列在了 1 个表中记述。

3　B 群沙门氏菌(*Salmonella* serogroup B)

检出的 B 群沙门氏菌食物中毒事件，涉及 12 个种(血清型)，113 篇文献、115 起事件(表 3-1)；其中出现频率最高的是鼠伤寒沙门氏菌，文献 71 篇(构成比 62.83%)、事件

73 起(构成比为 63.48%)。

在 115 起事件中，由某种沙门氏菌单独引起的 113 起(构成比 98.26%)；与其他病原菌混合引起的 2 起(构成比 1.74%)，分别为：鼠伤寒沙门氏菌与阿哥纳沙门氏菌、德尔比沙门氏菌与普通变形菌各 1 起。

3.1 鼠伤寒沙门氏菌(*Salmonella typhimurium*)

鼠伤寒沙门氏菌[*Salmonella typhimurium*(Loeffler 1892) Castellani and Chalmers 1919]，即肠沙门氏菌肠亚种鼠伤寒血清型[*Salmonella enterica* subsp. *enterica* serovar Typhimurium(Loeffler 1892) Castellani and Chalmers 1919]，最初命名为鼠伤寒杆菌(*Bacterium typhimurium* Loeffler 1892)；种名“*typhimurium*”为现代拉丁语属格复数名词，指“鼠的伤寒”。

DNA 的 G+C mol%为 50~53(Bd，T_m)。保藏株(deposited strain)：ATCC 13311。抗原式(antigenic formula)：1，4，[5]，12∶i∶1，2 为典型的；还常出现 1，4，5，12∶i∶1，2 和 4，5，12∶i∶1，2 及 1，4，12∶i∶1，2 和 4，12∶i∶1，2 与无动力菌株等形式[3]。

3.1.1 发现历史简介

最早对沙门氏菌的认识是伤寒沙门氏菌，即现在分类定名的肠沙门氏菌肠亚种伤寒血清型；其次是猪霍乱沙门氏菌，即现在分类定名的肠沙门氏菌肠亚种猪霍乱血清型。早期对鼠伤寒沙门氏菌感染的明确报告，均是临床以胃肠道感染(包括人的食物中毒)为特征的感染病，且一直到现在也还仍然是主要的感染类型[10~15]。

3.1.1.1 国外简况

对沙门氏菌感染的最早认识是人的伤寒，其先驱者包括法国学者 Louis(1829)、德国学者 Gerhardt(1837)和 Schoenlein(1839)、英国学者 Jenner(1849 及 1850)，他们曾分别对伤寒症的临床和病理特征作了描述，并与其他临床表现热症的疾病作了区分。但对人伤寒症比较充分的认识，当归功于英国内科医生巴德(William Budd)；Budd 于 1837 年在他的家乡发生伤寒流行时，通过深入现场做细致的人群调查后明确提出“伤寒是由特殊的毒物在人体内繁殖引起的，毒物随粪便排出，通过消毒隔离措施可有效控制流行”；在 1856~1878 年的发现和所发表的论据，则基于在他所行医地区发生的伤寒多次暴发流行，有效支持了伤寒是一种接触传染性疾病的观点，还写了一本有关伤寒流行病学的专著。此外，对伤寒病原菌的最早认识与研究，首先是从德国学者 Eberth 和 Gaffky 开始的。1880 年，Eberth 首先描述了在伤寒患者肠系膜淋巴结组织切片中观察到的相应病原菌，Gaffky 在 1884 年从伤寒患者的脾脏分离获得了相应病原菌的纯培养；这既是第一种被发现的、引起人发病的沙门氏菌，也是被发现的第一种沙门氏菌，即现在的伤寒沙门氏菌。

之后在动物病原沙门氏菌及其沙门氏菌病的认识与研究方面，既是先驱者、又做出了卓越贡献的是美国兽医细菌学家 Salmon 和 Smith。1885 年，Salmon 和 Smith 从发生猪霍乱(hog cholera)即猪瘟(swine fever)的病猪肠道中分离到引起动物发病的第一种沙门氏菌，也是被发现的第二种沙门氏菌，即猪霍乱沙门氏菌；此菌在当时被误认为是猪瘟的病原，后来被证实其只是猪瘟的继发感染病原，更重要的是此菌之后被证实为仔猪副伤寒的原发病原菌。当时仔猪副伤寒的发生与流行，在美国中西部造成了严重的经济损失。为控制仔猪副伤寒，Salmon 和 Smith 于 1886 年首次采用加热方法杀死的猪霍乱沙门氏菌，制备了灭活疫苗且免疫保护效果很好，这也是世界上最早研制出的灭活疫苗。

此后，有多种沙门氏菌及其感染病相继被发现。例如：1888 年，Gaertner 在德国从一次食物中毒病死患者及所食用的腹泻病死牛的肉中分离到肠炎沙门氏菌(即现在分类定名的肠沙门氏菌肠亚种肠炎血清型)，这也是第一种被确认为能引起人食物中毒及人兽共患沙门氏菌病的病原沙门氏菌；1893 年，Smith 和 Kilborne 首次分离到引起马副伤寒的马流产沙门氏菌，后由 Lignières 等多位学者对其进行了较全面的确认；1899 年，Rettger 首先发现了引起禽白痢的鸡白痢沙门氏菌。1957 年，Buxton 发表了一份很详尽的综述，介绍了自 1883 年以来所分离并被确定的几百个沙门氏菌血清型菌株的首次分离物及其原始文献，在对沙门氏菌与沙门氏菌病的认识及其进一步深入研究方面发挥了重要的作用。

在食物中毒方面，继 Gaertner(1888)首次报告在德国由肠炎沙门氏菌引起人食物中毒的事件后，世界各国多有由沙门氏菌引起食物中毒事件发生的报告。有记述在美国，3 次大规模事件的暴发分别为：①最大的 1 起发生在 1994 年，受影响达 224 000 人，由用牛奶生产的冰淇淋引起；使用的牛奶是用曾载过液态鸡蛋的罐装车运输的，从而造成了食物中毒；病原为肠炎沙门氏菌，事件暴发至少出现在美国的 41 个州(Hennessy et al., 1996)。②第二大食物中毒事件发生于 1985 年，涉及接近 200 000 人；传播媒介为伊利诺伊州的一家奶制品加工厂生产的 2%牛奶，病原为鼠伤寒沙门氏菌(Ryan et al., 1987)。③第三大食物中毒事件发生于 1974 年的印第安纳瓦霍族居留地，发病 3400 人；传播媒介为土豆沙拉，在这些食物被供应给大约 11 000 位烧烤者使用之前，曾在不合适的温度下储藏了 16h 之久，从中检出的病原为纽波特沙门氏菌(Horwitz et al., 1977)[16]。

鼠伤寒沙门氏菌是由 Loeffler 在 1892 年从类似伤寒的病鼠粪便中首先分离获得的，并在当时命名为鼠伤寒杆菌；1893 年，De Nobele 又报告在一次食物中毒事件中首次将其分离到，这也是人类感染鼠伤寒沙门氏菌的最早报告。此后，作为人兽共患沙门氏菌病的病原菌引起了广泛的关注，且至今一直是主要的流行血清型。例如，在美国，鼠伤寒沙门氏菌是自 1975 年后最频繁被分离到的沙门氏菌，其次是肠炎沙门氏菌[16]。

3.1.1.2　国内简况

在我国，有关资料显示是在 1974 年首先发现了人的鼠伤寒沙门氏菌感染病流行。解放军第四医院的王锦德等(1988)报告由鼠伤寒沙门氏菌引起的肠炎，是他们医院在 1974 年发现的；从有关资料看，国内部分地区也是在 1974 年前后发现该病流行的，因而认为在我国部分地区，至少是西宁地区，明确记述是从 1974 年开始有对以肠炎型为主的鼠伤寒沙门氏菌病流行的检出[17]。

关于动物的感染病，原安徽省农业局畜牧处的陈掌纶(1980)报告在安徽亳县马场的幼驹(多为 5~7 日龄、有的至 3 月龄)，发生一种以腹泻为主要症状的疾病，据不完全统计 1973~1976 年共产驹 107 匹、发病 83 匹(罹患率 77.57%)；死亡数量逐年增加，共死亡 29 匹(病死率 34.94%)；1976 年从 2 匹死亡幼驹的肝脏中分离到相应病原鼠伤寒沙门氏菌，这是在检出的文献中我国最早报告的动物(家畜)鼠伤寒沙门氏菌感染病例[18]。在 20 世纪 70 年代，杨正时报告了在实验动物豚鼠中发生的鼠伤寒沙门氏菌病流行。

原江苏农学院的董国雄等(1989)报告徐州市某奶牛场，每年均有少数犊牛发生下痢甚至死亡。1988 年自 2 月 19 日至 4 月 19 日犊牛下痢发病数量增多，此两个月内所产 39 头先后发病，死亡 19 头(病死率为 48.72%)；且波及产后母牛发病 16 头，死亡 3 头(病死率为 18.75%)。此间，在与病牛接触过的工作人员中有 6 人发病(腹泻)。做病原学检验，从犊牛肠淋巴结、母牛下痢粪便中检出了相应病原鼠伤寒沙门氏菌；这是在检出的文献中我国最早报告的鼠伤寒沙门氏菌作为人兽共患病的病原菌，经与发病动物接触传染给人的病例[19]。

在检出的鼠伤寒沙门氏菌食物中毒事件中，原东北军区后勤卫生部防疫队的安郁珍(1954)报告的 1 起是最早的。报告驻某地的某部于某年 6 月 16~29 日，在大小 7 个伙食单位发生 2 起由病(死)猪的肉引起的食物中毒，246 人。发病均是在经 6~24h 的潜伏期后，突然出现发热、头痛、腹痛、关节痛、恶心和呕吐的急性胃肠炎症状，同时或相继出现排黄褐色水样便的腹泻(个别病例为灰褐色米泔样或血样便)；经检验确定，其中 1 起为鼠伤寒沙门氏菌引起，另 1 起为猪霍乱沙门氏菌引起[11]。

之后由辽宁省卫生防疫站的山昌寿等(1957)报告的 1 起，是对鼠伤寒沙门氏菌引起食物中毒最早的较详细记述。报告在 1955 年 8 月，辽中县某区 92 人因食用同一病死马的肉引起 63 人发生中毒(罹患率 68.48%)，潜伏期 8~70h(多在 20~30h)；主要表现，病初多为头痛、发热、倦怠、出冷汗、全身疼痛，继之出现腹痛、恶心、呕吐、腹泻等症状。轻症患者，在 2~3d 即痊愈；重症患者经治疗 3~4d，主要症状逐渐消失并趋于好转，7d 左右恢复健康[20]。

到现在，无论是在人还是在动物，几乎各种类型的鼠伤寒沙门氏菌感染病，在我国均有发生且一直危害严重，尤以人的食物中毒和医院感染最为常见。

3.1.2 生物学性状

对沙门氏菌的主要生物学性状研究，关于鼠伤寒沙门氏菌的相对较多。本书作者房海、陈翠珍等，也曾对分离于发病动物的菌株进行了主要理化特性研究，并检出了无动力的变异菌株[21]。现综合一些相关资料，对其主要生物学性状予以简要记述。

3.1.2.1 形态与培养特征

鼠伤寒沙门氏菌为革兰氏阴性的直杆菌，以周鞭毛运动。兼性厌氧，有机化能营养，具有呼吸和发酵两种代谢类型，最适生长温度为 37℃。对营养要求不高，能在普通营养培养基及常用的肠道细菌选择培养基上良好生长。在普通营养琼脂培养基上 37℃培养 18~24h 检查，为散在(个别的成双)、两端钝圆、无芽孢、大小多为(0.5~0.8) μm×(1.0~2.0) μm(图 3-1)；做磷钨酸负染色标本置透射电子显微镜下观察，菌体杆状、表面似皱褶状、周生鞭毛(图 3-2)。

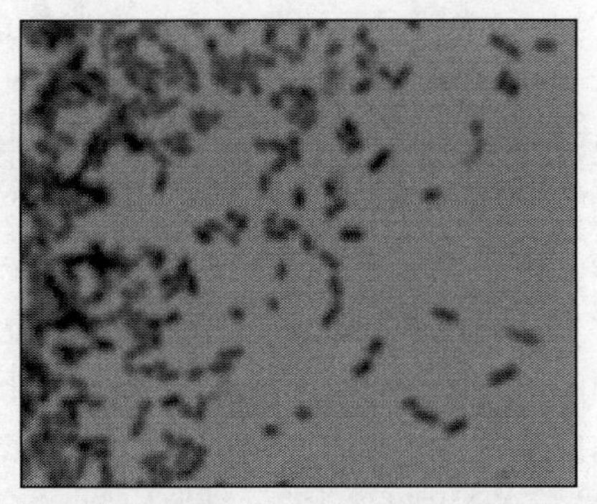

图 3-1　鼠伤寒沙门氏菌(*S.typhimurium*)在普通营养琼脂培养基上 37℃培养 18h 的革兰氏染色形态(G^-)(见彩图)

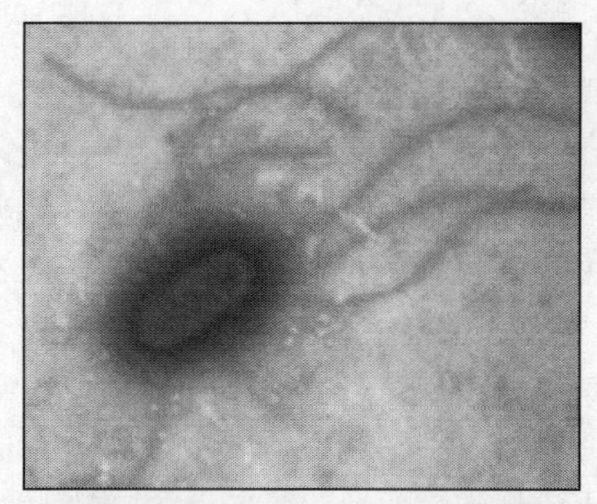

图 3-2　鼠伤寒沙门氏菌在普通营养琼脂培养基上 37℃培养 18h 的负染色透射电镜形态(显示杆状菌体及周生鞭毛，原×20 000)(见彩图)

37℃经 24h 培养，在普通营养琼脂培养基上的菌落圆形光滑、边缘整齐、稍隆起、浅灰白色，直径多在 1.5~2.0mm，生长良好；在血液营养琼脂(含 7%家兔脱纤血液的普通营养琼脂)培养基上的与在普通营养琼脂培养基上的菌落特征一致，不溶血；在沙门氏菌-志贺氏菌琼脂(Salmonella-Shigella agar，SS agar)培养基上的菌落圆形光滑、边缘整齐、较扁平、无色，直径多在 1.5~2.0mm，孤立菌落中心黑色(图 3-3)。在普通营养肉汤中 37℃培养 24h 呈均匀混浊生长，管底有点(片)状菌体沉淀(摇动后易消散)，有菌环但摇动后易消散。

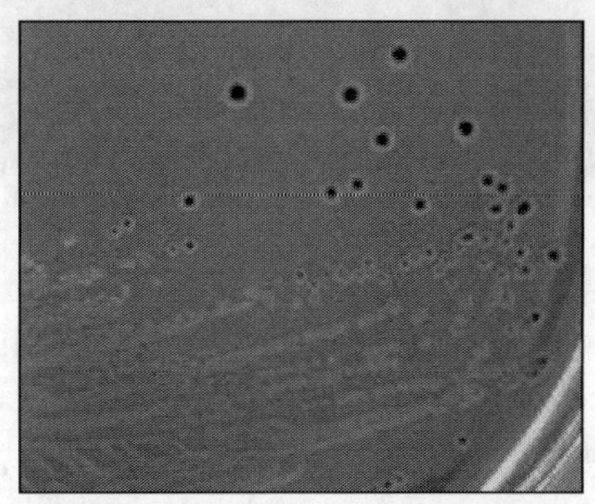

图 3-3　鼠伤寒沙门氏菌在沙门氏菌-志贺氏菌琼脂(SS)培养基上 37℃培养 24h 的生长情况及菌落特征(孤立菌落中心黑色)(见彩图)

3.1.2.2　生化特性

分解葡萄糖产气，分解麦芽糖、L-阿拉伯糖、山梨醇、半乳糖、海藻糖、果糖、甘露糖、甘露醇、蜜二糖、鼠李糖等，不分解乳糖、蔗糖、肌醇、甘油、山梨糖、棉子糖、水杨苷、菊糖、苦杏仁苷、α-甲基-D-葡糖苷、侧金盏花醇、核糖、阿拉伯糖、糊精、卫茅醇、纤维二糖等；动力(半固体)、MR 试验、硝酸盐还原、酒石酸盐利用、乙酸盐利用、赖氨酸和鸟氨酸脱羧酶、接触酶、精氨酸双水解酶、H_2S、柠檬酸盐利用(Simmons)等试验阳性；氧化酶、尿素酶、V-P 试验、苯丙氨酸和色氨酸脱氨酶、脂肪酶、DNA 酶、丙二酸盐利用、吲哚等试验阴性。

在鼠伤寒沙门氏菌的理化特性方面，有时会出现不典型的菌株，在我国也多有报告。例如：杨正时等报告曾遇到 3 株无动力的 B 群沙门氏菌，其中的两株是由陕西省食物中毒患者中分离得到并送检的，另1株是他们于1976年从甘肃武威县医院一名被诊断为"毛细血管中毒症"患者的血尿和血便中分离的，此3株沙门氏菌的抗原式均为1，4，5，12：-：-[22]。谢一俊等(1998)报告曾从食物中毒及医院感染的腹泻患者粪便检出3种鼠伤寒沙门氏菌生物变种，分别为：①无动力变种——抗原式为1，4，5，12：-：-；②不产气变种(分解葡萄糖及甘露醇产酸、不产气)——抗原式为1，4，5，12：i：1，2；③Ⅰ相菌单相变种——抗原式为1，4，5，12：i：-[23]。段英梅(2005)报告，从发生医院感染腹泻的婴幼儿粪便中分离到理化特性不典型的鼠伤寒沙门氏菌，表现为发酵乳糖和不产生 H_2S[24]。本书作者房海等(2001)在对沙门氏菌的研究中，曾从病死鸡中检出了无动力的相应病原沙门氏菌菌株，其理化特性符合鼠伤寒沙门氏菌特征，被鉴定为O4(B)群沙门氏菌(图3-4~图3-7)；做16S rRNA基因序列测定与系统发育学分析，结果所测16S rRNA基因序列长度为1417bp(在GenBank的登录号为EU073022)；择代表菌株送设立在成都生物制品研究所的中国医学细菌中心沙门氏菌专业实验室做复核鉴定，结果判定为：O4(B)群无动力沙门氏菌(*Salmonella* group B O form)，血清型为1，4，5，12：-：-；参考菌株(reference strain)为HQ010915-1[21]。

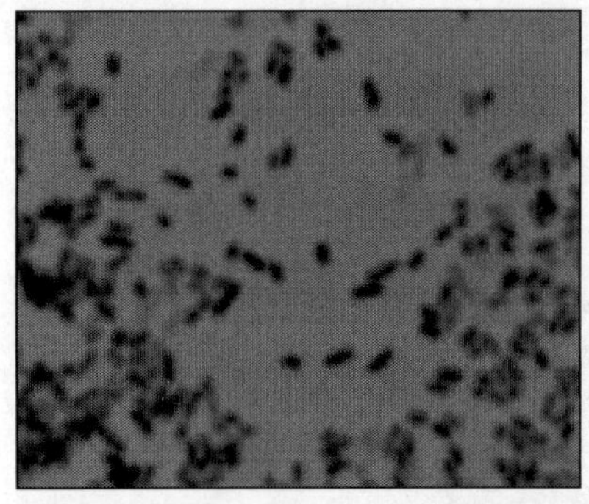

图3-4　O4(B)群沙门氏菌在普通营养琼脂培养基上37℃培养18h的革兰氏染色形态(G^-)(见彩图)

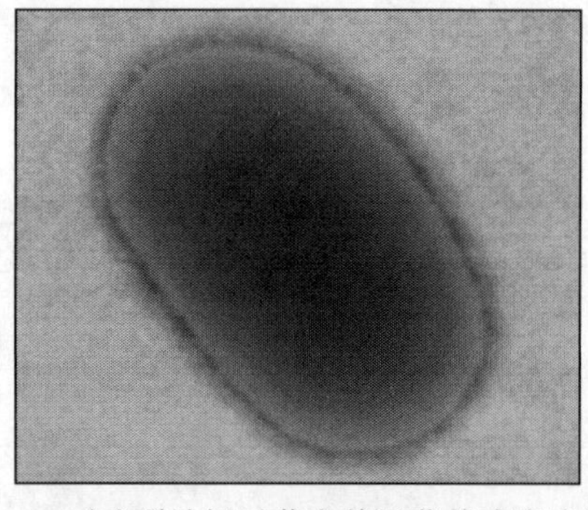

图3-5　O4(B)群沙门氏菌在普通营养琼脂培养基上37℃培养18h的负染色透射电镜形态(菌体表面不平整但较光滑，原×30 000)(见彩图)

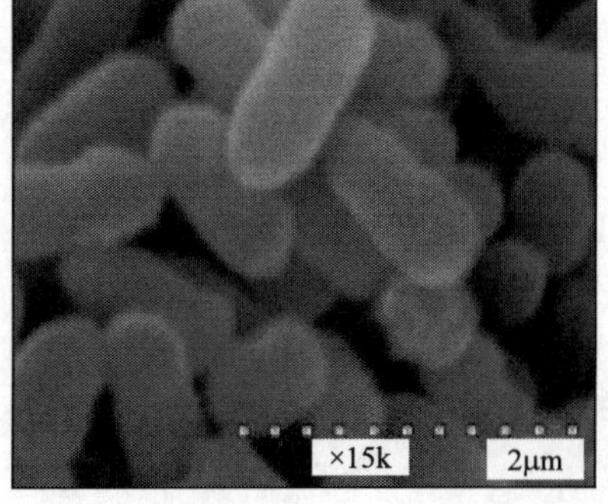

图3-6　O4(B)群沙门氏菌在普通营养琼脂培养基上37℃培养18h的喷镀扫描电镜形态(菌体表面不平整但较光滑，原×15 000)(见彩图)

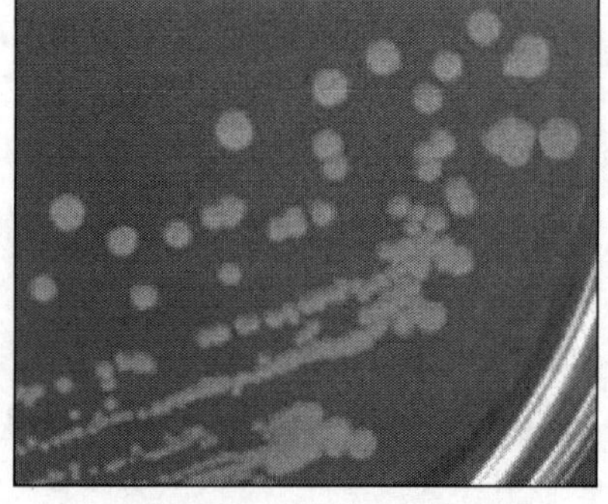

图3-7　O4(B)群沙门氏菌在普通营养琼脂培养基上37℃培养24h的生长情况及菌落特征(菌落灰白色)(见彩图)

3.1.2.3　抗原结构与免疫学特性

沙门氏菌不仅包括很多种血清型菌株，且其抗原也比较复杂，但完整的血清学分类仅包括具有分类诊断意义的菌体(ohne hauch，O)、鞭毛(hauch，H)及表面(kapsel，K)三类抗原。

从 20 世纪 20 年代始，哥本哈根的微生物学家考夫曼(Fritz Kauffmann)和伦敦的微生物学家怀特(Philip Bruce White)分别对沙门氏菌的抗原进行了研究，并建立了最早的沙门氏菌抗原血清分型系统及相应的抗原表，且至现在还一直被采用。

最早是 White 于 1920 年将沙门氏菌的菌体 O 抗原和 H 抗原分别用数字或其他符号表示，并组成了一个含 25 个沙门氏菌血清型的抗原表；同时期在沙门氏菌分类中做出了突出贡献的则是 Kauffmann，他在 1930 年首先发现了 H 抗原的位相变异(phase variation)，随即又在 1931 年发表了一个含 28 个沙门氏菌血清型的抗原表。

国际微生物学会沙门氏菌分委会于 1934 年成立，同时制定了第一个国际权威性的沙门氏菌抗原表，其完全是以 Kauffmann 在 1931 年建立的抗原表为基础的，并以 Kauffmann 和 White 命名为考-怀(Kauffmann-White)抗原表。

(1)O 抗原　O 抗原为耐热的菌体抗原，能耐受 100℃加热 2.5h，并能抵抗乙醇、0.1%苯酚的破坏作用。存在于菌体表面，由多糖磷脂复合物组成，末端基团的特性及其在多糖链重复单位中的序列，决定各种 O 抗原的特异性。

现在的沙门氏菌抗原表中用阿拉伯数字表示 O 抗原(从 1 已排到 67)，由于多种原因删去了 9 个 O 抗原，现在实为 58 个。凡含有群特异性共同抗原的菌型被归类为一个 O 抗原群(group O)，这种 O 群在过去用大写英文字母编号(A~Z)，这样 O 抗原已排列到 50，包括 A、B、C1~C4、D1~D3、E1~E4、F、G1~G2、H……Z。其中有些 O 抗原是几个菌群共有的(如 O∶1、O∶5、O∶6、O∶12 等)，称为次要抗原；有的 O 抗原是某一菌群特有的(如 O∶2、O∶4、O∶7、O∶8、O∶9、O∶3、O∶10、O∶11 等)，被称为主要抗原；O 群的划分，是根据这些主要抗原进行的。从 O51 始，则是以 O 抗原编号直接作为 O 群编号(如 O∶51、O∶52 等)。O 抗原能发生由光滑型(smooth，S)变为粗糙型(rough，R)的变异(S-R 变异)，发生这种变异后的菌体抗原将由特异性变异为非特异性的。

为了统一，现在各 O 群皆以群特异性 O 抗原进行编号，如过去的 A~F 群则分别为 O∶2 群(即 A 群)、O∶4 群(即 B 群)、O∶6 和 O∶7 群(即 C1 和 C4 群)、O∶8 群(即 C2 和 C3 群)、O∶9 群(即 D1 群)、O∶9 和 O∶46 群(即 D2 群)、O∶9 和 O∶46 及 O∶27 群(即 D3 群)、O∶3 和 O∶10 群(即 E1 和 E2 及 E3 群)、O∶1 和 O∶3 及 O∶19 群(即 E4 群)、O11 群(即 F 群)。

沙门氏菌的血清型，也一直在有所增加。例如，朱超等(2008)报告，2003 年 6 月从缅甸进口虾中分离到一种新血清型的沙门氏菌，并暂定名为昆明沙门氏菌(*Salmonella kunming*)；此菌具有一个新的 O 抗原群，暂命名为 O∶68，抗原式为 68∶r∶z_6[25]。

(2)H 抗原　H 抗原存在于鞭毛中，为不耐热(加热 60~70℃经 15min 后即可破坏)的蛋白质成分，由鞭毛素(flagellin)组成，抗原成分可被乙醇破坏，氨基酸组成及其在鞭毛素中的序列决定各种 H 抗原的特异性。

沙门氏菌的 H 抗原分为两相(phase)，第 1 相(phase 1)的特异性高(也称特异相)，用 a~z 的小写英文字母表示，在 z 以后则用 z_1、z_2……继续编号，现已编至 z_{89}；第 2 相(phase 2)的特异性低(也称非特异相)，分别用阿拉伯数字表示，这个系列从 1 延续到 12。具有两相鞭毛抗原的称为双相菌，只有一相的称为单相菌，无鞭毛抗原的称为无相菌，鞭毛抗原分析是对沙门氏菌定型的依据。H 抗原能发生位相变异和 H-O 变异，H-O 变异指的是从有鞭毛到失去鞭毛的变异；位相变异指的是双相菌的两个相可以交互分生，即第 1 相可以转变为第 2 相、第 2 相可以转变为第 1 相，通常在一个培养物内两个相抗原可以同时存在，但所得菌落有的是第 1 相、有的是第 2 相，若任意挑选第 1 相或第 2 相的一个菌落在培养基上多次移接，其后代可以出现部分是第 1 相、部分为第 2 相的不同菌落。在分析 H 抗原时，疑为双相菌的单相培养物，需反复分离或诱导出另一相培养物，尤其是仅有第 2 相抗原的菌株。

(3) *K 抗原*　在少数的沙门氏菌中存在一种表面包膜的不耐热 K 抗原(提纯的抗原成分耐热)，因一般认为它与毒力(virulence)有关，所以称为 Vi(virulence，Vi)抗原。Vi 抗原由聚-N-乙酰-D-半乳糖胺糖醛酸组成，不稳定，经 60℃加热、苯酚处理或人工传代培养后易消失。Vi 抗原可阻止 O 抗原与相应抗体的凝集反应，其抗原性弱。Vi 抗原可发生 V-W(Vi-O)变异(又称 Vi 抗原变异)，具有 Vi 抗原的菌株称 V 型菌，完全失去 Vi 抗原后称为 W 型菌，Vi 抗原部分丧失、与 O 抗血清能出现凝集(即 Vi 抗原的 O 凝集抑制被部分消除)的称为 VW 型菌；V 型菌经人工培养会逐渐丧失 Vi 抗原成为 VW 型菌，进而成为 W 型菌，具有 Vi 抗原的表现为菌落不透明。另外，沙门氏菌的 M 抗原也分布较广，也属于 K 抗原范畴，但在菌型的判断上还缺少实用价值。

(4) *血清型*　用于命名沙门氏菌血清型的方法，是在书写抗原式时于不同的 O 抗原间用逗号分开，O 抗原与 H 抗原及 H 抗原的第 1 相与第 2 相之间均用比号区分，不同的 H 抗原之间用逗号分开，无某相 H 抗原的记作-；但均为直接写出抗原(不出现 O、H 字样)，具体为 O∶H 第 1 相∶H 第 2 相。例如：雏(鸡白痢)沙门氏菌的抗原式为 9, 12∶-∶-；鸭沙门氏菌(*S.anatum*)的抗原式为 3, 10∶e, h∶1, 6 等。若存在 Vi 抗原，则是将其列在 O 抗原之后；若在同种沙门氏菌中仅是某些菌株存在 Vi 抗原，则常写成[Vi]的形式，如伤寒沙门氏菌的某些菌株是存在 Vi 抗原的，其抗原式为 9，12，[Vi]∶d∶-。

鼠伤寒沙门氏菌有两相鞭毛抗原，抗原式为 1，4，[5]，12∶i∶1，2。其中的第 1 相 H 抗原 i，是在由名为 Iota 或 PLT_{22} 的转导噬菌体溶原化后才能形成。鼠伤寒沙门氏菌的 O 抗原 4 为主要抗原，1 和 5 为次要抗原；12 是沙门氏菌的一个复合抗原，常见的有 12_1、12_2 和 12_3，在鼠伤寒沙门氏菌中经常存在的是 12_1，有时也可能有 12_2，因此鼠伤寒沙门氏菌的 O 抗原有时也记作 1，4，5，12_1(12_2)。

沙门氏菌属是一个庞大的细菌家族，血清型很多，也是在所有细菌中所包括种、亚种或血清型最多的，截止到 2004 年底已明确 46 个 O 群、2536 个血清型；在我国，截止到 2006 年底已发现了其中的 36 个 O 群、305 个血清型，从人及动物中经常分离到的血清型菌株有 40~50 个(其中有 10 个左右是主要的)；表 3-4 所列沙门氏菌血清型数目，为当时世界卫生组织沙门氏菌研究和咨询协作中心发表的已发现的沙门氏菌各种及亚种(注：表中的菌种及亚种名称，可与表 3-2 对比)[15,26,27]。

表 3-4　沙门氏菌属各种及亚种血清型数目

菌名	数目	菌名	数目
猪霍乱沙门氏菌：猪霍乱亚种	1416	豪顿亚种	66
萨拉姆亚种	477	印度亚种	10
亚利桑那亚种	94	邦戈尔沙门氏菌	19
双亚利桑那亚种	317	合计	2399

在第二版《伯杰氏系统细菌学手册》第 2 卷中，按 O 抗原分群共记载了 46 个血清群和 2417 种血清型(表 3-5)，与以前的相比有些变化[3]。

表 3-5　沙门氏菌属各血清群及血清型数目

血清群	O 抗原	血清型数目	血清群	O 抗原	血清型数目	血清群	O 抗原	血清型数目
A	2	4	M	28	101	53	53	36
B	4	142	N	30	57	54	54	13
C1	7	157	O	35	54	55	55	1
C2,C3	8	150	P	38	58	56	56	10
D1	9	97	Q	39	21	57	57	17
D2	9,46	63	R	40	80	58	58	21
D3	9, 27, 46	9	S	41	45	59	59	19
E1	3,10	130	T	42	70	60	60	23
E4	1,3,19	69	U	43	52	61	61	22
F	11	79	V	44	47	62	62	5
G	13	111	W	45	41	63	63	4
H	6,14	79	X	47	76	65	65	20
I	16	118	Y	48	60	66	66	5
J	17	62	Z	50	55	67	67	1
K	18	37	51	51	30	合计	46	2417
L	21	45	52	52	21			

(5) 免疫学特性　鼠伤寒沙门氏菌的 O、H 抗原均具有良好的免疫原性，接种免疫动物，或人及动物被感染后耐过，均能产生良好的免疫应答，主要为体液免疫抗体反应。

在发生鼠伤寒沙门氏菌食物中毒后，血清抗体会在一定的时限内出现且效价明显升高，也可作为辅助诊断的依据。例如，河南省开封市预防医学中心的刘杰等(1999)报告1起发生在开封市某中学的524人鼠伤寒沙门氏菌食物中毒事件，潜伏期8~15h，临床表现腹痛、腹泻、呕吐、发热、头痛、头晕等症状；取6名患者急性期和恢复期血清做凝集抗体效价测定，结果为6人在急性期的均阴性；在恢复期有2人的O抗体为1∶320、H抗体为1∶640，4人的O抗体为1∶640、H抗体为1∶1280[28]。

3.1.2.4 脉冲场凝胶电泳DNA型

广西壮族自治区疾病预防控制中心的孙贵娟等(2009)报告采用脉冲场凝胶电泳(pulsed-field gel electrophoresis，PFGE)分型方法，对在2004年10月从广西某学校1起食物中毒事件中分离的33株鼠伤寒沙门氏菌，用限制性内切酶*Xba* I酶切后进行分型，结果电泳凝胶图显示每个菌株产生12条30~700kb的条带，所有菌株的PFGE图谱完全一致[29]。

3.1.2.5 生境与抗性

沙门氏菌在自然界的分布比较广泛，在外界环境中能生存较久；在水和土壤中能生存数周至数月，在冰库中可存活半年以上。对热和消毒剂的抵抗力一般，60℃经30min可被杀死；对煌绿、孔雀绿、结晶紫、复红、亚硒酸钠等的抵抗力相对较强，也因此常用作对沙门氏菌的选择培养中。鼠伤寒沙门氏菌在土壤中可存活1年，在粪便中可存活4个月；耐寒不耐热，60℃经12~20min即可被杀死；对常用的化学消毒剂敏感；还广泛存在于猪、牛、羊、狗、鸡、鸭、鼠等动物的消化道和内脏与肌肉中，肉类、乳类、蛋类及其制品非常容易受到污染并可传播。

(1) 生境 为了解沙门氏菌在食品类中的分布情况，黑龙江省疾病预防控制中心的董锐等(2010)报告在2005~2008年，选择了黑龙江的哈尔滨、齐齐哈尔、佳木斯、牡丹江、大庆、鸡西等6个具有代表性的城市，采集生畜禽肉(猪肉、牛肉、羊肉、鸡肉)、熟肉制品(卤肉等)、生牛奶、水产品(以海产品为主)、冰淇淋、生食蔬菜(以叶生菜为主)等6类市售食品1070份，进行沙门氏菌的检测。结果检出沙门氏菌94株(检出率8.79%)，分别为：从生畜禽肉385份中检出72份(检出率18.7%)，水产品147份中检出11份(检出率7.48%)，熟肉制品166份中检出6份(检出率3.61%)，生食蔬菜176份中检出5份(检出率2.84%)，冰淇淋91份、生牛奶145份均未检出。结果提示，沙门氏菌对生畜禽肉的污染严重，其次是水产品，非定型包装熟肉制品和生食蔬菜也存在一定的污染，这些是主要的危险食品[30]。

为了解沙门氏菌在饮食、服务行业人员中的带菌情况，广东省广州市东山区卫生防疫站的陈义忠等(1999)报告对东山区67 885名从事饮食、服务行业的人员(年龄为18~55岁)进行了沙门氏菌带菌调查(肛拭子法)。结果于1997年在16 521名被调查者中检出带沙门氏菌者38名(带菌率0.23%)，1998年在51 364名被调查者中检出带沙门氏菌者114名(带菌率0.222%)，合计带菌率0.224%(152/67 885)，没有发现重复带菌现象。涉及31个种(血清型)，其中以德尔比沙门氏菌最常见，共37株(构成比24.34%)；其次为阿哥纳沙门氏菌，共24株(构成比15.79%)[31]。这一调查结果提示，一些不常见血清型的沙门氏菌食物中毒，可能主要是因饮食、服务行业人员带菌，直接污染食物引起的。

中国医学细菌中心沙门氏菌专业实验室的张燕等(2002)报告指出，目前全球已知有

2489 个不同的沙门氏菌血清型，分属于 46 个 O 群；截止到 2000 年底，我国已检出 292 个不同的血清型，分属于 35 个 O 群。在我国检出的 292 个血清型中，从人体检出的 172 个，分属于 23 个 O 群；从动物检出的 146 个，分属于 30 个 O 群；从食品中检出的 82 个，分属于 14 个 O 群；从外环境(污水、江河水、土壤等)检出的 100 个，分属于 23 个 O 群；从猪或猪肉检出的 70 个，分属于 13 个 O 群；从禽类检出的 38 个，分属于 7 个 O 群；从蛋及蛋制品检出的 43 个，分属于 7 个 O 群；从蛇检出的 38 个，从蝇检出的 11 个，从进口饲料检出的 9 个[32]。这些调查结果显示，沙门氏菌在我国分布广泛、污染严重。

(2) 抗性　中国疾病预防控制中心营养与食品安全所的王茂起等(2004)报告，对在 2001 年从全国 11 个省(市)不同食品中分离的 137 株沙门氏菌，进行了耐药性检测。结果均对供试的庆大霉素、环丙沙星、头孢曲松、阿米卡星敏感，其他依次为对甲氧苄啶/磺胺甲基异噁唑的敏感率 95.62%、对甲氧苄啶的敏感率 94.89%、对阿莫西林/棒酸的敏感率 94.16%、对磺胺的敏感率 92.70%、对头孢噻吩的敏感率 91.97%、对氨苄西林的敏感率 90.51%、对氯霉素的敏感率 83.21%、对萘啶酸的敏感率 77.37%、对四环素的敏感率 71.51%、对链霉素的敏感率 61.31%；菌株的耐药性，存在不同程度的区域差别[33]。

通常情况下，鼠伤寒沙门氏菌对临床常用的头孢唑啉、头孢拉啶、头孢噻肟、头孢曲松、头孢他啶、头孢哌酮、头孢吡肟、阿奇霉素、链霉素、卡那霉素、庆大霉素、妥布霉素、阿米卡星、新霉素、大观霉素、诺氟沙星、氧氟沙星、环丙沙星、恩诺沙星等抗菌药物具有不同程度的敏感性；对青霉素、四环素、多西霉素、氯霉素、克林霉素、万古霉素、新生霉素等具有不同程度的耐药性。近些年来，医学临床耐药菌株日益增多，并常带有质粒介导的多重耐药因子，试验证明还可通过大肠埃希氏菌(*Escherichia coli*)传递耐药性。

3.1.3　病原学意义

按沙门氏菌对宿主的致病性，可将其分为三类，即沙门氏菌的致病型(pathovar)，如下。①对人专性致病的沙门氏菌：包括伤寒沙门氏菌和副伤寒沙门氏菌。②主要对特定动物致病的沙门氏菌：鸡白痢沙门氏菌、鸡沙门氏菌、马流产沙门氏菌、猪霍乱沙门氏菌等。③无特定宿主的沙门氏菌：多数沙门氏菌都是这类人及动物共染的病原菌，且动物宿主的范围非常广泛，家畜(禽)中的猪、牛、羊、马、狗、猫、鸡、鸭等，野生动物中的狮、熊、鼠类，以及冷血动物、软体动物、环形动物、节肢动物等均可带菌；人可因食用患病动物的肉、乳、蛋或被病鼠粪尿污染的食物等发病；如比较常见的鼠伤寒沙门氏菌、肠炎沙门氏菌等[22]。

鼠伤寒沙门氏菌是人兽共患病的一种重要病原菌，也是在所有沙门氏菌感染病中出现频率最高(在沙门氏菌感染中的构成比可达 40%~80%)、且最具广泛致病性的，能引起人或动物或人及动物的多种类型感染病。

3.1.3.1　人的鼠伤寒沙门氏菌感染病

人的沙门氏菌感染病，主要有以下三种类型。①伤寒和副伤寒：伤寒由伤寒沙门氏菌引起，副伤寒由副伤寒沙门氏菌引起。②肠炎型(食物中毒)：这是最常见的沙门氏菌感染类型，常是由误食大量鼠伤寒沙门氏菌、猪霍乱沙门氏菌、肠炎沙门氏菌等污染的食物引起，常为集体性的食物中毒。通常潜伏期为6~24h，主要症状为发热、恶心、呕吐、腹痛及腹泻，常是在3~5d内较快恢复，但也有持续10~14d的，病后很少有慢性带菌者。③败血症：此类型多见于儿童或免疫力低下的成人，以鼠伤寒沙门氏菌、丙型副伤寒沙门氏菌、猪霍乱沙门氏菌、肠炎沙门氏菌等为常见。因侵入肠道的病原沙门氏菌进入血流所引起，并随血流进入组织、器官导致感染，如引起脑膜炎、骨髓炎、胆囊炎、心内膜炎等，但胃肠炎很少见；临床表现高热、寒战、厌食和贫血等。

鼠伤寒沙门氏菌对人的感染，常常是导致医院内感染和暴发性食物中毒。有记述人的鼠伤寒沙门氏菌感染的世界性大流行始于20世纪50年代初期，其高峰期是从20世纪60年代初到80年代末。欧洲的流行始于1953~1954年，在丹麦、英国和德国的鼠伤寒沙门氏菌感染的比例分别占91.2%、74%和37.1%不等；美国在1934~1947年鼠伤寒沙门氏菌感染的比例占15.6%，在20世纪50年代和60年代分别上升到了30%和40%。我国的流行周期相对晚些，在20世纪70年代开始出现流行，主要集中在北方地区，1987~1991年为流行的高峰期，其范围波及全国，1992年开始有所下降但仍一直存在[22,26]。

(1)*食物中毒*　属于胃肠炎型感染，是由鼠伤寒沙门氏菌引起的细菌性食物中毒的主要表现形式，也是最为常见的感染类型，也可呈暴发流行，常是由摄入鼠伤寒沙门氏菌污染的食物引起。

在我国多有由鼠伤寒沙门氏菌引起食物中毒的报告，其中多为单独引起，也有个别的是与其他病原菌混合引起。以下是通过中国知识资源总库(CNKI)学术文献总库，检出的鼠伤寒沙门氏菌食物中毒相关情况。

1)基本情况：在检出的鼠伤寒沙门氏菌食物中毒71篇文献、73起事件中，报告起止为1954~2013年，事件发生起止为1954年以前(在前面有述安郁珍于1954年报告发生在某年6月的1起是最早的)至2012年。

其中由鼠伤寒沙门氏菌单独引起的70篇文献、72起事件，在总事件数量中的构成比为98.63%；与阿哥纳沙门氏菌混合引起的1篇文献、1起事件，在总事件数量的构成比为1.37%。

鼠伤寒沙门氏菌与阿哥纳沙门氏菌混合引起的1起事件，由河北省张家口市宣化区卫生防疫站的郭素娟等(1996)报告。报告在1995年4月13~16日，宣化区某幼儿园、某商店因食用张家口市某县食品公司肉联加工厂的熟猪肝发生食物中毒，374人发病329人(罹患率87.97%)，潜伏期7~64h(平均29.7h)；临床表现主要为腹痛、腹泻、发热、头痛、恶心、呕吐，有9例出现不同程度的嗜睡、惊厥等症状[34]。

A. 发生地区：在73起鼠伤寒沙门氏菌食物中毒事件中，涉及25个省(区、市)，缺乏明显的区域特征；具体的事件数量(起)见表3-6(按事件数量依次排列)。

表 3-6　73 起鼠伤寒沙门氏菌食物中毒事件的发生地及数量

序号	省(区、市)	起数	序号	省(区、市)	起数	序号	省(区、市)	起数	序号	省(区、市)	起数
1	河南	9	8	辽宁	3	15	浙江	2	22	甘肃	1
2	四川	6	9	福建	3	16	新疆	2	23	广东	1
3	黑龙江	5	10	山西	3	17	湖南	2	24	上海	1
4	云南	5	11	山东	3	18	江西	2	25	青海	1
5	吉林	4	12	河北	3	19	江苏	1	26	未记述	1
6	内蒙古	4	13	宁夏	3	20	陕西	1	合计	25	73
7	安徽	4	14	重庆	2	21	湖北	1			

B. 发生年份：在 73 起鼠伤寒沙门氏菌食物中毒事件中，按报告的年份涉及 34 个，缺乏一定的发生规律性；具体的事件数量(起)见表 3-7(按事件数量依次排列)。

表 3-7　73 起鼠伤寒沙门氏菌食物中毒事件的发生年份及数量

序号	年份	起数	序号	年份	起数	序号	年份	起数	序号	年份	起数
1	1983	7	10	1996	3	19	未记述	2	28	1989	1
2	2002	6	11	1981	2	20	1955	1	29	1991	1
3	2003	4	12	1982	2	21	1956	1	30	1993	1
4	2009	4	13	1986	2	22	1957	1	31	1994	1
5	1987	3	14	1998	2	23	1972	1	32	1997	1
6	1988	3	15	2000	2	24	1975	1	33	2008	1
7	1990	3	16	2004	2	25	1979	1	34	2010	1
8	1992	3	17	2006	2	26	1980	1	35	2012	1
9	1995	3	18	2007	2	27	1985	1	合计	34	73

C. 发生规模：在 73 起鼠伤寒沙门氏菌食物中毒事件中，中毒的发生规模及罹患率差异较大，最小的 1 起 3 人中毒、最大的 1 起 716 人中毒，多为群体(分食同种被污染食物或集体聚餐)发生；与其他细菌性食物中毒事件相比，常是表现为发生的规模较大和罹患率较高。

73 起事件共中毒 7022 人，每起平均 96.19 人。其中有 62 起记述了同餐或分食某种中毒食物的共 8134 人(131.19 人/起)、中毒 4634 人(74.74 人/起)，罹患率 56.97%；罹患率 100%的 9 起(在总事件数量中的构成比为 12.33%)共 363 人(40.33 人/起)，最小的 1 起 5 人、最大的 1 起 160 人；罹患率最低的 1 起为 9.86%(28/284)。

a. 规模小的事件：举例 2 起，分别如下。①四川省华蓥市卫生防疫站李铁墙等(2001)报告在 2000 年 9 月 10 日，华蓥市某煤矿工人一家 3 口晚餐食用皮蛋等后相继出现食物中毒症状，潜伏期 6~16h；主要表现发热、头痛、恶心、呕吐、阵发性腹痛、腹泻等，经治疗在 3~5d 痊愈。检验证实是由鼠伤寒沙门氏菌引起的，可疑中毒食物为皮蛋。此外，3 人食用后的所残剩食物喂自家养的猎犬，进食后 16h 死亡[35]。②江苏省东海县疾病预防控制中心的庞惠勇等(2009)报告在 2009 年 5 月 31 日，东海县城驻地某居民家 8 人在午餐后 10~28h(多在 15~18h)发病 7 人(罹患率 87.5%)，临床表现不同程度的发热、恶心、腹痛、腹泻、头痛、头晕，经治疗在 3~5d 后康复；检验证实，是由鼠伤寒沙门氏菌污染凉拌猪肝引起的食物中毒[36]。

b. 规模大的事件：举例 2 起，分别如下。①在前面有述刘杰等(1999)报告的 1 起，发生在开封市某中学 524 人的鼠伤寒沙门氏菌食物中毒事件[28]。②河南省方城县卫生防疫站的王枫林(1984)报告在 1982 年 4 月 29 日至 5 月 2 日，方城县有五六个乡的部分群众，因婚事、建房等聚餐和日常用餐，食用了县食品站出售的熟牛肉后发生 716 人的鼠伤寒沙门氏菌食物中毒，潜伏期 4~72h；主要表现寒战、全身不适、头痛、头昏、发热、恶心、呕吐、腹痛、腹泻等症状，经治疗后全部脱险。检验证实是由鼠伤寒沙门氏菌感染牛引起的，在屠宰出售的 4 头牛中有 3 头是病牛[37]。

c. 中毒死亡的事件：尽管由鼠伤寒沙门氏菌引起食物中毒是比较常见的，但发生中毒死亡还是相对比较少见的。在检出的 73 起事件中，有 10 起发生中毒 1161 人、死亡 18 人(病死率 1.55%)；发生中毒死亡事件在总事件数量中的构成比为 13.69%，死亡人数占总中毒人数(7022)的 0.26%。在前面有述由孔庆长(1958)报告的 1 起鼠伤寒沙门氏菌污染猪肉引起的 122 人食物中毒、死亡 7 人(病死率 5.74%)的事件，是在所检出鼠伤寒沙门氏菌及所有沙门氏菌食物中毒出现死亡事件中病死人数最多的[9]。

d. 最早的事件：在检出的鼠伤寒沙门氏菌食物中毒事件中，在前面有述安郁珍(1954)报告的 1 起是最早的[11]。

2)流行病学表征：由鼠伤寒沙门氏菌引起的食物中毒，主要通过食物传播，最主要的是食品常因食前由于保存温度不当、放置时间过长等给污染于食品中的鼠伤寒沙门氏菌或食品经加热但残留的鼠伤寒沙门氏菌以生长繁殖的条件和机会，导致食物中毒的发生。此外，也可通过使用被此菌污染的厨具或容器等引起。

A. 中毒食物：初步统计在检出的 73 起事件中，经检验明确或相关中毒食物的 64 起。主要是被鼠伤寒沙门氏菌污染的肉类共 51 起(构成比 79.69%)，其中多为病死家畜的肉，这些家畜肉类引起的就有 48 起(在所有污染肉类的事件中构成比为 94.12%)，涉及猪肉和牛肉各 17 起、驴肉 5 起、马肉 4 起、未明确的肉类 2 起、兔肉和羊肉及狗肉各 1 起，另外为禽肉类(鸭肉 2 起、烧鸡 1 起)3 起(在所有污染肉类的事件中构成比为 5.88%)；其他为禽蛋类(皮蛋 3 起、鸭蛋 3 起、鹌鹑蛋 1 起)7 起(构成比 10.94%)，冰淇淋、蛋糕、卤菜、色拉、酸牛奶、凉菜的各 1 起(构成比各 1.56%)。

B. 传播途径：综合分析鼠伤寒沙门氏菌引起食物中毒的传播途径，主要有以下几种形式。①鼠伤寒沙门氏菌直接污染食物引起；②由于食品加工、运输、储存不规范引起的交叉污染；③烹调加热不充分时仅部分鼠伤寒沙门氏菌被杀死，在适宜鼠伤寒沙门氏菌生长繁殖的条件下存放后，鼠伤寒沙门氏菌大量生长繁殖引起致病；④烹调过的食物盛放于被污染的容器内，或使用被污染的厨具再加工其他食品也可引起；⑤餐饮工作人员带菌污染食品及用具，可引起就餐的健康者发病。

C. 发生季节：中毒发生有较明显的季节性，初步统计 73 起事件，一年四季均有发生，但主要发生于 4~10 月，共 67 起(在明确记述中毒发生月份的 71 起中构成比为 94.37%)；此季节是此菌生长繁殖的适期，也是人们常食冷饭的季节。按月份的发生频率依次排列，见表 3-8。

表 3-8　73 起鼠伤寒沙门氏菌食物中毒事件的发生月份及数量

序号	月份	起数	序号	月份	起数	序号	月份	起数	序号	月份	起数
1	5	13	5	10	8	9	2	1	合计	11 个	73
2	8	13	6	4	6	10	3	1			
3	6	12	7	9	6	11	12	1			
4	7	9	8	1	1	12	未记述	2			

D. 发生场所：中毒发生有较明显的场所特征，主要是在分食某种被污染食物或集体聚餐的情况下，显然是与不能有效保证卫生要求和加工操作不规范相关的。初步统计 73 起事件，归类后发生频率依次为：分食的 27 起(构成比 36.99%)，聚餐的 22 起(构成比 30.14%)，酒店(含饭店、餐厅等)的 10 起(构成比 13.69%)，食堂的 9 起(构成比 12.33%)，家庭的 4 起(构成比 5.48%)，未明确记述的 1 起(构成比 1.37%)。

3)发病与临床特点：综合相关的记载和报告，由鼠伤寒沙门氏菌引起的食物中毒，常表现为发病急、恶心、呕吐及不同程度的腹泻。婴幼儿的腹泻严重，并常出现脱水、电解质紊乱和全身衰竭；较大的儿童或成人，常表现腹痛和里急后重。常有不同程度的发热，可为低热至中等发热，半数患者体温可达 39℃以上，热型不规则。部分患者可有肝、脾肿大，少数可出现皮疹。婴幼儿可伴有贫血、营养不良、肺炎、霉菌感染或坏死性小肠炎等。

A. 临床表现：由鼠伤寒沙门氏菌引起的食物中毒，病后的免疫力不强，可重复发生。初步统计 73 起事件，在不同年龄、性别均有发生；潜伏期多为 2~48h，最短的 1 起首发病例在 1h、最长的 1 起末发病例为 136h。

山东德州市卫生防疫站的朱玉兰等(2004)报告的 1 起鼠伤寒沙门氏菌食物中毒事件，较详细记述了临床表现并具有一定的代表性。报告在 2002 年 5 月 28~30 日，在夏津县郑保屯公社参加某学习班的人员中发生食物中毒，在进食午餐的 157 人中发病 153 人(罹患率 97.45%)；潜伏期 6~53h(平均 18.94h)，有 82.84%的患者在 12~24h 内；在调查的 134 例中，男 123 例、女 11 例，年龄最小的 6 岁、最大的 75 岁；住院治疗的 114 例，95%患者在病后 5~6d 康复、仅有 5%的病程达 10d，无死亡病例。调查 134 例的临床表现，依次为：发热(一般为 38.5~40℃)的 130 例(构成比 97.01%)，腹泻的 126 例(构成比 94.03%)，腹痛(多为上腹部持续性疼痛)的 99 例(构成比 73.88%)，头痛的 57 例(构成比 42.54%)，呕吐的 45 例(构成比 33.58%)，乏力的 4 例(构成比 2.99%)，合并心肌炎的 3 例(构成比 2.24%)，腹胀的 2 例(构成比 1.49%)，头晕、昏迷、恶心、腿痛、意识模糊的各 1 例(构成比各 0.75%);腹泻为黄绿色水样便,5 或 6 次/d(多的为 10 余次/d),无里急后重及脓血便。检验证实,是由鼠伤寒沙门氏菌污染牛肉(病死牛的肉)引起的[38]。

B. 病例简况:为简便了解鼠伤寒沙门氏菌食物中毒在发生时间、罹患率、潜伏期、相关食物、发生场所等方面的一些情况,将发生于不同省(区、市)在这些方面记述比较详细的择 10 起归于表 3-9(不含已单独记述过的)[39~48]。

表 3-9　10 起鼠伤寒沙门氏菌食物中毒事件的基本情况

序号	报告者(年度)	发生(年.月)	同餐人数	发病人数	罹患率/%	潜伏期(平均)/h	相关食物	发生地(省、区、市)	发生场所
1	汪秀娥等(1983)	1983.6	158	145	91.78	4~46	色拉	上海	聚餐
2	高玉书等(1987)	1983.8	80	71	88.75	3~33(14.21)	猪肉	辽宁	食堂
3	罗恒熙等(1990)	1988.7	137	127	92.7	4~24	病死牛的肉	河南	分食
4	魏秀瑞等(1993)	1990.5	50	45	90.0	10~54	鸭蛋	内蒙古	食堂
5	刘亚男等(1991)	1990.7	300	275	91.67	4~60	病牛的肉	黑龙江	分食
6	林腾瑞等(1997)	1995.10	45	27	60.0	4~6	蛋糕	江西	聚餐
7	陈敏等(2003)	2002.9	40	38	95.0	9~22	猪肉	湖南	聚餐
8	石峻(2008)	2003.5	65	53	81.54	3~66	拌兔丁	四川	分食
9	彭俊等(2004)	2003.6	30	26	86.67	1~6	病羊的肉	云南	分食
10	周于祥(2004)	2003.7	9	8	88.89	1~35	皮蛋	重庆	餐厅
合计	10	1983~2003	914	814	89.06	1~66			

(2) 其他感染病　人的鼠伤寒沙门氏菌感染病,临床类型表现多种多样,但可归纳为以下五种类型。①胃肠炎型:主要指的是食物中毒感染类型。②肠热症型:临床表现类似伤寒,常伴有寒战、精神萎靡、表情淡漠,肝、脾肿大等;常呈稽留或弛张热型,但婴幼儿的热型常不典型。③肺炎型:表现为发热、咳嗽、少痰,可伴有轻度的喘息。④败血症型:此型的中毒症状较重,常有高热且热程较长。此型多发生于胃肠道症状之后,但也有原发性的。⑤带菌者:可分为病后带菌者和无症状带菌者。部分患者在临床症状消失后仍继续排菌不同时间,在 1 年以上者被称为病后带菌者;被感染后未发生临床症状,但持续从大便中排菌,此类无症状带菌者常成为此病的重要传染源[49]。

此外,李昆等(1992)报告了鼠伤寒沙门氏菌引起软组织脓肿 2 例,其中 1 例(55 岁女性)发生在右臀部、1 例(12 岁男性)发生在右腰背部,认为其感染来源可能是消毒隔离措施不严造成的医院内感染[50];曾非等(1993)报告一名男性因撬棍刺伤胸壁,后在创面出现脓性分泌物,从分泌物中检出了鼠伤寒沙门氏菌[51];Pezzilli 等(2003)报告,鼠伤寒沙门氏菌也能作为胰腺炎的病原菌[52]。这些,都是相对比较少见的感染类型。

3.1.3.2　动物的鼠伤寒沙门氏菌感染病

动物的沙门氏菌病又称副伤寒,是沙门氏菌引起各种动物疾病的总称。临床多表现败血症和肠炎，也可使怀孕母畜发生流产。鼠伤寒沙门氏菌是其中主要的病原菌，能引起多种畜禽(尤其是猪、鸡、牛、羊等)及其他养殖和野生动物等发生感染且非常普遍；或是单独引起感染，或是与其他沙门氏菌混合引起。

3.1.3.3　毒力因子与致病机制

沙门氏菌的致病机制，主要取决于侵袭力(invasiveness)和毒素。目前已检出了沙门氏菌的多种毒力基因，分别位于染色体或质粒上[13,26,27,49]。

(1) *细胞侵袭与抗吞噬作用*　沙门氏菌能侵入宿主细胞并在其中生存与繁殖，所有与之相关的因素构成了沙门氏菌的侵袭力；能够穿过肠上皮细胞层到达上皮下组织，是所有沙门氏菌共有的重要毒力特征，也是沙门氏菌致病所必需的，沙门氏菌在此部位被吞噬细胞吞噬，但不被杀灭并能继续生长繁殖，且沙门氏菌必须在吞噬细胞中生存才能致病。沙门氏菌的抗吞噬作用可能与 O 抗原有关，具有 Vi 抗原的则更关系密切。

已知沙门氏菌的侵袭力与抗吞噬作用，是由沙门氏菌毒力岛(*Salmonella* pathogenicity island，SPI) SPI-1、SPI-2、SPI-3、SPI-4、SPI-5 等所决定的，一种沙门氏菌可以同时具有多种毒力岛，其毒力表现主要包括编码的Ⅲ型分泌系统(type three secretion system，TTSS)、侵袭单核细胞与在细胞内的生存、诱发炎症反应、侵入肠上皮细胞并能使细胞分泌液体及凋亡等。

(2) *毒素*　沙门氏菌的内毒素可引起宿主体温升高，白细胞数量下降，大剂量时可致中毒症状和休克，还能致肠道局部发生炎症反应。沙门氏菌引起的肠热症，可能主要是内毒素在起作用。关于沙门氏菌的肠毒素(enterotoxin)问题，一直在研究中；沙门氏菌引起的腹泻是一种由多因素作用的复合现象，肠毒素可能仅为其中之一，鼠伤寒沙门氏菌可能产生类似于肠产毒性大肠埃希氏菌(enterotoxigenic *Escherichia coli*, ETEC)那样的肠毒素。但从发生沙门氏菌食物中毒后的临床表现来看，沙门氏菌产生肠毒素并作为主要的肠道致病物质，当是毋庸置疑的。

鼠伤寒沙门氏菌进入肠道后，首先黏附于肠黏膜(这种黏附作用主要依赖于菌毛)，然后侵入肠黏膜上皮细胞内大量繁殖并进一步侵入固有层，产生肠毒素并引起腹泻。如炎症只限于肠黏膜及肠系膜淋巴结，则临床上表现为胃肠炎型；如细菌侵犯肠内集合淋巴结及其他淋巴组织并大量繁殖，则为肠热症型；如细菌穿过肠黏膜及淋巴屏障进入血流，则可表现为败血症型。主要病理变化为肠黏膜充血、水肿、出血、坏死等。肠黏膜淋巴结肿大，重症患者还可有心、脑、肝、肾、脑垂体、肾上腺、胆囊等处发生灶性融合性坏死病变。

3.1.4　微生物学检验

对鼠伤寒沙门氏菌的微生物学检验，目前最为直接和准确的方法，仍是对鼠伤寒沙门氏菌的检出及相应病原学意义的确定。

3.1.4.1　病原学检验

对鼠伤寒沙门氏菌的病原学检验，需做相应的细菌分离与鉴定。其中，做血清型检定是确定鼠伤寒沙门氏菌的可靠方法。

（1）细菌分离与鉴定　分离鼠伤寒沙门氏菌时，可取标本材料直接接种于常用的沙门氏菌选择分离培养基（如 SS 琼脂培养基等），对人的血液、骨髓液、尿液等需先增菌培养后再做分离培养。

在分离获得纯培养后，依据此菌的主要理化特性做相应的鉴定。但需要注意的是：①在常规的鉴定中并不需要对所有项目内容分别进行试验，仅选取具有代表意义及肠杆菌科细菌重要鉴别意义的项目内容进行即可；②要特别注意那些理化特性不典型的菌株，如无动力、分解葡萄糖产酸不产气、发酵乳糖及不产生 H_2S 的菌株等。

（2）血清型检定　对鼠伤寒沙门氏菌的血清型检定，是使用沙门氏菌诊断血清先进行 O 抗原多价血清（A-F 群）的初步检定（B 群），然后再用 O、H 抗原单因子血清做进一步的分型检定；其中的 H 抗原分析，是对沙门氏菌定型的依据。在对沙门氏菌进行血清型检定时需要注意的是，对像鼠伤寒沙门氏菌这样具有双相 H 抗原的，常是需在检定出其中的一相后，通过诱导另一相进行检定；就鼠伤寒沙门氏菌来讲，初分离的菌株常常是首先出现第 1 相的 i，用 i 血清诱导后经常可出现第 2 相的 1 和 2，但也有先出现第 2 相的。另外，在分析 H 抗原时对疑为双相菌的单相培养物，需反复分离或诱导出另一相培养物，尤其是对仅有第 2 相抗原的菌株。再者，鼠伤寒沙门氏菌也会出现不表达或仅表达其中一相 H 抗原的变异菌株。

目前我国有不同组套规格的沙门氏菌诊断血清供用，如下：①12 种一组——包括 Vi 和 O 多价 1 血清各 1 种、O 因子血清 5 种和 H 因子血清 5 种；②30 种一组——包括 Vi 和 O 多价 1 血清各 1 种、O 因子血清 9 种和 H 因子血清 15 种及 H 复合因子血清 4 种；③56 种一组——包括 Vi 和 O 多价 1 血清各 1 种、O 因子血清 16 种、O 复合因子血清 1 种、H 多价血清 4 种、H 复合因子血清 2 种、H 因子血清 31 种；④全套一组（155 种）——包括 O 多价血清 9 种、O 复合因子血清 6 种、O 因子血清 54 种、H 多价血清 11 种、H 复合因子血清 9 种、H 因子血清 66 种[15]。

（3）分子生物学检验　目前对沙门氏菌的分子生物学检验方法较多，但尚缺乏统一的标准，仅可作为辅助性检验；对沙门氏菌食物中毒检验的确立，还需对沙门氏菌做分离检验，尤其是血清型的检定。

1）脉冲场凝胶电泳（PFGE）分型：PFGE 是以琼脂糖作为电泳介质，通过方向发生周期性变化的电场的作用将 DNA 分子分离出的一种电泳方法。1984 年，Schwartz 和 Cantor 首次利用此项技术成功地分离了酵母菌（yeast）染色体 DNA，使电泳分离 DNA 分子的上限由普通琼脂糖凝胶的千碱基对（kb）跃迁到了兆碱基对（Mb）的水平[53]。1985 年以来，已在多种细菌的基因分型中有应用；因为 PFGE 能检测染色体上所有酶切位点的变化，分辨率高，可反映出全部基因的相关性，提供出可靠的基因分型依据，且具有结果稳定、区分能力强、重复性好、易于标准化、能够实现不同实验室间的特异性比较等优点，所以被公认为是目前对细菌分子分型的“金标准”，美国及其他一些发达国家都建立了以 PFGE 为基础的 PulseNet 国家分子分型网络体系；Tenover 等（1995）建立了 PFGE 基因分型的判定标准，且已有作为国际上通用的分型分子质量标准（marker）菌株布伦登芦普沙门氏菌（*Salmonella braenderup*）H9812 株（血清型：6，7，14∶e, h∶e，n，z_{15}）[54,55]。

对细菌的PFGE分型，通过将不同菌株的染色体DNA酶切后进行电泳，再根据各菌株的电泳带型分布进行比较分析，确定不同菌株间的相似性程度，从而划分出PFGE型别；一些研究结果表明，PFGE方法以其独具的对大片段DNA分子的高分辨率而显著地提高了细菌分型的可靠性，并可为细菌流行病学研究及菌型分布调查提供科学依据。在前面有述，孙贵娟等(2009)报告采用脉冲场凝胶电泳分型方法，通过对从广西某学校1起食物中毒事件中分离的33株鼠伤寒沙门氏菌进行PFGE分型，结果明确了菌株的同源性，表明了厨师与该起食物中毒事件密切相关，是污染的来源[29]。

2)PCR方法：用于检验沙门氏菌的PCR方法较多，各有其特点，在我国也多有报告。例如：①黄丽华等(2012)报告PCR技术是近年来广泛用于食品中沙门氏菌快速检测的方法之一，其检测目的基因多种多样，主要包括菌属特异性引物基因、血清群特异性引物基因、血清型特异性引物基因，常用的方法包括常规PCR、多重PCR、实时定量PCR等技术[56]。②李秀娟等(2009)报告采用PCR-焦磷酸测序技术(PCR-pyrophosequencing)，根据沙门氏菌*fimy*基因片段的保守性，成功建立了沙门氏菌的PCR-焦磷酸测序检验方法，明显提高了检测特异性[57]。

3.1.4.2 免疫血清学检验

在做免疫血清学诊断时，可用鼠伤寒沙门氏菌制作抗原(H抗原)与患者血清做凝集试验，抗体效价≥1∶80的为阳性，双份血清效价递增4倍或以上的具有诊断价值。在对食物中毒确诊时，以分离菌株对患者在发病急性期和恢复期的双份血清做抗体效价测定，是重要的辅助诊断方法。

3.1.4.3 动物感染试验

鉴于鼠伤寒沙门氏菌对动物的感染类型比较复杂，且有时与其他病原菌混合引起，因此对从动物分离的菌株，常需对同种动物做感染试验，以确定其原发或混合或继发感染的病原学意义。

3.2 阿哥纳沙门氏菌(*Salmonella agona*)

阿哥纳沙门氏菌也被称为阿贡纳沙门氏菌，在由沙门氏菌引起的食物中毒事件中，也是在B群沙门氏菌中相对比较常见的。

检出的阿哥纳沙门氏菌食物中毒11篇文献(1993~2010年)、11起事件(1988~2008年)，均是由阿哥纳沙门氏菌单独引起的(不含在前面有述郭素娟等于1996年报告与鼠伤寒沙门氏菌混合引起的1起)；无中毒死亡事件。

3.2.1 基本情况

检出的11起阿哥纳沙门氏菌食物中毒事件，涉及明确记述的8个年份，按发生频率，依次为：1994年和1995年各2起，1988年、1997年、2001年、2004年、2006年、2008年及未记述的各1起。

在发生时间上，缺乏明显的季节特征(发生在2~9月)，但在5~9月较多。按发生频率，依次为：6月的4起，5月、9月的各2起，2月、8月及未记述的各1起。

规模最小的中毒4人/起、最大的46人/起，罹患率最低的1起为8.13%(13/160)；罹患率100%的共2起19人(9.5人/起)，其中4人、15人的各1起。

缺乏明显的区域发生特征，11起发生在江苏、山东、四川的各2起，黑龙江、安徽、辽宁、福建、河北的各1起。多发生在集体就餐场所，其中分食的5起，聚餐的4起，饭店和餐馆的各1起。

中毒相关食物主要为肉类，在明确记述了相关食物的 8 起中有 5 起(构成比62.5%)，其中牛肉的3起、猪肉和烧鸡的各1起；另外为臭豆腐干、豆腐脑、蔬菜的各1起。

统计11起共中毒273人，平均24.82人/起。其中有9起记述了同餐共818人(90.89人/起)、中毒210人(23.33人/起)，罹患率25.67%。

3.2.2 最早报告

在检出的11起事件中，山东省滨州市卫生防疫站的于金贵等(1993)报告的1起是最早的。报告在1988年6月2日，滨州市某中学124名教职工及家属，午餐食用了某商贩加工的烧鸡后发生食物中毒36人(罹患率29.03%)；潜伏期10~28h(中位数16.5h)，临床表现恶心、呕吐、腹痛、腹泻等症状；取发病后3d(初期)、15d(恢复期)患者血清各6份，与分离菌株做相应抗体凝集效价检测，结果初期的6份均为1∶5，恢复期的5份为1∶80、1份为1∶40；检验证实，是由阿哥纳沙门氏菌引起的[58]。

3.2.3 临床表现

初步统计11起阿哥纳沙门氏菌食物中毒事件，潜伏期多在3~20h，最短的首发病例在3h、最长的末发病例在48h。临床主要表现为腹痛、腹泻、发热等症状，也常伴有恶心、呕吐、头痛等。

山东省惠民县卫生防疫站的王新村等(2003)报告的1起，是在对临床表现方面记述比较详细的，也有一定的代表性。报告在2001年9月22日，惠民县清河镇某村发生1起因食用被阿哥纳沙门氏菌污染的豆腐脑引起的食物中毒事件，在食用了购于同一流动商贩豆腐脑的49人中发病46人(罹患率93.88%)；46例的共有症状为发热38~40.5℃(39℃以上的35例占76.09%)，头痛(剧烈的15例占32.61%)，腹痛，腹泻；腹泻为水样便的31例(构成比67.39%)、余为稀便，腹泻次数多的9~11次/d、一般在7或8次/d；患者男性20人、女性26人，年龄最大的60岁、最小的12岁[59]。

3.2.4 病例简况

为简便了解阿哥纳沙门氏菌食物中毒在发生时间、罹患率、潜伏期、相关食物、发生场所等方面的一些情况，将在这些方面记述比较详细的择4起归于表3-10(不含已单独记述过的)[60~63]。

表 3-10　4 起阿哥纳沙门氏菌食物中毒事件的基本情况

序号	报告者(年度)	发生(年.月)	同餐人数	发病人数	罹患率/%	潜伏期(平均)/h	相关食物	发生地(省、市)	发生场所
1	肖绍明等(1997)	1995.9	28	18	64.29	4~16(8.6)	蔬菜	福建	餐馆
2	崔萍(2002)	1997.6	12	8	66.67	4~5	牛肉	江苏	聚餐
3	韩丽英(2006)	2004.8	246	42	17.07	9~48	未记述	辽宁	饭店
4	陈松等(2010)	2008.6	160	13	8.13	6~18	未记述	四川	聚餐
合计	4	1995~2008	446	81	18.16	4~48			

3.3　乙型副伤寒沙门氏菌(*Salmonella paratyphi* B)

乙型副伤寒沙门氏菌(*S.paratyphi* B Castellani and Chalmers)，即现在分类定名的肠道沙门氏菌肠道亚种乙型副伤寒血清型[*S.enterica* subsp. *enterica* serovar Paratyphi B(Brion and Kayser 1902) Bergey et al. 1923]，也曾被称为乙型副伤寒杆菌(*Bacterium paratyphi* typus B Brion and Kayser 1902)，薛氏沙门氏菌[*S.schottmuelleri*(Winslow et al. 1919) Bergey et al. 1923]亦即此菌；DNA 的 G+C mol%为 50~53(Bd，T_m)。

副伤寒沙门氏菌[*Salmonella paratyphi*(Kayser 1902) Castellani and Chalmers 1919]，即现在分类定名的肠道沙门氏菌肠道亚种副伤寒血清型[*Salmonella enterica* subsp. *enterica* serovar Paratyphi(Kayser 1902) Castellani and Chalmers 1919]，也称副伤寒杆菌(*Bacterium paratyphi* Kayser 1902)；种名"*paratyphi*"为拉丁语名词，指"副伤寒"。

副伤寒沙门氏菌包括 3 个血清型，分别为：①肠道沙门氏菌肠道亚种甲型副伤寒血清型[*S.enterica* subsp. *enterica* serovar Paratyphi A(Brion and Kayser 1902) Castellani and Chalmers 1919]，即甲型副伤寒沙门氏菌[*S.paratyphi* A(Brion and Kayser 1902) Castellani and Chalmers 1919]，也与上述相同，称为副伤寒杆菌(此为肠道沙门氏菌肠道亚种副伤寒血清型的代表血清型菌)，也曾被称为甲型副伤寒杆菌(*Bacterium paratyphi* typus A Brion and Kayser 1902)；抗原式：1，2，12：a：-。②肠道沙门氏菌肠道亚种乙型副伤寒血清型，即乙型副伤寒沙门氏菌。③肠道沙门氏菌肠道亚种丙型副伤寒血清型(*S.enterica* subsp. *enterica* serovar Paratyphi-C Hirschfeld 1919)，即丙型副伤寒沙门氏菌(*S.paratyphi* C Salmonella Subcommittee 1934)，也曾被称为丙型副伤寒杆菌(Paratyphoid C *Bacillus* Hirschfeld 1919)，希氏沙门氏菌(*S.hirschfeldii* Weldin 1927)亦即此菌。

人的副伤寒包括副伤寒甲、乙、丙(paratyphoid A、B、C)，分别由甲型、乙型、丙型副伤寒沙门氏菌引起。副伤寒甲和副伤寒乙的临床表现、病理变化等与伤寒的类同，但病情较轻且病程较短，病死率也较低；副伤寒丙则除表现为轻症伤寒外，还可引起急性胃肠炎、败血症、脓毒血症等。

检出的乙型副伤寒沙门氏菌食物中毒 10 篇文献(1986~2011 年)、10 起事件(1978~2009 年)，均为由乙型副伤寒沙门氏菌单独引起的，无中毒死亡事件。

3.3.1 基本情况

检出的 10 起乙型副伤寒沙门氏菌食物中毒事件，涉及 8 个年份，依次为：2002 年和 2009 年各 2 起，1978 年、1983 年、1987 年、1990 年、1998 年、2000 年各 1 起。

在发生时间上，缺乏明显的季节特征(发生在 4~10 月)。按发生频率，10 起事件依次为：7 月的 3 起，5 月、10 月的各 2 起，4 月、6 月及 8 月的各 1 起。

规模最小的中毒 7 人/起、最大的 186 人/起，罹患率最低的 1 起为 19.53%(25/128)；罹患率 100%的共 2 起 22 人(11 人/起)，其中 7 人、15 人的各 1 起。

缺乏明显的区域发生特征，10 起中发生在山东的 3 起，甘肃的 2 起，广东、新疆、广西、西藏、北京的各 1 起。多发生在集体就餐场所，其中分食的 6 起，食堂的 2 起，聚餐和餐厅的各 1 起。

中毒相关食物主要为肉类，在 10 起中有 8 起(构成比 80.0%)，其中猪肉的 5 起、病死牛的肉的 2 起、病马的肉的 1 起；另外为炊具交叉污染、快餐的各 1 起。

统计 10 起共中毒 771 人，平均 77.1 人/起。其中有 9 起记述了同餐共 1044 人(116 人/起)、中毒 741 人(82.33 人/起)，罹患率 70.98%。

3.3.2 最早报告

在检出的 10 起乙型副伤寒沙门氏菌食物中毒事件中，广西桂林市牧工商联合公司的李忠民(1986)报告的 1 起是最早的。报告在 1978 年 10 月，凤山县乔音公社某大队发生 1 起因食用病死牛的肉(腹泻病牛)引起的乙型副伤寒沙门氏菌食物中毒事件，食肉的 202 人发病 127 人(罹患率 62.87%)；潜伏期最短的 3h，多在食肉后的次日发病，也有在 2~3d 后才发病的；临床表现头昏、头痛、全身酸痛、恶心、腹痛、腹泻、发冷、发热、呕吐等症状[64]。

3.3.3 临床表现

初步统计 10 起乙型副伤寒沙门氏菌食物中毒事件，潜伏期较长(多在 6~48h)，最短的首发病例在 3h、最长的末发病例在 84h。临床主要表现为腹痛、腹泻、发热等症状，也常伴有恶心、呕吐、头痛等。

北京市卫生防疫站的丁秀英等(1987)报告的 1 起，是在对临床表现方面记述比较详细的，也有一定的代表性。报告在 1983 年 8 月 13~16 日，某地发生 1 起因食用病马的肉引起的乙型副伤寒沙门氏菌食物中毒事件，在食用了购于同一人自制(病)酱马肉的 198 人中发病 186 人(罹患率 93.94%)；统计 182 例的临床表现为腹泻的 143 例(构成比 78.57%)、发热的 143 例(构成比 78.57%)、头痛的 140 例(构成比 76.92%)、全身痛的 136 例(构成比 74.73%)、头晕的 134 例(构成比 73.63%)、腹痛的 133 例(构成比 73.08%)、恶心的 118 例(构成比 64.84%)、呕吐的 79 例(构成比 43.41%)、乏力的 8 例(构成比 4.39%)、昏迷的 5 例(构成比 2.75%)、口唇起疱的 2 例(构成比 1.09%)、休克的 1 例(构成比 0.55%)，发热的最低体温在 37.5℃、最高的 42℃(多在 38~39.5℃)，腹泻次数最少的 1 或 2 次、最多的 20 余次(一般在 2~8 次)，呕吐次数最少的 1 或 2 次、多至 10 余次(一般在 2~8 次)，腹泻多为水样便带有黏液；经治疗多在 3~5d 痊愈，个别患者病程达 2 周；年龄最大的 86 岁、最小的 9 个月[65]。

3.3.4　病例简况

为简便了解乙型副伤寒沙门氏菌食物中毒在发生时间、罹患率、潜伏期、相关食物、发生场所等方面的一些情况，将在这些方面记述比较详细的择 4 起归于表 3-11(不含已单独记述过的)[66~69]。

表 3-11　4 起乙型副伤寒沙门氏菌食物中毒事件的基本情况

序号	报告者(年度)	发生(年.月)	同餐人数	发病人数	罹患率/%	潜伏期(平均)/h	相关食物	发生地(省、区、市)	发生场所
1	徐金旗(1989)	1987.7	216	165	76.39	16~74(42)	猪肉	新疆	食堂
2	刘秋菊(2008)	2002.4	41	32	78.05	8~72(13)	猪头肉	山东	分食
3	王小红等(2010)	2009.5	15	15	100.0	20~38(25)	猪头肉	甘肃	聚餐
4	魏清文等(2011)	2009.5	7	7	100.0	7~22	快餐	广东	分食
合计	4	1987~2009	279	219	78.49	7~74			

3.4　圣保罗沙门氏菌(*Salmonella saintpaul*)

为简便了解圣保罗沙门氏菌食物中毒在发生时间、罹患率、潜伏期、相关食物、发生场所等方面的一些情况，将检出的 6 起归于表 3-12[8,70~74]；均是由圣保罗沙门氏菌单独引起的，无中毒死亡事件发生。其中由陈文杰等(1995)报告的 1 起，是在检出的所有沙门氏菌食物中毒事件中规模最大的，已在前面有较详细的记述[8]。

表 3-12　6 起圣保罗沙门氏菌食物中毒事件的基本情况

序号	报告者(年度)	发生(年.月)	同餐人数	发病人数	罹患率/%	潜伏期(平均)/h	相关食物	发生地(省、市)	发生场所
1	高拴景(1989)	1984.3	42	42	100.0	12~24	肉类	河北	聚餐
2	彭亚立(1994)	1993.9	78	59	75.64	2~96(48)	病牛的肉	青海	分食
3	陈文杰等(1995)	1994.8	1903	1397	73.41	2~98	牛肉	青海	分食
4	王襄等(1999)	1996.6	5	5	100.0	13	卤鸡	湖北	家庭
5	段安彬等(1998)	1997.6	4	4	100.0	12~16(14.2)	卤鸡	湖北	家庭
6	李剑等(2007)	2006.6	6	6	100.0	6	皮蛋	湖南	家庭
合计	6	1984~2006	2038	1513	74.24	2~98			

3.5　德尔比沙门氏菌(*Salmonella derby*)

为简便了解德尔比沙门氏菌食物中毒在发生时间、罹患率、潜伏期、相关食物、发生场所等方面的一些情况，将检出的 5 起归于表 3-13[75~79]。其中张淑华(1994)报告的 1 起，是由德尔比沙门氏菌和普通变形菌混合引起的；5 起事件，均无死亡病例。

表 3-13　5 起德尔比沙门氏菌食物中毒事件的基本情况

序号	报告者(年度)	发生(年.月)	同餐人数	发病人数	罹患率/%	潜伏期(平均)/h	相关食物	发生地(省、市)	发生场所
1	李爱莲等(1993)	1992.9	34	11	32.35	4~17(8)	未记述	广东	食堂
2	张淑华(1994)	1993.4	232	196	84.48	3~48	未记述	江苏	聚餐
3	赵淑兰等(1998)	1997.4	162	137	84.57	15~38	猪肉	山东	聚餐
4	蒋秀芳(2002)	2001.9	120	26	21.67	6~24	未记述	江苏	餐厅
5	石亚素等(2004)	2003.9	5	5	100.0	14~30	猪肉	浙江	食堂
合计	5	1992~2003	553	375	67.81	3~48			

3.6　其他致食物中毒 B 群沙门氏菌

除以上分别记述的鼠伤寒沙门氏菌、阿哥纳沙门氏菌、乙型副伤寒沙门氏菌、圣保罗沙门氏菌、德尔比沙门氏菌等 5 个种(血清型)外，还涉及能致食物中毒的 B 群沙门氏菌 7 个种(血清型)、10 起事件，均是由相应沙门氏菌单独引起的。分别为：①斯坦利沙门氏菌的 3 起，分别由隆仁初(1979)、汪佩如等(1985)、骆坤(2007)报告；②胥伐成格隆沙门氏菌的 2 起，分别由赵文学等(1986)、赵金锁等(2011)报告；③马流产沙门氏菌 1 起(董爱萍等，1996)；④海德尔堡沙门氏菌 1 起(葛素琴，1978)；⑤凯桑盖尼沙门氏菌 1 起(郝士海等，1958)；⑥里丁沙门氏菌 1 起(郭振坤等，2000)；⑦萨拉贾恩沙门氏菌 1 起(金晓萍等，2000)[80~89]。

在 10 起事件中，有 2 起发生中毒死亡共 5 人。其中由吉林桦甸市卫生防疫站的董爱萍等(1996)报告的 1 起马流产沙门氏菌食物中毒事件中毒 8 人，死亡 2 人(病死率 25.0%)[80]；原中国医学科学院的郝士海等(1958)报告的 1 起凯桑盖尼沙门氏菌食物中毒事件中毒 11 人，死亡 3 人(病死率 27.27%)[81]。

为简便了解这些 B 群沙门氏菌食物中毒在发生时间、罹患率、潜伏期、相关食物、发生场所等方面的一些情况，将其归于表 3-14(? 指未记述或无法计算)[80~89]；表中序号，代表正文中相应的沙门氏菌种(血清型)。

表3-14　10起其他B群沙门氏菌食物中毒事件的基本情况

序号	报告者(年度)	发生(年.月)	同餐人数	发病人数	罹患率/%	潜伏期(平均)/h	相关食物	发生地(省、区、市)	发生场所
①	隆仁初(1979)	1978.12	201	146	72.64	1~53(27)	病死牛的肉	广西	食堂
	汪佩如等(1985)	1983.10	127	89	70.08	2~72(23.2)	蛋卷，卷饼	湖南	聚餐
	骆坤(2007)	2003.9	84	84	100.0	3~21(12)	臭干	江苏	分食
②	赵文学等(1986)	1984.8	42	35	83.33	?	拆骨肉	天津	食堂
	赵金锁等(2011)	2008.7	49	27	55.10	3.5~33.5(13)	莲子汤	浙江	酒店
③	董爱萍等(1996)	1991.5	8	8	100.0	6~30	死马驹的肉	吉林	分食
④	葛素琴(1978)	？.10	6	6	100.0	4~32	豆豉	四川	家庭
⑤	郝士海等(1958)	1954.10	11	11	100.0	8~36(18)	病死牛的肉	北京	分食
⑥	郭振坤等(2000)	1996.4	21	16	76.19	2~24(13)	猪头肉	辽宁	聚餐
⑦	金晓萍等(2000)	1996.5	?	?	?	?	烤鸡	浙江	食堂
合计	10	1954~2008	?	?	?	1~72			

4　C1群沙门氏菌(*Salmonella* serogroup C1)

检出的C1群沙门氏菌食物中毒事件，涉及10个种(血清型)，36篇文献、36起事件(表3-1)，均是由某种沙门氏菌单独引起的；其中出现频率最高的是猪霍乱沙门氏菌，文献16篇(构成比44.44%)、事件16起(构成比为44.44%)。

4.1　猪霍乱沙门氏菌(*Salmonella choleraesuis*)

猪霍乱沙门氏菌[*Salmonella choleraesuis*(Smith 1894) Weldin 1927]，即现在分类定名的肠沙门氏菌肠亚种猪霍乱血清型[*Salmonella enterica* subsp.*enterica* serovar Choleraesuis(Smith 1894) Weldin 1927]，亦即猪霍乱沙门氏菌猪霍乱亚种、猪霍乱沙门氏菌猪霍乱亚种猪霍乱血清型；最早也曾被称为猪霍乱杆菌(*Bacillus choleraesuis* Smith 1894)。种名“*choleraesuis*”为现代拉丁语属格名词，指“猪霍乱的”。

DNA的G+C mol%为50~53(Bd，T_m)。保藏株：ATCC 13312，NCTC 5735。O抗原6，7可在噬菌体溶原后转为6_1，7或6_2，7，14[3]。

4.1.1　人的猪霍乱沙门氏菌感染病

猪霍乱沙门氏菌也属于人兽共患病的一种病原菌，在沙门氏菌感染病中的出现频率也是较高的，能引起人或动物的多种类型感染病。

4.1.1.1　食物中毒

由猪霍乱沙门氏菌引起的食物中毒事件早有报告，例如，有记述于1926年，在德国奥芬巴赫城(Offenbach)发生了1起因食用水果导致由猪霍乱沙门氏菌引起的150人食物中毒事件(其中死亡1人)，检验结果为该水果商的妻子为猪霍乱沙门氏菌的长期排菌者[11]。

在检出的16篇文献、16起事件中，报告起止在1954~2009年，发生起止在1954年以前(前面有记述安郁珍等在1954年报告发生于某年的1起)至2006年，均为由猪霍乱沙门氏菌单独引起的。

(1) *基本情况*　检出的16起猪霍乱沙门氏菌食物中毒事件，涉及8个年份，依次为：1999年和2005年各3起，1957年2起，1960年、1962年、1985年、2001年、2006年各1起，未记述的3起。

在发生时间上，缺乏明显的季节特征(发生在1~9月)，但在6~9月较多。按发生频率，16起事件依次为：8月的4起，1月的3起，4月、6月、9月的各2起，5月、7月及未记述的各1起。

规模最小的中毒7人/起、最大的246人/起，罹患率最低的1起为11.06%(23/208)；罹患率100%的4起(构成比25.0%)共126人(31.5人/起)，其中7人、12人、16人、91人的各1起。

缺乏明显的区域发生特征，16起中发生在新疆、甘肃、湖南、北京、江西、未记述的各1起，山东、福建、河南、云南、安徽各2起。多发生在集体就餐场所，其中食堂、聚餐、分食的各4起，家庭的2起，酒店、未记述的各1起。

中毒相关食物主要为肉类，在13起中明确记述了相关食物的就有11起(构成比84.62%)，其中猪肉(尤其是病或死猪的肉)的7起(在肉类中的构成比为63.64%)、牛肉及羊肉类的各2起(在肉类中的构成比各为18.18%)，卤菜(卤鹅、卤鸡爪、卤豆皮等)及臭豆腐干的各1起。

统计16起事件共中毒1213人，平均75.81人/起。其中有11起记述了同餐共883人(80.27人/起)、中毒442人(40.18人/起)，罹患率50.06%。

(2) *最早报告*　在前述由安郁珍(1954)报告于某年6月16~29日，发生在驻某地的某部因食用病(死)猪的肉引起的1起，是在检出的猪霍乱沙门氏菌食物中毒事件中最早的报告。对其中30例猪霍乱沙门氏菌食物中毒典型病例的统计显示，潜伏期为4~38h(多为6~24h)，临床表现均有腹痛和腹泻，头痛和头昏的27例(构成比90.0%)、呕吐和关节痛的各17例(构成比各56.67%)、恶心的15例(构成比50.0%)、出现荨麻疹的1例(构成比3.33%)[11]。

(3) *临床表现*　统计16起事件，潜伏期多在4~24h，最短的首发病例为2h，最长的末发病例在9d；临床主要表现为腹痛、腹泻、发热等症状，也常伴有呕吐、头痛、头晕等。

湖南省衡阳市城北区卫生防疫站的李冬琴等(2000)报告的1起，是在对临床表现方面记述比较详细的，也有一定的代表性。报告在1999年9月29日，衡阳市某区某酒店为一对新婚夫妇举办婚宴，就餐310人发病136人(罹患率43.87%)，潜伏期4~22h；临床表现均有发热和腹泻，畏寒的 85.3%、呕吐的 79.4%、腹痛的 70.6%、头痛的 55.2%、头晕的 51.5%、四肢乏力的 28.7%、里急后重的 18.4%；经抗菌及对症治疗，均在 3~5d 后痊愈。用分离菌株对 4 份患者早期、恢复期血清进行凝集试验，结果为恢复期抗体平均滴度 1∶79.99，早期抗体平均滴度 1∶16.83，统计恢复期抗体效价平均值为早期的 4.75 倍。检验证实，事件是由猪霍乱沙门氏菌污染凉拌猪舌、猪肚引起的；依据从该酒店凉菜房厨师粪便中检出 1 株猪霍乱沙门氏菌，认为此次食物中毒有可能是因带菌厨师在食品加工过程中，未按食品卫生规程进行操作，墩板、菜刀、手等未进行彻底消毒即加工直接入口的凉菜造成的[90]。

(4) *发生死亡事件*　16 起事件中有 3 起(构成比 18.75%)发生中毒 207 人，死亡 3 人(平均病死率 1.45%)，分别为：①赣南医专的戴华生(1963)报告于 1962 年 8 月发生在江西某地的 1 起，中毒 56 人、死亡 1 人(病死率 1.79%)[91]；②福建医学院的徐承荫等(1965)报告于某年，发生在福建某地的 1 起，中毒 7 人、死亡 1 人(病死率 14.29%)[92]；③云南陇川县防疫站的茶际林等(1981)报告于某年 4 月 25 日，发生在陇川县的 1 起，中毒 144 人、死亡 1 人(病死率 0.69%)[93]。

(5) *病例简况*　为简便了解猪霍乱沙门氏菌食物中毒在发生时间、罹患率、潜伏期、相关食物、发生场所等方面的一些情况，将在这些方面记述比较详细的择 5 起归于表 3-15(不含已单独记述过的)[94~98]。

表 3-15　5 起猪霍乱沙门氏菌食物中毒事件的基本情况

序号	报告者(年度)	发生(年.月)	同餐人数	发病人数	罹患率/%	潜伏期(平均)/h	相关食物	发生地(省、市)	发生场所
1	王月华等(1958)	1957.5	36	12	33.33	12~28	病猪的肉	北京	分食
2	王垂佑等(2000)	1999.1	85	35	41.18	8~35(24)	牛肉	河南	聚餐
3	刘兴宇等(2000)	1999.9	10	8	80.0	11~55	卤菜	安徽	聚餐
4	贺国强等(2002)	2001.8	9	7	77.78	12~20	羊肝	山东	家庭
5	李怀玉(2008)	2006.6	12	12	100.0	10~20	猪肉	云南	分食
合计	5	1957~2006	152	74	48.68	8~55			

4.1.1.2　其他感染病

在国内外早期对猪霍乱沙门氏菌感染的明确报告，多是在临床以胃肠道感染(包括人的食物中毒)为特征的感染病，且一直到现在也还仍然是主要的感染类型。

在我国，原上海市立第四人民医院的陆颂慈等(1954)报告的沙门氏菌感染病例，是在检出的文献中涉及猪霍乱沙门氏菌感染的最早报告。报告在 1951 年 5 月至 1952 年 1 月，在辽东通化发现沙门氏菌感染 177 例，其中涉及伤寒沙门氏菌 69 例(构成比 38.98%)、猪霍乱沙门氏菌 45 例(构成比 25.42%)、丙型副伤寒沙门氏菌 29 例(构成比 16.38%)、甲型副伤寒沙门氏菌 23 例(构成比 12.99%)、乙型副伤寒沙门氏菌 9 例(构成比 5.08%)、森夫顿堡沙门氏菌 2 例(构成比 1.13%)；在病例项下记述的猪霍乱沙门氏菌感染 1 例为

33 岁男性，在 1951 年 5 月 16 日入院治疗，主诉已咳嗽 4 个月、发热 10 余天，检查发现主要为呼吸系统感染的表现和变化；5 月 18 日做胸腔穿刺抽出血样脓液 100mL，细菌培养结果为纯一的猪霍乱沙门氏菌生长；患者体温持续在 39℃以上，治疗无效于 5 月 22 日死亡[99]。

4.1.2 动物的猪霍乱沙门氏菌感染病

在前面鼠伤寒沙门氏菌项下有述，沙门氏菌可引起猪发生沙门氏菌病（也称仔猪副伤寒），其病原沙门氏菌主要为猪霍乱沙门氏菌，也见于一些其他血清型沙门氏菌；另外，也常分离到猪霍乱沙门氏菌昆氏变种（*Salmonella choleraesuis* var. *kunzendorf*），其与典型猪霍乱沙门氏菌的区别特征是能够产生 H_2S。

4.2 汤卜逊沙门氏菌（*Salmonella thompson*）

为简便了解汤卜逊沙门氏菌食物中毒在发生时间、罹患率、潜伏期、相关食物、发生场所等方面的一些情况，将检出的 5 起归于表 3-16（? 指未记述或无法计算），均是由汤卜逊沙门氏菌单独引起的[100~104]。

其中有 2 起（构成比 40.0%）发生中毒 235 人，死亡 3 人（病死率 1.28%），分别为：①河南安阳地区卫生防疫站的贾明泉等（1980）报告于 1979 年 2 月 11 日，发生在滑县城关公社某大队的 1 起，中毒 228 人、死亡 1 人（病死率 0.44%）[101]；②山西省永济市卫生防疫站的郝安勤等（1997）报告于 1995 年 8 月 23 日，发生在永济市黄营乡某村的 1 起家庭食物中毒事件，中毒 7 人、死亡 2 人（病死率 28.57%）[103]。

表 3-16 5 起汤卜逊沙门氏菌食物中毒事件的基本情况

序号	报告者（年度）	发生（年.月）	同餐人数	发病人数	罹患率/%	潜伏期（平均）/h	相关食物	发生地（省、市）	发生场所
1	陈邦宪等（1957）	1954.6	1102	573	51.99	(22)	河虾	上海	食堂
2	贾明泉等（1980）	1979.2	400	228	57.0	3~48（19.1）	病死马的肉	河南	分食
3	金献等（1990）	1988.11	160	43	26.88	5~38	卤牛肉	浙江	聚餐
4	郝安勤等（1997）	1995.8	7	7	100.0	10~17（12.5）	马齿苋拌饭	山西	家庭
5	王雅琴等（2010）	2010.3	?	16	?	?	牛肉，羊肉	浙江	聚餐
合计	5	1954~2010	?	867	?	3~48			

4.3 其他致食物中毒 C1 群沙门氏菌

除以上分别记述的猪霍乱沙门氏菌和汤卜逊沙门氏菌 2 个种（血清型）外，还涉及能致食物中毒的 C1 群沙门氏菌 8 个种（血清型）、15 起事件，均是由相应沙门氏菌单独引起的，分别为：①丙型副伤寒沙门氏菌的 4 起，分别由雷鸣等(2002)、张震文等(2007)、赵越等(2009)、徐红(2011)报告；②布伦登芦普沙门氏菌的 3 起，分别由张之建等(1991)、吴庆华(1998)、郑玉柱等(1999)报告；③依鲁慕沙门氏菌的 2 起，分别由王晓红等(2006)、许素芬等(2006)报告；④波茨坦沙门氏菌的 2 起，分别由李秀兰等(2003)、周文革等(2005)报告；⑤婴儿沙门氏菌 1 起(邹静波等，2008)；⑥诺威奇沙门氏菌 1 起(任慧敏等，1995)；⑦巴布亚纳沙门氏菌 1 起(李华英等，2002)；⑧魏尔啸沙门氏菌 1 起(王海燕等，2003)[105~119]。

在 15 起事件中，广东省疾病预防控制中心的王海燕等(2003)报告的 1 起魏尔啸沙门氏菌食物中毒事件，中毒 40 人、死亡 1 人(病死率 2.50%)[119]。

为简便了解这些 C1 群沙门氏菌食物中毒在发生时间、罹患率、潜伏期、相关食物、发生场所等方面的一些情况，将其归于表 3-17(？指未记述或无法计算)；表中序号，代表正文中相应的沙门氏菌种(血清型)。

表 3-17　15 起其他 C1 群沙门氏菌食物中毒事件的基本情况

序号	报告者(年度)	发生(年.月)	同餐人数	发病人数	罹患率/%	潜伏期(平均)/h	相关食物	发生地(省、市)	发生场所
①	雷鸣等(2002)	2001.8	256	59	23.05	7~48	？	重庆	聚餐
	张震文等(2007)	2005.9	？	59	？	？	？	广东	食堂
	赵越等(2009)	2008.4	？	？	？	？	？	辽宁	食堂
	徐红(2011)	？	8	5	62.5	12~16	牛肉	四川	饭店
②	张之建等(1991)	1986.8	？	64	？	4~50(17.1)	鸡蛋	北京	食堂
	吴庆华(1998)	1993.6	98	65	66.33	16~44	猪肉	甘肃	聚餐
	郑玉柱等(1999)	1998.4	131	117	89.31	5~56	凉菜	湖北	饭店
③	王晓红等(2006)	2004.4	50	30	60.0	？	冷菜	浙江	酒店
	许素芬等(2006)	2005.5	4	4	100.0	？	鸡爪	浙江	家庭
④	李秀兰等(2003)	2003.5	11	8	72.73	15~34(20.25)	？	广东	饭店
	周文革等(2005)	2003.7	9	7	77.78	？	？	福建	饭店
⑤	邹静波等(2008)	2007.5	100	5	5.0	21~33	肉类，鱼	重庆	聚餐
⑥	任慧敏等(1995)	1991.8	29	29	100.0	5~25(10)	牛肉，猪肉	北京	分食
⑦	李华英等(2002)	1996.2	？	27	？	？~288	？	黑龙江	？
⑧	王海燕等(2003)	2002.7	87	40	45.98	？	井水	广东	聚餐
合计	15	1986~2008	？	？	？	4~288			

5 C2 群沙门氏菌(*Salmonella* serogroup C2)

检出的 C2 群沙门氏菌食物中毒事件，涉及 10 个种(血清型)，31 篇文献、32 起事件(表 3-1)；其中出现频率最高的是病牛沙门氏菌，文献 8 篇(构成比 25.81%)、事件 9 起(构成比为 28.13%)。

5.1 病牛沙门氏菌(*Salmonella bovismorbificans*)

为简便了解病牛沙门氏菌食物中毒在发生时间、罹患率、潜伏期、相关食物、发生场所等方面的一些情况，将检出的 9 起归于表 3-18(? 指未记述或无法计算)，均是由病牛沙门氏菌单独引起的[120~127]。

其中有 2 起(构成比 22.22%)发生中毒 52 人，死亡 2 人(病死率 3.85%)。分别为：①河北省卢龙县卫生防疫站的唐景裕(1980)报告发生在卢龙县的 1 起中毒 50 人，死亡 1 人(病死率 2.0%)[121]；②西藏山南地区卫生防疫站的嘎玛群觉等(1992)报告于 1990 年 11 月 27 日，发生在山南地区某学校学生中的 1 起中毒 2 人，死亡 1 人(病死率 50.0%)[125]。

表 3-18 9 起病牛沙门氏菌食物中毒事件的基本情况

序号	报告者(年度)	发生(年.月)	同餐人数	发病人数	罹患率/%	潜伏期(平均)/h	相关食物	发生地(省、区、市)	发生场所
1	黄锡三(1974)	? .8	?	12	?	8~25	死羊的肉	内蒙古	分食
	黄锡三(1974)	? .11	4	4	100.0	6~16	咸鸡蛋	内蒙古	家庭
2	唐景裕(1980)	?	53	50	94.34	6~48	病死马的肉	河北	分食
3	贾桓(1983)	1981.8	288	188	65.28	3~105(45)	病死骡的肉	河北	分食
4	耿兴斌等(1984)	1983.4	?	58	?	7~35(15.9)	狗肉	江苏	分食
5	王明泽等(1986)	1983.10	591	87	14.72	12~72	卤牛肉	四川	食堂
6	嘎玛群觉等(1992)	1990.11	2	2	100.0	?	生牛肉	西藏	分食
7	郭林春等(1999)	1995.7	32	20	62.5	2~98	牛肉	内蒙古	食堂
8	邹静波等(2008)	2008.7	312	49	15.71	10.5~22	?	重庆	酒店
合计	9	? ~2008	?	470	?	3~105			

因食用病死家畜的肉类引起病牛沙门氏菌食物中毒，是比较多见的，例如，西藏拉萨卫生防疫站的丁运洲等(1990)报告在 1983~1988 年的 5~10 月，拉萨市

发生 6 起因食用病死牛的肉引起的食物中毒事件，进餐 259 人、中毒 179 人(罹患率 69.11%)，死亡 2 人(病死率 1.11%)，潜伏期 4~48h；临床主要表现腹痛、呕吐、腹泻、发热；检验证实，其中 5 起是由病牛沙门氏菌引起的，1 起由鼠伤寒沙门氏菌引起[128]。

5.2　纽波特沙门氏菌(*Salmonella newport*)

为简便了解纽波特沙门氏菌(也称新港沙门氏菌)食物中毒在发生时间、罹患率、潜伏期、相关食物、发生场所等方面的一些情况，将检出的 7 起归于表 3-19(？指未记述或无法计算)[129~135]。

其中由广东省顺德县卫生防疫站的马长志(1983)报告发生在顺德县的 1 起，是由纽波特沙门氏菌和奇异变形菌混合引起的[130]；宁夏银川市疾病预防控制中心的张桂芳等(2013)报告发生在永宁县的 1 起，是由纽波特沙门氏菌和金黄色葡萄球菌混合引起的[135]。

在 7 起事件中，山西省太原市卫生防疫站(1960)报告于 1959 年 4 月 3 日发生在太原市某地的 1 起，中毒 34 人、死亡 2 人(病死率 5.88%)[129]。

表 3-19　6 起纽波特沙门氏菌食物中毒事件的基本情况

序号	报告者(年度)	发生(年.月)	同餐人数	发病人数	罹患率/%	潜伏期(平均)/h	相关食物	发生地(省、区、市)	发生场所
1	太原市卫生防疫站(1960)	1959.4	43	34	79.07	3~55	病死骡的肉	山西	分食
2	马长志(1983)	1982.9	78	62	79.49	4~62(16.7)	?	广东	聚餐
3	蒋荷欲等(1991)	1990.6	219	154	70.32	5~96	猪下货	吉林	聚餐
4	李冬琴(2001)	1999.4	18	14	77.78	4~18(8.6)	卤猪舌	湖南	分食
5	郑历等(2003)	2002.10	239	125	52.3	?	鸡蛋	山东	食堂
6	刘旭光等(2004)	2002.10	292	107	36.64	?	凉拌猪肝	山东	食堂
7	张桂芳等(2013)	2011.5	?	40	?	10~18	牛羊肉	宁夏	餐厅
合计	7	1959~2011	?	536	?	3~96			

5.3　布洛克兰沙门氏菌(*Salmonella blockley*)

为简便了解布洛克兰沙门氏菌食物中毒在发生时间、罹患率、潜伏期、相关食物、发生场所等方面的一些情况，将检出的 5 起归于表 3-20(？指未记述或无法计算)；均是由布洛克兰沙门氏菌单独引起的，无中毒死亡事件[136~140]。

表 3-20 5 起布洛克兰沙门氏菌食物中毒事件的基本情况

序号	报告者(年度)	发生(年.月)	同餐人数	发病人数	罹患率/%	潜伏期(平均)/h	相关食物	发生地(省、区、市)	发生场所
1	王建瑞(1992)	1990.5	64	63	98.44	6~96(33.5)	卤鸡	新疆	食堂
2	叶永青等(1994)	1991.5	64	59	92.19	8~96	卤鸡	新疆	食堂
3	朱健铭等(1992)	1991.6	40	38	95.0	8~24	烧鸡	浙江	聚餐
4	廖兴广等(1998)	1995.3	252	226	89.68	9~72	鱼	河南	宾馆
5	王瑞怀等(2004)	2003.5	43	35	81.39	4~30	鸡爪	天津	分食
合计	5	1990~2003	463	421	90.93	4~96			

5.4 其他致食物中毒 C2 群沙门氏菌

除以上分别记述的病牛沙门氏菌、纽波特沙门氏菌、布洛克兰沙门氏菌 3 个种(血清型)外，还涉及能致食物中毒的 C2 群沙门氏菌 7 个种(血清型)、12 起事件，均是由相应沙门氏菌单独引起的。分别为：①哈达尔沙门氏菌的 3 起，分别由邓涤夷等(1989)、颜夏梅等(1991)、赵瑞霞等(1994)报告；②利齐菲尔德沙门氏菌的 3 起，分别由刘月茵(1994)、王粉云等(1995)、段朝标等(2010)报告；③弗鲁奇沙门氏菌的 2 起，分别由贾瑛等(1997)、王丹敏等(2001)报告；④黄金海岸沙门氏菌 1 起(孙凤琪等，2002)；⑤伊达尔戈沙门氏菌 1 起(郭从厚，1958)；⑥曼哈顿沙门氏菌 1 起(高东旗等，2011)；⑦茨昂威沙门氏菌 1 起(毕晓玲等，1997)[141~152]。

在 12 起事件中，西藏部队卫生防疫检验所的郭从厚(1958)报告的 1 起伊达尔戈沙门氏菌食物中毒事件，中毒 39 人、死亡 1 人(病死率 2.56%)[150]。

为简便了解这些 C2 群沙门氏菌食物中毒在发生时间、罹患率、潜伏期、相关食物、发生场所等方面的一些情况，将其归于表 3-21(？指未记述或无法计算)；表中序号，代表正文中相应的沙门氏菌种(血清型)。

表 3-21 12 起其他 C2 群沙门氏菌食物中毒事件的基本情况

序号	报告者(年度)	发生(年.月)	同餐人数	发病人数	罹患率/%	潜伏期(平均)/h	相关食物	发生地(省、区、市)	发生场所
①	邓涤夷等(1989)	1988.9	4	4	100.0	13~51(21.01)	烧鸡	福建	家庭
	颜夏梅等(1991)	1989.12	499	242	48.49	4~72	烧鸡	江苏	食堂
	赵瑞霞等(1994)	?	?	23	?	5~48	?	河北	聚餐
②	刘月茵(1994)	1992.5	39	39	100.0	7~16	凉拌菜	江苏	分食
	王粉云等(1995)	1994.5	36	36	100.0	7~16	凉拌菜	河北	食堂
	段朝标等(2010)	2009.5	30	12	40.0	10~28	凉拌黄瓜	湖南	聚餐

续表

序号	报告者(年度)	发生(年.月)	同餐人数	发病人数	罹患率/%	潜伏期(平均)/h	相关食物	发生地(省、区、市)	发生场所
③	贾瑛等(1997)	1994.4	?	?	?	?	熟牛肉	山西	?
	王丹敏等(2001)	1999.9	48	30	62.5	5~20	火腿肉	天津	食堂
④	孙凤琪等(2002)	1998.7	35	30	85.71	4	?	广东	食堂
⑤	郭从厚(1958)	1956.6	74	39	52.70	6~36	牦牛肉	西藏	分食
⑥	高东旗等(2011)	2010.7	37	10	27.03	4~49	?	内蒙古	食堂
⑦	毕晓玲等(1997)	? .10	152	146	96.05	6~46	烧鸡	安徽	分食
合计	12	1956~2010	?	?	?	4~72			

6　D1群沙门氏菌(*Salmonella* serogroup D1)

检出的D1群沙门氏菌食物中毒事件，涉及10个种(血清型)，115篇文献、123起事件(表3-1)；其中出现频率最高的是肠炎沙门氏菌，文献75篇(构成比65.22%)、事件83起(构成比为67.48%)。

6.1　肠炎沙门氏菌(*Salmonella enteritidis*)

肠炎沙门氏菌[*Salmonella enteritidis*(Gaertner 1888) Castellani and Chalmers 1919]，即现在分类定名的肠沙门氏菌肠亚种肠炎血清型[*Salmonella enterica* subsp.*enterica* serovar Enteritidis(Gaertner 1888) Castellani and Chalmers 1919]，也曾在最早被命名为肠炎杆菌(*Bacterium enteritidis* Gaertner 1888)；种名“*enteritidis*”为现代拉丁语属格名词，指“肠炎的”。

DNA的G+C mol%为50~53(Bd，T_m)。保藏株：ATCC 13076[3]。

6.1.1　发现历史简介

在国内外早期对肠炎沙门氏菌感染的明确报告，均是在临床以胃肠道感染(包括人的食物中毒)为特征的感染病，且一直到现在也还仍然是主要的感染类型。

6.1.1.1　国外简况

肠炎沙门氏菌由Gaertner于1888年在德国首先发现，在德国的Frankenhansen村出现临床表现为急性肠胃炎的患者58例，病因是食用了一头腹泻病死牛的肉后发生了食物中毒，Gaertner从1例病死患者脾脏及所食用的病死牛的肉中分离到肠炎沙门氏菌(当时命名为肠炎杆菌)，这也是第一种被确认能引起人食物中毒及人兽共患沙门氏菌病的病原沙门氏菌；此后，Dean(1911)报告从胆囊炎患者粪便检出了此菌，Kinlock(1926)报告了497例由肠炎沙门氏菌引起的急性肠胃炎，Lee于1935年从肝脓肿病灶分离到相应病原肠炎沙门氏菌，Stone(1947)报告了发生在军队的肠炎沙门氏菌食物中毒[6,7,10,11,13]。

6.1.1.2　国内简况

在检出的文献中，明确记述由肠炎沙门氏菌引起的感染病，是在前面有述徐采等(1949)报告发生在1949年5~10月的急性肠胃炎26例，死亡1例(病死率3.85%)；也是在沙门氏菌感染方面最早的记述[6]。

在检出的文献中，明确记述由肠炎沙门氏菌引起的食物中毒事件，由贾乃瑄等(1987)报告的1起是最早的。报告在1985年4月3~4日，河南开封市某劳改场发生1起因食用死猪的肉引起的肠炎沙门氏菌食物中毒。在进食的58人中发病42人(罹患率72.41%)，潜伏期9~51h(平均21.5h)；统计30例患者的症状为头痛的30例(构成比100.0%)，头晕的28例(构成比93.33%)，发热在38℃以上的27例(构成比90.0%)，腹泻的26例(构成比86.67%)，恶心的23例(构成比76.67%)，腹痛的22例(构成比73.33%)，心悸的10例(构成比33.33%)，呕吐的9例(构成比30.0%)，腹胀的5例(构成比16.67%)；经对症治疗，均在3~5d痊愈。此后该菌食物中毒事件相继在全国各地多有报告，与鼠伤寒沙门氏菌并列处于沙门氏菌食物中毒事件的首位[153]。

6.1.2　生物学性状

在沙门氏菌中，对肠炎沙门氏菌的生物学性状研究是较多的。本书作者房海等(2011)对分离于鸡的病原肠炎沙门氏菌，也进行了主要生物学性状检验；并择代表菌株，送设立在成都生物制品研究所的中国医学细菌中心沙门氏菌专业实验室做了复核鉴定(菌检字第00116号)，参考菌株为HQ030906-1，现对其理化特性、系统发育学做如下简要记述[21]。

6.1.2.1　理化特性

在普通营养琼脂斜面37℃培养18h后做涂片，革兰氏染色检查为阴性、散在、个别的成双、两端钝圆、无芽孢、大小多在(0.5~0.8)μm×(1.0~1.5)μm的较细长杆菌。择HQ030906-1菌株做磷钨酸负染色标本，置透射电子显微镜下观察见菌体杆状、表面不平整、周生鞭毛(图3-8)；做喷镀扫描电子显微镜标本观察，菌体表面不平整但较光滑(图3-9)。

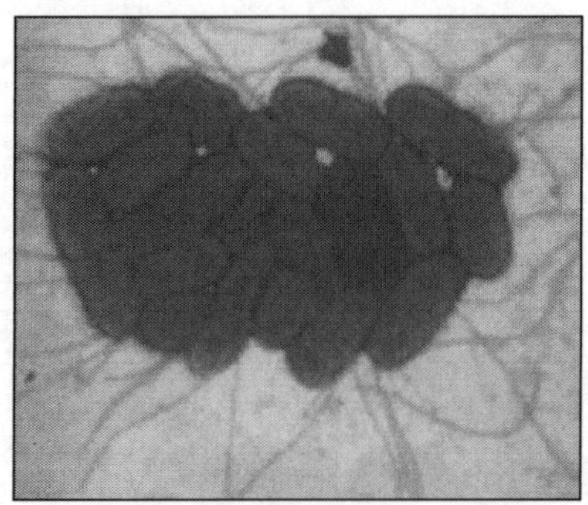

图3-8　肠炎沙门氏菌(*S.enteritidis*)在普通营养琼脂培养基上37℃培养18h的负染色透射电镜形态(显示杆状菌体及周生鞭毛，原×20 000)(见彩图)

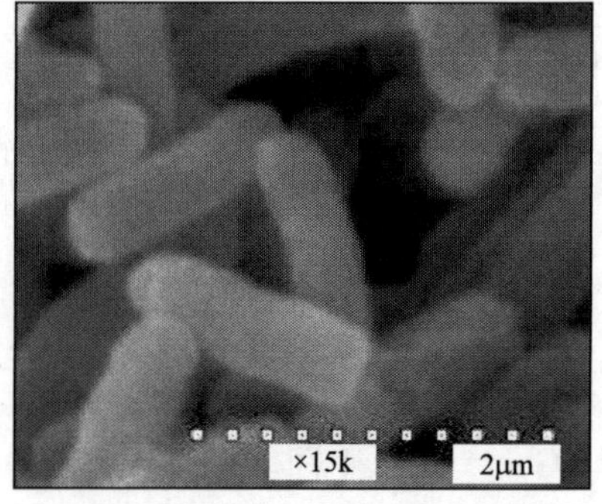

图3-9　肠炎沙门氏菌在普通营养琼脂培养基上37℃培养18h的喷镀扫描电镜形态(菌体表面不平整但较光滑，原×15 000)(见彩图)

划线接种于不同培养基，37℃培养检查生长情况。结果为：在普通营养琼脂培养基上，菌落圆形光滑、边缘整齐、灰白色、稍隆起，培养 24h 的直径多在 1.5mm 左右(半透明)、48h 的多在 2.0mm 左右(不透明)，生长旺盛；在血液(含 7%家兔脱纤血)营养琼脂培养基上，与在普通营养琼脂上的生长情况相一致，不溶血(在菌苔处有 β-溶血晕)；在 SS 琼脂培养基上，与在普通营养琼脂培养基上的生长情况基本一致，菌落无色，孤立菌落的中心黑色，生长旺盛(图 3-10)。在普通营养肉汤中培养 24h 检查呈均匀混浊生长，管底有点(片)状菌体沉淀(摇动后易消散)，有轻度菌环但摇动后易消散。

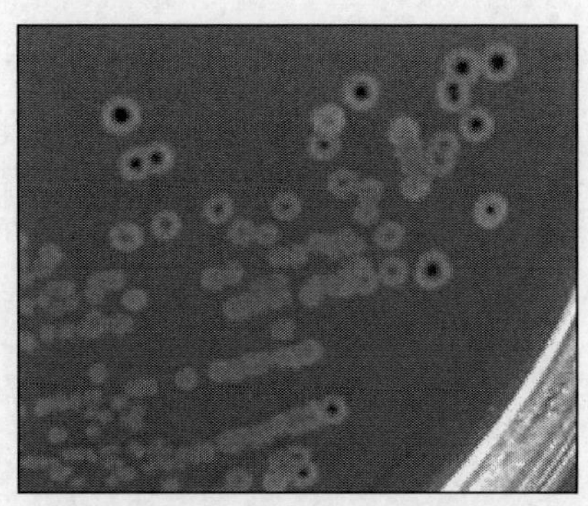

图 3-10　肠炎沙门氏菌在沙门氏菌-志贺氏菌琼脂(SS)培养基上 37℃培养 24h 的生长情况及菌落特征(孤立菌落中心黑色)(见彩图)

主要特性为氧化酶阴性，接触酶阳性，产生 H_2S，动力阳性，不液化明胶，利用柠檬酸盐(Simmons)，发酵葡萄糖产酸、产气，发酵山梨醇、麦芽糖、蜜二糖、鼠李糖、甘露醇、果糖、甘露糖、半乳糖、甘油、海藻糖、核糖，不发酵山梨糖、蔗糖、木糖、侧金盏花醇、苦杏仁苷、阿拉伯糖、肌醇、糊精、水杨苷、卫茅醇、纤维二糖、菊糖、棉子糖、乳糖、α-甲基-D-葡糖苷，苯丙氨酸脱氨酶、尿素酶、DNA 酶、卵磷脂酶、乙酰胺酶、淀粉酶、蛋白酶、精氨酸双水解酶阴性，吲哚产生、七叶苷利用、丙二酸盐利用、V-P 反应、ONPG、黏液酸利用阴性，MR 阳性，还原硝酸盐。

6.1.2.2　药物敏感性

张丹荧等(1997)报告对分离于食物中毒的 8 株肠炎沙门氏菌，进行了对常用抗菌类药物的敏感性测定。结果表现对供试的庆大霉素、羧苄西林、阿米卡星、环丙沙星、诺氟沙星、磺胺甲唑、氧氟沙星敏感，对头孢噻吩、氨苄西林、多黏菌素 B 中度敏感，对利福平、万古霉素、多西环素、螺旋霉素耐药[154]。

6.1.3　病原学意义

肠炎沙门氏菌是人兽共患病的一种重要病原沙门氏菌，也是在所有沙门氏菌感染病中出现频率较高的，能引起人或动物或人及动物的多种类型感染病。

6.1.3.1　人的肠炎沙门氏菌感染病

肠炎沙门氏菌对人的感染，常常是导致食物中毒及其他多种类型的感染病，胃肠道感染是比较常见的。

(1)*食物中毒*　在前面有述，继 Gaertner(1888)首次报告在德国由肠炎沙门氏菌引起人食物中毒的事件后，世界各国多有由沙门氏菌引起食物中毒事件发生的报告。

在我国也多有由肠炎沙门氏菌引起食物中毒的报告，以下是通过中国知识资源总库(CNKI)学术文献总库，检出的肠炎沙门氏菌食物中毒相关情况。

1)基本情况：在检出的肠炎沙门氏菌食物中毒 75 篇文献、83 起事件中，报告起止在 1949~2013 年，发生起止在 1949~2011 年，均为由肠炎沙门氏菌单独引起的。

A. 发生地区：在 83 起肠炎沙门氏菌食物中毒事件中，涉及 24 个省(地)，缺乏明显的地域特征；具体的事件数量(起)见表 3-22(按事件数量依次排列)。

表 3-22　83 起肠炎沙门氏菌食物中毒事件的发生地及数量

序号	省(区、市)	起数	序号	省(区、市)	起数	序号	省(区、市)	起数	序号	省(区、市)	起数
1	广东	14	8	黑龙江	4	15	重庆	2	22	山东	1
2	江苏	9	9	四川	3	16	天津	2	23	陕西	1
3	浙江	6	10	云南	3	17	内蒙古	2	24	北京	1
4	广西	6	11	辽宁	3	18	江西	2	合计	24	83
5	河南	5	12	福建	3	19	安徽	1			
6	宁夏	5	13	湖南	2	20	湖北	1			
7	上海	4	14	河北	2	21	甘肃	1			

B. 发生年份：在 83 起肠炎沙门氏菌食物中毒事件中，按报告的年份涉及 23 个年份(不含未明确记述的 1 起)，缺乏明显的年份流行性特征；具体的事件数量(起)见表 3-23(按事件数量依次排列)。

表 3-23　83 起肠炎沙门氏菌食物中毒事件的发生年份及数量

序号	年度	起数	序号	年度	起数	序号	年度	起数	序号	年度	起数
1	2006	9	8	1999	4	15	1998	3	22	1991	1
2	1992	6	9	2004	4	16	2003	3	23	1993	1
3	2008	6	10	2009	4	17	2007	3	24	未记述	1
4	2011	6	11	2010	4	18	1949	1	合计	23	83
5	2000	5	12	1994	3	19	1985	1			
6	2001	5	13	1996	3	20	1986	1			
7	2005	5	14	1997	3	21	1989	1			

C. 发生规模：在 83 起肠炎沙门氏菌食物中毒事件中，中毒的发生规模及罹患率差异较大，最小的 1 起 3 人中毒、最大的 1 起 580 人中毒，多为群体(分食同种被污染食物或集体聚餐)发生；与其他细菌性食物中毒事件相比，常表现为发生的规模较大和罹患率也比较高。

83 起事件共中毒 6328 人，每起平均 76.24 人。其中有 71 起记述了同餐或分食某种中毒食物的共 16 850 人(237.32 人/起)、中毒 4948 人(69.69 人/起)，罹患率 29.36%；罹患率 100%的 13 起(在总事件数量的构成比为 15.66%)共 193 人(平均 14.85 人/起)，最小的 1 起 3 人、最大的 1 起 50 人；罹患率最小的 1 起为 3.32%(189/5691)。

a. 规模小的事件：举例 2 起，分别如下。①黑龙江省哈尔滨市卫生防疫站的张丹荧等(1997)报告在 1994 年 8 月 6 日，在哈尔滨市同时发生 3 起因食用同一来源酱牛肉引起的肠炎沙门氏菌食物中毒。其中 1 起为全家 3 口人在食用后均发病，临床主要表现寒战、头晕、头痛、恶心、腹痛、呕吐、腹泻、全身酸痛和发热等[154]。②陕西省汉中市疾病预防控制中心的刘红丽(2010)报告在 2005 年 7 月 18 日，某家庭 4 口人在晚餐后 12~36h 内均发病，主要症状为发热、恶心、呕吐、腹痛、腹泻(每天多次的水样便)；检验证实，是由肠炎沙门氏菌引起的食物中毒[155]。

b. 规模大的事件：举例 2 起，分别如下。①云南省宾川县疾病预防控制中心的沈翠梅(2004)报告在 1999 年 4 月 9 日，宾川县牛井镇某村一家为老人治丧办宴，发生因肠炎沙门氏菌污染饮水(井水)引起的食物中毒，进餐的 803 人发病 580 人(罹患率 72.23%)；潜伏期 2~20h，在 4h 内的 490 人(构成比 84.48%)；年龄 1.5~83 岁。临床均有恶心、呕吐、腹痛、腹泻(水样便 2~20 次)症状，全身乏力的 576 人(构成比 99.31%)，发热(体温在 38~39℃)的 555 人(构成比 95.69%)，头痛的 531 人(构成比 91.55%)。经治疗，相继在 2~3d 后临床症状逐渐消失，在 7d 内痊愈[156]。②深圳市宝安区疾病预防控制中心的肖锦晖等(2005)报告在 2004 年 8 月 30 日，宝安区发生 1 起涉及 7 个街道 478 人的食物中毒事件，原因是食用了某糕点连锁经营企业生产的被肠炎沙门氏菌污染的三明治；认为可能是肠炎沙门氏菌污染了用于制作三明治的鸡蛋或鸡蛋壳，并在沙拉酱中大量生长繁殖引起的。患者均有腹痛、腹泻(次数最多的 15 次)、恶心、呕吐(次数最多的 10 次)等症状，以腹泻症状为主，发热的体温最高 40.3℃。经治疗后病情稳定，无危重和死亡病例[157]。

c. 中毒死亡的事件：尽管由肠炎沙门氏菌引起食物中毒是比较常见的，但发生中毒死亡还是不多见的；在检出的 83 起事件中，有 5 起(构成比为 6.02%)发生中毒死亡共 5 人，基本情况见表 3-24(？指未记述或无法计算)[6,158~161]。

表 3-24　5 起肠炎沙门氏菌食物中毒事件发生死亡的基本情况

序号	报告者(年度)	发生(年.月)	同餐人数	发病人数	罹患率/%	死亡人数	病死率/%	相关食物	发生地(省、区、市)	发生场所
1	徐采等(1949)	1949.5~8	?	26	?	1	?	?	江苏	聚餐
2	谢成钦等(1989)	1986.12	196	177	90.31	1	0.56	牛肉，等	宁夏	聚餐
3	陈萌莉等(2003)	2001.6	80	30	37.50	1	3.33	生大酱	黑龙江	食堂
4	张毅等(2009)	2008.5	51	26	50.98	1	3.85	羊肉	宁夏	聚餐
5	吴红玲等(2010)	2009.7	66	36	54.55	1	2.78	肉类	宁夏	聚餐
合计	5	1949~2009	?	295	?	5	1.69			

d. 最早的事件：在检出的 83 起事件中，前面有述贾乃瑄等(1987)报告发生在 1985 年 4 月的 1 起，是明确由肠炎沙门氏菌引起食物中毒事件的最早记述[153]。

2)流行病学表征：由肠炎沙门氏菌引起的食物中毒，主要通过食物传播，最主要的是食品常因食前由于保存温度不当、放置时间过长等给污染于食品中的肠炎沙门氏菌或食品经加热但残留的肠炎沙门氏菌以生长繁殖的条件和机会，导致食物中毒的发生。此外，也可通过使用被此菌污染的厨具或容器等引起。

A. 中毒食物：初步统计在检出的 83 起事件中，经检验明确或相关中毒食物的 61 起(构成比 73.49%)。主要是被肠炎沙门氏菌污染的肉类共 31 起(在明确或相关中毒食物 61 起事件中的构成比 50.82%)，涉及牛肉类 9 起、鸡肉类 7 起、猪肉类 6 起、鸭肉类 4 起、羊肉类 3 起、骆驼肉及未明确的肉类各 1 起；其他为鸡蛋的 5 起(构成比 8.19%)，凉拌菜、剩(米)饭、蛋糕、酱类(豆酱 2 起及辣酱 1 起)的各 3 起(构成比各 4.92%)，虾、熟食品的各 2 起(构成比各 3.28%)，井水、发芽马铃薯、米粉、菜夹饼、银耳莲子汤、海带、臭干子、调料、糕点的各 1 起(构成比各 1.64%)；未明确记述的 22 起(在总事件数量中的构成比为 26.51%)。

B. 传播途径：综合分析，肠炎沙门氏菌引起食物中毒的传播途径与前述鼠伤寒沙门氏菌是基本一致的。

除食物原材料本身带菌造成直接或引起交叉污染外，由食品加工操作人员或服务人员带菌引起食品污染也是比较常见的。例如：①广东省广州市天河区卫生防疫站的周凤金(1994)报告在 1992 年 9 月 7~25 日，天河区某酒店连续发生 6 起肠炎沙门氏菌食物中毒事件，在 6 次进餐的 346 人中发病 190 人(罹患率 54.91%)，其中第 1 次为 72 人就餐 20 人中毒(罹患率 27.78%)、第 2 次为 9 人就餐 4 人中毒(罹患率 44.44%)、第 3 次为 190 人就餐 129 人中毒(罹患率 67.89%)、第 4 次为 30 人就餐 4 人中毒(罹患率 13.33%)、第 5 次为 9 人就餐 3 人中毒(罹患率 33.33%)、第 6 次为 36 人就餐 30 人中毒(罹患率 83.33%)；潜伏期 8~15h，主要症状为腹痛(绞痛)、腹泻(水样便)，部分患者有呕吐、发热、头痛、头晕等。经检验，除从患者肛拭标本检出肠炎沙门氏菌外，在从业人员肛拭标本 216 份中有 12 份检出肠炎沙门氏菌(检出率 5.56%)；经调查发现该酒店卫生设施简陋，无专用熟食冰箱和食具消毒设备，流程布局不合理，原材料、半成品交叉污染，在 74 名从业人员中有 15 名无健康证，其中有 4 名检出致病菌。根据调查结果，认为该酒店在短期内连续发生的 6 起食物中毒，是因从业人员带菌造成的[162]。②浙江省温岭市疾病预防控制中心的王琳娜(2007)报告在 2005 年 6 月 11 日，在温岭市某宾馆发生 1 起由肠炎沙门氏菌污染烤鸡、卤鸡爪引起的食物中毒，在就餐的 78 人中发病 49 人(罹患率 62.82%)，潜伏期 4~16h(多在 10~14h)，临床表现均有腹痛和发热(最高体温达 39.5℃)，腹泻的 43 人(构成比 87.76%)、恶心和呕吐的 33 人(构成比 67.35%)，经治疗在 7d 内均康复；对餐饮部从业人员 17 人的粪便检验，从 3 人检出肠炎沙门氏菌(检出率 17.65%)，其中有 2 人于食物中毒发生的当天正在腹泻。根据流行病学调查及检验结果，证实是 1 起由餐饮部服务员和厨师携带肠炎沙门氏菌，在食物加工和储存过程中污染了食品引起的食物中毒[163]。

C. 发生季节：中毒发生有较明显的季节性，初步统计 83 起事件，一年四季均有发生，但主要发生于 4~11 月共 69 起(在明确记述了发生月份的 81 起中构成比为 85.19%)；此季节是该菌生长繁殖的适期，也是人们常食冷饭的季节。按月份的发生频率排列顺序，见表 3-25。

表 3-25　83 起肠炎沙门氏菌食物中毒事件的发生月份及数量

序号	月份	起数	序号	月份	起数	序号	月份	起数	序号	月份	起数
1	5	15	5	8	7	9	12	3	13	未记述	2
2	7	12	6	6	6	10	3	2	合计	12	83
3	9	12	7	10	6	11	1	1			
4	4	10	8	11	6	12	2	1			

D. 发生场所：中毒发生有较明显的场所特征，主要发生在食堂(餐厅等)或集体聚餐的情况下，显然是与不能有效保证卫生要求和加工操作不规范相关的。初步统计 83 起事件，按归类后发生频率依次为：聚餐的 22 起(构成比 26.51%)，食堂的 21 起(构成比 25.30%)，酒店(含饭店、餐厅、宾馆)的 20 起(构成比 24.09%)，分食的 13 起(构成比 15.66%)，家庭的 6 起(构成比 7.23%)，餐馆的 1 起(构成比 1.20%)。

3)发病与临床特点：综合相关的记载和报告，由肠炎沙门氏菌引起的食物中毒，常表现发病急、恶心、呕吐及不同程度的腹痛、腹泻(多为水样便)，常有不同程度的发热。

A. 临床表现：由肠炎沙门氏菌引起的食物中毒，病后的免疫力不强，可重复发生。初步统计 83 起事件，在不同年龄、性别中均有发生；潜伏期多在 3~24h，最短的 1 起首发病例在 1h、最长的 1 起末发病例为 72h。

河南省安阳市卫生防疫站的赵宏胜等(2000)报告的 1 起食物中毒事件，较详细记述了临床症状并具有一定的代表性。报告在 1999 年 10 月 23 日，安阳市滑县赵营乡某村发生 1 起食物中毒，原因是食用了某个体摊贩流动销售的被肠炎沙门氏菌污染的鸡杂碎(鸡爪、鸡翅、鸡头、鸡脖等)，在进食的 103 人(分布于 32 户)中发病 96 人(罹患率 93.2%)，潜伏期 6~24h(平均 11h)，其中男性 53 人、女性 43 人，年龄最小的 2 岁、最大的 62 岁；临床表现头晕的 46 例(构成比 47.92%)、头痛的 51 例(构成比 53.13%)、恶心和呕吐的 47 例(构成比 48.96%)、腹痛的 58 例(构成比 60.42%)、腹泻(水样便)的 71 例(构成比 73.96%)、发热(体温在 38~39.5℃)的 52 例(构成比 54.17%)；经住院治疗后多在 2~3d 内症状明显缓解，无死亡病例[164]。

B. 病例简况：为简便了解肠炎沙门氏菌食物中毒在发生时间、罹患率、潜伏期、相关食物、发生场所等方面的一些情况，将发生于不同省(地)在这些方面记述比较详细的择 10 起归于表 3-26(不含已单独记述过的)[165~174]。

表 3-26　10 起肠炎沙门氏菌食物中毒事件的基本情况

序号	报告者(年度)	发生(年.月)	同餐人数	发病人数	罹患率/%	潜伏期(平均)/h	相关食物	发生地(省、区、市)	发生场所
1	田玉林(1997)	1997.5	29	22	75.86	13~19	死骆驼的肉	内蒙古	食堂
2	王章云等(1999)	1998.5	24	24	100.00	8~12	黄豆酱	湖南	分食
3	李友书(2004)	2000.11	325	227	69.85	4~93(27)	猪肉	重庆	聚餐
4	廖达升(2003)	2001.9	260	74	28.46	12~24(14)	猪头肉	广西	聚餐
5	苏华瑜等(2005)	2004.7	32	25	78.13	5~15(10)	发芽马铃薯	广东	食堂
6	李文明等(2008)	2006.5	73	60	82.19	4.2~23.7(8)	牛肉	河南	聚餐
7	子媛媛等(2009)	2008.7	560	286	51.07	12~44(22)	凉拌菜	云南	聚餐
8	刘万郁(2009)	2008.7	64	28	43.75	7~47(21)	卤鸭	四川	聚餐
9	王元萍等(2012)	2010.8	1700	95	5.59	6~67(26.5)	鸡腿	天津	食堂
10	张耘(2012)	2011.7	5691	189	3.32	3~23(13.9)	荷包蛋	江苏	食堂
合计	10	1983~2003	914	814	89.06	1~66			

(2) 其他感染病　在沙门氏菌感染病中，肠炎沙门氏菌的出现频率是比较高的。除主要引起人的食物中毒外，胃肠炎感染类型也是多见的；此外，也能引起败血症类型的感染病。

6.1.3.2　动物的肠炎沙门氏菌感染病

在前面的鼠伤寒沙门氏菌项下有述，动物的沙门氏菌病又称副伤寒，是各种动物由沙门氏菌引起的疾病的总称。除鼠伤寒沙门氏菌外，肠炎沙门氏菌也是其中主要的病原菌，能引起多种动物发病，但主要是引起畜、禽的胃肠炎，尤其是在禽中的分离率较高。本书作者房海等(2003)报告在 2003 年 9 月，曾从发生胃肠道感染的病鸡中检出了相应病原肠炎沙门氏菌，同时表现有败血症病变[21]。

6.1.4　微生物学检验

对肠炎沙门氏菌的微生物学检验，主要依赖于对细菌分离鉴定的细菌学检验；其中，做血清型检定是确定肠炎沙门氏菌的可靠方法。

6.1.4.1　细菌学检验

对肠炎沙门氏菌的细菌学检验，可参照在前面鼠伤寒沙门氏菌项下的相关记述。同样，也包括采用 PCR 方法检验，以及采用 PFGE 分型方法对肠炎沙门氏菌做流行病学研究、明确食物中毒的污染来源等。

近年来采用 PFGE 方法对肠炎沙门氏菌检验的报告较多，例如，广东省深圳市宝安区石岩人民医院的楼许柏等(2011)报告，对从深圳市在 2010 年 10 月发生的 1

起食物中毒事件中分离的 68 株肠炎沙门氏菌做 PFGE 分型，结果表明其 PFGE 指纹图谱的相似性 100%，与作为分子质量标准菌株的 H9812 菌株相似性为 65.65%；认为 PFGE 方法是沙门氏菌分型鉴定的有效手段，可用于细菌性食物中毒传染源的追踪[175]。

6.1.4.2　免疫血清学检验

做免疫血清学检验，有助于对由肠炎沙门氏菌的诊断；一般是用分离的菌株作抗原，对患者急性期和恢复期的双份血清进行凝集试验，恢复期的血清抗体效价比急性期的明显高，具有辅助性诊断价值。例如，在前述由贾乃瑄等(1987)报告的 1 起肠炎沙门氏菌食物中毒事件中，用从食物及粪便中分离的菌株，对 12 名患者在发病初期(第 2d)和恢复期(第 21d)血清做凝集试验，结果为在发病初期抗体效价低于 1∶20 的 6 例、1∶20 的 2 例、1∶40 的 2 例、1∶80 的 1 例、1∶160 的 1 例，在恢复期为 1∶80 的 1 例、1∶160 的 1 例、1∶320 的 4 例、1∶640 的 6 例[153]。

6.1.4.3　动物感染试验

鉴于肠炎沙门氏菌在动物中的感染类型比较复杂，且有时常与其他病原菌混合感染，因此对从动物分离的菌株，常需做对同种动物的感染试验，以确定其原发或混合或继发感染的病原学意义。

6.2　都柏林沙门氏菌(*Salmonella dublin*)

都柏林沙门氏菌[*Salmonella dublin* (Bruce White) Salmonella Subcommittee] 也属于人兽共患病的一种病原菌，在沙门氏菌感染病中的出现频率也是较高的。

6.2.1　人的都柏林沙门氏菌感染病

都柏林沙门氏菌对人的感染，可引起食物中毒及其他多种类型的感染病，胃肠道感染是比较常见的。

6.2.1.1　食物中毒

由都柏林沙门氏菌引起的食物中毒事件，也是相对比较多见的，但均是在近十几年来做出报告。

在检出的 17 篇文献、17 起事件中，报告起止在 1998~2013 年，发生起止在 1997~2011 年，均为由都柏林沙门氏菌单独引起的。

(1) 基本情况　检出的 17 起都柏林沙门氏菌食物中毒事件，涉及 9 个年份，依次为：2001 年、2005 年各 3 起，1997 年、1998 年、2011 年各 2 起，1999 年、2003 年、2004 年、2009 年各 1 起，未记述的 1 起。

在发生时间上，缺乏明显的季节特征(发生在 4~10 月)，但在 4~6 月较多。按发生数量，17 起事件依次为：5 月的 5 起，4 月、8 月各 3 起，6 月、9 月各 2 起，7 月、10 月各 1 起。

规模最小的中毒 3 人/起、最大的 328 人/起，罹患率最低的 1 起为 15.57%(109/700)；罹患率 100%的共 7 起 154 人(22 人/起)，其中 3 人、4 人、6 人、16 人、18 人、44 人、

63 人的各 1 起。

缺乏明显的区域发生特征，17 起中，发生在浙江、贵州各 3 起，广西、河北、北京各 2 起，辽宁、湖南、四川、山东、福建各 1 起。多发生在集体就餐场所，其中聚餐的 7 起，食堂的 4 起，分食的 3 起，家庭的 2 起，餐饮部的 1 起。

中毒相关食物主要为肉类共 11 起（构成比 64.71%），其中驴肉、鸡肉汉堡包、猪肉、卤猪肝豆腐、烤鸭、盐水鸡、病死牛的肉、蛋饺和肉类、肉类、烧鸡、豆角茄子肉的各 1 起；其他为粉丝、剩饭、凉拌菜、奶油蛋糕、毛蛋、风味卷的各 1 起。

统计 17 起共中毒 1013 人，平均 59.59 人/起。其中有 16 起记述了同餐共 2165 人（135.31 人/起）、中毒 1003 人（62.69 人/起），罹患率 46.33%。

（2）最早报告　检出的 17 起事件，四川省马尔康县卫生防疫站的李莉等（2001）报告的 1 起是最早的，也是由都柏林沙门氏菌引起食物中毒规模最大和最严重的事件。报告在 1997 年 6 月 28 日，马尔康县某村举办庙会，413 人在中午同食了某村民用 1 头病死牛的肉加工的手抓牛肉和牛肉稀饭后，发病 328 人（罹患率 79.42%），其中死亡 2 人（病死率 0.61%），潜伏期 27~49h（平均 32h）；临床表现头痛、头晕、恶心、呕吐、腹痛、腹泻、全身酸痛、发热等症状，腹泻为绿色或黄绿色水样便[176]。

（3）临床表现　统计 17 起都柏林沙门氏菌食物中毒事件，潜伏期多在 4~48h，最短的首发病例为 2h，最长的末发病例在 72h；主要表现为腹痛、腹泻、发热等症状，也常伴有恶心、呕吐、头痛、头晕等。

广西壮族自治区西林县疾病预防控制中心的张光筋等（2011）报告的 1 起，是在对临床表现方面记述比较详细的，也有一定的代表性。报告在 2011 年 4 月 24 日，西林县某招待所餐饮部承包婚宴，就餐的 700 人发病 109 人（罹患率 15.57%），潜伏期 1~63h（平均 16h）；临床表现腹泻的 100 人（构成比 91.74%）、腹痛的 96 人（构成比 88.07%）、发热的 83 人（构成比 76.15%）、头晕的 72 人（构成比 66.06%）、头痛的 70 人（构成比 64.22%）、恶心的 47 人（构成比 43.12%）、呕吐的 27 人（构成比 24.77%）、脱水的 18 人（构成比 16.51%），患者的临床症状较重，病程较长，出现反复现象，其中有 2 人出现呼吸困难及昏迷。检验证实为由都柏林沙门氏菌引起的食物中毒，中毒食物为蛋饺和肉类（扣肉和叉烧）[177]。

（4）发生死亡事件　17 起事件中有 2 起（构成比 11.76%）发生中毒死亡 3 人，分别为：①在前面有述李莉等（2001）报告的 1 起，中毒 328 人、死亡 2 人（病死率 0.61%）[176]；②辽宁省凌源市卫生防疫站的刘钢（2005）报告于 2004 年 9 月 3 日，在凌源市某乡一山村，发生 1 起因食用被都柏林沙门氏菌污染的熟驴肉引起的食物中毒事件，中毒 6 人、死亡 1 人（病死率 16.67%）[178]。

（5）病例简况　为简便了解都柏林沙门氏菌食物中毒在发生时间、罹患率、潜伏期、相关食物、发生场所等方面的一些情况，将在这些方面记述比较详细的择 5 起归于表 3-27（不含已单独记述过的）[179~183]。

表 3-27　5 起都柏林沙门氏菌食物中毒事件的基本情况

序号	报告者(年度)	发生(年.月)	同餐人数	发病人数	罹患率/%	潜伏期(平均)/h	相关食物	发生地(省、区、市)	发生场所
1	王章云等(1998)	1997.9	97	83	85.57	10~50	猪肉	湖南	聚餐
2	刘建国等(2001)	1998.5	44	44	100.0	5~45(22)	奶油蛋糕	贵州	分食
3	王连秀等(2004)	2003.5	18	18	100.0	3~28	鸡肉汉堡包	北京	分食
4	万茂传(2006)	2005.4	45	20	44.44	7.5~19.5(13.8)	盐水鸡	浙江	食堂
5	李常教等(2006)	2005.10	45	28	62.22	6~26(17)	肉类	广西	聚餐
合计	5	1997~2005	249	193	77.51	3~50			

6.2.1.2　其他感染病

都柏林沙门氏菌除能引起人的食物中毒外，胃肠炎感染类型也是比较多见的；此外，也能引起败血症类型的感染病。在沙门氏菌感染病中，都柏林沙门氏菌的出现频率也是相对比较高的。

承德医学院附属医院的苏桂同等(2003)报告在某年 8 月，河北省承德县某村一农户 4 人，因食用被都柏林沙门氏菌污染的剩饭引起食物中毒，临床表现持续发热、畏寒、腹痛腹泻等症状，4 例患者的血液培养均检出了都柏林沙门氏菌；经住院治疗，在 20d 内痊愈出院。检验证实，是在都柏林沙门氏菌食物中毒后引发的败血症感染，像这种情况还是不多见的[184]。

6.2.2　动物的都柏林沙门氏菌感染病

都柏林沙门氏菌能引起多种动物发病，但主要是致怀孕牛流产及犊牛肠炎或败血症，还能引起绵羊、山羊的流产或羔羊腹泻，也能引起马驹的感染。

本书作者陈翠珍等(2004)报告，河北某养殖场饲养的 150 只 40 日龄商品肉鸽发病，先后发病 50 只、死亡 20 只。检验证实，是由都柏林沙门氏菌引起的败血症类型的感染病[185]。

6.3　布雷丹沙门氏菌(*Salmonella blegdam*)

布雷丹沙门氏菌(*Salmonella blegdam* Kauffmann)也被称为布利丹沙门氏菌，在引起食物中毒的沙门氏菌中，也是相对比较多见的。在检出的 11 篇文献、11 起事件中，报告起止在 1989~2010 年，发生起止在 1987~2009 年，均为由布雷丹沙门氏菌单独引起的。

6.3.1　基本情况

检出的 11 起事件，涉及 9 个年份，依次为：2003 年和 2009 年各 2 起，1987 年、1994

年、1998 年、1999 年、2002 年、2004 年、2005 年各 1 起。

在发生时间上，缺乏明显的季节特征(发生在 4~11 月)。按发生数量，11 起事件依次为：6 月的 3 起，5 月、9 月各 2 起，4 月、8 月、10 月、11 月的各 1 起。

规模最小的中毒 4 人/起、最大的 407 人/起，罹患率最低的 1 起为 7.65%(27/353)；罹患率 100%的共 2 起 23 人(11.5 人/起)，其中 4 人、19 人的各 1 起。

缺乏明显的区域发生特征，11 起发生在湖北的 3 起，辽宁、四川的各 2 起，广东、浙江、北京、安徽的各 1 起。多发生在集体就餐场所，其中食堂的 5 起，聚餐的 4 起，酒店及餐馆的各 1 起。

中毒相关食物主要为肉类，在记述了相关中毒食物的 8 起事件中，卤牛肉的 2 起，羊肉、猪肉、肉类(未明确)、炸三角、奶油蛋糕、皮蛋的各 1 起。

统计 11 起事件共中毒 773 人，平均 70.27 人/起。其中有 8 起记述了同餐共 1065 人(133.13 人/起)、中毒 580 人(72.5 人/起)，罹患率 54.46%。

6.3.2　最早报告

检出的 11 起事件中，军事经济学院的郭诚等(1989)报告的 1 起，因食用卤牛肉引起的布雷丹沙门氏菌食物中毒事件是最早的，也是由布雷丹沙门氏菌引起食物中毒规模最大的。报告在 1987 年 9 月 1~3 日，驻湖北武汉某部队院校在食堂食用卤牛肉的 466 人中发生食物中毒 407 人(罹患率 87.34%)，平均潜伏期 18.9h；多有腹泻(构成比 91.82%)、腹痛(构成比 77.04%)和发热(构成比 71.77%)，也有的轻度呕吐(构成比 16.09%)，部分伴有乏力、畏寒等症状，腹泻多为水样便或带黏液稀便，无脓血便和里急后重；经治疗，在 3~5d 痊愈[186]。

6.3.3　临床表现

统计 11 起事件，潜伏期多在 5~20h，最短的首发病例为 2h，最长的末发病例在 45h；主要表现为腹痛、腹泻、发热等症状，也常伴有恶心、呕吐、头痛、头晕等。

湖北省宜昌市卫生局卫生监督中心的向小兵等(2007)报告的 1 起，是在对临床表现方面记述比较详细的，也有一定的代表性。报告在 2005 年 6 月 16 日，宜昌市点军区联棚乡某村的某村民在家中举办生日宴会，就餐的 120 人发病 34 人(罹患率 28.33%)，年龄在 4~68 岁，潜伏期 5.5~37.5h(平均 13h)；临床表现腹泻的 33 例(构成比 97.06%)、头痛的 33 例(构成比 97.06%)、胸闷的 33 例(构成比 97.06%)、发热的 32 例(构成比 94.12%)、头晕的 14 例(构成比 41.18%)、腹痛(多为阵痛或隐痛)的 13 例(构成比 38.24%)、恶心的 13 例(构成比 38.24%)、呕吐(1~5 次/d)的 10 例(构成比 29.41%)、乏力的 7 例(构成比 20.59%)、全身痛的 3 例(构成比 8.82%)、骨关节痛的 2 例(构成比 5.88%)、抽搐的 1 例(构成比 2.94%)、昏迷的 1 例(构成比 2.94%)，腹泻(3~10 次/d)为水样便的 16 例、稀便的 14 例、糊样便的 3 例，发热为 37~38℃的 5 例、38~39℃的 20 例、高于 39℃的 7 例；检验证实为由布雷丹沙门氏菌污染冷荤凉菜(卤牛肉、卤毛肚、卤猪耳)引起的食物中毒，经治疗在 1 周内痊愈[187]。

6.3.4　发生死亡事件

在 11 起事件中，有 1 起(构成比 9.09%)发生中毒死亡 1 人。四川省西昌市疾病预防控制中心的雷兰芝(2010)报告于 2009 年 8 月 1 日，在会东县江西街乡某农户办寿宴，发生 1 起因食用被布雷丹沙门氏菌污染的熟猪头肉引起的食物中毒，中毒 132 人、死亡 1 人(病死率 0.76%)[188]。

6.3.5　病例简况

为简便了解布雷丹沙门氏菌食物中毒在发生时间、罹患率、潜伏期、相关食物、发生场所等方面的一些情况，将在这些方面记述比较详细的择 4 起归于表 3-28(不含已单独记述过的)[189~192]。

表 3-28　4 起布雷丹沙门氏菌食物中毒事件的基本情况

序号	报告者(年度)	发生(年.月)	同餐人数	发病人数	罹患率/%	潜伏期(平均)/h	相关食物	发生地(省、市)	发生场所
1	潘怀欢等(1996)	1994.11	353	27	7.65	5~45(27)	未记述	广东	食堂
2	郭芳等(2001)	1998.6	38	36	94.74	1.5~43.5(7.7)	肉类	湖北	酒店
3	杜丽霞等(2004)	2003.5	4	4	100.0	6~17.5(12.8)	爆肚	辽宁	羊汤馆
4	姜叙等(2007)	2003.6	19	19	100.0	10~31(18.8)	奶油蛋糕	辽宁	聚餐
合计	4	1994~2003	414	86	20.77	1.5~45			

6.4　伤寒沙门氏菌(*Salmonella typhi*)

伤寒沙门氏菌[*Salmonella typhi*(Schroeter 1886)Warren and Scott 1930]，即现在分类定名的肠沙门氏菌肠亚种伤寒血清型[*Salmonella enterica* subsp.*enterica* serovar Typhi(Schroeter 1886)Warren and Scott 1930]，也即原来的猪霍乱沙门氏菌猪霍乱亚种伤寒血清型；也曾被称为伤寒杆菌(*Bacillus typhi* Schroeter 1886)[注：在 1937 年以前的芽孢杆菌属(*Bacillus* Cohn 1872)被称为杆菌属]、伤寒杆菌[*Bacterium typhi*(Schroeter 1886)Buchanan 1918]。种名“*typhi*”为现代拉丁语属格名词，指“伤寒的”。保藏株：ATCC 19430[3]。

伤寒沙门氏菌无鞭毛第 2 相抗原，一些菌株具有 Vi 抗原，抗原式为 9，12，[Vi]∶d∶-。O、H、Vi 抗原均能刺激机体产生相应的抗体，测定 O 及 H 抗体有辅助临床诊断意义；Vi 的抗原性弱，当体内有菌存在时则有一定量的 Vi 抗体，细菌被清除后则抗体也随之消失，所以测定 Vi 抗体有助于对伤寒带菌者的检出。

伤寒沙门氏菌引起人的伤寒，是一种急性传染病。主要的临床特征是持续发热，相对性缓脉，有神经系中毒症状；小肠淋巴组织增生、坏死，脾肿大，玫瑰疹及白细胞减少；少数病例可并发肠出血、肠穿孔或伤寒性肝炎。患者及带菌者是伤寒的传染源，病菌随大小便排出并污染环境，日常生活传播是此病散发流行的主要传播方式，水源污染常可造成暴发流行；人群普遍易感，以儿童及青壮年发病为多；病后可形成持久免疫力，但也有个别的可再次发病；流行多在夏秋季节，卫生条件差的地区多发，战争或洪涝、地震等自然灾害时易有此病的流行。

在引起食物中毒的沙门氏菌中，伤寒沙门氏菌是不多见的。为简便了解伤寒沙门氏菌食物中毒在发生时间、罹患率、潜伏期、相关食物、发生场所等方面的一些情况，将检出的6起归于表3-29(？指未记述或无法计算)；均是由伤寒沙门氏菌单独引起的，无中毒死亡事件[193~198]。

表3-29 6起伤寒沙门氏菌食物中毒事件的基本情况

序号	报告者(年度)	发生(年.月)	同餐人数	发病人数	罹患率/%	潜伏期(平均)/h	相关食物	发生地(省/市)	发生场所
1	李振元等(1998)	1996.9	？	46	？	7.5~70	餐包	广东	酒店
2	冯素娥等(2005)	2002.9	120	98	81.67	240~336(288)	水源	湖南	食堂
3	李昕(2005)	2003.8	80	30	37.5	2~45(15)	鸡肉	辽宁	食堂
4	周玖英(2009)	2008.12	？	81	？	？	？	湖北	？
5	邓丽芳等(2012)	2010.8	13	13	100.0	3~18	炒饭	广东	酒店
6	张平等(2012)	2011.7	380	61	16.05	7.5~43.5	猪肉	四川	聚餐
合计	6	1996~2011	？	329	？	2~336			

6.5 其他致食物中毒D1群沙门氏菌

除以上分别记述的肠炎沙门氏菌、都柏林沙门氏菌、布雷丹沙门氏菌、伤寒沙门氏菌4个种(血清型)外，还涉及能致食物中毒的D1群沙门氏菌6个种(血清型)、6起事件。分别为：①鸡沙门氏菌(也称鸡伤寒沙门氏菌)(孟琳，2004)1起；②内斯特韦德沙门氏菌(肖世泽，1997)1起；③御成门沙门氏菌(张文明等，2002)1起；④雏沙门氏菌(也称鸡白痢沙门氏菌)(汪琦等，2006)1起；⑤罗斯托克沙门氏菌(李卫东等，2011)1起；⑥仙台沙门氏菌(王正兴等，2010)1起；均是由相应沙门氏菌单独引起的，无中毒死亡事件[199~204]。

为简便了解这些D1群沙门氏菌食物中毒在发生时间、罹患率、潜伏期、相关食物、发生场所等方面的一些情况，将其归于表3-30(？指未记述或无法计算)；表中序号，代表正文中相应的沙门氏菌种(血清型)[199~204]。

表 3-30　6 起其他 D1 群沙门氏菌食物中毒事件的基本情况

序号	报告者(年度)	发生(年.月)	同餐人数	发病人数	罹患率/%	潜伏期(平均)/h	相关食物	发生地(省、市)	发生场所
①	孟琳(2004)	2003.5	5	5	100.0	4~6	皮蛋	四川	家庭
②	肖世泽(1997)	1997.9	200	96	48.0	5~12	鸡蛋	四川	聚餐
③	张文明等(2002)	2001.7	6	6	100.0	1~8	?	黑龙江	分食
④	汪琦等(2006)	2004.9	2	2	100.0	4	猪头肉	山东	分食
⑤	李卫东等(2011)	2009.4	13	13	100.0	5~15(10)	烧鸡，猪肘	河北	分食
⑥	王正兴等(2010)	2008.3	300	19	6.33	8~18(12)	鸡肉汤	江苏	聚餐
合计	6	1997~2009	526	141	26.81	1~18			

7　E1 群沙门氏菌(*Salmonella* serogroup E1)

检出的 E1 群沙门氏菌食物中毒事件，涉及 11 个种(血清型)，31 篇文献、31 起事件(表 3-1)；其中出现频率最高的是韦太夫雷登沙门氏菌，文献 9 篇(构成比 29.03%)、事件 9 起(构成比为 29.03%)。

7.1　韦太夫雷登沙门氏菌(*Salmonella weltevreden*)

为简便了解韦太夫雷登沙门氏菌食物中毒在发生时间、罹患率、潜伏期、相关食物、发生场所等方面的一些情况，将检出的 9 起归于表 3-31(？指未记述或无法计算)；均是由韦太夫雷登沙门氏菌单独引起的，无中毒死亡事件[205~213]。

表 3-31　9 起韦太夫雷登沙门氏菌食物中毒事件的基本情况

序号	报告者(年度)	发生(年.月)	同餐人数	发病人数	罹患率/%	潜伏期(平均)/h	相关食物	发生地(省、市)	发生场所
1	陈焕辉等(1985)	1984.8	154	116	75.32	9~59(19.7)	凉粉	广东	分食
2	雷进生等(1994)	1993.6	20	11	55.0	13~20	烧鹅	广东	聚餐
3	李长庆等(1998)	1997.1	2	2	100.0	?	炒空心菜	海南	家庭
4	周江等(2000)	1998.8	370	149	40.27	4~30	卤菜	重庆	聚餐
5	杨海宁等(2000)	1999.4	?	61	?	18~50	卤猪肉	安徽	分食
6	张国江等(2002)	1999.4	88	48	54.55	12~50(22)	卤鸭	福建	聚餐
7	杜昌海等(2001)	2000.2	640	65	10.16	9~52(13)	?	云南	聚餐
8	何攀(2008)	2008.1	200	54	27.0	2~36(13)	?	四川	饭店
9	姚海燕等(2012)	2010.6	22	15	68.18	8~20	?	福建	聚餐
合计	9	1984~2010	?	521	?	2~59			

7.2 鸭沙门氏菌(*Salmonella anatum*)

为简便了解鸭沙门氏菌食物中毒在发生时间、罹患率、潜伏期、相关食物、发生场所等方面的一些情况，将检出的6起归于表3-32(？指未记述或无法计算)；均是由鸭沙门氏菌单独引起的，无中毒死亡事件[214~219]。

表 3-32 6起鸭沙门氏菌食物中毒事件的基本情况

序号	报告者(年度)	发生(年.月)	同餐人数	发病人数	罹患率/%	潜伏期(平均)/h	相关食物	发生地(省、市)	发生场所
1	贾乃瑄等(1980)	1978.12	?	20	?	9.5~58	病死牛肉	河南	分食
2	郑丁华(1991)	1988.10	?	60	?	?	烤鸭	广东	分食
3	徐勤莲等(1997)	1996.4	12	12	100.0	?	熟猪肝，猪肺	山东	分食
4	陈卫东等(2002)	2001.10	107	55	51.40	5~?	牛肉	湖北	酒店
5	戴俊等(2002)	2001.11	121	93	76.86	7~66(16)	蛋卷肉末汤	湖南	聚餐
6	马吉辉等(2010)	2009.10	61	37	60.66	8~24	凉拌菜	云南	分食
合计	6	1978~2009	?	277	?	5~66			

7.3 伦敦沙门氏菌(*Salmonella london*)

为简便了解伦敦沙门氏菌食物中毒在发生时间、罹患率、潜伏期、相关食物、发生场所等方面的一些情况，将检出的6起归于表3-33(？指未记述或无法计算)[220~225]。

其中福建省厦门市思明区疾病预防控制中心的高亚色等(2011)报告的1起，是由伦敦沙门氏菌与奇异变形菌混合引起的[224]；其余5起均是由伦敦沙门氏菌单独引起的，无中毒死亡事件。

表 3-33 6起伦敦沙门氏菌食物中毒事件的基本情况

序号	报告者(年度)	发生(年.月)	同餐人数	发病人数	罹患率/%	潜伏期(平均)/h	相关食物	发生地(省、市)	发生场所
1	袁宏伟等(1993)	1992.4	23	20	86.96	?	?	黑龙江	饭店
2	熊克军等(1996)	1995.8	6	6	100.0	8~9	烧鸡	山东	家庭
3	刘秀峰等(2007)	2004.4	?	95	?	3~66(13)	猪肺	北京	食堂
4	林笑容等(2007)	2006.10	?	21	?	4~60	烧鹅	浙江	食堂
5	高亚色等(2011)	2010.9	?	14	?	12~30	鸭脖子	福建	分食
6	陈荣凯等(2013)	2012.10	?	16	?	7~9.8(7.3)	瘦肉丝	广东	分食
合计	6	1992~2012	?	172	?	3~66			

7.4 其他致食物中毒 E1 群沙门氏菌

除以上分别记述的韦太夫雷登沙门氏菌、鸭沙门氏菌、伦敦沙门氏菌 3 个种(血清型)外，还涉及能致食物中毒的 E1 群沙门氏菌 8 个种(血清型)、10 起事件。分别为：①火鸡沙门氏菌的 2 起，分别由谢慈芬等(1988)、丁远均(2009)报告；②明斯特沙门氏菌的 2 起，分别由吴卫东等(2006)、林毅(2010)报告；③阿蒙达奈斯沙门氏菌(程小迎等，2012)1 起；④布坦坦沙门氏菌(李金学等，2003)1 起；⑤弗赖堡沙门氏菌(蒋兴祥等，1999)1 起；⑥新斯托夫沙门氏菌(梅建华等，2007)1 起；⑦乌干达沙门氏菌(徐来潮等，1998)1 起；⑧乌格利沙门氏菌(郭皓等，2010)1 起；均是由相应沙门氏菌单独引起的，无中毒死亡事件[226~235]。

为简便了解这些 E1 群沙门氏菌食物中毒在发生时间、罹患率、潜伏期、相关食物、发生场所等方面的一些情况，将其归于表 3-34(? 指未记述或无法计算)；表中序号，代表正文中相应的沙门氏菌种(血清型)。

表 3-34 10 起其他 E1 群沙门氏菌食物中毒事件的基本情况

序号	报告者(年度)	发生(年.月)	同餐人数	发病人数	罹患率/%	潜伏期(平均)/h	相关食物	发生地(省、市)	发生场所
①	谢慈芬等(1988)	1983.3	105	49	46.67	10~14	猪头肉	北京	食堂
	丁远均(2009)	2009.3	28	9	32.14	2~9	?	湖北	食堂
②	吴卫东等(2006)	2005.3	13	13	100.0	5~32.5(17.5)	?	山东	分食
	林毅(2010)	2009.9	7	7	100.0	6~24(11.5)	水源	山东	分食
③	程小迎等(2012)	2010.5	56	24	42.86	7~21	牛肉	江苏	酒店
④	李金学等(2003)	2002.1	10	10	100.0	5~25(14.2)	猪肉	河南	分食
⑤	蒋兴祥等(1999)	1997.5	21	16	76.19	5~12	烧鸡，烧鸭	浙江	饭店
⑥	梅建华等(2007)	2006.8	?	12	?	?	?	浙江	食堂
⑦	徐来潮等(1998)	1996.5	26	17	65.38	11~44(19)	烧鸡,麻油鸭	浙江	聚餐
⑧	郭皓等(2010)	2009.8	120	20	16.67	13~26	?	四川	聚餐
合计	10	1983~2010	?	177	?	2~44			

8 E4 群沙门氏菌(*Salmonella* serogroup E4)

检出的 E4 群沙门氏菌食物中毒事件，涉及 3 个种(血清型)，5 篇文献、9 起事件(表 3-1)；其中以森夫顿堡沙门氏菌的出现频率最高，文献 3 篇(构成比 60.0%)、事件 7 起(构成比为 77.78%)。

8.1 森夫顿堡沙门氏菌(*Salmonella senftenberg*)

为简便了解森夫顿堡沙门氏菌食物中毒在发生时间、罹患率、潜伏期、相关食物、发生场所等方面的一些情况，将检出的7起归于表3-35(? 指未记述或无法计算)；均是由森夫顿堡沙门氏菌单独引起的，无中毒死亡事件[236~238]。

其中由江苏省扬州市卫生防疫站的陈煜等(1992)报告的事件，涉及一市三县，是因从业人员带菌污染食品引起的；报告在1991年1月和3月，泰州市、泰县、泰兴县、江都县连续发生22起事件、中毒344人，均为因食用泰州市个体卤菜加工户丁某某的被森夫顿堡沙门氏菌污染的烧鸡引起，凡食用者均发病，潜伏期3.5~26h(平均11.44h)；大部分患者以腹痛、腹泻(水样便)为主，伴有恶心、呕吐、畏寒、发热，严重患者出现休克。同时对丁某某等5名从业人员进行肠道带菌检验，均检出了森夫顿堡沙门氏菌[237]。

表3-35 7起森夫顿堡沙门氏菌食物中毒事件的基本情况

序号	报告者(年度)	发生(年.月)	同餐人数	发病人数	罹患率/%	潜伏期(平均)/h	相关食物	发生地(省、市)	发生场所
1	赵文学等(1973)	1972.8	27	12	44.44	9~72	酱牛肉	天津	食堂
2	陈煜等(1992)	1991.1	94	94	100.0	3.5~26(11.44)	烧鸡	江苏	分食
3		1991.3	16	16	100.0	3.5~26(11.44)	烧鸡	江苏	分食
4		1991.3	26	26	100.0	3.5~26(11.44)	烧鸡	江苏	分食
5		1991.3	144	144	100.0	3.5~26(11.44)	烧鸡	江苏	分食
6		1991.3	64	64	100.0	3.5~26(11.44)	烧鸡	江苏	分食
7	张谷亮等(1999)	?	72	39	54.17	4~40(15)	猪肝	山东	食堂
合计	7	1972~?	443	395	89.16	3.5~72			

8.2 其他致食物中毒E4群沙门氏菌

除以上单独记述的森夫顿堡沙门氏菌外，还涉及能致食物中毒的E4群沙门氏菌2个种(血清型)、2起事件。分别为：①考卡沙门氏菌的1起，由王晓燕等(2012)报告；②亚丁沙门氏菌的1起，由林凤等(2005)报告。均是由相应沙门氏菌单独引起的，无中毒死亡事件[239,240]。

为简便了解这些E4群沙门氏菌食物中毒在发生时间、罹患率、潜伏期、相关食物、发生场所等方面的一些情况，将其归于表3-36(? 指未记述或无法计算)；表中序号，代表正文中相应的沙门氏菌种(血清型)。

表 3-36　2 起其他 E4 群沙门氏菌食物中毒事件的基本情况

序号	报告者(年度)	发生(年.月)	同餐人数	发病人数	罹患率/%	潜伏期(平均)/h	相关食物	发生地(省、市)	发生场所
①	王晓燕等(2012)	2011.8	5	5	100.0	16~40	凉拌海带结	浙江	餐厅
②	林凤等(2005)	2005.7	?	65	?	1~34	糖水	广东	分食
合计	2	2005~2011	?	70	?	1~40			

其中由广东省肇庆市疾病预防控制中心的林凤等(2005)报告的 1 起亚丁沙门氏菌食物中毒，是由糖水引起的，这种情况还是比较少见的。事件发生在 2005 年 7 月 10 日和 11 日，肇庆市某集团员工先后在公司门口的一家个体糖水店进食了糖水后，相继出现腹痛、腹泻(黄水样便)、呕吐等症状患者 65 人(店家 3 口人进食后也发病)，多数有发热、乏力；从患者肛拭(9 人)及红豆糖水、绿豆糖水(各 1 份)中，均检出了亚丁沙门氏菌[240]。

9　F 群沙门氏菌(*Salmonella* serogroup F)

检出的 F 群的沙门氏菌食物中毒事件，仅涉及阿伯丁沙门氏菌(*Salmonella aberdeen*)1 个种(血清型)、2 起中毒事件(表 3-1)。

为简便了解阿伯丁沙门氏菌食物中毒在发生时间、罹患率、潜伏期、相关食物、发生场所等方面的一些情况，将其归于表 3-37(？指未记述)；均是由阿伯丁沙门氏菌单独引起的，无中毒死亡事件[241,242]。

表 3-37　2 起阿伯丁沙门氏菌食物中毒事件的基本情况

序号	报告者(年度)	发生(年.月)	同餐人数	发病人数	罹患率/%	潜伏期(平均)/h	相关食物	发生地(省)	发生场所
①	马鞍山市卫生防疫站(1977)	? .3	346	346	100.0	4~24	臭豆腐干	安徽	分食
②	巩涛等(2002)	2000.9	32	32	100.0	5~22(9)	酱牛肉	山东	聚餐
合计	2	? ~2000	378	378	100.0	1~18			

10　O51 群沙门氏菌(*Salmonella* serogroup O51)

O51 群沙门氏菌，包括 30 个血清型(表 3-5)。检出的 O51 群沙门氏菌食物中毒事件，仅涉及亚利桑那沙门氏菌[*Salmonella arizonae*(Borman 1957)Kauffmann in van Oye 1964]。

亚利桑那沙门氏菌，即现在分类定名的肠沙门氏菌亚利桑那亚种[*Salmonella enterica* subsp.*arizonae*(Borman 1957)Le Minor and Popoff 1987]；种名“*arizonae*”为现代拉丁语属格名词，指“亚利桑那”的。

DNA 的 G+C mol%为 50~53(Bd，T_m)。抗原式：51：z_4，z_{23}：-。模式株(type strain)：ATCC 13314, CIP 82.30，NCTC 8297[3]。

亚利桑那沙门氏菌最早由 Caldwell 和 Ryerson 于 1939 年首先从美国亚利桑那州(Arizona) Tucson 附近一些亚热带地区的患病爬行动物(蜥蜴)中分离到。Borman 曾将其归为副大肠杆菌属(*Paracolobactrum* Borman，Stuart and Wheeler 1944)，名为亚利桑那副大肠杆菌(*P.arizonae* Borman 1957)。Edwards、West 和 Bruner(1947)证实亚利桑那菌与沙门氏菌在生化与抗原上具有相似性，但此两种群菌之间的差异还是很大，因此建立了亚利桑那菌属(*Arizona*)，Kauffmann 和 Edwards(1952)首次使用了亚利桑那亚利桑那菌(*Arizona arizonae* Kauffmann and Edwards 1952)这个种名，Ewing 也用此种名称呼亚利桑那菌属的成员；随之，为纪念欣肖(Hinshaw)在火鸡、爬行动物及其他动物中对亚利桑那菌感染所做的开创性工作，Ewing(1969)建议采用一个新的菌名，即欣肖亚利桑那菌(*Arizona hinshawii* Ewing 1969)。后来，Kauffmann(1964)将亚利桑那菌囊括于他所命名的沙门氏菌属的第Ⅲ亚属(subgenus Ⅲ)中，称之为亚利桑那沙门氏菌。

此菌的血清型，曾由 Kauffmann 于 1941 年提出其抗原式为 33：z_4, z_{23}, z_{36}：-，并命名其为亚利桑那沙门氏菌血清型[*Salmonella* sp. (serotype) *arizonae*]；前面有述及 Edwards 等(1947)建立亚利桑那菌属作为一个独立群，从 Kauffmann-White 大纲中删除了 O 抗原 33，因为 O 群 51 与原来的 33 是相同的及与由 Edwards 等命名为 1，2 的亚利桑那菌抗原也是相同的。H 抗原 z_4, z_{23}, z_{36}(简化成 z_4, z_{23})相同于 Edwards 等的 H 抗原 1, 2, 5。现已证明此菌有 34 个 O 抗原和 43 个 H 抗原，存在多个血清型，如 18：z_4, z_{23}：-及 42：l, v：1, 5, 7 等；目前已检定出的至少包括 34 个 O 抗原和 43 个 H 抗原，300 多个血清型。

亚利桑那沙门氏菌主要是能引起火鸡的急性败血性疾病，常被称为禽亚利桑那菌病(avian arizonosis)；人也可被感染，导致胃肠炎与通常较为严重的肠源性发热及局灶性感染[243]。

检出的亚利桑那沙门氏菌食物中毒 1 篇文献、1 起事件，由江苏省淮安市第二人民医院的彭易根等(2011)报告。报告在 2010 年 6 月 8 日，淮安市第二人民医院急诊收治发生亚利桑那沙门氏菌食物中毒的学生 200 余例；其中住院的 72 例，年龄在 8~15 岁，男性 39 例、女性 33 例，主要症状为发热(38~40℃)、恶心、呕吐、腹痛、腹泻、头晕、头痛、惊厥、乏力、食欲缺乏等；72 例均治愈，无并发症[244]。

11　未确定种沙门氏菌(*Salmonella* spp.)

检出的未确定种沙门氏菌(*Salmonella* spp.)食物中毒事件，涉及 39 篇文献、39 起；报告起止在 1952~2012 年，事件发生在 1950~2011 年。

11.1　基本情况

在检出的未确定种沙门氏菌食物中毒 39 篇文献、39 起事件中，由某种沙门氏菌(*Salmonella* sp.)单独引起的 38 篇文献、38 起事件(构成比 97.44%)，由某种沙门氏菌与弗氏志贺氏菌混合引起的 1 篇文献、1 起事件(构成比 2.56%)。

11.1.1　发生地区

在 39 起事件中，按报告的事件发生地共涉及 16 个省(地)，缺乏明显的地域分布特征；具体报告的发生数量见表 3-38(按发生数量依次排列)。

表 3-38　39 起未确定种沙门氏菌食物中毒事件的发生地及数量

序号	省(区、市)	起数	序号	省(区、市)	起数	序号	省(区、市)	起数	序号	省(区、市)	起数
1	广东	6	6	黑龙江	3	11	广西	1	16	江西	1
2	山西	4	7	新疆	3	12	上海	1	合计	16	39
3	北京	4	8	内蒙古	2	13	河北	1			
4	江苏	4	9	安徽	2	14	河南	1			
5	福建	3	10	四川	2	15	陕西	1			

11.1.2　发生年份

在 39 起事件中，按报告的事件发生年份共涉及 24 个(不含未明确记述的 1 起)；具体发生的数量见表 3-39(按发生起数依次排列)。

表 3-39　39 起未确定种沙门氏菌食物中毒事件的发生年份及数量

序号	年度	起数	序号	年度	起数	序号	年度	起数	序号	年度	起数
1	2000	4	8	2010	2	15	1992	1	22	2004	1
2	1996	3	9	2011	2	16	1993	1	23	2007	1
3	2002	3	10	1950	1	17	1995	1	24	2008	1
4	2003	3	11	1954	1	18	1997	1	25	未记述	1
5	2005	2	12	1985	1	19	1998	1	合计	24	39
6	2006	2	13	1989	1	20	1999	1			
7	2009	2	14	1990	1	21	2001	1			

11.1.3　发生规模

在 39 起事件中，中毒的发生规模及罹患率差异较大，最小的 1 起 3 人中毒、最大的 1 起 213 人中毒，多为群体(分食同种被污染食物或集体聚餐)发生。

39 起事件共中毒 2266 人，每起平均 58.10 人。其中有 34 起记述了同餐或分食某种中毒食物的共 4268 人(平均 125.53 人/起)、中毒 1718 人(平均 50.53 人/起)，罹患率 40.25%(表 3-3)；罹患率 100%的 12 起共 221 人(平均 18.42 人/起)，最小的 1 起 3 人、最大的 1 起 65 人；罹患率最小的 1 起为 12.86%(27/210)。

11.1.4 中毒死亡事件

在检出的 39 起事件中，有 1 起发生中毒死亡 1 人(表 3-3)。具体为：原中央人民医院的傅正恺等(1955)报告在 1954 年 5 月 4 日，北京西四区有 55 人先后食用了同一病死牛的肉，其中 29 人于 48h 内先后发病(罹患率 52.73%)、死亡 1 人(病死率 3.45%)；临床表现以发热、头痛、腹痛、恶心、腹泻、全身无力、全身痛等为最常见，呕吐较腹泻为少见，有的寒战。检验证实，病原为 B 群沙门氏菌[245]。

11.1.5 中毒食物

初步统计检出的 39 起事件，经检验明确或相关中毒食物的 33 起。主要是被沙门氏菌污染的肉类共 25 起(构成比 75.76%)，其中牛肉类(含病死牛)的 7 起、猪肉(含病猪)类的 5 起、鸡肉类的 4 起、卤鸭的 4 起、肉类的 2 起、兔肉的 1 起、鹅肉的 1 起、病羊的肉的 1 起，另外为鱼类的 2 起、凉拌菜的 1 起、河粉的 1 起、豆腐干的 1 起、酸奶的 1 起、臭豆腐干的 1 起、糕点的 1 起。

11.1.6 发生季节

中毒发生有较明显的季节性，初步统计 39 起事件，主要发生于 5~9 月共 28 起(构成比 71.79%)，此季节是此菌生长繁殖的适期，也是人们常食冷饭的季节。按月份的发生频率，依次为：6 月的 9 起，7 月的 6 起，9 月的 5 起，5 月的 4 起，8 月的 4 起，11 月的 4 起，12 月的 3 起，4 月的 2 起，10 月的 2 起。

11.1.7 发生场所

主要发生在分食某种被污染食物或集体聚餐的情况下，显然是与不能有效保证卫生要求和加工操作不规范相关的。初步统计 39 起事件，按归类后发生频率依次为：食堂的 11 起(构成比 28.21%)，酒店(含饭店、餐厅、小吃部等)的 10 起(构成比 25.64%)，分食的 8 起(构成比 20.51%)，聚餐的 8 起(构成比 20.51%)，家庭的 2 起(构成比 5.13%)。

11.1.8 血清群

初步统计 39 起事件，有 13 起进行了分离菌株的血清群检定。共涉及 5 个血清群，分别为：D 群的 5 起，B 群的 4 起，C 群的 2 起，A 群、E1 群的各 1 起。

11.2 事件简况

为简便了解这些未确定种沙门氏菌食物中毒在发生时间、罹患率、潜伏期、相关食物、发生场所等方面的一些情况，将发生于不同省(区、市)在这些方面记述比较详细的择 10 起归于表 3-40(不含已单独记述过的)[246~255]。

其中由安徽省铜陵市卫生防疫站的吴松涛(1997)报告的 1 起，是由某种沙门氏菌与弗氏痢疾志贺氏菌混合引起的[247]。

表 3-40　10 起未确定种沙门氏菌食物中毒事件的基本情况

序号	报告者(年度)	发生(年.月)	同餐人数	发病人数	罹患率/%	潜伏期(平均)/h	相关食物	发生地(省、区、市)	发生场所
1	黄彪(1991)	1990.10	150	61	40.67	10~45(27)	猪肚	广东	餐厅
2	吴松涛(1997)	1996.11	17	17	100.0	4~24(12)	臭豆腐干	安徽	饭店
3	陈天奇等(1998)	1997.4	26	20	76.92	4~28	卤牛肉	新疆	小吃部
4	李永宏等(2007)	2002.6	240	102	42.5	2~48	猪肉	山西	聚餐
5	赵丽娜等(2007)	2002.12	81	59	72.84	1.5~27.5(16.6)	酸奶	广西	食堂
6	杨宁芝(2004)	2003.9	279	84	30.11	3~21(12)	豆腐干	江苏	分食
7	王振海(2010)	2007.8	895	212	23.69	5~28(10.9)	病猪的肉	内蒙古	食堂
8	林华等(2010)	2009.8	211	59	27.96	4~48	兔肉	福建	酒店
9	俞苏蒙等(2010)	2009.9	87	28	32.18	4~36(12.4)	凉拌菜	北京	宾馆
10	黄燕等(2012)	2011.6	4	3	75.0	5.5	猪肉炒粉	江西	餐馆
合计	10	1990~2011	1990	645	32.41	1.5~48			

(房　海)

主要参考文献

[1] 黄林, 孔忠富, 许艳云, 等. 1986~1996 年广西食物中毒情况分析. 广西预防医学, 1998, 4(1): 14~17.

[2] 金连梅, 李群. 2004-2007 年全国食物中毒事件分析. 疾病监测, 2009, 24(6): 459~461.

[3] Garrity G M. Bergey's Manual of Systematic Bacteriology. 2nd ed. Volume Two. Part B. New York: Springer, 2005: 764~799.

[4] Holt J G, Krieg N R, Sneath P H A, et al. Bergey's Manual of Determinative Bacteriology. 9th ed. Baltimore, Williams and Wilkins, 1994: 186~187, 241~242.

[5] R.E. 布坎南, N.E. 吉本斯, 等. 伯杰氏细菌鉴定手册. 8 版. 中国科学院微生物研究所《伯杰氏细菌鉴定手册》翻译组, 译. 北京: 科学出版社, 1984: 392~442.

[6] 徐采, 阎林肯, 李健斋, 等. 肠炎沙门氏菌传染. 内科学报, 1949, (1): 1~7.

[7] 罗建仲, 李锡川. 沙门氏属菌食物中毒(九十三例病案研究的报告). 内科学报, 1952, (第五期): 340~343.

[8] 陈文杰, 陈兴安. 一起圣保罗沙门氏菌食物中毒调查报告. 中国卫生监督杂志, 1995, 2(3): 145~146.

[9] 孔庆长. 鼠伤寒沙门氏菌急性感染 122 例调查报告. 中华卫生杂志, 1958, (第 3 号): 164~167.

[10] W.T. 休伯特, W.F. 麦卡洛克, P.R. 施努伦贝格尔. 人兽共患病. 魏曦, 刘瑞三, 范明远, 译. 上海: 上海科学技术出版社, 1985: 18~56.

[11] 安郁珍. 猪霍乱沙门氏菌食物中毒. 人民军医杂志, 1954, (6): 14~18.

[12] 叶友松. 国内鼠伤寒沙门氏菌研究动向. 湖北预防医学杂志, 1991, 2(1): 47~49, 7.

[13] 蒋原. 食源性病原微生物检测指南. 北京: 中国标准出版社, 2010: 50~73.

[14] 卢锦汉, 章以浩, 赵铠. 医学生物制品学, 北京: 人民卫生出版社, 1995: 343~357.

[15] 赵铠, 章以浩, 李河民. 医学生物制品学. 2 版. 北京: 人民卫生出版社, 2007: 584~595, 1431~1433.

[16] Jay J M, Loessner M J, Golden D A. 现代食品微生物学. 7 版. 何国庆, 丁立孝, 宫春波, 等, 译. 北京: 中国农业大学出

版社, 2008: 517~525.

[17] 王锦德, 许道琴. 西宁地区 12 年来鼠伤寒沙门氏菌病流行的分析. 兰后卫生, 1988, 9(2): 9~11.

[18] 陈掌纶. 幼驹鼠伤寒沙门氏菌病诊断报告. 中国兽医杂志, 1980, 6(1): 11~12.

[19] 董国雄, 李俊宝, 孙茂芝. 徐州市某奶牛场一起沙门氏菌病的暴发. 中国畜禽传染病, 1989, (2): 23~24.

[20] 山昌寿, 杨宏达. 食病死马肉引起的 63 例鼠伤寒杆菌中毒传染调查. 中华卫生杂志, 1957, (第 2 号): 101~103.

[21] 房海, 陈翠珍, 张晓君. 肠杆菌科病原细菌. 北京: 中国农业科学技术出版社, 2011: 318~344.

[22] 张兆山. 病原细菌生物学研究与应用. 北京: 化学工业出版社, 2007: 30~39.

[23] 谢一俊, 陈亢川, 林成水. 首次从腹泻病人粪便中检出 3 种鼠伤寒沙门氏菌生物变种. 海峡预防医学杂志, 1998, 4(4): 11~12.

[24] 段英梅. 发酵乳糖的鼠伤寒沙门菌耐药株引起医院感染 15 例. 中华医院感染学杂志, 2005, 15(7): 750.

[25] 朱超, 刘忠民, 李成志, 等. 一株新型沙门氏菌(*Salmonella Kunming* 68：r：z6).2008, 10(1): 53~54.

[26] 俞东征. 人兽共患传染病学. 北京: 科学出版社, 2009: 403~421.

[27] 闻玉梅. 现代医学微生物学. 上海: 上海医科大学出版社, 1999: 310~320.

[28] 刘杰, 于永萍, 郭宪彩. 一起鼠伤寒沙门氏菌食物中毒的调查分析. 中国卫生检验杂志, 1999, 9(3): 226.

[29] 孙贵娟, 黄彦, 黄纯健, 等. 脉冲场电泳技术在一起鼠伤寒沙门氏菌食物中毒病原溯源中的应用. 应用预防医学, 2009, 15(5): 259~261.

[30] 董锐, 薛成玉, 遇晓杰, 等. 2005 年-2008 年黑龙江省食品中沙门菌污染监测分析. 中国卫生检验杂志, 2010, 20(7): 1730~1732.

[31] 陈义忠, 梁晅, 陈清, 等. 67885 名饮、服行业人员沙门菌带菌调查. 疾病控制杂志, 1999, 3(2): 136~137.

[32] 张燕, 朱超. 我国沙门氏菌病和菌型分布概况. 现代预防医学, 2002, 29(3): 400~401.

[33] 王茂起, 冉陆, 王竹天, 等. 2001 年中国食源性致病菌及其耐药性主动监测研究. 卫生研究, 2004, 33(1): 49~54.

[34] 郭素娟, 肖桂芳, 沈永才. 一起由鼠伤寒沙门氏菌和阿贡纳沙门氏菌引起的食物中毒. 中国公共卫生, 1996, 12(3): 143.

[35] 李铁墙, 李秀昵, 李胜春. 一起鼠伤寒沙门菌食物中毒的实验室诊断. 中国卫生检验杂志, 2001, 11(5): 637.

[36] 庞惠勇, 田锦萍, 孙波. 一起鼠伤寒沙门菌引起食物中毒的实验室检测. 中国卫生检验杂志, 2009, 19(12): 2980~2981.

[37] 王枫林. 鼠伤寒沙门氏菌中毒 716 例. 中原医刊, 1984, (4): 23~24.

[38] 朱玉兰, 沈广顺, 邵爱和. 一起鼠伤寒沙门菌食物中毒的调查报告. 职业与健康, 2004, 20(8): 43~44.

[39] 汪秀娥, 邓碧尔, 顾梯成, 等. 鼠伤寒沙门氏菌引起食物中毒——98 例临床分析. 临床儿科杂志, 1983, 1(4): 199~203.

[40] 高玉书, 苗贵生, 曹建平. 71 例鼠伤寒沙门氏菌食物中毒调查报告. 人民军医, 1987, (7): 16~18.

[41] 罗恒熙, 周存金, 李保安, 等. 食病死牛肉引起 127 例鼠伤寒沙门氏菌食物中毒的调查报告. 中国人兽共患病杂志, 1990, 12(3): 60.

[42] 魏秀瑞, 徐素云, 柴崇山, 等. 食用孵化鸭蛋引起鼠伤寒沙门氏菌食物中毒的调查报告. 内蒙古医学杂志, 1993, 13(1): 39~40.

[43] 刘亚男, 闫琳. 鼠伤寒沙门氏菌引起的食物中毒. 中国卫生检验杂志, 1991, 1(4): 252~253.

[44] 林腾瑞, 林华. 二起鼠伤寒沙门氏菌食物中毒调查分析. 江西医学检验, 1997, 15(3): 27.

[45] 陈敏, 彭继旭. 一起鼠伤寒沙门菌食物中毒. 实用预防医学, 2003, 10(6): 1034.

[46] 石峻. 一起拌兔丁引起鼠伤寒沙门菌食物中毒调查. 现代预防医学, 2008, 35(2): 250, 252.

[47] 彭俊, 李宝芬, 白鹏飞. 一起鼠伤寒沙门菌食物中毒的临床报告. 中国预防医学杂志, 2004, 5(5): 383.

[48] 周于祥. 1 起沙门菌引起食物中毒的调查. 预防医学情报杂志, 2004, 20(3): 287.

[49] 李梦东. 实用传染病学. 2 版. 北京: 人民卫生出版社, 1998: 387~392.

[50] 李昆, 熊英. 鼠伤寒沙门氏菌软组织脓肿 2 例报告. 江西医学院学报, 1992, 32(2): 177, 186.

[51] 曾非, 濮本恒. 从一左下胸壁创面中分离出一株鼠伤寒沙门氏菌. 临床检验杂志, 1993, 11(4): 203.

[52] Pezzilli R, Morselli-Labate A M, Barakat B, et al. Pancreatic involvement in *Salmonella* infection. JOP J Pancreas (Online), 2003, 4(6): 200~206.

[53] Schwartz D C, Cantor C R. Separation of yeast chromosome sized DNAs by pulsed field gradient gel electrophoresis. Cell,

1984, 37: 67.

[54] Tenover F C, Arbeit R D, Goering R V, et al. Interpreting chromosomal DNA restriction pattems produced by pulsed-field gel electrophoresis: criteria for bacterial strain typing. J Clin Microbiol, 1995, 33(9): 2233~2239.

[55] Hunter S B, Vauterin P, Lambert-Fair M A, et al. Establishment of a universal size strain for use with the PulseNet standardized pulsed-Field gel electrophoresis protocols: Converting the national databases to the new size standard. J Clin Microbiol, 2005, 43: 1045~1050.

[56] 黄丽华, 唐保晖. 沙门菌 PCR 检测技术应用进展. 中国热带医学, 2012, 12(1): 105~108.

[57] 李秀娟, 徐保红, 宋红梅, 等. 沙门菌 PCR-焦磷酸测序法检测. 中国公共卫生, 2009, 25(8): 997~998.

[58] 于金贵, 马萍, 陈军华. 一起阿哥纳沙门氏菌食物中毒调查报告. 中国食品卫生杂志, 1993, 5(4): 49.

[59] 王新村, 李建芳. 一起沙门菌食物中毒的调查. 职业与健康, 2003, 19(5): 50.

[60] 肖绍明, 陈星, 林剑琴. 一起阿贡纳沙门氏菌(*S.agona*)食物中毒调查报告. 福建医药杂志, 1997, 19(1): 73~74.

[61] 崔萍. 一起阿哥纳沙门菌引起的食物中毒. 中国学校卫生, 2002, 23(4): 383~384.

[62] 韩丽英. 一起阿哥纳沙门氏菌引起食物中毒的调查. 现代预防医学, 2006, 33(1): 98.

[63] 陈松, 郭皓. 一起沙门菌食物中毒的实验室检测. 预防医学情报杂志, 2010, 26(3): 222~223.

[64] 李忠民. 一起进食病死牛肉而暴发乙型副伤寒沙门氏菌食物中毒. 中国人兽共患病杂志, 1986, (3): 30.

[65] 丁秀英, 刘以贤, 项力, 等. 一起由乙型副伤寒沙门氏菌引起的食物中毒. 食品科学, 1987, (7): 47~50.

[66] 徐金旗. 一起副伤寒乙沙门菌引起食物中毒爆发的调查. 人民军医, 1989, (8): 15~16.

[67] 刘秋菊. 关于两起乙型副伤寒沙门氏菌引起的食物中毒的调查. 医学动物防制, 2008, 24(4): 295~296.

[68] 王小红, 龚成林. 一起乙型副伤寒沙门菌引起的食物中毒. 中国卫生检验杂志, 2010, 20(6): 1536.

[69] 魏清文, 张伟雄. 1 起由乙型副伤寒沙门菌引起的食物中毒. 中国职业医学, 2011, 38(增刊): 88~89.

[70] 高拴景. 罕见圣堡罗沙门氏菌引起食物中毒. 河北医药, 1989, (3): 189.

[71] 彭亚立. 一起圣保罗沙门氏菌食物中毒. 铁道医学, 1994, (5): 302.

[72] 王襄, 郑向梅, 李泽霞. 一起由圣保罗沙门氏菌引起的食物中毒调查. 预防医学文献信息, 1999, 5(1): 39.

[73] 段安彬, 周凤琴. 一起圣保罗沙门氏菌引起的食物中毒. 湖北预防医学杂志, 1998, 9(3): 45.

[74] 李剑, 王章云, 朱晓兰, 等. 一起由圣保罗沙门氏菌引起的食物中毒. 中国卫生检验杂志, 2007, 17(11): 2083, 2100.

[75] 李爱莲, 陈海舟. 一起德尔卑沙门氏菌引起的食物中毒. 中国卫生检验杂志, 1993, 3(6): 385.

[76] 张淑华. 一起聚餐引起的 196 人变形杆菌与沙门氏菌混合型食物中毒. 江苏预防医学, 1994, (2): 42~43.

[77] 赵淑兰, 林化同. 一起德尔卑沙门氏菌引起的食物中毒调查报告. 河北中西医结合杂志, 1998, 7(11): 1768~1769.

[78] 蒋秀芳. 一起由德尔卑沙门菌引起的食物中毒. 江苏预防医学, 2002, 13(1): 41~42.

[79] 石亚素, 童国忠. 德尔卑沙门菌致食物中毒的细菌性调查. 中国卫生检验杂志, 2004, 14(6): 784.

[80] 董爱萍, 李作华. 一起马流产沙门菌引起食物中毒. 中华医学检验杂志, 1996, 19(2): 102.

[81] 郝士海, 周桂莲, 戴寅. 一种少见的沙门氏菌(*S.kisangani*)引起食物中毒的病原诊断. 中华卫生杂志, 1958, (第 3 号): 162~164.

[82] 隆仁初. 斯坦利沙门氏菌引起食物中毒 146 例调查报告. 右江医学, 1979, (2): 44~46.

[83] 汪佩如, 王天柱, 赵存玲, 等. 一起斯坦利沙门氏菌食物中毒调查报告. 中国公共卫生, 1985, 4(2): 16~17.

[84] 骆坤. 一起斯坦利沙门菌引起食物中毒的调查. 职业与健康, 2007, 23(16): 1416.

[85] 赵文学, 田长瑛, 辜清吾, 等. 由胥伐成格隆沙门氏菌(*S.schwarzengrund*)引起的食物中毒报告. 中国公共卫生, 1986, 5(3): 1~3.

[86] 赵金锁, 黄秋洁, 莫国华, 等. 一起由胥伐成格隆沙门菌引起的食物中毒调查. 浙江预防医学, 2011, 23(8): 44~45.

[87] 葛素琴. 食用自制豆豉引起海岱堡沙门氏菌食物中毒 6 例调查报告. 铁道医学, 1978, (5): 277~278.

[88] 郭振坤, 张晓冰, 贺侠, 等. 里定沙门菌引起的食物中毒及患者带菌时间的观察. 中国卫生检验杂志, 2000, 10(6): 747~748.

[89] 金晓萍, 江雪清. 萨雷甲尼沙门氏菌食物中毒的细菌学鉴定. 浙江预防医学, 2000, 12(3): 27.

[90] 李冬琴, 谢红辉, 罗亮宇, 等. 一起由猪霍乱沙门氏菌引起的食物中毒的调查. 实用预防医学, 2000, 7(3): 212.

[91] 戴华生. 猪霍乱沙门氏菌引起食物中毒性感染的调查报告. 江西医药, 1963, (9): 11~12.

[92] 徐承荫, 张再康, 陈严华, 等. 猪霍乱沙门氏菌引起的食物中毒. 中级医刊, 1965, (8): 486.

[93] 茶际林, 许端芳. 猪霍乱沙门氏菌引起食物中毒(114 例)的调查报告. 云南医药, 1981, (5): 35~36.

[94] 王月华, 刘以贤, 杨传华. 猪霍乱沙门氏菌引起的一次食物中毒性感染调查. 中华卫生杂志, 1958, (第 3 号): 167~169.

[95] 王垂佑, 颜礼芬, 马瑞华. 一起猪霍乱沙门氏菌食物中毒调查报告. 河南预防医学杂志, 2000, 11(3): 188.

[96] 刘兴宇, 桂立新, 孙玉方, 等. 猪霍乱沙门氏菌引起的食物中毒调查. 安徽预防医学杂志, 2000, 6(2): 159.

[97] 贺国强, 庞爱君. 一起因交叉污染引起的沙门菌食物中毒调查. 预防医学文献信息, 2002, 8(4): 451.

[98] 李怀玉. 一起猪霍乱沙门氏菌引起食物中毒的调查报告. 中国医药指南, 2008, 6(5): 86~87.

[99] 陆颂慈, 叶自俊. 沙门氏菌属感染. 中华内科杂志, 1954, (第 5 号): 370~379.

[100] 陈邦宪, 叶自俊. 汤卜逊沙门氏菌食物传染一起的卫生流行病学调查. 中华卫生杂志, 1957, (第 2 号): 96~100.

[101] 贾明泉, 梁爱琴. 汤卜逊沙门氏菌引起的食物中毒调查报告. 河南预防医学杂志, 1980, (2): 72~75.

[102] 金献, 吴建中. 一起因食卤牛肉引起的 43 人汤卜逊沙门氏菌食物中毒. 中国食品卫生杂志, 1990, 2(2): 60~61.

[103] 郝安勤, 武红学, 周永瑾. 一起因食用马齿苋引起的沙门氏菌食物中毒. 实用医技杂志, 1997, 4(2): 159~160.

[104] 王雅琴, 叶菊莲, 韦俊超, 等. 一起丧宴引致沙门菌食物中毒的微生物学检测分析. 中国卫生检验杂志, 2010, 20(10): 2555~2557.

[105] 雷鸣, 吴文岸, 皮治文. 1 起丙型副伤寒沙门菌引起的食物中毒. 预防医学情报杂志, 2002, 18(3): 210.

[106] 张震文, 吴振宏, 谭雪芳, 等. 一起食物中毒实验室病原体查找分析. 中国热带医学, 2007, 7(2): 307, 320.

[107] 赵越, 费飞. 丙型副伤寒沙门氏菌引起食物中毒的报告. 医学动物防制, 2009, 25(1): 59.

[108] 徐红. 一起由丙型副伤寒沙门菌引起的食物中毒检测分析. 中外医疗, 2011, (1): 36~37.

[109] 张之建, 王文兰. 一起布伦登卢普沙门氏菌食物中毒的流行病学调查分析. 中国校医, 1991, 5(4): 67~69.

[110] 吴庆华. 布灵得卢柏沙门氏菌(*S.braendernp*)食物中毒 65 例报告. 西北国防医学杂志, 1998, 19(2): 125~126.

[111] 郑玉柱, 周亚平, 杨春秀, 等. 一起布伦登卢普沙门氏菌食物中毒调查. 预防医学文献信息, 1999, 5(1): 14~15, 17.

[112] 王晓红, 张素燕, 潘黎正. 一起罕见的沙门氏菌所致食物中毒检测报告. 上海预防医学杂志, 2006, 18(3): 140~141.

[113] 许素芬, 周海慧. 三门县首例伊鲁木沙门菌食物中毒的微生物学鉴定. 中国卫生检验杂志, 2006, 16(1): 116.

[114] 李秀兰, 孙凤琪. 一起由波茨坦沙门菌引起的食物中毒调查. 中华流行病学杂志, 2003, 24(12): 1085.

[115] 周文革, 张雪白, 林建宗, 等. 一起由波茨坦沙门菌引起的食物中毒. 海峡预防医学杂志, 2005, 11(6): 45~46.

[116] 邹静波, 程跃, 郑显奇. 一起由婴儿沙门菌引起食物中毒的实验室分析. 检验医学与临床, 2008, 5(1): 62~63.

[117] 任慧敏, 王英珍, 刘芙玉. 一起由诺维奇(nowich)沙门氏菌引起的食物中毒. 航空航天医药, 1995, 6(3): 175~176.

[118] 李华英, 韩秀琴, 王悦友. 一起由巴布亚纳沙门菌引起的食物中毒. 中华检验医学杂志, 2002, 25(6): 344.

[119] 王海燕, 严纪文, 黄吉城, 等. 一起由沙门菌引起食物中毒调查报告. 华南预防医学, 2003, 29(5): 52.

[120] 黄锡三. 病牛沙门氏菌(*S.bovis morbificans*)引起两起食物中毒调查报告. 卫生研究, 1974, (2): 190~192.

[121] 唐景裕. 一起病牛沙门氏菌食物中毒的调查. 河北医药, 1980, (6): 26~27.

[122] 贾桓. 188 例病牛沙门氏菌食物中毒调查报告. 河北医药, 1983, (1): 35, 30.

[123] 耿兴斌, 张敏, 徐雁, 等. 一起由病牛沙门氏菌引起的食物中毒. 江苏医药, 1984, (3): 45.

[124] 王明泽, 孙晓芬, 王树彬, 等. 一次由病牛沙门氏菌引起的食物中毒. 中国公共卫生, 1986, 5(1): 11~12.

[125] 嘎玛群觉, 汤凌全. 西藏首次发现病牛沙门氏菌食物中毒 2 例报告. 西藏医药杂志, 1992, (2): 15.

[126] 郭林春, 曹克新. 一起由病牛沙门氏菌引起食物中毒的报告. 内蒙古预防医学, 1999, 24(1): 12.

[127] 邹静波, 李海燕, 周宗俞, 等. 一起由病牛沙门菌引起的食物中毒. 现代预防医学, 2008, 35(24): 22~23.

[128] 丁运洲, 李水生, 阿乃. 1983~1988 年拉萨市病死牛肉引起的沙门氏菌食物中毒分析. 中国公共卫生, 1990, 6(1): 11~12.

[129] 太原市卫生防疫站. 纽波特(S.NEW PORT)沙门氏菌引起一次食物中毒调查报告. 山西医学杂志, 1960, (第 3 号): 6~9.

[130] 马长志. 一起由沙门氏菌、变形菌所致的食物中毒. 公共卫生与疾病控制杂志, 1983, 2(4): 30~31.

[131] 蒋荷欲, 葛延辉. 纽波特沙门氏菌食物中毒的调查. 中国乡村医生杂志, 1991, (10): 6.

[132] 李冬琴. 一起新港沙门氏菌食物中毒调查报告. 实用预防医学, 2001, 8(1): 47.

[133] 郑历, 张淑滨, 刘尊玉. 一起新港沙门菌食物中毒的实验室检验. 预防医学文献信息, 2003, 9(5): 592.

[134] 刘旭光, 王亚东, 宋文君. 1起由新港沙门菌引起的食物中毒调查. 预防医学论坛, 2004, 10(4): 434.

[135] 张桂芳, 高斌, 刘月淑, 等. 一起纽波特沙门氏菌和金黄色葡萄球菌引起的食物中毒调查报告. 宁夏医科大学学报, 2013, 35(2): 232~233.

[136] 王建瑞. 布洛克兰沙门菌食物中毒63例的调查. 人民军医, 1992, (10): 18~19.

[137] 叶永青, 张瑛, 倪昔州. 一起布洛克兰沙门氏菌食物中毒报告. 石河子科技, 1994, (3): 54~55.

[138] 朱健铭, 吴晋兰. 一起由布洛克兰沙门氏菌食物引起的中毒. 浙江预防医学与疾病监测, 1992, 4(4): 24~25.

[139] 廖兴广, 张秀丽, 焦明娟. 一起由布洛克利沙门氏菌引起食物中毒的调查报告. 中国人兽共患病杂志, 1998, 14(6): 81~82, 80.

[140] 王瑞怀, 张铁刚, 李长龙, 等. 一起布洛克兰沙门氏菌引起的食物中毒. 医学动物防制, 2004, 20(3): 152~153.

[141] 邓涤夷, 陈霞, 梁进兴, 等. 一起罕见的哈达尔沙门氏菌引起的食物中毒. 中国人兽共患病杂志, 1989, 5(2): 36~38.

[142] 颜夏梅, 田为成, 黄平益, 等. 一起哈达尔沙门菌食物中毒的流行病学调查. 人民军医, 1991, (10): 10~11.

[143] 赵瑞霞, 刘振武. 23例哈达尔沙门菌食物中毒抢救与护理. 承德医学院学报, 1994, 11(3): 230.

[144] 刘月茵. 一起利齐菲尔德沙门菌引起食物中毒. 中华医学检验杂志, 1994, (2): 101.

[145] 王粉云, 杜秀英. 利齐匪尔德沙门菌引起食物中毒1例. 邯郸医专学报, 1995, 8(3): 269.

[146] 段朝标, 李淑芳, 李刚文. 利齐菲尔德沙门菌引起食物中毒的实验室检测. 中国当代医药, 2010, 17(27): 129~130.

[147] 贾瑛, 李雅琴. 国内首次从食物中毒标本中检出一株弗鲁奇沙门氏菌. 中国卫生检验杂志, 1997, 7(5): 319.

[148] 王丹敏, 何伟. 弗鲁奇沙门氏菌引起食物中毒分析. 中国人兽共患病杂志, 2001, 17(3): 113.

[149] 孙凤琪, 计国欣. 黄金海岸沙门菌引起食物中毒的调查. 中华流行病学杂志, 2002, 23(6): 472.

[150] 郭从厚. 赫达尔哥沙门氏菌(S.hidalgo)引起食物中毒 25 例临床分析. 中华寄生虫病传染病杂志, 1958, (第 1 号): 66~69.

[151] 高东旗, 苑宏, 刘超梅, 等. 一起由曼哈顿沙门菌引起的感染性腹泻的调查分析. 解放军医药杂志, 2011, 23(2): 65~66.

[152] 毕晓玲, 陈森璋. 一起茨昂威沙门氏菌食物中毒调查. 安徽预防医学杂志, 1997, 3(2): 91.

[153] 贾乃瑄, 杨秀芝, 张继红, 等. 一起由肠炎沙门氏菌引起的食物中毒调查报告. 河南卫生防疫, 1987, (2): 66~67, 27.

[154] 张丹荧, 金惠心, 郑秀英, 等. 三起肠炎沙门氏菌食物病原菌分析. 中国食品卫生杂志, 1997, 9(6): 38, 18.

[155] 刘红丽. 一起肠炎沙门菌家庭食物中毒的检验. 中国卫生检验杂志, 2010, 20(3): 665~666.

[156] 沈翠梅. 1起肠炎沙门菌引起的食物中毒调查. 预防医学文献信息, 2004, 10(1): 82~83.

[157] 肖锦晖, 吴振宏, 张震文, 等. 一起由肠炎沙门菌引起食物中毒的检测. 中国热带医学, 2005, 5(4): 823~824.

[158] 谢成钦, 何莉莉, 张宝生, 等. 肠炎沙门氏菌食物中毒调查报告. 宁夏医学杂志, 1989, (2): 107~110.

[159] 陈萌莉, 刘彤, 李秀彬, 等. 一起肠炎沙门菌食物中毒的检测报告. 中国卫生检验杂志, 2003, 13(6): 779.

[160] 张毅, 石志翼, 李军义, 等. 一起肠炎沙门氏菌引起食物中毒的反思. 中国农村卫生事业管理, 2009, 29(1): 61~62.

[161] 吴红玲, 马红梅. 由肠炎沙门氏菌引起食物中毒的调查分析. 宁夏医学杂志, 2010, 32(12): 1256~1257.

[162] 周凤金. 饮食从业人员带菌引起6起食物中毒报告. 中国公共卫生, 1994, 10(2): 90.

[163] 王琳娜. 一起由肠炎沙门菌引发食物中毒的实验室检测. 中国卫生检验杂志, 2007, 17(7): 1299.

[164] 赵宏胜, 李现军, 郭素敏. 一起肠炎沙门氏菌引起的食物中毒的调查. 预防医学文献信息, 2000, 6(2): 139.

[165] 田玉林. 死骆驼肉引起的食物中毒. 内蒙古预防医学, 1997, 22(4): 165.

[166] 王章云, 滕焕昭, 李柏桂, 等. 肠炎沙门氏菌引起食物中毒的细菌学调查. 中国人兽共患病杂志, 1999, 15(3): 115.

[167] 李友书. 武隆县1起肠炎沙门菌食物中毒分析. 预防医学情报杂志, 2004, 20(2): 198.

[168] 廖达升. 一起肠炎沙门氏菌食物中毒的调查. 宁夏医学杂志, 2003, 9(增刊): 41~42.

[169] 苏华瑜, 庞琼英. 一起肠炎沙门氏菌引起食物中毒的病原学检测报告. 广东医学院学报, 2005, 23(5): 627~628.

[170] 李文明, 樊磊, 李宏斌. 肠炎沙门菌食物中毒的病原学调查研究. 医药论坛杂志, 2008, 29(7): 67, 71.

[171] 子媛媛, 朱海兰. 1起沙门菌引起的食物中毒调查. 预防医学论坛, 2009, 15(5): 478~479.

[172] 刘万郁. 一起肠炎沙门氏菌引起食物中毒的调查. 现代预防医学, 2009, 36(24): 4675, 4683.

[173] 王元萍，吕文凤，郑永惠，等. 一起肠炎沙门氏菌引起食物中毒的病原学检验. 中国城乡企业卫生，2012，(2)：103~104.
[174] 张耘. 一起由肠炎沙门菌引起食物中毒的调查. 上海预防医学, 2012, 24 (2) : 71~72.
[175] 楼许柏，马章林. 脉冲场凝胶电泳在沙门菌鉴定中的应用. 海南医学, 2011, 22 (15) : 111~112.
[176] 李莉，马秀英. 一起都柏林沙门氏菌食物中毒报告. 预防医学情报杂志, 2001, 17 (1) : 59~60.
[177] 张光筋，韦李明，李红军. 一起都柏林沙门氏菌引起的食物中毒调查. 应用预防医学, 2011, 17 (3) : 191.
[178] 刘钢. 1 起由都柏林沙门氏菌引起的食物中毒. 预防医学论坛, 2005, 11 (4) : 487~488.
[179] 王章云，李柏桂，褚宝林. 都柏林沙门氏菌引起食物中毒的细菌性调查. 肉品卫生, 1998, (7) : 6~7.
[180] 刘建国，朱玲，翁小林，等. 一起都柏林沙门氏菌食物中毒的调查报告. 遵义医学院学报, 2001, 24 (4) : 362, 366.
[181] 王连秀，彭智会，赵维勇，等. 都柏林沙门氏菌引起食物中毒的分析. 中国卫生检验杂志, 2004, 14 (3) : 386.
[182] 万茂传. 一起都柏林沙门菌引起的食物中毒. 海峡预防医学杂志, 2006, 12 (1) : 42~43.
[183] 李常教，刘慧民，温正恒. 一起都柏林沙门氏菌引起食物中毒的报告. 现代预防医学, 2006, 33 (11) : 2119, 2121.
[184] 苏桂同，宋玉兰，刘金侠. 都柏林沙门氏菌败血症 4 例报告. 承德医学院学报, 2003, 20 (1) : 75~76.
[185] 陈翠珍，姚国安，张晓君，等. 肉鸽都柏林沙门菌感染的检验与分析. 中国兽医科技, 2004, 34 (6) : 68~69.
[186] 郭诚，王锡琪，吴润霞，等. 布利丹沙门菌食物中毒的调查报告. 人民军医, 1989, (9) : 14~15.
[187] 向小兵，杜枝国，郑玲. 1 起由布利丹沙门菌引起的食物中毒. 预防医学论坛, 2007, 13 (8)：封三.
[188] 雷兰芝，马名驹，邓勇. 凉山州首次由布利丹沙门菌引起的食物中毒实验室检验报告. 四川医学, 2010, 31 (5) : 672.
[189] 潘怀欢，黄兴，梁恩炽，等. 一起布利丹沙门菌食物中毒报告. 广东卫生防疫, 1996, 22 (2) : 72~73.
[190] 郭芳，靳云清，李高波，等. 一起布利丹沙门菌引起的食物中毒. 中华预防医学杂志, 2001, 35 (4) : 224.
[191] 杜丽霞，刘烜，姜宏伟. 1 起Ⅱ型布利丹沙门菌引起的食物中毒. 预防医学文献信息, 2004, 10 (1) : 85~86.
[192] 姜叙，刘华，韩秀荣，等. 布利丹沙门菌引起食物中毒 1 例. 检验医学与临床, 2007, 4 (1) : 54.
[193] 李振元，英若娴. 一起伤寒沙门氏菌引起的食物中毒. 广东卫生防疫, 1998, 24 (1) : 82.
[194] 冯素娥，王冯彬，陈家福，等. 2 起学生集体食物中毒的流行病学调查及病原学分析. 中国感染控制杂志，2005，4 (3)：230~231.
[195] 李昕. 一起沙门菌引起的食物中毒调查. 中国公共卫生, 2005, 21 (5) : 586.
[196] 周玖英. 一起伤寒沙门菌引起的食物中毒及耐药性分析. 医学信息, 2009, 22 (12) : 2718~2719.
[197] 邓丽芳，王雪梅，许立新. 一起由伤寒沙门菌引起食物中毒的检测分析. 海峡预防医学杂志, 2012, 18 (1) : 55~56.
[198] 张平，李朝兰，周泽君，等. 沙门菌致 1 起食物中毒调查. 预防医学情报杂志, 2012, 28 (4) : 298~300.
[199] 孟琳. 鸡沙门氏菌引起食物中毒. 现代预防医学, 2004, 31 (1) : 30.
[200] 肖世泽. 内斯特韦德沙门氏菌引起食物中毒的细菌学调查. 中国卫生检验杂志, 1997, 7 (4) : 249.
[201] 张文明，苏春雨. 一起御成门沙门菌食物中毒报告. 中国公共卫生, 2002, 18 (4) : 466.
[202] 汪琦，李国梁. 一起由沙门菌引起的食物中毒. 中国卫生检验杂志, 2006, 16 (6) : 744.
[203] 李卫东，刘晓娟，郑秀清，等. 一起由沙门氏菌引起食物中毒的调查分析. 医学动物防制, 2011, 27 (1) : 56, 58.
[204] 王正兴，代传焕，孟海群. 一起由沙门菌引起的食物中毒分析. 职业与健康, 2010, 26 (5) : 517~518.
[205] 增城县卫生防疫站(陈焕辉，陈君鸣，刘加忠整理). 一起凉粉引起韦尔太夫雷登沙门氏菌食物中毒的报告. 广州医药，1985, (5) : 7~9.
[206] 雷进生，林超泉，雷锦芳，等. 一起韦尔太夫利丁沙门氏菌食物中毒的调查. 中国公共卫生, 1994, (2)：封三.
[207] 李长庆，胡艳冰，李以贵. 一起由韦太夫雷登沙门氏菌引起的食物中毒. 中华流行病学杂志, 1998, 19 (4) : 247.
[208] 周江，高兵. 一起韦太夫雷登沙门氏菌引起的食物中毒调查. 四川省卫生管理干部学院学报, 2000, 19 (2) : 141.
[209] 杨海宁，张晓峰. 一起由韦太夫雷登沙门氏菌引起的食物中毒实验报告. 安徽预防医学杂志, 2000, 6 (2) : 98.
[210] 张国江，罗兰妹，蔡苏薇. 一起由韦太夫雷登沙门菌引起食物中毒病原学调查. 中国卫生检验杂志, 2002, 12 (4) : 495.
[211] 杜昌海，杨周祥，段继芳. 一起由韦太夫雷登沙门氏菌引起的食物中毒调查. 中国卫生监督杂志, 2001, 8 (1) : 8~9.
[212] 何攀. 一起韦太夫雷登沙门菌引起食物中毒的调查报告. 中国卫生检验杂志, 2008, 18 (9) : 1905, 1909.
[213] 姚海燕，黄健利，钟凌，等. 一起由韦太夫雷登沙门氏菌引起食物中毒的调查. 海峡预防医学杂志，2012，18 (1)：

58~59.

[214] 开封市卫生防疫站, 郑州铁路局中心卫生防疫站(贾乃瑄, 李福田整理). 食病死牛肉引起的鸭沙门氏菌食物中毒调查报告. 河南预防医学杂志, 1980, (2): 69~72.

[215] 郑丁华. 一宗沙门氏菌食物中毒的实验报告. 广东卫生防疫, 1991, 17(4): 85~86.

[216] 徐勤莲, 郭伟, 刘登菊, 等. 一起鸭沙门氏菌引起的食物中毒. 中国人兽共患病杂志, 1997, 13(2): 50.

[217] 陈卫东, 刘先明, 方向明. 一起沙门氏菌食物中毒事件的调查与分析. 湖北预防医学杂志, 2002, 13(6): 45.

[218] 戴俊, 文亚林, 张晓英. 一起由鸭沙门氏菌引起的食物中毒调查. 实用预防医学, 2002, 9(3): 241.

[219] 马吉辉, 陈卫武. 一起鸭沙门菌引起食物中毒调查. 中国当代医药, 2010, 17(23): 117, 122.

[220] 袁宏伟, 陈亚娜, 宋京月, 等. 一起伦敦沙门氏菌食物中毒检验报告. 牡丹江医学院学报, 1993, 14(3): 223.

[221] 熊克军, 张业德, 郭秀珍. 一起伦敦沙门氏菌食物中毒检验分析. 中国公共卫生, 1996, 12(4): 166.

[222] 刘秀峰, 李玉堂, 梁和平, 等. 一起伦敦沙门氏菌引起的食物中毒. 首都公共卫生, 2007, 1(6): 264~266.

[223] 林笑容, 蒋德媚, 董雪, 等. 一起由伦敦沙门菌引起食物中毒的调查. 中国热带医学, 2007, 7(11): 2170.

[224] 高亚色, 李恩. 一起由奇异变形杆菌和伦敦沙门菌引起食物中毒的实验室检验. 中国卫生检验杂志, 2011, 21(9): 2222~2223, 2225.

[225] 陈荣凯, 钟苑芳, 江海棠, 等. 一起流动摊档食物因沙门氏菌污染引起的食物中毒调查与分析. 中国医药指南, 2013, 11(4): 397~398.

[226] 谢慈芬, 彭展文, 周尚汉, 等. 一起火鸡沙门氏菌引起的食物中毒. 人民军医, 1988, (7): 12~13.

[227] 丁远均. 保康县一起火鸡沙门氏菌引起的食物中毒结果分析. 公共卫生与预防医学, 2009, 21(3): 75.

[228] 吴卫东, 臧燕, 彭武梅. 一起沙门菌引起食物中毒的调查. 职业与健康, 2006, 22(4): 267.

[229] 林毅. 一起明斯特沙门菌引起食物中毒的调查分析. 中国卫生检验杂志, 2010, 20(11): 3037, 3039.

[230] 程小迎, 张梅, 许宁. 一起阿姆德尔尼斯沙门菌食物中毒实验室检测. 预防医学情报杂志, 2012, 28(3): 239~240.

[231] 李金学, 董胜华, 郭晓玲. 一起布坦坦沙门氏菌引起的食物中毒. 中国食品卫生杂志, 2003, 15(2): 150~151.

[232] 蒋兴祥, 章迎春, 张行燕. 一起弗赖堡沙门氏菌引起食物中毒的细菌学调查. 浙江预防医学, 1999, (2): 26.

[233] 梅建华, 兰增权, 金丽萍, 等. 一起由新斯托夫沙门菌引起食物中毒的报告. 中国食品卫生杂志, 2007, 19(4): 356~357.

[234] 徐来潮, 徐阿良, 叶群. 一起乌干达沙门氏菌食物中毒调查报告. 浙江预防医学, 1998, (3): 146~147.

[235] 郭皓, 陈松. 一起由乌盖利沙门菌引起的食物中毒调查. 预防医学情报杂志, 2010, 26(3): 230.

[236] 赵文学, 杨淑德, 张文钤. 一起由山夫顿堡沙门氏菌引起的食物中毒. 天津医药, 1973, (4): 39~40.

[237] 陈煜, 黄晓炜, 张宝马. 一起跨区域山夫登堡沙门氏菌食物中毒的调查报告. 食品科学, 1992, (9): 47~50.

[238] 张谷亮, 刘继共. 39 例山夫顿堡沙门氏菌食物中毒调查. 肉品卫生, 1999, (6): 19.

[239] 王晓燕, 罗芸, 叶菊莲, 等. 库克沙门菌引起的食物中毒病原学检测. 中国卫生检验杂志, 2012, 22(5): 1060~1062.

[240] 林凤, 谭海芳. 一起亚丁沙门菌食物中毒的微生物学鉴定. 中国卫生检验杂志, 2005, 15(12): 1512~1513.

[241] 马鞍山市卫生防疫站. 臭豆腐干引起阿伯丁沙门氏菌食物中毒报告. 卫生研究, 1977, (5): 338~341.

[242] 巩涛, 吴卫东, 赵心泉. 一起沙门菌引起的食物中毒分析. 预防医学文献信息, 2002, 8(4): 456~457.

[243] B. W. 卡尔尼克. 禽病学. 10 版. 高福, 苏敬良, 译. 北京: 中国农业出版社, 1999: 146~157.

[244] 彭易根, 张正群. 亚利桑那沙门氏菌食物中毒 72 例临床分析. 现代医药卫生, 2011, 27(4): 571~572.

[245] 傅正恺, 方纲, 黄大有, 等. 关于食死牛肉引起的二十九例沙门氏菌急性感染的观察. 中华卫生杂志, 1955, (第 3 号): 212~219.

[246] 黄彪. 一起沙门氏菌食物中毒调查报告. 广东卫生防疫, 1991, 17(4): 83~84.

[247] 吴松涛. 一起沙门氏菌致食物中毒. 安徽预防医学杂志, 1997, 3(4): 60.

[248] 陈天奇, 孟祥忠. 一起沙门氏菌污染卤牛肉引起的食物中毒. 解放军预防医学杂志, 1998, 16(2): 144.

[249] 李永宏, 赵有林. 一起家庭自办丧事聚餐引起沙门菌食物中毒的调查. 中国预防医学杂志, 2007, 8(2): 155~156.

[250] 赵丽娜, 梁惠宁, 沈爱军. 一起沙门氏菌引起的食物中毒调查. 应用预防医学, 2007, 13(4): 235.

[251] 杨宁芝. 一起散装食品食物中毒的调查分析. 江苏卫生保健, 2004, 6(3): 23.

[252] 王振海. 一起沙门氏菌食物中毒调查分析. 疾病监测与控制杂志, 2010, 4(1): 27.
[253] 林华, 余杭民, 郭大为, 等. 一起沙门菌食物中毒事件调查分析. 海峡预防医学杂志, 2010, 16(1): 61.
[254] 俞苏蒙, 从相兴, 苏义, 等. 食用沙门菌污染凉拌菜引起的食物中毒调查与分析. 职业与健康, 2010, 26(8): 879~881.
[255] 黄燕, 何立华, 彭玉金. 一起由沙门菌引起的食物中毒的调查. 江西医药, 2012, 47(4): 360, 364.

第4章　变形菌属(*Proteus*)

本 章 要 目

变形菌属(*Proteus* Hauser 1885)的奇异变形菌(*P.mirabilis*)和普通变形菌(*P.vulgaris*)，与医学临床关系密切，尤其表现在医院感染(hospital infection，HI)；可在一定条件下引起尿道感染(urinary tract infection，UTI)，也能引起其他一些组织器官的炎性感染，以至菌血症及败血症等感染病(infectious disease)。在动物，主要是引起某些动物(尤其是幼龄动物)的胃肠道感染病，临床以发生腹泻为特征。另外，彭氏变形菌(*P.penneri*)也具有一定的医学临床意义。

变形菌为食源性疾病(foodborne disease)的病原菌，也称食源性病原菌(foodborne

pathogen)。在细菌性食物中毒(bacterial food poisoning)方面，我国多有由变形菌引起的事件发生，且地域分布广泛，也一直在细菌性食物中毒事件中占据着重要地位；另外是常常表现出较高的罹患率和规模较大，但很少发生中毒死亡事件。例如：①广西食品卫生监督检验所的黄林等(1998)报告，通过对1986~1996年广西食物中毒事件分析，在由细菌及真菌毒素等引起的256起微生物性食物中毒(microbial food poisoning)事件，中毒10 085人、死亡54人，由变形菌引起的20起(构成比7.81%)、中毒588人(构成比5.83%)；在明确病原(9种)的事件中，均居事件数量和中毒人数的第4位；死亡1人(构成比1.85%)，病死率0.17%，在明确病原(6种)且发生中毒死亡的事件中并列第5位[1]。②中国疾病预防控制中心的金连梅等(2009)报告，通过对2004~2007年全国食物中毒事件分析，在652起微生物性食物中毒(由细菌及真菌毒素等引起)事件中，中毒28 638人、死亡47人，由变形菌引起的62起(构成比9.51%)、中毒2620人(构成比9.15%)；在明确病原(14种)的事件中居事件数量的第4位、中毒人数的第5位；死亡2人(构成比4.26%)，病死率0.08%，在明确病原(5种)且发生中毒死亡的事件中居第5位[2]。

1　菌属定义与分类位置

变形菌属也称变形杆菌属，属名“*Proteus*”为希腊语名词，意为“能将自己变成多种形状的一位神”；近年来在属内种(species)的易属变动较大，有的种在以前还分有不同的生物群(biogroup，BG)[3]。

1.1　菌属定义

变形菌为大小在(0.4~0.8)μm×(1.0~3.0)μm的革兰氏阴性直杆菌，以周生鞭毛运动；多数菌株在含有琼脂(或明胶)的营养培养基(表面潮湿)上能做周期的环形运动形成同心环，或扩展成均匀的薄层；兼性厌氧，有机化能营养，有呼吸和发酵两种代谢类型，37℃为适宜生长温度。

从D-葡萄糖及其他一些碳水化合物分解产酸且常产气，氧化酶阴性，过氧化氢酶阳性，甲基红试验(methyl red test，MR test)阳性；吲哚产生、伏-波试验(Voges-Proskauer test，V-P test)、西蒙斯(Simmons)柠檬酸盐利用试验结果在不同的种间存在差异，赖氨酸脱羧酶和精氨酸双水解酶阴性，仅奇异变形菌的鸟氨酸脱羧酶阳性，可从苯丙氨酸和色氨酸氧化脱氨，水解尿素；除产黏变形菌(*P.myxofaciens*)外，均能分解酪氨酸使加有这种不溶性氨基酸的营养琼脂培养基变得清晰(在菌落及菌苔周围产生透明区)；在含KCN的营养肉汤培养基中能生长，常能产生H_2S，不利用丙二酸盐；不能使肌醇或直链四、五或六羟醇(straight chain tetra-、penta- or hexahydroxy alcohol)产酸，但通常能从甘油产酸；一个或更多的种能发酵麦芽糖、蔗糖、海藻糖和D-木糖，能还原硝酸盐。

存在于人和多种动物的肠道，也见于厩肥、土壤和污水中，产黏变形菌仅分离于舞毒蛾——吉普赛蛾(gypsy，*Porthetria dispar* L.)的幼虫；作为人类的病原菌可引起UTI，也是继发感染菌，常可在烧伤患者中引起腐败性损伤。

细菌 DNA 的 G+C mol%为 38~41(T_m)；模式种(type species)：普通变形菌(*Proteus vulgaris* Hauser 1885 emend. Brenner et al. 1995)。

1.2 分类位置

按伯杰氏(Bergey)细菌分类系统，在第二版《伯杰氏系统细菌学手册》(*Bergey's Manual of Systematic Bacteriology*)第 2 卷中，变形菌属分类于肠杆菌科[Enterobacteriaceae (Rahn 1937) Ewing et al. 1980]，也是肠杆菌科细菌古老的成员；肠杆菌科包括 41 个菌属(genus)，模式属(type genus)：埃希氏菌属(*Escherichia* Castellani and Chalmers 1919)[3]。

变形菌属内共记载了 4 个种，依次为：普通变形菌、奇异变形菌、产黏变形菌、彭氏变形菌。近年来也有新种(sp. nov.)增加，包括：豪氏变形菌(*P.hauseri* sp. nov.)，此即原先普通变形菌的生物群 3(*Proteus vulgaris* biogroup 3，*Proteus vulgaris* BG3)，与普通变形菌的主要区别特征是吲哚阳性、水杨苷利用和七叶苷水解均阴性；以及 3 个尚未命名的基因种(genomospecies)，分别为基因种 4、基因种 5 和基因种 6。

2 食物中毒概要

初步统计通过中国知识资源总库(CNKI)学术文献总库检出的细菌性食物中毒文献，至目前我国共涉及 24 个菌属，116 个种、亚种(subspecies)或血清型(serovar)，以及一些未确定的种；文献报告 1460 篇(1949~2013 年)、中毒事件 1529 起(1949~2012 年)。

其中由变形菌引起的文献报告 181 篇(1957~2013 年)、中毒事件 194 起(1955~2012 年)，在所有细菌性食物中毒事件中的构成比为 12.69%(居第 4 位)。涉及奇异变形菌、普通变形菌、产黏变形菌和彭氏变形菌 4 个种，以及一些未确定的种(*Proteus* spp.)；以奇异变形菌的出现频率最高，其次为普通变形菌，产黏变形菌和彭氏变形菌是罕见的。

2.1 基本信息

在 194 起事件中，由某种变形菌单独引起的 171 起(构成比 88.14%)，与其他病原菌混合引起的 23 起(构成比 11.86%)。显然，变形菌食物中毒事件主要是由某种变形菌单独引起的，这可能与变形菌的生境特征有关。

在与其他病原菌混合引起的事件中，涉及革兰氏阴性的副溶血弧菌(*Vibrio parahaemolyticus*)、梅氏弧菌(*Vibrio metschnikovii*)、铜绿假单胞菌(*Pseudomonas aeruginosa*)、鼠伤寒沙门氏菌(*Salmonella typhimurium*)、肠炎沙门氏菌(*Salmonella enteritidis*)、汤卜逊沙门氏菌(*Salmonella thompson*)、大肠埃希氏菌(*Escherichia coli*)、副大肠杆菌(*Paracolobactrum*)、摩氏摩根氏菌(*Morganella morganii*)，以及革兰氏阳性的金黄色葡萄球菌(*Staphylococcus aureus*)、蜡样芽孢杆菌(*Bacillus cereus*)等 11 种。

表 4-1 所列，是变形菌引起食物中毒 181 篇文献、194 起事件的基本信息。

表 4-1　变形菌引起食物中毒的基本信息

内容		奇异变形菌	普通变形菌	产黏变形菌	彭氏变形菌	未定种变形菌	合计
文献：	数量/篇	109	42	1	2	27	181
	构成比/%	60.22	23.20	0.55	1.10	14.92	100
事件：	数量/起	120	44	1	2	27	194
	构成比/%	61.86	22.68	0.52	1.03	13.92	100
中毒：	中毒人数 A	8450	4315	?	18	2374	15 157
	构成比/%	55.75	28.47	?	0.12	15.48	100
	涉及中毒事件数量/起	109	38	?	2	27	176
	构成比/%	61.93	21.59	?	1.14	15.34	100
	每起平均中毒人数	77.52	113.55	?	9	87.93	86.12
	其中：①由某种变形菌单独引起的人数	7903	4198	?	0	1385	13 486
	构成比/%	93.53	97.29	?	0	58.3	88.98
	涉及事件数量/起	97	36	?	0	24	157
	构成比/%	88.99	94.74	?	0	88.89	89.20
	每起平均中毒人数	81.47	116.61	?	0	57.7	85.89
	②与其他病原菌混合引起的人数	547	117	0	18	989	1671
	构成比/%	6.48	2.71	0	100	41.7	11.02
	涉及事件数量/起	12	2	0	2	3	19
	构成比/%	11.01	5.26	0	100	11.11	10.79
	每起平均中毒人数	45.58	58.5	0	9	329.7	87.95
罹患率：	涉及中毒事件数量/起	84	30	?	2	19	135
	同食或分食某种中毒食物人数	17 262	8357	?	63	3808	29 490
	平均同食或分食某种中毒食物人数每起	205.5	278.57	?	31.5	200.42	218.44
	中毒人数 B	7035	3870	?	18	1082	12 005
	平均中毒人数每起	83.75	129.0	?	9	56.95	88.93
	罹患率/%	40.75	46.31	?	28.57	28.41	40.71
病死率：	中毒死亡事件数量/起	0	1	0	0	1	2
	中毒人数	0	5	0	0	56	61
	平均中毒人数每起	0	5	0	0	56	30.5
	死亡人数	0	1	0	0	1	2
	平均死亡人数每起	0	1	0	0	1	1
	病死率/%	0	20.0	0	0	1.79	3.28

注：中毒人数 A，指对在文献中明确记述了中毒人数的统计结果(含与其他病原菌混合引起的)；？指未记述或无法计算；罹患率中的中毒人数 B，指对在文献中均明确记述了同食或分食某种中毒食物人数、中毒人数的统计结果(含与其他病原菌混合引起的)。

2.2　最早事件

在检出的变形菌食物中毒事件中，曾宪文(1957)报告发生在 1955 年“八一”节日聚餐的 1 起是最早的，有 8 个单位中毒 900 余人(占总人数的 30%以上)，潜伏期多在 4~5h 后(最短的 1h、最长的 12h)。统计在同一医院住院患者 202 例的临床表现，腹痛的 195 例(构成比 96.5%)、腹泻的 185 例(构成比 91.6%)、头晕的 150 例(构成比 74.3%)、头痛的 138 例(构成比 68.3%)、腹鸣的 133 例(构成比 65.8%)、发热的 133 例(构成比 65.8%)、恶心和呕吐的 106 例(构成比 52.5%)、出现舌苔的 102 例(构成比 50.5%)、血压不正常的 81 例(构成比 40.1%)、里急后重的 32 例(构成比 15.8%)、四肢酸痛的 24 例(构成比 11.9%)、出现失水现象的 16 例(构成比 7.9%)、手足抽搐的 7 例(构成比 3.5%)、膝反射减弱或消失的 4 例(构成比 2.0%)、脾肿大的 3 例(构成比 1.5%)。经检验认为是由某种变形菌(*Proteus* sp.)和大肠埃希氏菌(*Escherichia coli*)混合引起的，中毒食物为陈旧腐败的肉类(尤其是牛肉)[4]。

在明确由某种变形菌引起的事件中，原大连医学院的乔树民(1957)报告由普通变形菌引起的 1 起，是在检出的变形菌食物中毒事件中我国最早的记述。报告在 1956 年 10 月 1~3 日，原大连工学院在学生和职工中发生了由普通变形菌引起的 2116 人食物中毒；在可资分析的 2866 份学生调查资料中，中毒患者 2101 人(罹患率 73.3%)；中数潜伏期在 16.4h、病程在 15.2h，均在 1~2d 内痊愈；统计 1846 例患者的临床症状，腹泻的 1735 例(构成比 94.0%)、腹痛的 1654 例(构成比 89.6%)、发热的 964 例(构成比 52.2%)、头痛的 930 例(构成比 50.4%)、恶心的 847 例(构成比 45.9%)、呕吐的 653 例(构成比 35.4%)、四肢麻木和抽筋的 166 例(构成比 9.0%)、意识不清和虚脱的 149 例(构成比 8.1%)；经病原细菌学检验、患者血清抗体检测、志愿者食用感染试验、动物喂饲感染试验等，证实是由普通变形菌污染学校食堂制作的板鱼酱肉引起的。另外，在对此次食物中毒的流行病学调查和研究中，在我国不仅是首次证实普通变形菌引起食物中毒的病原学意义，也是首次对普通变形菌进行志愿者(该研究组中的 22 岁女性和 29 岁男性青年医生各 1 人)感染试验，且均出现了不同程度的临床症状和血清抗体变化；首次进行动物(5 只家猫和 1 只印度猴)感染试验，并在家猫中获得了阳性结果；首次通过对患者血清抗体检测，证明了血清学试验作为普通变形菌食物中毒辅助诊断的意义[5]。

2.3　规模最大事件

山东黄岛卫生检疫局的周慧军等(1998)报告的 1 起，是在检出的变形菌食物中毒事件中规模最大的。报告在 1997 年 6 月 21 日，某企业食堂因职工食用被奇异变形菌污染的凉拌鸡胗引起食物中毒，在就餐的 3938 人中发病 3258 人(罹患率 82.7%)；潜伏期多在 6~12h，最长的 18h；临床主要表现恶心、呕吐、腹痛、腹泻(水样便)等症状，无里急后重，体温多在 37.2~38.5℃[6]。

2.4 最严重事件

在检出的变形菌食物中毒事件中，共有 2 起发生了中毒死亡病例(各死亡 1 人)，作为最严重的事件予以记述。分别为：①济宁医学院的路步炎等(1959)报告在 1958 年 7 月 29 日，山东省邹平县某村 160 人在分别食用了同一病牛肉后，相继发病 56 人(罹患率 35.0%)，其中死亡 1 人(病死率 1.79%)；潜伏期最短的 4h、最长的 28h，多在 7~18h；临床主要表现在起病时全身不适、乏力、头晕、头痛、发热，逐渐感到恶心、呕吐、腹痛、腹胀，继之出现剧烈腹泻；腹泻为水样便(5~10 余次/d)、恶臭，有的带有血液和黏液；重症患者畏寒，甚至发生昏迷；经检验证实，是由大肠埃希氏菌、副大肠杆菌、某种变形菌混合引起的[7]。②重庆市第二人民医院的唐治贵等(2000)，报告了因食用普通变形菌污染的卤鹅肉引起食物中毒死亡 1 例；报告在 1998 年 6 月 13 日，重庆市某镇 8 人聚午餐，其中 5 人在食用了卤鹅肉后相继发病(罹患率 100.0%)，另 3 人发现卤鹅肉有腐败异味未食用则均未发病；5 名患者临床表现均有发热(体温在 38~40℃)、出汗、恶心、呕吐、腹泻、头晕、头痛、全身乏力等症状；经入院抢救治疗有 4 人痊愈，1 人死亡(病死率 20.0%)[8]。

3 奇异变形菌(*Proteus mirabilis*)

奇异变形菌(*Proteus mirabilis* Hauser 1885)也称奇异杆菌或奇异变形杆菌，是变形菌属较早的成员；种名“*mirabilis*”为拉丁语形容词，意为“奇妙的、惊人的”。

DNA 的 G+C mol%为 39.3±1.45(T_m)。模式株(type strain)：ATCC 29906。GenBank 登录号(16S rRNA)：AF008582[3]。

3.1 发现历史简介

国内外在早期对奇异变形菌病原学意义的认知与研究，均主要是在人的感染病，且至今也仍是如此；相对来讲对动物奇异变形菌感染病的研究，尚缺乏比较系统的资料。

3.1.1 国外简况

变形菌属最早由德国微生物学家豪泽(Hauser)于 1885 年提出，Hauser 根据这种细菌在固体培养基上生长的菌落(苔)形态的可变性状(常群游在整个培养基表面)，以希腊神话中海神波塞顿(Poseidon)的随从普罗特斯(Proteus)命名(传说普罗特斯可以随意改变自己的形状)，在当时仅包括奇异变形菌和普通变形菌两个种。

乔树民(1957)在报告中记述：早在 1914 年 Metchnikoff 等就证实了普通变形菌是一次婴儿腹泻流行的病原菌；1935 年，Jordan 和 Burrows 曾记述在美国有 25 次以上由变形菌引起的食物中毒事件；Cherry 等(1946)报告了与奇异变形菌相关联的食物中毒暴发，提出了令人信服的细菌学检验证据；Баωенин(1955)报告在 1954 年，前苏联发生过 4 次由变形菌引起的食物中毒事件；Labrincos 等(1955)报告在雅典，存在由普通变形菌引起的胃肠炎流行[5]。

尽管早已发现变形菌的病原学意义，但相关信息显示，其对人及动物的感染均是在近些年来才引起关注的；这可能是与变形菌常表现为个体的局部组织器官感染、缺乏明显的流行性、感染发生还需要一定的条件、也很少引起致死性损伤，以及在早期医学上更多的是注重那些高发病率和高致死性的传染病相关联的。当前在人或不同种动物引起感染病的报告日益增多，其中主要涉及奇异变形菌。

3.1.2　国内简况

在我国，近些年来由奇异变形菌引起人或动物感染病的报告屡见不鲜，且临床感染类型也是多样的，尤其人的食物中毒和医院感染更为多见；动物中，已有鸡、猪、牛、羊等多种家畜(禽)及野生动物发生感染病的报告，其中尤以鸡的感染发病表现突出。

在检出的奇异变形菌食物中毒事件中，原重庆医学院第一医院的杜继昭等(1980)报告的 3 起是最早的，共中毒 553 人。①食用卤肉引起的事件：1961 年 5 月 20 日，某医院职工食用被奇异变形菌污染的卤肉(牛肉及兔肠等)发生食物中毒，在连续 2d 内发病 225 人(罹患率 79.2%)；②食用咸牛皮菜引起的事件：1961 年 5 月 10 日，某木工厂 200 名职工食用被奇异变形菌污染的咸牛皮菜(在 1 个月前腌制的)佐餐后发生食物中毒，发病 48 人(罹患率 24%)；③食用盐卤死猪的肉和洋芋引起的事件：某干校师生在食用被奇异变形菌污染的盐卤 2d 后的死猪的肉和洋芋发生食物中毒，在 341 名进食者中发病 280 人(罹患率 82.1%)。3 起病例潜伏期最短的 2h、最长的 65h，高峰期在 11~15h，多数(构成比 71.5%)在 24h 内发病；临床表现以腹痛、腹泻为主，伴有恶心、呕吐；腹泻便呈水样，有的为血黏液样便，也有里急后重症状；常伴有畏寒、发热(一般在 38℃左右)症状；93%的患者病程在 3d 内，多数(构成比 72.8%)在 8h 内康复，多不治自愈[9]。

3.2　生物学性状

对变形菌的主要生物学性状研究，关于奇异变形菌和普通变形菌的相对较多，尤其是奇异变形菌；本书作者房海等(2012)，也曾对分离于鸡的病原奇异变形菌进行了主要理化性状检验[10]。现综合一些相关资料，做如下简要记述。

3.2.1　形态与培养特征

奇异变形菌具有明显的多形性，除了直杆状外，还常见球状或丝状菌体，无芽孢和明显荚膜(图 4-1)；常是以幼龄培养物易形成周鞭毛，运动活泼；一般生长有菌毛，以致能黏附于某些植物或真菌细胞表面，但不与动物组织细胞或红细胞相吸附。做磷钨酸负染色标本，置透射电子显微镜下观察可见菌体杆状、表面似有皱褶状、有微泡、周生鞭毛(图 4-2)。

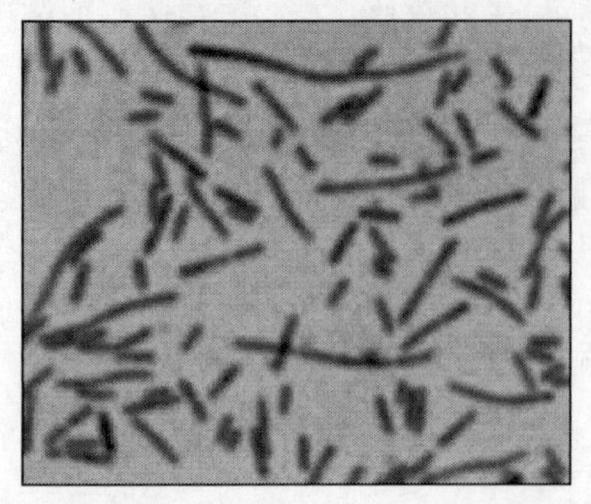

图 4-1 奇异变形菌(*P.mirabilis*)在普通营养琼脂培养基上 37℃培养 18h 的革兰氏染色形态(G^-)(见彩图)

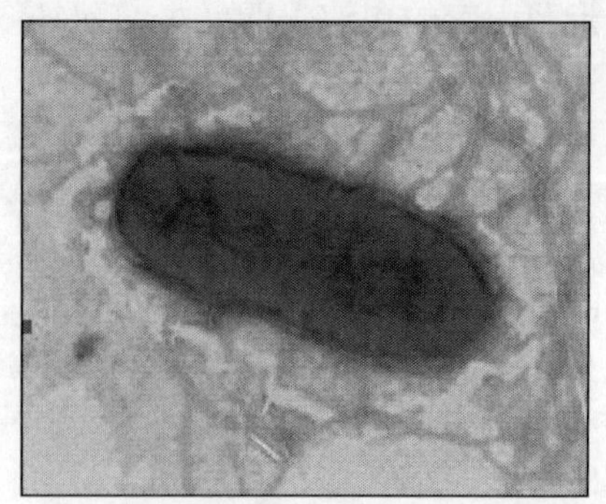

图 4-2 奇异变形菌在普通营养琼脂培养基上 37℃培养 18h 的负染色透射电镜形态(显示杆状菌体及周生鞭毛，原×8 000)(见彩图)

变形菌对营养要求不高，在普通营养培养基中即可良好生长；生长温度为 10~43℃，最适为 37℃；有些菌株在血液营养琼脂培养基上具有溶血性，在肠道菌选择性培养基上形成不发酵乳糖的菌落，在沙门氏菌-志贺氏菌琼脂(Salmonella-Shigella agar, SS agar)培养基上产生 H_2S 的种(株)能形成有黑色中心的菌落。除彭氏变形菌的部分菌株外，在普通营养琼脂或血液营养琼脂培养基(尤其是表面潮湿的培养基)上常呈扩散生长，形成以接菌部位为中心的厚薄交替、同心圆形的层层波状菌苔(图 4-3)，这种现象被称为迁徙生长(也称泳动或蔓延生长)现象(swarming growth phenomenon)，也称集群(swarming)，其确切的原因尚不明了；若在培养基中加入 0.1%苯酚、0.4%硼酸、0.2mmol/L 对硝基苯甘油或提高琼脂使用浓度至 5%~6%，这种迁徙生长现象则可消失，能出现孤立菌落且常不影响鞭毛的形成及运动性。

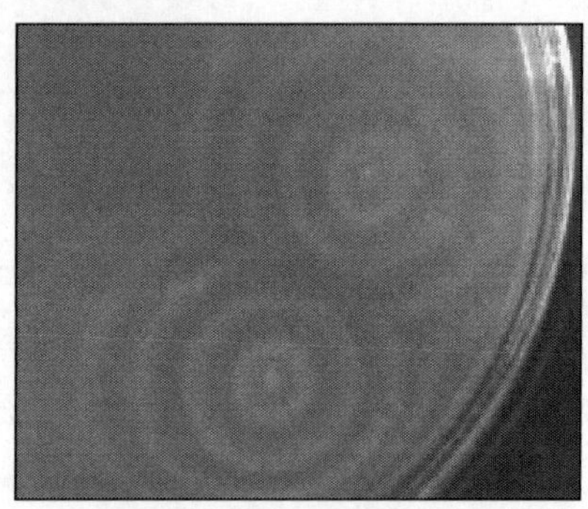

图 4-3 奇异变形菌在普通营养琼脂培养基上 37℃培养 72h 的迁徙生长现象(见彩图)

3.2.2 生化特性

为简便区分 4 种变形菌，将在《伯杰氏鉴定细菌学手册》(*Bergey's Manual of Determinative Bacteriology*)第九版中记载的“变形菌属细菌种间特征鉴别表”列于此(表 4-2)[11]。

表 4-2　变形菌属细菌种间特征鉴别

项目	奇异变形菌	产黏变形菌	彭氏变形菌	普通变形菌
吲哚产生	–	–	–	+
V-P试验	d	+	–	–
柠檬酸盐利用(Simmons)	d	+	–	[–]
H_2S 产生	+	–	d	+
鸟氨酸脱羧酶	+	–	–	–
产酸：麦芽糖	–	+	+	+
α-甲基-D-葡萄糖苷	–	+	[+]	d
蔗糖	[–]	+	+	+
D-木糖	+	–	+	+
酪氨酸分解变清	+	–	+	+

注：表中符号的–表示 0%~10%菌株阳性，[–]表示 11%~25%菌株阳性，d 表示 26%~75%菌株阳性，[+]表示 76%~89%菌株阳性，+表示 90%~100%菌株阳性。

3.2.3　抗原结构与免疫学特性

奇异变形菌和普通变形菌，均具有菌体(ohne hauch，O)抗原和鞭毛(hauch，H)抗原，某些菌株还存在荚膜(kapsel，K)抗原(也称 C 抗原)。

3.2.3.1　抗原与血清型

奇异变形菌和普通变形菌的血清学分型，目前仍是按 Kauffmann(1966)建立的 Kauffmann-Perch 简化抗原表，包括 49 个 O 抗原和 19 个 H 抗原；该方案包括用此两种变形菌的菌株制备 O 抗血清，其中普通变形菌的 O 抗原有 17 个，奇异变形菌的有 27 个，另有 5 个见于两种变形菌的菌株。还有 3 个 O 抗原被定为 A、B、C，以及 11 个 O 抗原定为 100~104(5 个)和 200~205(6 个)，这些抗原在其他的研究中也已经被确定，但还没有被系统地包括在一个扩大的 Kauffmann-Perch 体系中。最常分离到的菌株，是 O3、O6、O10 这些 O 抗原的奇异变形菌。

在 Kauffmann-Perch 体系中，H 抗原的数目为 19 个，最常见的 H 抗原为 1、2 和 3；在 H 抗原中的交叉反应数量大又复杂，且在对变形菌的鉴别中使用 H 抗原，还仅限于 Kauffmann 和 Perch 在初期的研究。

在人发生立克次体(Rickettsia)感染后所形成的抗体，可与被命名为 X19、X2、XK 的 3 株变形菌 O 抗原发生交叉反应，此 3 株菌分别被用于制备抗普通变形菌 O1 和 O2 及奇异变形菌 O3 抗原的相应抗血清。对人血清进行这些特异性抗体检验的诊断试验，被称为外-斐反应(Weil-Felix reaction)；但用此指标来解释立克次体的感染时要特别注意，因为变形菌的感染也可能会产生对这些抗原的相应抗体，另外具有 O3 抗原的奇异变形菌也是从人体感染中分离到的菌株。

在与其他细菌的抗原交叉反应方面，张元玲等(2003)报告在2001年从达州市大竹县某乡镇中学水源性奇异变形菌食物中毒的食物、患者、管水人员分离的3株奇异变形菌，均能与沙门氏菌属(*Salmonella* Ligniéres 1900)的A~F多价血清及O19因子血清发生强凝集反应，这还是比较少见的[12]。

3.2.3.2 免疫学特性

奇异变形菌抗原具有良好的免疫原性，被奇异变形菌感染后耐过或接种免疫动物，其机体能产生相应的免疫应答，主要为体液免疫抗体反应。

在发生奇异变形菌食物中毒后，血清抗体会在一定的时限内出现且效价明显升高，也可作为辅助诊断的依据。例如，山东省乳山市卫生防疫站的许艳艳等(2000)报告在1999年9月，乳山市某学校发生因奇异变形菌污染食品引起的食物中毒，共发病16人；经以分离的菌株对5名患者急性期(第1天)和恢复期(第12天)血清做凝集试验，抗体效价在急性期的均为1∶20，恢复期的均为1∶80；同时以5名健康人的血清作对照，均在1∶10也无凝集[13]。

3.2.4 基因型

近年来已多有对变形菌基因分型研究的报告，不同的分型方法各有其特点和应用实践意义。在对食物中毒菌株的溯源中，脉冲场凝胶电泳(pulsed-field gel electrophoresis，PFGE)方法是比较常用和有效的。

3.2.4.1 不同基因分型方法的特点

贾宁等(2002)报告为筛选出适用于变形菌基因分型的最佳方法，对在1998年8月至1999年12月从解放军总医院和第304医院临床分离的44株变形菌，采用PFGE、随机扩增多态性DNA分析(randomly amplified polymorphic DNA analysis，RAPD)、重复元件序列PCR(repetitive extragenic palindromic elements PCR，Rep-PCR)、肠杆菌基因间重复共有序列PCR(enterobacterial repetitive intergenic consensus sequence-PCR，ERIC-PCR)4种方法，进行了基因分型。结果表明：PFGE可分为36个型，分辨率系数为0.988；RAPD可分为17个型，分辨率系数为0.932；Rep-PCR可分为15个型，分辨率系数为0.916；ERIC-PCR可分为23个型，分辨率系数为0.941；4种方法的分型力和分辨力均很好(分辨率系数均在0.90以上)，可区分不相关菌株。其中以PFGE的分辨率最高，且可重复性好；但实验费用较高，所需时间较长，在大规模广泛应用中存在一定的局限性[14]。

3.2.4.2 脉冲场凝胶电泳基因型

汪永禄等(2009)报告，对在2007年从安徽马鞍山地区8起食物中毒检出的28株变形菌(奇异变形菌25株、普通变形菌3株)，用PFGE方法分型(以*Sfi* I酶切)，28株变形菌分为23类、24种带型；其中的25株奇异变形菌分为22种带型，3株普通变形菌分为2种带型。结果显示发生在同一区域食物中毒的分离菌株，可分布在不同的PFGE型中；发生在不同区域食物中毒的分离菌株，也可能归在同一或相近的PFGE型中；提示在马鞍山市不同区域发生的变形菌食物中毒，存在同一克隆的菌株来源[15]。

3.2.5 噬菌体型

Vieu(1963)曾从污水中分离的变形菌中获得温和噬菌体(temperate phage)，这种噬菌体能裂解普通变形菌和奇异变形菌，并可区分该两种变形菌。但尽管已有描述过几种噬菌体的体系(其中主要是对奇异变形菌的)，目前还尚未能够得到广泛的实际应用。

3.2.6 生境与抗性

变形菌(尤其是奇异变形菌和普通变形菌)广泛存在于自然界，尤以奇异变形菌更较常见，均对环境因素的抵抗力不强。

3.2.6.1 生境

变形菌为耐低温菌类，在 4~7℃即可生长繁殖；存在于污水、粪便、厩肥、堆肥、垃圾、土壤，特别是腐败的有机质中，于这些生境中它们在对有机物的分解方面起着重要作用。人和动物的粪便带菌率很高，已知奇异变形菌和普通变形菌多见于小鼠、大鼠、猿猴、浣熊、狗、猫、牛、猪、鸟、爬行类及人和多种动物的肠道内，它们在肠道中的作用至今还不是很清楚，可能在肠道中能帮助水解尿素，但这种作用与肠道中产生脲酶的厌氧菌(anaerobe)相比要小得多，它们更重要的作用可能在于对氨基酸的氧化脱氨生成酮酸和氨等；也广泛分布于人及动物体表，还可在久存的熟食品上大量生长繁殖(与食物中毒直接相关)。

作为病原性变形菌，我国已相继有从腹泻、食物中毒等病例及尿液、痰液、脓汁、血液、胆汁、渗出液、分泌物等多种临床材料中检出的报告，其中主要是奇异变形菌。付元元等(2007)报告，在 2003~2005 年 5 月，从岳阳市第二人民医院门诊和住院患者检出 121 株变形菌，其中奇异变形菌 113 株(构成比 93.3%)、普通变形菌 8 株(构成比 6.7%)；在尿液标本中的构成比例最大(67 株，构成比 55.4%)，其次为痰液(24 株，构成比 19.8%)及分泌物(21 株，构成比 17.4%)[16]。

在食品中多存在不同的污染，其中主要是奇异变形菌和普通变形菌。刘明辉等(2000)报告，对在 1995~1999 年从江苏淮安市采集于市售的熟肉制品、豆制品、水产品等 11 种 265 份食品进行了变形菌监测，结果 11 种均有变形菌检出，检出率为 43%(114/265)。其中以卤猪肉、猪大肠、龙虾、素鸡等被变形菌污染严重，检出率分别为 46.7%(14/30)、71.9%(23/32)、85.7%(24/28)、66.7%(12/18)；在检出的 114 株变形菌中，有奇异变形菌 53 株(构成比 46.5%)、普通变形菌 50 株(构成比 43.9%)、产黏变形菌 11 株(构成比 9.6%)[17]。

3.2.6.2 抗性

在奇异变形菌对常用抗菌类药物的敏感性方面，近年来多有研究报告，且发现常有耐药菌株的出现，并常会给临床治疗用药带来麻烦；对奇异变形菌耐药机制与规律的研究，也构成了当前的主要内容之一。例如：付元元等(2007)报告，对临床检出的 121 株变形菌进行药物敏感性测定的结果显示，对氨苄西林和复方新诺明的敏感率很低(仅为 40.4%和 44.7%)，对阿米卡星、头孢唑啉、头孢唑肟、头孢他啶、头孢曲松、头孢噻吩、庆大霉素、头孢西丁等的敏感率较高(在 70%以上)，尤其对亚胺培南、哌拉西林/三唑巴坦、氨曲南的敏感率高(在 84.3%以上)[16]；张静萍等(2009)报告，在 2001~2006 年从临床材料分离到 288 株奇异变形菌，做耐药性监测的结果显示对亚胺培南、头孢他啶、头孢噻肟、氨曲南、头孢哌酮/舒巴坦、头孢吡肟、阿米卡星、氨苄西林等一直保持较高的敏感性(维持在 74.5%~95.2%)，对氨苄西林、头孢唑啉、环丙沙星、复方新诺明、四环素的敏感率很低(维持在 2.3%~58.8%)[18]；卢雪明等(2010)报告，检测从临床材料分离的 62 株奇异变形菌对 23 种抗菌药物的体外活性及产生超广谱 β-内酰胺酶(extended-spectrum β-lactamase，ESBL)、AmpC β-内酰胺酶(AmpC β-lactamase)、金属β-内酰胺酶(metalm β-lactamase，MBL)的情况，发现产酶率为 25.8%(16/62)，其中 ESBL 为 16.1%(10/62)、AmpC β-内酰胺酶为 9.7%(6/62)，尚未发现产 MBL 的菌株[19]。

3.3 病原学意义

奇异变形菌可单独或与其他病原菌一起，引起人及某些动物的多种类型感染病。在人的感染中以 UTI 和食物中毒表现突出，近年来在呼吸道、消化道及烧伤创面等感染中的检出率也不断增高。

3.3.1 人的奇异变形菌感染病

人的变形菌感染病，可以人为地划分为三种主要临床类型。①泌尿系统感染：泌尿系统感染，是变形菌感染的一种最常见临床类型；②食物中毒：临床最为常见的，是胃肠型食物中毒(bacterial food poisoning，gastroenteric type)；③其他感染类型：临床比较多见的是某些组织器官的局部感染，也有的表现为菌血症或败血症的全身性感染。这些临床感染类型，奇异变形菌、普通变形菌均能引起，但以奇异变形菌的出现频率高；此外，彭氏变形菌也能引起某些类型的感染病。

3.3.1.1 食物中毒

综合相关的记载和报告，由变形菌引起的食物中毒，临床可分为 3 种类型，预后一般均良好[20~22]：①胃肠型——主要表现为急性胃肠炎，潜伏期较短(在 1~48h、多在 3~15h)，临床表现起病急骤，恶心、呕吐、腹痛(剧烈的绞痛)、腹泻(多为水样便或有的带黏液)，每日大便数次至十多次(恶臭)，部分患者可伴轻度里急后重，有的头痛、轻度发热、全身无力，病程较短(一般在 1~3d 可恢复)，很少有死亡；引起急性胃肠炎，包括变形菌同食物一起进入胃肠道，在小肠中生长繁殖引起感染，另外则是变形菌产生的肠毒素直接引起。②过敏型——过敏型组胺中毒的潜伏期短(一般在 0.5~1.0h)，主要表现为全身充血、颜面潮红(酒醉面容)、眼结膜充血，周身痒感，胃肠症状轻微，少数患者可出现荨麻疹，也常伴有头痛、头晕、胸闷、心跳和呼吸加快、血压下降等症状，病程短(一般在 12h 内)，多是由被变形菌污染的水产品引起；此类型主要是由变形菌产生的脱羧酶，将食品中的组氨酸脱羧后形成组胺引起中毒。③混合型——同时出现上述两种类型的症状。

李春艳等(2010)报告，对文献报告 2000~2010 年我国 82 起变形菌食物中毒发生情况进行了分析。①细菌种类：63 起(有 19 起未明确菌种)中奇异变形菌的 46 起(构成比

73%)，普通变形菌的 7 起(构成比 11.1%)，彭氏变形菌、产黏变形菌的各 1 起(构成比各 1.6%)，与其他病原菌混合引起的 8 起(构成比 12.7%)。②临床表现：急性胃肠炎型的 75 起(构成比 91.5%)，组胺过敏型的 5 起(构成比 6.1%)，混合型的 2 起(构成比 2.4%)。③发生地区：在 23 个省(市)有报告，以南方地区发生较多。④发生场所：餐饮服务单位的 60 起(构成比 73.2%)，食堂(职工食堂 10 起、学生食堂的 9 起)的 19 起(构成比 23.2%)，非经营性场所(主要指家庭自制食品)的 3 起(构成比 3.6%)。⑤发生季节：高发期为夏秋季节，以 7 月份尤为突出。⑥中毒食品：肉类和鱼类的 43 起(构成比 52.4%)，蔬菜和水果类的 15 起(构成比 18.3%)，混合食品(主要指盒饭等)的 9 起(构成比 11.0%)，其他(粮谷类 1 起、豆和豆制品类 3 起、蛋类和奶类 2 起)的 6 起(构成比 7.3%)，未注明的 9 起(构成比 11.0%)[21]。

在我国发生的变形菌食物中毒事件，以奇异变形菌及胃肠型最为常见；多为由某种变形菌单独引起，也有的是与其他病原菌混合引起。以下是通过中国知识资源总库(CNKI)学术文献总库，检出的奇异变形菌食物中毒相关情况。

(1) 基本情况　在检出的奇异变形菌食物中毒 109 篇文献、120 起事件中，单独引起的 95 篇文献、106 起事件，在总事件数量中的构成比为 88.33%；与其他病原菌混合引起的 14 篇文献、14 起事件，在总事件数量中的构成比为 11.67%。无中毒死亡事件。

在与其他病原菌混合引起的 14 起事件中，与副溶血弧菌的 8 起，与蜡样芽孢杆菌、摩氏摩根氏菌、肠炎沙门氏菌、金黄色葡萄球菌、汤卜逊沙门氏菌和铜绿假单胞菌、肠致病性大肠埃希氏菌(enteropathogenic *Escherichia coli*，EPEC) O124∶K86 的各 1 起。看来奇异变形菌多是与副溶血弧菌一同污染食物，这也可能是与此两种病原菌的生境特征相关联的；同时，也需在对细菌性食物中毒的病原菌检验中予以注意。

1) 发生地区：在 120 起奇异变形菌食物中毒事件中，涉及 24 个省(地)，缺乏明显的区域分布特征；具体的事件数量(起)见表 4-3(按事件数量依次排列)。

表 4-3　120 起奇异变形菌食物中毒事件的发生地及数量

序号	省(区、市)	起数	序号	省(区、市)	起数	序号	省(区、市)	起数	序号	省(区、市)	起数
1	广东	14	8	新疆	6	15	海南	3	22	上海	1
2	山东	14	9	黑龙江	6	16	福建	3	23	云南	1
3	浙江	9	10	辽宁	6	17	甘肃	2	24	陕西	1
4	重庆	8	11	湖南	4	18	吉林	2	合计	24	120
5	江苏	8	12	北京	4	19	天津	2			
6	四川	8	13	安徽	4	20	江西	2			
7	河南	7	14	广西	3	21	河北	2			

2) 发生年份：在 120 起奇异变形菌食物中毒事件中，报告的年份涉及 25 个(不含未明确记述的)；以在近些年的为多，但并不存在年份流行病学特征。具体的事件数量(起)见表 4-4(按事件数量依次排列)。

表 4-4 120 起奇异变形菌食物中毒事件的发生年份及数量

序号	年度	起数	序号	年度	起数	序号	年度	起数	序号	年度	起数
1	1998	11	8	1999	8	15	1996	3	22	1986	1
2	2006	10	9	2004	6	16	2010	3	23	1987	1
3	2003	9	10	1997	5	17	1961	2	24	1995	1
4	2007	9	11	2002	5	18	1989	2	25	2011	1
5	2009	9	12	2008	5	19	2090	2	26	2012	1
6	2001	8	13	2000	4	20	未记述	2	合计	25	120
7	2005	8	14	1992	3	21	1972	1			

3) 发生规模：在 120 起奇异变形菌食物中毒事件中，中毒的发生规模及罹患率差异较大，最小的 1 起 1 人中毒、最大的 1 起 3258 人中毒，多为群体(聚餐或分食同种被污染食物)发生；与其他细菌性食物中毒事件相比，常表现为发生的规模较大和罹患率较高。

罹患率 100%的 17 起(在总事件数量中的构成比为 14.41%)共 448 人(平均 26.35 人/起)，最小的 1 起 1 人、最大的 1 起 243 人；罹患率最低的 1 起为 10.0%(67/670)，统计 84 起的平均罹患率为 40.75%(表 4-1)。

A. 规模小的事件：举例 2 起，分别如下。①山东省莱阳市卫生防疫站刘磊等(2002)报告在 2001 年 8 月，市民张某在一家肉食品专卖店购回熟猪头肉，未经再加热即凉拌后同家人一起食用，食用了拌猪头肉的 3 人在食用后 5~6h 相继发病(罹患率 100%)，未食用的 3 人未发病；临床表现腹痛、腹泻、头痛、发热，伴有恶心、呕吐[23]。②广东省珠海市疾病预防控制中心的姚毅克等(2005)报告在 2004 年 6 月，李某从一家百货超市购回凉拌菜后在家里食用，4 人在食用后均发病(罹患率 100%)，潜伏期 8~11h；临床表现腹痛、腹泻的 4 例，头痛、头晕的 3 例，发热的 2 例，恶心、呕吐的各 1 例[24]。

B. 规模大的事件：举例 2 起，分别如下。①山东省淄博市卫生防疫站王金孚(1973)报告在 1972 年 5 月，淄博市某食堂会议晚餐食用汆里脊，243 人在食用后均发病(罹患率 100%)，在同一食堂用餐但未食用的均未发病；潜伏期在 1~36h，多在 6~20h；临床表现下腹部脐周疼痛的 229 例(构成比 94.2%)、水样腹泻的 202 例(构成比 83.1%)、黏液血便的 28 例(构成比 11.5%)、头痛和头晕的 54 例(构成比 22.2%)、恶心的 23 例(构成比 9.5%)、呕吐的 6 例(构成比 2.5%)、全身不适的 22 例(构成比 9.1%)、发热的 75 例(构成比 30.9%)[25]。②在前面有述，周慧军等(1998)报告发生在 1997 年 6 月的 1 起 3258 人中毒事件[6]。

4) 最早的事件：在检出的奇异变形菌食物中毒事件中，前面有述由杜继昭等(1980)报告发生在 1961 年的 3 起是最早的[9]。

(2) 流行病学表征　由奇异变形菌引起的食物中毒，主要通过由此菌污染且加热不足的食物(尤其是肉类)传播；此外，也可通过使用被此菌污染的厨具或容器等引起。

1) 中毒食物：初步统计在 120 起事件中经检验明确或相关中毒食物的 87 起(构成比

72.5%)，主要涉及被奇异变形菌污染的肉类食品(牛肉、猪肉、鸡肉、鸭肉、驴肉、兔肉)的共 68 起(构成比 78.16%)，另外为豆制品(豆浆、臭豆腐)、鱼类、高淀粉类(月饼、米饭)的各 2 起(构成比各 2.29%)，高蛋白类食品(蚕蛹、鸡蛋、猪血)的 4 起(构成比各 4.59%)，其他类食品(凉拌菜、蔬菜、盒饭、卤菜等)的 9 起(构成比 10.34%)。

下列几种食物被奇异变形菌污染引起食物中毒，都是比较少见的。①因生食蔬菜引起：空军乌鲁木齐医院的孙寒等(1997)报告了 2 起事件(各 1 人)，事件 1 发生在 1995 年 12 月，1 名 63 岁男性因生食不洁净蔬菜后发病，临床表现为发热、呕吐、腹泻；事件 2 发生在 1996 年 2 月，1 名 32 岁男性因生食冰箱内存放的黄瓜后发病，临床表现为发热、呕吐、腹部隐痛、腹泻[26]。②因食用猪活血引起：巴马瑶族自治县卫生防疫站的李世楠(1990)报告在 1990 年 7 月 8 日、9 日，巴马县发生 2 起因食用猪活血引起的食物中毒，事件 1 为巴马县某单位刘某某，7 月 8 日上午屠宰自养的 1 头肥猪上市，留下约 1000g 的生血至下午 8 时加工成猪活血，12 人进食后在 2h 后 9 人发病(罹患率 75.0%)；事件 2 为 7 月 9 日中午，巴马镇练乡村一个体饮食摊购买了猪生血配成猪活血出售，9 人进食后有 7 人发病(罹患率 77.78%)；主要临床表现为腹痛、腹泻、恶心、呕吐，有的头晕、头痛、乏力，个别的发热[27]。③因食用蚕蛹引起：浙江浦江县卫生防疫站的徐承红等(2001)报告在 1998 年 6 月 14 日，有 25 人因食用了 1 人出售在家里加工的卤制蚕蛹后发病，潜伏期 12~18h(平均 12.5h)；临床表现为不同程度的胃脘部不适、沉闷感、恶心、呕吐、阵发性腹绞痛、腹泻[28]。

2)传播途径：综合分析奇异变形菌引起食物中毒的传播途径，主要有以下几种形式。①奇异变形菌及其肠毒素直接污染食物引起；②由于食品加工、运输、储存不规范引起的交叉污染导致发病；③烹调加热不充分时仅部分奇异变形菌被杀死或部分肠毒素被灭活，残存的仍可致病；④烹调过的食物盛放于被污染的容器内，或使用被污染的厨具再加工其他食品也可引起；⑤餐饮工作人员带菌污染食品及用具，可引起就餐的健康者发病。

3)发生季节：中毒发生有较明显的季节性，初步统计 120 起奇异变形菌食物中毒事件，主要发生于 5~10 月，共 105 起(构成比 87.5%)；此季节是该菌生长繁殖的适期，也是人们喜食冷凉食品的季节。按月份的发生频率，依次为：7 月(23 起)、8 月(22 起)、6 月(20 起)、9 月(19 起)、5 月(14 起)、10 月(7 起)、2 月(5 起)、1 月(2 起)、4 月(2 起)、11 月(2 起)、3 月(1 起)、12 月(1 起)、未明确记述的(2 起)。

4)发生场所：中毒发生有较明显的场所特征，初步统计 120 起奇异变形菌食物中毒事件，主要发生在集体(聚)餐(宴)场所共 81 起(构成比 67.5%)。按归类后的发生频率，依次为：酒店(含宾馆和餐厅)38 起(构成比 31.67%)，集体分食的 29 起(构成比 24.17%)，单位食堂的 26 起(构成比 21.67%)，聚餐的 17 起(构成比 14.17%)，家庭的 6 起(构成比 5.0%)，个人的 2 起(构成比 1.67%)，未明确记述的 2 起(构成比 1.67%)。

(3)*发病与临床特点*　变形菌食物中毒的病程有自限性，一般为 1~2d，轻者数小时即症状消失；病后的免疫力不强，可重复发生。初步统计 120 起奇异变形菌食物中毒事件，在不同年龄、性别均有发生，但以中青年为多见，这可能是与聚餐机会相关的；发病表现急骤，潜伏期多在 2~24h(最短的为 1h、最长的达 65h)；均为胃肠型，临床表现几乎均有腹痛、腹泻、恶心、呕吐等消化道症状，有的伴有发热、头痛、头晕、全身不适等。

为简便了解奇异变形菌食物中毒在发生时间、罹患率、潜伏期、相关食物、发生场所等方面的一些情况，将发生于不同省(区、市)在这些方面记述比较详细的择 10 起归于表 4-5(不含已分别单独记述过的)[29~38]。

表 4-5　10 起奇异变形菌食物中毒事件的基本情况

序号	报告者(年度)	发生(年.月)	同餐人数	发病人数	罹患率/%	潜伏期(平均)/h	相关食物	发生地(省、区、市)	发生场所
1	李建富等(1999)	1997.6	374	80	21.4	3.5~23(9.26)	肉类	河南	食堂
2	秦淑惠(1999)	1997.6	320	62	19.4	4~55.5(16.5)	卤鸭	重庆	食堂
3	宁德清等(2000)	1998.5	1780	256	14.4	4~33	猪，鸡肉	广东	食堂
4	周兴等(2002)	1999.3	42	27	64.3	11~28(14.5)	凉拌牛肉	四川	分食
5	王福(2003)	1999.8	10	9	90.0	4~8	烧鸡	天津	聚餐
6	杨怀义等(2001)	2000.7	113	30	26.5	8.5~15.5(11)	海凉粉	黑龙江	酒店
7	李新等(2003)	2001.2	52	30	57.7	5~20(12.4)	未注明	新疆	酒店
8	黄剑峰(2007)	2003.6	12	9	75	5~16	烧鸡	湖南	饭店
9	刘琪等(2007)	2005.9	69	28	40.6	7~29(13)	冷盘菜	安徽	聚餐
10	田燕(2011)	2010.9	80	21	26.3	3~18(7.6)	猪头肉	河北	聚餐
合计	10	1997~2010	2852	552	19.4	3~55.5			

3.3.1.2　其他感染病

奇异变形菌是引起人 UTI 的最常见病原菌，医院中尿道插管或其他导管是感染的途径之一，也是重要的医院感染菌。在适宜条件下还可引起机体其他部位的损伤，如创口、烧伤部位、呼吸道、眼、耳、咽喉等的局部感染及腹膜炎、脑膜炎、肺炎、脓性中耳炎、乳突炎、心内膜炎、腹泻、脊髓炎、菌血症和败血症等，新生儿的脐带残体被感染后还可能会引起高度致死性的败血症及脑膜炎，新生儿腹泻的暴发流行也是比较常见的。

在我国多有由奇异变形菌引起多种感染类型的报告，且有的感染类型还是比较少见的，这也从某种意义上表明了奇异变形菌的广泛致病作用。例如：①尹洪臣(1990)报告了 2 例(1 例为 6 个月的女婴、1 例为 10 岁的男孩)奇异变形菌败血症病例，其中的女婴病例是在 1980 年，于生后 1 个月即开始腹泻(黄色稀便)，5 个月后腹泻加重(脓血便)，血培养检查为奇异变形菌；男孩病例是在 1987 年，表现为腹泻、高热、有肺炎和肺脓肿及脓胸，检验结果为奇异变形菌引起的败血症，并因心衰及脓痰窒息死亡[39]。②徐红(1988)报告 1 例发生颅内感染死亡的 49 岁患者，经检验表明由奇异变形菌引起，认为是在国内首次检出此类病例[40]。③张斐等(1991)报告在南通医学院附属医院新生儿室，1985 年 1 月发生由奇异变形菌引起的肠炎暴发流行，发病来势凶猛、病情危重，27 例中死亡 4 例[41]。④徐红麟等(2009)报告在 2008 年 9 月，从 1 例腹泻并带血便后转为迁延性腹泻的婴儿粪便中分离到奇异变形菌，经检验证实此婴儿的迁延性腹泻是由奇异变形菌引起的[42]。

3.3.2　动物的奇异变形菌感染病

在一定的条件下，奇异变形菌可致一些幼龄动物(牛、羊、犬和猫等)腹泻等，也偶可致成年家畜腹泻、犬的外耳炎或偶见于某些动物局部伤口的继发感染。Anandachitra 等(2007)报告从猪流产胎儿检出了病原奇异变形菌，这还是比较少见的[43]。

近年来我国已有由该菌引起多种陆生及水产养殖动物、野生动物感染发病的报告，包括鸡的腹泻、关节炎及眼炎，珍禽(美国七彩山鸡和白颈长尾雉)的腹泻、呼吸症状及眼炎，仔猪、猴、鹿等的腹泻，水貂的败血症，大熊猫的生殖道感染，狐狸、小熊猫、豺和狼等的感染病；蛙(牛蛙和美国青蛙)的腐皮病，鳖的烂嘴病，大黄鱼的感染病等[44]。

福建省计划生育科学技术研究所的刘国璋等(1998)报告在 1996 年 9~10 月，该研究所某猴场在养殖猕猴群中暴发腹泻流行，73 只猴发病 69 只(罹患率 94.5%)；历时 35d，死亡 21 只(病死率 30.4%)；期间，还传染给了 1 名饲养人员。病猴表现为暴发性频繁腹泻、拒食，部分有腹部鼓胀，个别有呕吐；体温在初始升高，随后两天下降；病程多在 3~5d，少数病猴转为迁延型，反复发作。经检验证实，其病原为奇异变形菌；认为像这种由奇异变形菌引起、从猴传染给人的腹泻病，在国内外还是首次报告[45]。此外也可认为，这是奇异变形菌能作为人兽共患病(zoonose)病原菌比较典型的例子。

3.3.3　毒力因子与致病机制

已有的研究资料显示，奇异变形菌的毒力因子及致病作用主要包括多种类型的菌毛(fimbriae)、鞭毛(flagellum)与集群生长、尿素酶(urease)、多糖荚膜(polysacchride capsule，PC)、蛋白酶(*Proteus mirabilis* protease，PMP)、溶血素(hemolysin)、透明质酸酶(hyaluronidase)、磷脂酶(phospholipase)、内毒素(endotoxin)、肠毒素(enterotoxin)、抗吞噬作用等[22,46~51]。但对奇异变形菌致病机制的研究，目前还主要是在泌尿系统感染方面。

总体上讲，奇异变形菌作用于机体首先是在防御功能减弱的黏膜表面或伤口等部位大量繁殖，并分泌 PMP、透明质酸酶等破坏靶细胞膜表面的免疫球蛋白(SIgA 和 IgG)及其他保护性黏蛋白。通过特定的菌毛黏附于靶细胞表面，在靶细胞上分化生长，并超量表达鞭毛和 PC，尔后侵入细胞和细胞间质，释放尿素酶、溶血素、PMP、肠毒素等毒力因子，作用于受染细胞，最终导致相应组织和器官功能异常，引起疾病。

普通变形菌与奇异变形菌是基本一致的，在很多情况下也常常是将此两种变形菌在一起描述，下面以奇异变形菌为主予以简介。

3.3.3.1　集群现象

奇异变形菌在一定的生长条件下，裂殖状态的短杆菌(长 2~4μm)将发生分化，菌体明显变成长丝状(可达 80μm)，胞内含多个核质，鞭毛表达增长，数量增多(50 倍以上)，多细胞协同一致并迅速成群向四周迁徙样生长。这种特殊的行为方式，称为集群(群游)

现象。集群分化(swarming differentiation)和裂殖合成(vegetative consolidation)总是交替进行，每一个循环(约为 4h)为一个集群周期(swarming cycle)。由于集群分化菌不仅菌体伸长、鞭毛过量表达，而且伴随着胞内尿素酶、溶血素和 PMP 等毒性产物的显著增加及活性增强，因此比裂殖菌具有更强的侵袭、定植、存活能力和毒力。集群菌产生高水平溶血素，其溶血能力是裂殖菌的 10 倍以上；动力和集群阴性的变异菌株完全丧失侵袭能力，不能侵入尿道细胞，仅产生低水平及低活性的溶血素、尿素酶和 PMP(为野生型菌株的 0%~10%)；动力阳性和集群阴性变异菌株的侵袭力比野生型裂殖菌低约 25 倍，毒性产物水平同样减少(PMP 可减少 3 倍)。

同时，奇异变形菌集群分化因过量表达鞭毛和尿素酶等，是泌尿道感染并发肾及尿路结石的最重要原因之一。鞭毛主要介导奇异变形菌的动力，与奇异变形菌在组织中的侵袭力直接相关。奇异变形菌合成的尿素酶是一种胞浆内 Ni^{2+}金属蛋白酶，分解尿素产生氨和 CO_2 而形成碱性环境，构成了肾及尿路结石发生的重要机制。总体来讲，奇异变形菌在体内感染时所出现的两种类型的带鞭毛菌体——游动菌细胞(单细胞菌体)和集群(群游)菌细胞，其中的游动菌细胞，被认为在引起细菌由尿道到达膀胱靶组织中发挥着重要作用；集群(群游)菌细胞，被认为在上行尿路感染中起关键作用。此外，集群(群游)菌细胞和游动菌细胞溶血素、PMP、尿素酶等毒力因子的过量产生，可能帮助促进集群(群游)菌细胞在膀胱和肾脏最初的定植和感染。

3.3.3.2　黏附作用

奇异变形菌表达的多种类型菌毛，对尿道上皮细胞等具有特别的黏附和定植能力。在不同的条件下，奇异变形菌可表达耐甘露糖样变形菌菌毛(mannose resistant/*Proteus*-like fimbriae，MRP)、奇异变形菌菌毛(*Proteus mirabilis* fimbriae，PMF)、适温菌毛(ambient-temperature fimbriae，ATF)和非凝集性菌毛(non-agglutination fimbriae，NAF)等 4 种不同的菌毛。

其中的 MRP，是因其表达不受甘露糖的抑制而得名，分子质量为 18.5kDa，具有尿道上皮细胞黏附素(adhesin)的作用，MRP 的表达具有明显的体内选择性作用。PMF(其基因称为 *pmfA*)对膀胱黏膜有选择性定植作用，而对肾组织和尿道上皮细胞均未见显示定植能力，PMF 在定居于膀胱后，游动菌细胞分化为集群(群游)菌细胞并沿输尿管上行至肾脏，具有甘露糖抗性血凝(mannose-resistant hemagglutination，MRHA)活性的黏附素帮助细菌黏附于肾上皮细胞；一旦出现黏附，集群(群游)菌细胞就大量分泌多种酶类(尿素酶和溶血素等)，可导致肾盂肾炎、尿石病及肾损伤。ATF 是严格受环境因素影响而合成的一种菌毛，分子质量约 24kDa，不具有血细胞凝集能力，与致病性的相关尚不明了。NAF 是奇异变形菌表达的一种非凝集性菌毛，分子质量为 18.5kDa，曾被称为尿道上皮细胞黏附素，主要介导奇异变形菌对尿道上皮细胞的黏附与定植作用。

3.3.3.3　毒性酶

奇异变形菌表达的毒性酶类，主要包括 PMP、透明质酸酶、磷脂酶和尿素酶等。

(1) PMP　奇异变形菌的 PMP 是一种释放至胞外的 Zn^{2+}金属蛋白酶，分子质量约 55kDa。PMP 可裂解血清中和黏膜细胞分泌的 IgA、IgG 及其亚单位，甚至非免疫球蛋白底物如酪蛋白等也均可被裂解；以上这些免疫球蛋白的降解产物因丧失了免疫效应功能，相应破坏了宿主正常的免疫防御机制，限制了机体对奇异变形菌的免疫应答，从而有利于奇异变形菌在宿主细胞中的定植、侵袭和集群分化生长。Senior 等(1988)报告在一项研究中发现，在所有奇异变形菌和彭氏变形菌及多数普通变形菌的菌株中，均检测到了 IgA 蛋白酶活性。之后有研究指出奇异变形菌的 IgA 蛋白酶(称为 ZapA)，是一种可以降解 IgA1、IgA2 和 IgG 亚类的金属蛋白酶。Walker 等(1999)根据对 ZapA 阴性菌株在上行 UTI 小鼠模型中的研究，发现 ZapA 在从游动菌细胞到集群(群游)菌细胞分化的循环中表达，并且显示具有细菌定植的功能。

(2) *透明质酸酶*　肠功能障碍、脓性分泌物、尿样品的奇异变形菌分离株，均具有透明质酸酶活性，其中慢性尿路感染的尿样品分离株的活性最高，肠功能障碍、脓性分泌物分离株的活性均非常低。透明质酸酶的作用是脂解宿主细胞周围的透明质酸，而利于奇异变形菌的运动，因而是与侵袭力有关的。

(3) *磷脂酶*　奇异变形菌能分泌一种溶解脂质的磷脂酶，该酶可破坏宿主细胞膜的脂质层，有利于奇异变形菌侵入宿主细胞内。

(4) *尿素酶*　奇异变形菌的尿素酶由三个不同亚单位(一个大亚基和两个小亚基)组成，是引起尿道感染的一种主要毒力因子；通过尿素酶的作用释放毒性代谢终产物(如由尿素水解产生的氨)引起尿液的碱化(pH 升高)，导致晶体沉积、结石形成及对肾上皮的潜在细胞破坏性，这种碱性环境还有利于该菌的生长。当奇异变形菌感染进入肾小管后，在肾小管内的尿素被分解，尿液出现高浓度氨和 pH 增高，氨通过肾小管细胞弥散入肾小管周围毛细血管和肾静脉而进入血液循环，当尿液的 pH 高于 8.0 时，几乎所有肾小管细胞产生的氨全部进入肾小管周围毛细血管而不进入尿中。由于氨的碱化作用，破坏泌尿道上皮细胞，使细菌易于侵入肾实质，引起肾组织的病理损伤，因此尿素酶与肾盂肾炎、肾结石的发生有密切关系，也可能与膀胱结石的形成有关，因为该菌使尿液碱化后，可促进磷酸铵镁结石的形成；结石的存在，又有利于奇异变形菌的感染。

3.3.3.4　毒素

奇异变形菌表达的毒素，主要包括内毒素、耐热性肠毒素(heat-stable enterotoxin，ST)和溶血素等。

(1) *内毒素和耐热性肠毒素*　奇异变形菌多能产生内毒素和 ST，也是引起食物中毒的主要致病因素。例如：①张斐等(1991)报告，检测临床腹泻患者粪便中分离的 36 株奇异变形菌的溶血活性、细胞毒性、肠毒素、内毒素，发现全部产生内毒素(鲎试验阳性)，均能导致供试的人 O 型、家兔、羊的红细胞溶解，均能导致供试的中国仓鼠卵巢细胞(Chinese hamster ovary，CHO)、HEp-2 细胞(人喉癌表皮细胞)发生病变(细胞聚合成团)，有 4 株(构成比 11.1%)产生 ST(乳鼠灌胃试验)[41]。②汪永禄等(2009)报告，对在 2007 年从安徽马鞍山地区 8 起食物中毒检出的 28 株变形菌(奇异变形菌 25 株、普通变形菌 3 株)，用鲎试验检测内毒素、刚果红(Congo red)试验检测侵袭性，结果有 21 株(构成比 75.0%)的内毒素阳性(均为奇异变形菌)，有 7 株(构成比 25.0%)的侵袭性阳性[15]。

(2) *溶血素*　从肾盂肾炎、插管相关菌血症和粪便样品中分离的奇异变形菌，均能产生溶血素，溶血活性无显著差异。奇异变形菌溶血素在体外实验中对红细胞和肾细胞具有明显溶解活性，而在尿路感染的致病机制中作用并不明显。

3.3.3.5 其他

PC 是存在于奇异变形菌菌体表面的一种多糖蛋白，是富含乳尿酸和半乳糖醛酸的酸性Ⅱ型分子，分子质量约 40.6kDa，体外实验表明 PC 具有诱导尿路结石(主要成分为 $MgNH_4PO_4 \cdot 6H_2O$)形成的独特能力。

Peerbooms 等(1984)首先报告通过使用非洲绿猴肾细胞(vero 细胞)，证明了具有侵袭性的奇异变形菌菌株，随之又有了奇异变形菌对许多其他细胞系(包括人的膀胱细胞、胚胎小肠上皮细胞和回肠上皮细胞等)具有侵袭能力的报告；推测这种对上皮细胞的侵袭能力，可能表明其能在体内导致对肾上皮细胞的严重损坏。

3.4 微生物学检验

无论是在食物中毒还是其他类型的感染病中，目前对奇异变形菌的微生物学检验，仍主要是对奇异变形菌做分离鉴定的细菌学检验；尽管已明确变形菌具有 O、H 抗原并能进行血清学分型，但对奇异变形菌的血清型检定及其在细菌学检验中的意义，目前尚不很明确。

在对食物中毒的检验中，鉴于变形菌的广泛存在，要注意对从食物及原料、厨具、患者粪便等分离到的菌株，进行同一性检验；另外则是以分离菌株制备抗原，对患者进行双份血清检验。

3.4.1 细菌分离

变形菌对营养的要求不高，在普通营养培养基及一些肠道细菌选择性培养基上均能良好生长，因此可用普通营养琼脂、血液(含 5%~10%的家兔或绵羊血液)营养琼脂、SS 等培养基平板，直接取材料(有特定需要时可先增菌培养)做划线分离，置 25~37℃培养 24h 左右挑选纯一或优势生长的菌落移接于普通营养琼脂斜面做成纯培养供鉴定用。

由于变形菌所独具的迁徙生长现象，要获得单一菌落则需在分离培养时特别注意，其方法可如前面有述的在普通营养琼脂等培养基中加入某种适当的化学物质以抑制迁徙生长；另外则是为避免这些化学物质的加入可能会对细菌生长发育带来的不良影响，常可采用不加化学物质、将培养基平板在划线分离细菌前倒置于 37℃温箱中充分干烤(使培养基表面尽量干燥)或提高琼脂使用浓度等方法，同时注意尽量缩短培养时间，以保证出现单菌落生长为宜。

3.4.2 细菌鉴定

对奇异变形菌的鉴定，除了常规的表型指征外，毒力因子、生物学分型等，也是重要的检验内容。

3.4.2.1 理化特性检查

在对奇异变形菌的理化特性检查中，要特别注意与其相近的摩根氏菌属(*Morganella* Fulton 1943)、普罗威登斯菌属(*Providencia* Ewing 1962)细菌相鉴别(苯丙氨酸脱氨酸阳性也是该 3 个菌属与肠杆菌科中其他细菌的重要鉴别特征)；对尿素的迅速分解作用，也构成了变形菌的一个重要特征。在变形菌的种间鉴别时，产生鸟氨酸脱羧酶是奇异变形菌的一个重要指标；在与常见的普通变形菌相区别时，奇异变形菌的吲哚阴性、鸟氨酸脱羧酶阳性，普通变形菌的吲哚阳性、鸟氨酸脱羧酶阴性。

此外，需注意可能出现的生化特性变异菌株。例如，徐向东等(1992)报告从临床 1 例伤口感染患者的伤口脓性分泌物中，检出了不产硫化氢的病原奇异变形菌[52]；裴标等(2001)报告，在 1999 年从 1 起食物中毒材料中检出的奇异变形菌，为嗜碱耐盐性菌株，表现为在含 1%~10% NaCl 的培养基中均能生长，在 pH 8~10 的碱性蛋白胨水中生长良好[53]。

3.4.2.2　毒力因子检测

检测变形菌是否具有侵袭力，可采用刚果红显色试验、豚鼠角膜试验——瑟林尼试验(Séreny test)、基因探针等方法；其中的刚果红显色试验，具有操作简便、结果容易判定等特点，更多被采用。检测内毒素，多采用常规的鲎试验方法。

3.4.2.3　生物学与基因分型

对变形菌分离株进行生物学与基因分型，在溯源追踪(尤其是对食物中毒源菌株)的流行病学方面，具有重要的诊断意义和实用价值。目前主要包括 PCR 方法、丹尼斯试验(Dienes test)、PFGE 方法等；实践中以丹尼斯试验较常用，以 PFGE 方法更准确。

(1)*丹尼斯试验*　基于大多数变形菌在普通营养琼脂培养基平板上具有的游走(生长)能力，可通过丹尼斯(Dienes)现象来初步区分不同菌型的变形菌。丹尼斯试验(也称拮抗试验)是当两个或多个变形菌的菌株点种生长在同一琼脂平板时，35℃培养 18~24h 检查，邻近菌株的扩展生长有时会在菌株生长物相遇的地方形成边界线，这种拮抗作用表示为不同的菌型，融合生长则表示为菌株间的同一性，此即丹尼斯现象。丹尼斯现象与血清学特征间进行比较，相同 O 和 H 血清型的各菌株间无边界线产生，不同 O 抗原但相同 H 抗原的不同菌株间也常无边界线产生，看来丹尼斯现象主要取决于 H 抗原，可能还与某些或某种毒性产物、细菌素等有关。

汪永禄等(2009)报告，通过对在 2007 年从安徽省马鞍山地区 8 起食物中毒检出的 28 株变形菌(奇异变形菌 25 株、普通变形菌 3 株)的丹尼斯试验，有 1 起(3 株)出现了丹尼斯现象(拮抗作用)，属于不同来源的菌株；另外 6 起(1 起仅检出 1 株的除外)，其各自菌株的来源均相同(无拮抗作用)[15]。这一结果显示，丹尼斯试验在对变形菌的菌株同源性检验中是具有应用价值的。

(2)*PFGE 方法*　在上述汪永禄等(2009)的报告中，根据对 28 株变形菌的丹尼斯试验和 PFGE 分型结果，认为在对变形菌的流行病学型别溯源中，对分离菌株相关性的初步判断，可采用简便低耗的丹尼斯试验；对丹尼斯试验阴性的菌株，可再进一步采用 PFGE 方法分型，以提高同源性分析结果的准确性和可靠性，为食物中毒的处理提供更加令人信服的依据[15]。

卓菲等(2007)报告，2006 年在 1 起食物中毒的 12 份被检材料(患者肛拭和食品及环境标本)中，分离到 4 株副溶血弧菌、7 株奇异变形菌；采用 PFGE 方法对 7 株奇异变形菌分型，结果显示在菌株间无相关性，表明它们的来源不同；根据检验结果，认为检出的奇异变形菌不是此次食物中毒的病原菌，副溶血弧菌是病原菌[54]。显然，在通常情况下，会认为此次食物中毒是副溶血弧菌和奇异变形菌混合引起；通过采用 PFGE 方法对分离菌株的分型，则使病原菌得以明确地区分开来。

(3)PCR 方法　在前面有述贾宁等(2002)报告为筛选出适用于变形菌基因分型的最佳方法，通过对临床分离的 44 株变形菌采用 PFGE、RAPD、Rep-PCR、ERIC-PCR 方法进行基因分型，结果表明此 4 种方法均可区分不相关菌株。其中以 PFGE 的分辨率最高、可重复性好，但实验费用较高、所需时间较长，在大规模广泛应用中存在一定的局限性；基于 PCR 的另外 3 种方法，具有简便快速、经济实用的特点，但可重复性比 PFGE 方法的差[14]。

3.4.3　免疫血清学检验

在对奇异变形菌食物中毒的检验中，可取患者在发病初期(急性期)和恢复期的双份血清，以分离的菌株制备抗原做定量凝集试验；通常在恢复期的相应抗体效价可比在发病初期的高 4 倍以上，具有辅助性诊断价值。

3.4.4　动物感染试验

鉴于奇异变形菌在动物的感染类型比较复杂，且有时常与其他病原菌混合或为继发感染，因此对从动物分离的菌株，常需做对同种健康动物的感染试验，以确定其相应的病原学意义。

4　普通变形菌(*Proteus vulgaris*)

普通变形菌(*Proteus vulgaris* Hauser 1885 emend. Brenner et al. 1995)也称普通变形杆菌，种名“*vulgaris*”为拉丁语形容词，指“普通的”。

DNA 的 G+C mol%为 39.3±1.2(T_m)；模式株：ATCC 29905，DSM 13387[3]。

4.1　生物学性状

普通变形菌的主要特性为氧化酶、精氨酸双水解酶、赖氨酸脱羧酶、鸟氨酸脱羧酶、V-P、丙二酸盐利用等试验阴性，分解葡萄糖且产气，不分解纤维二糖、鼠李糖、甘露醇等，分解麦芽糖、蔗糖，接触酶、尿素酶、明胶液化、H_2S 产生、MR、吲哚产生、硝酸盐还原等试验阳性。

有些菌株在血液营养琼脂培养基平板上培养，表现具有溶血性。在对抗菌类药物的敏感性方面，通常普遍表现为对青霉素、头孢菌素类具有抗性。

顺便提及，在实践中还常根据普通变形菌对水杨苷、七叶苷的分解能力，是否产生吲哚及对氯霉素的耐性等，将普通变形菌分为 3 个 BG(BG1、BG2、BG3)。其中的 BG1，即现已升为种地位的彭氏变形菌；BG2 即现在的普通变形菌；BG3 即现已升为种地位的豪氏变形菌；它们之间的主要特性鉴别点如表 4-6 所示。

表 4-6　普通变形菌不同生物群(BG)间鉴别

项目	BG1	BG2	BG3
分解：七叶苷	–	+	–
水杨苷	–	+	–
产生吲哚	–	+	+
氯霉素抗性	R	V	S

注：表中符号的+表示阳性，–表示阴性；R 表示抵抗，S 表示敏感，V 表示不定。

为简便区分属内 4 种变形菌及作为新种的豪氏变形菌，将第二版《伯杰氏系统细菌学手册》第 2 卷中记载的“变形菌属细菌种及生物群间特征鉴别表”列出(表 4-7)[3]。

表 4-7　变形菌属细菌种及生物群(BG)间特征鉴别

特征	普通变形菌(BG2)	豪氏变形菌(BG3)	奇异变形菌	产黏变形菌	彭氏变形菌(BG1)
吲哚产生	+	+	–	–	–
鸟氨酸脱羧酶	–	–	+	–	–
产酸：麦芽糖	+	+	–	+	+
D-木糖	+	+	+	–	+
水杨苷	+	–	–	–	–
水解七叶苷	+	–	–	–	–
酪氨酸分解变清	+	+	+	–	+
产生黏液	–	–	–	+	–

注：表中符号的–表示 0%~10%菌株阳性，+表示 90%~100%菌株阳性，除产黏液试验外均为(36±1)℃培养；产黏变形菌仅为 1 株(ATCC 19692)的结果，产黏液试验是使用胰酶解酪蛋白大豆胨肉汤(trypticase soy broth)在 25℃培养。

普通变形菌的抗原具有良好的免疫原性，被普通变形菌感染后耐过或接种免疫动物，其机体能产生相应的免疫应答，主要为体液免疫抗体反应。在发生普通变形菌食物中毒后，血清抗体在一定的时限内出现且效价明显升高，也可作为辅助诊断的依据。例如，在前面有述的唐治贵等(2000)报告，1998 年 6 月重庆市某镇 8 人聚午餐有 5 人因食用了普通变形菌污染的卤鹅肉发生食物中毒；经以分离菌株对 2 名患者病后早期(第 7 天)和恢复期(第 15 天)血清做对 O、H 抗原凝集试验，结果 2 名患者第 7 天的 O、H 抗体效价均为 1∶40，第 15 天对 O 抗原的抗体效价分别为 1∶640 和 1∶1280、对 H 抗原的抗体效价分别为 1∶160 和 1∶320[8]。

4.2　病原学意义

无论在对人还是动物的感染、毒力因子和致病机制等方面，普通变形菌和奇异变形菌都是基本一致的，通常也多是将此两种菌在一起描述；仅是在临床样品中，普通变形菌的出现频率相对低于奇异变形菌。因此，下面主要就普通变形菌食物中毒的一些情况予以简要记述。

4.2.1 人的普通变形菌食物中毒

由普通变形菌引起的食物中毒事件，在流行病学表征、发病与临床特点等多方面，与奇异变形菌的基本相同。

4.2.1.1 基本情况

在检出的普通变形菌食物中毒 42 篇文献、44 起事件中，单独引起的 38 篇文献、40 起事件，在总事件数量中的构成比为 90.91%；与其他细菌混合引起的 4 篇、4 起事件，在总事件数量中的构成比为 9.09%。

在与其他细菌混合引起的 4 起事件中，与梅氏弧菌、金黄色葡萄球菌、鼠伤寒沙门氏菌、奇异变形菌的各 1 起。

(1) 发生地区　在 44 起普通变形菌食物中毒事件中，共涉及 17 个省(区、市)，缺乏明显的区域特征；具体的事件数量(起)见表 4-8(按事件数量依次排列)。

表 4-8　44 起普通变形菌食物中毒事件的发生地及数量

序号	省(区、市)	起数	序号	省(区、市)	起数	序号	省(区、市)	起数	序号	省(区、市)	起数
1	山东	8	6	内蒙古	3	11	浙江	2	16	安徽	1
2	江苏	5	7	重庆	2	12	新疆	2	17	广西	1
3	广东	3	8	黑龙江	2	13	河南	2	合计	17	44
4	山西	3	9	河北	2	14	天津	2			
5	吉林	3	10	辽宁	2	15	陕西	1			

(2) 发生年份　在 44 起普通变形菌食物中毒事件中，按发生的年份共涉及 19 个；多是在近些年的报告，但并不存在年份流行病学特征。具体的事件数量(起)见表 4-9(按报告发生起数依次排列)。

表 4-9　44 起普通变形菌食物中毒事件的发生年份及数量

序号	年份	起数	序号	年份	起数	序号	年份	起数	序号	年份	起数
1	2000	6	6	2006	3	11	2001	2	16	1983	1
2	1998	4	7	2007	3	12	2009	2	17	1999	1
3	2003	4	8	1962	2	13	2010	2	18	2002	1
4	1996	3	9	1987	2	14	1956	1	19	2004	1
5	1997	3	10	1989	2	15	1960	1	合计	19	44

(3) 发生规模　在 44 起普通变形菌食物中毒事件中，中毒的发生规模及罹患率差异较大，最小的 1 起中毒 4 人、最大的 1 起中毒 2116 人，多为群体(聚餐或分食同种被污染食物)发生；与其他细菌性食物中毒事件相比，常是表现为发生的规模较大和罹患率较高。

罹患率 100%的 7 起(在总事件数量中的构成比为 15.91%)共 446 人，平均 63.71 人/起；最小的 1 起 4 人、最大的 1 起 273 人；罹患率最低的 1 起为 4.3%(24/560)，统计 30 起的平均罹患率为 46.31%(表 4-1)。

1) 规模小的事件：举例 2 起，分别如下。①内蒙古自治区乌海市海勃湾区疾病预防控制中心的周娟(2012)报告在 2006 年 6 月 24 日，海勃湾区某居民一家 4 口人，在食用了被普通变形菌污染的熟制羊蹄(购于个体摊贩)后相继发病(罹患率 100%)，主要表现上腹部绞痛和急性腹泻(水样便)，伴有恶心、呕吐、头痛和发热；经治疗，均在 24h 内痊愈[55]。②浙江省浦江县卫生防疫站的黄双萍(2001)报告，2000 年 6 月浦江县某小学发给教职工(10 名)每人 1 盒绿豆糕，其中 7 人(6 名教职工和 1 名 4 岁的教师子女)在食用后相继发病(罹患率 100%)，未食用的均未发病；潜伏期在 4.5~23h；临床表现以腹泻为主(7 例)，伴有腹痛和腹胀(5 例)、恶心(3 例)、里急后重(2 例)；经检验确定，是由普通变形菌污染绿豆糕引起的[56]。

2) 规模大的事件：举例 2 起，分别如下。①在前面有述由乔树民等(1957)报告在 1956 年 10 月，发生于原大连工学院的 2116 人食物中毒事件[5]。②原山东省淄博卫生医士学校的杜希贤等(1964)报告在 1962 年 6 月，淄博市某矿发生因食用被普通变形菌污染的猪肉引起的食物中毒事件，食用者 273 人均发病(罹患率 100%)，未食用者均未发病；潜伏期 1~44h，多在 6~25h；临床症状以水样腹泻和剧烈的腹部绞痛为主，其次为恶心、呕吐、头晕和发热[57]。

3) 最早的事件：在前面有述由乔树民等(1957)报告在 1956 年 10 月，发生于原大连工学院的 2116 人食物中毒事件，是我国首次明确由普通变形菌引起的[5]。

4) 最严重的事件：在检出的普通变形菌食物中毒事件中，按出现中毒死亡病例计严重性，在前面有述唐治贵等(2000)报告发生在 1998 年 6 月的 1 起是最严重的，5 人中毒、死亡 1 人[8]。这也是在检出的普通变形菌食物中毒事件中，唯一发生中毒死亡病例的事件。

4.2.1.2　流行病学表征

由普通变形菌引起的食物中毒，主要通过由此菌污染且加热不足的食物(尤其是肉类)传播；此外，也可通过使用被该菌污染的厨具或容器等引起发病。

(1) *中毒食物*　初步统计在 44 起普通变形菌食物中毒事件中，经检验明确或相关中毒食物的 31 起(构成比 70.45%)，主要涉及被普通变形菌污染的肉类食品(猪肉、牛肉、鸡肉、鹅肉、驴肉、羊肉、牛血等)共 22 起(构成比 70.97%)，另外为水产品类食品(虾、鱼)的 2 起(构成比 6.45%)、其他类食品(凉拌菜、卤菜、绿豆糕、鹌鹑蛋、牛血等)的 7 起(构成比 22.58%)。

因食用被普通变形菌污染的牛血引起食物中毒，还是比较少见的。山东鄄城县地方病防治办公室的谷广泉等(2004)报告在某年 5 月 18 日上午，某村 13 户村民从本村屠宰户购买了在 17 日下午加工的牛血，均于购买的当日中午食用，39 人食用后发病 14 人(罹患率 35.89%)，潜伏期 2~48h，病程 1~2d(最长的 5d)；主要表现为恶心、呕吐(有 1 人因剧烈呕吐致食管破裂)、腹痛、水样腹泻，有的伴有头晕、头痛[58]。

(2) *传播途径*　经综合分析，普通变形菌引起食物中毒的传播途径，与上述奇异变形菌是基本相同的。

(3) *发生季节*　中毒发生有较明显的季节性，初步统计 44 起普通变形菌食物中毒事件，主要是流行于 6~10 月共 39 起(构成比 88.64%)，此季节是该菌生长繁殖的适期，也是人们喜食冷凉食品的季节。按月份的发生频率，依次为：6 月(10 起)、9 月(9 起)、7

月(8 起)、8 月(6 起)、10 月(6 起)、5 月(3 起)、11 月(1 起)、12 月(1 起)。

(4) 发生场所　中毒发生有较明显的场所特征，初步统计 44 起普通变形菌食物中毒事件，主要发生在集体(聚)餐(宴)场所。按归类后的发生频率，依次为：酒店(含宾馆和餐厅)12 起，单位食堂 11 起，集体分食 11 起，聚餐 6 起，家庭 1 起，未明确记述的 3 起。

4.2.1.3　发病与临床特点

变形菌食物中毒的病程有自限性，一般为 1~2d，轻者数小时即症状消失；病后的免疫力不强，可重复发生。初步统计 44 起普通变形菌食物中毒事件，在不同年龄、性别均有发生，但以中青年为常见，这可能是与聚餐机会相关的；发病表现急骤，潜伏期多在 2~24h(最短的为 1h、最长的达 60h)；均为胃肠型，临床表现几乎均有腹痛、腹泻、恶心、呕吐等消化道症状，有的伴有发热、头痛、头晕、全身不适等。

上海市疾病预防控制中心的王海山和新疆阿克苏地区卫生防疫站的郝建梅(1999)，报告的 1 起普通变形菌污染食物(四季豆炒肉)引起的食物中毒事件，较详细记述了发病与临床特点，也具有一定的代表性。报告在 1998 年 9 月 7 日，新疆阿克苏地区拜城县某中学 250 名学生在食堂午餐，供应食物为馒头、四季豆炒肉和素炒莲花白，其中有 110 名学生食用的是四季豆炒肉、135 名学生食用的是素炒莲花白、5 名学生食用的是此两种菜；餐后相继有 96 名学生出现恶心、呕吐、腹痛、腹泻、头痛等症状(罹患率 38.4%)，包括食用四季豆炒肉的 91 人、食用两种菜的 5 人；潜伏期最短的 2h，最长的 22h；临床表现分别为：恶心的 94 例(构成比 97.9%)、呕吐的 88 例(构成比 91.7%)、腹痛的 87 例(构成比 90.6%)、头痛的 80 例(构成比 83.3%)、腹泻的 42 例(构成比 43.8%)、发热(体温在 38~39℃)的 31 例(构成比 32.3%)、痉挛的 4 例(构成比 4.2%)、昏迷的 2 例(构成比 2.1%)，还有 3 例(构成比 3.1%)出现严重脱水现象[59]。

为简便了解普通变形菌食物中毒在发生时间、罹患率、潜伏期、相关食物、发生场所等方面的一些情况，现将发生于不同省(市)在这些方面记述比较详细的择 8 起归于表 4-10(不含已分别单独记述过的)[60~67]。

表 4-10　8 起普通变形菌食物中毒事件的基本情况

序号	报告者(年度)	发生(年.月)	同餐人数	发病人数	罹患率/%	潜伏期(平均)/h	相关食物	发生地(省、市)	发生场所
1	邓秀荣等(1992)	1987.9	109	41	37.6	4~20(8)	小黄花鱼	辽宁	食堂
2	陈建欣等(1999)	1996.10	68	68	100	4~13	肉皮冻	浙江	食堂
3	朱红霞等(1999)	1997.10	160	85	53.1	1.5~42.5(14)	牛肉	河南	饭店
4	高燕霞等(2002)	2001.7	78	53	67.9	2.5~25(14)	牛肉	山东	宾馆
5	樊海昕(2003)	2002.7	11	9	81.8	9~26(13.6)	鹌鹑蛋	河北	餐厅
6	孙光卫(2008)	2007.9	11	9	81.8	8~14	鸭，牛肉	江苏	饭店
7	邵盛红(2010)	2009.7	560	24	4.3	3~7	凉拌菜	重庆	聚餐
8	吴青云(2011)	2010.5	68	35	51.5	2~5	病死牛的肉	吉林	聚餐
合计	8	1987~2010	1065	324	30.4	1.5~42.5			

4.2.2　动物的普通变形菌感染病

动物的普通变形菌感染病，除了在前面奇异变形菌中已有的记述外，还有从蛇(园眼镜蛇、榕蛇、水律蛇、广蛇等)发生的口腔炎检出了相应病原普通变形菌，作为对虾红腿病、鳖穿孔病、鳖白板病、赤点石斑鱼细菌感染病等病原菌的报告[44]。

4.3　微生物学检验

对普通变形菌的微生物学检验，与上述在奇异变形菌中描述的相同。做变形菌属内 4 个种的种间区别鉴定时，普通变形菌能够产生吲哚是一项重要鉴别指标；此项指标，仅需与豪氏变形菌相区分。

5　其他致食物中毒变形菌

在由变形菌引起的食物中毒事件中，也有由产黏变形菌和彭氏变形菌引起的报告，但均是很少见的。

5.1　产黏变形菌(*Proteus myxofaciens*)

产黏变形菌(*Proteus myxofaciens* Cosenza and Podgwaite 1966)也称黏液变形菌，种名“*myxofaciens*”是指“能产生黏液的细菌”。DNA 的 G+C mol%不清楚。模式株：ATCC 19692[3]。

产黏变形菌在用胰酶解酪蛋白大豆胨肉汤培养时可产生大量黏液，并能在固体培养基表面形成黏液状薄膜层且常在血液营养琼脂培养基上有溶血现象。该菌被分离于活的或死的吉普赛蛾幼虫，但其对这种幼虫的致病作用还尚未进行严格检查，也尚未发现其对于人或动物具有明确的病原学意义。

在食物中毒方面，检出的 1 篇(1 起)由辽宁省沈阳市大东区卫生防疫站的商慧等(1999)报告。报告在 1998 年 6 月，因办婚宴发生的 1 起食物中毒；根据流行病学调查和实验室检验，并结合临床症状证实，是由产黏变形菌(文中是以黏液状变形杆菌记述的)污染食品引起的[68]。

5.2　彭氏变形菌(*Proteus penneri*)

彭氏变形菌(*Proteus penneri* Hickman et al. 1983)即原先的普通变形菌 BG1，由 Hickman 等于 1982 年根据 DNA 杂交试验及表型特征，认为其遗传距离与普通变形菌较远，提议立为变形菌属的新种，以加拿大微生物学家彭纳(Penner)的姓氏命名。彭氏变形菌与普通变形菌的主要区别特征，是吲哚、水杨苷利用、七叶苷水解均阴性，对氯霉素有抗性。在血液营养琼脂培养基上，有的菌株具有溶血性。DNA 的 G+C mol%为

38(T_m)。模式株：ATCC 33519，CDC 1808-73[3]。

已有资料显示，彭氏变形菌不仅在医学临床上与尿道及泌尿生殖系统的感染有关，还有引起菌血症及败血症的报告。另外，Latuszynski 等(1998)，首次报告了在糖尿病患者发生了由该菌引起的尿脓毒症病例[69]。赵卓等(1996)报告，对在 1992~1994 年从辽宁省部分地区腹泻和感染样品中检出的肠杆菌科病原细菌进行了鉴定，其中包括彭氏变形菌[70]。

在食物中毒方面，检出的 2 篇(2 起)均为与铜绿假单胞菌混合引起的，分别为：①浙江省桐乡市疾病预防控制中心的张英英等(2007)报告在 2006 年 6 月，某居民为幼儿办满月酒宴发生以呕吐为主要症状的食物中毒 10 人，在参加午宴(上午 11 时进餐)的 18 人中，于当天下午 4 时左右开始出现腹痛、腹泻、呕吐症状患者 8 人；另有当天晚餐进食家人所带该酒席剩余荤菜者，次日早晨 6 时左右出现同样症状的患者 2 人；在 2 份剩余食品(花生米、鸡爪)和住院患者肛拭子 5 份中，分别从花生米中检出了铜绿假单胞菌、1 份肛拭子中检出了彭氏变形菌、2 份肛拭子中检出了铜绿假单胞菌、1 份鸡爪和 1 份肛拭子中同时检出了铜绿假单胞菌和彭氏变形菌；经检验证实，是由铜绿假单胞菌和彭氏变形菌污染菜肴引起的[71]。②浙江省桐乡市疾病预防控制中心的郭敏建等(2007)报告在 2006 年 6 月 14 日，桐乡市某酒店举办一小儿满月酒宴发生食物中毒，参加酒宴(晚宴)的 40 余人，在次日凌晨 1 点至上午 9 点相继有 8 人发病(罹患率 18.6%)；潜伏期 7~15h，平均 11h；主要症状为腹痛、腹泻、恶心、呕吐，并伴有头晕、头痛，个别有低热；从 2 份剩余食品(鸡爪、油炸花生)中均检出了彭氏变形菌和铜绿假单胞菌，从 8 份患者肛拭的 7 份中检出了彭氏变形菌、其中的 1 份同时检出了铜绿假单胞菌；经流行病学调查、临床资料分析、实验室检验，认为是由彭氏变形菌引起的，还可能有铜绿假单胞菌的参与[72]。

5.3 未确定种变形菌(*Proteus* spp.)

在检出的由未确定种变形菌(*Proteus* spp.)引起食物中毒 27 篇文献、27 起事件中，单独引起的 24 篇文献、24 起事件，在总事件数量中的构成比为 88.89%；与其他细菌混合引起的 3 篇文献、3 起事件，在总事件数量中的构成比为 11.11%。

在与其他细菌混合引起的 3 起事件中，与蜡样芽孢杆菌、大肠埃希氏菌和副大肠杆菌、大肠埃希氏菌的各 1 起。

5.3.1 基本情况

在 27 起事件中，中毒的发生规模及罹患率差异较大，最小的 1 起中毒 4 人，最大的 1 起中毒 900 余人，多为群体(聚餐、食堂等)发生；与其他细菌性食物中毒事件相比，常是表现为发生的规模较大罹患率较高。

罹患率 100%的 5 起(在总事件数量中的构成比为 18.52%)共 125 人，平均 25 人/起；罹患率最低的 1 起为 6.91%(56/810)，统计 19 起的平均罹患率为 28.41%(表 4-1)。

在检出的变形菌食物中毒事件中，最早的就是在前面有述曾宪文(1957)报告发生在 1955 年“八一”节日聚餐的 1 起，由变形菌(未确定种)和大肠埃希氏菌混合污染肉类(尤其是牛肉)引起[4]。另外，在检出的所有变形菌食物中毒事件中，共有 2 起事件发生了中毒死亡病例(各死亡 1 人)；其中的 1 起是在前面有述路步炎等(1959)报告发生在 1958 年 7 月的事件(死亡 1 人)，由变形菌(未确定种)和大肠埃希氏菌、副大肠杆菌混合污染病牛的肉引起[7]。

初步统计检出的 27 起由未确定种变形菌引起的食物中毒事件,临床表现几乎均是胃肠型的。其中，广东省珠海市红旗卫生防疫站的韦玉兰(2001)报告 1 起因食用被变形菌(未确定种)污染的隔夜猪肉、猪杂引起的食物中毒事件，属于比较典型的混合型(胃肠型和过敏型)的。报告在 2001 年 4 月 8 日，某中学 110 名学生在食堂早餐后发病 98 人(罹患率 89.09)，潜伏期 0.5~1h，病程多在 1d(少数为 2d)；临床表现有头昏、头痛、恶心、腹泻症状的 97 例(构成比 98.98%)，有呕吐、乏力、颜面潮红、荨麻疹(过敏型组胺中毒)、腹泻水样便伴黏液和恶臭症状的 85 例(构成比 86.73%)[73]。

5.3.2　病例简况

为简便了解未确定种变形菌引起食物中毒在发生时间、罹患率、潜伏期、相关食物、发生场所等方面的一些情况，现将发生于不同省在这些方面记述比较详细的择 3 起归于表 4-11(不含已分别单独记述过的)[74~76]。

表 4-11　3 起未确定种变形菌食物中毒事件的基本情况

序号	报告者(年度)	发生(年.月)	同餐人数	发病人数	罹患率/%	潜伏期(平均)/h	相关食物	发生地(省)	发生场所
1	李典绪等(1996)	1993.4	5	5	100.0	3~6	腊肉	甘肃	食堂
2	苏桂同等(2002)	2000.3	100	100	100.0	1~2	驴，牛，鸡肉	河北	聚餐
3	陈绍明等(2002)	2000.7	240	45	18.75	3~15	红菇，肉皮，豆腐	福建	聚餐
合计	3	1993~2000	345	150	43.48	1~15			

(陈翠珍)

主要参考文献

[1] 黄林, 孔忠富, 许艳云, 等. 1986~1996 年广西食物中毒情况分析. 广西预防医学, 1998, 4(1): 14~17.

[2] 金连梅, 李群. 2004-2007 年全国食物中毒事件分析. 疾病监测, 2009, 24(6): 459~461.

[3] Garrity G M. Bergey's Manual of Systematic Bacteriology. 2nd ed. Volume Two.Part B. New York: Springer, 2005: 745~753.

[4] 曾宪文. 细菌性食物中毒 202 例的临床分析. 中华医学杂志, 1957, (六月号): 15~19.

[5] 乔树民. 与变形杆菌联系的爆发性食物中毒的流行病学调查和实验研究. 中华医学杂志, 1957, (第 8 号): 607~613.

[6] 周慧军, 王立杰. 一起奇异变形杆菌致 3258 人食物中毒的报告. 中国国境卫生检疫杂志, 1998, 21(5): 318.

[7] 路步炎, 刘曙光, 滕斌, 等. 大肠杆菌副大肠杆菌及变形杆菌食物中毒报告. 人民保健, 1959, (第 7 号): 652~654.

[8] 唐治贵, 焦春堂, 陈应琼, 等. 普通变形杆菌引起食物中毒死亡 1 例. 职业卫生与病伤, 2000, 15(3): 147.

[9] 杜继昭, 刘约翰, 许月如. 变形杆菌食物中毒性感染. 重庆医科大学学报, 1980, (1): 68~73, 34.

[10] 房海, 史秋梅, 陈翠珍, 等. 人兽共患细菌病. 北京: 中国农业科学技术出版社, 2012: 350~367.

[11] Holt J G, Krieg N R, Sneath P H A, et al. Bergey's Manual of Determinative Bacteriology. 9th ed. Baltimore: Williams and Wilkins, 1994: 184~185, 239~240.

[12] 张元玲, 钟小东, 王顺东, 等. 三株与沙门菌有共同抗原的奇异变形杆菌的检出与分析. 中国卫生检验杂志, 2003, 13(6): 788~789.

[13] 许艳艳, 李小菲. 1 起由变形杆菌引起食物中毒的报告. 职业与健康, 2000, 16(11): 49~50.

[14] 贾宁, 林茂虎, 陈世平, 等. 变形杆菌基因分型方法的评价. 中华医院感染学杂志, 2002, 12(9): 652~654.

[15] 汪永禄, 刘燕, 陶勇, 等. 食物中毒变形杆菌的生物学特性及分子分型研究. 中国卫生检验杂志, 2009, 19(9): 1952~1954.

[16] 付元元, 袁春雷, 杨昊, 等. 岳阳地区近 3 年临床分离变形菌菌群分布及耐药性分析. 中国抗生素杂志, 2007, 32(9): 1~2.

[17] 刘明辉, 陈建琳, 高凤岗. 变形杆菌食物中毒生物模式初探. 中国卫生检验杂志, 2000, 10(6): 714~715.

[18] 张静萍, 朱婉, 陈佰义. 奇异变形菌对常用抗菌药物的敏感性变化. 中华医院感染学杂志, 2009, 19(3): 322~324.

[19] 卢雪明, 曾翠兰. 62 株奇异变形杆菌的耐药性分析. 青岛医药卫生, 2010, 42(1): 7~9.

[20] 聂青和. 感染性腹泻病. 北京: 人民卫生出版社, 2000: 352~360.

[21] 李春艳, 杨闰媛, 刘雅菲. 2000-2010 年中国 82 起变形杆菌致食物中毒案例分析. 亚太传统医学, 2010, 6(8): 181~182.

[22] 毕水莲, 李琳, 唐书泽, 等. 变形杆菌属食物中毒的特点与防控措施. 现代食品科技, 2009, 25(6): 690~695.

[23] 刘磊, 王金敏, 左常智, 等. 连续 2 起由奇异变形杆菌引起的食物中毒. 山东食品科技, 2002, (9): 29.

[24] 姚毅克, 王一亿. 一起奇异变形杆菌食物中毒的调查报告. 实用预防医学, 2005, 12(3): 631~632.

[25] 王金孚. 243 例奇异变形杆菌食物中毒调查分析. 卫生研究, 1973, (2): 46~48.

[26] 孙寒, 肖纫霞, 杨景旭. 变形杆菌食物中毒 2 例. 临床医学, 1997, 17(5): 29.

[27] 李世楠. 两起变形杆菌食物中毒调查. 右江医学, 1990, (4): 37~37.

[28] 徐承红, 周燕珍. 一起食用蚕蛹引起的奇异变形杆菌食物中毒事件的调查. 中国食品卫生杂志, 2001, 13(5): 28~29.

[29] 李建富, 张瑶, 易凌, 等. 一起 80 人奇异变形杆菌食物中毒调查分析. 开封医专学报, 1999, 18(3): 36.

[30] 秦淑惠. 一起奇异变形杆菌引起的食物中毒调查报告. 中国城乡企业卫生, 1999, (5): 11.

[31] 宁德清, 徐日华, 刘毅, 等. 1 起由奇异变形杆菌引起食物中毒的报告. 职业与健康, 2000, 16(6): 53.

[32] 周兴, 任建华. 1 起奇变形杆菌食物中毒的调查报告. 职业卫生与病伤, 2002, 17(1): 78.

[33] 王福. 一起因食用烧鸡引起的奇异变形杆菌食物中毒的调查报告. 口岸卫生控制, 2003, 8(1): 5.

[34] 杨怀义, 姚勇, 纪强. 变形杆菌引起食物中毒的调查报告. 肉品卫生, 2001, (9): 14~15.

[35] 李新, 叶永清, 于丽红, 等. 30 例由奇异变形杆菌引起的食物中毒调查. 农垦医学, 2003, 25(2): 115~116.

[36] 黄剑峰. 奇异变形杆菌引起食物中毒的病原学鉴定报告. 南华大学学报・医学版, 2007, 35(2): 275, 278.

[37] 刘琪, 盛淑英, 夏清云, 等. 一起变形杆菌食物中毒事件的调查报告. 安徽预防医学杂志, 2007, 13(3): 225~226.

[38] 田燕. 一起由奇异变形杆菌引起食物中毒的调查报告. 医学动物防制, 2011, 27(9): 859.

[39] 尹洪臣. 奇异变形杆菌败血症 2 例. 医师进修杂志, 1990, (7): 47.

[40] 徐红. 奇异变形杆菌(*Proteus mirabilis*)颅内感染死亡一例报告. 恩施医专学报, 1988, 5(2): 79~80.

[41] 张斐, 张平, 程纯, 等. 奇异变形杆菌毒素研究. 南通医学院学报, 1991, 11(2): 99~101, 181.

[42] 徐红麟, 陈建辉, 汪小瑛. 奇异变形杆菌致婴儿迁延性腹泻 1 例报告. 海峡预防医学杂志, 2009, 15(1): 87~88.

[43] Anandachitra M, Chandran N D J, Koteeswaran A. Isolation of *Proteus mirabilis* from aborted pig fetuses. Indian veterinary journal, 2007, 84(9): 984~985.

[44] 房海, 陈翠珍, 张晓君. 肠杆菌科病原细菌. 北京: 中国农业科学技术出版社, 2011: 298~309.

[45] 刘国璋, 陈旋武, 李志雄, 等. 奇异变形杆菌引发人猴腹泻暴发流行的调查研究. 中国人兽共患病杂志, 1998, 14(6): 79~80.

[46] 李文建, 汪正清. 奇异变形杆菌的毒力因子. 中国人兽共患病杂志, 2001, 17(2): 80~82, 86.

[47] 吴清明, 罗海波. 奇异变形杆菌尿路感染与尿素酶. 国际泌尿系统杂志, 1988, (2): 62~64.

[48] Sergio P D Rocha, Jacinta S Pelayo, Waldir P Elias. Fimbriae of uropathogenic *Proteus mirabilis*.FEMS Immunology and

Medical Microbiology, 2007, 51(5): 1~7.

[49] Nielubowicz G R, Smith S N, Mobley H L T. Outer membrane antigens of the uropathogen *Proteus mirabilis* recognized by the humoral response during experimental murine urinary tract infection. Infection and Immunity, Sept, 2008, 76(9): 4222~4231.

[50] Burall L S, Harro J M, Li X, et al. *Proteus mirabilis* genes that contribute to pathogenesis of urinary tract infection: Identification of 25 signature-tagged mutants attenuated at least 100-Fold. Infection and Immunity, 2004, 72(5): 2922~2938.

[51] Stankowska D, Kwinkowski M, Kaca W. Quantification of *Proteus mirabilis* virulence factors and modulation by acylated homoserine lactones. Original Article, 2008, 41: 243~253.

[52] 徐向东, 冯志山, 李仲兴. 不产硫化氢的奇异变形杆菌引起伤口感染 1 例报告. 张家口医学院学报, 1992, 9(2): 60.

[53] 裴标, 刘玉娥, 高峻, 等. 嗜碱耐盐性奇异变形杆菌引起食物中毒的病原学实验研究. 现代预防医学, 2001, 28(1): 86~87.

[54] 卓菲, 赵洁玲, 文风兰, 等. 用 PFGE 方法鉴别分析同时检出副溶血性弧菌和变形杆菌的食物中毒. 实用预防医学, 2007, 14(3): 895~896.

[55] 周娟. 一起由变形杆菌引起的食物中毒. 疾病监测与控制杂志, 2012, 6(8): 485~486.

[56] 黄双萍. 一起普通变形杆菌引起食物中毒的调查. 浙江预防医学, 2001, 13(6): 37.

[57] 杜希賢, 王传曾, 张淑云, 等. 273 例普通变形杆菌食物中毒调查报告. 天津医药, 1964, (8): 707.

[58] 谷广泉, 王雪合. 普通变形杆菌引起的食物中毒 14 例. 菏泽医专学报, 2004, 16(3): 48.

[59] 王海山, 郝建梅. 普通变形杆菌引起食物中毒的调查. 上海预防医学杂志, 1999, 11(7): 316.

[60] 邓秀荣, 汪杰, 吕静姝, 等. 一起普通变形杆菌食物中毒的调查. 人民军医, 1992, (4): 18~20.

[61] 陈建欣, 潘文景. 一起普通变形杆菌污染肉皮冻引起食物中毒调查. 浙江预防医学, 1999, (2): 27~28.

[62] 朱红霞, 易凌, 朱红征. 一起普通变形杆菌引起食物中毒的调查报告. 河南预防医学杂志, 1999, 10(3): 167.

[63] 高燕霞, 赵莉. 普通变形杆菌引发食物中毒 53 例调查分析. 泰山卫生, 2002, 26(5): 19~20.

[64] 樊海昕. 一起普通变形杆菌食物中毒报告. 中国煤炭工业医学杂志, 2003, 6(12): 1216.

[65] 孙光卫. 一起由普通变形杆菌引起的食物中毒实验室分析. 江苏预防医学, 2008, 19(1): 38~39.

[66] 邵盛红. 一起普通变形杆菌所致的食物中毒报告. 中国城乡企业卫生, 2010, (1): 95.

[67] 吴青云. 一起由普通变形杆菌引起食物中毒的报告. 中国实用医药, 2011, 6(23): 260~261.

[68] 商慧, 王润霞, 赵立芹. 一起由粘液状变形杆菌引起的食物中毒. 中国卫生检验杂志, 1999, 9(3): 235.

[69] Latuszynski D K, Schoch P, Qadir M T, et al. *Proteus penneri* urosepsis in a patient with diabetes mellitus. Heart and Lung, 1998, 27(2): 146~148.

[70] 赵卓, 郭军巧, 孙丽华, 等. 肠杆菌科新种细菌的分离鉴定及致病性研究. 中国公共卫生学报, 1996, 15(3): 176~178.

[71] 张英英, 郭敏建, 严卓琳, 等. 二种细菌同时污染菜肴引起食物中毒的调查报告. 中国预防医学杂志, 2007, 8(6): 753~754.

[72] 郭敏建, 严卓琳, 张英英, 等. 一起涉及两种细菌的食物中毒调查报告. 现代预防医学, 2007, 34(10): 1904, 1906.

[73] 韦玉兰. 一起变形杆菌引起食物中毒调查. 广西预防医学, 2001, 7(增刊): 102~103.

[74] 李典绪, 陈有明. 一起变形杆菌食物中毒调查报告. 广东卫生防疫, 1996, 22(1): 72.

[75] 苏桂同, 宋玉兰. 变形杆菌引起的食物中毒 100 例临床分析. 承德医学院学报, 2002, 19(4): 332~333.

[76] 陈绍明, 朱新萍. 一起由变形杆菌引起食物中毒的调查. 海峡预防医学杂志, 2002, 8(5): 68.

第5章 埃希氏菌属(*Escherichia*)

本章要目

埃希氏菌属(*Escherichia* Castellani and Chalmers 1919)的大肠埃希氏菌(*E.coli*)简称大肠杆菌，此简称也是人们最熟悉和在文献中最常被采用的名称。大肠杆菌属于人兽共患病(zoonose)的病原菌，能引起人及多种动物发生多种类型的感染病(infectious disease)，最常见的是消化系统疾病，其次是人的尿道感染(urinary tract infection，UTI)，尤其表现在医院感染(hospital infection，HI)；也能在一定条件下引起人及动物其他一些组织器官的炎性感染，以及菌血症和败血症等，常被统称为大肠杆菌病(colibacillosis)。另外，阿氏埃希氏菌(*E.albertii*)、弗氏埃希氏菌(*E.fergusonii*)、赫氏埃希氏菌(*E.hermannii*)、伤口埃希氏菌(*E.vulneris*)，也均具有一定的医学临床意义[1]。

大肠杆菌为食源性疾病(foodborne disease)的病原菌，也称食源性病原菌(foodborne pathogen)。在细菌性食物中毒(bacterial food poisoning)方面，我国多有由大肠杆菌引起的事件发生，且地域分布广泛，也一直在细菌性食物中毒事件中占据着重要地位；另外是常常表现为中毒规模较大，但罹患率通常不是很高，很少发生中毒死亡事件。例如：①广西食品卫生监督检验所的黄林等(1998)报告，通过对 1986~1996 年广西食物中毒事件分析，在 256 起由细菌及真菌毒素等引起的微生物性食物中毒(microbial food poisoning)事件中，中毒 10 085 人、死亡 54 人，由大肠杆菌引起的 8 起(构成比 3.13%)、中毒 165 人(构成比 1.64%)，在明确病原(9 种)的事件中，均居事件数量和中毒人数的第 7 位；无中毒死亡事件[2]。②中国疾病预防控制中心的金连梅等(2009)报告，通过对 2004~2007 年全国食物中毒事件分析，在 652 起微生物性食物中毒(由细菌及真菌毒素等引起)事件中，中毒 28 638 人、死亡 47 人，由大肠杆菌引起的 49 起(构成比 7.52%)、中毒 2877 人(构成比 10.05%)；在明确病原(14 种)的事件中居事件数量的并列第 5 位、中毒人数的第 3 位；无中毒死亡事件[3]。

1　菌属定义与分类位置

埃希氏菌属，是以首先分离获得大肠杆菌(1885)的德国医师埃希(Theodor Escherich，1857~1911)的姓氏命名的；在较长的一段时间内，属内仅包括大肠杆菌 1 个种(species)，目前已明确扩大到 5 个种，并又有新种(sp. nov.)的报告[4]。

1.1　菌属定义

埃希氏菌为两端钝圆的革兰氏阴性直杆状，大小在(1.1~1.5) μm× (2.0~6.0) μm，单个或成双存在，许多菌株具有荚膜(capsule)或微荚膜(microcapsule)，以周生鞭毛运动或无动力。兼性厌氧，化能异养，具有呼吸和发酵两种代谢类型，适生长温度为 37℃。

发酵 D-葡萄糖和其他碳水化合物产酸、产气(也有不产气的菌株)，所有或大多数菌株能发酵 L-阿拉伯糖、麦芽糖、D-甘露醇、D-甘露糖、L-鼠李糖、海藻糖和 D-木糖等多种碳水化合物产酸并产气，不利用 i-肌醇，仅有弗氏埃希氏菌能利用 D-侧金盏花醇，大肠杆菌的多数菌株发酵乳糖，蟑螂埃希氏菌(*E.blattae*)、弗氏埃希氏菌、赫氏埃希氏菌及伤口埃希氏菌发酵乳糖迟缓或不发酵，在 KCN 培养基中不生长(但赫氏埃希氏菌及少数的伤口埃希氏菌菌株除外)，邻硝基苯-β-D-半乳糖苷(O-nitrophenyl-β-D- galactopyranoside，ONPG)试验阳性；氧化酶阴性，接触酶阳性，甲基红试验(methyl red test，MR test)阳性，伏-波试验(Voges-Proskauer test，V-P test)阴性，柠檬酸盐利用试验通常阴性，通常不产生 H_2S(但温血动物肠道的大肠杆菌有少数菌株能产生)，苯丙氨酸脱氨酶和明胶酶试验阴性，还原硝酸盐为亚硝酸盐。

大肠杆菌核糖体 RNA 操纵子(*rrn* operon)和 16S rRNA、23S rRNA、5S rRNA 编码基因，位于染色体上。16S rRNA 基因序列分析，在大肠杆菌和伤口埃希氏菌与志贺氏菌属(*Shigella* Castellani and Chalmers 1919)细菌间、在赫氏埃希氏菌与沙门氏菌属(*Salmonella* Ligniéres 1900)细菌的一些种及弗氏柠檬酸杆菌(*Citrobacter freundii*)间，存在较强的同源性(Cilia et al.，1996)。

埃希氏菌同其他正常菌群一起存在于温血动物的后肠段，而蟑螂埃希氏菌分离于蟑螂(cockroach)的后肠段。

细菌 DNA 的 G+C mol% 为 48~59 (T_m)。模式种 (type species)：大肠埃希氏菌[*Escherichia coli* (Migula 1895) Castellani and Chalmers 1919]。

1.2　分类位置

按伯杰氏 (Bergey) 细菌分类系统，在第二版《伯杰氏系统细菌学手册》(*Bergey's Manual of Systematic Bacteriology*) 第 2 卷中，埃希氏菌属分类于肠杆菌科[Enterobacteriaceae (Rahn 1937) Ewing，Farmer and Brenner 1980]。肠杆菌科包括 41 个菌属 (genus)，模式属 (type genus)：埃希氏菌属[4]。

埃希氏菌属内记载了 5 个种，依次为：大肠埃希氏菌、蟑螂埃希氏菌、弗氏埃希氏菌、赫氏埃希氏菌、伤口埃希氏菌，其中的大肠埃希氏菌包括多种不同的血清型 (serovar)。

此外，Huys 等 (2003) 又命名了埃希氏菌属的一个新种——阿氏埃希氏菌 (*Escherichia albertii* sp. nov.)，还尚未列入《伯杰氏系统细菌学手册》第二版 (第 2 卷) 中[5]。

2　食物中毒概要

初步统计通过中国知识资源总库 (CNKI) 学术文献总库检出的细菌性食物中毒文献，至目前我国共涉及 24 个菌属，116 个种、亚种 (subspecies) 或血清型，以及一些未确定的种；文献报告 1460 篇 (1949~2013)、中毒事件 1529 起 (1949~2012 年)。

其中由埃希氏菌引起的文献报告 141 篇 (1965~2012 年)、中毒事件 144 起 (1964~2010 年)，在所有细菌性食物中毒事件中的构成比为 9.42% (居第 5 位)。涉及大肠杆菌、伤口埃希氏菌 2 个种；其中主要是大肠杆菌，伤口埃希氏菌是罕见的。

在由大肠杆菌引起的食物中毒事件中，涉及了肠致病性大肠杆菌 (enteropathogenic *Escherichia coli*，EPEC)、肠侵袭性大肠杆菌 (enteroinvasive *Escherichia coli*，EIEC)、肠产毒性大肠杆菌 (enterotoxigenic *Escherichia coli*，ETEC)、肠出血性大肠杆菌 (enterohemorrhagic *Escherichia coli*，EHEC)、产志贺样毒素且具侵袭力的大肠杆菌 (entero-SLTs-producing and invasive *Escherichia coli*，ESIEC) 等 5 类致泻性大肠杆菌 (diarrheagenic *E.coli*)；其余一些未具体分类的大肠杆菌，仅是以致泻性或病原性大肠杆菌的名义描述的。

2.1　基本信息

在 144 起事件中，由某种埃希氏菌单独引起的 127 起 (构成比 88.19%)，与其他病原菌混合引起的 17 起 (构成比 11.81%)。显然，埃希氏菌还是比较容易与其他病原菌混合引起食物中毒的，这可能与埃希氏菌在自然环境中广泛存在的生境特征有关。

在与其他病原菌混合引起的事件中，涉及革兰氏染色阴性的副溶血弧菌 (*Vibrio parahaemolyticus*)、某种变形菌 (*Proteus* sp.)、奇异变形菌 (*Proteus mirabilis*)、普通变形菌 (*Proteus vulgaris*)，以及革兰氏染色阳性的蜡样芽孢杆菌 (*Bacillus cereus*)、金黄色葡萄球菌 (*Staphylococcus aureus*) 等 5 种。

表 5-1 所列，是埃希氏菌引起食物中毒 141 篇文献、144 起事件的基本信息。

表 5-1　埃希氏菌引起食物中毒的基本信息

内容		大肠埃希氏菌	伤口埃希氏菌	合计
文献：	数量/篇	140	1	141
	构成比/%	99.29	0.71	100
事件：	数量/起	143	1	144
	构成比/%	99.31	0.69	100
中毒：	中毒人数 A	7194	15	7209
	构成比/%	99.79	0.21	100
	涉及中毒事件数量/起	131	1	132
	构成比/%	99.24	0.76	100
	每起平均中毒人数	54.92	15	54.61
其中：	①由某种埃希氏菌单独引起的人数	5621	15	5636
	构成比/%	78.13	100	78.18
	涉及事件数量/起	115	1	116
	构成比/%	87.79	100	87.88
	每起平均中毒人数	48.88	15	48.59
	②与其他病原菌混合引起的人数	1573	0	1573
	构成比/%	21.87	0	21.82
	涉及事件数量/起	16	0	16
	构成比/%	12.21	0	12.12
	每起平均中毒人数	98.31	0	98.31
罹患率：	涉及中毒事件数量/起	102	1	103
	同食或分食某种中毒食物人数	24 432	15	24 447
	平均同食或分食某种中毒食物人数/起	239.53	15	237.35
	中毒人数 B	5332	15	5347
	每起平均中毒人数	52.27	15	51.91
	罹患率/%	21.82	100	21.87
病死率：	中毒死亡事件数量/起	3	0	3
	中毒人数	276	0	276
	每起平均中毒人数	92	0	92
	死亡人数	3	0	3
	每起平均死亡人数	1	0	1
	病死率/%	1.09	0	1.09

注：中毒人数 A，指对在文献中明确记述了中毒人数的统计结果(含与其他病原菌混合引起的)；罹患率中的中毒人数 B，指对在文献中明确记述了同食或分食某种中毒食物人数、中毒人数的统计结果(含与其他病原菌混合引起的)。

2.2　最早事件

在检出的埃希氏菌食物中毒事件中，吴春刚等(1965)报告在 1964 年 5 月 14~17 日，某校甲队的学员和干部中因连续食用卤肉后陆续出现患者，4d 内共发病 62 人(罹患率 64.5%)；临床表现全身酸痛和无力，剧烈头痛和头晕；少数有鼻塞、流鼻涕、打喷嚏；大部分有食欲缺乏、恶心、呕吐、腹痛、腹泻，个别有里急后重、脓血便(2~10 次/d)；部分有咽和结合膜充血，个别有皮下出血，有 58.1%的患者体温升高(多在 38.5℃以下)；检验证实，是由副大肠杆菌(*Paracolobactrum* Borman，Stuart and Wheeler 1944)引起的食物中毒[6,7]。现在来看在当时鉴定的这种副大肠杆菌很有可能就是大肠杆菌(注：副大肠杆菌现已不再使用)，如果是这样则可以认为这是在我国最早报告由大肠杆菌引起的食物中毒事件。

浙江省嘉兴县卫生防疫站(1973)报告的 1 起，是在检出的埃希氏菌食物中毒事件中，最早明确记述由某种埃希氏菌引起的。报告在 1971 年 5 月，某会议食堂在一天中午因食用白鸡拼盘(以生酱油调味)后 177 人中毒(罹患率 64.6%)，年龄最小的 10 岁、最大的 59 岁；潜伏期多为 2~17h，最长的 1 例为 24h，平均为 9.6h；主要表现为腹泻、腹痛、腹胀、恶心、呕吐等消化道症状，有的为发热、头痛、乏力等。检验证实，是由致病性大肠杆菌污染食堂用生酱油引起的[8]。

此外，在第 4 章“变形菌属”中，较详细记述了济宁医学院的路步炎等(1959)报告发生在 1958 年 7 月的 1 起食物中毒事件。报告山东省邹平县某村 160 人在分别食用了同一病牛的肉后，相继发病 56 人(罹患率 35.0%)，其中死亡 1 人(病死率 1.79%)；检验证实，是由大肠杆菌、副大肠杆菌、某种变形菌混合引起的[9]。此事件可能是与大肠杆菌相关食物中毒的最早报告，因已在第 4 章“变形菌属”中记述，则在此章中未做重复统计。

2.3 规模最大事件

湖北省黄石市卫生防疫站的姚敏(1998)报告的 1 起，是在检出的埃希氏菌食物中毒事件中规模最大的。报告在 1996 年 9 月 28 日，黄石市某酒店发生 1 起食物中毒事件，450 人就餐、中毒 387 人(罹患率 86.0%)；潜伏期 3~36h(多为 6~12h)，年龄最小的 8 岁、最大的 62 岁；临床主要表现为腹痛、腹泻、呕吐，腹泻多为水样或糊状便(有的为血水便)，有的有脱水；检验证实由副溶血弧菌、O124：K72 型 EPEC 及 O136：K73 型 EIEC 混合引起，被污染的食物主要为海蟹和凉菜[10]。

2.4 最严重事件

在检出的埃希氏菌食物中毒事件中，按发生中毒死亡计严重性，共涉及 3 起中毒死亡 3 人。分别为：①杨正时于 1990 年发表“国内首次发现引起大规模集团性食物中毒暴发的病原菌——侵袭性大肠杆菌(EIEC)O28ac：K73(B)： H⁻的情况汇报”文章，记述在 1984 年 9 月 15 日，北京铁路局某小学在午餐吃了茶叶鸡蛋等食物后，发生食物中毒 269 人，其中 221 人住院治疗，多数是学生(儿童)，临床表现高烧并伴有恶心、呕吐、腹痛、腹泻症状，1 人出现昏迷、呼吸衰竭后死亡(病死率 0.37%)；对分离的 113 株菌检验，均为血清型 O28ac：K73(B)： H⁻的 EIEC。②重庆江津疾病预防控制中心的阳促进(2004)报告在 2003 年 7 月 23 日，江津市朱杨镇某村发生 1 起家庭食物中毒，4 人于中午食用从镇上购买的卤猪肉后在下午 5 时均陆续出现恶心、腹痛、腹泻(黄色水样便)等症状，3 人经医治好转，1 人(64 岁女性)病情较重于当晚 20 点左右医治无效死亡(病死率 25.0%)；检验证实，由 O114：K90 型 EPEC 引起[11]。③江苏省常熟市疾病预防控制中心的沈美枫等(2008)报告了 1 起家庭型食物中毒事件，报告在常熟市某农村一家祖孙 3 代 3 名女性，晚饭后曾同时食用冰箱内存放的西瓜，数小时后 3 人均发生强烈腹泻、呕吐，到第 2 天家人夜班回家后发现才送去医院，其中 1 名老年人到医院就诊时已严重脱水，后因抢救无效死亡(病死率 33.33%)；经检验，检出了 O6：K15(L)型 ETEC[12]。

3 大肠埃希氏菌(*Escherichia coli*)

大肠埃希氏菌[*Escherichia coli*(Migula 1895) Castellani and Chalmers 1919] 首先由德国医师 Escherich 于 1885 年从婴儿粪便中分离到，并同时命名为大肠常见杆菌(*Bacterium coli commune* Escherich 1885)；此后又有过大肠杆菌(*Bacillus coli* Migula 1895)、大肠杆菌[*Bacterium coli*(Migula 1895) Lehmann and Neumann 1896]等的命名。

1919 年，Castellani 和 Chalmers 在将此菌的形态特征和生化性状，与当时也为肠道细菌的伤寒杆菌(*Bacillus typhi* Schroeter 1886)[即现归于沙门氏菌属的伤寒沙门氏菌(*S.typhi*)]进行了比较之后，发现了两菌的明显不同点(如乳糖的发酵等一些关键生化指标)；便提议以 Escherich 的姓氏建立埃希氏菌属，以表示对 Escherich 的尊重，同时正式命名此菌为大肠埃希氏菌并将其作为属内的第一个种，且至今一直是埃希氏菌属的模式种，种名“*coli*”为现代拉丁语属格名词，指“大肠的”。

DNA 的 G+C mol%为 48.5~52.1(T_m)。模式株(type strain)：ATCC 11775，CCM 5172，CIP 54.8，DSM 30083，IAM 12119，NCDO 1989，NCTC 9001，Serotype O1：K1(L1)：H7。GenBank 登录号(16S rRNA)：X80725[4]。

3.1 发现历史简介

在国内外早期对大肠杆菌病的明确报告，均是发生在婴幼儿的肠炎病例，且一直到现在也还仍然是主要的感染类型。从 1945 年发现病原大肠杆菌至今虽仅有 60 余年的历史，但通过医学及兽医学领域大量的临床实践与研究，早已明确了尽管有相当一部分的大肠杆菌是不致病的，并能作为构成肠道正常菌群的重要组成菌，同时发挥着对人及动物体有益的作用；但一些特定血清群(serogroup)或血清型的大肠杆菌，则毫无争议地被列入了病原性细菌(pathogenic bacteria)的行列。

3.1.1 国外简况

在德国医师 Escherich 于 1885 年首先发现大肠杆菌后的 60 年间，大肠杆菌一直被作为肠道正常菌群的组成部分而被认为是非致病菌(nonpathogenic bacteria)。自从 Kauffmann 于 20 世纪中叶建立了对大肠杆菌抗原检定的血清学方法，并于 1947 年在他早期研究及他的同事 Knipschildt 和 Vahlne 的研究工作基础上，建立了一个包括 25 个菌体(ohne hauch，O)抗原、55 个表面(kapsel，K)抗原和 20 个鞭毛(hauch，H)抗原的抗原表，同时发现在英国的一些地方接连发生了数起医院内同一大肠杆菌血清(群)型菌株引起的暴发性婴儿肠炎流行，如 Giles 等记述 1947 流行在英国阿伯丁(Aberdeen)地区由同一血清(群)型菌株引起的婴儿肠炎、Taylor 等报告在几次婴儿肠炎暴发流行中几乎全部均可分离到同一血清群菌株并在当时定名为 D_{433}(这些菌株后来在 1950 年被 Kauffmann 和 Dupont 检定血清群为 O111)等，此后才改变了人们对大肠杆菌的传统观点，并很快确立了病原大肠杆菌的概念。

1945 年，Bray 报告了 51 例婴儿腹泻，并首次从 48 例患者腹泻粪便中分离到血清群(型)一致的大肠杆菌，当时命名为“*Bacterium coli neapolitanum*(BCN)”，并认为 BCN 是夏、秋季节儿童腹泻的病原菌(后来在 1950 年被 Kauffmann 和 Dupont 检定血清群为 O111)，这就是最早的 EPEC，显然从原始意义上讲这种 EPEC 包括了当时所有的病原性大肠杆菌；1955 年，Neter 首先正式提出了 EPEC 的概念，包括了当时所有与腹泻相关的病原性大肠杆菌。但在后来 Ewing 等发现，此类菌株只包括致腹泻大肠杆菌的某些血清群(型)。在 Taylor 和 Bettelheim(1966)报告了大肠杆菌能产生肠毒素(enterotoxin)，Smith 和 Gyles(1970)的研究又证明大肠杆菌产生的肠毒素包括耐热肠毒素(heat-stable enterotoxin，ST)和不耐热肠毒素(heat-labile enterotoxin，LT)两类之后，则引起了一场学术争论，有部分学者认为肠毒素是 EPEC 的毒力因子，将 EPEC 与 ETEC 的概念互用；另外一些学者则认为 EPEC 的菌株并不产生肠毒素，许多产肠毒素的菌株也不属于所谓的 EPEC 血清群(型)；Levine 等将 3 株在数年前分离的不产生肠毒素的 EPEC 给志愿者口服后发生了腹泻；人们从此认识到 EPEC 与 ETEC 是两类不同的致腹泻大肠杆菌，并从此正式建立了 ETEC 的概念。现已明了，EPEC 与 ETEC 的致病机制也各不相同，EPEC 临床表现主要是引起婴幼儿腹泻，ETEC 则主要是引起婴幼儿腹泻和旅游者腹泻(diarrhea in travelers，DT)。

此后，又陆续发现了具有其他特性的一些致腹泻大肠杆菌。主要包括：日本学者 Sakazakin 等在 1967 年首先报告了一部分大肠杆菌能引起酷似由志贺氏菌属细菌引起的细菌性痢疾(bacillary dysentery)样的腹泻，这就是现在的 EIEC，主要是引起较大年龄儿童和成年人发病；1982 年，Riley 等在美国首次确认引起出血性肠炎(hemorrhagic colitis，HC)的相应病原大肠杆菌 O157∶H7 菌株，并由 Levine(1987)首先提出了 EHEC 的概念，感染的临床表现多样但以儿童和老年人较易发生的 HC 最为常见；1985 年，Mathewson 等首次分离到一类新的致腹泻大肠杆菌，后由 Nataro 等(1987)正式将其定名为肠集聚性大肠杆菌(enteroaggregative *Escherichia coli*，EAggEC)，临床表现主要是小儿顽固性腹泻及 DT[13]。

1971 年，在美国 14 个州因进口的奶酪被 EIEC 污染导致近 400 人发病，从而确定了大肠杆菌为食源性疾病的病原菌；1971 年以前，在其他国家至少有 5 次这种食源性疾病暴发的报告，其中最早的一次是在 1947 年发生于英格兰。早在 18 世纪就有证据显示大肠杆菌可引起婴儿腹泻(Neill et al.，2001)[14]。

对动物最早发生大肠杆菌病及相应病原菌的记述，目前尚未见有明确的资料。但根据大肠杆菌广泛存在的生态特征，以及现在所知多种动物对病原大肠杆菌的易感性推测，动物大肠杆菌病的发生，最大的可能应该是早于人大肠杆菌病的。

3.1.2 国内简况

在我国，湖南省长沙市工人医院的郑迈群(1954)较系统介绍了国外在病原大肠杆菌及所致婴儿腹泻方面的情况，同时指出他们在临床所见的暴发型或中毒型肠炎的病原可能是大肠杆菌，这可能是最早将国外对人大肠杆菌病的研究资料介绍到国内并提出了对我国大肠杆菌病的认识[15]。之后，原上海第一医学院的陈仁溥(1956)同样较系统地介绍了国外在病原大肠杆菌及所致婴儿腹泻方面的情况，并明确指出了 O111、O55、O26、O86 血清群菌株是婴儿腹泻的病原菌，同时记述在原上海第一医学院附属妇产科医院婴儿室于 1954 年秋、冬季节曾有过一次相当严重的婴儿腹泻流行，8~12 月患病 91 人、病死 25 人(病死率 27.5%)，具有很明显的传染性，但在当时未能明确病原[16]；同年，福建省卫生防疫站的吴开宇和福建省立医院的叶孝礼(1956)报告，指出省立医院在 1953~1955 年的 3 年内收治小儿肠炎与痢疾共 250 例(粪便细菌培养阳性的 115 例)，在细菌培养阳性的 53 个小儿肠炎病例中以副大肠杆菌最多(28 例，占 52.8%)，现在来看在当时鉴定的这种副大肠杆菌很有可能就是大肠杆菌，如果是这样则可以认为这是在我国首次从小儿肠炎检出相应病原大肠杆菌[17]。但明确记述对人的病原大肠杆菌检出及对相应感染的认识，当是原浙江医学院的王洪媛等(1958)、原上海第一医学院的王增慧等(1958)，分别首先报告了从杭州地区及上海市的婴儿腹泻病例中检出了相应病原大肠杆菌[18,19]。上海市卫生防疫站的司马蕙兰等(1985)报告，用自制的抗 LT 血清及 Elek 试验，于 1982 年在国内首次从金山县 1 例腹泻婴儿(1 岁男性)粪便分离到产生 LT 的 ETEC 菌株；此后，1983 年 7~9 月，从上海第一医学院儿科医院门诊 1~3 岁急性腹泻患者 109 例的粪便材料，检出产生 LT、ST 或 LT 与 ST 的 ETEC 共 17 株(检出率 15.59%)，从该儿科医院儿保门诊正常婴儿粪便材料产生 LT、ST 或 LT 与 ST 的 ETEC 共 5 株(检出率 6.33%)[20,21]。此外，中国预防医学科学院流行病学微生物学研究所的徐建国等(1994)还首先提出了 ESIEC 的概念，且已研究明确了其独立作为人致泻性大肠杆菌的病原学意义[22,23]。

在食物中毒方面，如前述，浙江省嘉兴县卫生防疫站(1973)首先明确报告在 1971 年 5 月，某会议食堂在一天午餐时，因食用白鸡拼盘(以生酱油调味)引起了 177 人致病性大肠杆菌食物中毒[8]。相继多有报告，迄今已几乎在全国各地都曾有埃希氏菌食物中毒事件的发生，且其出现频率一直较高。

关于动物的感染发病，原苏北农学院的方定一等(1963)首先报告了分离于仔猪白痢(white scour of piglet)的大肠杆菌，并证明了其相应的病原学意义[24]。此后，我国科技工作者在猪、牛、羊、禽类、经济动物等多种动物大肠杆菌病的病原学及检验与防治领域，从事了大量卓有成绩的研究工作，且至今仍是病原细菌研究领域的重要内容。

3.2 生物学性状

对大肠杆菌生物学性状的研究较多，也几乎是在所有病原细菌中研究最为全面和系统的。本书作者房海、陈翠珍等，多年来曾先后对分离于多种养殖动物的病原大肠杆菌进行了主要生物学性状的检验，但尚未发现非典型及无动力的菌株[13]；现综合有关资料，作如下简要记述。

3.2.1 理化特性

大肠杆菌的理化特性，似乎是在所有细菌中最为全面和复杂的；同时，也是在肠杆菌科内具有代表性的。

3.2.1.1 形态与培养特征

大肠杆菌为两端钝圆的革兰氏阴性短杆菌，通常大小在(0.5~0.8) μm×(1.0~3.0) μm(图 5-1)；因环境条件不同，有时个别菌体呈近似球杆状，也有时出现个别长丝状；多单独存在或有成双，但不形成长链排列；约有 50%的菌株具有周生鞭毛而能运动，但多数菌体只有 1~4 根(一般不超过 10 根)，所以动力较弱；有的菌株具有荚膜或微荚膜，不形成芽孢；多数菌株生长有菌毛，其中有的为对宿主及其他一些组织细胞具有黏附作用的宿主特异性菌毛。做磷钨酸负染色标本后，置透射电子显微镜下观察可见大肠杆菌的菌体杆状、表面似皱褶状、周生鞭毛，有的周生菌毛(图 5-2，图 5-3)；做喷镀扫描电子显微镜标本观察，菌体表面呈皱褶状、不平整但较光滑。

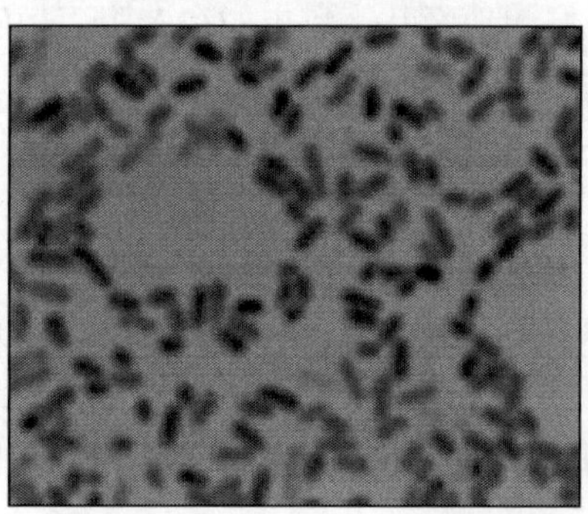

图 5-1 大肠埃希氏菌(*E.coli*)在普通营养琼脂培养基上 37℃培养 18h 的革兰氏染色形态(G^-)(见彩图)

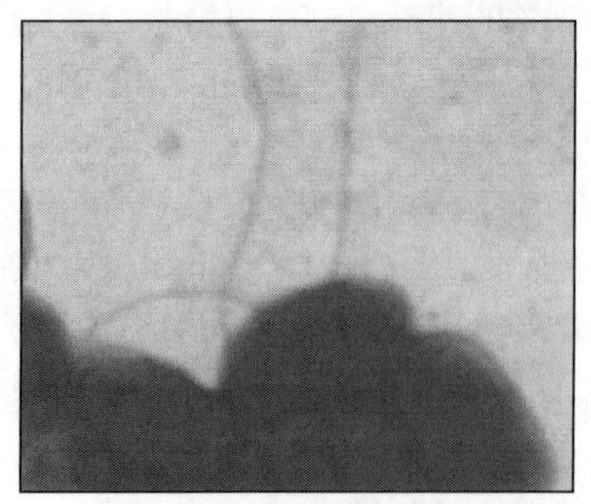

图 5-2 大肠埃希氏菌在普通营养琼脂培养基上 37℃培养 18h 的负染色透射电镜形态(显示杆状菌体及周生鞭毛，原×10 000)(见彩图)

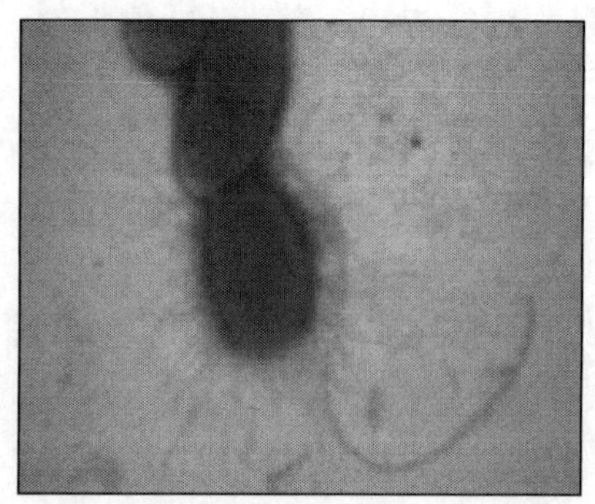

图 5-3 大肠埃希氏菌在普通营养琼脂培养基上 37℃培养 18h 的负染色透射电镜形态(显示杆状菌体及鞭毛和菌毛，原×30 000)(见彩图)

对营养的要求不高，在普通营养琼脂培养基上能良好生长，多形成光滑型(smooth，S)菌落，也有的能形成粗糙型(rough，R)菌落，还有的为介于两者之间的中间型(intermediate，I)，再有的为黏液型(mucoid，M)。将大肠杆菌接种于普通营养琼脂培养基、血液营养琼脂培养基或肠杆菌科细菌的一些鉴别培养基，37℃培养 24h 可形成良好发育的典型菌落，且有的具有鉴别意义。在普通营养琼脂培养基上，菌落直径多为 2.0~3.0mm；在加有绵羊或家兔脱纤血液的普通营养琼脂(血液营养琼脂)培养基上，具有溶血能力的菌株在菌落周围形成明显的β-型溶血环，很少见有α型溶血的；在常用的麦康凯琼脂(MacConkey agar)及沙门氏菌-志贺氏菌琼脂(Salmonella-Shigella agar,SS agar)培养基上，菌落呈红色(图 5-4)；在伊红亚甲蓝(eosin methylene blue, EMB)琼脂培养基上，形成紫黑色并带有金属光泽的菌落(图 5-5)；在中国蓝琼脂(China blue agar)培养基上，形成蓝色的菌落。

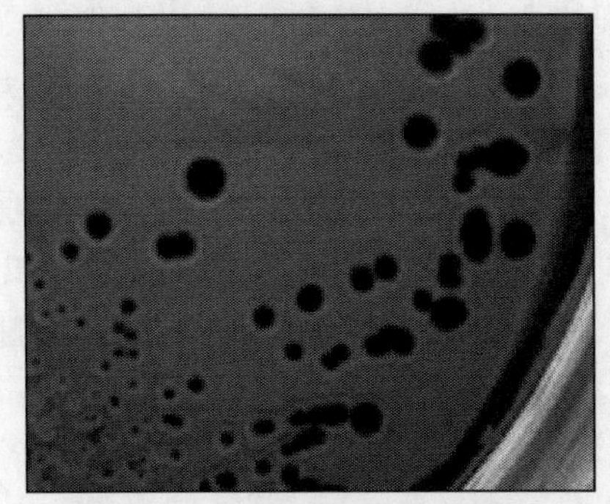

图 5-4 大肠埃希氏菌在麦康凯(MacConkey)琼脂培养基上 37℃培养 24h 的生长情况及菌落特征(菌落红色)(见彩图)

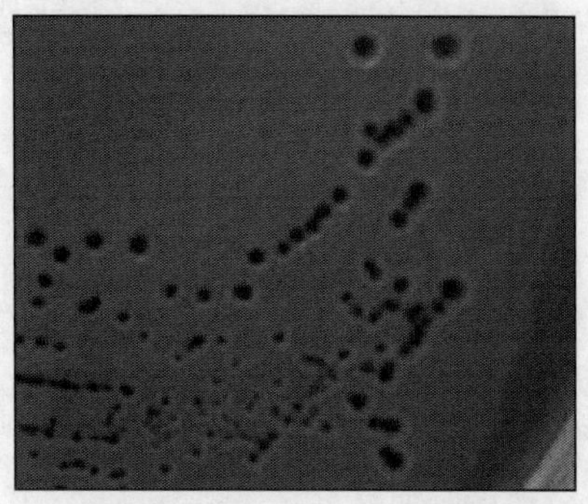

图 5-5 大肠埃希氏菌在伊红亚甲蓝(EMB)琼脂培养基上 37℃培养 24h 的生长情况及菌落特征(菌落黑色并有光泽)(见彩图)

在普通营养肉汤中呈均匀混浊生长，管底常有点状沉淀且有的菌株能形成轻度菌环；在半固体培养基中，能形成鞭毛具有动力的菌株沿接种穿刺线呈扩散生长；需氧或兼性厌氧，在有氧及无氧环境中均能良好生长发育，但在氧气充足条件下生长发育较好；于 15~45℃条件下均可生长发育，最适为 37℃；生长发育的适宜 pH 为 7.0~7.6，最适为 7.4。

3.2.1.2 生化特性

大肠杆菌的生化代谢活跃，发酵葡萄糖产酸、产气(个别菌株不产气)，能发酵多种碳水化合物和利用多种有机酸盐。在常用的生化特性检测项目中，MR 试验阳性，吲哚产生和乳糖发酵阳性(个别菌株阴性)，V-P 试验阴性，尿素酶和柠檬酸盐利用(Simmons)阴性(极个别菌株阳性)，硝酸盐还原试验阳性，氧化酶阴性，氧化-发酵试验(oxidation-fermentation test,O-F 试验)为 F 型。

需要特别指出的是，大肠杆菌中存在不产气的、无动力的非典型理化反应菌株，它们一般是属于特定的 O 抗原群，其中以 O1 尤为常见，其次是 O25；这些变异菌株常被误认为是志贺氏菌，也曾被划归为志贺氏菌属的细菌或被称为发碱-殊异菌(alkalescens-dispar bacteria，A-D 菌)，事实上它们就是大肠杆菌，是大肠杆菌的不产气、乳糖阴性(或迟缓)和无动力的生物群(biogroup)。此外，与大肠杆菌典型生化反应的菌株相比较，O127a∶NM 血清型菌株的生化反应不太典型，此血清型菌株属于EPEC；而属于 EIEC 的 O112a、112c∶NM 和 O124 血清群(型)菌株，也是生化反应不典型的。以上这些特殊的菌株曾被统一归入低活性大肠杆菌(*Escherichia coli* inactive)(也称不活泼或惰性大肠杆菌)，所谓低活性也并不是专指不产气、无动力的，而是指常有数项性状同时为阴性；实际上这种低活性大肠杆菌就是大肠杆菌，并不是一个独立的分类单位。

此外，近些年来还不断发现一些具有异常生化特性的大肠杆菌培养物，如通常大肠杆菌的吲哚、甲基红、伏-波、西蒙斯柠檬酸盐利用(indole methyl red Voges-Proskauer and Simmons citrate,IMViC)试验结果为"+、+、–、–"，被称为典型大肠杆菌(也称大肠杆菌Ⅰ型)；IMViC 为"–、+、–、–"的被称为大肠杆菌Ⅱ型(属于吲哚阴性的非典型菌株)，此型菌株在人和温血动物肠道中出现的概率比其他非典型大肠杆菌要大。H_2S 阳性、尿素酶阳性、利用柠檬酸盐、液化明胶、不发酵乳糖等特殊菌株，在世界不同地方也均有检出的报告。

在引起食物中毒的病原大肠杆菌中，也时有出现 H_2S 阳性菌株。常虹等(2004)报告在2002年8月,从疑似食物中毒患者粪便中分离到1株产 H_2S 的EPEC,血清型为O128∶K67(B12)[25]；常宏伟等(2009)报告在 1999 年 10 月至 2005 年 8 月，从腹泻、食物中毒患者及水源水标本中分离到 17 株 H_2S 阳性的致泻性大肠杆菌，经血清型检定有 4 株为O128∶K67 型 EPEC，O25∶K19 型和 O16∶K15 型的 ETEC 各 3 株，总分型率为58.8%(10/17)[26]。

为便于简便区分埃希氏菌属的种，将第二版《伯杰氏系统细菌学手册》第 2 卷中记载的"埃希氏菌属内 5 个种的鉴别表"列出(表 5-2)[4]。

表 5-2　埃希氏菌属内 5 个种的鉴别[a,b]

项目	大肠埃希氏菌	大肠埃希氏菌(低活性菌株)	蟑螂埃希氏菌	弗氏埃希氏菌	赫氏埃希氏菌	伤口埃希氏菌
吲哚产生	+	[+]	–	+	+	–
柠檬酸盐利用(Simmons)	–	–	d	[–]	–[c]	–
赖氨酸脱羧酶	+	d	+	+	–[d]	[+]
鸟氨酸脱羧酶	d	[–]	+	+	+	–
动力	+	–	–[e]	+	+	+
KCN 中生长	–	–	–	–	+	[–]
丙二酸盐利用	–	–	+	d	–	[+]
D-葡萄糖产气	+	–	+	+	+	+

续表

项目	大肠埃希氏菌	大肠埃希氏菌(低活性菌株)	蟑螂埃希氏菌	弗氏埃希氏菌	赫氏埃希氏菌	伤口埃希氏菌
产酸：D-侧金盏花醇	–	–	–	+	–	–
D-阿拉伯糖醇	–	–	–	+	–	–
纤维二糖	–	–	–	+	+	+
卫茅醇	d	d	–	d	[–]	–
乳糖	+	[–]	–	–[f]	d	[–][f]
D-甘露醇	+	+	–	+	+	+
蜜二糖	[+]	d	–	–	–	+
D-山梨醇	+	d	–	–	–	–
黏液酸盐	+	d	d	–	+	[+]
乙酸盐利用	+	d	–	+	[+]	d
产生黄色素	–	–	–	–	+	d

注：a 表示这些反应资料源于 Farmer(1999)、Cowan 等(1995)、Holt 等(1994)、Richard(1989)，弗氏埃希氏菌的吲哚反应、大肠埃希氏菌的蜜二糖反应结果是不一致的，供参考；b 表示其符号中的–为 0%~10%阳性，[–]为 11%~25%阳性，d 为 26%~75%阳性，[+]为 76%~89%阳性，+为 90%~100%阳性，阳性为(36±1)℃培养 48h 的反应结果；c 和 d 表示赫氏埃希氏菌有迟缓阳性反应菌株，代谢物不同；e 表示蟑螂埃希氏菌有 75%的菌株在培养超过 2d 后可变为有动力的；f 表示弗氏埃希氏菌、伤口埃希氏菌有迟缓阳性反应菌株。

3.2.2 抗原结构与免疫学特性

大肠杆菌具有 O、K、H 抗原，但这些抗原除了 O 外并不一定在同一菌株上完全表达，有的菌株具有 O、K、H 三种抗原，有的菌株则仅有 O 抗原、O 和 K 抗原或 O 和 H 抗原。此外，即使是 O、K、H 的同种抗原(如同是 O)，也由于化学组成及其结构等方面的差异，导致了在免疫学方面所表现出来的不同抗原特异性，如此又可将 O、K、H 分别区分为若干种不同的血清群，其序号均以阿拉伯数字表示，如 O1、O2、O3、……，K1、K2、K3、……，H1、H2、H3、……。

3.2.2.1 抗原与血清型

鉴于不同大肠杆菌菌株间抗原结构方面的差异，在免疫血清学上可以将大肠杆菌划分为不同的血清型菌株。目前大肠杆菌的 O 抗原已排列到 181，在一些不同的 O 血清群之间存在着交叉反应，即使同一 O 血清群菌株之间有的也存在一定差异，表现尤为突出的是有些 O 抗原又可再分为部分(因子)抗原，即 O 抗原因子(如 O19a、O19ab 等)，O 抗原是一种耐热(100℃或 121℃不被灭活)的多糖-磷脂的复合体，其抗原特异性是由多糖侧链上的糖类排列顺序和末端化学基团(被称为免疫显性糖基)决定的；K 抗原存在于荚膜或被膜中(也包括菌毛)，是大肠杆菌表面几种抗原的总称，其序号已排至 103，存在于荚膜或被膜中的 K 抗原是酸性荚膜多糖(capsular polysaccharide,CPS)成分，菌毛是蛋白质成分；已被明确的 H 抗原约有 55 种，属于蛋白质成分。

大肠杆菌血清型以 O∶K∶H 的抗原式(antigenic formula)表示，如某株大肠杆菌的 O 抗原是 8、K 抗原是 25、H 抗原是 9，则此株大肠杆菌的血清型抗原式为 O8∶K25∶H9。其中 O 抗原是血清学分型的基础，无 K 或 H 抗原的菌株则记为 O∶K⁻∶H 或 O∶K∶H⁻,但也常常是省略 K(因有不少 K 抗原在病原大肠杆菌中是不重要的)，如 O8∶K25∶H9、O33∶K⁻∶H⁻、O38∶K⁻:H26、O121∶H⁻、O157∶H7 等；对 H⁻ 的菌株也常是直接记为 NM(nonmotile，NM)表示无动力，如 O55∶NM、O9∶K103，987P∶NM 等；另外，属于菌毛性质的 K 抗原也常常是直接列出，如人源 ETEC 的肠道定居因子抗原(colonization factor antigen，CFA) Ⅰ即 CFA/Ⅰ(F2)、CFA/Ⅱ(F3)及动物源 ETEC 的 K88(F4)、K99(F5)、987P(F6)、F41、F18 等菌毛抗原，则直接写成 O78∶CFA/Ⅰ∶H11、O132∶987P∶H21、O101∶K30，F41∶H⁻、O64∶987P 等。

3.2.2.2 免疫学特性

大肠杆菌的 O、K、H 三种抗原，除了某些 K 抗原外一般均具有良好的免疫原性，无论是接种免疫人及动物或被大肠杆菌感染后耐过，其机体均能产生一定的免疫应答，主要为体液免疫抗体反应。借此，可以通过强化免疫接种动物获得特异抗血清，也可通过对人或动物的接种获得相应的免疫保护。

人及动物在被大肠杆菌感染后均可产生血清抗体，且对相同血清群(型)菌株的重复感染具有一定的免疫保护作用。在发生大肠杆菌食物中毒后，血清抗体会在一定的时限内出现且效价明显升高，也可作为辅助诊断的依据。例如，湖北省荆州市疾病预防控制中心的胡婕等(2007)报告于 2006 年 9 月 29 日，在荆州市某大酒店共同进餐的 85 人中有 26 人(罹患率 30.59%)发生由 O114∶K90 型 EPEC 引起的食物中毒；以分离的 EPEC 菌株制备菌液为抗原，对 15 名患者在发病急性期及恢复期血清做凝集试验，结果相应抗体的凝集效价在急性期的均≤1∶10，在恢复期的≥1∶640，血清抗体滴度上升远远超过 4 倍[27]。

3.2.3 噬菌体型

由于噬菌体裂解细菌具有种的特异性，即一种噬菌体仅能裂解一种与其相应的细菌，因此可用相应噬菌体来鉴定未知细菌。噬菌体的作用除具有种的特异性外，还有型的特异性，即一种噬菌体有的仅能作用于该种细菌的某一型，因此可用噬菌体将该菌进行分型，即细菌的噬菌体型(phagovar)。这种利用噬菌体对于细菌进行分型的方法，在流行病学调查方面，对追踪和分析这些细菌性感染的传染源很有帮助。

在对大肠杆菌的噬菌体分型方面，1981 年 Gershman 建立了一套 53 种对不同的大肠杆菌分型噬菌体，在 1983 年报告对从患乳房炎的牛分离的 866 株大肠杆菌进行分型，用32个噬菌体可分为178个噬菌体型。在国内，何晓青等(1983)在肠杆菌科分属诊断噬菌体的研究中，分离并筛选出大肠杆菌噬菌体四个组(E-1、E-2、E-3、E-4)及也可用于大肠杆菌噬菌体分型的志贺氏菌噬菌体Sh(或称E-5)，四组噬菌体的溶菌谱互相交叉，许多菌株常同时被两组或三组噬菌体裂解，但同时被四组裂解者极为罕见。

3.2.4 遗传物质与遗传学特征

大肠杆菌除了染色体(chromosome)外，一般还均具有质粒(plasmid)，它们决定着某些特殊性状的表达，尤其有些质粒是与毒力密切相关的。

3.2.4.1 染色体

大肠杆菌的染色体由超螺旋的双链环状DNA分子所组成，电镜观察是一团具有许多环状结构超卷曲的DNA大分子，中央有一电子稠密的支架(scaffold)，其周围附着有上百个超螺旋的环，环的长度约为20nm。以较大量DNA酶处理，可使全部超螺旋环转变为开放的环，而使整个染色体成为一个开环的DNA大分子，周长约为1100μm，相当于其菌细胞长度(约3μm)的约400倍，显然这样大的DNA分子必定要高度折叠和卷曲才能被容纳在菌细胞中特定的区域。

大肠杆菌基因组DNA分子全序列测定由Wisconsin大学的Blattner等于1997年完成，约有4700kb，G+C mol%为48~52(T_m)，有4100个基因(共有2584个操纵子，基因组测序推测出2192个操纵子，其中73%只含有一个基因，16.6%含有2个基因，4.6%含有3个基因，6.0%含有4个或4个以上的基因)，决定着除了质粒所决定外的所有大肠杆菌性状，除少数基因外的大多数基因排列顺序是高度保守的。所存在的DNA重复序列，其作用可导致基因重新排列，但这种情况在自然状态下是很少发生的。

3.2.4.2 质粒

对大肠杆菌的质粒研究较多，已知其至少包括有F因子、Col因子、毒力相关质粒等，其中的毒力相关质粒与大肠杆菌尤其是致泻性大肠杆菌的致病作用紧密相关。

(1) F因子 F因子(F factor)即致育因子，是一种小的共价闭环质粒，也称性质粒(F plasmid)，是第一个被发现的细菌质粒(在大肠杆菌中)，分子质量约62×10^6Da(约94.5kb)，其主要特征是发生接合作用，向另外的菌株传递从而将遗传特征转移到其他菌株中。

(2) Col因子 Col因子即大肠杆菌素因子(Col factor)，决定着大肠杆菌素(colicin)的产生，也称为大肠杆菌素质粒(Col plasmid)。其分子质量从几百万到6×10^7Da不等，小的不能自我转移，只有在F因子的帮助下才能进行转移；大的具有独立的接合转移能力，但转移速率比F因子低。

(3) 毒力相关质粒 大肠杆菌的毒力相关质粒，主要包括R质粒(R plasmid)、肠毒素质粒、黏附素(adhesin)或CFA质粒。R质粒即抗性质粒，包括抗药性质粒及抗某些金属元素的质粒，其大小可从几kb到几十kb不等，质粒拷贝数也不同，有的是严紧型，有的则是松弛型；目前研究较多的是抗药性质粒，其由两部分组成，一部分为抗生素的抗性基因，它使宿主菌产生对某种抗生素的抗性；另一部分是使抗性质粒转移到另一细菌的基因，但这种转移不像F 因子那样能插入到染色体中，而是以一种人们尚不太清楚的方式低效率地转移。ETEC 能够产生 ST 和(或)LT，是 ETEC 的重要致病因子，均是由质粒编码的。黏附素或定居因子是某些大肠杆菌尤其是 ETEC 致病的先决条件，均为菌毛抗原，其中多数为质粒所编码。

本书作者房海、陈翠珍等(1987)在致貉腹泻的病原大肠杆菌中检出的一种新菌毛，暂定名为 F1987(图 5-6，图 5-7)；经提取相应菌株的质粒做对受体菌的转化试验，表明该菌毛是由质粒编码的[1]。

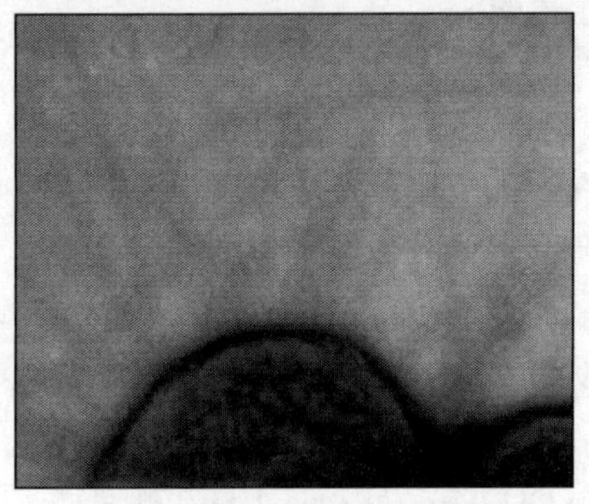

图 5-6　大肠埃希氏菌在 Minca 培养基上 37℃培养 18h 的负染色透射电镜形态(显示一种新菌毛 F1987，原×33 000)(见彩图)

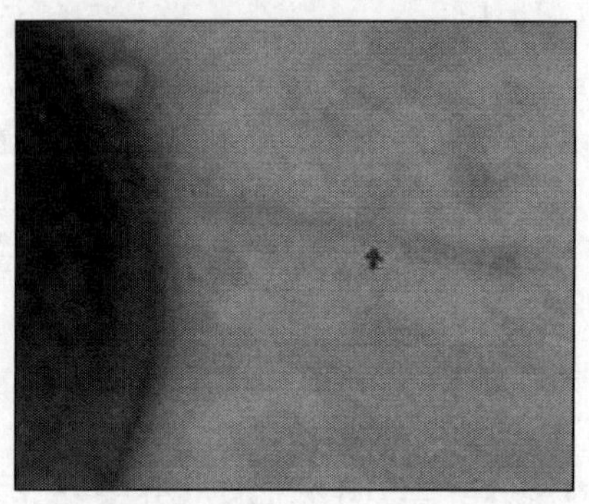

图 5-7　大肠埃希氏菌在 Minca 培养基上 37℃培养 18h 的负染色透射电镜形态(显示一种新菌毛 F1987 的性菌毛，原×50 000)(见彩图)

3.2.4.3　毒力基因

目前，比较公认的 EPEC 致病因子，包括由质粒编码、能与宿主细胞发生远距离黏附的束状菌毛(bundle-forming pilis，BFP)，由噬菌体编码的志贺样毒素(Shige-like toxin，SLT)及由染色体编码的 *eae* 基因。ae 是 attaching 和 effacing 的英文缩写，是指 EPEC 菌株能附着于肠上皮细胞表面的微绒毛上并发挥作用，将微绒毛破坏、抹平(刷状缘脱落)，即附着抹平效应(attaching and effacing，A/E)，也称 A/E 损伤(A/E lesion，AE)；*eae* 基因，位于染色体上一个 35kb 被称为肠细胞消除位点(locus of enterocyte effacement，LEE)的毒力岛[也称致病岛(pathogenicity island，PAI)]上；Baldini 发现 EPEC 对 HEp-2 细胞的黏附作用，是由一个 M_r 为 $(5\sim7)\times10^7$ 的大质粒控制的，称为 EPEC 黏附因子(enteroadhesive factor，EAF)。

EHEC 由质粒编码的黏附因子(菌毛)，可使菌体紧密黏附于盲肠和结肠上皮细胞膜的顶端，同样可以发生像由 EPEC 那样所致的损伤，但并不侵入到细胞内，也是与 *eae* 基因相关联的。Baines 等(2008)报告在对 EHEC 的研究中，发现 O157∶H7 菌株在牛的肠道中存在并能导致肠黏膜的 AE 及水肿等病变。

3.2.5　生境与抗性

大肠杆菌广泛存在于自然界，主要栖息于人及恒温动物的肠道，虽在其他动物肠道中也有存在但其数量相对较少。在水、土壤、空气中存在的数量，取决于被人及动物粪便污染的程度，所以人类和动物活动的广泛性决定了大肠杆菌分布的广泛性。大肠杆菌对外界不利因素的抵抗力不强，对抗生素类药物较易产生抗原性(主要由 R 质粒决定)。

3.2.5.1　生境

大肠杆菌在蒸馏水中可生存 24~72d，但在自然水源中的存活时间要受到多种因素的影响以致差异较大；在空气中时有大肠杆菌存在，主要来源于土壤和粪便；土壤中的大肠杆菌主要来源于粪便，由于土壤中固有微生物群对大肠杆菌的拮抗作用，加之土壤中常缺乏其生存的适宜条件，大肠杆菌在不同土壤中的存活时间差异较大。也正是由于大肠杆菌主要存在于人及动物肠道中，可随粪便排至体外污染环境，国际上是以大肠杆菌作为环境及食品等的粪源性污染的卫生细菌学指标，其中包括大肠杆菌、大肠菌群(coliform group)、粪大肠菌群(faecal coliform)三类。

关于大肠杆菌在食品中的污染情况，王建等(2007)报告了对广东省食品中致泻性大肠杆菌污染状况的调查。报告在 2003~2006 年，从湛江、韶关、汕头、深圳、广州等 5 个地区随机采集了 706 份食品样品(生猪肉、生牛肉、生鸡肉、生羊肉、非定型包装的熟肉制品、水产品、蔬菜、沙律、豆制品等)，结果检出 47 株致泻性大肠杆菌，检出率 6.7%(47/706)。各种样品的检出率依次为：生猪肉 16.9%(14/83)、生牛肉 11.1%(5/45)、生鸡肉 10.7%(9/84)、水产品 7.1%(5/70)、非定型包装的熟肉制品 5.2%(9/174)、生羊肉 4.3%(1/23)、豆制品 2.4%(2/84)、沙律 1.7%(1/60)、蔬菜 1.2%(1/83)；经血清型检定分属于 4 类致泻性大肠杆菌，各类的检出率依次为：ETEC 的 40.4%(19/47)、EPEC 的 34.0%(16/47)、EIEC 的 14.9%(7/47)、EHEC 的 10.6%(5/47)。结果提示在广东多种食品中均可检出致泻性大肠杆菌，在经济相对落后的地区(尤其是农村)污染情况严重，应采取措施预防致泻性大肠杆菌的污染[28]。

3.2.5.2　抗性

大肠杆菌一般加热到 60℃经 15min 即可被杀灭，在干燥环境中也容易死亡；对低温具有一定的耐受力，但快速冷冻可使其死亡，如在 30min 内将温度从 37℃降至 4℃则对其有致死作用。对于要废弃的大肠杆菌材料，常采用高压蒸汽灭菌的方法处理，在 121℃($1.05kg/cm^2$)条件下作用 15~20min 可有效杀灭大肠杆菌。大肠杆菌对常用的化学消毒剂均比较敏感，如 5%~10%的漂白粉、3%来苏尔、5%苯酚等水溶液均能迅速杀死大肠杆菌，对强酸、强碱也很敏感。

大肠杆菌对多种常用抗菌类药物均敏感，如在临床常用的庆大霉素、卡那霉素、氯霉素、新霉素、先锋霉素、大观霉素、呋喃妥因、头孢吡肟等；对青霉素、红霉素、复方新诺明、四环素等耐药。但需注意的是在人及不同动物来源或不同区域来源或不同致病型的菌株间，常表现出对某种(或某类)抗菌类药物的敏感性差异，其主要原因在于对抗菌类药物的不合理使用以致耐药菌株的不断增加，且常有同时对多种药物耐药菌株的出现。

张馨琢等(2010)为探讨本地区耐环丙沙星大肠埃希氏菌临床分离株对氨基糖苷类药物的耐药表型与基因型的相关性，对从泸州医学院附属医院非肠道感染病例分离的 75 株大肠埃希氏菌进行了测定，结果表明耐环丙沙星菌株多表现为同时对多种氨基糖苷类药物耐药[29]。

3.3　病原学意义

人及动物的大肠杆菌病，指的是所有由病原大肠杆菌引起的各种类型感染的总称；实际上对不同的感染，在临床上还常是根据相应的感染类型冠以疾病名称（但其中有些疾病名称并非大肠杆菌感染所专用的），且常常是与和大肠杆菌不同的血清群（型）相关联的，如人的 DT、HC 及动物的仔猪白痢、禽类的卵黄性腹膜炎等。

无论是人的还是动物的大肠杆菌病，在临床表现与病理变化方面均存在多种类型且比较复杂，但主要可以分为胃肠道感染和胃肠道外感染两大类。从某种意义上讲，病原性的大肠杆菌是一种多能性病原菌（multipotent pathogen）；目前，病原大肠杆菌引起人及动物感染的新血清群（型）菌株、致病能力与范围等还仍在不断扩大并相继被发现，其病原学意义及致病与发病机制等也在被进一步认识与深化。

3.3.1　人的大肠杆菌病

尽管人的大肠杆菌感染类型较多，但综合起来还是以由致泻性大肠杆菌引起的胃肠道感染最为普遍，且在有的情况下一旦发生感染还是很严重的；其他的感染类型，一般常是呈散发病例的形式存在。在我国，各种类型的大肠杆菌感染多有报告，尤其是医院内感染已跃居所有细菌感染的首位。

3.3.1.1　食物中毒

近些年来，我国已多有由致泻性大肠杆菌以及其他病原性大肠杆菌引起食物中毒的报告。

（1）基本情况　在检出的大肠杆菌食物中毒 140 篇文献、143 起事件中，单独引起的 124 篇文献、126 起事件，在总事件数量中的构成比为 88.11%；与其他病原菌混合引起的 16 篇文献、17 起事件，在总事件数量中的构成比为 11.89%。

在与其他病原菌混合引起的 17 起事件中，与副溶血弧菌的 7 起（构成比 41.18%）、与未确定种变形菌的 3 起（构成比 17.65%）、与奇异变形菌的 3 起（构成比 17.65%）、与普通变形菌的 2 起（构成比 11.76%）、与蜡样芽孢杆菌的 1 起（构成比 5.88%）、与金黄色葡萄球菌的 1 起（构成比 5.88%）。在不同致泻性大肠杆菌中，分别为：①EPEC——在 11 篇文献、12 起混合引起的事件中，与副溶血弧菌的 6 起、未确定种变形菌的 3 起、奇异变形菌的 2 起、蜡样芽孢杆菌的 1 起；②ETEC——在 2 篇文献、2 起混合引起的事件中，与副溶血弧菌的 1 起、奇异变形菌的 1 起；③ESIEC——在 2 篇文献、2 起混合引起的事件中，均为与普通变形菌混合；④EIEC——1 篇文献、1 起混合引起的事件，是与金黄色葡萄球菌混合。

1）大肠杆菌类型：在检出的 140 篇文献、143 起大肠杆菌食物中毒事件中，涉及 EPEC、EIEC、ETEC、ESIEC、EHEC 等致泻性大肠杆菌，以及一些其他未明确分类（以致泻性大肠杆菌、病原性大肠杆菌等记述的）的病原性大肠杆菌；中毒事件的基本情况，如表 5-3 所示。

表 5-3　大肠杆菌引起食物中毒事件的基本情况

内容		EPEC	EIEC	ETEC	ESIEC	EHEC	其他	合计
文献：	数量/篇	88	22	21	4	1	4	140
	构成比/%	62.86	15.71	15.0	2.86	0.71	2.86	100
事件：	数量/起	90	22	21	5	1	4	143
	构成比/%	62.94	15.38	14.69	3.49	0.69	2.79	100
中毒：	中毒人数 A	5134	1067	567	278	?	148	7194
	构成比/%	71.37	14.83	7.88	3.86	?	2.06	100
	涉及中毒事件数量/起	86	17	19	5	?	4	131
	构成比/%	65.65	12.98	14.50	3.82	?	3.05	100
	每起平均中毒人数	59.69	62.76	29.84	55.6	?	37	54.92
	其中：①由某类大肠杆菌单独引起的人数	3777	1066	472	158	?	148	5621
	构成比/%	73.57	99.91	83.25	56.83	?	100	78.13
	涉及事件数量/起	75	16	17	3	?	4	115
	构成比/%	87.21	94.12	89.47	60.0	?	100	87.69
	每起平均中毒人数	50.36	66.63	27.76	52.67	?	37	48.88
	②与其他病原菌混合引起的人数	1357	1	95	120	0	0	1573
	构成比/%	26.43	0.13	16.75	43.17	0	0	22.71
	涉及事件数量/起	11	1	2	2	0	0	16
	构成比/%	12.79	6.25	10.53	40.0	0	0	12.31
	每起平均中毒人数	123.36	1	47.5	60	0	0	98.31
罹患率：	涉及中毒事件数量/起	70	12	11	5	?	4	102
	同食或分食某种中毒食物人数	18 431	2404	2280	734	?	583	24 432
	每起平均同食或分食某种中毒食物人数	263.3	200.33	207.27	146.8	?	145.75	239.53
	中毒人数 B	3985	630	291	278	?	148	5332
	每起平均中毒人数	56.93	52.5	26.45	55.6	?	37	52.27
	罹患率/%	21.62	26.21	12.76	37.87	?	25.39	21.82
病死率：	中毒死亡事件数量/起	1	1	1	0	?	0	3
	中毒人数	4	269	3	0	?	0	276
	死亡人数	1	1	1	0	?	0	3
	每起平均死亡人数	1	1	1	0	?	0	1
	病死率/%	25.0	0.37	33.33	0	?	0	1.09

注：中毒人数 A，指对在文献中明确记述了中毒人数的统计结果(含与其他病原菌混合引起的)；？指未记述或无法计算；罹患率中的中毒人数 B，指对在文献中均明确记述了同食或分食某种中毒食物人数、中毒人数的统计结果(含与其他病原菌混合引起的)。

2)发生地区：在143起大肠杆菌食物中毒事件中，涉及26个省(地)，缺乏明显的区域分布特征；具体的事件数量(起)见表5-4(按事件数量依次排列)。

表5-4 143起大肠杆菌食物中毒事件的发生地及数量

序号	省(区、市)	起数	序号	省(区、市)	起数	序号	省(区、市)	起数	序号	省(区、市)	起数
1	浙江	14	8	重庆	7	15	吉林	4	22	内蒙古	2
2	四川	12	9	河北	7	16	新疆	4	23	河南	2
3	广西	12	10	福建	6	17	江西	4	24	贵州	1
4	江苏	11	11	湖南	5	18	上海	3	25	海南	1
5	广东	10	12	湖北	5	19	甘肃	3	26	陕西	1
6	辽宁	8	13	安徽	5	20	北京	3	合计	26	143
7	山东	7	14	黑龙江	4	21	天津	2			

3)发生年份：在143起大肠杆菌食物中毒事件中，按报告的年份涉及23个(不包括未明确记述的)；以在近些年的为多，但并不存在年份流行病学特征。具体的事件数量(起)见表5-5(按事件数量依次排列)。

表5-5 143起大肠杆菌食物中毒事件的发生年份及数量

序号	年份	起数	序号	年份	起数	序号	年份	起数	序号	年份	起数
1	2004	16	8	2008	10	15	未记述	3	22	1992	1
2	2005	13	9	1999	9	16	1993	2	23	1994	1
3	2003	11	10	2002	7	17	1995	2	合计	22	143
4	2001	11	11	2000	6	18	1997	2			
5	2006	11	12	2009	5	19	1971	1			
6	2007	11	13	2010	5	20	1984	1			
7	1998	10	14	1996	4	21	1985	1			

4)发生规模：在143起大肠杆菌食物中毒事件中，中毒的发生规模及罹患率差异较大，最小的1起1人中毒、最大的1起387人中毒，多为群体(聚餐或分食同种被污染食物)发生；与其他细菌性食物中毒事件相比，常是表现为发生的规模较大但罹患率不是很高。

罹患率100%的14起(在总事件数量中的构成比为9.79%)，最小的1起1人、最大的1起26人；罹患率最小的1起为0.88%(13/1470)，统计102起的平均罹患率为21.82%(表5-4)。

A. 规模小的事件：举例2起，分别如下。①河北省石家庄市卫生防疫站的曹春红等(2003)报告的1起，是中毒规模最小的；报告在2003年3月26日，藁城县某人在当地某八珍鸡老店购买250g散装五香炸鱼，食用后3h出现上腹部不适、恶心、呕吐，继而发热、腹痛、腹泻(米泔水样便5或6次/d)等中毒症状；检验证实，是由金黄色葡萄球菌A型肠毒素与O164型EIEC双重污染炸鱼引起的[30]。②山东省滨州市卫生防疫站的王守贞等(2000)报告在1999年6月18日，滨州市百货大楼某职工一家4口人在晚饭后(18时左右)因食用了在中午切开、室温下存放的西瓜发生食物中毒，于当晚23时30分左右4人相继发病，表现为头痛、发热、恶心、呕吐、腹痛、腹泻(稀便带血和黏液)；检验证实，由O125∶K70型EPEC引起[31]。

B. 规模大的事件：举例2起，分别如下。①在前面有述，姚敏(1998)报告发生在1996年9月湖北省黄石市某酒店，由副溶血弧菌、O124∶K72型EPEC及O136∶K73型EIEC混合引起的1起中毒387人事件，是规模最大的[10]。②贵州省疾病预防控制中心的周亚娟等(2007)报告在2003年8月22日，贵州某村村民举办生日酒宴发生一起由致泻性大肠杆菌引起的食物中毒，216人进餐有206人发病(罹患率95.37%)；潜伏期9~48h，平均为28h；临床主要表现为头昏、头痛、发热、恶心、腹痛、腹泻[32]。

5)最早的事件：在前面有述浙江省嘉兴县卫生防疫站(1973)报告发生在1971年5月的1起177人中毒事件，是在检出的埃希氏菌食物中毒事件中最早明确记述的[8]。

6)发生中毒死亡事件：由大肠杆菌引起的食物中毒是比较常见的，但导致发病死亡的并不多见；在检出的143起事件中有3起发生中毒276人、死亡3人(病死率1.09%)。分别为：①在前面有述，杨正时报告1984年9月15日发生在北京铁路局某小学的1起，由O28ac∶K73(B)∶H⁻型EIEC引起的事件，中毒269人、死亡1人。②在前面有述，阳促进(2004)报告2003年7月23日发生在重庆江津市朱杨镇某村的1起，由O114∶K90型EPEC引起的家庭食物中毒，中毒4人、死亡1人[11]。③在前面有述，沈美枫等(2008)报告发生在江苏省常熟市某农村1起由O6∶K15(L)型ETEC引起的食物中毒，一家3人中毒、死亡1人[12]。

(2)流行病学表征　由大肠杆菌引起的食物中毒，主要通过由此菌污染且加热不足的肉类及凉拌菜(尤其是肉类)等食品传播；此外，也可通过使用被大肠杆菌污染的厨具或容器等引起。

1)中毒食物：初步统计143起事件中经检验明确或可疑食物的74起(构成比51.75%)，主要涉及被大肠杆菌污染的肉类(鸡肉、猪肉、牛肉、鸭肉、香肠等)共41起(构成比55.41%)；另外为高淀粉类食品(河粉、土豆、麦片、面条、米粉、速冻饺子等)的9起(构成比12.16%)，水产品类(鱼、海蟹、海带、田螺、虾等)的7起(构成比9.46%)，高蛋白类食品(猪血、牛奶等)的3起(构成比4.05%)，其他食品(快餐盒饭、凉拌菜、饮料、醪糟、蔬菜、西瓜、枇杷等)的14起(构成比18.92%)；未明确记述的69起(构成比48.25%)。

由大肠杆菌污染瓜果类引起的食物中毒，还是比较少见的；在143起事件中，明确为水果类的有3起。分别为：①在前面有述，沈美枫等(2008)报告某家祖孙3代3名女性，晚饭后食用被ETEC污染的西瓜发生食物中毒，其中1人死亡[12]。②在前面有述，王守贞等(2000)报告在1999年6月，某家4口人因食用被EPEC污染的西瓜发生的食物中毒事件[31]。③重庆市武隆县疾病预防控制中心的赛斌等(2007)报告在2006年5月23

日，武隆县某单位职工发生以腹胀、腹痛、腹泻(黏液和水样便)、恶心、头晕等为主要症状的疑似食物中毒，在45人中发病24人(罹患率53.3%)；潜伏期最短的2h，最长的11h，平均为6h；检验证实，是由O127∶K63(B8)型EPEC污染枇杷引起的食物中毒，枇杷是由单位在集市上水果批发商处购买同一批后发给职工的[33]。

由大肠杆菌污染生猪血引起的食物中毒，也是比较少见的。广西壮族自治区百色市疾病预防控制中心的农镇铭等(2008)报告在2007年7月25日，百色市右江区大楞乡某村的黄某家宴请50名亲戚朋友，其中24人因食用了黄某等4名厨师制作的生猪血后均发病，潜伏期0.5~5.8h(平均3.5h)，主要临床表现为腹痛、水样腹泻，有的出现头晕、头痛、恶心、呕吐和低热；检验证实，是因O55∶K59型EPEC引起的[34]。

2)传播途径：综合分析大肠杆菌引起食物中毒的传播途径，主要有以下几种形式。①大肠杆菌直接污染食物引起；②由于食品加工、运输、储存的不规范引起的交叉污染导致发病；③烹调加热不充分时仅部分大肠杆菌被杀死，残存的仍可致病；④烹调过的食物盛于被污染的容器内或使用被污染的厨具再加工其他食品时，也可引起发病；⑤餐饮工作人员带菌污染食品及用具的，也可引起就餐的健康者感染。

由人和动物在同食某种被大肠杆菌污染的食物后均发生食物中毒，是很不多见的。江苏省海安县卫生监督所的缪爱龙(2003)报告在2002年12月10日，海安县某镇一农民为女儿举办婚宴，就餐41人在餐后有26人相继出现恶心、呕吐、腹痛、腹泻等食物中毒症状(罹患率63.4%)；潜伏期最短的5h，最长的16h，平均为10.5h；年龄最小的6岁，最大的81岁。另外，将餐后的剩余饭菜投喂了2只家猫，约4h后2只猫突然死亡。检验证实，是由O44型EPEC污染牛肉引起的人、猫食物中毒[35]。

3)发生季节：中毒发生有较明显的季节性，初步统计143起大肠杆菌食物中毒事件，易流行于4~10月，共129起(构成比90.21%)；高峰期多在7~10月，共88起(构成比61.54%)，此季节是此菌生长繁殖的适期，也是人们喜食冷凉食品的季节。按月份的发生频率，依次如表5-6所示。

表5-6　143起大肠杆菌食物中毒事件的发生月份及数量

序号	月份	起数	序号	月份	起数	序号	月份	起数
1	8	30	6	6	14	11	1	1
2	7	21	7	4	13	12	11	1
3	9	19	8	3	4	合计	12	143
4	10	18	9	12	4			
5	5	14	10	未记述的	4			

4)发生场所：中毒发生有较明显的场所特征，主要是发生在集体(聚)餐(宴)场所共112起(构成比78.32%)，家庭发生的相对较少。初步统计143起大肠杆菌食物中毒事件，按归类后发生频率依次为：酒店(含宾馆和餐厅)52起(构成比36.36%)，单位食堂38起(构成比26.57%)，聚餐22起(构成比15.38%)，家庭15起(构成比10.49%)，快餐盒饭

及分散购食 8 起(构成比 5.59%)，未明确记述的 5 起(构成比 3.49%)，列车上供应餐 2 起(构成比 1.39%)，个人病例 1 起(构成比 0.69%)。

(3)*发病与临床特点* 初步统计 143 起大肠杆菌食物中毒事件，不同年龄、性别均有发生，但以中青年为常见，这可能是与聚餐机会相关的；发病表现急骤，潜伏期多在 2~30h，最短的为 20min，最长的可达 120h；临床表现几乎均有腹痛、腹泻、恶心、呕吐等消化道症状，有的伴有发热、头痛、头晕、全身不适等。病程有自限性，一般为 2~4d，轻者数小时即症状消失；病后的免疫力不强，可重复感染。

解放军第二五三医院的武怀书等(2008)和刘超梅等(2008)分别报告的 1 起由 O44∶K74 型 EPEC 引起的食物中毒事件，较详细记述了发病与临床特点，具有一定的代表性。报告在 2005 年 4 月 25 日，内蒙古某院校在第二食堂午餐的 281 名学生，餐后相继出现发热、腹痛、腹泻、恶心、呕吐症状患者 104 例(罹患率 37.01%)；潜伏期 1~28h，平均为 8h，发病高峰在餐后 4~10h。104 例中发热的 66 例(构成比 63.5%)，其中体温为 38.1~40℃的 38 例(构成比 36.5%)；均有轻微的头晕及周身不适；腹痛的 92 例(构成比 88.5%)，表现为上腹部不适、中腹部持续性或阵发性疼痛；均有腹泻(3~16 次/d)，稀水样便，无里急后重；呕吐的 87 例(构成比 83.7%)，最少的 1 次、最多的 11 次。经检验分析，副食炒油菜被 O44∶K74(L)型 EPEC 污染是此次食物中毒的主要原因[36,37]。

为简便了解大肠杆菌食物中毒在发生时间、罹患率、潜伏期、相关食物、发生场所等方面的一些情况，将发生于不同省(区)在这些方面记述比较详细的择 10 起(EPEC)归于表 5-7(不含已分别单独记述的)[38~47]。

表 5-7 10 起 EPEC 食物中毒事件的基本情况

序号	报告者(年度)	发生(年.月)	同餐人数	发病人数	罹患率/%	潜伏期(平均)/h	相关食物	发生地(省、区)	发生场所
1	张继海(1997)	1996.7	112	26	23.21	4~12	速冻饺子	河北	餐厅
2	陈绍运等(1998)	1997.10	8	8	100.0	11~42	猪肚	广西	饭店
3	张灵等(1999)	1998.5	150	103	68.67	2~48	死猪肉	四川	食堂
4	刘新芳等(1999)	1998.8	26	26	100.0	5~12	牛下杂	山东	分食
5	邓陈哲(2000)	1999.1	20	12	60.0	27~32	龙虾	海南	酒店
6	林伟东等(2000)	1999.4	70	28	40.0	4~42	香肠	黑龙江	酒店
7	曾招发等(2000)	1999.8	84	51	60.71	2~33	盒饭	福建	分食
8	罗敬安(2003)	2003.8	200	128	64.0	4~45	卤牛肉	湖北	酒店
9	端家陆(2004)	2003.8	67	58	86.57	4.5~17	冷肫，猪耳	江苏	宾馆
10	齐忠等(2006)	2004.6	10	10	100.0	1	饮料	吉林	聚餐
合计	10	1996~2004	747	450	60.24	1~48			

(4)*优势血清群(型)* 初步统计 143 起大肠杆菌食物中毒事件，在同一起事件中多为同一血清群(型)菌株。在此 143 起中，明确菌株血清群(型)的 106 起(总构成比 74.13%)；

其中由同一血清群(型)菌株单独引起的 94 起(构成比 88.68%)，由 2 种血清群(型)菌株混合感染引起的 8 起(构成比 7.55%)，由 3 种血清群(型)菌株混合感染引起的 4 起(构成比 3.78%)。

1)EPEC：在由 EPEC 单独引起的 78 起事件中，明确菌株血清群(型)的 58 起；连同与其他细菌混合引起的 12 起中明确菌株血清群(型)6 起，按每种血清群(型)及中毒发生数量(起)单独计算，累计涉及 23 种血清群(型)、71 起中毒事件。其中 11 起由 2 种以上血清群(型)菌株混合感染引起(8 起为 2 种的、3 起为 3 种的)，见表 5-8。

表 5-8　11 起 2 种以上血清群(型)EPEC 引起食物中毒情况

序号	血清群(型)	种类(数)	中毒起数
1	O26：K60；O86：K61	2	1
2	O26：K60(B6)；O128：K67(B12)	2	1
3	O114；O125	2	1
4	O125；O44	2	1
5	O125：K70；O128：K67	2	1
6	O127a：K63；O128：K67	2	1
7	O128：K67；O125：K70	2	1
8	O128；O126	2	1
小计	2 种血清群(型)		8 起
9	O26：K60；O126：K71；O125：K70	3	1
10	O111：K58；O55：K59；O86：K61，K62	3	1
11	O119：K69(B14)；O86：K61，K62；O44：K74	3	1
小计	3 种血清群(型)		3 起
合计	2~3 种血清群(型)		11 起

2)ETEC：在由 ETEC 单独引起的 19 起事件中，明确菌株血清群(型)的 15 起；连同与其他细菌混合感染引起的 2 起中明确菌株血清群(型)的 1 起，按每种血清群(型)及中毒发生起数单独计算，累计涉及 9 种血清群(型)、18 起中毒事件。其中 1 起由 3 种血清型(O6：K15 和 O25：K19 及 O78：K80)菌株混合引起，1 起由同时表达 O8：K8 和 O114：K90 的菌株引起。

3)EIEC：在由 EIEC 单独引起的 21 起事件中，明确菌株血清群(型)的 15 起；连同与其他细菌混合感染引起的明确菌株血清群(型)的 1 起，按每种血清群(型)及中毒发生起数单独计算，累计涉及 9 种血清群(型)、16 起中毒事件。

4)EHEC：在由 EHEC 引起的 1 起事件中，明确了菌株血清型为 O157：H^-。

简要总结各类型大肠杆菌各种血清群(型)菌株的出现种类与频率，明确涉及 EPEC、ETEC、EIEC、EHEC 等 4 类致泻性大肠杆菌(ESIEC 的未检定血清型)、42 种血清群(型)，出现在 106 起食物中毒事件中(含与其他细菌混合引起的)，见表 5-9。

表 5-9 106 起大肠杆菌食物中毒事件 42 种血清群(型)菌株

种类	序号	血清群(型)	中毒起数	序号	血清群(型)	中毒起数	序号	血清群(型)	中毒起数	序号	血清群(型)	中毒起数
EPEC	1	O44：K74	9	7	O111：K58	4	13	O119：K69	2	19	O124：K86	1
	2	O125：K70	9	8	O26：K60	3	14	O125	2	20	O125：K71	1
	3	O128：K67	8	9	O126：K71	3	15	O128	2	21	O126	1
	4	O127：K63	6	10	O44	2	16	O55	1	22	O128：K69	1
	5	O114：K90	5	11	O86：K61	2	17	O114	1	23	O142：K86	1
	6	O55：K59	4	12	O86：K61，K62	2	18	O119	1	合计	23 种	71
ETEC	1	O6：K15	5	4	O7：K1	1	6	O20：K17	1	9	O153	1
	2	O78：K80	4	5	同时表达 O8：K8 和 O114：K90	1	7	O128：K67	1	合计	9 种	18
	3	O25：K19	3				8	O138	1			
EIEC	1	O29	4	4	O164	2	7	O124：K72	1	合计	9 种	16
	2	O28ac：K73	3	5	O112：K66	1	8	O136	1			
	3	O112ac：K66	2	6	O124	1	9	O152	1			
EHEC	1	O157：H	1	合计	1 种	1						

3.3.1.2 其他感染病

根据毒力因子、致病机制、致病性、临床及流行病学特征等，目前国际上比较权威的意见是将人的致泻性大肠杆菌分为五类：即 EPEC、ETEC、EIEC、EHEC 和 EaggEC。尽管这些病原大肠杆菌在某些特性方面存在完全不同的差异性，但它们均具有一个共同的致腹泻作用特征，因此可统一归类在致泻性大肠杆菌的名义之下。此外，在一些文献中也常出现肠黏附性大肠杆菌(enteroadherent *Escherichia coli*，EAEC)、产 VT 毒素(vero 细胞毒素)大肠杆菌(verotoxin-producing *Escherichia coli*，VTEC)、产志贺毒素(Shiga toxin，Stx)大肠杆菌(Shiga toxin-producing *Escherichia coli*，STEC)、弥散黏附性大肠杆菌(diffusely adhering *Escherichia coli*，DAEC)等名称，从这些名称中可以看出它们仅仅是反映了病原大肠杆菌在某方面与致病性相关的性状，因此尚不能被明确列入致泻性大肠杆菌的分类体系；此外，相关资料显示 ESIEC 已能归到致泻性大肠杆菌的范畴(暂列为第六类)。无论如何，这些大肠杆菌均是以引起胃肠道感染(临床表现腹泻)为特征。

尿道致病性大肠杆菌(uropathogenic *Escherichia coli*，UPEC)是一群引起 UTI 最常见的病原菌，这些大肠杆菌能引起人的肾盂肾炎、膀胱炎等，或在泌尿道定居但不引起明显临床症状的感染。

除了致泻性大肠杆菌及 UPEC 两大类外，还有一些病原大肠杆菌能够引起人的脑膜炎、伤口感染、溶血性尿毒综合征(hemolytic uremic syndrom，HUS)、菌血症、败血症、肺炎、腹膜炎及其他的复合型感染，但其中有的是属于某种感染类型的并发症。

大肠杆菌的胃肠道外感染，泛指那些所有由肠道外病原性大肠杆菌(entraintestinal pathogenic *Escherichia coli*，ExPEC)引起的非胃肠道感染类型，主要包括 UTI 及其他多种临床类型的感染[1,48,49]。

3.3.2 动物的大肠杆菌病

动物的大肠杆菌病常是以新生和幼龄动物为主，通常以猪、鸡最为常发且危害相当严重，相对来讲牛、羊的大肠杆菌病也较为常见；其他动物如马、家兔、猫、虎、豹、水貂、貉、鹿、麝、大熊猫、孔雀、豺、狼及鱼类等，也均有发生大肠杆菌病的报告。在我国，动物的大肠杆菌病已涉及多种陆生动物(包括养殖和野生动物)及鱼类，且在当前仍是最为常见的细菌性疾病之一。

尽管动物大肠杆菌病的感染类型比较多样和复杂，但主要包括由类似于人 ETEC 菌株引起的腹泻、由一些菌血性菌株引起的局部或全身败血性感染、由某些缺乏特征性血清型菌株引起的毒血症及牛的大肠杆菌乳房炎等。此外，起初认为 O157∶H7 血清型菌株仅是引起人的感染，现已知猪、牛等也是其自然宿主并能在一定条件下发生感染[1,50,51]。

3.3.3 毒力因子与致病机制

黏附、侵袭、对宿主细胞的破坏及毒素的作用，是病原细菌发挥致病作用的四个重要方面；这对病原大肠杆菌来讲，综合起来都是具备的。就致泻性大肠杆菌来讲，在进入消化道后常是首先黏附于肠黏膜上皮细胞上，大量生长繁殖，产生肠毒素及其他毒素，也有的直接侵入细胞，发挥致病作用。机体受到感染，则会出现相应的一系列病理损伤及临床表征。

大量的研究工作表明大肠杆菌具有多种毒力因子，并通过不同的机制使大肠杆菌在机体特定部位异常增殖并引起相应的组织损伤，在临床上呈现出明显不同的感染类型及相应的病理变化。

3.3.3.1 黏附作用

已知某些大肠杆菌可牢固黏附于某些组织细胞表面，这一作用主要是靠大肠杆菌的 CFA 完成的，即大肠杆菌的菌毛；此外，某些大肠杆菌表面所具有的非菌毛黏附素(afimbrial adhesin)，如在前面 EPEC 中所述及的 *eae* 基因，能编码产生一种分子质量为 94kDa 的细菌外膜蛋白(曾被称为 EAE 蛋白)，被称为紧密素(intimin)，能与宿主细胞膜上的相应受体结合，也是 EPEC 近距离黏附和侵入宿主细胞的主要物质基础。大肠杆菌通过菌毛或其他黏附素与特定的细胞表面受体结合，使大肠杆菌固着于相应细胞表面，而且这种黏附作用常具有一定的宿主特异性，这一点在致泻性大肠杆菌感染中尤为重要，并构成了感染发生的先决条件，如人源 ETEC 的 CFA/Ⅰ、CFA/Ⅱ及动物源 ETEC 的 K88、K99、987P、F41 等菌毛抗原，而且这些菌毛还常与某些特定的 O 群及肠毒素类型相关联。此外，这种黏附作用有的还导致宿主细胞损伤，如 EPEC 靠紧密素与宿主细胞发生近距离黏附后，可致宿主细胞支架发生重排，在细菌黏附处形成一个致密的纤维样肌动蛋白垫，即“底座”(pedestal)结构，细菌定居其上，此时则使被感染的细胞表现出前面 EPEC 中所述的 AE，同时细菌侵入到宿主细胞内。

UPEC 菌株具有两种性质的菌毛，一是甘露糖敏感血凝(mannose-sensitive hemagglutination，MSHA)的Ⅰ型菌毛(F1)(即普通菌毛)，二是甘露糖抗性血凝(mannose-resistant hemagglutination，MRHA)的宿主特异性菌毛。具有宿主特异性菌毛的 UPEC,可黏附于泌尿道上皮细胞并引起病变,可与人类 P 血型红细胞发生凝集,与 UPEC 的致病性有关，通过对引起肾盂肾炎的 UPEC 菌株研究证明，人类 P 血型红细胞抗原成分是 UPEC 菌株黏附的受体，此受体的化学本质为含有 1 个二半乳糖部分的糖脂，人工合成的二半乳糖部分也可抑制 UPEC 菌株对泌尿道上皮细胞的黏附，因此也将具有这类性质的菌毛统称为肾盂肾炎相关菌毛并命名为 Pap 或称 P 菌毛(也称为二半乳糖接合菌毛)；UPEC 中不具有上述性质的介导 MRHA 的菌毛被称为 α 菌毛，其性质尚待进一步研究明确。从泌尿道感染患者分离的大肠杆菌，有 35%~60%的菌株能产生溶血素(haemolysin)，这些菌株同时表现为 MRHA，并具有特定的 O、K、H 抗原，尽管流行病学资料充分提示溶血素是 UPEC 的致病因子，但其致病机制人们尚不太清楚，据信是破坏白细胞、损伤肾脏细胞，因为溶血素对真核细胞有细胞毒作用。另外，多数 UPEC 菌株能产生气杆菌素(aerobactin)，尽管对气杆菌素的研究较多，基因也已被克隆，但其在致病过程中的作用尚待进一步研究证明。

3.3.3.2　毒素

病原性大肠杆菌可以产生多种毒素，主要包括肠毒素、溶血素、内毒素等，发挥相应的致病作用。

(1)*肠毒素*　大肠杆菌的肠毒素，最为重要且认识比较清楚的是 ETEC 产生的 LT 及 ST，其次是由 EPEC、EHEC 及 ESIEC 菌株产生的 SLT(也即 VT)，这些毒素在致泻性大肠杆菌的感染发病中起着重要作用。LT 及 ST 的化学本质均为蛋白质，其中的 LT 对热不稳定，经 60℃作用 30min 或 100℃作用 20min 即被破坏；ST 对热稳定，100℃作用 30min 不被破坏。当 ETEC 借宿主特异性菌毛黏附于宿主小肠上皮细胞后，便大量生长繁殖并产生和释放肠毒素，刺激肠壁上皮细胞使细胞中的腺苷酸环化酶活性增强，促使细胞内环磷酸腺苷水平增高，导致肠腺上皮细胞分泌功能亢进，引起大量水和电解质进入肠腔，造成肠腔中大量液体蓄积，超过肠管重吸收能力，加之刺激肠蠕动加快，以致临床上出现腹泻。

(2)*溶血素*　从泌尿道感染患者分离的大肠杆菌，有 35%~60%的菌株能产生溶血素，这些菌株同时表现为 MRHA，且一般均具有特定的 O、K、H 抗原类型；尽管流行病学资料充分提示溶血素是 UPEC 的致病因子，但其致病机制尚不太清楚，据信是破坏白细胞、损伤肾脏细胞，因为溶血素对真核细胞有细胞毒作用；Kausar 等(2009)报告从 200 例尿道感染患者检出的 UPEC，只有 42 例(占 21%)产生溶血素，有 60 例(占 30%)具有 MRHA 活性。此外，在动物源的很多菌株中，很可能是一种辅助毒力因子。

(3)*内毒素*　大肠杆菌在崩解后可释放出内毒素，其主要的活性成分是菌细胞壁脂多糖(lipopolysaccharide,LPS)中的类脂 A(lipid A)，因此也常将内毒素与脂多糖视为同义语。在细菌内毒素的致病作用方面，已知不同细菌来源的内毒素所致发病症状及病理变化等大致相同，主要是引起宿主产生非特异的病理、生理反应，即所谓的内毒素反应，包括发热、白细胞反应、弥散性血管内凝血、低血压及休克等。在对动物大肠杆菌病的研究中，有的认为内毒素在幼龄猪水肿病的发生中起着重要作用；本书作者房海、陈翠珍等(1990)在对动物病原大肠杆菌致病作用研究中，曾用分离于家兔大肠杆菌病相应病原 O20 菌株提取的内毒素感染家兔，引起了明显的腹泻并有类似于直接感染大肠杆菌样的病变，意味着大肠杆菌内毒素与家兔大肠杆菌病的病理发生密切相关[52]。

3.3.3.3　侵袭性

属于 EIEC 的大肠杆菌具有侵袭性(invasiveness)，能侵入肠黏膜上皮细胞并具有在其中生长繁殖的能力，从而导致病变形成并产生像志贺氏菌属细菌引起的那样的痢疾样疾病；同样，ESIEC 也具有这种侵袭性。已有的研究表明，这种侵袭性的表达均是与一个大小为 20~250kb 的质粒有关的，质粒上的侵袭性基因(invasive gene) *inv* 编码侵袭性蛋白——侵袭素(invasin)的产生，基因 *inv* 的活性受毒力基因 *virB*、*virF*、*virR* 等的调控，基因 *virG* 也与基因 *inv* 有关，在细菌依赖基因 *inv* 侵入肠上皮细胞后，基因 *virG* 的存在与否决定着细菌是否能向邻近细胞扩散，引起炎症反应。

3.3.3.4　致病岛

对 PAI 的研究始于 20 世纪 80 年代初，Goebel 等在对 UPEC 的研究中发现，在此菌染色体上编码 α-溶血素的一簇基因占据了染色体的一段较大 DNA 区域，被命名为“溶血素岛”(haemolysin island)；后来发现该岛除了编码 α-溶血素等毒素外，还编码另外一些与该菌尿路性致病有关的毒力因子如 P 菌毛，因此将其重新命名为致病岛(也称毒力岛)。到目前已在细菌中发现了 90 多个致病岛，尤其在大肠杆菌中的研究为多，如 UPEC 的 PAI Ⅰ、PAI Ⅱ、PAI Ⅲ,EPEC 的 PAI_{AL862}、PAI_{AL863}，ETEC 的 LEE、TAI，EHEC 的 SPLE1、SPLE2 等。致病岛编码的与细菌毒力有关的基因，主要包括：铁摄取系统，黏附素，孔形成毒素，二级载体通路毒素，超抗原，分泌性酯酶，分泌性蛋白酶，O-抗原，由Ⅰ、Ⅲ、Ⅳ、Ⅴ型蛋白分泌途径分泌的蛋白质，抗生素抗性等。致病岛的发现，在揭示病原细菌的致病机制方面发挥了重要作用。

3.3.3.5　其他致病活性

UPEC 的多数菌株属于一个有限范围的血清群(型)，表面酸性多糖抗原(N-乙酰神经氨酸多聚体)多为 K1、K2、K3、K12 和 K13 等(尤以 K1 常见)，具有抵抗机体吞噬细胞吞噬的作用；K1 抗原还缺乏免疫原性，以致 K1 抗原存在(特别是大量存在)时，有助于细菌侵入肾脏；此外，这些 K 抗原还具有一定的抗细胞内杀伤作用，这些在决定大肠杆菌引起机体深部组织感染中尤为重要；再者，K1 抗原与 B 群脑膜炎奈瑟氏球菌(*Neisseria meningitidis*)多糖的结构可能是一致的(二者间有抗原关系)，其对脑膜具有器官趋向性。另外，多数 UPEC 菌株能产生气杆菌素，尽管对气杆菌素的研究较多，基因也已被克隆，但其在致病过程中的确切作用尚待进一步研究证明。还有的则是从动物源全身性感染病例所分离的一些菌株常带有的产生大肠杆菌素 V(ColV)的质粒，它与这些菌株引起败血症的能力有关。

以往更多认为鞭毛仅是作为细菌的运动器官，现在的研究表明 H 抗原与某些菌株的致病作用直接相关，至少有助于细菌的扩散；此外，某些 H 抗原常限于一定的 O 群菌株，更多表现在致泻性大肠杆菌尤其是 EHEC(如 H7)上，进一步表明了它与相应菌株致病的关联。

3.4 微生物学检验

大肠杆菌广泛存在，又有致病性与非致病性菌株之分，加之临床标本常见的是腹泻粪便(或肛拭、动物肠内容物等)，在正常粪便中又存在大量的大肠杆菌，所以在确定大肠杆菌感染的诊断时，不仅需要检出有大肠杆菌的存在，更主要的是确定其是否为相应感染的病原大肠杆菌。

3.4.1 病原学检验

在对分离菌株的病原学意义确定方面，常是结合临床及病变特征检查其是否为相应常见的致病血清群(型)及(或)做相应毒力因子(或基因)检查;实践中常是根据菌株来源、致病作用特点及一些具体情况等择定进行。

3.4.1.1 细菌分离与鉴定

对大肠杆菌的分离，可采用标本材料直接接种于常用的普通营养琼脂或血液营养琼脂或肠道菌选择性培养基的方法，获得纯培养后进行鉴定。

做生化特性检查，是鉴定大肠杆菌最可靠的方法，其中需要注意的有：①在常规的鉴定中并不需要对所有项目内容分别进行试验，仅选取具有代表意义及肠杆菌科细菌重要鉴别意义的项目内容进行试验即可；②要特别注意那些生化特性不典型的大肠杆菌，不可误检，更要注意多数大肠杆菌均分解乳糖及蔗糖，但也有的不分解，所以在使用三糖铁琼脂(triple sugar iron agar,TSIA)对大肠杆菌进行初筛时，对斜面呈红色的也不要立即排除为大肠杆菌；③某种类型的大肠杆菌常有某种特殊生化性状，具有鉴别意义，如 EIEC 通常不分解或迟缓分解乳糖、赖氨酸脱羧酶及动力均阴性，EHEC 的 O157∶H7 不分解山梨醇，利用这一特点可将麦康凯琼脂培养基中的乳糖换为山梨醇(1%)，挑选出不发酵山梨醇的菌株后再做进一步鉴定，但其缺点是不能发现 O157∶H7 以外的 EHEC，另外则是目前已发现有发酵山梨醇的 O157∶H7 菌株。

在对分离菌株的病原学意义确定方面，对分离于人的菌株常是结合临床特征检查其是否为相应常见的致病血清群(型)及(或)做相应毒力因子检查；对于分离于动物的菌株，除了进行血清群(型)及(或)相应毒力因子检查外，还常需做对同种动物的感染发病试验。

3.4.1.2 毒力因子与毒力基因检查

在对大肠杆菌的毒力因子检查中，需根据不同致病种类大肠杆菌的特点进行，其中较多检查的是宿主特异性菌毛、产肠毒素能力及侵袭性等，并以此可以做出相应 ETEC 或 EIEC 的判定。目前对这些毒力因子的检查，常是采用直接检测相应基因的方法；在出于非研究目的的情况下，该法于临床检验实践中具有快速、简便等优点。

陈爱平等(2011)报告目前对致泻性大肠杆菌常规 PCR 检测特异的诊断基因，分别包括 ETEC 的 ST 和 LT 的基因、EPEC 的紧密素附着抹平因子基因(*eaeA*)和束状菌毛因子基因(*bfp*)、EIEC 的质粒毒力基因(*virA*)和侵袭性质粒抗原基因(*ipaH*)、EHEC 的 *eaeA* 和志贺样毒素基因(*stx*)、EAggEC 的黏附聚集因子基因(*aggR*)；通过实践应用，认为将检测毒力基因的分子生物学和传统的细菌性方法结合起来，是提高由致泻性大肠杆菌引起的食物中毒病原菌检验准确率的有力手段[53]。

3.4.1.3　血清型检定

由于病原大肠杆菌常限于某些特定的血清群(型)菌株，而且在来自于人、不同动物及不同感染类型的菌株间也常存在一定差异，因此在进行病原大肠杆菌的检验时，对所分离鉴定的菌株进行血清学定型，无论是在确定其病原学意义方面还是出于研究的目的，都是很重要的一项内容。

目前我国有人致泻性大肠杆菌的诊断血清及动物常见病原大肠杆菌 O 群诊断血清供用，可按使用说明对所分离的大肠杆菌进行检定，以确定其是否属于常见的相应致病血清型(群)菌株。人致泻性大肠杆菌的诊断血清包括：①15 种一组——包括 3 种多价及其所包含的 12 种单价血清，主要供对 EPEC 菌株的检定用；②16 种一组——包括 3 种 OK 多价及其所包含的 13 种 OK 单价血清，属于 OK 多价 1 和 OK 多价 2 范围的主要供 EIEC 菌株的检定用，属于 OK 多价 3 的血清主要供对 ETEC 菌株的检定用；③2 种一组——包括 O157 和 H7 各 1 种，专供对 EHEC 的 O157∶H7 菌株的检定用[54]。动物常见病原大肠杆菌 O 群诊断血清，在目前尚未明确分组，主要包括用于对猪(牛和羊等)腹泻、属于 ETEC 及禽类(主要是鸡)病原大肠杆菌的一些常见 O 群血清。

对 O、K、H 抗原血清型检定的方法，常是以上述诊断用相应标准因子血清对待检菌株做玻板凝集试验，以呈现明显凝集(++至++++)者判为相应抗原。由于在不同的 O、K、H 抗原间，有不少常存在交叉反应，为排除这种抗原交叉，需在玻片凝集反应基础上，再以相应抗血清及存在交叉反应的抗原相应抗血清对待检菌株做试管凝集反应，同时设有抗血清相应标准抗原菌株的对照，具体方法是在检定 O 抗原时，需经 100℃或 121℃热处理以消除可能存在的 K 不凝集性作用，以此为抗原与做系列倍比稀释的抗血清等量混合(总量 0.8mL/管)后置 48~50℃水浴过夜(16~18h)判定结果；检定 K 抗原(指多糖 K 抗原)时的试管凝集反应，是以经 0.5%甲醛灭活处理的菌液为抗原，同上与抗血清混匀后于 37℃水浴 2h 再移至普通冰箱中过夜后判定结果；检查 H 抗原时以经 0.3%甲醛灭活处理的菌液为抗原，同上与血清混匀后置 48~50℃水浴中于 15min、30min 和 1h、2h 判定结果；均以出现明显凝集(++)的血清最高稀释倍数为相应抗血清效价(凝集价)，以与抗血清对照用相应抗原的血清效价相同或相差一个滴度为相同血清型。

对属于 K(L)抗原的宿主特异性菌毛抗原的免疫血清学检定，主要是做玻片凝集反应及 MRHA 试验等。

需要注意的是，这些因子血清并不能覆盖所有的人致泻性大肠杆菌及动物病原大肠杆菌的菌株，所以不能仅以此来做出最终的判定，还应结合有关方面的检验内容予以综合判定；另外，EHEC 菌株也不仅限于 O157∶H7，需特别注意其与 EHEC 相关的血清型(群)菌株；再者，EIEC 的大多数菌株与志贺氏菌有密切的抗原相关性，表现为血清型一致或有遗传学关系。

3.4.2　分子生物学检验方法

在对分离的大肠杆菌进行病原性检查时，除了毒力因子、动物感染试验及血清学检查外，在条件允许的情况下，还应使用 DNA 探针或 PCR 诊断方法。凡是与 ST、LT 或 ST 和 LT 探针杂交的菌株，或 ST、LT 特异性 PCR 试验阳性的菌株都应诊断为 ETEC，这是因为所有的 ETEC 菌株都含有 ST、LT 或 ST 和 LT 基因，目前尚无用于诊断目的的 CFA 探针；凡是与 *eaf*、*eae* 探针杂交或针对此两个基因的特异性 PCR 试验阳性的菌株，应诊断为 EPEC 菌株；凡是具有 *ipaBCD* 基因的菌株都应诊断为 EIEC，目前所用的 EIEC 的 DNA 探针有一种但并不是特异性的，即所谓的侵袭相关基因 *ial*；凡是与 EHEC 特异性 DNA 探针杂交，或与 EHEC 特异性 PCR 反应阳性的菌株都应诊断为 EHEC，EHEC 的诊断不应只考虑 O157 抗血清，这是因为 EHEC 还包括非 O157∶H7 血清型的菌株；EAggEC 的诊断从理论上讲应主要依靠 HEp-2 细胞黏附试验，凡是对 HEp-2 细胞呈集聚性黏附的菌株应看作 EAggEC，但实际上不能如此，根据现有的资料，凡是与 EAggEC 特异性 DNA 探针杂交的菌株都应诊断为 EAggEC；凡是与 *ial* 基因(即侵袭相关基因，其探针也被称为 EIEC 特异性 DNA 探针)和 SLT2 的基因探针杂交的菌株，应诊断为 ESIEC，除此以外目前还无其他有效、实用的方法。应该说明，EPEC、EHEC 的许多菌株产生 SLT1、SLT2 或 SLTv 等，因此在使用针对 SLT 的基因的有关技术时应全面考虑。

3.4.3　免疫血清学检验

在对大肠杆菌食物中毒的检验中，可取患者在发病初期(急性期)和恢复期的双份血清，以分离的菌株制备抗原做定量凝集试验；一般在恢复期的相应抗体效价可比在发病初期(急性期)的高 4 倍以上，具有辅助性诊断价值。

3.4.4　动物感染试验

对分离于动物的菌株，除了进行血清群(型)及(或)相应毒力因子检查外，还常需做对同种健康动物的感染发病试验，以能复制出与自然病例同样的发病及病变，并能重新分离回收到原感染菌作为判定指标，这一点对于确定那些少见感染类型及混合感染类型的动物大肠杆菌病尤为重要。

4　伤口埃希氏菌(*Escherichia vulneris*)

伤口埃希氏菌(*Escherichia vulneris* Brenner et al. 1982)在有的书籍中记为创伤埃希氏菌或脆弱埃希氏菌，由 Brenner 等(1982)主要从人伤口标本中分离并命名；此类菌株在以前曾被称为“CDC 肠道菌群 1”、“API 群 2”和“Alma 群 1”。

DNA 的 G+C mol%为 58.5~58.7(T_m)。模式株：ATCC 33821，CDC 875-72，DSM 4564，

NIH 580。GenBank 登录号(16S rRNA)：X80734[4,55]。

4.1 生物学性状

在 1976 年，伤口埃希氏菌曾被归为成团肠杆菌(*Enterobacter agglomerans*)即现为泛菌属(*pantoea* Gavini et al. 1989)的成团泛菌(*P.agglomerans*)相似的一群菌株，但赖氨酸脱羧酶和精氨酸双水解酶单独或二者均阳性(迅速或迟缓)，50%以上的菌株产生黄色素。根据杂交试验，伤口埃希氏菌的各菌株间 DNA 高度相关，但与肠杆菌科细菌的其他种相关度仅有 6%~39%，与埃希氏菌属各种的相关度为 25%~39%、与肠杆菌属(*Enterobacter* Hormaeche and Edwards 1960)细菌的相关度为 24%~35%，基于表型特征(V-P 试验和柠檬酸盐利用试验阴性)被分类于埃希氏菌属中。伤口埃希氏菌与其他埃希氏菌相鉴别的一些主要性状，可见前面表 5-2 中的记述。

4.2 病原学意义

伤口埃希氏菌的大多数菌株来源于人的伤口标本，个别菌株来源于动物、环境、人的血液(尿液、粪便、咽喉或痰及淋巴结等)等标本。已有的资料显示，此菌具有一定的临床意义。

由伤口埃希氏菌引起的食物中毒还是罕见的，辽宁大连西岗区疾病预防控制中心的丁红辉等(2006)报告了 1 起。报告在 2004 年 8 月，西岗区某饭店有 15 人在晚餐后陆续出现恶心、呕吐、腹泻、腹痛、头晕、全身无力等症状，所有患者是同在一起集体就餐，潜伏期为 6~10h；根据流行病调查、实验室检验并结合临床症状，确认此次食物中毒是由伤口埃希氏菌引起的，其原因是猪肉的染菌[56]。

伤口埃希氏菌对动物的致病作用，目前的记述还仅限于鱼类。Aydin 等(1997)报告，1994 年从土耳其(Turkey)自然感染发病的 balloon moly(*Poecilia* sp.)、silver moly(*Poecilia* sp.)、黑鲫(*Carassius carassius*)中首次分离到伤口埃希氏菌，被感染鱼的症状包括皮肤出血性损伤，鳃色变淡，消化管道充满血性渗出物，生殖腺出血，肝脏呈黄色并伴有充血等[1]。

4.3 微生物学检验

对伤口埃希氏菌的微生物学检验，目前还主要是依赖于对细菌分离鉴定的常规细菌学检验；鉴于对伤口埃希氏菌的病原学意义尚缺乏明确的认识，因此对分离菌株需进行毒力检测及病原学意义的确认。

（房　海）

主要参考文献

[1] 房海, 陈翠珍, 张晓君. 肠杆菌科病原细菌. 北京: 中国农业科学技术出版社, 2011: 170~209.

[2] 黄林, 孔忠富, 许艳云, 等. 1986~1996 年广西食物中毒情况分析. 广西预防医学, 1998, 4(1): 14~17.

[3] 金连梅, 李群. 2004-2007 年全国食物中毒事件分析. 疾病监测, 2009, 24(6): 459~461.

[4] Garrity G M. Bergey's Manual of Systematic Bacteriology. 2nd ed. Volume Two. Part B. New York: Springer, 2005: 607~624.

[5] Huys G, Cnockaert M, Janda J M, et al.*Escherichia albertii* sp nov., a diarrhoeagenic species isolated from stool specimens of Bangladeshi children.International journal of systematic and evolutionary microbiology, 2003, 53(3): 807~810.

[6] 吴春刚, 崔维珍, 戚沛霖, 等. 这是一种什么流行病？(4 上). 人民军医, 1965, (3): 14.

[7] 吴春刚, 崔维珍, 戚沛霖, 等. 一次副大肠杆菌食物中毒的分析讨论. 人民军医, 1965, (3): 55~57.

[8] 浙江嘉兴县卫生防疫站. 致病性大肠杆菌致食物中毒的调查. 新医学, 1973, 4(9): 447~448.

[9] 路步炎, 刘曙光, 滕斌, 等. 大肠杆菌副大肠杆菌及变形杆菌食物中毒报告. 人民保健, 1959, (第 7 号): 652~654.

[10] 姚敏. 一起副溶血弧菌致病性大肠杆菌引起食物中毒的调查. 湖北预防医学杂志, 1998, 9(2): 42~43.

[11] 阳促进. 一起由 EPEC O114: K90 引起食物中毒报道. 中国卫生检验杂志, 2004, 14(4): 510.

[12] 沈美枫, 张缪伟, 吴国强, 等. 家庭型食物中毒患者肛拭中检出肠产毒性大肠埃希氏菌. 职业与健康, 2008, 24(19): 2115.

[13] 房海, 史秋梅, 陈翠珍, 等. 人兽共患细菌病. 北京: 中国农业科学技术出版社, 2012: 276~307.

[14] [美]Jay J M, Loessner M J, Golden D A. 现代食品微生物学. 7 版. 何国庆, 丁立孝, 宫春波, 等, 译. 北京: 中国农业大学出版社, 2008: 530~546.

[15] 郑迈群. 大肠菌属婴儿腹泻. 中华儿科杂志, 1954, (第 3 号): 188~190.

[16] 陈仁溥. 关于大肠杆菌在流行性婴儿腹泻中病原作用的文献综合报告. 中华儿科杂志, 1956, (第 4 号): 309~315.

[17] 吴开宇, 叶孝礼. 福州所见夏秋季小儿肠炎与痢疾 115 例分析. 中华儿科杂志, 1956, (第 4 号): 269~272.

[18] 王洪媛, 罗海波, 於振康, 等. 杭州地区小儿腹泻病原学之探讨. 中华寄生虫病传染病杂志, 1958, (第 3 号): 159~161.

[19] 王增慧, 叶自儁, 谭世熹. 一年来上海市婴儿腹泻中所见之致病性大肠杆菌的型别与频率. 临床检验杂志, 1958, (第 6 号): 1~5.

[20] 司马蕙兰, 谢梅雯, 沈建民, 等. 我国首次自腹泻婴儿中分离并鉴定的产肠毒素大肠菌. 医学研究通讯, 1985, (8): 248.

[21] 司马蕙兰, 谢梅雯, 沈建民, 等. 上海地区婴幼儿产肠毒素大肠菌腹泻的初步报告. 上海医学, 1984, 7(6): 320~322.

[22] 徐建国, 程伯鲲, 吴艳萍, 等. 首次发现一种产志贺样毒素且具侵袭力的大肠杆菌. 疾病监测, 1994, 9(10): 271~272.

[23] 徐建国, 程伯鲲, 吴艳萍, 等. 产志贺样毒素且具侵袭力的大肠杆菌的研究. 中华流行病学杂志, 1994, 15(6): 333~338.

[24] 方定一, 顾耀志, 江美娟, 等. 仔猪白痢大肠杆菌及其特异防治的研究. 畜牧兽医学报, 1963, 6(1): 107~115.

[25] 常虹, 薛钢. 粪便标本分离出 1 株产 H_2S 肠致病性大肠埃希菌. 预防医学情报杂志, 2004, 20(2): 206.

[26] 常宏伟, 赵俊, 丁业荣, 等. 17 株产 H_2S 致泻大肠埃希菌的微生物学研究. 中华疾病控制杂志, 2009, 13(3): 320~323.

[27] 胡婕, 陈茂义, 石韬, 等. 一起由致病性大肠埃希菌 O114K90 引起的食物中毒实验研究. 公共卫生与预防医学, 2007, 18(3): 78, 80.

[28] 王建, 杨冰, 严纪文, 等. 2003~2006 年广东省食品中致泻性大肠埃希菌污染状况调查分析. 中国卫生检验杂志, 2007, 17(8): 1387~1389.

[29] 张馨琢, 黄永茂, 陈庄, 等. 耐环丙沙星大肠埃希菌对氨基糖苷类药物的耐药性探讨. 中国人兽共患病学报, 2010, 26(5): 459~462.

[30] 曹春红, 李波, 罗丽华, 等. 由金葡 A 型肠毒素与侵袭性大肠埃希菌引起的混合性食物中毒. 中国卫生检验杂志, 2003, 13(5): 667.

[31] 王守贞, 权永芬, 张成功, 等. 1 起致病性大肠杆菌引起的食物中毒. 职业与健康, 2000, 16(10): 63.

[32] 周亚娟, 陈桂华, 李忻. 一起致泻性大肠埃希菌食物中毒调查分析. 贵州医药, 2007, 31(7): 658~659.

[33] 赛斌, 刘兴建, 夏光银. 一起大肠埃希菌污染枇杷致食物中毒调查. 预防医学情报杂志, 2007, 23(2): 238~239.

[34] 农镇铭, 黄荣超. 一起食物中毒的流行病学调查. 应用预防医学, 2008, 14(3): 193.

[35] 缪爱龙. 由致病性大肠埃希菌引起人猫食物中毒的报告. 右江医学, 2003, 31(6): 601~602.

[36] 武怀书, 卡索, 赵立强, 等. 一起 O44K74 血清型大肠埃希菌引起食物中毒的调查. 新医学, 2008, 39(2): 92~93.

[37] 刘超梅, 武怀书, 邢红英. 致病性大肠埃希氏菌 O44K74(L)引起食物中毒的调查. 中国医药导报, 2008, 5(15): 92.

[38] 张继海. 一起因食速冻饺子引起的致病性大肠杆菌食物中毒的调查. 职业与健康, 1997, 13(1): 24.

[39] 陈绍运, 周杰, 吕强, 等. 一起由肠致病性大肠埃希氏菌 O127 引起的食物中毒. 广西预防医学, 1998, 4(5): 315.

[40] 张灵, 张国福. 一起致病性大肠杆菌引起食物中毒 103 例报告. 四川省卫生管理干部学院学报, 1999, 18(3): 87~88.

[41] 刘新芳, 燕虹, 刘春娥. 一起致病性大肠杆菌引起的食物中毒. 预防医学文献信息, 1999, 5(2): 155.

[42] 邓陈哲. 一起由致病性大肠杆菌引起的食物中毒. 中国卫生检验杂志, 2000, 10(2): 193.

[43] 林伟东, 贺艳, 余彬, 等. 一起肠道致病性大肠艾希氏菌食物中毒的调查分析. 中国公共卫生管理, 2000, 16(5): 417.

[44] 曾招发, 陈伯雄, 翁新芝. 一起致病性大肠杆菌引起食物中毒的调查与分析. 海峡预防医学杂志, 2000, 6(3): 35.

[45] 罗敬安. 致病性大肠埃希菌食物中毒的调查报告. 湖北预防医学杂志, 2003, 14(6): 34.

[46] 端家陆. 一起由致病性大肠杆菌引起的食物中毒调查. 江苏预防医学, 2004, 15(4): 26~27.

[47] 齐忠, 张红, 吴文驰. 致病性大肠艾希氏菌 O125 : K70 食物中毒 10 例. 中国现代医药杂志, 2006, 8(9): 43.

[48] 贾辅忠, 李兰娟. 感染病学. 南京: 江苏科学技术出版社, 2010: 480~483.

[49] Kausar Y, Chunchanur S K, Nadagir S D, et al. Virulence factors, serotypes and antimicrobial suspectibility pattern of *Escherichia coli* in urinary tract infections. Al Ameen J Med Sci, 2009, 2(1): 47~51.

[50] Baines D, Lee B, McAllister T. Heterogeneity in enterohemorrhagic *Escherichia coli* O157: H7 fecal shedding in cattle is related to *Escherichia coli* O157: H7 colonization of the small and large intestine. Can J Microbiol, 2008, 54: 984~995.

[51] Barman N N, Deb R, Ramamurthy T, et al. Molecular characterization of shiga toxin-producing *Escherichia coli*(STEC) isolates from pigs oedema. Indian J Med Res, 2008, 127: 602~606.

[52] 房海, 陈翠珍, 王廷富. 大肠杆菌内毒素对家兔致腹泻作用实验报告. 中国兽医杂志, 1990, 16(10): 6~8.

[53] 陈爱平, 陈建辉, 杨劲松, 等. 分子生物学技术在肠致泻性大肠杆菌诊断中的应用. 中国人兽共患病学报, 2011, 27(9): 808~811.

[54] 赵铠, 章以浩, 李河民. 医学生物制品学. 2 版. 北京: 人民卫生出版社, 2007: 1016~1024, 1434~1435.

[55] Brenner D J, Mcwhorter A C, Leeteknutson J K, et al. *Escherichia vulneris*: a new species of *Enterobacteriaceae* associated with Human Wounds. J Clin Microbiol, 1982, 15(6): 1133~1140.

[56] 丁红辉, 关正强, 张晓彤. 从一起食物中毒中检出伤口埃希氏菌. 现代医药卫生, 2006, 22(14): 2245~2246.

第6章　志贺氏菌属(*Shigella*)

本章要目

志贺氏菌属(*Shigella* Castellani and Chalmers 1919)的细菌，常统称为痢疾杆菌(dysentery bacillus)。由志贺氏菌引起的人及某些动物(尤其是非人灵长类)感染病(infectious disease)，可统称为志贺氏菌病(shigellosis)，即细菌性痢疾(bacillary dysentery)，也常简称菌痢，是一种呈全球性分布、古老且重要的肠道感染病，也属于人兽共患病(zoonose)的范畴。

志贺氏菌为食源性疾病(foodborne disease)的病原菌，也称食源性病原菌(foodborne pathogen)。在细菌性食物中毒(bacterial food poisoning)方面，我国也多有由志贺氏菌引起的事件发生，且地域分布广泛，也一直在细菌性食物中毒事件中占据着比较重要的地位；另外，常常表现为规模较大，但罹患率通常不是很高，尚未发现中毒死亡事件。例如，中国疾病预防控制中心的金连梅等(2009)报告，通过对2004~2007年全国食物中毒事件分析，在由细菌及真菌毒素等引起的微生物性食物中毒(microbial food poisoning)事件652起、中毒28 638人、死亡47人中，由志贺氏菌引起的24起(构成比3.68%)、中毒1364人(构成比4.76%)；在明确病原(14种)的事件中，均居事件数量和中毒人数的第7位；无中毒死亡事件[1]。

1 菌属定义与分类位置

志贺氏菌属，是以日本细菌学家志贺(Kiyoshi Shiga，1871~1957)的姓氏命名的，志贺于1898年首先发现痢疾志贺氏菌(*S.dysenteriae*)[2]。

1.1 菌属定义

志贺氏菌具有肠道杆菌共同抗原(enterobacterial common antigen，ECA)，为大小在(0.7~1.0)μm×(1.0~3.0)μm的革兰氏阴性直杆菌，不产生芽孢，无动力，无色素。兼性厌氧，有机化能营养，具有呼吸和发酵两种代谢类型，最适的生长温度为37℃。

过氧化氢酶阳性(痢疾志贺氏菌除外)，氧化酶阴性。分解糖类产酸、不产气(但有少数的能产气)，不发酵肌醇、水杨苷、侧金盏花醇；一般不发酵乳糖和蔗糖，但宋内氏志贺氏菌(*S.sonnei*)能迟缓发酵；不能利用柠檬酸盐、丙二酸盐或乙酸钠作为碳源，仅弗氏志贺氏菌(*S.flexneri*)能利用乙酸钠。不能在KCN中生长，不产生H_2S，不产生赖氨酸脱羧酶，硝酸盐还原试验阳性。

是人类和其他灵长类的肠道病原菌，主要引起细菌性痢疾。

细菌DNA的G+C mol%为49~53。模式种(type species)：痢疾志贺氏菌[*Shigella dysenteriae*(Shiga 1898)Castellani and Chalmers 1919]。

1.2 分类位置

按伯杰氏(Bergey)细菌分类系统，在第二版《伯杰氏系统细菌学手册》(*Bergey's Manual of Systematic Bacteriology*)第2卷中，志贺氏菌属分类于肠杆菌科[Enterobacteriaceae(Rahn 1937)Ewing Farmer and Brenner 1980]，也是在肠杆菌科细菌中被认知较早的成员；肠杆菌科包括41个菌属(genus)，模式属(type genus)为埃希氏菌属(*Escherichia* Castellani and Chalmers 1919)[2]。

志贺氏菌属内记载了4个种(species)，且一直没有变化。依次为：痢疾志贺氏菌、鲍氏志贺氏菌(*S.boydii*)、弗氏志贺氏菌、宋内氏志贺氏菌。

2　食物中毒概要

初步统计通过中国知识资源总库(CNKI)学术文献总库检出的细菌性食物中毒文献，至目前我国共涉及 24 个菌属，116 个种、亚种(subspecies)或血清型(serovar)，以及一些未确定的种；文献报告 1460 篇(1949~2013 年)、中毒事件 1529 起(1949~2012 年)。

其中由志贺氏菌引起的文献报告 41 篇(1962~2011 年)、中毒事件 42 起(1961~2010 年)，在所有细菌性食物中毒事件中的构成比为 2.75%(居第 9 位)。涉及痢疾志贺氏菌、鲍氏志贺氏菌、弗氏志贺氏菌、宋内氏志贺氏菌 4 个种；以弗氏志贺氏菌的出现概率最大，其次为宋内氏志贺氏菌，鲍氏志贺氏菌和痢疾志贺氏菌均是相对较少的。

2.1　基本信息

在 42 起事件中，由某种志贺氏菌单独引起的 39 起(构成比 92.86%)，与其他病原菌混合引起的 3 起(构成比 7.14%)。显然，志贺氏菌食物中毒事件主要是由某种志贺氏菌单独引起的，这可能与志贺氏菌的生境特征有关。

在与其他病原菌混合引起的事件中，仅涉及革兰氏染色阴性的大肠埃希氏菌(*Escherichia coli*)，另外是发生在不同种志贺氏菌之间。

表 6-1 所列，是志贺氏菌引起食物中毒 41 篇文献、42 起事件的基本信息；无中毒死亡事件。

表 6-1　志贺氏菌引起食物中毒的基本信息

内容		弗氏志贺氏菌	宋内氏志贺氏菌	鲍氏志贺氏菌	痢疾志贺氏菌	合计
文献：	数量/篇	19	15	5	2	41
	构成比/%	46.34	36.59	12.19	4.88	100
事件：	数量/起	20	15	5	2	42
	构成比/%	47.62	35.71	11.90	4.76	100
中毒：	中毒人数 A	2861	1312	144	229	4546
	构成比/%	62.93	28.86	3.17	5.04	100
	涉及中毒事件数量/起	19	15	4	2	40
	构成比/%	47.5	37.5	10.0	5.0	100
	每起平均中毒人数	150.58	87.47	36.0	114.5	113.65
	其中：①由某种志贺氏菌单独引起的人数	1389	1312	144	229	3074
	构成比/%	48.55	100	100	100	67.62

续表

内容	弗氏志贺氏菌	宋内氏志贺氏菌	鲍氏志贺氏菌	痢疾志贺氏菌	合计
涉及事件数量/起	16	15	4	2	37
构成比/%	84.21	100	100	100	92.50
每起平均中毒人数	86.81	28.5	36	114.5	83.08
②与其他病原菌混合引起的人数	1472	0	0	0	1472
构成比/%	51.45	0	0	0	32.38
涉及事件数量/起	3	0	0	0	3
构成比/%	15.79	0	0	0	7.50
每起平均中毒人数	490.67	0	0	0	490.67
罹患率：涉及中毒事件数量/起	17	9	4	1	31
同食或分食某种中毒食物人数	12 586	2946	550	200	16 282
平均同食或分食某种中毒食物人数	740.35	327.33	137.5	200	525.23
中毒人数 B	2823	920	144	42	3929
每起平均中毒人数	166.06	102.22	36	42	126.74
罹患率/%	22.43	31.23	26.18	21	24.13

注：中毒人数 A，指对在文献中明确记述了中毒人数的统计结果(含与其他病原菌混合引起的)；罹患率中的中毒人数 B，指对在文献中均明确记述了同食或分食某种中毒食物人数、中毒人数的统计结果(含与其他病原菌混合引起的)。

2.2　最早事件

在检出的志贺氏菌食物中毒事件中，陈崇智(1962)报告的 1 起鲍氏志贺氏菌(4 型)事件是最早的。报告在 1961 年 8 月 29 日，某单位 86 人在同一伙房用晚餐，餐后 2h 出现患者，先后共发病 60 人(罹患率 69.77%)，潜伏期 2~34h；主要症状为腹痛、腹泻，有的伴有恶心、呕吐、寒战、发热、头痛等；检验表明中毒食物可能是咸菜，可能的有关原因，是在 5 名炊事员中有 1 名于去年和当年均患过腹泻，构成了污染咸菜的因素[3]。

2.3　规模最大事件

甘肃省疾病预防控制中心的张君雨等(2009)报告 1 起由宋内氏志贺氏菌污染猪肉引起的食物中毒，是在检出由某种志贺氏菌单独引起的事件中规模最大的。报告在 2007 年 9 月 19 日，武威市某幼儿园 439 名幼儿在食堂就餐后发病 307 人(罹患率 69.93%)，潜伏期 10~45h(平均 27h)；主要症状为发热、恶心、呕吐、腹痛、腹泻[4]。

2.4 最严重事件

在检出的志贺氏菌食物中毒事件中，江苏省无锡市卫生防疫站的华小鹃等(1997)报告由弗氏志贺氏菌与肠致病性大肠埃希氏菌(enteropathogenic *Escherichia coli*，EPEC)混合引起的1起，是按中毒人数和波及面计最严重的事件。报告在1994年5月11日，无锡市26所小学的8000名学生在上午课间餐食用某豆奶厂生产的豆奶，于当日下午2时许出现首例患者，至15日相继发病1345人(罹患率16.8%)，其中413人住院；潜伏期最短的4h，最长的4d，一般在48h，其中在24h内发病的892人(构成比66.3%)，在48h内的1229人(构成比91.4%)，长于48h的116人(构成比8.6%)；临床表现以腹痛、腹泻为主，部分患者伴有恶心、呕吐、头痛、头昏等症状，大多数患者发热(体温为37.8~40℃)。检验表明由2a型弗氏志贺氏菌和O125∶B15型EPEC混合引起，主要原因是腹泻数天的豆奶生产工人带菌者，不注意操作卫生使致病菌污染豆奶，加上每次生产前容器用具、管道不消毒造成豆奶反复交叉污染等[5]。

3 弗氏志贺氏菌(*Shigella flexneri*)

弗氏志贺氏菌(*Shigella flexneri* Castellani and Chalmers 1919)也称福氏志贺氏菌，是以美国细菌学家弗莱克斯纳(Flexner)的姓氏命名的；种名“*flexneri*”为现代拉丁语属格名词，指“Flexner的”。

DNA的G+C mol%为49(以化学分析方法测定；Laskin and Lechevalier，1981)、50.9(以核苷酸序列测定；Jin et al.，2002及Wei et al.，2003)。模式株(type strain)：ATCC 29903，CIP 82.48，DSM 4782。GenBank登录号(16S rRNA):X96963。完全基因组(complete genome)的登录号为：AE005673，AE014073[2]。

3.1 发现历史简介

由志贺氏菌引起的志贺氏菌病，在世界上最早发现的是人的菌痢，且至今也仍是主要的感染类型并常可引起暴发流行[6~8]。

3.1.1 国外简况

在国外有关痢疾的记述始于古希腊希波克拉底时代(公元前5世纪)，以后在欧洲各国医学书籍中陆续记载了此病。在19世纪，曾出现了全世界痢疾的大流行。在19世纪的后10年内，日本发生了猛烈且广泛的菌痢流行，据日本细菌学家Shiga于1898年的报告，在一个短时期内发病89 400人(其中死亡22 300人)；此间，Shiga(1898)从36例患者的34例中分离到一种相同的细菌(共34株)，在形态与染色特性上与伤寒沙门氏菌(*Salmonella typhi*)相似，在当时将其命名为痢疾杆菌(*Bacillus dysenteriae*)，即现在的痢疾志贺氏菌(1型)，这也是志贺氏菌属的第一个种，且一直是志贺氏菌属的模式种。

实际上最早发现菌痢病原菌的当是 Chantemesse 和 Widal，他们于 1888 年报告从 5 例急性痢疾患者的粪便和 1 例死于痢疾的士兵大肠、肠系膜淋巴结、粪便中分离出一种细菌，并研究了此菌的一些培养特性，同时用此菌做动物试验引起了大肠溃疡性的损伤。Vaillard 和 Dopter(1903)报告曾对 Chantemesse 和 Widal 所分离的菌株进行了研究，发现这些菌株与 Shiga(1898)所描述的相同。另外较早记述菌痢病原菌的还有 Grigorieff，Grigorieff(1891)在俄国曾从 11 例菌痢患者分离到细菌，并认为这些菌株与 Chantemesse 和 Widal(1888)所描述的相同。但 Shiga 对痢疾杆菌做了较为详细的描述并首次对其予以报告，且对痢疾杆菌的命名具有种名优先权，因此一般认为此菌是由 Shiga 首先发现的，并由 Castellani 和 Chalmers(1919)以 Shiga 建立和命名了志贺氏菌属。

继痢疾志贺氏菌被确认后，其他种志贺氏菌相继被发现和命名。1900 年美国细菌学家 Flexner 报告，从一名在菲律宾的患有痢疾的美国士兵分离到一种与上述 Shiga 描述的痢疾杆菌相类似的细菌；同年 Strong 和 Musgrave 证实了 Flexner 的工作，并用此菌以猴子及犯人做试验复制了痢疾，后由 Castellani 和 Chalmers(1919)以 Flexner 命名为弗氏志贺氏菌。1920 年，Levine 首先描述了一种属于志贺氏菌的细菌，并以曾对此菌做过研究的丹麦细菌学家宋内(Sonne)的姓氏命名为宋内氏杆菌(*Bacterium sonnei*)；在 1927 年由 Weldin 将其归入志贺氏菌属，即现在的宋内氏志贺氏菌。1949 年，美国细菌学家 Ewing 以曾对痢疾志贺氏菌进行过研究的英国细菌学家博伊德(Boyd)的姓氏命名了一种新的志贺氏菌，即现在通称的鲍氏志贺氏菌。

动物的志贺氏菌病首先被发现在什么动物发生，已见的文献资料尚缺乏明确的记载。但从志贺氏菌病的发现历史及志贺氏菌分布与致病作用特征分析，对动物志贺氏菌病的发现，在很大程度上可能是晚于人志贺氏菌病的，这当是与志贺氏菌病在动物的发生并不是很普遍有关的。

3.1.2 国内简况

在我国，很早以前就已有对痢疾的记载(其中当包括菌痢)，中医对该病在古代称为“肠澼”或“滞下”。在隋代著名医学家巢元方(550~630)等撰写于公元 610 年的《诸病源候论》(也称《诸病源候总论》、《巢氏病源》)中，有“赤白痢”、“血痢”、“脓血痢”、“热痢”等名称；在金元时代已知该病能相互传染且普遍流行，也因此有“时疫痢”之称，如在元代著名医学家朱丹溪(1281~1358)于 1347 年著《丹溪心法》中记载“时疫作痢，一方一家之内，上下传染相似”。

在对菌痢及其相应病原菌的研究方面，我国的起步也是相对较早的。有记述我国在 20 世纪 20 年代就已开展了对志贺氏菌血清学分型诊断与研究，以后不断发展，到 50 年代已达到了高峰期，积累了大量的菌型分布及菌痢的流行病学资料[9]。目前，已知人的菌痢在我国的发生与流行非常普遍，由食源性、水源性引起的群体肠炎暴发更是屡见不鲜，其他散在的多种肠道外感染病例也多有报告；对动物志贺氏菌病的研究也较多，且有的是属于在国内外最先发现，如河南农业大学的许兰菊等(2004)首次报告了鲍氏志贺氏菌在雏鸡群引起的志贺氏菌病[10]。

在食物中毒方面，前面记述由陈崇智(1962)报告发生在 1961 年 8 月的 1 起鲍氏志贺氏菌食物中毒事件，是在检出的事件中最早的[3]。在由弗氏志贺氏菌引起的食物中毒事件中，由 88 医院内三科(1978)报告的两起，是在检出的事件中最早的。其中的 1 起发生在 1976 年 8 月某部队“八一”节日会餐，就餐 153 人，发病 74 人(罹患率 48.37%)，中毒食物为猪肉包馅，原因可能为绞肉机染菌；另 1 起发生在 1977 年 5 月某部队“五一”节日会餐，就餐 125 人，发病 40 人(罹患率 32%)，中毒食物为拼盘凉菜，原因为炊事员中潜在的无症状带菌者。前者最短潜伏期为 10h，持续 7d；后者最短潜伏期为 8h，持续 6d。两起患者 114 人，临床表现腹泻的 112 人(构成比 98.25%)、腹痛的 99 人(构成比 86.84%)、腹部压痛的 99 人(构成比 86.84%)、恶心的 44 人(构成比 38.6%)、里急后重的 40 人(构成比 35.09%)、发热的 29 人(构成比 25.44%)，腹泻以黏液脓血便为主，少数为水样便，也多见有乏力、食欲减退、肠鸣亢进等症状。检验表明，两起均由 1b 型弗氏志贺氏菌引起[11]。

3.2　生物学性状

在肠杆菌科细菌中，对志贺氏菌生物学性状的研究是相对较多的，也是相对认知较清楚和较全面的，这也是与志贺氏菌作为重要病原菌相关联的。

3.2.1　形态与培养特征

志贺氏菌为比较典型的革兰氏阴性、中等大小的杆菌。在 10~40℃均能生长，最适为 37℃；在 pH 6.4~7.8 均能生长，最适 pH 为 7.2~7.4。对营养要求不高，能在普通营养琼脂培养基上生长，形成中等大小、半透明、稍隆起的光滑型菌落；在血液营养琼脂培养基上形成灰白色、半透明、表面光滑湿润、边缘整齐、中等大小、不溶血的菌落；在麦康凯琼脂(MacConkey agar)及沙门氏菌-志贺氏菌琼脂(Salmonella-Shigella agar, SS agar)等肠道菌选择培养基上，可形成无色透明、中等大小的菌落；除宋内氏志贺氏菌易形成粗糙型(rough，R)菌落外，均为光滑型(smooth，S)菌落。在麦康凯琼脂培养基上，Ⅰ相宋内氏志贺氏菌的菌落(S 型)难以与其他志贺氏菌相区别，Ⅱ相宋内氏志贺氏菌的菌落(R 型)呈中等大小、表面光滑、半透明的、边缘不整齐。在次代培养物中，Ⅰ相宋内氏志贺氏菌可长出Ⅰ相和Ⅱ相两种菌落，但Ⅱ相菌仅产生Ⅱ相菌落。在脱氧胆酸盐柠檬酸盐琼脂(desoxycholate citrate agar，DCA)培养基上，痢疾志贺氏菌的菌落常呈粉红色；宋内氏志贺氏菌的菌落起初是无色的，几天后可呈现出明亮的粉红色。在液体培养基中呈均匀混浊生长，不形成菌膜及一般不产生沉淀；但由于宋内氏志贺氏菌会出现Ⅱ相菌，以致会有一些沉淀。

此外，尽管在一般情况下均认为志贺氏菌是无动力的，但已有研究显示在电子显微镜下观察志贺氏菌是有鞭毛的，一般为端生单鞭毛(也偶尔在菌体不同位置长出 2 或 3 根)；在含 0.175%~0.2%琼脂的半固体培养基中，是能观察到有动力的(Giron，1995)[6]。

3.2.2　生化特性

弗氏志贺氏菌发酵 D-甘露醇，无鸟氨酸脱羧酶；血清型 4a 的可发酵 D-木糖，但不发酵 D-甘露醇；6 型可发酵卫茅醇(产酸、产气)，不产生吲哚；其他血清型产生吲哚不确定。

为通过生化特性对 4 种志贺氏菌进行种间鉴定，将在第 2 版《伯杰氏系统细菌学手册》第 2 卷中记载的“志贺氏菌属内种间特征鉴别表”列出(表 6-2)[2]。

表 6-2 志贺氏菌属内种间特征鉴别

项目	痢疾志贺氏菌	鲍氏志贺氏菌	弗氏志贺氏菌	宋内氏志贺氏菌
吲哚	d	d	d	–
精氨酸双水解酶	–	d	–	–
鸟氨酸脱羧酶	–	–	–	+
产酸：乳糖	–	–	–	(+)
蔗糖	–	–	–	(+)
D-甘露醇	–	+	+	+
卫茅醇	d	d	–	–
D-山梨醇	d	d	d	–
棉子糖	–	–	d	(+)
D-木糖	–	d	–	–
蜜二糖	–	d	d	–
β-半乳糖苷酶(ONPG)	d	d	–	+

注：–表示 0%~10%阳性，d 表示 26%~75%阳性，+表示 90%~100%阳性，均为(36±1)℃条件下培养 48h 的结果，资料来源于 Ewing(1971)的描述；(+)表示 75%及更多的菌株阳性(培养 3d 及更长的时间)；ONPG 的英文全称为 O-nitrophenyl-β-D-galactopyranoside。

志贺氏菌的个别分离株，会表现出某种特殊的生化特性，在我国也有一些相应的研究报告。例如：李仲兴等(1985)报告在 1983 年 7 月，从一名急性菌痢患者的粪便中分离到 1 株能利用柠檬酸盐和丙二酸盐作为碳源的 1 型痢疾志贺氏菌，认为属于一个新的生物型[12]；卢大华等(1990)报告在 1989 年 4 月，从湖北省通城县饮食行业人员的一名受检者粪便中分离到 1 株能迅速发酵乳糖产酸产气的 1 型弗氏志贺氏菌[13]；徐祗兰等(1991)报告于 1988 年 10 月，从 1 例急性腹泻患者粪便中检出了发酵葡萄糖产气的鲍氏志贺氏菌 14 型生化变种[14]；吴玉琪(1993)报告在 1992 年 3 月，从一食品从业人员体内分离到 1 株罕见的鸟氨酸脱羧酶阴性、黏液酸钠迟缓弱阳性的宋内氏志贺氏菌[15]；吴秀美等(2008)报告在 2005 年 4 月，从某个体糕点厂的蛋糕中检出 1 株理化性状表现特殊的弗氏志贺氏菌 Y 变种，主要的异常特征为在 SS 培养基上的菌落较细小，在 KCN 中生长、丙二酸盐和七叶苷及葡萄糖胺利用试验均为阳性[16]。

3.2.3 抗原结构与免疫学特性

根据生化反应和抗原结构可将志贺氏菌分为 A 群、B 群、C 群和 D 群，相对应于痢疾志贺氏菌、弗氏志贺氏菌、鲍氏志贺氏菌和宋内氏志贺氏菌。包括 49 个血清型和血清亚型(表 6-3)，除弗氏志贺氏菌外不能进一步分型，群特异抗原用阿拉伯数字表示(是种所特有的)，型特异抗原用罗马数字表示[2]。

表 6-3　志贺氏菌属细菌的血清学分类及早期名称

菌种	亚群	血清型(亚型)	抗原式	主要的早期名称或同物异名
痢疾志贺氏菌	A 群	1		"*Bacterium shigae*", "*S.shigae*"(Shiga 1898)
		2		"*S.ambigua*", "*S.schmitzii*"(Schmitz 1917)
		3		"*S.largei*"Q771 (Large and Sankaran 1934), *S.arabinotarda* A
		4		"*S.largei*"Q1167 (Large and Sankaran 1934), *S.arabinotarda* B
		5		"*S.largei*"Q1030 (Large and Sankaran 1934)
		6		"*S.largei*"Q454 (Large and Sankaran 1934)
		7		"*S.largei*"Q902 (Large and Sankaran 1934)
		8		serotype 599-52 (Ewing et al. 1952b)
		9		serotype 58 (Cox and Wallace 1948)
		10		serotype 2050-52 (Ewing 1953)
		11		serotype 3873-50 (Ewing and Hucks 1952)
		12		serotype 3341-55 (Ewing et al. 1958)
		13		serotype 19809-73 (Shmilovitz et al. 1985)
		14		serotype E22383 (Gross et al. 1989)
		15		serotype E23507 (Gross et al. 1989
弗氏志贺氏菌	B 群	1a	Ⅰ：4	V (Andrewes and Inman 1919)
		1b	Ⅰ：(4),6	VZ (Andrewes and Inman 1919)
		2a	Ⅱ：3,4	W (Andrewes and Inman 1919)
		2b	Ⅱ：7,8	WX (Andrewes and Inman 1919)
		3a	Ⅲ：(3,4), 6,7,8	Z (Andrewes and Inman 1919)
		3b	Ⅲ：(3,4),6	
		4a	Ⅳ：(3,4)	103 (Boyd 1931)
		4b	Ⅳ：6	103Z
		4c	Ⅳ：7,8	(Pryamukhina and Khomenko 1988)
		5a	Ⅴ：(3,4)	P119 and P119X (Boyd 1932a, b)
		5b	Ⅴ：7,8	(Petrovskaya and Khomenko 1979)
		6	Ⅵ：4	Boyd 88 (Boyd 1931) Manchester bacillus, Newcastle bacillus, "*S.newcastle*"

续表

菌种	亚群	血清型(亚型)	抗原式	主要的早期名称或同物异名
		X	-:7,8	X(Andrewes and Inman 1919)
		Y	-:3,4	Y(Andrewes and Inman 1919)
鲍氏志贺氏菌	C群	1		170(Boyd 1932a,b；Ewing 1949)
		2		P288(Boyd 1932a,b；Ewing 1949)
		3		D.1(Boyd 1932a,b；Ewing 1949)
		4		P274(Boyd 1932a,b；Ewing 1949)
		5		P143(Boyd 1938；Ewing 1949)
		6		D19(Boyd 1932a，b；Ewing 1949)
		7		Type T, Lavington I, "*S.etousae*"(Ewing 1946)
		8		serotype 112(Cox and Wallace 1948)
		9		serotype 1296/7(Boyd 1946；Ewing et al. 1951)
		10		serotype 430(Ewing and Taylor 1951) and D15(Szturm et al. 1950)
		11		serotype 34(Ewing and Taylor 1951)
		12		serotype 123(and "M")(Ewing and Hucks 1952)
		13		serotype 425(Ewing and Hucks 1952)
		14		serotype 2770-51(Ewing and Hucks 1952)
		15		serotype 703(Ewing et al. 1952a)
		16		serotype 2710-54(Ewing et al. 1958)
		17		serotype 3615-53(Ewing et al. 1958)
		18		serotype E10163(1344-78)(Gross et al. 1980)
		19		serotype E16553(Gross et al. 1982)
宋内氏志贺氏菌	D群			Sonne-Duval,Sonne Ⅲ,Kruse E,"*S.ceylonensis*"A(Duval 1904；Sonne 1915)

3.2.3.1 抗原与血清型

志贺氏菌的抗原由菌体(ohne hauch，O)抗原及表面(kapsel，K)抗原组成，无鞭毛(hauch，H)抗原，依据存在于O抗原上的抗原决定簇分为不同血清型，抗原决定簇是菌细胞壁脂多糖(lipopolysaccharide, LPS)的一部分(由类脂A、核心多糖和O特异性侧链三部分构成)。

类脂A是LPS的主要生物活性部位，是LPS最内层的部分，其结构是由焦磷酸键连接而成的葡糖胺聚二糖链，链上结合有多种中长链脂肪酸，高度保守，在分类中，其结构与rRNA同源性有很好的相关性，无种属特异性。核心多糖是由庚糖和己糖单一排列组成的链状化合物，连接类脂A和O抗原多糖链。核心多糖链结构易变，有种属特异性，但一般同一菌种之间的核心多糖变化不大。O 特异性侧链，是由若干个寡糖的重复单位组成的多糖链。O 抗原生物合成的遗传学被广泛研究，Schnaitman 和 Klena(1993)及 Whitfield(1995)对其进行了阐述。O 抗原可能包含 10~30 个寡糖重复单位(O 单位)，每重复单位通常由 3~6 个单糖组成。O 抗原结构由于构成重复单位的单糖种类、排列顺序、结合方式、非碳水化合物成分的有无及多糖链的空间结构不同而不同，因而决定了 O 抗原的多样性。有关编码 O 抗原合成酶的基因有 6~19 个，这些基因一般同时存在于染色体一个区域(10 个碱基对或更多)，该区域称为 *rfb* 基因簇。由于组成 O 单位的糖类不同，血清型有完全不同的基因组。对于确定的志贺氏菌，如痢疾志贺氏菌 1 型、宋内氏志贺氏菌和弗氏志贺氏菌 1~5 型，编码 O 单位的一个或多个基因位于质粒或溶原性噬菌体上。与大肠埃希氏菌及其他革兰氏阴性菌一样，志贺氏菌有 39bp 的保守序列，位于 *rfb* 基因簇的非编码区上游，这个区域已经被用来采用分子技术对志贺氏菌分离株进行血清分型(Coimbra et al.，1999)。

K 抗原是不耐热的表面抗原，经 100℃作用 60min 即可被破坏；存在于新分离的某些菌株的菌体表面，缺乏在抗原分类上的意义。

在大多数志贺氏菌的血清型之间，以及和大肠埃希氏菌一些血清型之间的 O 抗原密切相关，在志贺氏菌和大肠埃希氏菌之间至少存在 13 个相同或者大量交叉的血清学关系。

弗氏志贺氏菌(B 群)包含 8 个血清型(1~6 型及 X 和 Y 型)，其菌体抗原构造最为复杂，各型间存在交叉凝集反应。每一弗氏志贺氏菌型具有两种抗原，即型特异抗原和群特异抗原。型特异抗原只存在于同型的菌株中，在其他菌型中不存在，各菌型所含的型抗原不同，可用于区别菌种的型别，根据各菌型所含型抗原的不同分为 6 型(1~6 型)。群抗原特异性较低，常在数种近似的菌内出现。另外的 X、Y 变种没有特异性抗原，仅有不同的群抗原。此外，1~5 型菌分别含有不同的两种或三种 a、b、c 抗原因子，即 1a、1b，2a、2b，3a、3b，4a、4b、4c，5a、5b。除血清型 6 外，所有弗氏志贺氏菌血清型的 O 抗原包含群抗原 3，4 作为主要骨架。型特异性抗原Ⅰ、Ⅱ、Ⅳ、Ⅴ和群抗原 7、8 都是 3、4 群抗原导致 α-糖基和(或)葡萄糖集合到脂多糖分子共同 O 重复单位中，引起噬菌体转变的结果。型特异性抗原Ⅲ和群抗原 6 却不同，它们包括一个乙酰基基团。但是，这些抗原也是群抗原 3、4 的噬菌体转变而成。编码共同 O 重复单位生物合成的基因，位于染色体的 *rfb* 基因簇。1977 年，Petrovskaya 和 Bondarenko 对弗氏志贺氏菌 6 型在血清学的分类提出了质疑，他们提议把它转移到鲍氏志贺氏菌。在 1984 年，国际细菌分类学委员会有关肠杆菌科分类学的附属委员会仔细考虑了这个提议，并支持 1973 年志贺氏菌附属委员会工作组的建议，拒绝把弗氏志贺氏菌 6 型重新分类为弗氏志贺氏菌的一个血清型。他们认为这样的分类没有现实意义，并且变更一个已经被广泛接受的分类系统会引起混淆。

除了被确认的志贺杆菌血清型外，又相继发现一些志贺氏菌的暂定血清型。这些血清型将来可能被列入血清型分类表中，期间还需做进一步的鉴定。只有极少数的参考实验室提供用于鉴定它们的抗血清。目前正在审定的临时血清型，包括血清型 E670/74、3162-96、93-119、96-204、96-265，其生物学特性与 A 群一致；血清型 Y394、88-893、89-141，其生物学特性和抗原性与 B 群一致；血清型 1621-54、E28938、99-4528，其生物学特性与 C 群一致。

3.2.3.2　免疫学特性

志贺氏菌的抗原一般均具有良好的免疫原性，但因志贺氏菌的感染多是局限在肠道(一般不进入血流)，所以其抗感染免疫主要是依赖于分泌型免疫球蛋白 A(secretory immunoglobulin A，SIgA)的局部免疫作用，SIgA 能阻止细菌黏附于肠黏膜细胞从而免于感染的发生。菌痢病后具有一定的免疫力，但其免疫期短，也不稳固，可能与志贺氏菌的菌型多、不同菌型株间缺乏交叉免疫能力有关。从这些方面来看，对志贺氏菌的血清型分布特征及局部免疫制剂研究，将可能对菌痢的发生与流行提供有效的免疫保护。

在发生志贺氏菌病后，体内相应抗体滴度会明显升高，有助于诊断，在食物中毒病例中更有实践意义。例如，在山东省泗水县卫生防疫站的陈树儒(1972)报告的 1 起宋内氏志贺氏菌食物中毒事件中，于发病后第 7d 取 3 份患者血清，与分离的宋内氏志贺氏菌做定量凝集试验，结果均阳性，抗体效价为 1:140~1:240[17]。

3.2.4　基因型

目前对志贺氏菌基因型分析方法较多，主要包括毒力基因型、脉冲场凝胶电泳(pulsed-field gel electrophoresis，PFGE)分型及随机引物 PCR(简称 AP-PCR 或 PAPD)等。总体来讲，迄今国际上尚无对志贺氏菌进行基因分型的标准方法，所以在不同实验室间的分型结果重复性还较差。

3.2.4.1　毒力基因型

陈道利等(2010)报告对从安徽省马鞍山市多家医院肠道门诊腹泻标本中分离的志贺氏菌，进行编码志贺氏菌侵袭性质粒抗原 H 的基因 *ipaH*、对志贺氏菌增殖和侵袭起调节作用的基因 *ial*、志贺肠毒素 1(ShET1)基因 *set*、志贺肠毒素 2(ShET2)基因 *sen* 的毒力基因检测，结果 76 株 4c 型弗氏志贺氏菌均携带 *ipaH* 基因(携带率 100%)，74 株携带 *ial* 基因(携带率 97.4%)，73 株携带 *set* 基因(携带率 96.1%)，69 株携带 *sen* 基因(携带率 90.8%)；67 株宋内氏志贺氏菌有 66 株携带 *ipaH* 基因(携带率 98.5%)，56 株携带 *ial* 基因(携带率 83.5%)，18 株携带 *set* 基因(携带率 26.9%)，45 株携带 *sen* 基因(携带率 67.2%)；27 株其他血清型弗氏志贺氏菌均携带 *ipaH* 基因(携带率 100%)，22 株携带 *ial* 基因(携带率 81.5%)，26 株携带 *set* 基因(携带率 96.3%)，24 株携带 *sen* 基因(携带率 88.9%)。可将 4c 型弗氏志贺氏菌携带毒力基因模式分为 5 个型(Ⅰ~Ⅴ)，分别为Ⅰ型的 67 株(构成比 88.2%)、Ⅱ型的 2 株(构成比 2.6%)、Ⅲ型的 4 株(构成比 5.3%)、Ⅳ型的 1 株(构成比 1.3%)、Ⅴ型的 2 株(构成比 2.6%)。并根据检测结果，认为Ⅰ型的 4c 型弗氏志贺氏菌，是马鞍山地区的主要毒力基因型[18]。

3.2.4.2　脉冲场凝胶电泳 DNA 型

李振军等(2005)报告采用 PFGE 方法，对从辽宁省某市暴发痢疾患者粪便分离的 7 株 2b 型弗氏志贺氏菌进行了基因分型。结果为用 *X-bal* Ⅰ酶切后，7 株的 PFGE 图谱相同，并与血清学鉴定的结果一致。根据分型结果认为此次痢疾的暴发流行为同一菌株引起，PFGE 可以作为暴发流行中对细菌进行鉴定的分析技术[19]。

许亚宁等(2009)报告采用 PFGE 方法，对 64 株(包括从散发病例分离的 2 株、从 1 起食物中毒事件分离的 62 株)宋内氏志贺氏菌进行了基因分型。结果为用 *Xba* Ⅰ酶切后，64 株可分为7个PFGE型(记为*Xba* Ⅰ 001~*Xba* Ⅰ 007),其中*Xba* Ⅰ 001型的46株(构成比71.88%),均为食物中毒分离株(其中包括从食物原料生猪肉分离的1株);*Xba* Ⅰ 004型的11株(构成比17.19%);*Xba* Ⅰ 003型的3株(构成比4.68%),其中1株为散发病例分离株;另有4种带型各1株,分别为*Xba* Ⅰ 002、*Xba* Ⅰ 005、*Xba* Ⅰ 006、*Xba* Ⅰ 007型,相互间的相似性差异较大[20]。

3.2.4.3 随机引物扩增多态性DNA型

夏桂枝等(1999)利用AP-PCR方法,对分离于内蒙古1起菌痢暴发的43株和广东散发病例的28株共71株2a型弗氏志贺氏菌,进行了基因多态性分析。结果为:在用两种引物的AP-PCR中,用引物12可将71株分为2种不同的基因型,用引物17和*set1*、*set2*两基因PCR可将其分为4种不同的基因型,两种方法结合则可分为7种不同的基因型;其中65株的基因型相同,其余6株各为独立的型别。研究表明AP-PCR和*set1*、*set2*两基因PCR为志贺氏菌基因多态性分析的有效手段,两者结合则更为完善;还表明在我国南北不同地区、不同时间分离到的无论是暴发株还是散发株,均具有相同的优势克隆,说明其为引起国内菌痢散发和暴发的主要基因型,是流行病学研究和防治的重点[21]。

总体来讲,从一些实践应用效果和发展趋势分析,对志贺氏菌的基因分型可从遗传进化角度的认识出发,从分子水平对志贺氏菌进行分类与鉴定,能为在流行病学调查中寻找传染源和传播途径、确定菌株间的遗传亲缘关系、研究志贺氏菌地理和宿主分布等提供更为有力的证据。

3.2.5 生境与抗性

志贺氏菌的分布较广泛,不仅能从人类及非人灵长类的直肠拭子和粪便中检出,也能从其他动物检出。志贺氏菌较肠杆菌科其他细菌的抵抗力弱,其中以宋内氏志贺氏菌对外界环境的抵抗力最强,其次为弗氏志贺氏菌和鲍氏志贺氏菌、痢疾志贺氏菌最弱。

3.2.5.1 生境

有记述Sauza等(2002)在研究蝙蝠肠道菌时,也检出了宋内氏志贺氏菌;做193条犬的直肠拭子细菌学检查时,从1条无腹泻的犬检出了志贺氏菌。Ulgen等(2001)在研究马的不育问题时进行了公马、母马生殖器官的细菌学检查,从一母马阴蒂分离出志贺氏菌。Bouvet等(2001)检查猪肉、猪皮肤、猪环境的棉拭和猪粪及屠宰场烫猪的水时,用PCR法检出有痢疾志贺氏菌1型。印度的Ronald等(2001)对冷冻牛精液、采集的牛精液、稀释的牛精液做细菌学检查,也检出了痢疾志贺氏菌。Mastan等(2001)从病鱼体内,也分离到志贺氏菌。Sabreen(2001)在埃及某城市的市场及农场随机取225个鸡蛋、鸭蛋,从蛋壳外分离到志贺氏菌[22]。

志贺氏菌是人类和猩猩、猴等高等灵长类动物的肠道病原菌,人是最主要的宿主,在少数病例中可以长期带菌。例如,常永军等(1989)报告分别对在1986~1988年3年来自山东省和河南省的当年入伍新兵8512名,进行了志贺氏菌的带菌调查(大便标本),共检出阳性的208人(检出率2.44%);在208株志贺氏菌中主要是弗氏志贺氏菌共117株(构成比56.25%),其次为宋内氏志贺氏菌54株(构成比25.96%),痢疾志贺氏菌19株(构成比9.13%),鲍氏志贺氏菌18株(构成比8.65%)。此外,表现为来自于农村新兵的带菌率比来自于城市的新兵明显高，来自于农村的6384人检出阳性的197人(检出率3.09%)、来自于城市的2128人检出阳性的11人(检出率0.52%)[23]。

在其他动物中，国内外已分别有在豚鼠、袋鼠、牛、马、猪、兔、鸡、鸭、犬、蝙蝠、蚂蚁及水产动物(鱼和贝类)等检出的报告。

在食品志贺氏菌污染方面，蒋震羚等(2006)报告在2003~2004年，分别在广西南宁、柳州、桂林、百色、玉林、北海等6个市的食品污染物监测点，定期随机对农贸市场的食品进行监测，以无菌方式采集市售生肉(猪、牛、羊、鸡、鸭肉)，熟肉制品(卤肉等)，生牛奶，淡水产品(以鱼类为主)，冰淇淋，生食蔬菜(黄瓜、西红柿、香菜、生菜等)共6类898份进行志贺氏菌检测；结果共检出志贺氏菌13株，总检出率为1.45%(13/898)。在食品检出率方面，依次为水产品占3.9%、生肉占1.96%、生食蔬菜占0.78%，在熟肉制品、生牛奶、冰淇淋中均未检出；13株志贺氏菌为弗氏志贺氏菌8株，宋内氏志贺氏菌5株。根据监测结果，认为做好对水产品、生畜禽肉志贺氏菌污染的防治工作，是防范食源性志贺氏菌病的主要措施；同时，也要对生食蔬菜提高警惕，餐饮业更要加强对生食蔬菜的清洗和消毒[24]。

3.2.5.2 抗性

志贺氏菌对酸敏感，在粪便中的志贺氏菌会受到其他细菌酸性产物的影响，可在数小时内死亡；在污染物品及瓜果和蔬菜上，志贺氏菌可存活10~20d；在适宜的温度下可于水及食品中生长繁殖，引起水源性或食源性的菌痢暴发流行。一般经60℃维持15min或阳光照射30min或煮沸2min，均能杀死志贺氏菌；对多种常用消毒剂均敏感，如1%苯酚、漂白粉、新洁尔灭等均能有效杀灭志贺氏菌。

志贺氏菌容易产生耐药性，而且多重耐药更为多见。志贺氏菌耐药性主要由耐药性质粒(R因子)所引起，R因子具有自主复制能力，使志贺氏菌产生或加强破坏抗菌药物的酶系，可在体内外或细菌种内外进行传递。多重耐药性均由质粒携带，通过接合转移、转化或转导而形成耐药性传递。细菌通过耐药性质粒传递耐药性，就是由日本学者渡边(1923~1972)于1957年在研究痢疾志贺氏菌时首先观察到的，他发现对几种抗生素的抗药性可以一下子从一种肠道菌转移到另一种肠道菌中。

有记述志贺氏菌能对三种或更多种抗菌药物产生耐受性，一般对氨苄西林、氯霉素、链霉素、磺胺药物和四环素中的某几种耐药率高，对氟喹诺酮类和第三代头孢菌素类较为敏感。鲍春梅等(2009)报告在1990年1月至2007年12月间，从到解放军第302医院就诊的腹泻患者分离的1831株宋内氏志贺氏菌，其耐药率较高的抗生素包括复方磺胺甲噁唑、哌拉西林、氨苄西林、头孢曲松(分别为87.7%、33.7%、23.0%、9.5%)；相比较而言，对氟喹诺酮类药物的耐药率低于头孢噻肟和头孢曲松；对头孢美唑、氯霉素、磷霉素和庆大霉素的耐药率也较低，与对头孢噻肟和头孢曲松的耐药率差异具有统计学意义[25]。

3.3 病原学意义

志贺氏菌病是一种呈全球流行性的重要传染病，在饮食卫生条件不良的情况下易造成流行，迄今也仍是我国夏秋季节常见的肠道传染病。有记述志贺氏菌病对人类健康可造成重大影响，Kotloff 等(1999)报告据统计全世界每年有 1.647 亿病例(其中 1.632 亿发生在发展中国家)，并导致 110 万人死亡；Von Seidlein 等(2006)报告在最近有研究认为，志贺氏菌病的危害是远大于此的[26]。有记述志贺氏菌病主要流行于发展中国家，但在发达国家也时有局部的暴发，如美国在 1987 年于一次户外集会中，因食品污染引起了 12 700 人的宋内氏志贺氏菌痢疾暴发，其受感染率高达 50%[27]。

人的志贺氏菌病，在特定的条件下很容易在一定的范围内引起暴发、流行，也存在散发病例(尤其是肠道外感染病例)。相对来讲，动物的志贺氏菌病多为散发(或局部群发)病例，也缺乏像人的志贺氏菌病那样的广泛性。在细菌种类方面，目前是以弗氏志贺氏菌和宋内氏志贺氏菌为常见，并常可引起地方性流行。

志贺氏菌为兼性细胞内致病菌，其主要的致病作用特点是能侵袭结肠黏膜上皮细胞，引起自限性的化脓性感染病灶。在所有的志贺氏菌中，以痢疾志贺氏菌的致病性最强，宋内氏志贺氏菌所致病症相对最轻。

3.3.1　人的弗氏志贺氏菌感染病

志贺氏菌病主要表现为一种急性肠道传染病，具有发病率高、流行广泛等特点，常是以临床表现腹泻、结肠黏膜呈化脓性溃疡性炎症的病变为其基本特征，因此也被称为细菌性痢疾(简称菌痢)；另外，也常发生临床表现为多种类型的肠道外感染或败血症。对不同种及同种不同血清型的志贺氏菌来讲，在致病的严重性、病死率及流行地域等方面均存在一定的差异。

在我国，人的菌痢发生与流行非常普遍，其他感染类型也多有发生，相关资料显示其中以弗氏志贺氏菌引起的最为常见，其次为宋内氏志贺氏菌；在动物中，除了猴子等灵长类动物外，还已相继有在牛、鸡等多种动物中发生志贺氏菌病的报告，其中以在猴和鸡中的感染比较普遍，弗氏志贺氏菌主要是引起猴的感染。

人类较易被志贺氏菌感染，有研究表明 10~200 个细菌可使 10%~50%志愿者致病。痢疾志贺氏菌是引起典型的菌痢的主要病原菌，少于 10CFU 即可对敏感个体引起感染；Crockett 等(1996)报告通过分析根据两次在巡航舰上暴发的数据而建立的数学模型认为，此两次食物中毒可能是由于每餐进食了 344 个志贺氏菌和每杯水中含 10.5~12 个志贺氏菌引起的[28,29]。

志贺氏菌不仅可引起人的菌痢，对于营养不良、免疫力低下的儿童还常可引起菌血症或败血症。有些病例在腹泻的晚期可出现溶血性尿毒综合征(hemolytic uremic syndrom，HUS)，变态反应性并发症——莱特综合征(Reiter's syndrome)(即结膜-尿道-滑膜综合征)等。志贺氏菌作为人类和非人灵长类动物的典型肠道病原菌，主要是引起菌痢，其中人是最主要的宿主，在少数病例中可以长期带菌。痢疾志贺氏菌 1 型的致病力较其他血清型强，其他血清型引起的志贺氏菌病有时温和、有时严重。

3.3.1.1　食物中毒

在引起食物中毒的志贺氏菌中，以弗氏志贺氏菌和宋内氏志贺氏菌最为常见，主要表现为单独感染；在混合引起的方面，已有弗氏志贺氏菌和宋内氏志贺氏菌，弗氏志贺氏菌和 EPEC 的报告，但均为很少见的。

(1)基本情况　在检出的弗氏志贺氏菌食物中毒 19 篇文献、20 起事件中，单独引起的 16 篇文献、17 起事件，在总事件数量中的构成比为 85.0%；与其他病原菌混合引起的 3 篇文献、3 起事件，在总事件数量中的构成比为 15.0%。

在与其他细菌混合引起的 3 起事件中，与宋内氏志贺氏菌的 2 起，与 EPEC(血清型 O125∶B15)的 1 起。

1)发生地区：在 20 起弗氏志贺氏菌食物中毒事件中，涉及 12 个省、自治区(不含未明确记述的 3 起)，没有明显的区域特征；具体的事件数量(起)见表 6-4(按事件数量依次排列)。

表 6-4　20 起弗氏志贺氏菌食物中毒事件的发生地及数量

序号	省(区)	起数	序号	省(区)	起数	序号	省(区)	起数	序号	省(区)	起数
1	辽宁	2	5	河南	2	9	安徽	1	13	未记述	3
2	浙江	2	6	陕西	1	10	四川	1	合计	12	20
3	广西	2	7	山东	1	11	山西	1			
4	江苏	2	8	河北	1	12	新疆	1			

2)发生年份：在 20 起弗氏志贺氏菌食物中毒事件中，报告的年份涉及 14 个；以在近些年的为多，但并不存在年份流行病学特征。具体的事件数量(起)见表 6-5(按事件数量依次排列)。

表 6-5　20 起弗氏志贺氏菌食物中毒的发生年份及起数

序号	年份	起数	序号	年份	起数	序号	年份	起数	序号	年份	起数
1	2006	3	5	2010	1	9	1995	1	13	2003	1
2	2009	3	6	1976	1	10	1996	1	14	2005	1
3	1994	2	7	1977	1	11	1997	1	合计	14	20
4	2007	2	8	1980	1	12	2000	1			

3)发生规模：在 20 起弗氏志贺氏菌食物中毒事件中，中毒的发生规模及罹患率差异较大，最小的 1 起 10 人中毒、最大的 1 起 1345 人中毒，均为群体(聚餐或分食同种被污染食物)发生的；与其他细菌性食物中毒事件相比，常是表现为发生的规模较大，但罹患率不是很高。

罹患率 100%的 2 起(在总事件数量中的构成比为 10.0%)共 58 人(29 人/起)，16 人及 42 人的各 1 起；罹患率最小的 1 起为 1.82%(20/1100)；统计 17 起的平均罹患率为 22.43%(表 6-1)。

A. 规模小的事件：举例 2 起，分别如下。①山西省太原市杏花岭防疫站的秦玲等(2006)报告在 2005 年 8 月 21 日，太原市杏花岭区发生一起因食用驴肉火锅引起的食物中毒事件，在 19:00 食用后于 22:00 发现第 1 例患者，相继发病共 10 人。临床表现发热、腹痛、腹泻、里急后重，腹泻为稀水便、血水便及脓血便(轻重不等)，有不同程度的脱水；检验证实由污染的驴肉引起，病原菌为Ⅱ型弗氏志贺氏菌[30]。②河北省邢台市卫生监督所的张占存(2008)报告在2006年5月16日，邢台市某小学1100名在校食宿的学生，有 20 名发病(罹患率 1.82%)，潜伏期 4~27h(平均 16.4h)；临床表现腹泻的 19 人(构成比 95.0%)、腹痛的 13 人(构成比 65.0%)、发热的 13 人(构成比 65.0%)、恶心的 9 人(构成比 45.0%)、呕吐的 5 人(构成比 25.0%)，开始腹泻为水样便，以后为绿色带黏液便；经抗炎对症治疗后痊愈，病程 1~4d(平均 2.3d)。检验证实由 4 型弗氏志贺氏菌引起，推测中毒的被污染食物为食堂供应的面包[31]。

B. 规模大的事件：举例 2 起，分别如下。①在前面有述华小鹃等(1997)报告发生在1994年5月，由弗氏志贺氏菌和EPEC(血清型O125:B15)混合引起的1起事件(中毒1345人)是规模最大的[5]。②在由弗氏志贺氏菌单独引起的事件中，陕西省西安市卫生防疫站的王文艳等(1998)报告的 1 起，是在检出报告中规模最大且罹患率较高的。报告在 1996年 5 月 21~24 日，西安市某医院幼儿园在集体就餐后发生食物中毒，在 265 人中发病 242人(包括教职工 8 人)，罹患率 91.32%；发病年龄最小的 2 岁，最大的 42 岁，潜伏期 10~36h；主要症状为腹痛、腹泻、发热(体温在 37.5~42℃)，腹泻初期为黄绿色稀水黏液便，后期为脓血便，个别儿童有惊厥、皮下出血、呕吐、低血压等症状；经对症及抗菌治疗，3~4d 痊愈。检验表明，由与 6、7 型抗原Ⅲ血清凝集的弗氏志贺氏菌引起[32]。

4)最早的事件：在检出的弗氏志贺氏菌食物中毒事件中，前面有述由 88 医院内三科(1978)报告发生在 1976 年 8 月的 1 起是最早的[11]。

(2)流行病学表征　由弗氏志贺氏菌引起的食物中毒，主要通过由此菌污染且加热不足的食物(尤其是肉类)传播；此外，也可通过使用被此菌污染的厨具或容器等引起。

1)中毒食物：初步统计在 20 起事件中经检验明确或相关中毒食物 11 起(构成比55.0%)，主要涉及被弗氏志贺氏菌污染的肉类(牛肉、猪肉、鸡肉、羊肉、驴肉等)食品共 7 起(构成比 63.64%)，还有相对比较少见的凉拌菜类 2 起(构成比 18.18%)、面包和豆奶的各 1 起(构成比 9.09%)；未明确记述的 9 起(构成比 45.0%)。

2)传播途径：综合分析，弗氏志贺氏菌食物中毒的传播途径主要有以下几种形式：①凉菜类食物被污染，直接引起食物中毒；②由于食品加工、运输、储存不规范引起的交叉污染，导致细菌感染；③烹调加热不充分时仅部分弗氏志贺氏菌被杀死，残存的细菌仍可致病；④烹调过的食物长时间在弗氏志贺氏菌适宜的生长温度下存放或盛于被污染的容器内或使用被污染的厨具再加工其他食品时，也可引起发病；⑤餐饮工作人员带菌污染食品及用具等，也可引起就餐的健康者感染。

山东省泰安市卫生防疫站的赵爱华等(1997)报告的 1 起弗氏志贺氏菌食物中毒事件，是由厨师带菌污染食物引起食物中毒比较典型的例子。报告在 1995 年 8 月 15 日晚，泰安市某大学的 16 名学生在市区某快餐店进餐，次日上午 10:00 有 2 人出现腹痛、腹泻，黏液伴血便，里急后重，呕吐，发热，即入院治疗，到晚上 9:00，另外 14 人相继发病，症状大致相同，经治疗全部康复；在患者呕吐物、大便、凉拌牛肉及厨师工作服袖口上均检出了 2a 型弗氏志贺氏菌，对该店 4 名从业人员的粪便检验，从 1 名在 2 周前曾出现过前述症状、经治疗于 8 月 11 日症状消失后在 8 月 14 日上班的 1 名厨师大便中检出了

2a 型弗氏志贺氏菌；根据检验结果，认为带菌厨师是此起食物中毒的传染源，污染食物为凉拌牛肉[33]。

3) 发生季节：中毒发生缺乏明显的季节性，根据 20 起事件分析，主要发生于 5~10 月，共 16 起(构成比 80.0%)；此季节是该菌生长繁殖的适期，也是人们喜食冷凉食品的季节。20 起发生的月份及数量(起)见表 6-6(按发生频率排列)。

表 6-6　20 起弗氏志贺氏菌食物中毒事件的发生月份及数量

序号	月份	起数	序号	月份	起数	序号	月份	起数
1	6	5	4	10	3	7	11	1
2	5	4	5	1	2	合计	7	20
3	8	4	6	4	1			

4) 发生场所：在 20 起弗氏志贺氏菌食物中毒事件中，除 1 起未明确记述外，其余 19 起事件明显表现为具有集体用餐特征(尤其是在学校)。发生频率依次为：学校的 12 起、宴会(含聚餐)的 3 起、单位食堂的 3 起、快餐店的 1 起，其中学校的 12 起为幼儿园的 5 起、中学的 3 起、小学的 3 起、大学的 1 起；按场所属性分为食堂的 12 起、聚餐的 3 起、酒店(饭店及餐厅)的 3 起、集体分食的 1 起。

(3) *发病与临床特点*　简要综合分析 20 起事件，不同年龄、性别均可被弗氏志贺氏菌感染发病，但以幼儿和儿童为常见，这也是与此年龄段多为集体就餐(幼儿园和学校)相关联的。潜伏期多在 7~24h，最短的为 2h，最长的达 7d。主要临床症状为腹痛、腹泻、恶心、呕吐、发热等。弗氏志贺氏菌食物中毒的病程有一定的自限性，一般为 1~2d，轻者数小时即症状消失；病后的免疫力不强，可重复发生。

1) 临床表现：河南省周口市疾病预防控制中心的冷冰等(2011)较详细地报告了 1 起由 4c 型弗氏志贺氏菌引起的食物中毒，是在临床表现方面有一定代表性的。报告在 2009 年 6 月 19 日中午，周口市某幼儿园 768 名儿童在园内就餐，下午 14 时 40 分有 3 名幼儿先后出现发热、呕吐、腹泻等症状，到 15 时 15 分又发现有 10 名儿童出现发热，到 20 日 19 时出现发病的为末例病例，先后共发病 230 人(罹患率 29.95%)，年龄在 3~7 岁；主要症状为发热，伴有恶心、呕吐、腹痛和腹泻。230 例中体温低于 37.5℃的 47 例(构成比 20.4%)、体温在 37.5~38℃的 30 例(构成比 13.0%)、体温在 38~39℃的 75 例(构成比 32.6%)、体温在 39℃以上的 78 例(构成比 33.9%)；恶心的 77 例(构成比 33.5%)，呕吐的 80 例(构成比 34.8%)，腹痛的 180 例(构成比 78.3%)，腹泻的 157 例(构成比 68.3%)，头痛的 41 例(构成比 17.8%)，头晕的 30 例(构成比 13.0%)。在 180 例腹痛患者中，表现为脐周痛的 167 例(构成比 92.8%)，上腹部痛的 2 例(构成比 1.1%)，其他的 11 例(构成比 6.1%)，无下腹部痛的；表现为阵痛的 175 例(构成比 97.2%)，隐痛的 3 例(构成比 1.7%)，其他的 2 例(构成比 1.1%)，无绞痛的。在 157 例腹泻患者中，呈洗肉水样腹泻便的 4 例(构成比 2.5%)，米泔水样腹泻便的 13 例(构成比 8.3%)，糊状腹泻便的 50 例(构成比 31.8%)，其他的 90 例(构成比 57.3%)。230 例患者经抗感染、对症治疗，病情好转并部分解除观察后离院，无危重病例。经检验认为此起食物中毒的原因，是食品加工操作环节控制不严，由弗氏志贺氏菌污染引起的[34]。

2)病例简况：为简便了解弗氏志贺氏菌食物中毒在发生时间、罹患率、潜伏期、相关食物、发生场所等方面的一些情况，现将发生于不同省(区)在这些方面记述比较详细的择 5 起归于表 6-7(不含已分别单独记述过的)[35~39]。

表 6-7　5 起弗氏志贺氏菌食物中毒事件的基本情况

序号	报告者(年度)	发生(年.月)	同餐人数	发病人数	罹患率/%	潜伏期(平均)/h	相关食物	发生地(省、区)	发生场所
1	李清文等(1981)	1980.10	163	45	27.61	7~168(59.04)	凉拌肉菜	未记述	聚餐
2	张启良(1996)	1994.1	210	142	67.62	7~22(14)	凉拌牛肉	安徽	食堂
3	王捷(1999)	1997.10	150	105	70	7~14(10)	未记述	广西	食堂
4	高华(2008)	2007.1	456	125	27.41	7.5~17(11.5)	羊肉	江苏	食堂
5	王佳彬(2011)	2010.6	238	48	20.17	3~4	烧鸡	辽宁	酒店
合计	5	1980~2010	1217	465	38.21	3~168			

(4)优势血清型菌株　在我国，弗氏志贺氏菌食物中毒流行的血清型缺乏明显特征，在 20 起事件中包括了 1~5 型，依次为：1 型的 5 起(构成比 25.0%)，其中 1a 型的 2 起，1b 型的 3 起；2 型的 7 起(构成比 35.0%)，其中 2a 型的 5 起，2c 型(拟定)的 1 起，未分亚型的 1 起；3a 型(Ⅲ型 6,7)的 1 起(构成比 5.0%)；4 型的 2 起(构成比 10.0%)，其中 4c 型的 1 起，未分亚型的 1 起；5 型的 2 起(构成比 10.0%)，其中 5a 型的 1 起，5b 型的 1 起；未定型的 3 起(构成比 15.0%)。在同一起事件中，尚均为同一种血清型(亚型)菌株。

3.3.1.2　其他感染病

志贺氏菌主要是引起消化道感染发生菌痢，其次是能引起菌血症及败血症感染；在一定的条件下，也能引起某些组织器官的局部感染或系统感染。

(1)菌痢　人是菌痢最主要的宿主，发病或轻或重，在少数病例中可以长期带菌。有 HLA-B27 组织相容性抗原的患者常可并发 Reiter 慢性关节炎综合征。弗氏志贺氏菌是发展中国家痢疾流行地区的优势株，占分离病原的 50.0%。其优势亚型为 1b、2a、3a、4a 和 6 型，在发达国家多为 2a 型。志贺氏菌病通常发生在年龄 5 岁以下的儿童，主要感染途径为接触感染者的带菌粪便、含病菌的食物、饮水，以及由蚊子传播引起，过分拥挤的居住环境和卫生状况较差的饮水供应是造成该病高感染率的主要原因。菌痢有急性和慢性两种类型，急性菌痢又分典型(普通型)、非典型(轻型)和中毒型三种。

在我国，近些年来在食源性及水源性传染的菌痢暴发方面多有报告；也以弗氏志贺氏菌最为常见，其次为宋内氏志贺氏菌。例如：①刘芸等(2009)报告，对山东大学附属省立医院在 2003~2007 年从腹泻患者粪便分离的 246 株志贺氏菌进行菌型分布及药敏分析，结果为 2003~2004 年均为弗氏志贺氏菌 2a 型，2005~2007 年以弗氏志贺氏菌 2a 型为主但增加了 2b 型、4c 型及痢疾志贺氏菌和宋内氏志贺氏菌[40]；②刘艳萍等(2009)报告，1997 年 6 月至 11 月在河南省长葛市石象乡进行菌痢监测，结果为经病原学确诊菌痢 463 例，其中弗氏志贺氏菌 419 例(构成比 90.50%)、宋内氏志贺氏菌 35 例(构成比 7.56%)、痢疾志贺氏菌 7 例(构成比 1.51%)、鲍氏志贺氏菌 2 例(构成比 0.43%)[41]；③汪萍等(2011)报告对近 5 年从上海市闵行区各医院肠道门诊腹泻患者分离的 952 株志贺氏菌进行了血清型检定，其中弗氏志贺氏菌 694 株(构成比 72.9%)、宋内氏志贺氏菌 258 株(构成比 27.1%)[42]。根据这些报告，可以发现其中主要为弗氏志贺氏菌、其次为宋内氏志贺氏菌、个别的为痢疾志贺氏菌和鲍氏志贺氏菌，但总体分析在近年的宋内氏志贺氏菌有上升的趋势。

(2) *菌血症及败血症*　多数菌血症及败血症病例出现在发展中国家，且以儿童多发(尤其是营养不良、免疫力低的儿童)，有报告显示弗氏志贺氏菌是在志贺氏菌中与菌血症及败血症有关的最常见种。在孟加拉国，约有 10%患志贺氏菌感染的儿童出现菌血症。菌血症患儿的死亡率，可为非菌血症患儿的两倍。一般患者腹泻平均持续 4d 才可表现出菌血症症状，并伴发低血糖症。由志贺氏菌引起的败血症感染，首先是由 Darling 和 Bates 于 1912 年报告的首例成人痢疾志贺氏菌败血症(尸解肠道呈典型痢疾样假膜状病变、从血液培养出痢疾志贺氏菌)，迄今已在世界有多起病例报告。败血症的发生及其临床表现与菌痢的严重程度无关，临床表现可包括菌痢的肠道表现和全身感染的败血症表现等；也有报告显示还可出现并发症，如肺炎、中耳炎、尿道感染、关节炎等。

在我国，近年来也陆续有由志贺氏菌引起败血症的病例报告，有的表现也是很严重的。如：冯欣等(1999)报告了 1 例由弗氏志贺氏菌 y 变种引起的败血症死亡病例(8 月龄男婴)，临床有发热、腹泻病症，从静脉血液、粪便中均检出了弗氏志贺氏菌 y 变种[43]。统计 4 个报告的 5 个病例，3 例发生在婴儿、1 例发生在老年人，在发病特征方面均表现伴有腹泻，这显然是与机体抵抗力密切相关的；在病原菌方面，主要为弗氏志贺氏菌(3 例)和宋内氏志贺氏菌(2 例)[43~46]。总的看来，志贺氏菌引发全身感染还是比较少见的。

(3) *其他组织器官或系统感染病*　HUS 是菌痢晚期出现的一种并发症，主要与痢疾志贺氏菌 1 型有关。头痛和颈背僵化在志贺氏菌病中普遍存在，也见儿童因体温升高导致癫痫病的发作。极少数宋内氏志贺氏菌或弗氏志贺氏菌感染可引起肺炎，反应性关节炎和莱特综合征也是志贺氏菌病的后遗症。

在志贺氏菌引起的其他类型感染方面，在国内外也均有一些的报告。例如：Vieira 等(2008)曾报告了 1 例 38 岁旅游者，由鲍氏志贺氏菌引起的腹泻和急性心肌心包炎病例[47]；Sawardekar(2005)，报告了 1 例由鲍氏志贺氏菌引起的早产婴儿假性坏死性小肠结肠炎病例[48]。在我国，袁红萍(2001)曾报告了 1 例由鲍氏志贺氏菌引起的脑膜炎病例，刘松华等(2005)报告了 1 例由Ⅵ型弗氏志贺氏菌引起的 4 岁患者阴道炎病例，杨颖等(2007)报告了 1 例由弗氏志贺氏菌引起的 8 岁幼女外阴炎，刘万珍等(2003)报告了 1 例由Ⅲ型弗氏志贺氏菌引起的 54 岁患者臀部皮肤软组织化脓感染，宋丽娟等(2001)报告从 1 名临床表现呼吸困难的 44 岁患者的痰液中检出了 6 型弗氏志贺氏菌，孙晓鹏(1993)报告了 1 例由 2 型痢疾志贺氏菌引起的 35 岁患者肛周脓肿感染，杨建华等(2002)报告了由宋内氏志贺氏菌引起的 65 岁糖尿病患者的泌尿系感染 1 例，张利侠等(1998)报告了 1

例(53 岁)由铜绿假单胞菌(*Pseudomonas aeruginosa*)和弗氏志贺氏菌引起的肺炎病例[49~56]。从这些其他感染类型的病例分析，其中主要为弗氏志贺氏菌，其次为鲍氏志贺氏菌。

3.3.2　动物的弗氏志贺氏菌感染病

志贺氏菌主要感染灵长类动物，有记述 1990 年在美国国家动物公园的灵长类动物长臂猿、西里北(印度的一个岛)猕猴、猕猴、狮尾猕猴、非洲长尾猴、蜘蛛猴等发生弗氏志贺氏菌及宋内氏志贺氏菌的流行；在美国加利福尼亚州地区灵长类研究中心饲养的长尾猕猴，90d 内有 34 只发生由弗氏志贺氏菌Ⅳ型引起的急性细菌性痢疾，病猴精神不振，粪便带血及白细胞，腹泻[22]。

一般认为可以自然感染志贺氏菌的动物只有灵长类，对常被医学与生物学领域用为实验动物的猕猴是最常见的一种急性传染病，在过分拥挤和不卫生的情况下发病率可达 100%(死亡率可达 60%以上)。所有非人灵长类动物的菌痢与人的均相似，表现为虚弱、腹泻粪便带血和黏液，并在发病后几天至两周内可发生死亡。在我国，田浩等(2003)报告在 2001 年 10~12 月，对某猕猴群 537 只猕猴进行了肠道致病菌检验(粪便样品)，结果检出 74 株志贺氏菌(阳性率 13.78%)，其中弗氏志贺氏菌 53 株(构成比 71.62%)、鲍氏志贺氏菌 16 株(构成比 21.62%)、痢疾志贺氏菌 5 株(构成比 6.76%)且全部为 1 型，有很大一部分阳性猕猴呈现非典型症状，表明隐性感染在猴群中也是较为普遍存在的[57]。

在国外，有由志贺氏菌引起犊牛、仔猪、小鼠、豚鼠等动物感染的病例报告。在我国，已分别有在牛、家兔、鸭、鸡、幼犬等家畜(禽)及袋鼠等动物中发生志贺氏菌病的报告，且多为在国内外首先发现[10,58~64]。

在我国，弗氏志贺氏菌在动物中的带菌或动物感染主要是发生在猴。例如：①盘宝进等(2006)报告对 144 份待出口实验用猴的粪便样品检测，结果检出志贺氏菌 2 株，均为弗氏志贺氏菌[65]；②胡传活等(2002)报告对 1999 年 1~6 月从多个猴场调集到广西野生动植物保护站统一饲养的食蟹猴粪便 4450 份进行检验，结果检出志贺氏菌 172 株(感染阳性率 3.9%)，随机抽取 50 株做分型，均为弗氏志贺氏菌[66]；③蒋观成等(1993)报告对中国医学科学院实验动物研究所繁殖场 268 只猕猴的肛拭样品检测，结果检出志贺氏菌 9 株(感染阳性率 3.4%)，其中弗氏志贺氏菌 4 株、宋内氏志贺氏菌 4 株、鲍氏志贺氏菌 1 株[67]。

从这些动物志贺氏菌病来看，志贺氏菌可能在不同动物种类、致病作用等方面存在着广泛的病原学意义，且一旦发生感染也是比较严重的；在志贺氏菌种类方面，尚难以判断最常见的及某种动物最易感的。目前，很有必要对志贺氏菌在不同动物中的带菌与感染(含隐性)及其动物性食品带菌情况进行调查检验(也当包括志贺氏菌种类及血清流行病学)，这直接关联到人-动物间相互传染问题及公共卫生学意义。

3.3.3　毒力因子与致病机制

尽管志贺氏菌的血清型别较多，但入侵结肠黏膜上皮细胞是各种志贺氏菌的主要致病特征。所有志贺氏菌侵入机体的过程，主要包括黏附—穿入—增殖；黏附、定植在结肠黏膜表面是志贺氏菌致病的首要条件，无黏附能力的志贺氏菌不具有致病性。在人体中只有少数志贺氏菌通过细胞吞饮作用进入位于肠黏膜表面派尔斑（Peyer's patch）上淋巴上皮中特殊的抗原捕获细胞——M 细胞（microfold cell），M 细胞是病原菌侵入机体内环境的通道，随后进入巨噬细胞并开始炎症反应，白细胞渗出趋向炎症部位，破坏了黏膜上皮细胞的屏障，使大量志贺氏菌得以定居于黏膜上皮细胞。固有层内大量炎性细胞的浸润、堆积形成感染病灶，黏膜破溃、脱落。临床表现为黏液脓血便，里急后重，腹痛，甚至高热、休克，出现各种神经症状等[8,26,27,29,68~77]。

3.3.3.1　细菌黏附与侵袭性

志贺氏菌可借菌毛或细菌表面蛋白黏附于回肠末端和结肠黏膜的上皮细胞上，这是构成感染的第一步、也是决定性的一步；继而穿入上皮细胞内生长繁殖并在细胞内和细胞间扩散，一般在黏膜固有层内繁殖形成感染灶，引起炎症反应。细菌侵入血流引起感染，还是很少见的。不论是产生外毒素还是只有内毒素的志贺氏菌，均必须侵入肠黏膜才能致病，否则是不能引起疾病发生的。已知志贺氏菌的侵袭相关基因都定位于 1 个 120~140MDa 的大质粒（被称为毒力或侵袭性质粒，pINV）上，该质粒上被称为毒力岛（pathogenicity island，PAI）的 32kb 片段对于其侵袭上皮细胞是必不可少的，在 PAI 上含有一个包括 38 个基因的 *ipa-mxi-spa* 操纵子，侵袭性质粒抗原（invasion plasmid antigen，Ipa）基因 *ipa* 编码一系列被 *mxi-spa* 基因调控的由Ⅲ型分泌系统（type three secretion system，TTSS）传递的效应蛋白，但侵袭基因的完全表达则是受质粒和染色体上多个基因的正、负调控的。与志贺氏菌感染有关的临床三联症（发热、肠绞痛和血性腹泻），是一系列激发对结肠黏膜入侵及随后引出的强烈炎症反应的致病相关分子活动的结果。

3.3.3.2　毒素

痢疾志贺氏菌 1 型和部分 2 型菌株可产生被称为志贺毒素（Shiga toxin，Stx）的外毒素，以及志贺氏菌的内毒素。这些毒素在志贺氏菌病的发生上，均发挥着重要作用。

（1）志贺毒素　Stx 由 A 和 B 两个亚单位组成，分子质量为 62~70kDa；每个毒素分子含 1 个 A 亚单位（活性部分）和 5 个 B 亚单位（载体部分），A 亚单位的分子质量在 32kDa（由分子质量各为 28kDa 和 4kDa 的 A1 和 A2 两个片段组成）。其中的 A1 是毒素的活性部分，能抑制蛋白质的合成；每个 B 亚单位的分子质量为 7.7kDa，B 亚单位是毒素与肠壁结合的部位，可与细胞膜上的表面糖脂受体（globotriaosylceramide）Gb3 结合，介导 A 亚单位进入细胞中发挥生物学活性，单独的 A 亚单位和 B 亚单位均无毒性，只有两者通过二硫键连接后才呈现很强的毒性作用。由于 Stx 能使非洲绿猴肾细胞（vero 细胞）产生病变，所有也被称为 vero 细胞毒素（verocytotoxin，VT）。VT 包括 VT-Ⅰ和 VT-Ⅱ两种类型，由染色体上的 *StxA* 和 *StxB* 基因编码，痢疾志贺氏菌产生的 Stx 属于 VT-Ⅰ型。综合 Stx 致病的生物学活性，主要包括：①神经毒性——注射给家兔或小鼠等实验动物后，作用于中枢神经系统，引起动物麻痹、死亡；②细胞毒性——对人的肝细胞、猴肾细胞和 HeLa 细胞均有毒性，其中以 HeLa 细胞最为敏感；③肠毒性——具有类似于大肠埃希氏菌及霍乱弧菌（*Vibrio cholerae*）肠毒素（enterotoxin）的活性，此可解释志贺氏菌病早期出现的水样腹泻。在志贺氏菌病发生过程中，与中毒性腹泻、出血性肠炎、HUS

的严重并发症的发生密切相关，已知 Stx 是志贺氏菌的一种重要毒力因子，可引起严重的临床症状，甚至发展为 HUS；HUS 是微血管溶血过程，由肾和其他组织的毛细血管损伤导致的溶血性贫血、血小板减少和急性肾衰竭而引起。

(2) *内毒素*　志贺氏菌的各菌株均能产生强烈的内毒素，志贺氏菌引起的中毒性菌痢一系列的病理生理变化，主要是由内毒素造成机体微循环障碍，导致内脏淤血、周围循环障碍及内毒素损伤血管内皮细胞、激活凝血因子等引起的，从而发生弥散性血管内凝血(disseminated intravascular coagulation，DIC)。在致病变方面，内毒素可破坏肠黏膜，形成炎症、溃疡，临床出现典型的脓血黏液便；内毒素还能作用于肠壁自主神经系统，使肠道功能紊乱、肠蠕动共济失调和痉挛(尤其是直肠括约肌痉挛最为明显)，因而发生腹痛、里急后重等临床症状。

3.4　微生物学检验

目前对志贺氏菌属细菌的常规检验方法，仍然依赖于传统的细菌培养和生化鉴定及血清型检定。虽有一些学者建立了 DNA 的 G+C mol%测定、核酸同源测定、核酸分子杂交、DNA 测序、细菌质粒指纹图谱分析、细菌致病岛检测及定性和定量 PCR 等新技术，为志贺氏菌的检测提供了新的手段，但由于各种原因，还主要是作为对志贺氏菌检验的辅助方法使用。

3.4.1　细菌分离培养

因志贺氏菌较易死亡，采取新鲜粪便或直肠拭子样品后应立即接种。样品应该在急性期收集，而且在患者使用抗菌药物之前收集。如果样品有血液和黏液，应该自粪便中挑取脓血和黏液的部分进行培养。采取标本后，常作 10 倍稀释，取 1.0mL 放入 10mL 革兰氏阴性菌肉汤(Gram-negative bacteria broth，GN)增菌培养基中，于 37℃培养 6~18h 增菌。患者标本也可不经增菌，直接接种肠道菌鉴别培养基。若不能及时送检，可保存于 30%甘油缓冲盐水中。

因为志贺氏菌属的一些菌株在选择培养基上生长不良，所以同时使用一种选择性培养基(如麦康凯琼脂或 SS 琼脂等)和一种抑制性培养基(如木糖去氧胆酸盐琼脂、脱氧胆酸盐柠檬酸盐琼脂等)来分离培养，可提高检出率。但 SS 琼脂常是不被推荐使用的，因为它抑制志贺氏菌属一些菌株(如痢疾志贺氏菌 1 型)的生长。取摇匀的增菌液一环，划线接种在麦康凯琼脂平板和脱氧胆酸盐柠檬酸盐琼脂平板，经 37℃培养 18~24h 后，挑选纯一或优势生长的菌落移接于普通营养琼脂斜面做成纯培养供鉴定用。

3.4.2　理化特性鉴定

取疑似菌落 3~5 个，分别穿刺接种在三糖铁(triple sugar iron agar，TSI)高层斜面上，37℃培养 18~24h 后取出检查。取 TSI 上纯培养物，做革兰氏染色检查；在 TSI 上的特征为底层发酵葡萄糖产酸变黄，无气泡；不发酵乳糖及蔗糖，斜面上呈弱碱性不变色；底部无黑色的 H_2S 反应。但弗氏志贺氏菌 6 型菌可能有微量产气，宋内氏志贺氏菌有迟缓发酵乳糖或蔗糖现象，鲍氏志贺氏菌的 13 型和 14 型有发酵糖类产气的变种。

通常情况下可根据对甘露醇、乳糖的分解能力，以及产生吲哚、鸟氨酸脱羧酶等情况做初步鉴定，并指导进行血清学分型检测。可取疑似菌株的纯培养物，除分别做 5% 乳糖及吲哚、甲基红、伏-波、柠檬酸盐利用(indole methyl red Voges-Proskauer and citrate, IMViC)等一般试验项目外，加做甘露醇、棉子糖、葡萄糖铵和赖氨酸脱羧酶等区别志贺氏菌属的生化试验。凡符合志贺氏菌属的一般生化反应，应进一步做血清学凝集试验，必要时再做系统生化试验。需要注意的是，在前面已有述及志贺氏菌的个别菌株会表现出某种特殊的生化特性。

3.4.3　血清学凝集试验

对志贺氏菌属细菌做血清学凝集试验，包括血清学定性试验和进一步的血清分型试验。取疑似菌株的纯培养物，先用 4 种志贺氏菌多价诊断血清做玻片凝集试验，并以生理盐水做对照。如果有 K 抗原的干扰出现不凝集时，可将菌液煮沸破坏 K 抗原后，再做凝集试验。志贺氏菌 4 种多价血清凝集阳性的菌株，进一步用 A 群、B 群、C 群和 D 群多价血清分别做玻片凝集试验，以便确定菌群。

我国现有 3 种组套规格的志贺氏菌诊断血清供应，使用很方便，分别为：①5 种一组——包括 4 种志贺氏菌的多价血清，主要供医院和小型卫生监督检验机构使用。②21 种一组——包括 4 种志贺氏菌的多价和 A 群的 3 个多价、B 群的 1 个多价、C 群的 4 个多价及 D 群多价(Ⅰ相和Ⅱ相)共 10 个多价血清，另有 11 个常用的单价血清；对常见志贺氏菌可定群或初步定型，适用于中小型卫生监督检验机构、检验检疫部门和医院等单位。③51 种一组——包括对目前所有已知志贺氏菌的菌型进行检定用的血清，适用于省(区、市)卫生监督检验机构、国家出入境检验检疫机构和科研单位[78]。

3.4.4　毒力因子及毒力基因检测

可用豚鼠角膜结膜炎试验即瑟林尼试验(Séreny test)、组织培养细胞(如 HeLa 细胞或 Hep-2 细胞等)侵袭试验等方法，进行分离菌株的侵袭力检测。此外，志贺氏菌在含有刚果红(Congo red)的固体培养基上生长能吸收刚果红，菌落呈红色(表型符号为 pcr^{+})；失去侵袭力的菌株不能吸收刚果红(称为 pcr^{-})，菌落无色或呈淡白色。

吴平芳等(2006)、赵丽华等(2006)分别报告，通过志贺氏菌侵袭性质粒抗原 H 基因(*ipaH*)的保守序列设计引物，试验建立了分子信标-实时定量 PCR(real-time PCR)检测志贺氏菌的方法，应用于志贺氏菌食物中毒、门诊肠道致病菌及食品的检测，具有快速、灵敏度高、特异性强等特点[79,80]。

徐兰英等(2009)报告选择志贺氏菌的 6 种毒力基因作为靶基因，以痢疾志贺氏菌和鲍氏志贺氏菌标准菌株、弗氏志贺氏菌和宋内氏志贺氏菌临床分离菌株各 2 株为模型，采用多重 PCR 检测位于染色体上的志贺氏菌肠毒素 1 基因(*set1*)、位于侵袭性大质粒上的志贺氏菌肠毒素 2 基因(*sen*)、存在于染色体和大质粒上的 *ipaH* 基因、位于大质粒上的侵袭相关蛋白基因(*ial*)、志贺毒素 1 基因(*stx1*)及调控基因(*virA*)等 6 种毒力基因；然后对 2001~2007 年河南省各菌痢监测点分离的 115 个菌株(其中痢疾志贺氏菌 1 株、弗氏志贺氏菌 103 株、宋内氏志贺氏菌 11 株共属于 22 个血清型)进行了检测，以验证多重 PCR 的可行性。结果 115 株被检菌除 *stx1* 外，其他 5 种毒力基因的阳性率均在 85%以上；根据研究结果认为采用多重 PCR 方法鉴定志贺氏菌毒力基因具有简便、快速的特点，适用于志贺氏菌毒力基因的鉴定和流行病学调查研究[81]。

3.4.5 免疫学检验

在发生志贺氏菌食物中毒后，患者血清凝集抗体效价在恢复期要比发病初期明显增高；可通过用分离的菌株制备抗原，对患者双份血清做凝集试验测定，具有诊断价值。

3.4.6 动物感染试验

对分离于动物的弗氏志贺氏菌，要确定其病原学意义，还需做对同种动物的感染试验。

4 宋内氏志贺氏菌(*Shigella sonnei*)

宋内氏志贺氏菌[*Shigella sonnei*(Levine 1920) Weldin 1927]也称索氏志贺氏菌、宋氏志贺氏菌，最初被命名为宋内氏杆菌(*Bacterium sonnei* Levine 1920)，是以丹麦细菌学家宋内(Sonne)的姓氏命名的；种名“*sonnei*”为现代拉丁语属格名词，指“Sonne 的”。

DNA 的 G+C mol%为 51(CsCl 浮力密度法测定)。模式株：ATCC 29930，CIP 82.49，DSM 5570, NCTC 12984[2]。

4.1 生物学性状

宋内氏志贺氏菌能迅速发酵 D-甘露醇，产生鸟氨酸脱羧酶，迟缓发酵乳糖和蔗糖，有些菌株可以发酵 D-木糖，产生过氧化氢酶，不产生吲哚。

宋内氏志贺氏菌仅有一个血清型，但其具有Ⅰ相和Ⅱ相的两个变异相，可产生光滑的Ⅰ相(S 型)和粗糙的Ⅱ相(R 型)两种菌落。每种菌落都有不同的抗原和抗血清，抗血清含有凝集素，用于鉴定两种形式。此外，Ⅰ相菌对小鼠有致病力，多自急性期感染患者分离到；Ⅱ相菌对小鼠无致病力，常是从慢性患者或带菌者检出。从严重病例中分离的光滑型菌落有毒力并携带 180kb 侵袭质粒，若丢失这些质粒会导致迅速且不可逆地产生无毒力的粗糙型菌落。这种粗糙型菌落，常被分离于疾病恢复期。Ⅰ相菌菌落的 O 抗原单位，和其他志贺氏菌及大肠埃希氏菌相比，具有独特的化学结构。但它的化学结构与类志贺邻单胞菌(*Plesiomonas shigelloides*)血清型 17 相同。表达Ⅰ相菌菌落 O 抗原的基因除 *wzz* 和 *wbg* 以外均位于侵袭质粒上，与存在于类志贺邻单胞菌上的基因几乎相同。影响质粒上基因丢失的因素还没有被完全弄清楚，Houng 和 Venkatesan(1998)提议在质粒上插入序列对于Ⅰ相菌菌落抗原稳定表达可能是必要的。研究发现在所有宋内氏志贺氏菌强毒株 O 抗原基因簇内插入 IS 630 序列，发现载有克隆宋内氏志贺氏菌 O 抗原基因的大肠埃希氏菌重组菌株，只有在插入序列 IS 630 存在的条件下才可以稳定表达。

4.2 病原学意义

在前面的弗氏志贺氏菌项下所述及的相应内容，也包括宋内氏志贺氏菌，所以在此仅作简要记述。

4.2.1 人的宋内氏志贺氏菌感染病

与前面有述的弗氏志贺氏菌一样，宋内氏志贺氏菌对人的感染也包括食物中毒和一些其他类型的感染，其出现频率在我国也是较高的。

4.2.1.1 食物中毒

在我国引起食物中毒的志贺氏菌中，以弗氏志贺氏菌和宋内氏志贺氏菌最为常见，主要表现为单独引起；在混合引起的方面，已有宋内氏志贺氏菌和弗氏志贺氏菌混合发生的事件(记述在了弗氏志贺氏菌项下)，但很少见。

(1)基本情况 下面的记述，是检出的15篇文献、15起单独由宋内氏志贺氏菌引起食物中毒事件的基本情况。

1)发生地区：在15起宋内氏志贺氏菌食物中毒事件中，涉及11个省(地)，没有明显的区域分布特征；具体的事件数量(起)见表6-8(按事件数量依次排列)。

表6-8 15起宋内氏志贺氏菌食物中毒事件的发生地及数量

序号	省(区、市)	起数	序号	省(区、市)	起数	序号	省(区、市)	起数
1	福建	3	5	山东	1	9	甘肃	1
2	新疆	2	6	内蒙古	1	10	辽宁	1
3	四川	2	7	天津	1	11	浙江	1
4	广西	1	8	北京	1	合计	11	15

2)发生年份：在15起宋内氏志贺氏菌食物中毒事件中，报告的年份涉及9个(不含未明确记述的1起)；以在近些年的为多，但并不存在年份流行病学特征。具体的事件数量(起)见表6-9(按事件数量依次排列)。

表6-9 15起宋内氏志贺氏菌食物中毒事件的发生年份及数量

序号	年份	起数	序号	年份	起数	序号	年份	起数	序号	年份	起数
1	2006	4	4	2002	1	7	2008	1	10	未记述	1
2	1999	3	5	2005	1	8	2009	1	合计	9	15
3	1965	1	6	2007	1	9	2010	1			

3)发生规模：在15起宋内氏志贺氏菌食物中毒事件中，中毒的发生规模及罹患率差异较大，最小的1起3人中毒、最大的1起307人中毒，均为群体(聚餐或分食同种被污染食物)发生的；与其他细菌性食物中毒事件相比，常表现为发生的规模较大，罹患率也较高。

罹患率 100%的 1 起(3 人)，罹患率最小的 1 起为 5.73%(63/1100)；统计 9 起的平均罹患率为 31.23%(表 6-1)。

A. 规模小的事件：举例 2 起，分别如下。①内蒙古自治区准格尔旗薛家湾防保站的徐文清等(2001)报告 1999 年 7 月 28 日，沙圪堵某居委会的王某某等 3 人在薛家湾某酒店用餐约 6h 后发病，表现腹痛、腹泻(先为水样后为蛋花样)、呕吐(呕吐物为蛋花样)，头昏、乏力等症状；检验证实，是由宋内氏志贺氏菌污染食物(肥肠)引起的食物中毒[82]。②北京市顺义区疾病预防控制中心的张彦春等(2010)报告在 2009 年 4 月 16~17 日，某学校出现以发热、腹泻为主要症状的患者 11 人；检验证实是由宋内氏志贺氏菌引起的食物中毒，可能是由被污染的凉拌菜引起的[83]。

B. 规模大的事件：举例 2 起，分别如下。①在前面有述张君雨等(2009)报告发生在 2007 年 9 月，由宋内氏志贺氏菌污染猪肉引起的 1 起 307 人食物中毒事件，是在宋内氏志贺氏菌食物中毒事件中规模最大的[4]。②四川大学华西第二医院的陈桂华等(2009)报告在 2006 年 9 月 1 日，某小学学生集体在食堂就餐后当天即出现了腹痛、腹泻患者，陆续出现头痛、恶心、呕吐、腹痛、腹泻患者共 245 例；潜伏期 7h~9d，多数在 2~3d 内发病；经检验证实，是由宋内氏志贺氏菌污染凉拌菜引起的食物中毒[84]。

4) 最早的事件：在检出的宋内氏志贺氏菌食物中毒报告中，山东省泗水县卫生防疫站的陈树儒(1972)报告的 1 起是最早的；也是在志贺氏菌病作为人兽共患病，且明确表现为通过患病的养殖哺乳动物传染给人方面比较典型的例子。报告在 1965 年 10 月，泗水县某村发生 1 起因食用 1 头病牛的肉引起的食物中毒，食用者 263 人，发病 187 人(罹患率 71.1%)，潜伏期 4~48h，多在 6~24h；主要症状为腹痛、腹泻、腹鸣、头痛、头昏、发热，其次为寒战、肌肉和关节痛、恶心、呕吐等；从患者大便、剩余牛肠及内容物中均检出了相应病原宋内氏志贺氏菌；据兽医员和饲养员追忆，被宰食的牛在宰前已患菌痢 7d，宰后见肌肉呈暗红色，肠黏膜有大小不等的点状及片状溃疡[17]。

(2) 流行病学表征　由宋内氏志贺氏菌引起的食物中毒，与上述由弗氏志贺氏菌引起的食物中毒一样，也主要是通过食物传播；在主要的传播途径方面，也是相同的。

1) 中毒食物：初步统计在 15 起事件中经检验明确或相关中毒食物的 5 起(构成比 33.33%)，主要涉及被宋内氏志贺氏菌污染的肉类(牛肉、猪肉等)食品共 4 起(构成比 80.0%)，以及土法自制冷饮格瓦斯的 1 起(构成比 20.0%)；未明确记述的 10 起(构成比 66.67%)。

相对来讲，由志贺氏菌污染饮料引起的食物中毒事件还是比较少见的。博尔塔拉蒙古自治州卫生防疫站的陈村等(1985)报告，新疆某生产建设兵团鞋厂某职工，土法自制冷饮格瓦斯出售，94 人中毒 80 人(罹患率 85.11%)；年龄最小的 3 岁，最大的 67 岁；潜伏期在 6~24h，平均 11.5h；临床表现多数发热在 40℃以上，头昏、头痛、全身不适、乏力、恶心、呕吐、腹痛、腹泻；腹泻呈水样便，多者达 20 次/d，近半数患者粪便有黏液脓血，少数有里急后重；3 例患者高热达 41℃，并有惊厥、神志不清、委靡等神经系统症状；有 1 例患者，出现中毒性休克。检验患者粪便及剩余的两瓶格瓦斯，均检出了相应病原宋内氏志贺氏菌[85]。

2) 发生季节：中毒发生缺乏明显的季节性，根据 15 起事件分析，易发生于 9 月间，共 6 起(构成比 40.0%)；15 起发生的月份及数量(起)见表 6-10(按事件数量依次排列)。

表 6-10　15 起宋内氏志贺氏菌食物中毒事件的发生月份及数量

序号	月份	起数	序号	月份	起数	序号	月份	起数
1	9	6	4	3	1	7	10	1
2	5	2	5	4	1	8	未记述	1
3	7	2	6	6	1	合计	7	15

3）发生场所：在 15 起宋内氏志贺氏菌食物中毒事件中，明显表现为具有集体用餐特征（尤其是在学校）。发生频率依次为：学校的 11 起（构成比 73.33%）、聚餐的 2 起，分食同种污染食物的 2 起；其中学校的 11 起为幼儿园的 4 起、小学的 4 起、其他的 3 起。

（3）*发病与临床特点*　简要综合分析 15 起事件，不同年龄、性别均可被宋内氏志贺氏菌感染发病，但以幼儿和儿童为常见，这也是与此年龄段多为集体就餐（幼儿园和学校）相关联的。潜伏期最短的 4h，最长的 9d。主要表现发热、腹痛、腹泻、恶心、呕吐等症状。宋内氏志贺氏菌食物中毒的病程有一定的自限性，通常为 1~2d，轻者数小时即症状消失；病后的免疫力不强，可重复发生。

福建省三明市卫生防疫站的陈德仁等（2002），较详细报告了 1 起由宋内氏志贺氏菌污染食物引起食物中毒的临床症状。报告在 1999 年 5 月 14~16 日，三明市梅列区某幼儿园 374 名儿童发病 120 人（罹患率 32.1%），潜伏期 4~67h（平均 15h）；临床表现发热的占 95.8%，腹痛的占 80.8%，腹泻的占 79.2%，头痛的占 60.8%，呕吐的占 50.0%，抽搐的占 9.2%。120 例患者经抗菌和对症治疗，均痊愈出院[86]。

为简便了解宋内氏志贺氏菌食物中毒在发生时间、罹患率、潜伏期、相关食物、发生场所等方面的一些情况，除已单独记述的 7 起外，将另 8 起归于表 6-11（? 为未明确或无法计算）[87~94]。

表 6-11　8 起宋内氏志贺氏菌食物中毒事件的基本情况

序号	报告者（年度）	发生（年.月）	同餐人数	发病人数	罹患率/%	潜伏期（平均）/h	相关食物	发生地（省、区、市）	发生场所
1	张国江等（2000）	1999.5	?	37	?	?	?	福建	食堂
2	侯君（2003）	2002.9	305	65	21.31	?	?	辽宁	食堂
3	何君茹等（2007）	2005.9	?	63	?	?	?	四川	食堂
4	杨璐璐等（2007）	2006.3	?	7	?	?	?	新疆	酒店
5	陈志铨（2007）	2006.6	109	50	45.87	11~108（36）	?	浙江	食堂
6	沈爱军等（2007）	2006.9	259	45	17.37	13.5~75.5（50.5）	?	广西	食堂
7	潘玉钦等（2011）	2008.9	?	29	?	30~97（56）	?	福建	食堂
8	韩伟等（2011）	2010.7	1100	63	5.73	?	?	天津	食堂
合计	8	1999~2010	1773	358	?	11~108			

4.2.1.2 其他感染病

宋内氏志贺氏菌引起菌痢的病情较其他志贺氏菌轻，在发达国家，宋内氏志贺氏菌是主要流行株，痢疾通常呈零星暴发，表现为非典型症状，出现恶心、腹痛和有限腹泻，无发热或出现发热，无胃肠道症状。

在我国，栗绍刚等(2009)报告，对首都医科大学附属北京友谊医院在 2006 年 4~10 月从腹泻患者粪便标本中分离的 168 株志贺氏菌进行菌群鉴定及药敏试验，结果为宋内氏志贺氏菌 107 株(构成比 63.7%)、弗氏志贺氏菌 59 株(构成比 35.1%)、鲍氏志贺氏菌 2 株(构成比 1.2%)[95]；牛桓彩等(2010)报告，对北京市昌平区菌痢监测点从菌痢患者粪便分离的 79 株志贺氏菌做病原学监测，结果为宋内氏志贺氏菌 42 株(构成比 53.16%)、弗氏志贺氏菌 34 株(构成比 43.04%)、痢疾志贺氏菌 2 株(构成比 2.53%)、鲍氏志贺氏菌 1 株(构成比 1.27%)[96]。另外，胡金树等(2007)报告了 1 例由宋内氏志贺氏菌引起的败血症病例[97]。

4.2.2 动物的宋内氏志贺氏菌感染病

尽管已有不少由志贺氏菌引起多种动物感染发病的报告，但明确由宋内氏志贺氏菌引起的还很少见，主要为鲍氏志贺氏菌、痢疾志贺氏菌及弗氏志贺氏菌。

4.3 微生物学检验

在弗氏志贺氏菌相应项下有述，目前对志贺氏菌的常规检验方法，仍然依赖于传统的细菌培养和生化鉴定及血清型检定。

5 其他致食物中毒志贺氏菌

在我国，除弗氏志贺氏菌和宋内氏志贺氏菌引起的食物中毒外，也有由鲍氏志贺氏菌和痢疾志贺氏菌引起的事件发生，但它们是相对少见的。

5.1 鲍氏志贺氏菌(*Shigella boydii*)

鲍氏志贺氏菌(*Shigella boydii* Ewing 1949)也称鲍地氏志贺氏菌，是以英国细菌学家博伊德(Boyd)的姓氏命名的；种名“*boydii*”为现代拉丁语属格名词，指“Boyd 的”。

模式株：ATCC 8700，CIP 82.50, DSM 7532, NCTC 12985[2]。

5.1.1 生物学性状

鲍氏志贺氏菌产生过氧化氢酶，发酵 D-甘露醇，不产生鸟氨酸脱羧酶；2、3、4、6 和 10 型可缓慢发酵卫茅醇，木糖发酵不确定。吲哚产生不确定，13 型和 14 型发酵糖类产生气体。Akiyoshi 等(2000)报告了首次对鲍氏志贺氏菌菌毛的研究结果，表明该菌毛是甘露糖敏感性的，细且直，长 2~5μm，直径 3~5nm[98]。

鲍氏志贺氏菌有 19 个血清型，均有特异的型抗原，尚无亚型。它们和其他志贺氏菌可能会有一些交叉反应，但是它们很少干扰诊断。血清型 10 和 11 虽然有特异的型抗原，但也拥有共同的主要抗原。另外，Woodward 等(2005)报告了 1 个新血清型 20(*Shigella boydii* serovar 20 serovar nov.)；参考菌株为 SH108(isolate 99-4528)[99]。

5.1.2 病原学意义

在前面的弗氏志贺氏菌项下所述及的相应内容，也包括鲍氏志贺氏菌，所以在此仅作简要记述。

5.1.2.1 人的鲍氏志贺氏菌感染病

与前面有述的弗氏志贺氏菌一样，鲍氏志贺氏菌对人的感染也包括食物中毒和一些其他类型的感染，但其在食物中毒中的出现频率较低。

(1)*食物中毒* 检出的鲍氏志贺氏菌食物中毒 5 篇文献、5 起事件，均为单独引起的。在血清型方面，4 型和 5 型的各 1 起、与 1~6 型和 7~11 型血清凝集的各 1 起、未检定的 1 起。

在鲍氏志贺氏菌食物中毒事件中，在前面有述由陈崇智(1962)报告发生在 1961 年 8 月的 1 起鲍氏志贺氏菌(4 型)食物中毒事件，是检出的志贺氏菌食物中毒事件中最早的[3]。

湖北省应城市卫生防疫站的谢维超(1992)报告在某年 8 月 1 日晚 8 时，应城市某厂工人黄某 1 家 4 人，到城关商业四部购买汽水两瓶，4 人饮用后相继发病，主要症状为发热、头晕、腹泻、恶心、呕吐、畏寒、四肢无力、嗜睡等；年龄最小的 2 岁，最大的 32 岁；潜伏期最短的 3h，最长的 5h；发热在 38~38.8℃；腹泻一般为 2~8 次，最多的 14 次；经抗菌及对症治疗，在 3~5d 痊愈出院；检验表明，是由鲍氏志贺氏菌(与 7~11 型血清凝集)污染汽水引起的[100]。像这种由志贺氏菌污染汽水引起的食物中毒事件，还是比较少见的。

为简便了解鲍氏志贺氏菌食物中毒在发生时间、罹患率、潜伏期、相关食物、发生场所等方面的一些情况，将除已单独记述 2 起外的另 3 起归于表 6-12(表中的？为未明确或无法计算)[101~103]。

表 6-12 3 起鲍氏志贺氏菌食物中毒事件的基本情况

序号	报告者(年度)	发生(年.月)	同餐人数	发病人数	罹患率/%	潜伏期(平均)/h	相关食物	发生地(省)	发生场所
1	王希明等(2003)	2001.9	?	?	?	?	?	甘肃	食堂
2	魏红琴(2002)	2001.10	42	12	28.57	18~24	泡菜，冷盘	江苏	饭店
3	朱飞等(2002)	2002.5	418	68	16.27	1.5~18	?	四川	酒店
合计	3	2001~2002	?	?	?	1.5~24			

(2)*其他感染病* 由鲍氏志贺氏菌引起的痢疾，临床症状表现有轻有重。另外，在前面有述国外有由鲍氏志贺氏菌引起的腹泻和急性心肌心包炎(Vieira et al.，2008)[47]、早

产婴儿假性坏死性小肠结肠炎病例的报告(Sawardekar et al.，2005)[48]。在我国，鲍氏志贺氏菌在菌痢患者中的分离率还是较低的；另外，袁红萍(2001)报告了 1 例由鲍氏志贺氏菌引起的脑膜炎[49]。

5.1.2.2　动物的鲍氏志贺氏菌感染病

许兰菊等(2004)报告在 2003 年 2 月，郑州郊区某鸡场发生了一种急性、败血性传染病，主要以雏鸡脓血痢为特征，检验结果表明病原菌为鲍氏志贺氏菌[10]。

5.1.3　微生物学检验

在弗氏志贺氏菌相应项下有述，目前对志贺氏菌的常规检验方法，仍然依赖于传统的细菌培养和生化鉴定及血清型检定。

5.2　痢疾志贺氏菌(*Shigella dysenteriae*)

痢疾志贺氏菌[*Shigella dysenteriae*(Shiga 1898) Castellani and Chalmers 1919]在 Shiga 首先发现后，称其为痢疾杆菌(*Bacillus dysenteriae* Shiga 1898)；种名“*dysenteriae*”为现代拉丁语属格名词，指“痢疾的”。

DNA 的 G+C mol%为 53(化学分析方法测定；Laskin and Lechevalier，1981)。模式株：ATCC 13313，CIP 57.28, NCTC 4837。GenBank 登录号(16S rRNA)：X96966[2]。

5.2.1　生物学性状

痢疾志贺氏菌的血清 1 型菌株不产生过氧化氢酶，其他血清型通常产生过氧化氢酶。不发酵甘露醇，无鸟氨酸脱羧酶，5 型菌株可发酵卫茅醇，糖类发酵产酸、不产气；1 型菌株不产生吲哚，2 型菌株可以缓慢产生吲哚，其他血清型菌株产生吲哚不确定。

痢疾志贺氏菌包含 15 个血清型(1~15 型)，其中的暂定血清型 E22383 和 E23507 被认定为新的血清型 14 型和 15 型(Gross et al.，1989)；每个血清型均有特异的抗原，在同种之间或与其他种之间没有交叉反应。由于人们致力于研发抗菌痢疫苗，一直以来对痢疾志贺氏菌 1 型的 O 抗原有广泛的研究。编码痢疾志贺氏菌 1 型 O 抗原合成的毒力因子已被鉴定，1993 年 Schnaitman 和 Klena 描述了它们的结构和功能，8 个毒力因子在染色体上，2 个毒力因子基因(*rfp* 和 *rfe*)在染色体组外，*rfb* 毒力因子基因位于 9kb 的大质粒上。

5.2.2　病原学意义

在前面的弗氏志贺氏菌项下所述及的相应内容，也包括痢疾志贺氏菌，所以在此仅作简要记述。

5.2.2.1　人的痢疾志贺氏菌感染病

与前面有述的弗氏志贺氏菌一样，痢疾志贺氏菌对人的感染也包括食物中毒和一些其他类型的感染，但其在食物中毒中的出现频率较低。

(1)食物中毒　在引起食物中毒的志贺氏菌中，痢疾志贺氏菌是很少见的。检出的 2

篇文献、2 起事件，均为单独引起的。

1) 第 1 起：云南省腾冲县卫生防疫站的杨德聪(1989)报告在 1988 年 5 月，腾冲县某中学学生因误食变质的莲花白导致了 187 人食物中毒，经流行病学及病原学检验证实是由 1 型痢疾志贺氏菌污染莲花白所引起的。潜伏期 4~24h，体温 37.5~39℃(个别的在 40℃以上)；主要症状为腹痛、腹泻(黏液便伴有脓血)、头痛、头昏，少数有呕吐[104]。

2) 第 2 起：浙江省台州市路桥区卫生防疫站的梁鹰等(2000)报告，1999 年 9 月 29 日 6~11 时，路桥区横街镇某个体早餐店共制售糕团(糕团系由新鲜米糕点裹 5~10 多种佐料制成的食品)200 余份，有 200 余人食用过此糕团，当日下午 2 时许至次日上午 9 时许，陆续有 42 人发病(罹患率约 21.0%)。发病年龄最小的 4 岁，最大的 50 岁；潜伏期最短的 8h，最长的 26h；临床表现为腹泻的 42 人(构成比 100.0%)，腹痛的 40 人(构成比 95.24%)，呕吐的 29 人(构成比 69.05%)，发热的 5 人(构成比 11.9%)；腹泻平均 5 次/d(多则 12 次/d)，多为黄水样便，无黏液血便及里急后重症状；腹痛的多为脐周及下腹部，以胀痛及阵发性绞痛为主；经抗菌及对症治疗，多在 2d 内痊愈。检验证实是由 2 型痢疾志贺氏菌引起的食物中毒，推测中毒食品来源是糕团包裹的被 2 型痢疾志贺氏菌污染的卤猪肉[105]。

(2) *其他感染病*　在前面述及的志贺氏菌病内容，也包括痢疾志贺氏菌。但总体来看，痢疾志贺氏菌在我国的检出频率是较低的。

5.2.2.2　动物的痢疾志贺氏菌感染病

在国外，有由此菌引起犊牛、仔猪、小鼠、豚鼠感染发病的报告。在我国，蒋建军等(2006)报告石河子某规模化兔场自 2001 年起陆续发现家兔皮下有大小不等的脓肿，发病率最高达 40.0%、病死率 80.0%；检验表明，病原菌为痢疾志贺氏菌[60]。

5.2.3　微生物学检验

在弗氏志贺氏菌相应项下有述，目前对志贺氏菌的常规检验方法，仍然依赖于传统的细菌培养和生化鉴定及血清型检定。

（房　海）

主要参考文献

[1] 金连梅, 李群. 2004-2007 年全国食物中毒事件分析. 疾病监测, 2009, 24(6): 459~461.

[2] Garrity G M. Bergey's Manual of Systematic Bacteriology. 2nd ed. Volume Two. Part B. New York: Springer, 2005, 811~823.

[3] 陈崇智. 鲍爱德四型痢疾杆菌引起食物中毒的调查报告. 人民军医, 1962, (4): 13~15.

[4] 张君雨, 胡萍, 赵辉. 一起幼儿园宋内志贺菌食物中毒的流行病学调查. 中国学校卫生, 2009, 30(7): 655~656.

[5] 华小鹃, 傅景春, 钱惠兴, 等. 致病性大肠杆菌福氏志贺菌引起食物中毒调查报告. 江苏预防医学, 1997, (4): 34~35.

[6] J.M. 让达, S.L. 阿博特. 肠杆菌科. 2 版. 曾明, 王斌, 李凤祥, 等, 译. 北京: 化学工业出版社, 2008: 61~76.

[7] P.R. 爱德华, W.H. 爱文. 肠杆菌科的鉴定. 3 版. 郝士海, 舒浚, 米竹君, 等, 译. 北京: 卫生部药品生物制品检定所, 1978: 102.

[8] 聂青和. 感染性腹泻病. 北京: 人民卫生出版社, 2000: 242~266, 728~731.

[9] 于恩庶, 徐秉锟. 中国人兽共患病学. 福州: 福建科学技术出版社, 1988: 129~143.

[10] 许兰菊, 王川庆, 胡功政, 等. 鸡志贺氏菌病在我国的发现及其病原特性研究. 中国预防兽医学报, 2004, 26(4): 281~286.

[11] 88 医院内三科. 两起福氏 1b 型痢疾杆菌引起食物中毒型菌痢暴发流行的调查分析. 人民军医, 1978, (8): 18~21.

[12] 李仲兴, 王秀华, 陈晶波, 等. 一株新的痢疾志贺氏菌的分离与鉴定. 河北医药, 1985, 7(5): 302~303.

[13] 卢大华, 程国平, 李瑞林. 一株迅速发酵乳糖产酸产气福氏志贺氏菌 I 型菌的分离研究. 微生物学杂志, 1990, 10(1-2): 110, 123.

[14] 徐祗兰, 宋雨水, 赵振海, 等. 国内首次检出鲍氏志贺氏菌 14 型产气变种报告. 中国人兽共患病杂志, 1991, 7(3): 59~60.

[15] 吴玉琪. 一株罕见生化反应的宋内氏志贺氏菌的分离鉴定. 中国卫生检验杂志, 1993, (1): 64.

[16] 吴秀美, 张宽深. 一株特殊福志贺菌 Y 变种分离鉴定. 现代预防医学, 2008, 35(3): 576.

[17] 陈树儒. 苏耐氏痢疾杆菌食物中毒 79 例调查报告. 山东医药, 1972, (7): 6~8.

[18] 陈道利, 金东, 崔志刚, 等. 马鞍山市志贺菌福氏 4c 亚型毒力基因检测及分子分型研究. 中国人兽共患病学报, 2010, 26(9): 851~855.

[19] 李振军, 秦彩明, 王丽丽, 等. 脉冲场凝胶电泳技术对一起痢疾暴发的分型研究. 疾病监测, 2005, 20(9): 460~462.

[20] 许亚宁, 金东, 崔志刚, 等. 宋内志贺菌食物中毒分离株型别分析. 中国公共卫生, 2009, 25(2): 183~184.

[21] 夏桂枝, 叶礼燕, 王红, 等. AP-PCR 和 *set1*、*set2* 两基因 PCR 用于志贺氏菌基因多态性研究. 福州总医院学报, 1999, 6(2): 9~10, 5.

[22] 廖延雄. 痢疾杆菌与动物. 畜牧与兽医, 2004, 36(2): 1~2.

[23] 常永军, 毕利平, 陈欣然. 8512 名新兵菌痢传染源调查. 解放军预防医学杂志, 1989, 7(4): 415~416.

[24] 蒋震羚, 王红, 唐振柱, 等. 2003~2004 年广西食品中志贺氏菌监测分析. 广西预防医学, 2006, 12(1): 45~46.

[25] 鲍春梅, 崔恩博, 郭桐生, 等. 1831 株宋内志贺菌耐药性调查及其产 ESBLs 的研究. 传染病信息, 2009, 22(3): 143~146.

[26] 彭俊平, 杨剑, 金奇. 志贺菌研究进展. 中国科学: 生命科学, 2010, 40(1): 14~22.

[27] 闻玉梅. 现代医学微生物学. 上海: 上海医科大学出版社, 1999: 321~330.

[28] Jay J M, Loessner M J, Golden D A. 现代食品微生物学. 7 版. 何国庆, 丁立孝, 宫春波, 等, 译. 北京: 中国农业大学出版社, 2008: 525~529.

[29] 杨东亮, 叶嗣颖. 感染免疫学. 武汉: 湖北科学技术出版社, 1998: 70~72.

[30] 秦玲, 郭小燕, 张拉弟. 一起志贺菌引起食物中毒的实验室检验. 中国煤炭工业医学杂志, 2006, 9(2): 195.

[31] 张占存. 一起福氏 4 型志贺氏菌食物中毒的调查. 医学动物防制, 2008, 24(9): 710~711.

[32] 王文艳, 牛道琴, 王永全, 等. 一起福氏志贺氏痢疾杆菌引起的食物中毒. 职业与健康, 1998, 14(1): 31~32.

[33] 赵爱华, 张国祥, 刘亚利. 一起由厨师传播的痢疾杆菌性食物中毒. 预防医学文献信息, 1997, 3(1): 63.

[34] 冷冰, 张正尧, 张国胜. 一起 4c 型福氏志贺菌引起的食物中毒调查报告. 中国卫生检验杂志, 2011, 21(10): 2528~2529.

[35] 李清文, 蒋石英. 一起食物中毒型菌痢暴发调查报告. 现代医学, 1981, (4): 226.

[36] 张启良. 一起福氏志贺氏菌引起的食物中毒的调查报告. 中国食品卫生杂志, 1996, 8(4): 39~41.

[37] 王捷. 一起福氏 2b 志贺氏菌引起的食物中毒调查报告. 广西预防医学, 1999, 5(4): 252.

[38] 高华. 一起由福氏志贺氏菌引起的食物中毒调查. 中国校医, 2008, 22(2): 132, 134.

[39] 王佳彬. 福氏志贺菌食物中毒实验室检验报告. 预防医学情报杂志, 2011, 27(9): 730~731.

[40] 刘芸, 张炳昌, 王建. 246 株致腹泻志贺氏菌菌型分布及药敏分析. 中国卫生检验杂志, 2009, 19(5): 1112~1113, 1135.

[41] 刘艳萍, 张文平, 徐学军, 等. 菌痢监测点病原学结果分析. 中国卫生检验杂志, 2009, 19(4): 833~834, 883.

[42] 汪萍, 王小光, 骆玲飞, 等. 上海市闵行区 952 株志贺菌的血清分型及耐药性分析. 职业与健康, 2011, 27(5): 540~542.

[43] 冯欣, 梁陶, 柯水源, 等. 志贺氏菌致婴儿败血症死亡的菌株分离与鉴定. 广东医学院学报, 1999, 17(2): 167.

[44] 胡方坤, 郑月娥. 婴儿福氏志贺氏菌败血症二例报告. 温州医学院学报, 1988, (2): 46.

[45] 胡金树, 孙艳, 王春东. 宋内志贺氏菌引起败血症 1 例. 中华医院感染学杂志, 2007, 17(6): 623.

[46] 许顺姬. 宋内志贺菌所致成人败血症 1 例. 中华医院感染学杂志, 2011, 21(5): 1009.

[47] Vieira N B, Rodriguez-Vera J, Grade M J, et al. Traveler's myopericarditis. European journal of internal medicine, 2008, 19(2):

146~147.

[48] Sawardekar K P. Shigellosis caused by *Shigella boydii* in a preterm neonate, masquerading as necrotizing enterocolitis. The Pediatric infectious disease journal, 2005, 24 (2): 184~185.

[49] 袁红萍. 鲍氏志贺菌脑膜炎 1 例. 中国抗感染化疗杂志, 2001, 1 (3): 132.

[50] 刘松华, 张强. VI型福氏志贺菌阴道炎 1 例. 实用诊断与治疗杂志, 2005, 19 (2): 149~150.

[51] 杨颖, 段颖卿, 罗永慧. 福氏志贺菌引起幼女外阴炎一例. 江西医学检验, 2007, 25 (4): 408.

[52] 刘万珍, 李玉栋. 福氏志贺菌引起皮肤伤口感染 1 例. 包头医学院学报, 2003, 19 (1): 62.

[53] 宋丽娟, 潘复亮. 患者痰中首次检出福氏志贺氏杆菌 1 例. 宁夏医学杂志, 2001, 23 (1): 10.

[54] 孙晓鹏. 痢疾志贺氏菌 2 型引起化脓感染一例报告. 临床检验杂志, 1993, 11 (3): 165.

[55] 杨建华, 王兰英. 宋内志贺菌引起泌尿系感染 1 例. 实用医技杂志, 2002, 9 (3): 173.

[56] 张利侠, 韩雅丽. 铜绿假单胞菌和福氏志贺菌混合致肺部感染一例. 上海医学检验杂志, 1998, 13 (1): 22.

[57] 田浩, 隋丽华, 郑振峰, 等. 猕猴志贺菌感染状况及药物敏感性调查. 中国比较医学杂志, 2003, 13 (1): 5~9.

[58] 张玉红, 张光辉, 许兰菊, 等. 河南省鸡志贺氏菌病和鸡白痢的血清流行病学调查. 河南农业科学, 2007, 36 (12): 105~108.

[59] 杨永珍, 许兰菊, 张丹鹤, 等. 河南省部分地区鸡志贺氏菌病病原分离鉴定及药敏试验. 河南农业科学, 2011, 40 (3): 134~139.

[60] 蒋建军, 王鹏雁, 剡根强, 等. 集约化兔场高致病性痢疾志贺菌的分离与鉴定. 黑龙江畜牧兽医, 2006, (8): 66~67.

[61] 王彦红, 苗晓青, 周琼, 等. 奶牛大肠杆菌与鲍氏志贺氏菌混合感染的诊疗. 中国兽医杂志, 2007, 43 (9): 70~71.

[62] 高凤山, 胡桂学. 幼犬志贺氏菌感染的微生物学诊断. 安徽农学通报, 2007, 13 (3): 118, 142.

[63] 邹玲. 一株鸭源志贺氏菌的分离鉴定与药敏试验. 中国畜牧兽医, 2009, 36 (5): 164~165.

[64] 耿长国, 彭广能, 何春燕, 等. 袋鼠源志贺氏菌的分离鉴定. 中国兽医杂志, 2009, 45 (11): 33~34.

[65] 盘宝进, 汪文龙, 谢永平, 等. 实验猴志贺氏菌检出、血清分型及药物敏感性试验. 广西农业科学, 2006, 37 (3): 331~332.

[66] 胡传活, 符明泰, 韦毅, 等. 广西食蟹猴志贺氏菌感染率、血清型调查及药物敏感试验. 畜牧与兽医, 2002, 34 (5): 33~34.

[67] 蒋观成, 王德莲, 宋怀燕, 等. 猕猴肠道致病菌的检测. 中国人兽共患病杂志, 1993, 9 (4): 26~28.

[68] 杨正时, 房海. 人及动物病原细菌学. 石家庄: 河北科学技术出版社, 2003: 486~496.

[69] 俞东征. 人兽共患传染病学. 北京: 科学出版社, 2009: 422~429.

[70] 蒋原. 食源性病原微生物检测指南. 北京: 中国标准出版社, 2010: 129~147.

[71] 喻华英, 王景林, 高丰. 志贺毒素及其分子生物学研究进展. 生物技术通讯, 2004, 15 (1): 86~88.

[72] 张继瑜, 周绪正, 李剑勇, 等. 志贺菌的致病性及其分子机理. 中国预防兽医学报, 2004, 26 (6): 479~481, 478.

[73] 郗宁, 韩俭, 丁进芳. 志贺菌毒力因子. 甘肃科技, 2009, 25 (3): 155~157.

[74] 朱力, 王恒樑. 志贺氏菌III型分泌系统及其致病机理. 微生物学报, 2010, 50 (11): 1446~1451.

[75] 赵丽华, 万成松. 志贺菌毒力岛的结构和功能. 医学分子生物学杂志, 2006, 3 (4): 296~299.

[76] 康静静, 杨玉荣, 梁宏德. 志贺氏菌病发病机制的研究进展. 中国农业科学, 2011, 44 (9): 1939~1944.

[77] 姜铮, 王芳, 何湘, 等. 志贺氏菌致病机制研究进展. 中国热带医学, 2009, 9 (7): 1372~1374.

[78] 赵铠, 章以浩, 李河民. 医学生物制品学. 2 版. 北京: 人民卫生出版社, 2007: 596~612, 1433~1434.

[79] 吴平芳, 石晓路, 郑琳琳, 等. 改良分子信标-实时 PCR 快速检测志贺氏菌. 中国卫生检验杂志, 2006, 16 (4): 394~395, 468.

[80] 赵丽华, 周勇, 万成松. 分子信标 PCR 检测志贺氏菌 ipaH 基因. 热带医学杂志, 2006, 6 (5): 499~502.

[81] 徐兰英, 许汴利, 马宏. 志贺氏菌 6 种毒力基因的多重 PCR 检测. 郑州大学学报(医学版), 2009, 44 (6): 1218~1221.

[82] 徐文清, 李炳实, 任伟, 等. 一起宋内氏痢疾杆菌引起的食物中毒. 内蒙古医学杂志, 2001, 33 (1): 69.

[83] 张彦春, 刘秀峰, 荆红波, 等. 一起由宋内志贺菌引起的食物中毒. 中国卫生检验杂志, 2010, 20 (5): 1243, 1255.

[84] 陈桂华, 邓建军, 万朝敏, 等. 爆发性宋内氏痢疾杆菌型食物中毒的流行病学与临床特征分析. 西部医学, 2009, 21 (1): 141~143.

[85] 陈村, 宗定国. 一起由宋内氏痢疾杆菌引起的食物中毒调查报告. 中国公共卫生, 1985, 4(1): 59.

[86] 陈德仁, 邓家焕, 郑新永, 等. 一起由宋内氏志贺氏痢疾杆菌引起的食物中毒报告. 中国人兽共患病杂志, 2002, 18(5): 116.

[87] 张国江, 罗信昌. 一起宋内氏志贺氏菌引起食物中毒的病原学检查. 海峡预防医学杂志, 2000, 6(3): 36.

[88] 侯君. 一起宋内氏志贺菌引起的食物中毒调查. 预防医学文献信息, 2003, 9(6): 707~708.

[89] 何君茹, 左金容, 傅晓花, 等. 一起由宋内志贺菌引起的食物中毒调查. 职业与健康, 2007, 23(22): 2059~2060.

[90] 杨璐璐, 艾德尔艾力 · 阿尤甫. 一起宋内氏志贺氏菌引起的食物中毒分析. 地方病通报, 2007, 22(5): 45.

[91] 陈志铨. 一起宋内志贺菌引起农村学生食源性疾病爆发的调查. 中国学校卫生, 2007, 28(7): 666.

[92] 沈爱军, 危国强, 冯锦, 等. 一起志贺菌食物中毒的调查. 广西医学, 2007, 29(4): 541.

[93] 潘玉钦, 陈艳红, 郑鹏飞, 等. 一起宋内志贺菌引起食物中毒的实验室检测. 海峡预防医学杂志, 2011, 17(3): 56.

[94] 韩伟, 薄立超. 一起由宋内志贺菌引起食物中毒的调查分析. 中国城乡企业卫生, 2011, (3): 104.

[95] 栗绍刚, 李威, 阴赪宏, 等. 168 例痢疾杆菌的菌群鉴定及药敏试验结果分析. 中国热带医学, 2009, 9(3): 514~515.

[96] 牛桓彩, 张金菊, 马文军. 2006~2008 年昌平区细菌性痢疾病原学监测结果分析. 中国卫生检验杂志, 2010, 20(1): 159~161.

[97] 胡金树, 孙艳, 王春东. 宋内志贺氏菌引起败血症 1 例. 中华医院感染学杂志, 2007, 17(6): 623.

[98] Akiyoshi U, Michio N, Akinhiro H. Expression of fimbriae and hemagglutination activity in *Shigella boydii*. Microbiology and immunology, 2000, 44(6): 529~531.

[99] Woodward D L, Clark C G, Caldeira R A, et al. Identification and characterization of *Shigella boydii* 20 serovar nov., a new and emerging *Shigella* serotype. Journal of Medical Microbiology, 2005, 54(8): 741~748.

[100] 谢维超. 汽水被志贺氏菌属污染引起的一起食物中毒. 中国卫生检验杂志, 1992, 2(6): 371.

[101] 王希明, 范元德. 一起鲍氏志贺氏菌食物中毒的实验室检验及其要点. 卫生职业教育, 2003, (11): 134.

[102] 魏红琴. 一起由鲍氏志贺菌引起的食物中毒. 中国卫生检验杂志, 2002, 12(3): 372.

[103] 朱飞, 贾新文, 夏薛梅, 等. 1 起鲍氏志贺氏菌致食物中毒的判定报告. 职业卫生与病伤, 2002, 17(4): 257.

[104] 杨德聪. 一起志贺氏 I 型菌引起的食物中毒. 云南医药, 1989, (4): 255.

[105] 梁鹰, 张翔. 一起痢疾志贺氏菌食物中毒的调查. 浙江预防医学, 2000, 12(9): 34~35.

第7章　摩根氏菌属(*Morganella*)

本章要目

摩根氏菌属(*Morganella* Fulton 1943)的摩氏摩根氏菌(*M.morganii*)，偶可引起人的感染病(infectious disease)，尤其表现在医院感染(hospital infection，HI)；主要是能在一定条件下引起一些局部组织器官的炎性感染，以至菌血症、败血症等。在动物，已有引起牛、野生动物及鱼类感染发病的报告。

在细菌性食物中毒(bacterial food poisoning)方面，我国也有由摩氏摩根氏菌引起的事件发生；与其他细菌性食物中毒相比较，所占的份额较小，但罹患率还是比较高的。

1　菌属定义与分类位置

摩根氏菌属的建立较晚，属内摩氏摩根氏菌的原归属也相对比较复杂；属名“*Morganella*”，是以首先研究此菌的细菌学家摩根(Morgan)的姓氏命名的[1]。

1.1　菌属定义

摩根氏菌为大小在(0.6~0.7)μm×(1.0~1.7)μm的革兰氏阴性直杆菌，借周鞭毛运动，不存在像变形菌属(*Proteus* Hauser 1885)细菌那样明显的泳动现象(swarming growth phenomenon)；兼性厌氧，有机化能营养，有呼吸和发酵两种代谢类型，最适生长温度 37℃。

D-葡萄糖和 D-甘露糖是仅有的能被摩根氏菌属分解的常见碳水化合物，产酸且常产气(可能是迟缓的)；氧化酶阴性，过氧化氢酶阳性，吲哚和甲基红试验(methyl red test，MR test)阳性，伏-波试验(Voges-Proskauer test，V-P test)和西蒙斯(Simmons)柠檬酸盐利用阴性，赖氨酸脱羧酶和精氨酸双水解酶阴性，鸟氨酸脱羧酶阳性，从苯丙氨酸和色氨酸氧化脱氨，水解尿素，在含 KCN 培养基中能生长，不产生 H_2S，分解酪氨酸并在含有这种不溶性氨基酸的培养基上产生透明区，还原硝酸盐。

存在于人、狗及其他哺乳动物和爬行动物的粪便中，是机会继发性病原菌，分离于败血症、呼吸道、创伤和尿道感染的标本材料。

细菌 DNA 的 G+C mol%为 50(T_m)。模式种(type species)也是目前唯一的种(only species)：摩氏摩根氏菌[*Morganella morganii*(Winslow，Kligler and Rothberg 1919) Fulton 1943]。

1.2　分类位置

按伯杰氏(Bergey)细菌分类系统，在第二版《伯杰氏系统细菌学手册》(*Bergey's Manual of Systematic Bacteriology*)第 2 卷中，摩根氏菌属分类于肠杆菌科[Enterobacteriaceae(Rahn 1937) Ewing，Farmer and Brenner 1980]；肠杆菌科包括 41 个菌属(genus)，模式属(type genus)为埃希氏菌属(*Escherichia* Castellani and Chalmers 1919)[1]。

在第八版《伯杰氏鉴定细菌学手册》(*Bergey's Manual of Determinative Bacteriology*)(1974)中，摩氏摩根氏菌尚被归于变形菌属，名为摩根氏变形菌[*Proteus morganii* (Winslow，Kligler and Rothberg 1919) Yale 1939]，且在当今的一些文献资料中也仍有出现[2]；到第九版(1994)中已独立出摩根氏菌属，属内仅含经细菌国际命名委员会认定的摩氏摩根氏菌 1 个种(species)[3]。

在第二版《伯杰氏系统细菌学手册》第 2 卷中，摩根氏菌属内仍仅含摩氏摩根氏菌 1 个种，但分为了两个亚种(subspecies)，分别为：摩氏摩根氏菌摩氏亚种[*Morganella morganii* subsp. *morganii*(Winslow Kligler and Rothberg 1919) Fulton 1943]、摩氏摩根氏菌锡氏亚种(*Morganella morganii* subsp. *sibonii* Jensen et al. 1992)[1]。

另外，Emborg 等(2006)报告了从海产品中分离的一个新种(sp. nov.)——耐冷摩根氏菌(*Morganella psychrotolerans* sp. nov.)[4]。

2　食物中毒概要

初步统计通过中国知识资源总库(CNKI)学术文献总库检出的细菌性食物中毒文献，至目前我国共涉及 24 个菌属，116 个种、亚种或血清型(serovar)，以及一些未确定的种；

文献报告 1460 篇(1949~2013 年)、中毒事件 1529 起(1949~2012 年)。

其中由摩氏摩根氏菌引起的文献报告 14 篇(1955~2011 年)、中毒事件 15 起(1954~2008 年)，在所有细菌性食物中毒事件中的构成比为 0.98%(居第 11 位)。

2.1 基本信息

15 起事件中的 14 起(构成比 93.33%)是由摩氏摩根氏菌单独引起的，1 起(构成比 6.67%)是与副大肠杆菌(*Paracolobactrum* Borman，Stuart and Wheeler 1944)混合的；这也从某种意义上，显示了摩氏摩根氏菌的特征性生长繁殖条件与生境。

表 7-1 所列是摩氏摩根氏菌引起食物中毒 15 起事件的基本信息。

表 7-1 摩氏摩根氏菌引起食物中毒的基本信息

内容		结果	内容		结果
中毒：	中毒人数 A	1001	病死率：	中毒死亡事件数量/起	2
	涉及中毒事件数量/起	15		中毒人数	262
	每起平均中毒人数	66.73		每起平均中毒人数	131
罹患率：	涉及中毒事件数量/起	10		死亡人数	14
	同食或分食某种中毒食物人数	1358		每起平均死亡人数	7
	每起平均同食或分食某种中毒食物人数	135.8		病死率/%	5.34
	中毒人数 B	578			
	每起平均中毒人数	57.8			
	罹患率/%	42.56			

注：中毒人数 A，指对在文献中明确记述了中毒人数的统计结果；罹患率中的中毒人数 B，指对在文献中均明确记述了同食或分食某种中毒食物人数、中毒人数的统计结果。

2.2 最早事件

在检出的摩氏摩根氏菌食物中毒事件中，原上海市洋经区卫生防疫站的季始荣(1955)报告的 2 起是最早的。报告于 1954 年上海市某学校在食堂用餐的学生和炊事员中发生食物中毒，分别为 7 月 10 日在抽样调查的学生 133 人中发病 33 人(罹患率 24.81%)，9 月 4 日有 40 名学生发病，均表现呕吐、腹泻的急性胃肠炎症状；经细菌学检验，认为可能与检出的摩氏摩根氏菌(文中以摩根氏变形菌记述)及副大肠杆菌有关，其中，有重要关联的是摩氏摩根氏菌[5]。

在明确由摩氏摩根氏菌引起的食物中毒方面，原山东省淄博卫生医士学校的杜希贤(1961)报告因进食变质羊杂引发的 1 起是最早的记述。报告在 1959 年 9 月 15 日，淄博市某工厂 137 名职工在食堂就餐后发生摩氏摩根氏菌(文中以摩根氏变形菌记述)食物中毒 77 人(罹患率 56.2%)；潜伏期 4~30h，多数(64 例)在 13~24h(构成比 83.12%)；临床表现腹痛的 63 例(构成比 81.82%)、腹泻的 46 例(构成比 59.74%)、发热的 44 例(构成比 57.14%)、恶心的 34 例(构成比 44.16%)、发冷的 27 例(构成比 35.06%)、呕吐的 24 例(构成比 31.17%)、头痛的 19 例(构成比 24.68%)、头晕的 9 例(构成比 11.69%)[6]。

2.3　规模最大事件

西宁铁路卫生监督所的唐秀英(2003)报告的 1 起,因食用被摩氏摩根氏菌(文中以摩根氏变形菌记述)污染的凉拌菜引起的事件,是在检出的摩氏摩根氏菌食物中毒事件中规模最大的。报告在 2001 年 6 月 14 日,青海西宁某学校 310 名学生在食堂早餐后发病 195 人(罹患率 62.9%)，发病年龄最大的 17 岁、最小的 6 岁，潜伏期 1~12h(平均 6.9h)、多在 3~9h; 临床表现腹痛(占 92.3%)、腹泻(占 72.3%)、恶心(占 59.0%)、呕吐(占 55.4%)、头晕(占 33.3%)、畏寒发热(占 21.0%)、头痛(占 19.5%)等症状，腹泻多为稀水样便，腹泻次数在 1~8 次/d(多的达 20~25 次/d)；经治疗，均在 3d 内痊愈[7]。

2.4　最严重事件

在检出的摩氏摩根氏菌食物中毒文献中，最严重的事件是在原山东省淄博卫生医士学校的杜希贤“变形杆菌食物中毒”(1964)文中记述，陈明初等在 1960 年报告了 1 起摩氏摩根氏菌(文中以摩根氏变形菌记述)食物中毒事件，在 157 例患者中死亡 13 人(病死率 8.28%)；认为是历来在国内外文献中未曾见过的，可能与救治不及时有关[8]。

3　摩氏摩根氏菌(*Morganella morganii*)

摩氏摩根氏菌[*Morganella morganii*(Winslow，Kligler and Rothberg 1919) Fulton 1943]的种名“*morganii*”为现代拉丁语属格名词，指“Morgan 的”，也是根据 Morgan 的姓氏命名的。

DNA 的 G+C mol%为 50(T_m)。模式株(type strain)：ATCC 25830，DSM 30164，IFO 3848，NCIB 235。

摩氏摩根氏菌摩氏亚种(即摩氏摩根氏菌) DNA 的 G+C mol%和模式株，与摩氏摩根氏菌是相同的;摩氏摩根氏菌锡氏亚种 DNA 的 G+C mol%为 50,模式株为 ATCC 49948，8103-85[1]。

3.1　发现历史简介

摩氏摩根氏菌的发现是较早的，但对其研究并不很广泛和深入；直接的影响因素，很可能是此菌在病原菌中的位置及代表性。

3.1.1 国外简况

摩氏摩根氏菌于 1906 年由 Morgan 首先描述，当时描述的一群菌株特征为：革兰氏染色阴性，通常具有鞭毛，产生吲哚，不液化明胶，不凝固牛乳，不发酵乳糖、麦芽糖、甘露醇、蔗糖和卫茅醇，发酵葡萄糖并能产生微量气体，菌株间的血清学特性是不一致的；同时将这群菌株，统称为摩根氏 1 号菌(Organism No.1 Morgan Morgan 1906)。此后，此菌还曾被列为芽孢杆菌属(*Bacillus* Cohn 1872)，称为摩根氏杆菌[*Bacillus morgani*(sic) Winslow，Kligler and Rothberg 1919](注：在 1937 年以前芽孢杆菌属称为杆菌属)；列入沙门氏菌属(*Salmonella* Lignieres 1900)，称为摩根氏沙门氏菌[*Salmonella morgani*(Winslow，Kligler and Rothberg 1919) Castellani and Chalmers 1919]；以及列入变形菌属，称为摩根氏变形菌等。将此菌归于变形菌属，是由匈牙利学者 Rauss(1936)首先根据此菌的扩展生长和抗原结构所提出的，但并没有将其命名；后由 Yale(1939)将此菌命名为摩根氏变形菌。

3.1.2 国内简况

在我国对摩氏摩根氏菌病原学意义的认识，虽已有几十年的历史，但对其研究还不很全面，这可能是与摩氏摩根氏菌常不表现暴发流行或严重感染直接相关的。

在食物中毒方面，尽管摩氏摩根氏菌作为食物中毒的病原菌被发现还是较早的，但从已有的报告来看其出现的频率并不高，且多是在近十几年的；当然，这也可能是与在过去一个较长的时期里对摩氏摩根氏菌认识不够有关的。

3.2 生物学性状

摩氏摩根氏菌的一些生物学性状，与变形菌属、普罗威登斯菌属(*Providencia* Ewing 1962)细菌是比较相近的，其特征是不能发酵多种常用的碳水化合物[9]。

3.2.1 形态与培养特征

摩氏摩根氏菌的形态特征，即在菌属定义中的描述。生长不需要特殊营养，在普通营养培养基上即能良好生长，在含 1%琼脂培养基上 22℃培养 48h 后的生长物可能会扩展形成一层膜，有些菌株在 30℃以上培养时不形成鞭毛；在含 1.5%琼脂培养基上一般不能像变形菌那样呈现明显的迁徙生长(也称泳动或蔓延生长)现象，有些菌株在血液营养琼脂培养基上有溶血性，有报告在补加 5%色氨酸的营养琼脂培养基上可产生红褐色色素。

3.2.2 生化特性

摩氏摩根氏菌发酵碳水化合物的能力较低，通常仅能从葡萄糖和甘露糖发酵产酸，偶尔能分离到分解乳糖的菌株(这种表型是由质粒控制的)；典型菌株仅能使鸟氨酸脱羧，也有少数菌株能使鸟氨酸和赖氨酸脱羧(对赖氨酸的脱羧作用是由质粒控制的)，还有个别菌株对鸟氨酸和赖氨酸均无脱羧作用。

为简便区分摩氏摩根氏菌两个亚种，将在第二版《伯杰氏系统细菌学手册》第 2 卷中所列“摩氏摩根氏菌两个亚种特性表”列出(表 7-2)。注：表中仅列两个亚种存在差异的项目，两个亚种均为阳性的包括脲酶，苯丙氨酸脱氨酶，硝酸盐还原，从葡萄糖和 D-甘露糖产酸；均为 d 的包括鸟氨酸和 L-赖氨酸脱羧酶；均为阴性的包括V-P 试验，柠檬酸盐(Simmons)、丙二酸盐、黏液酸盐、乙酸盐等有机酸盐利用，精氨酸双水解酶，明胶液化(22℃)，脂肪酶(玉米油)，DNA 酶，碳水化合物(L-阿拉伯糖、纤维二糖、卫茅醇、赤藓醇、肌醇、乳糖、麦芽糖、甘露醇、α-甲基葡糖苷、蜜二糖、棉子糖、鼠李糖、水杨苷、D-山梨醇、蔗糖、D-木糖)发酵产酸[1]。

表 7-2　摩氏摩根氏菌两个亚种有区别的特性

特性	摩氏摩根氏菌摩氏亚种	摩氏摩根氏菌锡氏亚种
吲哚产生	+	d
产 H_2S(三糖铁琼脂培养基)	d	–
ONPG 试验	D	–
动力	+	d
KCN 中生长	+	d
产酸：海藻糖，阿东糖醇，D-阿东糖醇	–	+
四环素敏感性	+	–

注：在(36±1)℃条件下培养 48h 的结果，资料源于 Jensen 等(1992)和 Farmer(1995)；表中+为 90%~100%阳性，–为 0%~10%阳性，d 为 26%~75%阳性，D 为在不同菌株间有差异。

在第二版《伯杰氏系统细菌学手册》第 2 卷中，将摩氏摩根氏菌分为了 A、B、C、D、E、F、G 的 7 个生物群(biogroup)，它们间的特性区别如表 7-3 所示[1]。

表 7-3　摩氏摩根氏菌不同生物群的特性

特性	生物群						
	A	B	C	D	E	F	G
产酸：海藻糖	–	–	–	–	+	+	+
甘油	$+^a$	d	$+^a$	–	–	d^a	d^a
脱羧酶：赖氨酸	–	+	–	+	+	d	–
鸟氨酸	+	+	–	–	+	–	+
动力	$+^a$	d	d	–	+	d	+
四环素敏感性	+	+	d	+	–	–	d

注：在(36±1)℃条件下培养 48h 的结果(a 表示此项为培养 3~7d 的结果)，资料源于 Jensen 等(1992)。

3.2.3 抗原结构与免疫学特性

摩氏摩根氏菌具有菌体(ohne hauch，O)抗原和鞭毛(hauch，H)抗原，在某些菌株还可能存在表面(kapsel，K)抗原。

3.2.3.1 抗原与血清型

Rauss 和 Vörös(1959)首先提出了摩氏摩根氏菌所具有的菌体 O 抗原和 H 抗原，Rauss 等(1975)报告已扩大到了 42 个血清群(serogroup)和 75 种血清型(serovar)，Vörös 和 Senior(1990)报告扩大到了 88 种血清型；Penner 和 Hennessy(1979)报告，可以采用间接血凝试验的方法进行 O 抗原的检定。其中的 O1 群有 O1ab、O1ac、O1ad 共 3 个亚群(subgroup)，且在不同 O 群间的交叉凝集反应较明显；H 抗原的交叉凝集反应不明显，均是较为特异的。

Rauss 等在建立了 29 个 O 群和 19 个 H 抗原后，随即建立了对摩氏摩根氏菌血清型检定用的抗原表，当时已确定有 57 个 O∶H 血清型，另在 1 株菌(O29∶H19)中发现存在 B 抗原样的不耐热 K 抗原。

在与其他细菌的抗原交叉方面，兰淑东等(2005)、窦彩红等(2010)曾分别报告了从食物中毒检出的菌株，与肠致病性大肠埃希氏菌(enteropathogenic *Escherichia coli*，EPEC)的 O55∶K59 具有交叉反应，这是在对摩氏摩根氏菌检验中需要注意的[10,11]。

3.2.3.2 免疫学特性

摩氏摩根氏菌抗原具有良好的免疫原性，被摩氏摩根氏菌感染后耐过或接种免疫动物，其机体能产生相应的免疫应答，主要为体液免疫抗体反应。

在发生摩氏摩根氏菌食物中毒后，血清抗体会在一定的时限内出现且效价明显升高，也可作为辅助诊断的依据。例如：山东省莱阳市卫生防疫站的刘磊等(2001)报告在 1998 年 7 月 8 日，莱阳市某高中师生 40 人参加高考住某师范学校并就餐于该校食堂，晚餐后 5h 有部分师生出现恶心、呕吐、腹痛、腹泻、发热(体温高的达 38.9℃)、发冷等症状，共发病 25 人(罹患率 62.5%)，潜伏期 5~10h；检验表明，是由摩氏摩根氏菌污染牛肉引起的食物中毒。以分离的摩氏摩根氏菌制备抗原，对患者当日和恢复期(第 15d)血清分别做凝集试验，结果为当日的抗体凝集效价均小于 1∶20，恢复期的为 1∶80~1∶160[12]。

3.2.4 生境与抗性

目前对摩氏摩根氏菌的确切生境还不甚明了，已知主要见于人及某些哺乳类动物的粪便中。此菌通常对多黏菌素、红霉素、氨苄西林、青霉素和头孢菌素等具有抗性，对萘啶酸、羧苄西林、氨基糖苷类和氯霉素等敏感，对四环素和磺胺类等的敏感性在株间有差异。

朱姝媛等(2009)对从腹泻患者中检出的摩氏摩根氏菌生物 A 群菌株，进行药敏试验的结果表现为对供试的头孢曲松、呋喃妥因敏感；对呋喃唑酮、庆大霉素、卡那霉素为中介；对复方新诺明、头孢唑啉、头孢噻吩、头孢氨苄、诺氟沙星、环丙沙星、氧氟沙星、青霉素 G、氨苄西林、多黏菌素 B、螺旋霉素、四环素等耐药[13]。

马晓波等(2006)对 2002 年 1 月至 2005 年 6 月从临床分离的 91 株摩氏摩根氏菌进行了药敏分析。菌株是从多种临床材料中分离的，其中较多的来源于痰液(37.4%)及分泌物(27.5%)；均为摩氏摩根氏菌感染病例，以老年科(15 株占 16.5%)及骨科(11 株占 12.1%)居多。91 株均对供试的氨苄西林、头孢唑啉、头孢噻吩耐药；对氨苄西林/舒巴坦(77.8%)、头孢呋辛(87.2%)、复方磺胺甲噁唑(72.2%)的耐药率也较高；对哌拉西林/三唑巴坦、头孢吡肟、亚胺培南、阿米卡星的敏感性较好，敏感率分别为92.2%、85.7%、83.5%、94.5%[14]。

3.3　病原学意义

尽管摩氏摩根氏菌也是较早已被认识到具有一定致病作用的，但对其确切的致病范围与特点、毒力因子及其强度等还均有待进一步研究明确；现根据一些相应记述和报告，作如下简要记述。

3.3.1　人的摩氏摩根氏菌感染病

摩氏摩根氏菌对人的致病作用，主要表现为其为医源性感染的一种重要病原菌；此菌被认为是一个机会继发性侵染菌，在通常情况下并不作为某些部位的原发性病原菌。

3.3.1.1　食物中毒

在我国由摩氏摩根氏菌引起食物中毒的报告并不多见，以下是通过中国知识资源总库(CNKI)学术文献总库检出的14篇文献(15起事件)的一些情况。

(1)基本情况　检出的15起摩氏摩根氏菌食物中毒事件，均为由摩氏摩根氏菌单独引起的，其中多是以摩根氏变形菌描述的。

1)发生地区：在检出的15起事件中，涉及9个省(市)，缺乏明显的地域特征；按报告的事件发生数量，依次为：山东、辽宁各3起，上海2起，浙江、广东、河南、青海、陕西、吉林及未记述的各1起。

2)发生年份：在检出的15起事件中，报告的年份共涉及11个，有相对集中在近年的特征；按报告的事件发生数量，依次为：1954、1998、2001、2008年各2起，1959、1960、1985、1986、2003、2005、2006年各1起。

3)发生规模：在检出的15起事件中，中毒的发生规模及罹患率差异较大，最小的1起8人中毒、最大的1起195人中毒，多为在集体就餐的场合发生。

罹患率100%的1起8人，罹患率最小的1起为12.67%(19/150)；统计10起的平均罹患率为42.56%(表7-1)。

4)中毒死亡的事件：由摩氏摩根氏菌引起的食物中毒死亡事件还是比较少见的，在检出的15起事件中有2起共中毒死亡14人。分别为：①前面有述杜希贤在《变形杆菌食物中毒》(1964)文中记述，陈明初等在1960年报告了1起摩氏摩根氏菌食物中毒事件，在157例患者中死亡13人(病死率8.28%)[8]；②辽宁省丹东市疾病预防控制中心的兰淑东等(2005)报告在1998年9月14日，丹东市市场出售被摩氏摩根氏菌(文中以摩根氏变形菌记述)严重污染的牛拆骨肉引起了105人食物中毒，住院28人，死亡1人(病死率0.95%)；潜伏期1.5~8h，主要表现突然发病、恶心、呕吐、腹部绞痛、腹泻、发热，腹泻便开始为水样，后转为血水样[10]。

(2)流行病学表征　由摩氏摩根氏菌引起的食物中毒，主要通过食用由此菌污染的食物传播。

1) 中毒食物：初步统计在检出的15起事件中，经检验明确或相关中毒食物的12起(构成比 80.0%)，主要为肉类(牛肉、猪肉、羊肉、鸡肉、马肉等)食品共 7 起(构成比 58.33%)，另外为水产品(虾、海蜇)的 2 起(构成比 16.67%)、其他类(拼盘和拉皮、凉拌菜、大肉水饺等)食品的 3 起(构成比 25.0%)；未明确记述的 3 起(构成比 20.0%)。

2) 发生季节：初步统计检出的 15 起事件，发生于 6~11 月，相对集中在 6~9 月(13 起)。按报告的事件发生数量，依次为：9 月 6 起，7 月 3 起，6 月、8 月各 2 起，11 月及未记述的各 1 起。

3) 发生场所：初步统计检出的 15 起事件，除了未明确记述的 1 起外，其余 14 起多发生在单位食堂。按归类后发生频率依次为：单位食堂 6 起，酒店(饭店)4 起，聚餐、集体分食的各 2 起。

(3) *发病与临床特点* 摩氏摩根氏菌食物中毒的病程有自限性，一般为 1~3d，轻者数小时即症状消失；病后的免疫力不强，可重复发生。初步统计检出的 15 起摩氏摩根氏菌食物中毒事件，不同年龄、性别均有发生。发病表现急骤，潜伏期多在 2~24h，最短的 1 起首发病例为 10min(0.17h)，最长的 1 起最后 1 例达 90h。临床主要表现腹痛、腹泻、恶心、呕吐等消化道症状，有的伴有发热、头痛、头晕等。

1) 临床表现：山东省济宁市任城区卫生防疫站的许玉芬等(2008)报告的 1 起，较详细记述了临床表现，也具有一定的代表性。报告在 2006 年 8 月 21 日，任城区某村村民举办婚宴，就餐287 人，发病58 人(罹患率20.21%)；潜伏期4~48h，其中在4~8h 的49 例(构成比84.48%)。检验表明，是由摩氏摩根氏菌污染盐水虾引起的食物中毒。在 58 例患者中，男性 48 例、女性 10 例，年龄在 2~76 岁；主要表现为发热(体温在 37.8~40℃)的 58 例(构成比 100.0%)，腹痛的 58 例(构成比 100.0%)，呕吐的 45 例(构成比 77.59%)，腹泻(水样便)的 42 例(构成比 72.41%)，面部发红的 38 例(构成比 65.52%)，经治疗在 2~3d 痊愈[15]。

2) 病例简况：为简便了解摩氏摩根氏菌食物中毒在发生时间、罹患率、潜伏期、相关食物、发生场所等流行病学方面的一些情况，将除已分别单独记述 8 起外的 7 起归纳于表 7-4(？指未记述或无法计算)[11,16~21]。

表 7-4 7 起摩氏摩根氏菌食物中毒的基本情况

序号	报告者(年度)	发生(年.月)	同餐人数	发病人数	罹患率/%	潜伏期(平均)/h	相关食物	发生地(省)	发生场所
1	罗松德等(1988)	1985.9	158	112	70.89	3~90	肉，虾，菇	广东	酒店
2	陈育武(1989)	1986.11	29	28	96.55	0.17~0.67(0.5)	大肉水饺	河南	食堂
3	战永波等(2001)	2001.6	?	11	?	2~5	马肉	吉林	分食
4	刘安梅(2004)	2003.7	8	8	100	2~16(4.8)	鸡肉	辽宁	饭馆
5	张英英等(2007)	2005.9	100	23	23	6~16	海蜇，猪舌	浙江	聚餐
6	窦彩红(2010)	2008.8	?	110	?	1.5~8(3)	拼盘，拉皮	辽宁	酒店
7	王彩芳等(2011)	2008.9	150	19	12.67	8~30(16)	牛肉等	陕西	饭店
合计	7	1985~2008	?	311	?	0.17~90			

尽管摩氏摩根氏菌在我国细菌性食物中毒中的出现频率不是很高，但从一些报告可以看出，摩氏摩根氏菌在食物中毒中也是一种不可忽视的病原菌。从这些报告分析，由摩氏摩根氏菌引起的食物中毒主要为食源性的；此外，也提示应在食物中毒中加强对摩氏摩根氏菌的检验，以防在对常见食物中毒病原菌的检验中漏检。

3.3.1.2 其他感染病

摩氏摩根氏菌常可分离于住院患者的血液、痰、胆汁、脓汁及创伤分泌物中，有不少证据表明此菌在尿道感染中的致病作用，尤其是在病院源中；近年来，也有与菌血症、败血症、关节炎、眼球炎、局部脓肿、中耳炎等有关的报告[22~27]。另外，Osanai 等(2008)报告，一名 80 岁患者发生由此菌引起的白血病样反应(leukemoid reaction)的肾脓肿[28]；Abdalla 等(2006)报告，一名 38 岁患者发生由此菌引起的中枢神经系统的感染[29]；山东省汶上县人民医院的周晶(2006)报告了 1 例发生在 2005 年 10 月的孕妇(25 岁)宫内感染病例[30]；这些感染类型，都是比较少见的。

此外，此菌自从 1906 年被 Morgan 发现以来，曾被认为是腹泻的病原菌，这是因为曾发现它是腹泻粪便中的优势菌，且在这种粪样中又未发现存在沙门氏菌属及志贺氏菌属(*Shigella* Castellani and Chalmers 1919)等其他致病菌；但除食物中毒外，由此菌引起的腹泻很少见，在肠道中的病原作用尚需大量、可靠的证据支持，也有重新评估的必要。哈尔滨铁路中心卫生防疫站的于秀华(1985)报告，在 1984 年夏秋季对部分痢疾患者进行粪便细菌培养时，曾发现 2 例由摩氏摩根氏菌引起的痢疾样症状患者，均为厨师[31]。

值得注意的是，广东省乐昌市人民医院的邹敏(2010)以“摩根摩根菌西伯尼 1 型”的名称，报告了 1 例腹泻患者(56 岁男性)[32]。本书作者认为，记述的可能是现在的摩氏摩根氏菌锡氏亚种，且很罕见。

3.3.2 动物的摩氏摩根氏菌感染病

在动物中，Moyaert 等(2008)报告在比利时的 3 周龄小牛，发生了由摩氏摩根氏菌引起的腹泻和肺炎[33]；Roels 等(2007)报告，从家兔支气管肺炎病例检出了相应病原摩氏摩根氏菌[34]。在我国，近年来已分别有从发病(死亡)袋鼠、海狸鼠、蛇、龟、鳖、锦鲤等检出相应病原摩氏摩根氏菌的报告[35~40]。

3.4 微生物学检验

对摩氏摩根氏菌的微生物学检验，目前仍主要是进行分离与鉴定等细菌学检验；在免疫血清学检验方面，目前尚无可行性方法应用。

3.4.1 细菌分离

可用普通营养琼脂、血液营养琼脂(含 5%~10%家兔或绵羊血液)等培养基，直接取被检材料做分离，置 25~37℃培养 24h 左右挑选纯一或优势生长的菌落，移接于普通营养琼脂斜面做成纯培养供鉴定用。

3.4.2 细菌鉴定

对摩氏摩根氏菌的鉴定，主要是依据此菌的形态、培养特征及生化特性进行相应的检验。检验中需注意与此菌在理化特性方面相近的变形菌属、普罗威登斯菌属细菌相鉴别；在此 3 个菌属中，仅有摩氏摩根氏菌和奇异变形菌(*P.mirabilis*)的鸟氨酸脱羧酶阳性，发酵 D-甘露糖有助于与变形菌属细菌相鉴别。

3.4.3 免疫学检验

在发生摩氏摩根氏菌食物中毒后，患者血清凝集抗体效价在恢复期可比发病初期高 4 倍以上，可通过用分离的菌株制备抗原，对患者双份血清做凝集试验测定，具有一定的辅助诊断价值。

3.4.4 动物感染试验

对分离于动物的摩氏摩根氏菌，要确定其病原学意义，还需做对同种动物的感染试验。

（陈翠珍　沈　萍　王晓珊）

主要参考文献

[1] Garrity G M.Bergey's Manual of Systematic Bacteriology. 2nd ed. Volume Two. Part B. New York: Springer, 2005, 707~709.

[2] R.E. 布坎南, N.E. 吉本斯, 等. 伯杰氏细菌鉴定手册. 8 版. 中国科学院微生物研究所《伯杰氏细菌鉴定手册》翻译组, 译. 北京: 科学出版社, 1984: 454~458.

[3] Holt J G, Krieg N R, Sneath P H A, et al. Bergey's Manual of Determinative Bacteriology. 9th ed. Baltimore: Williams and Wilkins, 1994: 183, 239.

[4] Emborg J, Dalgaard P, Ahrens P. *Morganella psychrotolerans* sp. nov., a histamine-producing bacterium isolated from various seafoods. International journal of systematic and evolutionary microbiology, 2006, 56(10): 2473~2479.

[5] 季始荣. 上海市某校食物中毒事件调查简报. 中华卫生杂志, 1955, (第 5 号): 394~395.

[6] 杜希贤. 莫根氏变形杆菌 77 例食物中毒调查报告. 山东医刊, 1961, (8): 22~23.

[7] 唐秀英. 一起莫根氏变形杆菌食物中毒的调查分析. 中国卫生监督杂志, 2003, 10(2): 71~73.

[8] 杜希贤. 变形杆菌食物中毒. 山东医刊, 1964, (5): 44~45.

[9] 房海, 陈翠珍, 张晓君. 肠杆菌科病原细菌. 北京: 中国农业科学技术出版社, 2011: 244~252.

[10] 兰淑东, 修晓沪, 阎爱莉. 一起由"摩尔根氏变形杆菌"引起食物中毒的实验室报告. 中国公共卫生管理, 2005, 21(2): 175~176.

[11] 窦彩红. 一起由摩氏摩根氏菌引起食物中毒报告. 河南预防医学杂志, 2010, 21(2): 164, 166.

[12] 刘磊, 左常智, 赵爱华. 1 起由摩根氏菌引起食物中毒报告. 职业与健康, 2001, 17(1): 53.

[13] 朱姝媛, 朱琼媛, 李刚山, 等. 驻滇部队腹泻患者中首次检出摩氏菌摩根亚种生物群 A 菌. 中国热带医学, 2009, 9(4): 711~712.

[14] 马晓波, 吕晓菊, 母丽媛, 等. 临床分离 91 株摩根摩根菌的药敏分析. 中国抗生素杂志, 2006, 31(8): 501~504.

[15] 许玉芬, 褚思瑞, 王亚楠. 1 起由摩氏摩根氏菌引起的食物中毒调查. 预防医学论坛, 2008, 14(4): 364.

[16] 罗松德, 欧阳伟信. 112 例摩根氏变形杆菌食物中毒调查报告. 华南预防医学, 1988, (1): 75~77.

[17] 陈育武. 一起由莫根氏变形杆菌引起的食物中毒. 河南卫生防疫, 1989, (8): 82~83.

[18] 战永波, 赵立华, 段旭新, 等. 摩根氏变形杆菌引起食物中毒的报告. 中国卫生工程学, 2001, 10(4): 190.

[19] 刘安梅. 一起摩根变形杆菌引起食物中毒的调查报告. 职业与健康, 2004, 20(4): 56~57.

[20] 张英英, 赵学峰. 一起由摩氏摩根菌引起的食物中毒. 中华预防医学杂志, 2007, 41(3): 240.

[21] 王彩芳, 樊选民. 一起变形杆菌食物中毒调查分析. 河南预防医学杂志, 2011, 22(5): 392~393.

[22] Lee I K, Liu J W. Clinical characteristics and risk factors for mortality in *Morganella morganii* bacteremia. Journal of microbiology, immunology, and infection, 2006, 39(4): 328~334.

[23] Falagas M E, Kavvadia P K, Mantadakis E, et al. *Morganella morganii* infections in a general tertiary hospital. Infection, 2006, 34(6): 315~321.

[24] Cetin M, Ocak S, Kuvandik G, et al. *Morganella morganii*-associated arthritis in a diabetic patient. Advances in therapy, 2008, 25(3): 240~244.

[25] Wang T J, Huang J S, Hsueh P R. Acute postoperative *Morganella morganii* panophthalmitis. Eye, 2005, 19(6): 713~715.

[26] Kucukbayrak A, Ozdemir D, Guclu M Y E, et al. Multiple brain abscesses and Mastoiditis due to *Morganella morganii* after chronic otitis media case report and literature review. Neurosurgery quarterly, 2007, 17(4): 294~296.

[27] Chou C Y, Liang P C, Chen C A, et al. Cervical abscess with vaginal fistula after extraperitoneal Cesarean section. Journal of the Formosan Medical Association, 2007, 106(12): 1048~1051.

[28] Osanai S, Nakata H, Ishida K, et al. Renal abscess with *Morganella morganii* complicating leukemoid reaction. Internal medicine, 2008, 47(1): 51~55.

[29] Abdalla J, Saad M, Samnani I, et al. Central nervous system infection caused by *Morganella morganii*. The American Journal of the Medical Sciences, 2006, 331(1): 44~47.

[30] 周晶. 摩根摩根氏菌致孕妇宫内感染一例. 医学检验与临床, 2006, 17(4): 89.

[31] 于秀华. 摩根氏变形杆菌致痢疾样腹泻二例报告. 现代医学, 1985, (5): 279.

[32] 邹敏. 腹泻病例中检出摩根摩根菌西伯尼 1 型 1 例. 当代医学, 2010, 16(19): 88~89.

[33] Moyaert H, Pasmans F, Vercauteren G, et al. *Morganella morganii* subsp. *morganii*-associated pneumonia in a Belgian Blue calf. Vlaams Diergeneeskundig Tijdschrift, 2008, 77(4): 256~258.

[34] Roels S, Wattiau P, Fretin D, et al. Isolation of *Morganella morganii* from a domestic rabbit with bronchopneumonia. The Veterinary Record, 2007, 161(15): 530~531.

[35] 赵耘, 李伟杰, 杜昕波, 等. 袋鼠摩根氏菌生物特性鉴定及系统发育分析. 中国畜牧兽医, 2010, 37(3): 48~51.

[36] 陈永林, 关孚时, 李庆珍. 海狸鼠摩根氏菌病病原鉴定. 中国兽医杂志, 1995, 21(8): 24.

[37] 黄尚彪, 罗廷荣, 吴文德. 蛇口腔炎病原菌的分离与鉴定. 广西农业生物科学, 2004, 23(1): 31~34.

[38] 黎小正, 韦信贤, 童桂香, 等. 黄喉拟水龟摩根摩根菌的分离鉴定及系统发育分析. 上海海洋大学学报, 2010, 19(3): 358~363.

[39] 马有智, 舒妙安. 一种中华鳖穿孔病病原菌的分离和特性研究. 浙江大学学报(农业与生命科学版), 2000, 26(4): 414~416.

[40] 陆小萏, 邹为民, 谭爱萍, 等. 锦鲤摩氏摩根氏菌的鉴定及致病性研究. 淡水渔业, 2005, 35(2): 3~5.

第8章 柠檬酸杆菌属(*Citrobacter*)

本章要目

柠檬酸杆菌属(*Citrobacter* Werkman and Gillen 1932)中明确具有医学临床意义的，包括弗氏柠檬酸杆菌(*C.freundii*)、布氏柠檬酸杆菌(*C.braakii*)和科泽氏柠檬酸杆菌(*C.koseri*)。其中以弗氏柠檬酸杆菌与医学临床关系密切，能在一定条件下引起人的某些组织器官(尤其是尿道和呼吸道)炎性感染以至败血症等感染病(infectious disease)；在动物中，是鱼类的一种重要病原菌。

在细菌性食物中毒(bacterial food poisoning)方面，近些年来我国已陆续有由柠檬酸杆菌引起的报告；但与其他细菌性食物中毒相比较，所占的份额较小。

1 菌属定义与分类位置

柠檬酸杆菌属也被称为枸橼酸杆菌属或柠檬酸细菌属，是指一群能利用柠檬酸盐的杆菌(citrate-utilizing rod)；1932年，Werkman和Gillen首先描述了一群能利用柠檬酸钠并产生1,3-丙二醇(1,3-propanediol)也称三亚甲基二醇(trimethylene glycol)的革兰氏阴性杆菌，即柠檬酸杆菌属的细菌；近些年来，属内菌种(species)的合并及新增加的变动较大[1]。

1.1 菌属定义

柠檬酸杆菌为革兰氏阴性直杆状，大小为 1.0μm×(2.0~6.0)μm，单个或成双存在，通常不产生荚膜，以周鞭毛运动。兼性厌氧，有机化能营养，具有呼吸和发酵两种代谢方式，最适生长温度为 37℃；能在普通营养培养基上生长，在普通营养琼脂培养基上生长的菌落呈圆形光滑、边缘整齐、稍隆起、灰白色、半透明或不透明、直径为 2.0~4.0mm，也偶可见黏液型(mucoid，M)或粗糙型(rough，R)菌落。

可从 D-葡萄糖和其他碳水化合物发酵产酸、产气，氧化酶阴性，过氧化氢酶阳性，甲基红试验(methyl red test，MR test)阳性，柠檬酸盐利用试验阳性，伏-波试验(Voges-Proskauer test，V-P test)阴性，赖氨酸脱羧酶阴性，还原硝酸盐，分解 L-阿拉伯糖、纤维二糖、甘油、麦芽糖、D-甘露醇、L-鼠李糖、D-山梨醇、海藻糖和 D-木糖等碳水化合物。

存在于人及一些动物的粪便中，或许是正常肠道栖居菌；时常作为条件致病菌(opportunistic pathogen)被分离于医学临床样品，也常见于土壤、水、污水和食物中。

细菌 DNA 的 G+C mol%为 50~52(T_m)。模式种(type species)：弗氏柠檬酸杆菌[*Citrobacter freundii*(Braak 1928) Werkman and Gillen 1932]。

1.2 分类位置

按伯杰氏(Bergey)细菌分类系统，在第二版《伯杰氏系统细菌学手册》(*Bergey's Manual of Systematic Bacteriology*)第 2 卷中，柠檬酸杆菌属分类于肠杆菌科[Enterobacteriaceae(Rahn 1937) Ewing Farmer and Brenner 1980]，也是肠杆菌科细菌较早的成员；肠杆菌科包括 41 个菌属(genus)，模式属(type genus)：埃希氏菌属(*Escherichia* Castellani and Chalmers 1919)[1]。

柠檬酸杆菌属内记载了 11 个种(species)，依次为：弗氏柠檬酸杆菌、无丙二酸柠檬酸杆菌(*C.amalonaticus*)、布氏柠檬酸杆菌、法氏柠檬酸杆菌(*C.farmeri*)、吉氏柠檬酸杆菌(*C.gillenii*)、科泽氏柠檬酸杆菌、穆氏柠檬酸杆菌(*C.murliniae*)、腐蚀柠檬酸杆菌(*C.rodentium*)、塞氏柠檬酸杆菌(*C.sedlakii*)、魏氏柠檬酸杆菌(*C.werkmanii*)、杨氏柠檬酸杆菌(*C.youngae*)。

2 食物中毒概要

初步统计通过中国知识资源总库(CNKI)学术文献总库检出的细菌性食物中毒文献，至目前我国共涉及 24 个菌属，116 个种、亚种(subspecies)或血清型(serovar)，以及一些未确定的种；文献报告 1460 篇(1949~2013 年)、中毒事件 1529 起(1949~2012 年)。

其中由柠檬酸杆菌引起的文献报告10篇(1986~2011年)、中毒事件10起(1985~2009年)，在所有细菌性食物中毒事件中的构成比为0.65%(居第14位)。涉及弗氏柠檬酸杆菌、布氏柠檬酸杆菌2个种，以及未确定的种(*Citrobacter* sp.)；其中主要是弗氏柠檬酸杆菌，布氏柠檬酸杆菌是罕见的。

2.1 基本信息

10起事件均是由某种柠檬酸杆菌单独引起的，这也可能与柠檬酸杆菌的生境特征有关。

表8-1所列，是柠檬酸杆菌引起食物中毒10篇文献、10起事件的基本信息；无中毒死亡事件。

表8-1 柠檬酸杆菌引起食物中毒的基本信息

内容	弗氏柠檬酸杆菌	布氏柠檬酸杆菌	未确定种柠檬酸杆菌	合计
文献：数量/篇	8	1	1	10
构成比/%	80.0	10.0	10.0	100
事件：数量/起	8	1	1	10
构成比/%	80.0	10.0	10.0	100
中毒：中毒人数A	323	4	5	332
构成比/%	97.29	1.20	1.51	100
涉及中毒事件数量/起	8	1	1	10
构成比/%	80.0	10.0	10.0	100
每起平均中毒人数	40.38	4	5	33.2
罹患率：涉及中毒事件数量/起	7	1	1	9
同食或分食某种中毒食物人数	479	5	5	489
平均同食或分食某种中毒食物人数/起	68.43	5	5	54.33
中毒人数B	249	4	5	258
每起平均中毒人数	35.57	4	5	28.67
罹患率/%	51.98	80.0	100	52.76

注：中毒人数A，指对在文献中明确记述了中毒人数的统计结果；罹患率中的中毒人数B，指对在文献中均明确记述了同食或分食某种中毒食物人数、中毒人数的统计结果。

2.2 最早事件

在检出的柠檬酸杆菌食物中毒事件中，新疆医学院第一附属医院的孙蕙蓉等(1986)报告的1起是最早的。报告在1985年7月某日，在新疆维吾尔自治区乌鲁木齐市卡子湾某厂学徒工宿舍发生 1 起由柠檬酸杆菌(未鉴定到种)引起的食物中毒，5 人在进食了前一天由 620km 以外的富蕴县带来的炒羊肉和剥皮的熟鸡蛋(混装在塑料瓶内)后约 1h 相继发病(同宿舍未食用的无一人发病)，潜伏期 1~4h；起病突然且均有头晕、呕吐、乏力、腹泻(水样便)、颜面潮红(可见红斑疹)，另其中表现恶心的 3 例、腹痛的 2 例、发热的 2 例(体温最高的 39℃)[2]。

在明确由某种柠檬酸杆菌引起的食物中毒方面，解放军 405 医院的姜允国等(1995)报告 1 起由弗氏柠檬酸杆菌污染生猪肉引起的食物中毒，是在检出的柠檬酸杆菌食物中毒事件中最早的记述。报告在 1994 年 7 月 21 日晚，山东蓬莱某单位食堂在 112 名就餐者中 81 人发病(罹患率 72.32%)，潜伏期最短的 0.5h(3h 达到高峰)；均表现有腹痛和恶心，另为腹泻的 75 例(构成比 92.59%)、呕吐的 62 例(构成比 76.54%)、发热的 54 例(构成比 66.67%)、头痛的 21 例(构成比 25.93%)、抽搐的 10 例(构成比 12.35%)[3]。

2.3　规模最大事件

解放军 405 医院的王光华等(1995)报告 1 起由弗氏柠檬酸杆菌污染猪肉引起的食物中毒，是在检出的事件中规模最大的。报告在 1994 年 8 月 26 日，某部三个食堂的 170 人就餐后发病 103 人(罹患率 60.59%)，潜伏期 50min~4h(高峰期在餐后 1.5h)；均有呕吐、腹部阵发性绞痛、腹泻(黄色稀水便)等症状，发热(体温为 38~39.6℃)的 16 例(构成比 15.53%)，潜伏期在 1h 内的 7 例(构成比 6.79%)，患者有四肢麻木、活动失灵表现；经治疗，在 2~3d 痊愈[4]。

2.4　最严重事件

在检出的柠檬酸杆菌食物中毒事件中，按罹患率计严重性，在前述孙蕙蓉等(1986)报告发生在在 1985 年 7 月某日，5 人同时食用被柠檬酸杆菌污染的食物后全部发病，是最严重的事件[2]。

3　弗氏柠檬酸杆菌(*Citrobacter freundii*)

弗氏柠檬酸杆菌[*Citrobacter freundii*(Braak 1928) Werkman and Gillen 1932]也称弗劳地柠檬酸杆菌、弗氏柠檬酸细菌、弗氏枸橼酸杆菌等。曾在 1928 年由 Braak 将其归于杆菌属(*Bacterium* Ehrenberg)，名为弗氏杆菌(*B.freundii* Braak 1928)；还曾被归于埃希氏菌属，名为弗氏埃希氏菌[*E.freundii*(Braak 1928) Yale 1939]。种名“*freundii*”是根据细菌学家弗劳地(Freund)的姓氏命名的，是 Freund 首先观察到此菌能利用柠檬酸钠并以 1，3-丙二醇(三亚甲基二醇)作为发酵的产物。

DNA 的 G+C mol%为 50~51(T_m)。模式株(type strain)：ATCC 8090，DSM 30039，IFO 12681，NCTC 9750。GenBank 登录号(16S rRNA)：AJ233408[1]。

3.1 生物学性状

在柠檬酸杆菌的生物学性状方面，对弗氏柠檬酸杆菌的研究相对较多；本书作者陈翠珍等(2006)也曾对分离于中华绒螯蟹的病原弗氏柠檬酸杆菌进行了主要生物学特性研究[5]；现综合一些相关资料，作如下的简要记述。

3.1.1 形态与培养特征

弗氏柠檬酸杆菌在普通营养琼脂斜面 28℃经 18h 培养的纯培养菌，为革兰氏阴性、短杆状(有的近似球状)、散在、个别的成双(也有个别的为 3~6 个不规则短链状)、两端钝圆、无芽孢、大小多在(0.4~0.7) μm×(0.5~1.6) μm 的杆菌(图 8-1)。做磷钨酸负染色标本后，置透射电子显微镜下观察，见菌体杆状、表面似皱褶状、周生鞭毛(图 8-2)；做喷镀扫描电子显微镜标本观察，菌体表面呈皱褶状、不平整但较光滑。

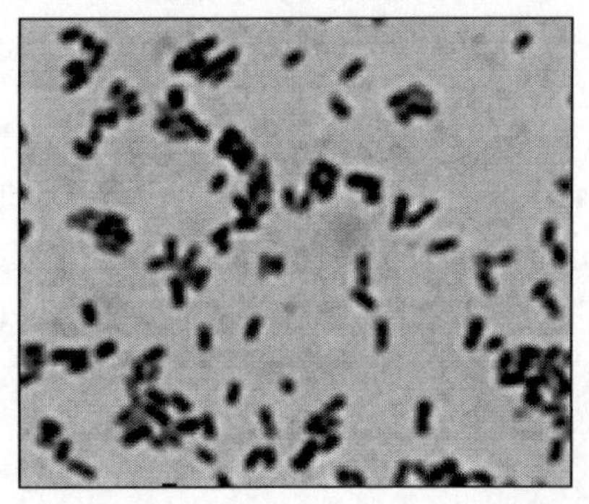

图 8-1　弗氏柠檬酸杆菌(*C.freundii*)在普通营养琼脂培养基上 28℃培养 18h 的革兰氏染色形态(G⁻)(见彩图)

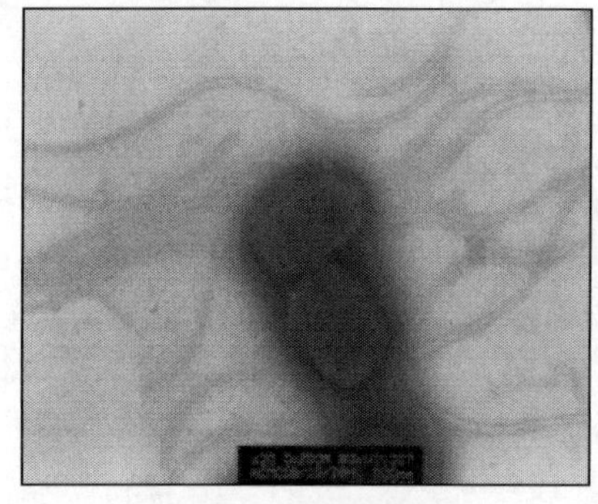

图 8-2　弗氏柠檬酸杆菌在普通营养琼脂培养基上 28℃培养 18h 的负染色透射电镜形态(显示杆状菌体及周生鞭毛，原×20 000)(见彩图)

在普通营养琼脂培养基上，菌落呈圆形光滑、边缘整齐、稍隆起、浅灰白色，28℃培养 24h 直径多在 1.2mm 左右(半透明)、48h 多在 2.0mm 左右(不透明且较扁平)，生长旺盛(图 8-3)；在血液营养琼脂(含 7%家兔脱纤血液的普通营养琼脂)上的与在普通营养琼脂上的菌落特征一致，不溶血但刮下菌落后可见很弱的 β-溶血迹象，室温放置后有轻度 β-溶血现象，生长旺盛(图 8-4)；在木糖赖氨酸去氧胆酸盐琼脂(xylose lysine deoxycholate agar，XLD)培养基上，形成圆形光滑、边缘整齐、较扁平、黄白色、同心圆的脐状菌落，培养 24h 直径多在 1.2mm 左右、48h 多在 1.5~2.0mm，刮下菌落(苔)呈黏块状不易涂开并留下黄白色的痕迹，菌落(苔)处的培养基也变成黄色且向周围扩散，生长中度(图 8-5)；在沙门氏菌-志贺氏菌琼脂(Salmonella-Shigella agar, SS agar)培养基上，培养 24h 检查形成圆形光滑、边缘整齐、较扁平、红色的菌落，直径多在 1.5mm 左右，48h 直径多在 2.0mm 左右(同心圆状且孤立菌落中心生长有小黑点)，刮下菌落(苔)呈黏胶状不易涂开，生长旺盛(图 8-6)；在伊红亚甲蓝(eosin methylene blue，EMB)琼脂培养基上，培养 24h 检查形成圆形光滑、边缘整齐、稍隆起、同培养基本底色(紫黑色)的菌落，直径多在 1.5mm

左右，48h 直径多在 1.8mm 左右(较扁平)，生长较旺盛；在麦康凯琼脂(MacConkey agar)培养基上，培养 24h 检查形成圆形光滑、边缘整齐、稍隆起的红色菌落，直径多在 1.5mm 左右，48h 直径多在 2.0mm 左右，刮下菌落(苔)呈黏胶状不易涂开，生长较旺盛。在普通营养肉汤中，28℃培养 24h 检查呈均匀混浊生长，管底形成小圆点状菌体沉淀(摇动后即消散)，形成轻度菌环但摇动后易消散。

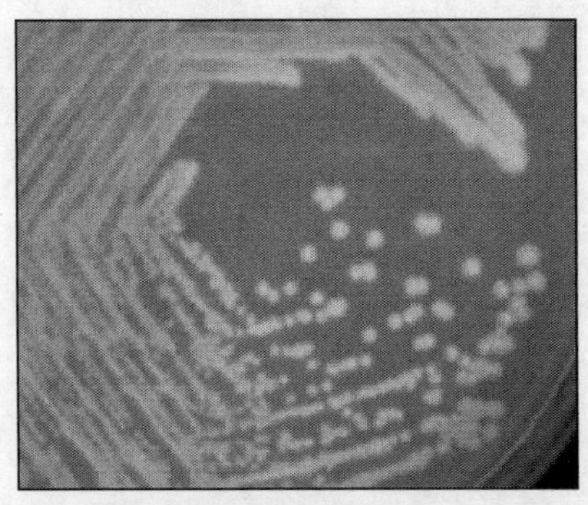

图 8-3　弗氏柠檬酸杆菌在普通营养琼脂培养基上 28℃培养 48h 的生长情况及菌落特征(菌落浅灰白色)(见彩图)

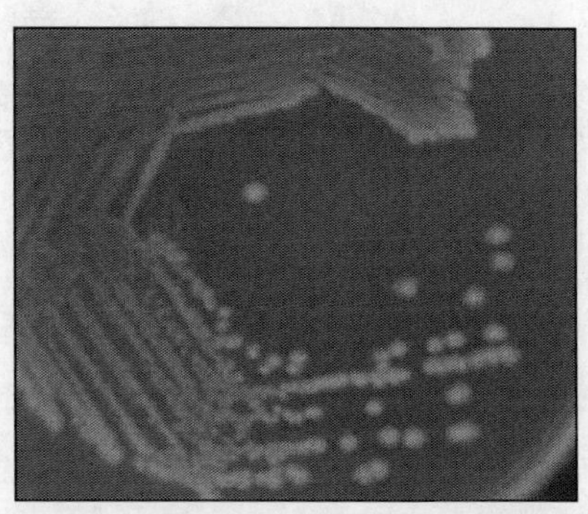

图 8-4　弗氏柠檬酸杆菌在血液(家兔脱纤血)营养琼脂(BNA)培养基上 28℃培养 48h 的生长情况及菌落特征(不溶血)(见彩图)

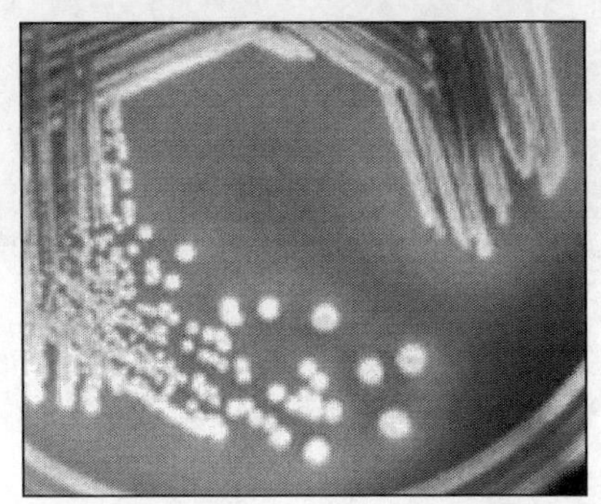

图 8-5　弗氏柠檬酸杆菌在木糖赖氨酸去氧胆酸盐琼脂(XLD)培养基上 28℃培养 48h 的生长情况及菌落特征(菌落黄白色)(见彩图)

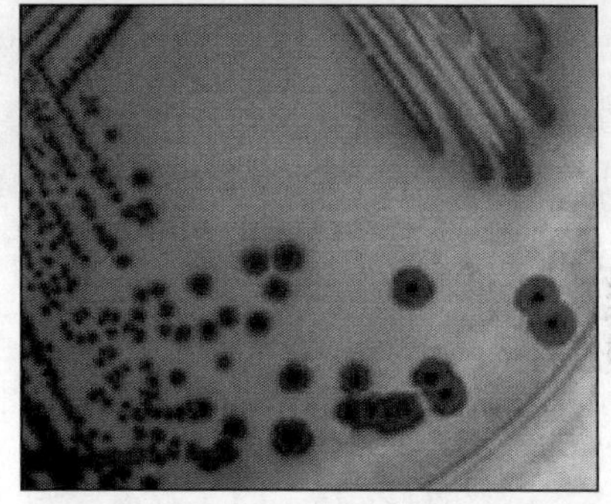

图 8-6　弗氏柠檬酸杆菌在沙门氏菌-志贺氏菌琼脂培养基上 28℃培养 48h 的生长情况及菌落特征(菌落红色且孤立，菌落中心黑色)(见彩图)

3.1.2　生化特性

弗氏柠檬酸杆菌的生化特性，主要为发酵葡萄糖产酸、产气，发酵山梨醇、海藻糖、蜜二糖、纤维二糖、半乳糖、蔗糖、鼠李糖、乳糖、阿拉伯糖、甘露醇、糊精、甘油、麦芽糖、木糖、甘露糖、果糖等，不发酵棉子糖、菊糖、水杨苷、肌醇、阿拉伯醇、卫茅醇、木糖醇、苦杏仁苷、松三糖、山梨糖、侧金盏花醇、α-甲基-D-葡糖苷、赤藓醇、松二糖等；接触酶、产 H_2S、硝酸盐还原、甲基红(methyl red，MR test)试验、尿素酶、乙酸盐利用、β-半乳糖苷酶等阳性，氧化酶、明胶液化、柠檬酸盐利用(Simmons)、伏-波试验(Voges-Proskauer test, V-P test)、吲哚产生、七叶苷利用、苯丙氨酸脱氨酶、丙二酸盐利用、酒石酸盐利用等阴性。

为简便区分属内各种，将在第二版《伯杰氏系统细菌学手册》第 2 卷中的“柠檬酸杆菌属内种间特征鉴别表”列出（表 8-2）[1]。

表 8-2 柠檬酸杆菌属内种间特征鉴别

项目	弗氏柠檬酸杆菌	无丙二酸柠檬酸杆菌	布氏柠檬酸杆菌	法氏柠檬酸杆菌	吉氏柠檬酸杆菌	科泽氏柠檬酸杆菌	穆氏柠檬酸杆菌	腐蚀柠檬酸杆菌	塞氏柠檬酸杆菌	魏氏柠檬酸杆菌	杨氏柠檬酸杆菌
吲哚产生	d[a]	+	d	+	–	+	+	–	+	–	d
柠檬酸盐（Simmons）	d	+	d[b]	d[b]	d[b]	+	+	–[b]	d[b]	+	d[b]
H_2S 产生	d[a]	d[c]	d	–	d	–	d	–	–	+	d
鸟氨酸脱羧酶	–	+	+	+	–	+	–	+	+	–	–
KCN 中生长	d[b]	+	+	+	+	–	+	–	+	+	+
丙二酸盐利用	d	d[c]	–	–	+	+	–	+	+	+	–
产酸：蔗糖	+	d	–	+	d	d	d	–	–	–	d
蜜二糖	+	–	d[b]	+	d	–	d	–	+	–	–
棉子糖	d[b]	–	–	+	–	–	d	–	–	–	–
卫茅醇	d	–	d	–	–	d	+	–	+	–	d
侧金盏花醇	–	–	–	–	–	+	–	–	–	–	–
D-阿拉伯糖	–	–	–	–	–	+	–	–	–	–	–

注：a 表示资料源于 Breenner 等（1993）；b 表示根据 Ewnig（1986）的资料，多数菌株吲哚阴性（阳性仅占 2.1%）、H_2S 阳性（占 93.1%）；c 表示少数阳性菌株反应迟缓；d 表示根据 Young 等（1971）的资料，H_2S 和丙二酸盐阴性；+表示 90%~100% 阳性，–表示 0%~10%阳性，d 表示 26%~75%阳性。

3.1.3 抗原结构与免疫学特性

柠檬酸杆菌具有菌体（ohne hauch，O）抗原、鞭毛（hauch，H）抗原和表面（kapsel，K）抗原。West 和 Edwards（1954）首先建立了 Bethesna-Ballerup 群细菌的抗原体系，这群细菌即现在的弗氏柠檬酸杆菌，抗原体系包括 32 个 O 群抗原和 87 个 H 抗原。此后一些研究者的研究结果，使 O 抗原的总数增加到了 42 个，H 抗原超过了 90 个，进一步扩充了该抗原体系。有研究表明：弗氏柠檬酸杆菌中许多血清型的抗原与沙门氏菌属（*Salmonella* Ligniéres 1900）和埃希氏菌属细菌的抗原有关，也与蜂房哈夫尼菌（*Hafnia alvei*）之间的 O 抗原有关系；弗氏柠檬酸杆菌的 H 抗原是单相的。有报告认为弗氏柠檬酸杆菌的 O5 群和 O29 群的一些菌株，与伤寒沙门氏菌（*S.typhi*）的 Vi 抗原可能具有血清学上相同的抗原；此外，与伤寒沙门氏菌相反，弗氏柠檬酸杆菌中 Vi 抗原的量的变化是可逆的，且 Vi 抗原的存在与菌种的毒力无关。

刘桂荣等(2005)报告在 1998~2004 年从医院肠道门诊就医的腹泻患者粪便标本中检出的 38 株弗氏柠檬酸杆菌，均与肠出血性大肠埃希氏菌(enterohemorrhagic *Escherichia coli*，EHEC)的 O157:H7 血清凝集，认为区分此两种细菌必须进行比较系统的生化特性鉴定[6]。

3.1.4　基因型

叶明亮等(2005)报告对从临床分离的 116 株弗氏柠檬酸杆菌，采用随机扩增多态性 DNA(randomly amplified polymorphic DNA，RAPD)进行基因分型(随机引物为 5′-AGC AGG TGG A-3′)，并按指纹图上的 DNA 条带数及片段大小绘制基因分型图谱。结果 116 株均可被 RAPD 分型，指纹图上的 DNA 片段长度为 250~4000bp 不等，共分得 RAPD 型 78 种，其中 DNA 条带数为 2、3、4、5、6、7、8、9、10、11、12、13、14、15、16、17 条的分别占 RAPD 型的 5、4、4、8、9、10、10、6、5、5、3、2、1、1、3、2 种[7]。

3.1.5　生境与抗性

弗氏柠檬酸杆菌在自然界中广泛分布，是人和多种动物(包括哺乳类、鸟类、爬行类、两栖类等)肠道正常菌群，常见于粪便材料或被粪便污染的地方，也常见于土壤、水、污水和食物中。由于其常在粪便中检出，该菌也被列在了大肠菌群(coliform group，coliform)的范畴，即作为环境及食品等的粪源性污染的卫生细菌学指标。

褚云卓等(2008)报告对 2001~2006 年中国医科大学附属第一医院住院及门诊患者主要来源于痰、尿、分泌物、血液、胆汁、脑脊液、腹腔积液等标本分离的 87 株弗氏柠檬酸杆菌药敏情况进行了统计分析，结果是对供试的哌拉西林、头孢唑林、庆大霉素、头孢呋辛、复方磺胺甲噁唑的耐药率较高(均＞50%)，均对亚胺培南敏感，对阿米卡星、头孢吡肟、哌拉西林/他唑巴坦的敏感率均＞80%，有 8 株菌产生超广谱 β-内酰胺酶[8]。

刘义刚等(2009)报告对 2003~2006 年四川大学华西医院从临床分离的 254 株弗氏柠檬酸杆菌进行了药物敏感性测定，发现对多数抗菌药物的耐药率大于 50%，对头孢曲松和头孢噻肟的耐药率呈逐年上升趋势，对哌拉西林/三唑巴坦、亚胺培南和阿米卡星等较敏感(80%以上)[9]。

3.2　病原学意义

弗氏柠檬酸杆菌不仅可在适宜的条件下引起人的感染，也能引起多种鱼类发生病害。从某种意义上讲，此菌也可被列为人及鱼类共染病原菌的范畴。

3.2.1　人的弗氏柠檬酸杆菌感染病

弗氏柠檬酸杆菌对人的感染，主要是引起某些组织器官或系统(尤其是尿道及呼吸道系统)的炎性感染，也可导致败血症感染，在医院感染中更为多见。

3.2.1.1　食物中毒

在引起食物中毒的柠檬酸杆菌中，以弗氏柠檬酸杆菌最为常见；但在所有的细菌性食物中毒事件中，还是少见的。

(1) 基本情况　在检出的 8 起弗氏柠檬酸杆菌食物中毒事件中，缺乏明显的区域特征；共涉及 6 个省，分别为辽宁、山东各 2 起，河南、广东、湖北、黑龙江各 1 起。发生在 2~8 月，以 8 月为多(4 起)，2 月、4 月、5 月、7 月各 1 起。

在 8 起事件中，中毒的发生规模及罹患率差异较大，最小的 1 起 2 人中毒、最大的 1 起 103 人中毒；与其他细菌性食物中毒事件相比的发生规模中等，但罹患率较高。罹患率 100%的 1 起 5 人，罹患率最小的 1 起为 21.6%(27/125)；统计 7 起的平均罹患率为 51.98%(表 8-1)。

主要发生在集体就餐的场所，8 起事件发生在食堂、酒店(饭店及餐厅)的各 4 起；中毒相关食物主要是蛋白含量高的食品，包括肉类(猪肉、牛肉)3 起，凉拌菜 2 起，海蛎包子、卤藕、米饭和凉拌菜各 1 起。

(2) 临床表现　简要总结 8 起弗氏柠檬酸杆菌食物中毒事件，潜伏期最短的首发病例在 0.5h，最长的末发病例在 14.5h；主要临床表现为呕吐、恶心、腹痛、腹泻(多为水样便)等消化道症状，有的伴有发热、头晕、头痛、乏力等。

黑龙江省哈尔滨市疾病预防控制中心的赵晓梅等(2009)报告的 1 起，较详细记述了发病的临床表现，也具有一定的代表性。报告在 2009 年 4 月 9 日，某高校学生 74 人在食堂午餐后，于当日 15 时 10 分至 10 日 8 时，出现恶心的 51 人(构成比 68.92%)、呕吐的 61 人(构成比 82.43%)、腹痛的 44 人(构成比 59.46%)、腹泻的 37 人(构成比 50.0%)、头痛的 24 人(构成比 32.43%)、头晕的 26 人(构成比 35.14%)、发热的 27 人(构成比 36.49%)，腹泻为水样便，发热的体温为 37~38.5℃；检验证实，是由食用被弗氏柠檬酸杆菌污染的凉拌菜引起的。经治疗，在 2~5d 痊愈[10]。

(3) 病例简况　为简便了解弗氏柠檬酸杆菌食物中毒在发生时间、罹患率、潜伏期、相关食物、发生场所等方面的一些情况，现将 5 起(不含已单独记述的 3 起)按发生年度，依次归于表 8-3[11~15]。

表 8-3　5 起弗氏柠檬酸杆菌食物中毒的基本情况

序号	报告者(年度)	发生年月	发生地(省)	同餐人数	发病人数	罹患率/%	潜伏期(平均)/h	相关食物	发生场所
1	周联等(2002)	2000.2	广东	6	4	66.67	2~9(5)	凉拌菜	酒店
2	左翠瑛(2005)	2002.8	湖北	34	14	41.18	3~7	卤藕	餐厅
3	贾维华等(2005)	2004.8	辽宁	125	27	21.60	6.5~14.5(10.5)	海蛎包子	食堂
4	焦凤兰等(2009)	2008.5	河南	6	2	33.33	2~4	牛肉	酒店
5	宫晓君等(2011)	2008.8	辽宁	26	18	69.23	9~?	米饭，凉拌菜	饭店
合计	5	2000~2008		197	65	32.99	2~14.5		

尽管弗氏柠檬酸杆菌在细菌性食物中毒中的出现频率不是很高，但从一些报告可以看出，弗氏柠檬酸杆菌在食物中毒中也是一种不可忽视的病原菌。从这些报告分析，由弗氏柠檬酸杆菌引起的食物中毒主要为食源性的；此外，也提示应在食物中毒中加强对弗氏柠檬酸杆菌的检验，以防在对常见食物中毒病原菌的检验中漏检。

3.2.1.2　其他感染病

柠檬酸杆菌作为人的条件致病菌，可在社区或医院内发生感染，大多数感染部位是尿道和呼吸道。也常可在一些慢性疾病如白血病、自身免疫性疾病或医疗插管术后的泌尿道及呼吸道中检出；可引起败血症、脑膜炎、骨髓炎、中耳炎和心内膜炎等，常是在适宜的条件下引发感染。

Samonis 等(2009)分析了在 1994~2006 年，70 例成人柠檬酸杆菌感染病例的情况，发现以弗氏柠檬酸杆菌感染最普遍(构成比 71.8%)，其次为科泽氏柠檬酸杆菌(构成比 23.1%)，再者为布氏柠檬酸杆菌(构成比 3.8%)；大部分病例以尿路感染为主(构成比 52.6%)，也有腹内、手术部位、皮肤和软组织及呼吸道的感染[16]。

孙晓春(1997)报告了由弗氏柠檬酸杆菌所致新生儿(25d)脑膜炎并阻塞性脑积水 1 例，经对脑脊液及血液做细菌培养均有弗氏柠檬酸杆菌生长，被诊断为新生儿弗氏柠檬酸杆菌败血症、脑膜炎、脑室管膜炎、阻塞性脑积水[17]；刘旭忠等(2007)报告，一名 10 岁男性儿童由于右膝关节摔伤，导致了弗氏柠檬酸杆菌感染引起的关节炎[18]；王秀蓉等(1989)，报告了 2 例弗氏柠檬酸杆菌败血症病例[19]；Trinidade 等(2010)报告了一例由弗氏柠檬酸杆菌引起的咽后脓肿伴发膈肌延长，说明该菌可引起头颈部感染和咽后脓肿[20]。这些感染类型，相对来讲是不多见的。

3.2.2　动物的弗氏柠檬酸杆菌感染病

对动物的致病，已有的明确记述主要是在鱼类。Sato 等(1982)报告，此菌为日本水族箱中翻车鲀(*Mola mola*)的病原菌，这也是弗氏柠檬酸杆菌作为鱼类病原菌的最早报告。相继，在西班牙、美国、印度、英国等均有报告，涉及的鱼类有鲑、虹鳟及鲤等。

在我国，已有由此菌对多种鱼类及其他水产养殖动物引起感染发病的记述和报告。如养殖乌鳢、河蟹、鳖、红螯螯虾、鲤等，其发病率和死亡率均较高。Nawaz 等(2008)对从鲇中分离的 52 株柠檬酸杆菌进行鉴定，结果其中弗氏柠檬酸杆菌 38 株、无丙二酸柠檬酸杆菌 7 株、布氏柠檬酸杆菌 7 株[21]。

3.3　微生物学检验

对柠檬酸杆菌的微生物学检验，目前仍主要是从事对其做分离与鉴定的细菌学检验。对鱼类的感染，需要做对同种鱼类人工感染试验的致病作用检查。虽已明确弗氏柠檬酸杆菌具有 O、K、H 抗原并能进行血清学分型，但相应的免疫血清学检验在目前尚无规范的方法应用。

3.3.1　细菌分离与鉴定

对柠檬酸杆菌的分离，可使用普通营养琼脂或一些肠道菌选择性培养基，直接取病料做划线分离，置 25~37℃培养 24h 左右后，挑选纯一或优势生长的菌落移接于普通营养琼脂斜面做成纯培养供鉴定用。对其鉴定，主要是依据形态与培养特征、生化特性进行相应的检验。需要注意的是，有时会出现尿素酶阴性及卫茅醇、棉子糖、山梨糖阳性的菌株。

3.3.2　分子生物学检验

本书作者陈翠珍等(2006)报告，以从病死河蟹中分离鉴定的病原弗氏柠檬酸杆菌的 HQ010516B-1 株为代表菌株，进行了 16S rRNA 基因序列测定与系统发育学分析。所扩增出的 16S rRNA 基因序列长度为 1413bp(在 GenBank 中登录号为 DQ010114)；做系统发育学分析，结果与柠檬酸杆菌属等肠杆菌科细菌的 16S rRNA 基因序列自然聚类，与它们的同源性为 96%~99%[5]。

4　其他致食物中毒柠檬酸杆菌

除弗氏柠檬酸杆菌外，还检出了由布氏柠檬酸杆菌、未确定种柠檬酸杆菌引起的食物中毒各 1 篇报告、1 起事件。

4.1　布氏柠檬酸杆菌(*Citrobacter braakii*)

布氏柠檬酸杆菌(*Citrobacter braakii* Brenner et al. 1993)也称布拉克柠檬酸杆菌，是由 Brenner 等(1993)以荷兰微生物学家布拉克(Braak)的姓氏命名，并得到细菌国际命名委员会所认定的新种(sp. nov.)。

DNA 的 G+C mol%尚不清楚。模式株：ATCC 51113，CDC 80-58。GenBank 登录号(16S rRNA)：AF025368[1]。

4.1.1　生物学性状

布氏柠檬酸杆菌的主要特性为柠檬酸盐利用、鸟氨酸脱羧酶阳性，多数菌株发酵卫茅醇、α-甲基葡糖苷、蜜二糖产酸，能利用香豆酸盐、龙胆酸盐、甘油、3-羟苯甲酸盐、5-酮葡糖酸盐、蜜二糖、1-O-CH_3-α-半乳糖苷、3-O-CH_3-D-葡萄糖、3-羟基戊二酸盐作为碳源，不发酵蔗糖、棉子糖、水杨素，不水解七叶苷，不能利用苯甲酸盐、4-羟苯甲酸盐、肌醇、原儿茶酸盐、棉子糖、山梨糖、蔗糖、D-酒石酸盐作为碳源。

4.1.2　病原学意义

布氏柠檬酸杆菌发现于人类粪便，也从动物中分离获得。在弗氏柠檬酸杆菌中有述，Samonis 等(2009)分析成人柠檬酸杆菌感染病例的情况，发现也存在布氏柠檬酸杆菌，但感染率较低[16]。Carlini 等(2005)报告，此菌曾引起 PD 患者的急性腹膜炎[22]；Gupta 等(2003)报告，由此菌引起了肾移植接受者的败血症[23]。

在食物中毒方面，哈尔滨医科大学附属第一医院的刘岚等(2008)报告了 1 起由布氏柠檬酸杆菌引起的食物中毒事件。报告在共同进食未煮熟羊肉(涮羊肉)的 5 人中 4 人发病，临床表现发热、寒战、多汗、乏力、恶心、呕吐、水样腹泻等症状[24]。

李本旺等(2000)报告，近年在珠江三角洲及邻近地区的养殖鳖常发生口咽腔溃烂症，细菌学检验结果为维氏气单胞菌(*Aeromonas veronii*)和布氏柠檬酸杆菌感染所致。在弗氏柠檬酸杆菌中有述，Nawaz 等(2008)对从鲇中分离的柠檬酸杆菌进行鉴定，发现其中存在布氏柠檬酸杆菌，表明此菌在鱼类中也可能是存在病原学意义的[21]。

4.1.3　微生物学检验

对布氏柠檬酸杆菌的微生物学检验，依赖于对分离菌株进行理化特性等方面的鉴定；同时，对从水产养殖动物分离的菌株，需要对同种水产养殖动物做人工感染试验以明确其相应病原学意义。

4.2　未确定种柠檬酸杆菌(*Citrobacter* sp.)

在检出的柠檬酸杆菌食物中毒事件中，前面有述孙蕙蓉等(1986)报告了发生在 1985 年 7 月的 1 起，由未确定种柠檬酸杆菌(*Citrobacter* sp.)引起的食物中毒事件，也是柠檬酸杆菌引起食物中毒的最早报告[2]。

(陈翠珍　李艳云　卢会鹏)

主要参考文献

[1] Garrity G M. Bergey's Manual of Systematic Bacteriology. 2nd ed. Volume Two. Part B. New York: Springer, 2005: 651~656.

[2] 孙蕙蓉, 吕荣福, 希尔纳衣, 等. 一起枸橼酸杆菌引起的食物中毒. 新疆医学院学报, 1986, 9(2): 122.

[3] 姜允国, 尹浩民. 一起弗劳地枸橼酸杆菌食物中毒调查报告. 人民军医, 1995, (10): 39.

[4] 王光华, 曹方. 一起枸橼酸杆菌引起的食物中毒. 前卫医药杂志, 1995, 12(5): 262.

[5] 陈翠珍, 张晓君, 房海, 等. 中华绒螯蟹病原弗氏柠檬酸杆菌的鉴定. 中国人兽共患病学报, 2006, 22(2): 136~141.

[6] 刘桂荣, 刘园, 严寒秋. 弗氏柠檬酸杆菌与 EHEC O157: H7 的抗原交叉反应及生化鉴别的实验.中国卫生检验杂志, 2005, 15(7): 875~876.

[7] 叶明亮, 黄象艳, 吕波, 等. 弗氏柠檬酸杆菌随机扩增多态性 DNA 法基因分型.中华医院感染学杂志, 2005, 15(10): 1107~1109.

[8] 褚云卓, 年华, 欧阳金鸣. 弗劳地柠檬酸杆菌在医院的分布及其药敏结果分析.中国感染控制杂志, 2008, 7(1): 51~52, 56.

[9] 刘义刚, 陶传敏, 陈知行, 等. 成都华西医院 2003~2006 年临床分离 254 株弗氏柠檬酸杆菌体外药敏. 中国抗生素杂志, 2009, 34(1): 33.

[10] 赵晓梅, 高霞, 潘玉辉, 等. 一起由弗氏柠檬酸杆菌引起的食物中毒调查.中国卫生检验杂志, 2009, 19(11): 2698.

[11] 周联, 张希圣, 刘添发, 等. 一起弗氏柠檬酸杆菌引起的食物中毒. 现代预防医学, 2002, 29(5): 678, 680.

[12] 左翠瑛. 一起由弗劳地枸橼酸杆菌引起的食物中毒.中国卫生检验杂志, 2005, 15(3): 375.

[13] 贾维华，薛慧丽，张友晶，等. 1 起弗劳地枸橼酸杆菌引起的食物中毒. 预防医学论坛, 2005, 11(6)：封三.

[14] 焦凤兰，石淑霞，李永强. 1 起弗劳地枸橼酸杆菌引起的食物中毒调查. 预防医学论坛, 2009, 15(4)：封二, 315.

[15] 宫晓君，宋利国，贾维华，等. 一起由弗劳地枸橼酸杆菌引起的食物中毒实验室检验分析. 河南预防医学杂志，2011, 22(6): 482, 485.

[16] Samonis G, Karageorgopoulos D E, Kofteridis D P, et al. *Citrobacter* infections in a general hospital: characteristics and outcomes. Eur J Clin Microbiol Infect Dis, 2009, 28(1): 61~68.

[17] 孙晓春. 新生儿弗劳第枸橼酸杆菌脑膜炎并阻塞性脑积水 1 例. 中国现代医学杂志, 1997, 7(1): 46.

[18] 刘旭忠，詹贞芳，宋智盛. 弗氏柠檬酸杆菌引起关节炎 1 例.中华医院感染学杂志, 2007, 17(9): 1078.

[19] 王秀蓉，方永善. 弗氏柠檬酸杆菌败血症 2 例. 中国实用内科杂志, 1989, 9(1): 14.

[20] Trinidade A, Sekhawat V, Andreou Z, et al. *Citrobacter freundii* causing pharyngitis and secondary retropharyngeal abscess with intrathoracic extension to the diaphragm: minimally invasive management of a rare case. J Laryngol Otol, 2010, 23: 1~4.

[21] 房海，陈翠珍，张晓君. 肠杆菌科病原细菌. 北京：中国农业科学技术出版社, 2011: 124~134.

[22] Carlini A, Mattei R, Mazzotta L, et al. *Citrobacter braakii*, an unusual organism as cause of acute peritonitis in PD patients. Perit Dial Int, 2005, 25(4): 405~406.

[23] Gupta R, Rauf SJ, Singh S, et al. Sepsis in a renal transplant recipient due to *Citrobacter braakii*. South Med J, 2003, 96(8): 796~798.

[24] 刘岚，兰英华，李用国. 吃涮羊肉感染布氏柠檬酸杆菌 1 例.中国热带医学, 2008, 8(12): 2184.

第9章　肠杆菌属(*Enterobacter*)

本 章 要 目

肠杆菌属(*Enterobacter* Hormaeche and Edwards 1960)中明确具有医学临床意义的，主要是阴沟肠杆菌(*E.cloacae*)和阪崎氏肠杆菌(*E.sakazakii*)。其中的阴沟肠杆菌是人及动物共染的一种重要病原菌，也属于人兽共患病(zoonose)的病原菌范畴，能在一定条件下引起人的某些组织器官炎性感染以至败血症等感染病(infectious disease)，尤其是容易发生在医院感染(hospital infection，HI)，也偶有引起消化道感染发生腹泻的报告；在动物，近年来有引起鸡、猪等感染发病的报告。阪崎氏肠杆菌为食源性疾病(foodborne disease)的病原菌，也称食源性病原菌(foodborne pathogen)。

在细菌性食物中毒(bacterial food poisoning)方面，近年来我国也有由肠杆菌引起的事件发生，在检出的文献中仅涉及阴沟肠杆菌1个种(species)；与其他细菌性食物中毒相比较，所占的份额较小。

1　菌属定义与分类位置

肠杆菌属内包括多个种，但有的种现已易属，有的种是从其他菌属归入的，另外还有的种已合并；属名“*Enterobacter*”为现代拉丁语阳性名词，指“肠内的小杆菌”[1]。

1.1 菌属定义

肠杆菌为大小在(0.6~1.0) μm×(1.2~3.0) μm 的革兰氏阴性直杆菌，通常借周生鞭毛运动(多在 4~6 根)。兼性厌氧，有机化能营养，有呼吸和发酵两种代谢类型，适宜的生长温度为 30℃(临床标本来源的为 37℃)，从环境分离的一些菌株在 37℃常会产生不稳定的生化反应。

发酵葡萄糖产酸、产气(气体的 CO_2∶H_2=2∶1)，但在 44.5℃不产气；在普通培养基上，能正常生长。吲哚阴性，硝酸盐还原试验阳性，大多数菌株伏-波试验(Voges-Proskauer test，V-P test)阳性，西蒙斯(Simmons)柠檬酸盐利用阳性，甲基红试验(methyl red test，MR test)的结果可变，除日勾维肠杆菌(*E.gergoviae*)外的赖氨酸阴性，鸟氨酸阳性，常能利用丙二酸盐，不产生 H_2S，不水解玉米油、三丁酸甘油酯，不水解明胶、DNA、吐温 80 或缓慢水解，所有或多数菌株能发酵多种碳水化合物。能利用 L-阿拉伯糖、D-纤维二糖、D-果糖、麦芽糖、D-半乳糖、D-甘露醇、D-甘露糖、水杨苷、D-海藻糖、D-木糖、D-半乳糖醛酸盐、龙胆二糖、D-葡萄糖酸盐、D-葡萄糖胺、D-葡萄糖、D-葡萄糖醛酸盐、2-酮葡糖酸盐、L-苹果酸盐作为碳源产生能量。除阿氏肠杆菌(*E.asburiae*)外能利用 L-鼠李糖，不能利用 L-阿糖醇、乙醇胺、衣康酸盐、3-苯丙酸盐、L-山梨糖、D-酒石酸盐、色胺、木糖醇，除日勾维肠杆菌的一些菌株外不能利用 meso-赤藓醇、龙胆酸盐、戊二酸盐及丙三羧酸盐，除阪崎肠杆菌的一些菌株外不能利用 D-松三糖。

在自然界中广泛分布，存在于淡水、土壤、污物、植物、蔬菜和动物与人类的粪便中，阴沟肠杆菌、阪崎氏肠杆菌及日勾维肠杆菌是条件致病菌(opportunistic pathogen)，能引起灼伤、损伤、尿道的感染及偶尔的败血症和脑膜炎。

细菌 DNA 的 G+C mol%为 52~60(Bd)。模式种(type species)：阴沟肠杆菌[*Enterobacter cloacae*(Jordan 1890) Hormaeche and Edwards 1960]。

1.2 分类位置

按伯杰氏(Bergey)细菌分类系统，在第二版《伯杰氏系统细菌学手册》(*Bergey's Manual of Systematic Bacteriology*)第 2 卷中，肠杆菌属分类于肠杆菌科[Enterobacteriaceae(Rahn 1937) Ewing，Farmer and Brenner 1980]，也是肠杆菌科细菌较典型的成员；肠杆菌科包括 41 个菌属(genus)，模式属(type genus)：埃希氏菌属(Escherichia Castellani and Chalmers 1919)[1]。

肠杆菌属内记载了 12 个种，依次为：阴沟肠杆菌、河生肠杆菌(*E.amnigenus*)、阿氏肠杆菌、生癌肠杆菌(*E.cancerogenus*)、考氏肠杆菌(*E.cowanii*)、溶解肠杆菌(*E.dissolvens*)、日勾维肠杆菌、霍氏肠杆菌(*E.hormaechei*)、神户肠杆菌(*E.kobei*)、超压肠杆菌(*E.nimipressuralis*)、梨形肠杆菌(*E.pyrinus*)、阪崎氏肠杆菌。

阴沟肠杆菌的菌株在分类学上是最复杂的，大量的研究显示阴沟肠杆菌的菌株间在

DNA 水平是遗传学上不一致的，可被划分为多个不同的生物种及基因种。在第二版《伯杰氏系统细菌学手册》第 2 卷中，肠杆菌属内除了 12 个种外，还同时记载了阴沟肠杆菌复合体(*E.cloacae* complex)，包括阴沟肠杆菌、阿氏肠杆菌、溶解肠杆菌及霍氏肠杆菌，以及多个不同的相应基因群(genomic group)或基因亚群(genomic subgroup)、生物群(biogroup)等。

2 食物中毒概要

初步统计通过中国知识资源总库(CNKI)学术文献总库检出的细菌性食物中毒文献，至目前我国共涉及 24 个菌属，116 个种、亚种(subspecies)或血清型(serovar)，以及一些未确定的种；文献报告 1460 篇(1949~2013 年)、中毒事件 1529 起(1949~2012 年)。

其中由阴沟肠杆菌引起的文献报告 9 篇(1996~2012 年)、中毒事件 9 起(1995~2010 年)，在所有细菌性食物中毒事件中的构成比为 0.59%(居第 15 位)。

2.1 基本信息

在 9 起事件中，由阴沟肠杆菌单独引起的 8 起(构成比 88.89%)，与金黄色葡萄球菌(*Staphylococcus aureus*)混合引起的 1 起(构成比 11.11%)。

9 起事件共发生中毒 361 人，每起平均 40.11 人；其中有 6 起记述了同食或分食某种中毒食物的共 1787 人(平均 297.83 人/起)、中毒 119 人(平均 19.83 人/起)，罹患率 6.66%；无中毒死亡事件。

2.2 最早事件

在检出的阴沟肠杆菌食物中毒事件中，河北省秦皇岛市卫生防疫站的王振(1996)报告的 1 起是最早且罹患率较高的。报告在 1995 年 7 月 19 日，秦皇岛市某疗养院 38 名疗养人员外出旅游，中午 11:00 时食用了配餐的蛋糕和火腿肠等，下午 14:00 时出现首例患者，到 18:00 时共发病 18 人(罹患率 47.37%)，潜伏期 3~7h(平均 5h)；临床表现均有腹泻(水样便)，12 例有不同程度的腹痛(构成比 66.67%)，4 例有呕吐(构成比 22.22%)，大部分有头晕、恶心、四肢酸痛等感觉，病程 2d，全部治愈；检验证实，是由阴沟肠杆菌污染了食物(火腿肠)引起的[2]。

2.3 规模最大事件

在检出的阴沟肠杆菌食物中毒文献中，山东省滕州市卫生防疫站的徐文杰等(2006)报告的 2 起是中毒规模最大的。报告滕州市在 2003 年发生两起由阴沟肠杆菌引起的食物中毒事件，1 起为 10 月 2 日发生在某酒店举办的婚宴，进餐 85 人、发病 26 人(罹患率 30.59%)，由食用阴沟肠杆菌污染的烧鸭引起；另 1 起发生在 9 月，某学校食堂集体食物中毒；两起共有252人中毒，均有腹痛、腹泻、恶心、呕吐、高热(39~39.7℃)等症状[3,4]。

2.4 最严重事件

按罹患率计严重性，福建省厦门市思明区疾病预防控制中心的高亚色等(2008)报告的1起，是在检出的事件中最严重的。报告在2008年1月22日，思明区某家庭4人在晚餐后相继出现恶心、呕吐、腹痛、腹泻等食物中毒症状，潜伏期0.5~5h；检验证实，由食用外购的被阴沟肠杆菌和金黄色葡萄球菌混合污染的姜母鸭引起[5]。

3 阴沟肠杆菌(*Enterobacter cloacae*)

阴沟肠杆菌[*Enterobacter cloacae*(Jordan 1890) Hormaeche and Edwards 1960] 最先由Jordan归入现在的芽孢杆菌属(*Bacillus* Cohn 1872)，名为阴沟杆菌(*B.cloacae* Jordan 1890)；此后，也曾有过另外一些不同的归属。种名“*cloacae*”为拉丁语属格名词，指“阴沟的”。

DNA的G+C mol%为52~54(T_m)。模式株(type strain)：ATCC 13047，CIP 60.85，DSM 30054，JCM 1232，LMG 2783，NCTC 10005。GenBank 登录号(16S rRNA)：AJ417484[1]。

3.1 发现历史简介

国内外在早期对阴沟肠杆菌感染病的认识与研究，均主要是在人的感染方面，且至今也仍是如此；相对来讲，对动物阴沟肠杆菌感染病的研究尚缺乏比较系统的资料。总体来讲与肠杆菌科其他一些常见的病原菌相比，对阴沟肠杆菌及其相应感染病的认识与研究还都相对较晚且不是很深入的。

3.1.1 国外简况

肠杆菌属在由Hormaeche和Edwards于1960年建立时，主要是为解决原被归入气杆菌属(*Aerobacter* Beijerinck 1900)的一些菌株在分类学上的不一致性；那时的气杆菌属包括有动力和无动力的两类菌株，但其中有不少菌株在表型上是无法与克雷伯氏菌属(*Klebsiella* Trevisan 1885 emend.Drancourt et al.2001)的肺炎克雷伯氏菌(*Klebsiella pneumoniae*)相区分的。随着对细菌生化试验(尤其是氨基酸脱羧酶反应)鉴定的发展，发现真正属于克雷伯氏菌属的细菌是无动力、鸟氨酸脱羧酶阴性的，气杆菌属的细菌是有动力、鸟氨酸脱羧酶阳性的；由于在当时的气杆菌属内涵盖了具有多个菌属特征的细菌，因此提出了肠杆菌属以免混淆，阴沟肠杆菌、产气肠杆菌(*E.aerogenes*)[即现归于克雷伯氏菌属的运动克雷伯氏菌(*K.mobilis*)]是最早被划入肠杆菌属的两个种，且阴沟肠杆菌一直是该菌属的模式种。

在国外有文献记载的一次最大规模肠杆菌感染暴发，是发生在1970年中期至1971

年春，在美国全国范围内至少有 378 人发生了由阴沟肠杆菌或产气肠杆菌(即现在的运动克雷伯氏菌)引起的败血症感染；原因是螺纹瓶盖的弹性垫圈被污染，瓶内装由一家制造商生产的肠外液[6]。

3.1.2　国内简况

在我国，近年来的一些报告显示由阴沟肠杆菌引起人的感染病涉及多种类型(尤其是医院内的感染更为复杂)，但其中主要为肺部感染、其次是尿道感染(urinary tract infection，UTI)，另外则是食物中毒的暴发。在动物中，主要是鸡和猪的腹泻，并常伴有败血症感染的病变。

在食物中毒方面，前面有述王振(1996)报告发生在 1995 年 7 月的 1 起是在检出的事件中最早的[2]。之后陆续有些报告，但其不常见。

3.2　生物学性状

在肠杆菌属细菌中，对阴沟肠杆菌的理化特性研究是相对较多和比较清楚的。本书作者房海等(2012)也曾先后对分离于鸡的病原阴沟肠杆菌理化特性进行了检验[7]；现结合有关研究资料，综合做如下的简要记述。

肠杆菌对营养要求不高，在普通营养琼脂及常用的肠道菌培养基上生长良好，一般来自于环境的菌株在 20~30℃比在 37℃生长较好、来自于临床材料的菌株在 37℃生长较好。

3.2.1　形态与培养特征

阴沟肠杆菌在普通营养琼脂斜面 37℃培养 18h，表现为革兰氏阴性、散在、个别的成双、两端钝圆、无芽孢、大小多在(0.6~0.8)μm×(1.0~1.3)μm 的杆菌(图 9-1)；做磷钨酸负染色标本，置透射电子显微镜下观察，菌体杆状、表面似有皱褶状、有微泡、周生鞭毛和菌毛(图 9-2)；做喷镀扫描电子显微镜标本观察，菌体表面较光滑。

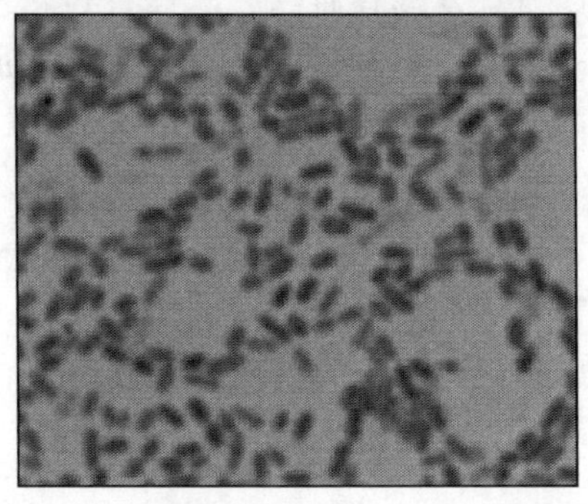

图 9-1　阴沟肠杆菌(*E.cloacae*)在普通营养琼脂培养基上 37℃培养 18h 的革兰氏染色形态(G$^-$)(见彩图)

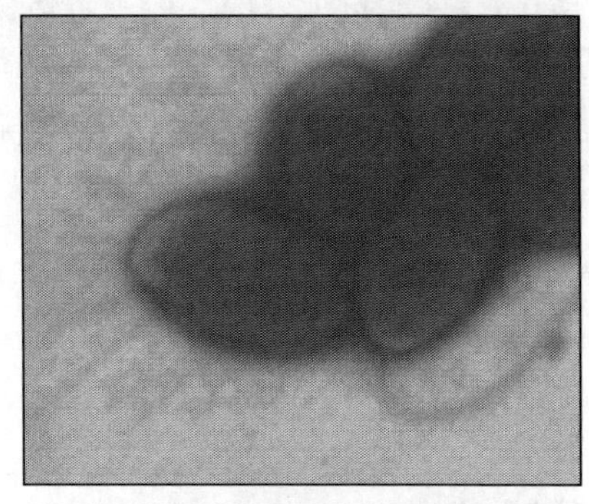

图 9-2　阴沟肠杆菌在普通营养琼脂培养基上 37℃培养 18h 的负染色透射电镜形态(显示杆状菌体及鞭毛和菌毛，原×20 000)(见彩图)

在普通营养琼脂培养基上 37℃培养，菌落圆形光滑、边缘整齐、灰白色、稍隆起，培养 24h 的直径多在 1.2~1.5mm（半透明）、培养 48h 的直径多在 2.0mm 左右（不透明），生长旺盛；在血液（含 7%家兔脱纤血）营养琼脂培养基上，生长情况与菌落特征同在普通营养琼脂上的，不溶血但有轻度 β-溶血晕（图 9-3）；在沙门氏菌-志贺氏菌琼脂（Salmonella-Shigella agar, SS agar）培养基上，菌落较隆起、圆形光滑、边缘整齐、无色，培养 24h 的直径多在 1.5mm 左右、培养 48h 的直径多在 2.5mm 左右，孤立菌落边缘无色、中心浅橘红色，生长旺盛；在麦康凯琼脂（MacConkey agar）培养基上，生长情况及菌落特征同在 SS 琼脂培养基上的（图 9-4）；在伊红亚甲蓝（eosin methylene blue，EMB）琼脂培养基上，菌落较隆起、圆形光滑、边缘整齐，培养 24h 的直径多在 1.5~2.0mm、培养 48h 的直径多在 2.5mm 左右，孤立菌落边缘无色、中心为灰褐色，生长旺盛。在普通营养肉汤中均匀混浊生长，管底有小点状菌体沉淀（摇动后易消散），有轻微菌环（摇动后易消散）。

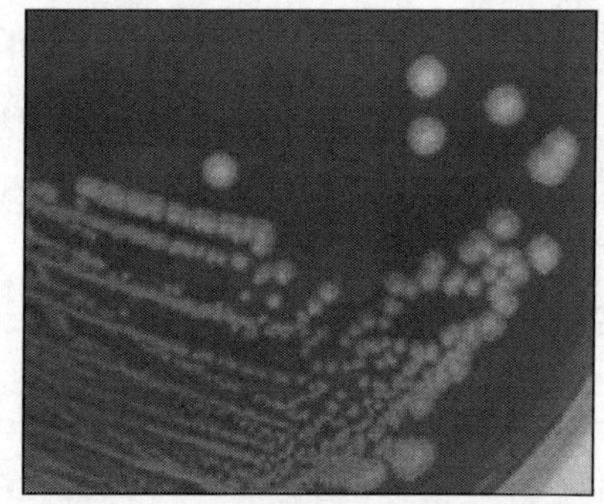

图 9-3　阴沟肠杆菌在血液（家兔脱纤血）营养琼脂（BNA）培养基上 37℃培养 24h 的生长情况及菌落特征（菌落灰白色）（见彩图）

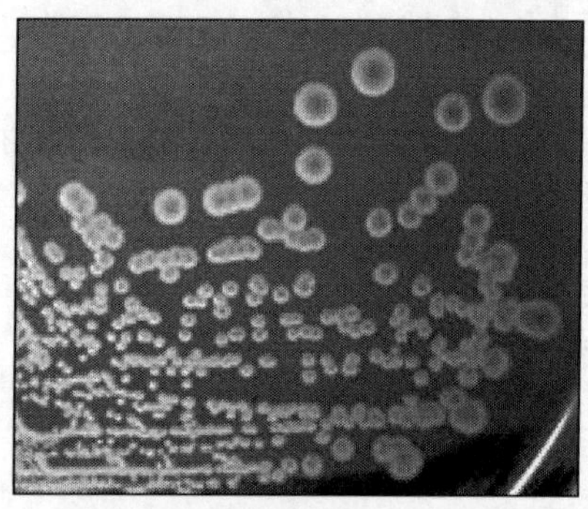

图 9-4　阴沟肠杆菌在麦康凯（MacConkey）琼脂培养基上 37℃培养 48h 的生长情况及菌落特征（菌落浅橘红色）（见彩图）

3.2.2　生化特性

阴沟肠杆菌的特征为能发酵大多数碳水化合物产气，发酵甘油或肌醇不产气，发酵乳糖可能缓慢，可利用或不利用丙二酸盐作为碳源。在第二版《伯杰氏系统细菌学手册》第 2 卷中，列出了阴沟肠杆菌复合体内基因群的表型特性及阴沟肠杆菌基因群 3 的各个生物群生化特性（表 9-1，表 9-2）[1]。

表 9-1　阴沟肠杆菌复合体内基因群的表型特性 [a]

特性	基因群或基因亚群 [b]						
	1	2	3	4a	4b	4c	5
葡萄糖酸盐脱氢酶	−	−	+	−	−	−	−
动力试验	+	+	+	−	d	+	+
丙二酸盐试验	+	+	+	−	−	d	+

续表

特性	基因群或基因亚群[b]						
	1	2	3	4a	4b	4c	5
七叶苷水解	d	(d)	(d)	+	+	+	+
利用：侧金盏花醇	–	–	d	–	–	–	–
D-阿拉伯糖醇	–	–	d	–	–	–	–
卫茅醇	–	d	d	–	–	d	+
岩藻糖	–	–	d	–	–	–	–
D-半乳糖醛酸盐	+	d	+	+	+	+	+
肌醇	+	+	d	+	+	+	+
来苏糖	d	–	+	+	+	d	+
D-蜜二糖	+	+	d	–	+	+	+
3-甲基葡萄糖	–	–	d	–	–	–	–
苯乙酸盐	d	+	+	–	+	+	+
腐胺	d	+	–	+	–	+	–
D-蜜三糖	+	+	d	d	d	+	+
L-鼠李糖	+	+	+	–	d	–	+
D-山梨糖	+	+	d	+	+	+	+
木糖醇	–	–	(d)	–	–	–	–

注：上角标的 a 指+表示糖醇利用试验培养 1~2d 或其他试验培养 1d 有 90%~100%的菌株呈阳性，(+)表示培养 1~4d 有 90%~100%的菌株呈阳性，–表示培养 4d 后有 90%~100%的菌株呈阴性，d 表示培养 1~4d 呈阳性或阴性不确定，(d)表示培养 3~4d 呈阳性或阴性不确定，上角标的 b 指溶解肠杆菌的模式株和阴沟肠杆菌的现有模式株属于基因群 1，霍氏肠杆菌的模式株属于基因群 3，阿氏肠杆菌的模式株属于基因群 4 的 4a 亚群。

表 9-2　阴沟肠杆菌复合体基因群 3 的各生物群底物利用特征[a]

利用	生物群						
	3a	3b	3c	3d	3e	3f	3g
侧金盏花醇	–	–	–	–	–	+	+
D-阿拉伯糖醇	–	–	–	–	–	+	+
岩藻糖	d	+	+	–	+	+	+
α- D-甲基半乳糖苷	–	+	+	+	–	+	+
3-甲基葡萄糖	+	–	+	–	–	+	–
D-蜜二糖	–[b]	+	+	+	–	+	+
D-棉子糖	–	+	+	+	+	+	+
D-山梨糖醇	–	+	+	+	+	+	+

注：上角标的 a 指+表示培养 1~2d 后所有菌株呈阳性，–表示培养 4d 后呈阴性，d 表示培养 1~4d 呈阳性或阴性不确定；上角标的 b 指来自疾病预防与控制中心(Center for Disease Control and Prevention，CDC)的霍氏肠杆菌 5 个代表菌株(包括其模式株)与 3a 生物群相符合。

3.2.3 抗原结构与免疫学特性

阴沟肠杆菌具有菌体(ohne hauch，O)、鞭毛(hauch，H)和表面(kapsel，K)三种抗原，但通常对阴沟肠杆菌抗原血清型的检定及机体的免疫应答，主要是对其O抗原的。

3.2.3.1 抗原与血清型

大多数阴沟肠杆菌的菌株培养物经100℃煮沸1h，能强烈地与同源O血清发生凝集，但活菌与其却凝集微弱或不凝集，这表明具有K抗原；在O血清中不凝集的活菌培养物经100℃加热1h或菌悬液经50%乙醇(或1mol/L的HCl)处理18h(37℃)均能变为可凝集，但60℃加热1h仍不能凝集，用煮沸加热菌悬液制备的抗血清不含有K凝集素。阪崎(Sakazaki)和Namoika已报告，阴沟肠杆菌有53个O抗原群(1~53)和56个H抗原(1~56)。

有的阴沟肠杆菌菌株会与肠杆菌科其他菌属的细菌发生血清学交叉反应，在我国已有报告检出的主要是与大肠埃希氏菌(*Escherichia coli*)、志贺氏菌属(*Shigella* Castellani and Chalmers 1919)细菌、沙门氏菌属(*Salmonella* Ligniéres 1900)细菌等的抗原交叉菌株。如：①浙江省仙居县卫生监督所的王卫军(2005)报告，在食品从业人员的体检大便培养中发现1株阴沟肠杆菌与弗氏志贺氏菌(*S.flexneri*)4型存在交叉凝集；同时具有特有的群抗原，表现为不但与志贺氏菌多价血清、弗氏志贺氏菌多价血清凝集，还与弗氏志贺氏菌群抗原3，4、群抗原6、群抗原7以及弗氏志贺氏菌4型凝集，认为这种同时含有群抗原3，4、群抗原6、群抗原7的抗原模式还是首次遇到，此株阴沟肠杆菌的抗原性是比较特殊的[8]。②温州出入境检验检疫局的顿玉慧等(2007)报告从2006年温州某企业出口的冻黄鱼中检出的阴沟肠杆菌，与沙门氏菌F群的O11血清凝集，与Vi以及其他相关O因子和H因子血清均不凝集[9]。

在食物中毒源菌株方面，也多存在与肠杆菌科其他菌属细菌的血清学交叉反应。如：①河北省秦皇岛市卫生防疫站的秦树民等(1997)报告在1995年7月，从河北省秦皇岛市某疗养院发生的一起食物中毒材料分离的病原阴沟肠杆菌，与肠侵袭性大肠埃希氏菌(enteroinvasive *Escherichia coli*，EIEC)诊断血清的多价2及O136∶K78发生凝集[10]；②安徽省马鞍山市卫生防疫站的陈道利等(2000)报告在1997年10月从1起食物中毒材料中，也检出了具有EIEC的O136∶K78抗原相应病原的阴沟肠杆菌，且其具有较强的致病力和一定的侵袭力[11]；③福建省厦门市思明区疾病预防控制中心的高亚色等(2008)报告在2008年1月从一起食物中毒材料中分离的3株相应病原阴沟肠杆菌，均与肠致病性大肠埃希氏菌(enteropathogenic *Escherichia coli*，EPEC)诊断血清的O多价3及O114∶K90(B)发生凝集[12]；④江苏省金坛市疾病预防控制中心的张卫军(2010)报告，在2009年8月从1起阴沟肠杆菌食物中毒分离的菌株，与志贺氏菌多价及痢疾志贺氏菌(*S.dysenteriae*)的5~8型血清凝集[13]；⑤山东省滕州市卫生防疫站的徐文杰等(2006)报告，在2003年10月从1起阴沟肠杆菌食物中毒分离的菌株，均与志贺氏菌存在交叉凝集现象[4]。

3.2.3.2 免疫学特性

阴沟肠杆菌抗原具有较好的抗原性(尤其是O抗原)，机体被感染耐过后或免疫接种动物均可产生一定的免疫应答，主要是体液免疫反应。但由于阴沟肠杆菌的感染常是表现为呼吸道、泌尿道、创伤等的局部感染特征，因此常不能表现出良好的免疫保护。

在发生阴沟肠杆菌食物中毒后，血清抗体会在一定的时限内出现且效价明显升高，也可作为辅助诊断的依据。例如，前面有记述的张卫军(2010)报告在 2009 年 8 月 8 日，金坛市某乡镇一单位食堂发生阴沟肠杆菌食物中毒 7 人，临床表现腹痛、腹泻、恶心、呕吐、发热等症状；以分离菌株对 2 名患者的双份血清(急性期和恢复期)进行凝集试验，结果在 2 份急性期血清的凝集效价分别为 1∶4 和 1∶8，恢复期血清的凝集效价分别为 1∶16 和 1∶32，凝集效价呈 4 倍增长[13]。

3.2.4　生境与抗性

肠杆菌广泛分布于自然界的腐物、土壤、污物、植物、蔬菜、动物与人类的粪便、水和日常食品中，也存在于人及动物的皮肤、呼吸道、泌尿道等部位。在对抗生素类药物的敏感性方面，阴沟肠杆菌比较容易产生耐药性。

3.2.4.1　生境

在临床标本，常可从尿液、痰液、呼吸道分泌物、脓汁等材料中检出，也偶尔从血液和脑脊液中分离到。在医院内，更是多种物体表面的普遍污染菌及医院内感染菌。阴沟肠杆菌更常见于人及其他动物的粪便、污水、土壤及水中等，也偶见于动物的尿液、脓汁及其他病理材料中。

李莉等(2010)报告在 2007 年 6 月至 2009 年 6 月间，对青岛市立医院临床分离的 172 株阴沟肠杆菌进行分布情况的检验，发现主要分布于呼吸内科(69 株占 40.1%)、ICU(47 株占 27.3%)和神经内科(33 株占 19.2%)；在临床标本来源方面，以痰液最多(92 株占 53.3%)[14]。王玉春等(2010)报告在 2006 年 8 月至 2009 年 8 月间，从桂林医学院附属医院病房送检的各类临床标本中分离的 199 株阴沟肠杆菌，以痰液标本占首位(129 株占 64.8%)，其次为尿液(25 株占 12.6%)，以呼吸内科最多(63 株占 31.7%)，其次为 ICU(18 株占 9%)；根据检验结果认为阴沟肠杆菌主要是引起呼吸道感染，其次是尿路感染，再次是伤口感染[15]。陈雅娟等(2011)报告对杭州市萧山区第一人民医院在 2008 年 7 月至 2009 年 12 月从住院患者临床标本分离的 206 株阴沟肠杆菌进行分析，发现标本分离率依次为痰(141 株占 68.4%)、尿液(32 株占 15.5%)、腹腔液(13 株占 6.3%)、血液(9 株占 4.3%)、胆汁(7 株占 3.4%)、脓液(4 株占 1.9%)，按科室分离率最高的是呼吸内科(71 株占 34.5%)，其次是神经内科(32 株占 15.5%)[16]。

3.2.4.2　抗性

阴沟肠杆菌可产生 AmpC β-内酰胺酶(AmpC β-lactamase)或(和)超广谱 β-内酰胺酶(extended-spectrum β-lactamase，ESBL)等与耐药性相关的酶类，AmpC 酶主要由染色体介导(少数由质粒介导)，ESBL 由质粒介导。

叶惠芬等(2011)报告为了解广州地区阴沟肠杆菌中由质粒介导的喹诺酮类耐药基因 *qnrA*、*qnrB*、*qnrS* 的流行情况，以 PCR 方法对在 2008 年 1~12 月从广州市第一人民医院住院患者临床标本分离的对环丙沙星耐药的 62 株阴沟肠杆菌，进行了基因 *qnrA*、*qnrB*、*qnrC* 的检测；结果为 *qnrA* 基因阳性的 30 株(占 48.4%)、*qnrB* 基因阳性的 41 株(占 66.1%)、

qnrS 基因阳性的 7 株(占 11.3%)，*qnrA* 和 *qnrB* 基因同时阳性的 16 株(占 25.8%)，*qnrA* 和 *qnrS* 基因同时阳性的 1 株(占 1.6%)，*qnrB* 和 *qnrS* 基因同时阳性的 2 株(占 3.2%)[17]。吴创鸿等(2008)报告，为了解深圳地区阴沟肠杆菌中 *qnrA* 基因阳性菌株的分子流行病学特征，采用 PCR 和产物直接测序方法，检测在 2003~2005 年从深圳市第六人民医院及深圳市人民医院临床分离的 58 株阴沟肠杆菌的 *qnrA* 基因、脉冲场凝胶电泳进行菌株的 DNA 分型；结果在 11 株(占 18.97%)中检出了 *qnrA* 基因，携带 *qnrA* 基因阴沟肠杆菌的流行不仅存在散发模式，而且存在克隆株医院感染暴发的模式，认为应加强其医院感染的监控和分子流行病学研究[18]。

李爱民等(2010)报告对山西医科大学第一医院在 2007 年 2 月至 2009 年 3 月从各种临床标本中分离的 84 株阴沟肠杆菌进行耐药性分析，结果在供试的 21 种抗菌药物中，以对氨苄西林/舒巴坦和头孢西丁的耐药率最高(93%)；对第三代头孢菌素(头孢他啶、头孢噻肟、头孢曲松和头孢哌酮)及氨曲南的耐药率在 30%~35%，敏感率在 6%~70%；对 β-内酰胺酶抑制剂复合制剂(哌拉西林/他唑巴坦和头孢哌酮/舒巴坦)的耐药率分别为 17%和 24%，敏感性高于第三代头孢菌素及氨曲南；对第四代头孢菌素(头孢吡肟)的敏感性显著高于第三代头孢菌素及氨曲南，耐药率为 14%；碳青霉烯类抗生素(亚胺培南、美洛培南、厄他培南)显示出优越的抗菌活性，为 100%敏感；对氨基糖苷类抗生素(庆大霉素、阿米卡星、妥布霉素和奈替米星)的耐药率分别为 39%、20%、35%和 33%，其中以对阿米卡星的敏感性最高；对喹诺酮类抗生素(环丙沙星、氧氟沙星、左旋氧氟沙星、加替沙星)的耐药率分别为 30%、33%、26%和 18%，其中对加替沙星的敏感性高于其他喹诺酮类药物[19]。这一结果显示阴沟肠杆菌的临床分离菌株，存在着广泛的耐药性。

3.3　病原学意义

阴沟肠杆菌对人的感染，常见的是发生在组织器官的系统感染，尤其是呼吸系统和泌尿系统，另外则是发生食物中毒的胃肠道感染；在动物，已有的报告显示主要是发生胃肠道感染。

3.3.1　人的阴沟肠杆菌感染病

人的阴沟肠杆菌感染病，在近年来的报告有日益增多的趋势。从一些报告来看，主要表现为社区散发及医院内相对集中的发生。

3.3.1.1　食物中毒

由阴沟肠杆菌引起的食物中毒，相对来讲是不常见的。简要总结检出的 9 起事件，潜伏期最短的 0.5h、最长的 20h；发生在 1~10 月，多数(7 起)在 7~10 月(构成比 77.78%)。主要临床表现为呕吐、恶心、腹痛、腹泻(以水样便为主)等消化道症状，有的伴有发热、头晕、乏力等。中毒人数最少的 1 起 4 人、最多的 1 起 226 人，罹患率最高的 1 起为 100%(4/4)、最低的 1 起为 1.93%(29/1500)。

9 起事件发生于分食的 4 起，酒店(饭店)的 2 起，食堂、聚餐、家庭的各 1 起；有 6

起记述了中毒相关食物，肉类(火腿肠、鸭)食品 3 起，快餐盒饭 2 起，鱼 1 起。

为简便了解阴沟肠杆菌食物中毒在发生时间、罹患率、潜伏期、相关食物、发生场所等流行病学方面的一些情况，将除已分别单独记述 5 起外的 4 起归纳于表 9-3(？指未记载或无法统计)[20~23]。

表 9-3　4 起阴沟肠杆菌食物中毒的基本情况

序号	报告者(年度)	发生年月	发生地(省)	同餐人数	发病人数	罹患率/%	潜伏期(平均)/h	中毒食物	发生场所
1	李苏英(2007)	2006.5	浙江	?	9	?	4~12	?	饭店
2	黄银良等(2010)	2009.8	江苏	1500	29	1.93	2~19(12.4)	盒饭	分餐
3	张耘(2011)	2010.7	江苏	80	27	33.75	2.5~20(15.5)	盒饭	分餐
4	高安平(2012)	?	江苏	80	15	18.75	? (16)	鸦片鱼	聚餐
合计	4 起	2006~2010		?	80	?	2.5~20		

尽管阴沟肠杆菌在我国细菌性食物中毒中的出现频率不是很高，但从一些报告可以看出，阴沟肠杆菌在食物中毒中也是一种不可忽视的病原菌。从这些报告分析，由阴沟肠杆菌引起的食物中毒主要为食源性的；此外，也提示应在食物中毒中加强对阴沟肠杆菌的检验，以防在对常见食物中毒病原菌的检验中漏检。

3.3.1.2　其他感染病

阴沟肠杆菌是肠杆菌属中一种在临床出现频率最高的病原菌，主要是能引起呼吸道感染、败血症、尿路与伤口感染，有时也可引起菌血症、心内膜炎、心室炎及脑膜炎、脓毒症等；近年来由阴沟肠杆菌引起的医院感染，不仅其感染率呈现逐年上升的趋势，而且感染类型也趋于多样化和复杂化，越来越多的资料显示此菌已成为一种重要的医源性病原菌。

根据一些报告的资料分析，认为存在基础疾病、年老体弱、机体抵抗力低下者，容易发生由阴沟肠杆菌引起的感染。在医院内肺部感染，还常常是与机械通气存在一定的关联的；医院内尿路感染，还常与置留导尿管存在一定关联。败血症感染，主要是发生在婴幼儿；且在细菌性败血症感染中占有较高的比例，尤其是医院内的感染。脑膜炎及化脓性脑膜炎，主要发生在婴幼儿，这可能是与婴幼儿的血脑屏障尚未发育健全有一定关联的；在国外，Maheshwari 等(2009)报告一名 3 周龄婴儿由阴沟肠杆菌引起的脑膜炎，并认为阴沟肠杆菌是引起婴儿脑膜炎的重要病原菌[24]；在我国，宁莉萍(2001)报告在 1999 年 7 月一名 4 个月的男婴，临床表现发热，经检验诊断为由阴沟肠杆菌感染引起的脑膜炎[25]；张文勇等(2008)报告一名 26d 女婴患病，经诊断证实是由阴沟肠杆菌引起的化脓性脑膜炎，认为是在国内报告的首例[26]。

解放军第 180 医院的许正锯等(2004)报告在 2002 年 9 月一名 33 岁男性腹泻患者，表现无发热、稀水样便，经检验证实由阴沟肠杆菌感染引起，阴沟肠杆菌对人的感染引起腹泻还是少见的(食物中毒除外)[27]。再者，安徽省泾县疾病预防控制中心的潘勇等

(2006)报告在2004年10月，泾县某公司职工发生1起疑似食物中毒，经流行病学调查及实验室检验，证实为1起由阴沟肠杆菌污染水源引起的介水传播疾病暴发事件，71名职工发病37名(罹患率52.1%)；临床表现恶心、呕吐、腹胀、腹泻(多为水样便)等急性胃肠炎症状[28]。

3.3.2 动物的阴沟肠杆菌感染病

动物的阴沟肠杆菌感染病，还仅是在近些年才引起关注。已有的一些报告显示主要是发生在鸡，也有感染猪的报告，均主要是发生在幼龄期；其发病特征是主要表现为腹泻的胃肠道感染，但也常可出现全身性感染的变化[7,29~31]。

3.3.3 毒力因子与致病机制

肠杆菌感染的发病机制问题，在近些年才被研究关注，这是与肠杆菌感染在近些年的不断出现相关的；但总体来讲，对肠杆菌感染的发病机制尚有诸多问题还不清楚。

3.3.3.1 黏附作用

相关的研究显示肠杆菌属细菌一般均能产生1型或3型甘露糖敏感血凝(mannose-sensitive hemagglutination，MSHA)，仅仅是偶尔产生甘露糖抗性血凝(mannose-resistant hemagglutination，MRHA)；MSHA的受体似乎是一个高甘露糖的寡聚糖，假定的菌毛是一种35kDa的蛋白质，其多肽与鼠伤寒沙门氏菌(*Salmonella typhimurium*)的一种甘露糖特异的黏附因子(FimH)具有68%~85%的一致性。这些凝集素，可能是与在组织细胞的定植并发生感染有关的。

3.3.3.2 毒素

有研究表明肠杆菌能产生几种毒素，Prada等(1991)报告从一名11月龄男孩的粪便中检出1株具有溶血性的阴沟肠杆菌，*Bam*HⅠ酶解的该菌株DNA能与大肠埃希氏菌α-溶血素特异性探针发生反应；阴沟肠杆菌的溶血素，对人的红细胞和白细胞具有细胞毒性作用。Paton等(1996)报告从一名患溶血性尿毒综合征(hemolytic uremic syndrom，HUS)的婴儿体内分离到1株产生志贺毒素(Shiga toxin，Stx)的阴沟肠杆菌，该菌株与*stx2*特异性基因探针反应(不能与*stx1*特异性基因探针反应)，但阴沟肠杆菌携带的*stx2*基因是不稳定的，其作用也尚未明了。

3.3.3.3 细胞侵袭及抗机体免疫作用

Stoorvogel等(1991)报告，可能至今被确定的阴沟肠杆菌最重要的毒力因子是OmpX(outer membrane protein X，OmpX)，这是一种由染色体基因编码的17kDa的外膜蛋白，是与致病过程中的侵袭作用相关的。另外，肠杆菌也普遍能产生各种铁载体，大多数阴沟肠杆菌分离菌株能产生异羟肟酸铁载体的气杆菌素(aerobactin)，一般是与引起侵袭性感染的细菌有关的。此外，Keller等(1998)报告有许多的阴沟肠杆菌菌株具有血清抗性。

李刚山等(2007)报告对在2002年以来从云南战区部队感染性腹泻患者粪便中分离的9株阴沟肠杆菌，进行小肠结肠炎耶尔森氏菌高致病性毒力岛(high-pathogenicity island，HPI)的*irp*$^{-2}$基因检测，结果均为阳性，并证实是具有毒力的菌株，与致病性密切相关，认为在国内属首次从阴沟肠杆菌中检出 HPI 的 irp^{-2} 基因，这在对阴沟肠杆菌的致病作用、分子流行病学等方面的研究具有重要意义[32]。

3.4　微生物学检验

对阴沟肠杆菌的微生物学检验，主要是细菌学检验；因其对营养要求不高，以常用的普通营养琼脂及肠道菌培养基分离即可。对从动物分离的菌株，还常需做动物感染试验。

3.4.1　细菌学检验

对阴沟肠杆菌的细菌学检验，需做相应的细菌分离与鉴定；在特定需要的情况下，也需进行血清学分型检定。

3.4.1.1　细菌分离与鉴定

阴沟肠杆菌可出现在多种临床材料中，可直接接种于普通营养琼脂等适宜的培养基，置 37℃培养 24h 左右后挑选纯一或优势生长的菌落，移接于普通营养琼脂斜面做成纯培养供鉴定用。对阴沟肠杆菌的鉴定还是比较容易的，依据此菌的形态与培养特征、生化特性进行相应的检验即可。

3.4.1.2　血清型检定

一般情况下对阴沟肠杆菌是不做血清型检定的，如有特定需要时，需注意有的阴沟肠杆菌菌株能与某些大肠埃希氏菌、志贺氏菌及沙门氏菌等的血清型菌株发生血清学交叉反应，在对结果判定时要有效鉴别；尤其对来源于临床腹泻及食物中毒标本的菌株，因大肠埃希氏菌、志贺氏菌及沙门氏菌都是这些来源的常见病原菌。

3.4.2　免疫学检验

在发生阴沟肠杆菌食物中毒后，患者血清凝集抗体效价在恢复期可比发病初期高 4 倍以上，可通过用分离的菌株制备抗原，对患者双份血清做凝集试验测定，具有诊断价值。

3.4.3　分子生物学检验

本书作者房海等(2012)以从鸡分离的病原阴沟肠杆菌 HQ040619-1 株、HC050612-1 株为代表菌株，分别提取菌株 DNA 作为模板进行 16S rRNA 基因 PCR 扩增及进行系统发育学分析。结果为：所测 HQ040619-1 株的 16S rRNA 基因序列长度为 1421bp(在 GenBank 的登录号为 EU073021)，HC050612-1 株的 16S rRNA 基因序列长度为 1449bp(在 GenBank 的登录号为 EU047701)；系统发育学分析与肠杆菌属细菌的 16S rRNA 基因序列自然聚类，与阴沟肠杆菌聚为一族[7]。

3.4.4　动物感染试验

鉴于阴沟肠杆菌对动物的感染并不是很常见的，且常常是缺乏明显的感染特征，以及有时常与其他病原菌混合感染，因此常需对分离菌株做对同种动物的感染试验，以确定其原发或混合或继发感染的病原学意义。

（房　海　马增军　高光平）

主要参考文献

[1] Garrity G M.Bergey's Manual of Systematic Bacteriology.2nd ed.Volume Two.Part B. New York: Springer, 2005: 661~669.

[2] 王振. 一起阴沟肠杆菌食物中毒的调查研究. 食品与健康, 1996, (2): 46.

[3] 徐文杰, 张娟, 戴峰, 等. 阴沟肠杆菌所致食物中毒细菌学及防止对策研究. 中国卫生检验杂志, 2006, 16(9): 1132, 1152.

[4] 徐文杰, 张娟. 1 起由阴沟肠杆菌引起食物中毒的实验室检测. 预防医学论坛, 2006, 12(4): 506.

[5] 高亚色, 蔡大利. 一起家庭急性食物中毒的实验室检验. 海峡预防医学杂志, 2008, 14(6): 55~56.

[6] J.M. 让达, S.L. 阿博特. 肠杆菌科. 2 版. 曾明, 王斌, 李凤祥, 等, 译. 北京: 化学工业出版社, 2008: 145~167.

[7] 房海, 陈翠珍, 史秋梅, 等. 鸡病原肠杆菌的鉴定. 中国预防兽医学报, 2012, 34(5): 384~387.

[8] 王卫军. 一株阴沟肠杆菌与福氏志贺菌 4 型交叉凝集的报告. 现代预防医学, 2005, 32(7): 789, 800.

[9] 顿玉慧, 刘飞兰, 徐建设, 等. 一株与沙门菌 F 群交叉凝集的阴沟肠杆菌. 中国卫生检验杂志, 2007, 17(8): 1492~1493.

[10] 秦树民, 王翠荣, 王震, 等. 具有 EIEC 相同抗原的阴沟肠杆菌引起的食物中毒. 中国食品卫生杂志, 1997, 9(5): 42.

[11] 陈道利, 高峥, 霍开兰, 等. 从投诉食品中检出具有 EIEC 相同抗原的阴沟肠杆菌. 中国卫生检验杂志, 2000, 10(2): 213.

[12] 高亚色. 1 株与肠致病性大肠埃希菌 O114: K90(B)交叉凝集的阴沟肠杆菌调查. 预防医学论坛, 2008, 14(10): 920~921.

[13] 张卫军. 一起由阴沟肠杆菌引起的食物中毒的实验室检验分析. 中国卫生检验杂志, 2010, 20(2): 425~426.

[14] 李莉, 亓艳. 阴沟肠杆菌的临床分布与耐药性研究. 医学理论与实践, 2010, 23(2): 133~134.

[15] 王玉春, 石青峰, 欧阳清. 阴沟肠杆菌感染的临床分布及耐药状况分析. 检验医学与临床, 2010, 7(8): 734~735.

[16] 陈雅娟, 佘军, 来汉江. 阴沟肠杆菌的医院感染分布和耐药性分析. 现代医药卫生, 2011, 27(6): 902~903.

[17] 叶惠芬, 陈惠玲, 刘平, 等. 广州地区阴沟肠杆菌 Qnr 基因流行调查. 中国热带医学, 2011, 11(3): 289~290.

[18] 吴创鸿, 董琨, 邓启文, 等. 携 qnrA 耐药基因阴沟肠杆菌的分子流行病学研究. 中华医院感染学杂志, 2008, 18(2): 167~170.

[19] 李爱民, 胡晓芸, 许建英, 等. 84 株阴沟肠杆菌耐药性分析. 山西医药杂志, 2010, 39(5): 427~429.

[20] 李苏英. 一起由阴沟肠杆菌引起食物中毒的实验室检测. 现代预防医学, 2007, 34(18): 3507, 3509.

[21] 黄银良, 朱虹. 一起由阴沟肠杆菌引起的食物中毒实验室检测. 医学动物防制, 2010, 26(2): 193.

[22] 张耘. 一起阴沟肠杆菌引起的食物中毒调查. 上海预防医学杂志, 2011, 23(2): 62.

[23] 高安平. 一起由阴沟肠杆菌引起的食物中毒分析. 中国医学创新, 2012, 9(3): 99~100.

[24] Maheshwari N, Shefler A.*Enterobacter cloacae*: an "ICU bug" causing community acquired necrotizing meningo-encephalitis.European journal of pediatrics, 2009, 168(4): 503~505.

[25] 宁莉萍. 阴沟肠杆菌致化脓性脑膜炎 1 例报告. 职业与健康, 2001, 17(2): 40.

[26] 张文勇, 王兆建, 侯雪勤, 等. 阴沟肠杆菌致新生儿化脓性脑膜炎 1 例. 实用医技杂志, 2008, 15(1): 135~136.

[27] 许正锯, 张启华, 黄奇猛. 多重耐药阴沟肠杆菌致感染性腹泻一例. 中华传染病杂志, 2004, 22(1): 70.

[28] 潘勇, 樊群. 1 起水源污染引起疾病爆发的调查与实验分析. 安徽预防医学杂志, 2006, 12(2): 118~119.

[29] 李智红, 徐国栋, 刘长辉, 等. 肉雏鸡阴沟肠杆菌感染的诊治. 动物科学与动物医学, 2002, 19(10): 42.

[30] 黄跃杰, 张秀萍. 肉雏鸡腹泻病原的分离与鉴定. 山东畜牧兽医, 2010, (12): 3~4.

[31] 肖剑, 林时作. 仔猪腹泻阴沟肠杆菌的分离及鉴定. 浙江畜牧兽医, 2004, (4): 33~34.

[32] 李刚山, 范泉水, 徐庆, 等. 国内首次发现携带耶尔森菌 HPI 毒力岛 irp^{-2} 基因的阴沟肠杆菌. 中国热带医学, 2007, 7(4): 502~503.

第 10 章　克雷伯氏菌属(*Klebsiella*)

本 章 要 目

克雷伯氏菌属(*Klebsiella* Trevisan 1885 emend.Drancourt et al.2001)的多个种(species)，均具有病原学意义；其中尤以肺炎克雷伯氏菌(*K.pneumoniae*)为常见和重要，主要是能引起人及多种动物的呼吸系统感染病(infectious disease)，并能在一定条件下引起泌尿道及其他一些组织器官的炎性感染和败血症等，是人兽共患病(zoonose)的病原菌。

在细菌性食物中毒(bacterial food poisoning)方面，近年来我国也有由克雷伯氏菌引起的事件发生；但与其他细菌性食物中毒相比较，所占份额是较小的。

1　菌属定义与分类位置

克雷伯氏菌属也称克雷白氏菌属、克氏杆菌属等，属名“*Klebsiella*”是以德国细菌学家克莱布斯(Klebs，1834~1913)的姓氏(也常译为克雷伯)命名的[1]。

1.1　菌属定义

克雷伯氏菌为大小在(0.3~1.0)μm×(0.6~6.0)μm 的革兰氏阴性直杆菌，以单个、成双或短链形式排列，通常有荚膜，除运动克雷伯氏菌(*K.mobilis*)外无动力；兼性厌氧，有机化能营养，具有呼吸和发酵两种代谢类型，最适生长温度为37℃；除肉芽肿克雷伯氏菌(*K.granulomatis*)外，能在普通肉浸液培养基中生长；因菌株及培养基成分不同，其菌落可分别呈现为圆形、有光泽、不同厚度、黏稠等特征。

发酵 D-葡萄糖产酸、产气(气体的 CO_2 多于 H_2)，但存在不产气菌株，主要终产物为 2,3-丁二醇；氧化酶阴性，过氧化氢酶阳性；吲哚产生、甲基红试验(methyl red test，MR test)、伏-波试验(Voges-Proskauer test，V-P test)、西蒙斯(Simmons)柠檬酸盐利用试验等在种间或菌株间有差异，通常是赖氨酸脱羧酶阳性，除运动克雷伯氏菌、解鸟氨酸克雷伯氏菌(*K.ornithinolytica*)、少数肺炎克雷伯氏菌菌株外的鸟氨酸脱羧酶阴性，精氨酸双水解酶阴性，部分种水解尿素和 β-半乳糖苷，能在 KCN 中生长，不产生 H_2S，还原硝酸盐，大多数种发酵除甜醇和赤藓糖醇外的所有试验常用碳水化合物。可利用 L-阿拉伯糖、D-纤维二糖、D-阿拉伯糖醇、柠檬酸盐、D-果糖、D-半乳糖、D-葡萄糖、2-酮葡糖酸、麦芽糖、D-甘露醇、D-蜜二糖、D-棉子糖、D-海藻糖和 D-木糖作为碳源；除肺炎克雷伯氏菌臭鼻亚种(*K.pneumoniae* subsp.*ozaenae*)的一些菌株外，可利用肌醇、L-鼠李糖和蔗糖作为碳源；除肺炎克雷伯氏菌臭鼻亚种、肺炎克雷伯氏菌鼻硬结亚种(*K.pneumoniae* subsp.*rhinoscleromatis*)的一些菌株外，还可利用乳糖和 D-山梨醇作为碳源。不能利用甜菜碱、癸酸盐、辛酸盐、戊二酸盐、衣康酸盐、3-苯丙酸盐和丙酸盐。不水解 β-葡萄糖醛酸，对 L-色氨酸和 L-组氨酸不能脱氨基；一些菌株能固氮。

存在于人类粪便、人及动物(马和猪以及猴等)的临床标本、土壤、水、谷物、水果和蔬菜中。肺炎克雷伯氏菌、产酸克雷伯氏菌(*K.oxytoca*)和偶尔的其他种是条件致病菌(opportunistic pathogen)，能引起败血症、肺炎、泌尿道等类型的人类感染病，对泌尿系统患者、新生儿、强化监护患者和老年患者(geriatric)常引起医院感染。

细菌 DNA 的 G+C mol%为 53~58(T_m)。模式种(type species)：肺炎克雷伯氏菌[*Klebsiella pneumoniae*(Schroeter 1886) Trevisan 1887]。

1.2　分类位置

按伯杰氏(Bergey)细菌分类系统，在第二版《伯杰氏系统细菌学手册》(*Bergey's Manual of Systematic Bacteriology*)第 2 卷中，克雷伯氏菌属分类于肠杆菌科[Enterobacteriaceae(Rahn 1937) Ewing，Farmer and Brenner 1980]，也是肠杆菌科细菌古老的成员；肠杆菌科包括 41 个菌属(genus)，模式属(type genus)：埃希氏菌属

(*Escherichia* Castellani and Chalmers 1919)。

近年来克雷伯氏菌属内种及亚种(subspecies)的变更较大，包括增加的新种(sp.nov.)及易属等[1]。

克雷伯氏菌属内共记载了 6 个正式的种、3 个亚种及 1 个位置未定的种(species incertae sedis)。

6 个正式的种，依次为：肺炎克雷伯氏菌、肉芽肿克雷伯氏菌、运动克雷伯氏菌、产酸克雷伯氏菌、植生克雷伯氏菌(*K.planticola*)、土生克雷伯氏菌(*K.terrigena*)。

3 个亚种，分别为：肺炎克雷伯氏菌臭鼻亚种、肺炎克雷伯氏菌肺炎亚种(*K.pneumoniae* subsp.*pneumoniae*)、肺炎克雷伯氏菌鼻硬结亚种。

1 个位置未定的种：解鸟氨酸克雷伯氏菌。

近年来又有新种增加，分别为 Rosenblueth 等(2004)分离鉴定的一个新种：栖异地克雷伯氏菌(*K.variicola* sp.nov.)；Li 等(2004)分离鉴定的一个新种：新加坡克雷伯氏菌(*K.singaporensis* sp.nov.)。

需要注意的有以下几点：①肉芽肿克雷伯氏菌，即原来鞘杆菌属(*Calymmatobacterium* Aragão and Vianna 1913)的肉芽肿鞘杆菌(*C.granulomatis*)；②运动克雷伯氏菌，为原来肠杆菌属(*Enterobacter* Hormaeche and Edwards 1960)的产气肠杆菌(*E.aerogenes*)；③解鸟氨酸克雷伯氏菌，现被认为与产酸克雷伯氏菌是相同的。

此外，Drancourt 等(2001)提议建立一个新菌属——柔武氏菌属(*Raoultella* Drancourt et al.2001)，将解鸟氨酸克雷伯氏菌、植生克雷伯氏菌、土生克雷伯氏菌归入了此属，分别为解鸟氨酸柔武氏菌(*R.ornithinolytica*)、植生柔武氏菌(*R.planticola*)和土生柔武氏菌(*R.terrigena*)[2]。

2　食物中毒概要

初步统计通过中国知识资源总库(CNKI)学术文献总库检出的细菌性食物中毒文献，至目前我国共涉及 24 个菌属，116 个种、亚种或血清型(serovar)，以及一些未确定的种；文献报告 1460 篇(1949~2013 年)、中毒事件 1529 起(1949~2012 年)。

其中由克雷伯氏菌引起的文献报告 8 篇(1999~2013 年)、中毒事件 8 起(1998~2011 年)，在所有细菌性食物中毒事件中的构成比为 0.52%(居并列第 16 位)。涉及肺炎克雷伯氏菌和产酸克雷伯氏菌 2 个种，其中主要是肺炎克雷伯氏菌。

2.1　基本信息

8 起事件均是由某种克雷伯氏菌单独引起的，这也可能是与克雷伯氏菌的生境特征相关联的。表 10-1 所列，是克雷伯氏菌引起食物中毒 8 篇文献、8 起事件的基本信息；无中毒死亡事件。

表 10-1　克雷伯氏菌引起食物中毒的基本信息

内容	肺炎克雷伯氏菌	产酸克雷伯氏菌	合计
文献：数量/篇	6	2	8
构成比/%	75.0	25.0	100
事件：数量/起	6	2	8
构成比/%	75.0	25.0	100
中毒：中毒人数 A	182	15	197
构成比/%	92.39	7.61	100
涉及中毒事件数量/起	6	1	7
构成比/%	85.71	14.29	100
每起平均中毒人数	30.33	15	28.14
罹患率：涉及中毒事件数量/起	5	1	6
同食或分食某种中毒食物人数	1396	44	1440
每起平均同食或分食某种中毒食物人数	279.2	44	240
中毒人数 B	170	15	185
每起平均中毒人数	34	15	30.83
罹患率/%	12.18	34.09	12.85

注：中毒人数 A，指对在文献中明确记述了中毒人数的统计结果；罹患率中的中毒人数 B，指对在文献中均明确记述了同食或分食某种中毒食物人数、中毒人数的统计结果。

2.2　最早事件

在检出的克雷伯氏菌食物中毒事件中，济南铁路局卫生防疫站的李万军等(1999)报告的 1 起是最早的。报告在 1998 年 7 月 14~16 日，在济南某酒店开会的 455 人中，422 人食用了由会务人员从批发部购进的冰淇淋后发病 64 人(罹患率 15.17%)，潜伏期 2~24h(平均 11h)；均表现有腹痛、腹泻(稀水样便)症状，8 例(构成比 12.5%)出现低烧，5 例(构成比 7.81%)有轻度脱水；检验表明，是由肺炎克雷伯氏菌污染冰淇淋引起的[3]。

2.3　规模最大事件

按发生中毒人数计，上述由李万军等(1999)报告发生在 1998 年 7 月的 1 起，是在检出的克雷伯氏菌食物中毒事件中规模最大的[3]。

2.4　最严重事件

按罹患率 100%计事件的严重性，浙江省海宁市疾病预防控制中心的顾孝楣等(2005)

报告的 1 起，是在检出的克雷伯氏菌食物中毒事件中最严重的。报告海宁市某中学在 2003 年 9 月 16 日发生 1 起食物中毒事件，有 42 名学生在学校食堂就餐后相继出现腹痛、腹泻症状，其中 1 例出现 1 次呕吐、1 例伴有轻度发热；潜伏期最短的 3h，最长的 15h，多在 9h；流行病学调查发现此 42 名发病学生均食用过凉拌豆腐(罹患率 100%)，另 228 名未食用凉拌豆腐的学生无 1 人发病。检验证实，是由肺炎克雷伯氏菌肺炎亚种污染凉拌豆腐引起的[4]。

3　肺炎克雷伯氏菌(*Klebsiella pneumoniae*)

肺炎克雷伯氏菌[*Klebsiella pneumoniae*(Schroeter 1886) Trevisan 1887]也称肺炎杆菌、肺炎克氏杆菌、肺炎荚膜杆菌等，种名“*pneumoniae*”为现代拉丁语属格名词，指“肺炎的”。DNA 的 G+C mol%为 56~58(T_m)。模式株(type strain)：ATCC 13883，CIP 82.9，DSM 30104，JCM 1662。GenBank 登录号(16S rRNA)：X87276，Y17656，AB004753, AF130981。

肺炎克雷伯氏菌肺炎亚种[*K.pneumoniae* subsp.*pneumoniae*(Schroeter 1886) Trevisan 1887]即通常所指肺炎克雷伯氏菌，DNA 的 G+C mol%及模式株、GenBank 登录号(16S rRNA)等是相同的。

肺炎克雷伯氏菌臭鼻亚种[*K.pneumoniae* subsp. *ozaenae*(Abel 1893) Φrskov 1984]即通常所指的臭鼻克雷伯氏菌(*K.ozaenae*)，曾在最早被命名为黏液臭鼻杆菌(*Bacillus mucosus ozaenae* Abel 1893)、臭鼻杆菌(*Bacillus ozaenae* Abel 1893)，相继又有臭鼻杆菌[*Bacterium ozaenae*(Abel 1893) Lehmann Neumann 1896]的命名；1925 年被归入克雷伯氏菌属，命名为臭鼻克雷伯氏菌[*K.ozaenae*(Abel 1893) Bergey et al 1925]。DNA 的 G+C mol%不清楚。模式株：ATCC 11296，CIP 52.211，JCM 1663，LMG 3113。GenBank 登录号(16S rRNA)：Y17654, AF130982。

肺炎克雷伯氏菌鼻硬结亚种[*K.pneumoniae* subsp.*rhinoscleromatis*(Trevisan 1887) Φrskov 1984]即通常所指的鼻硬结克雷伯氏菌(*K. rhinoscleromatis*)，最早由 Trevisan(1887)命名为鼻硬结克雷伯氏菌，后又有过鼻硬结杆菌[*Bacterium rhinoscleromatis*(Trevisan 1887) Migula 1900]的命名。DNA 的 G+C mol%不清楚。模式株：ATCC 13884，CIP 52.210，JCM 1664，LMG 3184。GenBank 登录号(16S rRNA)：Y17657, AF130983[1]。

3.1　发现历史简介

国内外在早期对肺炎克雷伯氏菌感染的研究，均主要是在人的感染病方面，且至今也仍是如此；相对来讲，对动物肺炎克雷伯氏菌感染病的研究尚缺乏比较系统的资料。

3.1.1　国外简况

肺炎克雷伯氏菌首先由弗里德兰德(Friedländer)于 1883 年从患大叶性肺炎患者的肺组织中发现，因此也曾被称为 Friedländer 杆菌。此菌在早期曾被 Schroeter(1886)列为透明球菌属(*Hyalococcus* Schroeter 1886)，名为肺炎透明球菌(*H.pneumoniae*)；也包括曾被描述为气杆菌属(*Aerobacter* Beijerinck 1900)的成员，名为产气气杆菌[*A.aerogenes*(Kruse) Beijerinck 1900]，列在了1957年出版的第七版《伯杰氏鉴定细菌学手册》(*Bergey's Manual of Determinative Bacteriology*)的不运动细菌中；还曾被称为格鲁布(croup,发生在婴儿的一种痉挛性喉头炎)肺炎杆菌(*Bacterium pneumoniae crouposae* Zopf 1885)、肺炎杆菌[*Bacillus pneumoniae*(Schroeter 1886) Flügge 1886]等。

1885年，Trevisan以德国细菌学家Klebs的姓氏建立了克雷伯氏菌属，后将此菌归入了克雷伯氏菌属并命名为肺炎克雷伯氏菌，至今仍是克雷伯氏菌属细菌的模式种。相继，克雷伯氏菌属又增加了鼻硬结克雷伯氏菌及臭鼻克雷伯氏菌等菌种，它们的共同之处是在致病作用方面均主要是能引起人的呼吸系统感染；在1974年出版的第八版《伯杰氏鉴定细菌学手册》中，还仍是仅记载了此3个种。以后又有新种的增加，在第二版《伯杰氏系统细菌学手册》第2卷中，属内共记载了6个明确的种及1个位置未定的种，其中的肺炎克雷伯氏菌、鼻硬结克雷伯氏菌、臭鼻克雷伯氏菌均是在肺炎克雷伯氏菌名义之下以亚种的形式记述的[1]。

有关资料显示克雷伯氏菌引起动物的感染发病，仅是在近些年来才引起关注的，且在不同种动物中发生感染的报告日益增多，其中也主要涉及肺炎克雷伯氏菌。

3.1.2　国内简况

在我国，近些年来多有在人及动物发生克雷伯氏菌感染病的报告，其病原均主要是肺炎克雷伯氏菌肺炎亚种。在人的感染类型方面，除了常见的呼吸系统感染外，肠炎、食物中毒及其他局部组织器官感染的报告也不断增多，尤其在医院内感染的类型更是比较复杂；在动物中的感染类型，最为常见的也是呼吸系统感染，其次为消化系统感染及败血症等。

在食物中毒方面，前述由李万军等(1999)报告发生在1998年7月的1起肺炎克雷伯氏菌食物中毒事件是最早的[3]；之后陆续有些报告，但总体上由克雷伯氏菌引起的食物中毒事件还是少见的。

3.2　生物学性状

对克雷伯氏菌的主要生物学性状研究中，肺炎克雷伯氏菌的相对较多，尤其是肺炎克雷伯氏菌肺炎亚种。本书作者房海等(2005)也曾对分离于绵羊的病原肺炎克雷伯氏菌肺炎亚种进行了主要理化特性研究[5]，现结合一些相关资料综合做如下的简要记述。

3.2.1　形态与培养特征

肺炎克雷伯氏菌37℃培养20h的普通营养琼脂培养物，为较粗的杆状、散在、个别成双排列、两端钝圆、无动力、多数菌株有菌毛、有较厚的荚膜、无芽孢，大小多在(1.0~1.3) μm×(1.3~2.8) μm(图10-1)。做磷钨酸负染色标本，置透射电子显微镜下观察菌体杆状、表面不平整但较光滑、有荚膜和菌毛(图10-2，图10-3)。对营养要求不高，在普通营养肉汤中 37℃培养 24h 呈旺盛的均匀混浊生长，形成薄层菌膜在摇动后散开，一般有较宽厚的菌环，管底形成圆点状菌体沉淀。在普通营养琼脂培养基上 37℃培养 24h 的菌落特征为圆形、隆起、湿润、闪光、边缘整齐、灰白色、不透明、易融合、黏稠(以接种环挑起易拉成长丝)、生长旺盛的奶油状，直径在 1.8mm 左右(图 10-4)；在血液营养琼脂(含 7%家兔脱纤血营养琼脂)培养基上的菌落特征与在普通营养琼脂上的相一致，无溶血现象(但在菌苔处常有 β-型溶血晕)；在麦康凯琼脂(MacConkey agar)培养基上，37℃培养 24h 的菌落特征为圆形、隆起、湿润、闪光、黏液状、红色、易融合、生长旺盛，直径在 3.0mm 左右(图 10-5)；在伊红亚甲蓝(eosin methylene blue，EMB)琼脂培养基上，37℃培养 24h 的菌落特征为圆形、隆起、湿润、闪光、黏液状、灰黑色、易融合、生长丰盛，直径在 3.0mm 左右。

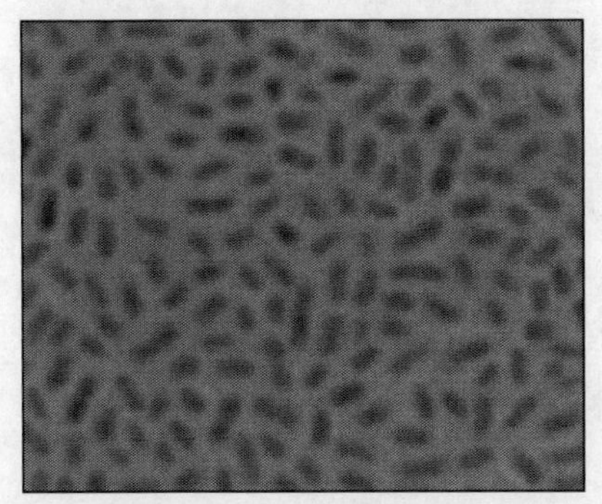

图 10-1　肺炎克雷伯氏菌肺炎亚种(*K. pneumoniae* subsp. *pneumoniae*)在普通营养琼脂培养基上 37℃培养 18h 的革兰氏染色形态(G^-)(见彩图)

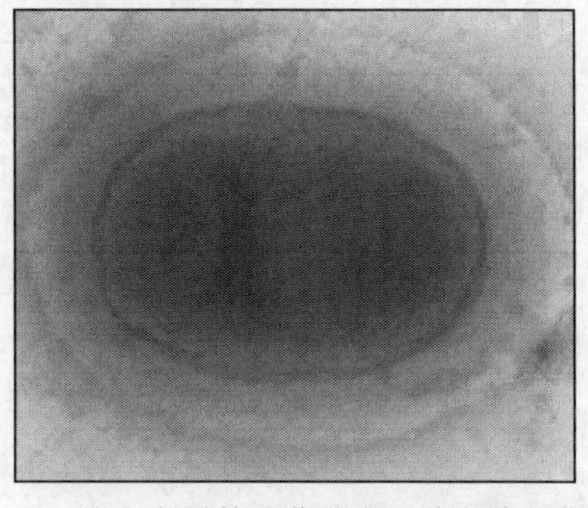

图 10-2　肺炎克雷伯氏菌肺炎亚种在普通营养琼脂培养基上 37℃培养 18h 的负染色透射电镜形态(显示菌体及荚膜，原×10 000)(见彩图)

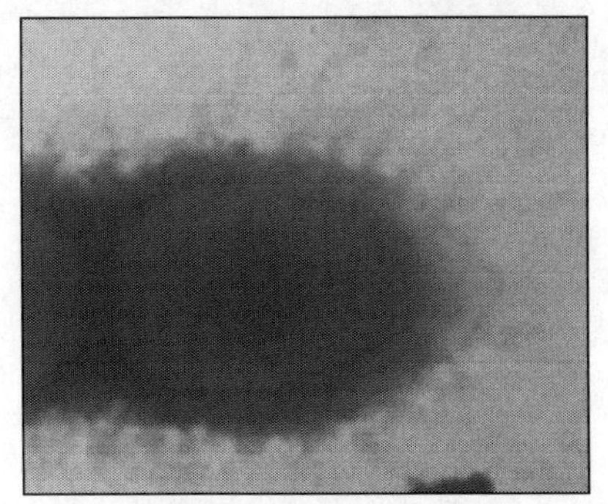

图 10-3　肺炎克雷伯氏菌肺炎亚种在普通营养琼脂培养基上 37℃培养 18h 的负染色透射电镜形态(显示菌毛及荚膜，原×30 000)(见彩图)

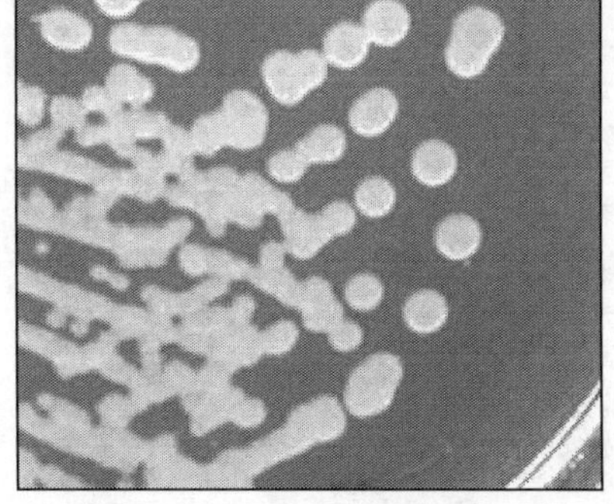

图 10-4　肺炎克雷伯氏菌肺炎亚种在普通营养琼脂培养基上 37℃培养 24h 的生长情况及菌落特征(菌落灰白色黏稠状)(见彩图)

所有生长菌毛的菌株均有某些黏附特性，一类是具有甘露糖敏感血凝(mannose-sensitive hemagglutination，MSHA)型的，属于Ⅰ型菌毛的黏附素(adhesin)；另一类是具有甘露糖抗性血凝(mannose-resistant hemagglutination，MRHA)型的，属于Ⅲ型菌毛的黏附素；具有这些菌毛的细菌并不能凝集新鲜红细胞，只能凝集经过鞣酸处理后的红细胞。

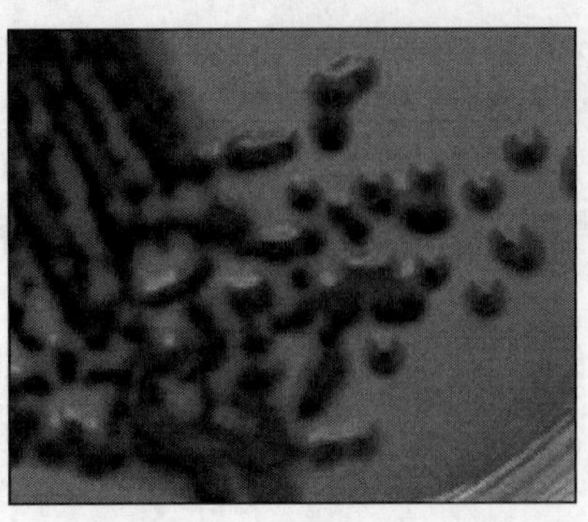

图 10-5　肺炎克雷伯氏菌肺炎亚种在麦康凯(MacConker)琼脂培养基上 37℃培养 24h 的生长情况及菌落特征(菌落红色黏稠状)(见彩图)

3.2.2　生化特性

肺炎克雷伯氏菌的主要生化特性，是能发酵山梨醇、蔗糖、鼠李糖、乳糖、核糖、侧金盏花醇、甘油、水杨苷、卫茅醇等，不发酵苦杏仁苷、山梨糖、糊精、甘露糖、肌醇、菊糖等；除少数菌株外的鸟氨酸脱羧酶阳性，不产生吲哚，MR 试验阴性，V-P 试验阳性，也有的菌株能产生 H_2S(纸条法)。

为简便区分肺炎克雷伯氏菌 3 个亚种，将其主要鉴别特征列于表 10-2[6]。

表 10-2　肺炎克雷伯氏菌 3 个亚种的鉴别特征

特征		肺炎亚种	臭鼻亚种	鼻硬结亚种
从葡萄糖产气		+	d	+
乳糖		+	(+)	–
卫茅醇		d	–	–
V-P 反应		+	–	–
尿素酶		+	d	–
有机酸盐利用：	柠檬酸盐	+	d	–
	丙二酸盐	+	–	+
	果胶酸盐	–	–	–
	D-酒石酸盐	d	d	–
	黏液酸盐	+	d	–
赖氨酸脱羧酶		+	d	–
精氨酸双水解酶		–	d	–

另外，Reeve 和 Braithwaiter(1975)曾指出，在克雷伯氏菌中存在对乳糖发酵强阳性表型菌株和弱阳性表型菌株两大类，并认为强阳性表型的菌株具有调节乳糖发酵质粒。

3.2.3　抗原与免疫学特性

对克雷伯氏菌抗原的研究，最早是 Toenniessen(1914，1921)首先证实了克雷伯氏菌有荚膜的菌株存在两种不同的抗原。其中的一种在荚膜中，即表面(kapsel，K)抗原，并发现其荚膜抗原的化学本质是多糖类(polysaccharide)；另一种在菌体中，即菌体(ohne hauch，O)抗原。

3.2.3.1　抗原与血清型

Julianelle(1926)建立了 3 个(分别记作 A、B、C)K 抗原型，此外还有一个记作 X 的杂群；Goslings 和 Snijdes(1936)又建立了 3 个 K 抗原型，分别记作 D、E、F；Kauffmann(1949)将 A~F 依次命名为 1~6，并建立了 8 个新的 K 型(如此共 14 个)。现在已明确的 K 抗原型共 82 个，但其中的 K73 和 K75~K78 没有被 φrskov 等(1977)证实，因 K73 的相应菌株具有动力不能归于克雷伯氏菌属，K75、K77 和 K78 分别与 K68、K39 和 K15 是一致的，K76 与 K43 其荚膜多糖在化学上确有一定的差异；各 K 型分别以阿拉伯数字表示(如 K1、K2 等)，化学本质为酸性荚膜多糖。此菌 O 抗原群是难以确定的，因为细菌经除去荚膜物质的处理后常使其变粗糙；于含 50%胆汁的营养肉汤中每周传代 1 或 2 次有时可以产生 O 型菌，这种方法诱导出的 O 型菌可用于 O 抗血清的制造；Kauffmann(1949)最早定出了 O 群 1、2、3，现在已明确的共 12 个，也分别以阿拉伯数字表示(如 O1、O2 等)，其化学本质为脂多糖；其中 O2 为异源性的，至少可再分为 2a、2b、2c 等 3 个 O 因子，但有的 O 因子并不总是明确的；另外，由于 O1 与 O6 间在血清学和化学上的相似性，已被合二为一，同样的，O8 和 O9 也被作为是属于 O2 的。

通常情况下克雷伯氏菌的 O 抗原并不具有 K 抗原那样的特异性，在对此菌血清分型中也不如 K 抗原那样有用，加之 O 群的数量比 K 型少且对 O 的测定还受到热稳定 K 抗原的妨碍(一经加热处理又常使 O 抗原粗糙难于分型)，所以多年来对此菌的血清分型一直以 K 为基础，且至今仍是通常使用的唯一方法。

3.2.3.2　免疫学特性

克雷伯氏菌的 K、O 抗原均具有良好的免疫原性，在被感染后耐过或接种免疫动物，其机体能产生良好的免疫应答，主要为体液免疫抗体反应。在从食物中毒的分离菌株与其他细菌抗原交叉反应方面，黑龙江省哈尔滨市卫生防疫站的孙红等(2001)报告在 2000 年 12 月，哈尔滨市暴发 1 起由产酸克雷伯氏菌引起的食物中毒事件，从剩余食物(拼盘)中分离的 1 株产酸克雷伯氏菌，与肠致病性大肠埃希氏菌(enteropathogenic *Escherichia coli*，EPEC)血清型 O86：K61，K62 凝集[7]。

在发生克雷伯氏菌食物中毒后，血清抗体会在一定的时限内出现且效价明显升高，也可作为辅助诊断的依据。例如，在前面有述李万军等(1999)报告的 1 起肺炎克雷伯氏菌食物中毒事件，以分离菌株制备抗原对 5 名患者发病后 4 周的血清进行凝集试验；结果抗体效价在 1 份为 1：32，4 份为 1：64，另 5 份正常人血清对照均阴性[3]。上述孙红等(2001)报告的 1 起产酸克雷伯氏菌食物中毒事件，取发病初期和恢复期(2 周后)血清各 2 份，以分离菌株制备抗原进行凝集试验；结果发病初期的抗体效价均低于 1：2，恢复期的 2 份血清抗体效价分别为 1：8 和 1：16[7]。

3.2.4 生境与抗性

肺炎克雷伯氏菌在自然界中广泛分布于土壤、水、谷物、水果及蔬菜，也常见于人和动物的呼吸道、肠道及泌尿生殖道中，也有人认为是人正常肠道栖息菌但其数量很少。在临床材料中，可见于痰液、咽拭子、尿液、分泌物、引流液、穿刺液、血液、脑脊液、脓汁、渗出液、胸腔及腹腔积液、胆汁等。

一些报告显示大部分从临床分离的克雷伯氏菌，尤其是来源于医院内感染患者的菌株，多含有决定药物抗性的 R 因子，如对 β-内酰胺类、先锋霉素、氨基糖苷类、四环素、氯霉素、磺胺、甲氧苄啶等的抗性；一般均对青霉素有抗性，这种抗性可能由存在于染色体或质粒中的相应基因所介导。

肺炎克雷伯氏菌作为产超广谱 β-内酰胺酶（extended-spectrum β-lactamase，ESBL）的代表性细菌，产 ESBL 的菌株日益增多，常表现出多重耐药性。例如：杨央等（2010）报告对在 2008 年 4 月至 2010 年 3 月，对从浙江省人民医院临床不同材料中分离的 1456 株肺炎克雷伯氏菌进行临床分布及耐药性分析，发现对供试的 14 种抗菌药物存在不同程度的耐药性（耐药率在 12.9%~100%），产 ESBL 的阳性率为 16.0%，对亚胺培南的耐药率在 24.5%、对美罗培南的耐药率在 19.9%[8]；戴玮等（2011）报告对在 2009 年 8 月至 2010 年 8 月，对从重庆医科大学附属第一医院临床不同材料中分离的 726 株肺炎克雷伯氏菌进行 ESBL 检测及药敏分析，检出产 ESBL 的 286 株（检出率 39.4%）[9]。

3.3 病原学意义

肺炎克雷伯氏菌经常出现在人及某些动物（尤其在哺乳动物）的临床标本中，并在一定条件下能引起多种类型的感染病。发病特点主要表现为散发病例，很少呈现流行的形式；但在人的医院内感染、婴幼儿肠炎、食物中毒及群体养殖畜（禽）中，也常可出现局部的群体暴发。

在我国，近些年来多有由肺炎克雷伯氏菌引起人感染的报告；在动物中，已多有在牛、羊、猪、家兔、鸡等家畜（禽）及野生动物感染发病的报告，其中以牛和羊的较多见。

3.3.1 人的肺炎克雷伯氏菌感染病

人及动物的肺炎克雷伯氏菌感染病，在临床表现与病理变化方面存在多种类型且比较复杂，但主要可以分为呼吸系统感染和呼吸系统外感染两大类。总体来讲，人及动物的肺炎克雷伯氏菌感染病，近年来所表现出的特征有：①感染类型更加多样化；②感染的严重程度有所增强；③临床耐药性菌株逐年有所增加；④在被感染动物的种类及群体感染发病越来越多。

3.3.1.1 食物中毒

由肺炎克雷伯氏菌引起的食物中毒，相对来讲是不常见的。不过，尽管现在看来肺炎克雷伯氏菌在细菌性食物中毒中的出现频率不是很高，但从一些报告可以看出，肺炎克雷伯氏菌在食物中毒中也是一种不可忽视的病原菌。从这些报告分析，由肺炎克雷伯氏菌引起的食物中毒主要为食源性的；此外，也提示应在食物中毒中加强对肺炎克雷伯氏菌的检验，以防在对常见食物中毒病原菌的检验中漏检。

(1)*基本情况*　简要总结检出的 6 起肺炎克雷伯氏菌食物中毒事件[3,4,10~13]，还缺乏具有流行病学的统计学意义。发生在 1998 年、2003 年、2006 年、2007 年、2008 年、2011 年的各 1 起；发生在 2~10 月，其中在 2 月、10 月的各 1 起，7 月和 9 月的各 2 起；明确或可疑的中毒食物，包括被肺炎克雷伯氏菌污染的冰淇淋、猪肉、冷荤菜、豆腐、快餐盒饭等；发生在集体食堂的 3 起、酒店(餐厅)的 2 起，集体食用快餐盒饭的 1 起；在浙江的 2 起，山东、云南、江苏、北京的各 1 起。

主要临床表现为呕吐、恶心、腹痛、腹泻等消化道症状，有的伴有发热、乏力等；潜伏期最短的首发病例 2h，最长的末发病例 46h。中毒的发生规模及罹患率差异较大，最小的 1 起 8 人中毒、最大的 1 起 64 人中毒，主要为群体(聚餐或分食同种被污染食物)发生；罹患率 100%的 1 起(42/42)，罹患率最小的 1 起为 2.50%(22/880)。其中最早的报告，是在前面记述由李万军等(1999)报告发生在 1998 年的 1 起[3]。

(2)*病例简况*　为简便了解肺炎克雷伯氏菌食物中毒在发生时间、罹患率、潜伏期、相关食物、发生场所等方面的一些情况，现将除已单独记述2起外的另4起归于表 10-3(?指未记述或无法计算)[10~13]。

表 10-3　4 起肺炎克雷伯氏菌食物中毒事件简况

序号	报告者(年度)	发生(年.月)	同餐人数	发病人数	罹患率/%	潜伏期(平均)/h	相关食物	发生地(省、市)	发生场所
1	岳国萍(2008)	2006.9	15	8	53.33	33~46(44.2)	冷荤菜	北京	餐厅
2	杨清兰等(2008)	2007.2	37	34	91.89	9~25(14)	火烧猪肉	云南	食堂
3	黄银良等(2009)	2008.10	880	22	2.50	?	快餐	江苏	分食
4	虞艳等(2013)	2011.7	?	12	?	4~16(14)	冷荤菜	浙江	食堂
合计	4	2006~2011	?	76	?	4~46			

3.3.1.2　其他感染病

从医学临床标本分离的肺炎克雷伯氏菌约有 95%为肺炎亚种，主要是引起支气管炎、肺炎、泌尿道和创伤感染，也有时可导致严重的败血症、脑膜炎、腹膜炎等，也可分离于婴儿肠炎病例，已构成医源性感染的重要病原菌。肺炎克雷伯氏菌臭鼻亚种能引发慢性萎缩性鼻炎(有恶臭)，还能引发败血症、泌尿道感染、软组织感染等，也常出现在呼吸道的其他慢性病的病例中。肺炎克雷伯氏菌鼻硬结亚种主要是引起慢性肉芽肿病变，侵犯鼻咽部，使组织发生坏死等，在鼻硬结病患者及与其接触者中常被检出。

曲红光等(2008)报告，一名 35 岁患者表现为发热、便血，从血液、尿液、粪便中均检出了肺炎克雷伯氏菌，确诊为肺炎克雷伯氏菌肠炎引起出血性休克，这在肺炎克雷伯氏菌感染中还是少见的[14]。

3.3.2　动物的肺炎克雷伯氏菌感染病

一般认为肺炎克雷伯氏菌在正常情况下很少侵害家畜，只有在特殊情况下(如免疫功能低下或长期使用抗菌药物等)，肺炎克雷伯氏菌肺炎亚种能致动物的肺炎、子宫炎、乳腺炎及其他化脓性炎症，偶尔还能引发败血症。但在近些年来由此菌引起陆生动物感染病例的报告明显增多，如对鸡、猪、羊、牛、家兔、水貂、大熊猫、猴、猿、狐、熊、鹿等多种动物的感染，或是其单独引发感染，或是与其他病原菌的混合感染，其致病作用的类型也是多样的。其中以幼龄动物最易感，以牛、羊、家兔、水貂、猪等为常见[15]。

肺炎克雷伯氏菌在鱼类中的致病，较多的记述主要是引起养殖鳖的感染，另外则是石龟、白鲢、鳗等的感染[15]。

3.3.3　毒力因子与致病机制

目前对克雷伯氏菌毒力因子与致病机制研究得还不很清楚，研究较多的是肺炎克雷伯氏菌荚膜多糖(capsular polysaccharide，CPS)及菌毛，其与肺炎克雷伯氏菌在宿主体内的移居、黏附和增殖有关，被认为是肺炎克雷伯氏菌的重要毒力因子。

3.3.3.1　黏附作用

黏附于宿主细胞表面是致病菌发生感染的第一步(也是关键的一步)，细菌常是借助于表面黏附蛋白成分与宿主细胞受体的作用达到附着目的。已知肺炎克雷伯氏菌的黏附因子主要有Ⅰ型和Ⅲ型菌毛及非菌毛的黏附蛋白 CF29K 和 KPF28，越来越多的研究结果表明菌毛在此菌的致病过程中发挥了重要的作用，是与细菌的黏附定植直接相关的[16]。

Ⅰ型菌毛能凝集豚鼠红细胞，能与宿主糖蛋白中含甘露糖的三糖结合，因此为 MSHA 的。在致病过程中，Ⅰ型菌毛能使细菌与黏膜或泌尿生殖道、呼吸道、肠道的上皮细胞相结合，尽管Ⅰ型菌毛主要与泌尿道感染(urinary tract infections，UTI)的致病机制有关，但也涉及肾盂肾炎的致病机制，已表明Ⅰ型菌毛能与近曲小管细胞结合，能与尿中的可溶性含甘露糖蛋白(如 Tamm-Horsfall 蛋白质)结合，由此表明Ⅰ型菌毛介导泌尿生殖道的细菌移植；Ⅰ型菌毛介导的细菌移植，首先与宿主黏膜表面非特异性结合，只有当黏膜上皮的细菌侵入到深部组织才能发生感染，此后的菌毛便不再发生作用，因为随之启动了调理素(opsonin)依赖性白细胞活性，即调理素吞噬作用。Ⅲ型菌毛只能凝集经鞣酸处理过的红细胞，能耐甘露糖，属于 MRHA 的；表达Ⅲ型菌毛的肺炎克雷伯氏菌能黏附于内皮细胞和呼吸道、泌尿生殖道的上皮细胞上，在肾脏能介导细菌黏附到肾小管基底膜、肾小球囊即鲍曼囊(Bowman's capsule)和肾小管上。总体来讲，Ⅰ型菌毛主要黏附在尿道上皮细胞，Ⅲ型菌毛主要黏附在呼吸道上皮细胞[17,18]。

已知在医源性克雷伯氏菌感染中，最常见的感染部位是泌尿道与呼吸道。由于这两个部位的免疫机制存在很大的不同，因此引起 UTI 的克雷伯氏菌株毒力因子与呼吸道感染所分离出的菌株毒力因子也存在差异。杨朵等(2008)报告对 2006 年 2~12 月北京大学人民医院临床分离的 150 株肺炎克雷伯氏菌，进行了体外生物膜(biofilm)形成能力及生物膜相关黏附因子基因 *mrkD* 的测定，结果为 67 株能形成生物膜(构成比 44.7%)；14 株的 *mrkD* 阳性，均分离于痰标本，占总阳性率的 9.3%(14/150)，占分离于痰标本菌株的 12.4%(14/113)，*mrkD* 的大小为 1087bp。这一数据提示在肺炎克雷伯氏菌感染的同时如伴有医用器械(如导尿管及气管插管等)的使用，将极易导致生物膜的形成；已知菌毛在生物膜形成中起着重要作用，有试验证实肺炎克雷伯氏菌须有Ⅲ型菌毛的存在，才能在植入性医用材料表面和人细胞基质表面形成生物膜；Ⅲ型菌毛主要由亚单位蛋白 mrkA 和末端黏附因子 mrkD 构成，Sebqhati 等(1999)研究发现黏附因子 mrkD 可介导细菌与人细胞基质的直接黏附，促进生物膜的形成。不存在医用器械时，在体内有上皮细胞受损使细胞间基质暴露的情况发生，mrkD 即能介导细菌与上皮的黏附，促进生物膜的形成[19]。

方立超等(2010)报告在 2007 年 7 月至 2008 年 7 月分别对从重庆西南医院和新桥医院收集的 158 株肺炎克雷伯氏菌采用 PCR 方法、血凝及血凝抑制试验方法，进行了产生Ⅰ型、Ⅲ型菌毛的检测，结果表明此两家医院主要感染的是产生Ⅲ型菌毛的肺炎克雷伯氏菌，主要是造成呼吸道感染[20]。

3.3.3.2　荚膜多糖与毒素

CPS 形成的纤维结构厚包裹以多层方式覆盖在菌体表面，从而保护细菌免受多形核中性粒细胞的吞噬，还能抑制巨噬细胞的分化及功能；荚膜作用的分子机制是抑制补体(complement，C)的活性，特别是补体 C3b。

已知肺炎克雷伯氏菌可产生多种毒素，其中一种相对分子质量为 5000 的热和酸稳定肠毒素(heat-stable enterotoxin，ST)，致病作用与大肠杆菌的 Sta 相似，可激活鸟苷酸环化酶系统；26kDa 的不耐热肠毒素(heat-labile enterotoxin，LT)，可能具有导致组织损伤并能协助细菌进入血流的作用。

综合来说，克雷伯氏菌的毒力是多因素且复杂的，主要包括菌毛黏附素(fimbrial adhesin)或非菌毛黏附素(afimbrial adhesin)、铁载体系统、CPS、脂多糖、毒素等。克雷伯氏菌可通过黏附素吸附于细胞，铁摄取系统可使细菌在宿主的铁限制环境中生长增殖，CPS、脂多糖等具有抵抗机体的血清杀菌及白细胞吞噬作用，毒素及其他菌细胞外成分可对宿主细胞产生损伤并能协助细菌进入血流。

3.4　微生物学检验

对肺炎克雷伯氏菌的微生物学检验，仍主要是进行细菌学检验，近年来也有免疫血清学方法的报告；对从动物分离的菌株，还常需进行对同种动物的相应感染试验以明确其病原学意义。

3.4.1　细菌学检验

对克雷伯氏菌的细菌学检验，除了对细菌的有效分离与鉴定外，还常需进行血清型的检定，有助于对流行病学的分析；通常所采用的荚膜肿胀试验(capsule swelling test)，也属于血清定型的范畴。

3.4.1.1 细菌分离与鉴定

取病变组织或分泌物(渗出物)等材料接种于普通营养琼脂或肠道菌选择性鉴别培养基，置 37℃培养 24h 左右，取灰白色较大且黏性菌落(在肠道菌选择性鉴别培养基上发酵乳糖)，移接于普通营养琼脂斜面做成纯培养供鉴定用。

若经染色镜检为有荚膜、革兰阴性杆菌(应同时取病料染色镜检且应与纯培养物相同)，氧化酶阴性，则可移接于克氏双糖铁琼脂(Kligler's iron agar，KIA)、动力-吲哚-脲酶(motility-indole-urease，MIU)琼脂、葡萄糖蛋白胨水和柠檬酸盐利用培养基等，先按表 10-4 做初步鉴定，然后再依据此菌的形态与培养特征、生化特性等进行鉴定[21]。

表 10-4 克雷伯氏菌属内一些种的初步鉴定

菌种	KIA 培养基				MIU 培养基			葡萄糖蛋白胨水		柠檬酸盐利用	氧化酶	氧化发酵试验
	斜面	柱层	产气	H_2S	动力	吲哚	脲酶	MR	V-P			
肺炎克雷伯氏菌	A/K	A	+	–	–	–	+	–	+	+	–	F
产酸克雷伯氏菌	A/K	A	+	–	–	+	+	–	+	+	–	F
土生克雷伯氏菌	A/K	A	+	–	–	–	+	+	+	+	–	F
植生克雷伯氏菌	A/K	A	+	–	–	d	+	d	+	+	–	F

注：A 表示产酸，K 表示产碱，F 表示发酵型，+表示 90%以上菌株阳性，–表示 90%以上菌株阴性，d 表示株间有差异。

对克雷伯氏菌的鉴定,主要是动力(运动克雷伯氏菌除外)和鸟氨酸脱羧酶均阴性(运动克雷伯氏菌、解鸟氨酸克雷伯氏菌、少数肺炎克雷伯氏菌的菌株除外)；肺炎克雷伯氏菌和产酸克雷伯氏菌具有宽大的多糖类荚膜,使能产生大且黏液样的菌落(尤其在含糖类丰富的培养基上更明显)。

肺炎克雷伯氏菌与产酸克雷伯氏菌的主要区别点是前者吲哚阴性和不能在 10℃生长，后者吲哚阳性和能在 10℃生长；肺炎克雷伯氏菌 3 个亚种间的鉴别关键点是吲哚、MR、V-P、柠檬酸盐利用(indole methyl red Voges-Proskauer and citrate, IMViC)试验，肺炎亚种为–、–、+、+，臭鼻亚种为–、+、–、d，鼻硬结亚种为–、+、–、–，臭鼻亚种和鼻硬结亚种的丙二酸盐利用试验为前者阴性、后者阳性。

3.4.1.2 血清型检定

现在对克雷伯氏菌的 O 抗原尚不很明确，所述对克雷伯氏菌进行的血清型检定仍指的是对其 K 抗原的型别检查；所用 K 抗原检查方法较多，包括玻片和试管凝集试验、沉淀试验等。由于肺炎克雷伯氏菌产生大量的可溶性特异物质，因此能通过使用普通营养肉汤培养物或生理盐水菌悬液的离心上清液作为抗原与相应抗血清做沉淀试验检定；同样，荚膜菌可以与用相应菌制备的抗血清做凝集反应检定，在试管凝集试验中的凝集特征为盘状凝集物，摇动试管时也不易分散开；在常规检定中主要是进行玻片凝集试验，在此基础上的进一步确定尚需进行荚膜肿胀试验及吸收试验。

荚膜肿胀试验也称荚膜肿胀反应(capsule swelling reaction)或荚膜肿胀现象(quellung phenomenon)，是检定细菌荚膜抗原的传统血清学技术；当将特异性抗体加到待检菌株荚膜多糖上时，其荚膜则明显肿胀增大，即为荚膜肿胀试验阳性。鉴于在不同的荚膜型中存在许多抗原关系，为了证实出现凝集反应的特异性则需进行吸收试验，以能全部吸收掉相应抗体者才被视为同K型菌株。

经过上述的试验检定，若某被检菌株仍是与两个或以上的K型抗血清发生反应，则在报告时应注明与抗血清发生反应的所有相应K型。通常情况下，肺炎克雷伯氏菌的肺炎亚种多属于K型的1型、2型和3型，臭鼻亚种大多属于4型(少数分布于5型和6型)，鼻硬结亚种基本属于3型的。

3.4.1.3　分子生物学检验

本书作者房海等(2005)报告，择分离鉴定的羊病原肺炎克雷伯氏菌肺炎亚种1个代表菌株(SKp-1)提取DNA后进行PCR扩增，结果所扩增的16S rRNA基因序列长度为1415bp(在GenBank登录号：AY963633)，将其与GenBank核酸数据库进行同源性检索，结果与检索出的肺炎克雷伯氏菌的16S rRNA基因序列自然聚类，且与登录号为AF453251的1株肺炎克雷伯氏菌聚为一个分支；在检索出的克雷伯氏菌属细菌序列中，SKp-1株与它们的同源性为98%~99%[5]。

3.4.2　动物感染试验

鉴于肺炎克雷伯氏菌对动物的感染类型比较复杂,且有时常与其他病原菌混合感染，因此对从动物分离的菌株，常需做对同种动物的感染试验，以确定其原发、混合或继发感染的病原学意义。

4　产酸克雷伯氏菌(*Klebsiella oxytoca*)

产酸克雷伯氏菌[*Klebsiella oxytoca*(Flügge 1886) Lautrop 1956]也曾被译为催娩克雷伯氏菌、催产克雷伯氏菌，且在有的资料中还有出现；在早期曾被Flügge(1886)列为芽孢杆菌属(*Bacillus* Cohn 1872)，命名为速产酸恶性杆菌(*B.oxytocus perniciosus* Flügge 1886)或速产酸可致死杆菌。

DNA的G+C mol%为55~58(T_m)。模式株：ATCC 13182，CIP 103434，JCM 1665，LMG 3055。GenBank登录号(16S rRNA)：Y17655，AB004754，AF129440[1]。

4.1　生物学性状

产酸克雷伯氏菌存在于人和动物的肠道，能从各种患病过程及植物和水环境材料中分离到；具有荚膜，还能在很少数的菌株中检查到一种特殊的K抗原。主要特性为产生吲哚和脲酶，MR阴性，V-P阳性，能利用柠檬酸盐。

Von Riesen(1976)报告某些克雷伯氏菌的菌株能消化聚果胶酸盐(polypectate)，以后的研究表明这是产酸克雷伯氏菌与其他种的一个鉴别性状，这一性状在Martin和Ewing二氏培养基中测定是阴性的(Edwards and Ewing，1972)，但在Starr氏培养基中测定是阳性的(Starr et al.，1967)。

4.2　病原学意义

在临床材料中检出的克雷伯氏菌主要是肺炎克雷伯氏菌，其次则是产酸克雷伯氏菌，能在一定条件下引起人及多种动物的感染病。

4.2.1　人的产酸克雷伯氏菌感染病

产酸克雷伯氏菌可引起人的多种类型感染，其表现形式与肺炎克雷伯氏菌的基本一致，但其出现的频率是较低的。

4.2.1.1　食物中毒

检出的 2 起由产酸克雷伯氏菌引起的食物中毒事件，分别为：①在前面有述孙红等(2001)报告，发生在 2000 年 12 月的 1 起[7]。②武警辽宁总队医院的于兰等(2003)报告在 2001 年 8 月 13 日，某部 56 人在招待所食堂晚餐，男兵 44 人食用了生炒鸡块后发病 15 人(罹患率 34.09%)，女兵 12 人均未食用生炒鸡块则无 1 人发病；患者临床均表现恶心、呕吐、发热(体温为 37.4~39.2℃)、阵发性下腹部绞痛和不同程度的腹泻，腹泻为稀便和黏液便(有 5 例为脓血便)[22]。

4.2.1.2　其他感染病

产酸克雷伯氏菌可引起人的呼吸道和泌尿道感染、创伤及烧伤感染、菌血症及败血症等。近年来，在我国已有较多从败血症、菌血症、眼炎、肺部感染、支气管炎、腹泻、尿路感染等病例临床材料检出相应病原产酸克雷伯氏菌的报告。

此外，也有一些特殊感染病例的报告[23~27]。姜健阁等(1998)报告，产酸克雷伯氏菌引起了脑膜炎 1 例；刘杨(2007)记述，产酸克雷伯氏菌是抗生素相关性出血性结肠炎(antibiotics-associated hemorrhagic colitis, AHC)的病原菌之一；吴荣辉等(1995)报告，从 1 例噬血细胞综合征患者检出了相应病原产酸克雷伯氏菌；Philbrick 等(2007)，报告了与阿莫西林相关联的出血性结肠炎病例；Greer-Bayramoglu 等(2008)，报告了坏死性筋膜炎病例。

4.2.2　动物的产酸克雷伯氏菌感染病

国内外已有的报告显示，产酸克雷伯氏菌可在一定条件下引起马的流产、犬的感染、鸡的感染、大熊猫腹泻、小鼠的感染等；在鱼类，已有作为养殖牙鲆病原菌的报告[15,28,29]。

4.3　微生物学检验

对产酸克雷伯氏菌的微生物学检验，仍主要是进行细菌学检验；对从动物分离的菌株，还常需进行对同种动物的相应感染试验以明确其病原学意义。

（房　海　史秋梅）

主要参考文献

[1] Garrity G M.Bergey's Manual of Systematic Bacteriology.2nd ed.Volume Two.Part B. New York: Springer, 2005: 685~693.

[2] Drancourt M, C Bollet, A Carta, et al.Phylogenetic analyses of *Klebsiella* species delineate *Klebsiella* and *Raoultella* gen.nov., with description of *Raoultella ornithinolytica* comb.nov., *Raoultella terrigena* comb.nov.and *Raoultella planticola* comb.nov.Int.J.Syst.Evol.Microbiol, 2001, 51: 925~932.

[3] 李万军, 李庆山, 曹信, 等. 一起由冰淇淋中肺炎克雷伯氏菌引起的食物中毒. 预防医学文献信息, 1999, 5(4): 371.

[4] 顾孝楣, 孙锦荣, 周胜妹. 一起由肺炎克雷伯菌引起的食物中毒. 中国卫生检验杂志, 2005, 15(8): 993~994.

[5] 房海, 陈翠珍, 张晓君, 等. 羊肺炎克雷伯氏菌感染症及病原菌检验与系统发育分析. 中国人兽共患病杂志, 2005, 21(10): 895~900.

[6] 赵乃昕, 张明. 医学细菌名称及分类鉴定. 2 版. 济南: 山东大学出版社, 2006: 186~188.

[7] 孙红, 王世平, 黄明越, 等. 食物中毒样品中检出产酸克雷伯氏菌的报告. 中国公共卫生, 2001, 17(12): 1132.

[8] 杨央, 吕火祥, 胡庆丰, 等. 1456 株连续分离的肺炎克雷伯菌临床分布及耐药性分析. 中国卫生检验杂志, 2010, 20(9): 2232~2234.

[9] 戴玮, 罗鹏, 张莉萍. 726 株肺炎克雷伯菌的分布特征及耐药性分析. 重庆医学, 2011, 40(3): 232~233, 236.

[10] 岳国萍. 一起由肺炎克雷伯氏菌引起的食物中毒事件. 首都公共卫生, 2008, 2(3): 138~140.

[11] 杨清兰, 向自长. 一起由肺炎克雷伯杆菌引起的食物中毒分析. 职业与健康, 2008, 24(3): 232~233.

[12] 黄银良, 朱虹. 一起由肺炎克雷伯菌引起的食物中毒. 医学动物防制, 2009, 25(3): 218.

[13] 虞艳, 周缀琴. 肺炎克雷伯菌引起的食源性疾病的检测. 浙江预防医学, 2013, 25(2): 93~94.

[14] 曲红光, 杨德庆. 肺炎克雷杆菌肠炎引起出血性休克一例. 新疆医学, 2008, 38(10): 79~80.

[15] 房海, 陈翠珍, 张晓君. 肠杆菌科病原细菌. 北京: 中国农业科学技术出版社, 2011: 219~243.

[16] 方立超, 郑峻松. 肺炎克雷伯菌黏附因子相关研究进展. 中国生物制品学杂志, 2009, 22(12): 1259~1262.

[17] 沈定树, 施致远. 克雷伯菌致病因子的研究进展. 国外医学临床生物化学与检验学分册, 2005, 26(1): 57~59.

[18] 贾艳, 孙长江, 韩文瑜, 等. 肺炎克雷伯菌研究进展. 微生物学杂志, 2006, 26(5): 75~78.

[19] 杨朵, 张正. 肺炎克雷伯菌生物膜及黏附因子 mrkD 的测定. 现代检验医学杂志, 2008, 23(3): 24~26.

[20] 方立超, 程平, 贺娟, 等. 重庆两家三甲医院肺炎克雷伯菌菌毛变化分析. 重庆医学, 2010, 39(5): 551~552, 554.

[21] 唐珊熙. 微生物学及微生物学检验. 北京: 人民卫生出版社, 1998: 182~185.

[22] 于兰, 董捷, 赵郁, 等. 一起产酸克雷伯氏菌引起食物中毒的调查. 解放军预防医学杂志, 2003, 21(1): 69.

[23] 姜健阁, 崔福庆, 薛万华. 产酸克雷伯氏菌致脑膜炎 1 例. 实用医技杂志, 1998, 5(5): 286~287.

[24] 刘杨. 产酸克雷伯菌是抗生素相关性出血性结肠炎的病原菌. 中国感染与化疗杂志, 2007, 7(5): 392.

[25] 吴荣辉, 骆安奇. 催产克雷伯氏菌感染所致噬血细胞综合征 1 例. 临床血液学杂志, 1995, 8(1): 7.

[26] Philbrick A M, Ernst M E. Amoxicillin-associated hemorrhagic colitis in the presence of *Klebsiella oxytoca*. Pharmacotherapy, 2007, 27(11): 1603~1607.

[27] Greer-Bayramoglu R, Matic D B, Kiaii B, et al. *Klebsiella oxytoca* necrotizing fasciitis after orthotopic heart transplant. The Journal of heart and lung transplantation, 2008, 27(11): 1265~1267.

[28] Szeredi L, Janosi S, Tenk M. *Klebsiella oxytoca* as a cause of equine abortion - short communication. Acta Veterinaria Hungarica, 2008, 56(2): 215~220.

[29] Seliskar A, Zdovc I, Zorko B. Nosocomial *Klebsiella oxytoca* infection in two dogs. Slovenian Veterinary Research, 2007, 44(4): 115~122.

第 11 章　邻单胞菌属(*Plesiomonas*)

本 章 要 目

邻单胞菌属(*Plesiomonas* Habs and Schubert 1962)的类志贺邻单胞菌(*P. shigelloides*)，是近年来发现的人类腹泻病原菌；也能在一定条件下引起某些局部组织器官的炎性感染，以至败血症等感染病(infectious disease)。在动物中，已有引起某些鱼类感染发病的报告。

在细菌性食物中毒(bacterial food poisoning)方面，我国也有由类志贺邻单胞菌引起的事件发生；但与其他细菌性食物中毒相比较，所占份额是较小的。例如，中国疾病预防控制中心的金连梅等(2009)报告，通过对 2004~2007 年全国食物中毒事件分析，在由细菌及真菌毒素等引起的微生物性食物中毒(microbial food poisoning)事件 652 起、中毒 28 638 人、死亡 47 人中，由类志贺邻单胞菌引起的有 3 起(构成比 0.46%)、中毒 99 人(构成比 0.35%)；在明确病原(14 种)的事件中居事件数量的并列第 10 位、中毒人数的第 10 位；无死亡事件[1]。

1　菌属定义与分类位置

邻单胞菌属也称毗邻单胞菌属，属名“*Plesiomonas*”为现代拉丁语阴性名词，意为与气单胞菌属(*Aeromonas* kluyver and van Niel 1936)相邻近的单细胞生物[2]。

1.1 菌属定义

邻单胞菌为大小在(0.8~1.0)μm×3.0μm 的圆端直杆菌，革兰氏阴性，无芽孢，通常以极生鞭毛运动(一般为 2~7 根)；兼性厌氧、化能异养、具有呼吸和发酵两种代谢类型，最适生长温度 37℃。

对 D-葡萄糖和其他碳水化合物分解产酸但不产气，但仅能分解肌醇等少数碳水化合物；氧化酶和接触酶阳性，能产生吲哚，伏-波试验(Voges-Proskauer test，V-P test)阴性，赖氨酸、鸟氨酸脱羧酶及精氨酸双水解酶阳性，脂酶阴性，还原硝酸盐，不水解淀粉。大多数菌株，对弧菌抑制剂 O/129[2，4-二氨基-6，7-异丙基喋啶(2，4-diamino-6，7-diisopropylpteridine)]敏感。

存在于鱼类和其他水生动物，以及各种哺乳类动物中；与腹泻有关，偶尔也是人的条件致病菌(opportunistic pathogen)。

细菌 DNA 的 G+C mol%为 51(Ch)。模式种(type species)也是目前唯一的种(only species)：类志贺邻单胞菌[*Plesiomonas shigelloides*(Bader 1954) Habs and Schubert 1962]。

1.2 分类位置

按伯杰氏(Bergey)细菌分类系统，在第二版《伯杰氏系统细菌学手册》(*Bergey's Manual of Systematic Bacteriology*)第 2 卷中，邻单胞菌属分类于肠杆菌科[Enterobacteriaceae(Rahn 1937) Ewing，Farmer and Brenner 1980]；肠杆菌科包括 41 个菌属(genus)，模式属(type genus)：埃希氏菌属(*Escherichia* Castellani and Chalmers 1919)[2]。

在邻单胞菌属内，一直仅有类志贺邻单胞菌 1 个种(species)。

邻单胞菌的分类位置，一直比较复杂。在《伯杰氏鉴定细菌学手册》(*Bergey's Manual of Determinative Bacteriology*)第九版中，邻单胞菌属细菌尚被分类于弧菌科(Vibrionaceae Véron 1965)中[3]。1985 年，MacDonell 和 Colwell 曾根据类志贺邻单胞菌的 5S rRNA 与肠杆菌科变形菌属(*Proteus* Hauser 1885)的奇异变形菌(*P.mirabilis*)密切相关，提出应转入变形菌属内，但这种变化曾被认为会引起表型定义的一些问题；另外，Hendrie 等(1971)还曾提议将此菌列入弧菌属(*Vibrio* Pacini 1854)。以后的研究更趋向于归入肠杆菌科内，在第二版《伯杰氏系统细菌学手册》第 2 卷中已将其正式作为肠杆菌科细菌的成员。

2 食物中毒概要

初步统计通过中国知识资源总库(CNKI)学术文献总库检出的细菌性食物中毒

文献，至目前我国共涉及 24 个菌属，116 个种、亚种(subspecies)或血清型(serovar)，以及一些未确定的种；文献报告 1460 篇(1949~2013 年)、中毒事件 1529 起(1949~2012 年)。

其中由类志贺邻单胞菌引起的文献报告 8 篇(1989~2011 年)、中毒事件 8 起(1987~2006 年)，在所有细菌性食物中毒事件中的构成比为 0.52%(居并列第 16 位)。

2.1 基本信息

8 起事件均由类志贺邻单胞菌单独引起的，这也从某种意义上显示了类志贺邻单胞菌的特征性生长繁殖条件与生境。

在 8 起事件中的 7 起记述了发生中毒人数共 463 人，每起平均 66.14 人；其中有 5 起记述了同食或分食某种中毒食物的共 725 人(平均 145 人/起)、中毒 357 人(平均 71.4 人/起)，罹患率 49.24%；无中毒死亡事件。

2.2 最早事件

在检出的类志贺邻单胞菌食物中毒事件中，锦州铁路中心卫生防疫站的王世荣等(1989)报告的 1 起是最早的。报告在 1987 年 8 月 21 日，某铁路配件厂职工食堂 38 人晚饭就餐后发病 20 人(罹患率 52.63%)，潜伏期 2.5~19h(平均 7h)；主要表现为水样腹泻的 20 例(构成比 100.0%)、腹痛的 18 例(构成比 90.0%)、恶心的 17 例(构成比 85.0%)、发热的 12 例(构成比 60.0%)、呕吐的 11 例(构成比 55.0%)、头晕的 10 例(构成比 50.0%)、全身不适的 6 例(构成比 30.0%)、腹胀的 5 例(构成比 25.0%)，经治疗在 1~2d 康复；检验证实，是由类志贺邻单胞菌污染海杂鱼引起的[4]。

2.3 规模最大事件

四川省资中县疾病预防控制中心的邹红敏(2011)报告的 1 起，是在检出的类志贺邻单胞菌食物中毒事件中规模最大的。报告事件发生在资中县某酒楼，同餐进食 460 余人，有 209 人先后发病(罹患率约 45.43%)，表现腹痛、腹泻、恶心、呕吐等症状；腹痛以上腹部和脐周持续性、阵发性绞痛为主，腹泻多为黄绿色水样便、少数有血便，无明显里急后重症状[5]。

2.4 最严重事件

在检出的类志贺邻单胞菌食物中毒事件中，按罹患率计严重性，浙江省宁波市北仑区卫生防疫站的李岳良等(1994)报告的 1 起是最严重的。报告在 1993 年 8 月 21 日，北仑区某厂发生食物中毒，晚饭就餐的 14 人发病 12 人(罹患率 85.71%)，潜伏期 11~38h；

主要表现腹痛、水样腹泻(3~6 次/d)，伴有恶心、发热。检验证实，是由食用被类志贺邻单胞菌污染的午餐剩余的豆腐肉丝汤引起的[6]。

3 类志贺邻单胞菌(*Plesiomonas shigelloides*)

类志贺邻单胞菌[*Plesiomonas shigelloides* (Bader 1954) Habs and Schubert 1962]也称类志贺毗邻单胞菌，早期由 Bader 于 1954 年命名为类志贺假单胞菌(*Pseudomonas shigelloides*)；种名"*shigelloides*"为现代拉丁语形容词，意为"类志贺的"。

DNA 的 G+C mol%为 51(Ch)。模式株(type strain)：ATCC 14029，CDC 3085-55，DSM 8224，NCIB 9242，Bader M51。GenBank 登录号(16S rRNA)：M59159，X74688[2]。

3.1 发现历史简介

国内外早期对类志贺邻单胞菌病原学意义的认识，均是对人的致腹泻作用；现已明了，此菌还能在一定的条件下引起胃肠道外感染[7~9]。

3.1.1 国外简况

类志贺邻单胞菌首先由 Ferguson 和 Henderson 于 1947 年从美国密歇根(Michigan)州一名临床病历不详的患者粪便中分离到，由于此菌为革兰氏阴性杆菌、有动力、具有志贺氏菌属(*Shigella* Castellani and Chalmers 1919)的宋内氏志贺氏菌(*S.sonnei*) Ⅰ相(S)抗原和迟缓发酵乳糖的特性，故将其归入了肠杆菌科，称为副肠道菌(Paracolon)，菌株为 C27(即现在的类志贺邻单胞菌参考菌株 ATCC 14030)。

此后，Bader 于 1954 年发现此菌具有端生鞭毛，将其归入了假单胞菌属(*Pseudomonas* Migula 1894)，建议冠以"类志贺"(*shigelloides*)名称，称其为类志贺假单胞菌；阪崎(Sakazaki)等于 1959 年还曾根据此菌的首次发现地美国密歇根州，称其为密歇根假单胞菌(*P.michigan*)；Ewing 等于 1961 年研究证实此菌氧化酶阳性、能发酵葡萄糖，又将其归于气单胞菌属，称为类志贺气单胞菌(*A.shigelloides*)。到 1962 年，Habs 和 Schubert 等根据此菌形态上并不严格呈逗点状，且具有端生鞭毛，不产生明胶酶、脂酶、DNA 酶、蛋白酶和淀粉酶等胞外酶的特性，以及用计算机数值分类的结果，认为应将此菌排除于假单胞菌属、弧菌属和气单胞菌属之外，提议将此菌列在弧菌科内设立一个新的"邻单胞菌属"内；此提议在后来又被 Eddy 和 Carpenter 于 1964 年以此菌 DNA 中 G+C mol%含量为 51(不同于气单胞菌属的 57~63 及弧菌属的 38~51 的细菌)的研究所证实，并支持 Habs 和 Schubert 的意见；Habs 和 Schubert 又根据其具有宋内氏志贺氏菌Ⅰ相(S)抗原，以及与腹泻病有关等特性，将其命名为类志贺氏邻单胞菌。

实际上，此菌具有杆状形态，能在麦康凯琼脂(MacConkey agar)、沙门氏菌-志贺氏菌琼脂(Salmonella-Shigella agar, SS agar)等常用的肠道菌分离培养基上良好生长，在分离弧菌用的选择性鉴别培养基硫代硫酸钠柠檬酸钠胆酸钠蔗糖琼脂(thiosulfate citrate bile salt sucrose agar，TCBS)上不生长，没有显著的胞外酶活性(尤其是缺乏弧菌科细菌所常有的脂酶活性)，与志贺氏菌有密切的抗原关系，具有目前已知仅存在于肠杆菌科细菌中的肠道杆菌共同抗原(enterobacterial common antigen，ECA)等特征，更类似于肠杆菌科的细菌，也因此曾有过如上述副肠道菌之称；还因此菌与宋内氏志贺氏菌抗原存在相关、迟缓发酵乳糖与埃希氏菌属(*Escherichia* Castellani and Chalmers 1919)细菌相关，有建议将两者结合命名为宋内氏埃希氏菌(*E.sonnei*)。此外，Sebalb 和 Véron 于 1963 年还曾根据首先发现此菌的弗格森(Ferguson)等提议建立弗格森氏菌属(*Fergusonia* Sebalb and Véron 1963)，将此菌命名为类志贺弗格森氏菌[*F.shigelloides*(Bader 1954) Sebalb and Véron 1963]，但并未得到公认。

此菌对人的感染病主要是腹泻，自 Ferguson 和 Henderson 于 1947 年发现此菌后，在较长时间内对此菌的研究进展不大；在 20 世纪 60 年代中期，由于在日本、英国和捷克斯洛伐克等国家从急性胃肠炎暴发和食物中毒事件调查中相继发现此菌后，才重新引起人们的关注。1965 年 7 月发生于日本和歌山行政区一农村的 1 起食物中毒事件，经检验表明是因误食污染有类志贺邻单胞菌的咸鱼所引起。

3.1.2　国内简况

杨正时在《杨正时论文集》第二卷(1998)的“国内类志贺毗邻单胞菌人体和动物感染的研究简况”文中记述，在国内已多有从肠道感染检出类志贺邻单胞菌的报告。杭州市卫生防疫站(1986)在国内外首先比较系统地对此菌的宿主进行了较为完整的流行病学调查，并对此菌在感染性腹泻及食物中毒中的致病作用与生态学进行了研究，结果表明在杭州市人群中存在此菌的感染。所检 864 例急性腹泻患者中发现 11 例感染该菌(阳性率 1.27%)，主要存在于 15 岁以上年龄组人群，与性别、职业无明显关系；主要表现腹痛、腹泻、发热，腹泻以水样便和黏液便多见，个别有里急后重症状。所检 40 种哺乳类动物中有 15 种带菌(动物阳性率 37.5%)，其中在 81 份粪便标本中有 25 份阳性(阳性率 30.89%)；在 31 种禽鸟类动物中有 5 种带菌(动物阳性率 16.13%)，其中在 36 份粪便标本中有 10 份阳性(阳性率 26.32%)；带菌动物均无腹泻病症，有的可持续排菌 30d 以上。在人、禽来源的菌株，通常表现的生物学特征相似。

尽管该菌作为食物中毒的病原菌在我国也已较早被明确，但从已有的报告来看其出现的频率并不高，且多是在近十几年的；当然，这也可能是与在过去一个较长的时期里，对类志贺邻单胞菌认识不够有关的。

3.2　生物学性状

在第九版《伯杰氏鉴定细菌学手册》中，以“类志贺邻单胞菌生化特征表”形式记载了此菌的一些主要生物学性状，现将其列出(表 11-1)[3]。

表 11-1 类志贺邻单胞菌生化特征

项目	结果	项目	结果	项目	结果
吲哚产生	+	纤维二糖	–	七叶苷水解	–
甲基红试验	[+]	卫茅醇	–	由黏液酸盐产酸	–
V-P 反应	–	赤藓醇	–	酒石酸盐利用(Jordan)	d
柠檬酸盐(Simmons)	–	D-半乳糖	+	乙酸盐利用	[–]
H_2S 产生	–	甘油	d	脂酶(玉米油)	–
尿素水解	–	肌醇	+	DNA 酶	–
苯丙氨酸脱氨酶	–	乳糖	+	硝酸盐还原	+
赖氨酸脱羧酶	+	麦芽糖	+	氧化酶	+
精氨酸双水解酶	+	D-甘露醇	–	ONPG	+
鸟氨酸脱羧酶	+	D-甘露糖	[–]	柠檬酸盐(Christensen)	–
动力	+	蜜二糖	–	酪氨酸水解变清	–
明胶液化	–	α-甲基-D-葡糖苷	–	拉丝(string)试验	–
KCN 中生长	–	棉子糖	–	生长：0% NaCl	+
丙二酸盐利用	–	L-鼠李糖	–	1% NaCl	+
D-葡萄糖：产酸	+	水杨苷	–	6% NaCl	–
产气	–	D-山梨醇	–	O/129 敏感性	[+]
产酸：侧金盏花醇	–	蔗糖	–	褐色水溶性色素	–
L-阿拉伯糖	–	海藻糖	+		
D-阿拉伯醇	–	D-木糖	–		

注：–表示 0%~10%菌株阳性，[–] 表示 11%~25%菌株阳性，d 表示 26%~75%菌株阳性，[+] 表示 76%~89%菌株阳性，+表示 90%~100%菌株阳性。

3.2.1 形态与培养特征

类志贺邻单胞菌呈单个、成对或短链状排列，在暗视野显微镜下观察，其运动活泼呈穿梭状，在电子显微镜(electron microscope，EM)下可见一端有丛鞭毛(多数为 2~5 根、也有的菌株在 7 根以上)，Shimada 等(1985)还曾报告了两个无动力的菌株；在普通营养琼脂及血液营养琼脂培养基上 37℃培养 24h 生长良好(形成中等大小、圆形光滑、半透明的灰白色菌落)，但不能产生水溶性色素或棕色素，且不溶血；最适生长温度 37℃(最高生长温度 40~44℃，最低 8℃，4℃不能生长)，生长的 pH 范围为 5.0~7.7(pH 8.0~8.4 能生长，pH 3.0 不能生长)，在无盐胨水和 3% NaCl 胨水中能生长(在 7.5% NaCl 胨水中不能生长)；在普通营养肉汤培养基中呈均匀混浊生长(不形成沉淀及菌膜)，在 SS 琼脂和麦康凯琼脂平板上 37℃培养 18~24h 形成圆形湿润、稍隆起、无色半透明、直径 1~2mm

的光滑型菌落，在 TCBS 平板上不生长；朱焕成等(1987)报告采用改良的 DC 琼脂(改良去氧胆酸钠柠檬酸钠琼脂)培养基做分离培养的效果更好，宋元鍉报告采用该培养基经长期实践，取得了非常令人满意的分离培养效果，此菌在该培养基上 37℃培养 18~24h，形成直径 1.5~2mm 的圆形、光滑湿润、稍隆起的淡蓝色菌落，菌落周围颜色较浅、中心颜色较深，容易辨认。

3.2.2 生化特性

类志贺邻单胞菌与弧菌属、气单胞菌属细菌所不同的主要特性为分解碳水化合物产酸但不产气，发酵肌醇、不发酵甘露醇，不能产生脂酶、DNA 酶、明胶酶、蛋白酶、淀粉酶及溶血素，赖氨酸和鸟氨酸脱羧酶、精氨酸双水解酶均阳性，多数菌株对 O/129 敏感。

为简便区分与其在理化特性上相近的一些菌属，将在第二版《伯杰氏系统细菌学手册》第 2 卷中记载的“邻单胞菌属与弧菌属及气单胞菌属的鉴别特征表”及“邻单胞菌属与一些相近菌属的鉴别特征表”列出(表 11-2，表 11-3)，其中涉及弧菌属、气单胞菌属、变形菌属、普罗威登斯菌属(*Providencia* Ewing 1962)、摩根氏菌属(*Morganella* Fulton 1943)[2]。

表 11-2 邻单胞菌属与弧菌属及气单胞菌属的鉴别特征

特征	邻单胞菌属	气单胞菌属	弧菌属
营养肉汤或营养琼脂：0% NaCl	+	+	D
6% NaCl	–	–	+
O/129 敏感性：10μg	d	–	D
150μg	d	–	D
拉丝(string)试验	–	–	+
从葡萄糖产气	–	D	–

注：表中+表示 90%~100%阳性，–表示 0%~10%阳性，d 表示 26%~75%阳性；D 表示在不同菌株间有差异。

表 11-3 邻单胞菌属与一些相近菌属的鉴别特征

特征	邻单胞菌属	变形菌属	普罗威登斯菌属	摩根氏菌属
苯丙氨酸脱氨酶	–	+	+	+
泳动现象	–	+	–	–
尿素水解	–	+	D	+
L-酪氨酸分解	–	+	+	+
在 DL-色氨酸琼脂上的色素沉积	–	+	+	+

注：资料源于 Janda 和 Abbott(1998)；表中+表示 90%~100%阳性，–表示 0%~10%阳性，D 表示在不同菌株间有差异。

3.2.3　抗原结构与免疫学特性

类志贺邻单胞菌具有耐热的菌体(ohne hauch，O)抗原和不耐热的鞭毛(hauch，H)抗原，对表面(kapsel，K)抗原虽未作详尽的研究，但已发现有的菌株呈 O 不凝集性，所以如遇与 O 血清不凝集的菌株时，应将菌液水浴加热 100℃作用 1h 后再进行试验。

3.2.3.1　血清型

对类志贺邻单胞菌的血清学分群始于 1959 年，Sakazaki 将生化反应与上述“副肠道菌 C27 菌株”相一致的 29 株菌区分为 5 种 O 抗原和 4 种 H 抗原；继之，Quincke 于 1967 年根据其 O 抗原的差异，将 57 株供试菌分成了 16 个 O 抗原群(未测 H 抗原)，其中仅一个 O 群与宋内氏志贺氏菌抗原相关；Shimada 和 Sakazaki 于 1978 年进行了比较系统的血清学研究，以 87 株菌为基础建立了一个由 30 个 O 抗原群和 11 个 H 抗原群所组成的 40 个血清型的抗原表，1985 年他们又发表了 20 个新的 O 抗原群和 6 个 H 抗原群，如此现已发展到由 50 个 O 抗原群(以阿拉伯数字 1~50 表示)和 17 个 H 抗原群(以阿拉伯数字 1~17 表示，其中的 H1 有 1a、1b 和 1a、1c 两个亚群)及两个无动力(以 NM 表示)菌株所组成的一个抗原血清型表，其抗原式以 O∶H(如 O13∶H2，O26∶H1a、1c，O37∶NM 等)表示。

在我国对此菌血清学的分群，始于杨正时等(1987)的研究工作[11]。杨正时等在《杨正时论文集》第二卷(1998)的“五个新的类志贺邻单胞菌 O 抗原的研究”文中记述，他们首先从日本(由 Sakazaki 和 Shimada 教授惠赠)引进了一套类志贺邻单胞菌 50 个 O 群的标准菌株，研制了一套相应的标准分群血清，通过对大量菌株的检定，认为从 O 群分布看，由类志贺邻单胞菌所引起的人类腹泻与健康人带菌、动物带菌是密切相关的，此菌是人、动物共有的，是否为人及动物共染病原菌还有待于进一步研究明确。此外，杨正时等于 1988 年又报告了 50 个 O 群以外的 5 个新 O 群，分别记作：Oy51、Oy52、Oy53、Oy54、Oy55，同时发现在这 5 个新 O 群菌株中的 Ps86-443(Oy54)与鲍氏志贺氏菌(*S.boydii*)2 型有一定相关，详细的血清学分型表明为 ab-ac 的关系，这在类志贺邻单胞菌与志贺氏菌抗原关系上还属首次发现。

Bravo 等(2009)报告将 54 株类志贺邻单胞菌进行血清分型，结果发现 4 种新的血清型(O20∶H2，O56∶H18，O71∶H31，O81∶H22)[10]。目前，类志贺邻单胞菌的 O 抗原已扩大到 96 个，H 抗原已扩大到 48 个(Aldová 和 Schubert，1996)。

3.2.3.2　抗原交叉反应

类志贺邻单胞菌存在菌属外抗原关系，其中最为密切的是志贺氏菌，已明确有 4 个 O 抗原与志贺氏菌有关，其中 O17 与宋内氏志贺氏菌的Ⅰ相(S)抗原相同，O22 与痢疾志贺氏菌(*S.dysenteriae*)7 型、O11 与痢疾志贺氏菌 8 型、O23 与鲍氏志贺氏菌 13 型间存在 ab-ac 的关系。杨正时等(1987)报告对类志贺邻单胞菌与志贺氏菌、沙门氏菌(*Salmonella*)间的抗原关系进行了较深入细致的研究，发现与沙门氏菌无抗原关系，有 15 个 O 群与志贺氏菌密切相关[11]。

在类志贺邻单胞菌食物中毒分离的菌株方面，在前述李岳良等(1994)报告从 1 起食物中毒分离的菌株，与鲍氏志贺氏菌多价诊断血清凝集[6]。深圳市龙岗区疾病预防控制中心的陈应坚等(2007)报告在2006年9月，龙岗区某公司员工在集体进餐后发生1起由类志贺邻单胞菌引起的食物中毒，潜伏期4~19h，表现恶心、呕吐、腹痛、腹泻等症状；从患者粪便分离的菌株，均与志贺氏菌4种多价、弗氏志贺氏菌(*S.flexneri*)多价诊断血清凝集[12]。在前述邹红敏(2011)报告从1起食物中毒分离的菌株，与痢疾志贺氏菌2型及肠侵袭性大肠埃希氏菌(enteroinvasive *Escherichia coli*，EIEC)的O28ac∶K73存在交叉凝集抗原[5]。

3.2.3.3 免疫学特性

类志贺邻单胞菌抗原具有良好的免疫原性，被类志贺邻单胞菌感染后耐过或接种免疫动物，其机体能产生相应的免疫应答，主要为体液免疫抗体反应。

在发生类志贺邻单胞菌食物中毒后，血清抗体会在一定的时限内出现且效价明显升高，也可作为辅助诊断的依据。例如，福建省龙岩市卫生防疫站的陈建安等(2005)报告在2004年6月4日，上杭县中都镇某村一村民在家中办宴，发生因食用被类志贺邻单胞菌污染的食品(鸡肉、鸭肉)引起的食物中毒事件，就餐144人发病87人(罹患率60.42%)，潜伏期8~37h(平均14h)；在87例患者中，男性39例、女性48例；调查42例患者，腹泻(水样便)的32例(构成比76.19%)、腹痛的29例(构成比69.05%)、发热的23例(构成比54.76%)、寒战的21例(构成比50.0%)、呕吐的10例(构成比23.81%)、恶心的9例(构成比21.43%)、头晕的4例(构成比9.52%)、头痛的2例(构成比4.76%)、腹胀的1例(构成比2.38%)，经治疗在2~3d痊愈。以分离的菌株制备菌液为抗原，对患者血清进行试管凝集试验；结果在8份急性期血清的凝集效价有1份为1∶20，另7份均低于1∶10；在23份恢复期(发病2周后)血清中，1份为1∶160(同一患者的双份血清)，8份为1∶80(6份为同一患者的双份血清)，7份为1∶40(1份为同一患者的双份血清)，3份为1∶20，1份为1∶10，3份低于1∶10；凝集效价呈4倍增长的有16份，3份健康对照血清均低于1∶10[13]。

3.2.4 生境与抗性

类志贺邻单胞菌广泛存在于自然界，可从泥土、水、人及多种温血或冷血动物分离到；许多学者认为由此菌所引发人的急性腹泻是经水传播的，如Arai等(1980)报告流行区的池水、河滩水和泥土标本中的此菌分离率高达38.6%，从狗、猫和淡水鱼中分离出此菌并指出它们是此菌的天然宿主；Vendepitte等(1957)曾报告鱼的此菌分离率高达59%，宋元鍉等(1988)报道9种淡水鱼的平均分离率为44.1%(其中鳊、鳙、草鱼的分离率分别为57.1%、56.2%、55.6%)[7]。我国自1986年以来对此菌分布进行了广泛的调查，已涉及52种养殖及野生动物。

类志贺邻单胞菌一般表现对氯霉素、先锋霉素、呋喃唑酮、链霉素、四环素、卡那霉素、庆大霉素、巴龙霉素、复方新诺明等敏感，对青霉素、红霉素和氨苄西林等耐药；美国的Marshall等在1996年对从零售商和野外抓捕获得的5只路易斯桑那蓝蟹(blue crab)中分离到的此菌，在耐药性和细菌携带质粒情况方面进行了研究，发现所分离出的菌株对庆大霉素、萘啶酸和四环素敏感，对氨苄西林和羧苄西林、卡那霉素和链霉素耐药，每株菌携带3种大小分别约为2.5kb、3.8kb、5.3kb的质粒，且发现3.8kb和5.3kb

的质粒与对链霉素的耐药有关，并推测此菌产生耐药性可能与废水对水栖环境的污染有关[7]。

陈应坚等(2007)报告对从 1 起食物中毒分离的菌株进行药敏测定，结果对供试的诺氟沙星、氯霉素、头孢噻肟、复方磺胺甲基异噁唑、呋喃妥因、四环素、头孢唑啉、妥布霉素、阿莫西林、头孢噻吩、头孢西丁、庆大霉素、亚胺培南、奈替米星、培氟沙星、复方新诺明等均敏感，对青霉素、氨苄西林、阿米卡星等耐药[12]。

3.3 病原学意义

由类志贺邻单胞菌引起的人急性腹泻和食物中毒及其他疾病的报告在近年来屡见不鲜，现已明确了它的肠道病原菌意义；虽已知类志贺邻单胞菌广泛存在于多种动物，但对动物的致病作用，诸多问题还有待予以明确。

3.3.1 人的类志贺邻单胞菌感染病

人的类志贺邻单胞菌感染病，主要表现为胃肠道感染类型(包括食物中毒)；虽有胃肠道外感染，但相对还是较少见的。

3.3.1.1 食物中毒

在我国由类志贺邻单胞菌引起食物中毒的事件并不常见，以下是通过中国知识资源总库(CNKI)学术文献总库检出的 8 篇文献(8 起事件)的一些情况。

简要总结 8 起由类志贺邻单胞菌引起的食物中毒事件，潜伏期最短的 2.5h，最长的 38h，多在 10h 左右；发生在 5~9 月，其中在 6 月和 8 月的各 2 起，5、7、9 月和未明确记述时间的各 1 起；明确或可疑中毒食物的 5 起，分别为被类志贺邻单胞菌污染的海杂鱼的 1 起、鸡肉和鸭肉的 1 起、鸡肉和调料的 1 起、煮毛豆和煮花生的 1 起、豆腐肉丝汤的 1 起。主要临床表现为呕吐、恶心、腹痛、腹泻(以水样便为主)等消化道症状，有的伴有发热、寒战、头晕、头痛、乏力等。中毒人数最少的 1 起 12 人[6]、最多的 1 起 209 人[5]；罹患率最高的 1 起为 85.71%(12/14)[6]，最低的 1 起为 42.03%(29/69)[14]。

为简便了解类志贺邻单胞菌食物中毒在发生时间、罹患率、潜伏期、相关食物、发生场所等方面的一些情况，将除已分别单独记述 5 起外的 3 起归纳于表 11-4(? 指未记载或无法计算)[14~16]。

表 11-4　3 起类志贺邻单胞菌食物中毒的基本情况

序号	报告者(年度)	发生(年.月)	同餐人数	发病人数	罹患率/%	潜伏期(平均)/h	相关食物	发生地(省、市)	发生场所
1	谭南圃等(1998)	1997.5	69	29	42.03	5~14(7.23)	鸡肉，调料	江苏	餐馆
2	王晓影(2003)	2001.7	?	20	?	4~12	?	四川	宾馆
3	王连秀等(2004)	2003.6	?	86	?	6~32(19)	毛豆，花生	北京	分食
合计	3	1997~2003	?	135	?	4~32			

尽管类志贺邻单胞菌在我国细菌性食物中毒的出现频率不是很高，但从一些报告可以看出，类志贺邻单胞菌在食物中毒中也是一种不可忽视的病原菌。从这些报告分析，由类志贺邻单胞菌引起的食物中毒主要为食源性的，但缺乏明显的食物类型特征；在国外，也有食源性类志贺邻单胞菌感染的暴发[17]。此外，也提示应在食物中毒事件中加强对类志贺邻单胞菌的检验，以防在对常见食物中毒病原菌的检验中漏检。

3.3.1.2　其他感染病

由类志贺邻单胞菌引起的人腹泻病，临床表现常以发热、腹泻、腹痛、恶心、呕吐、水样便或黏液脓血便为特征；潜伏期短至数小时、长者 7d、一般为 1~2d，多数患者表现为轻症腹泻、不发热或低热、水样稀便(每天 2 或 3 次)，病程数日至一周，少数重症患者可有严重的霍乱(cholera)样水泻；偶有细菌性痢疾(bacillary dysentery)样症状，表现为 39℃以上的高热，伴有乏力、恶心、呕吐、头痛、身痛及黏液脓血便，末梢血白细胞增加，大便镜检可见有较多脓细胞或红细胞[7,18]。

此外，类志贺邻单胞菌还能在一定条件下引起腹膜炎、脑膜炎、败血症等感染病。夏梦岩等(2006)报告了 1 例由此菌引起的尿路感染[19]，Schneider 等(2009)首次报告了 1 例由此菌引起的肺炎[20]；这些感染类型，还都是相对比较少见的。

3.3.2　动物的类志贺邻单胞菌感染病

已有明确的记述，类志贺邻单胞菌对鱼类具有致病作用，在国内外已有的报告包括养殖的虹鳟、鳖、异育银鲫、斑点叉尾鮰、暗纹东方鲀、鲟等；在细菌性败血综合征等鱼类病害中，也有检出相应病原类志贺邻单胞菌的报告。

此外，陈维刚等(2006)报告在 2006 年 6~7 月，四川省成都市动物园饲养的赤麻鸭因感染类志贺邻单胞菌发病，这还是少见的[21]。

3.3.3　毒力因子与致病机制

类志贺邻单胞菌的致病机制在目前尚未完全明了，Sakazaki 等(1959)报告使用从腹泻患者分离的菌株，经口及经直肠接种于志愿者，结果并未引发肠炎；施益民等(1987)证明从重症霍乱样患者分离的此菌经家兔肠袢结扎和乳鼠试验测定肠毒素(enterotoxin)，均为阴性反应[9]；徐迪诚等(1986)报告用从腹泻患者分离的 4 株菌做家兔肠袢结扎和乳鼠灌胃试验，也均未检出肠毒素[22]。也有学者指出此菌具有肠毒素，如 Gurwith 等(1977)对从腹泻患者粪便分离的 2 株菌采用小鼠肾上腺肿瘤细胞和乳鼠试验测定肠毒素，均获阳性结果；Sanyal 等(1980)用 13 株不同来源的此菌培养液进行家兔肠袢试验，证明可引起肠毒素反应，接种后 1~2h 产生液体积聚、4h 明显增加、18h 分泌作用基本消失，加热 100℃作用 10min 的培养液不影响肠液分泌，证明能产生稳定的耐热肠毒素(heat-stable enterotoxin，ST)，同时还认为不能排除产生不耐热肠毒素(heat-labile enterotoxin，LT)的可能[7,9]；也有学者认为此菌可引起患者直肠黏膜炎性水肿、出血、粪便呈脓血便等，提示此菌除可能存在肠毒素外，还可能具有肠侵袭性；Binns 等于 1984 年证实，有些菌株对 HeLa 细胞具有侵袭性。但近年来另有一些报告，不论乳鼠灌胃试验或猴经口吞服试验，多数均为阴性结果。

赵欣花(1994)报告于 1992 年 12 月至 1993 年 4 月，从福州动物园的观赏动物及其饲养员粪便标本 332 份中分离到此菌 30 株，以 37℃培养 18~24h 的普通营养肉汤培养物 0.5mL 对体重 30g 小鼠做腹腔接种感染试验发现在接种 2h 后即能引起小鼠发病与死亡，并可从死亡小鼠心血中分离回收到原感染菌；以同样培养物的上清液经口插管灌入 2~3d 乳鼠胃内(3 只/组)测定 ST 及用 37℃培养 18~24h 的普通营养琼脂培养物制备成约 10 亿个/mL 的菌液对豚鼠做瑟林尼试验(Séreny test)测定侵袭性，结果均为阴性[23]。Chodaczek 等(2008)报告，乳铁蛋白和单磷酰脂质 A 的合成物可以增强小鼠对类志贺邻单胞菌 CNCTC 138/92 菌株的免疫效果[24]。Lukasiewicz 等(2006)报告，脂多糖是类志贺邻单胞菌的一种重要致病因子[25]。Tsugawa等(2007)报告类志贺邻单胞菌在真核生物肠内宿主细胞上的黏附和定居，对此菌的致病作用是很重要的一步；类志贺邻单胞菌 *groEL* 基因的表达，对于黏附以及诱导细胞死亡具有正调节作用[26]。Kubler-Kielb 等(2008)报告类志贺氏邻单胞菌 O17 血清型的 O 抗原与宋内氏志贺菌 I 相菌抗原的基因系列部分相同，这些相同的基因序列位于质粒上，且是后天获得的，这些侵袭性质粒对于类志贺邻单胞菌侵入宿主上皮细胞是必不可少的，所以认为类志贺邻单胞菌 O17 血清型的 O 抗原是重要的致病因子[27]；Tsugawa 等(2008)报告类志贺邻单胞菌的外膜蛋白，具有细胞毒性[28]。

总体来看，类志贺邻单胞菌是否产生肠毒素尚难以定论，所含其他致病因子等均还有待进一步研究明确。

3.4 微生物学检验

主要包括对类志贺邻单胞菌的有效分离与鉴定、致病作用检验等；为明确分离株的抗原血清型及血清流行病学意义，还需进行相应的血清型检定。

3.4.1 细菌分离与鉴定

在多数情况下，均可采用琼脂平板培养基对病料直接做划线分离培养的方法；必要时需经一次或二次增菌后再进行分离培养，以提高检出率。

3.4.1.1 细菌分离

通常多是取病料直接接种于 SS 琼脂培养基，37℃培养 18~24h 后挑取直径 1~2mm、圆形、湿润、表面微隆起、不分解或迟缓分解乳糖的可疑菌落，移接于普通营养琼脂斜面做成纯培养后供鉴定用；也可采用杨氏 Ps 琼脂和改良 DC 琼脂、麦康凯琼脂、普通营养琼脂、血液营养琼脂等培养基。

若需增菌培养，可使用 pH 8.4 碱性蛋白胨水做一次或二次增菌。方法为取病料 0.5~1.0mL(g)接种于此碱性蛋白胨水培养基 37℃培养 6~8h(此为一次增菌)后用上述琼脂培养基平板做细菌分离；二次增菌为一次增菌培养 6~8h，取增菌培养液 0.5~1.0mL 移接于碱性蛋白胨水培养基 37℃培养过夜后再做细菌分离。通过增菌培养，可显著提高阳性检出率。

3.4.1.2 细菌鉴定

对类志贺邻单胞菌做形态特征检查，常用革兰氏染色方法，必要时对鞭毛的检查最好采用负染色后的EM观察。在对此菌的初筛试验及进一步生化鉴定方面，余文炳和杨正时等于1988年在对此菌检验程序研究的报告中指出：可从SS琼脂培养基(或其他分离用培养基)上挑取可疑菌落后，同时分别接种于普通营养琼脂斜面37℃培养18~24h用于氧化酶试验(应为阳性)及双管糖培养基37℃培养18~24h，此菌为葡萄糖产酸、动力、靛基质为阳性，葡萄糖产气、甘露醇、尿素酶、H_2S、蔗糖为阴性，即可初步判定为类志贺邻单胞菌，并在此基础上做进一步的生化鉴定明确；具体可按赖氨酸脱羧酶、鸟氨酸脱羧酶、精氨酸双水解酶、发酵肌醇产酸等均为阳性，甘露醇、苯丙氨酸脱氨酶、明胶液化、柠檬酸铵利用、KCN中生长等均为阴性的9项指标予以鉴定(均为37℃培养18~24h)。

宋元鍉于1988年采用从改良DC培养基上挑取可疑菌落后接种三糖铁琼脂(triple sugar iron agar，TSI)琼脂培养基和肌醇培养基各1管，37℃培养18~24h后若TSI琼脂的斜面不变黄(不发酵乳糖和蔗糖)、柱层变黄(发酵葡萄糖产酸)但无产气现象、H_2S阴性，发酵肌醇产酸，则从TSI培养基上取菌做氧化酶试验(应为阳性)及染色镜检(革兰阴性杆菌)，即为初筛试验阳性，再做进一步的生化试验确定；研究者经对300多株菌检验，最后所得结果均为类志贺邻单胞菌，认为该方法简便、结果可靠，进一步的生化鉴定可按肌醇、吲哚、蕈糖、赖氨酸脱羧酶、鸟氨酸脱羧酶、精氨酸双水解酶均为阳性，甘露醇、苯丙氨酸脱氨酶、柠檬酸盐利用(Simmons)、明胶液化均为阴性等10项指标进行(即可确定为类志贺邻单胞菌)。

类志贺邻单胞菌的主要特点是氧化酶、赖氨酸脱羧酶、鸟氨酸脱羧酶、精氨酸双水解酶和发酵肌醇产酸均阳性，发酵葡萄糖产酸、不产气，多数菌株迟缓发酵乳糖；氧化酶阳性和一端有丛鞭毛，是在肠杆菌科细菌中具有的特征性。

3.4.1.3 血清型检定

杨正时等于1987年研究报告了对类志贺邻单胞菌O、H抗原的检定方法，并研制了O1~O50的相应因子血清及10个多价血清组供用。

对O抗原的检定方法是将被试菌接种于杨氏Ps琼脂斜面37℃培养20h，取菌分别与10个O多价组血清做玻片凝集试验，对与多价血清凝集者再分别与该多价组所含单价O血清做凝集试验确定，均以迅速呈现明显凝集者判为阳性；若遇有与2个以上单价O血清呈阳性的菌株，则可取菌制备成浓厚的生理盐水菌悬液(0.5mL)后100℃水浴加热1h，再与各相应阳性反应的O单价血清试验，如此则多数这样的菌株均可获得仅与1个单价O血清凝集的满意结果；若遇与各多价O血清组均不凝集的菌株，也需按上述做热处理后再试，仍不凝集者则视为不能进行O分群的菌株；若检出与志贺氏菌抗原有关的O群时，则需用相应的志贺氏菌血清做凝集试验进一步证实。

对H抗原的检定可采用定性试管凝集试验，方法是先将供试菌通过半固体培养基传代以提高其动力后，接种于含0.5%酵母提取物和0.2%葡萄糖的游散琼脂(普通营养琼脂中含0.7%~0.8%的琼脂)培养基平板后30℃培养20h左右，再移接于pH6.8~7.0的脑心浸液(brain-heart infusion，BHI)培养基，30℃培养20h左右后加入等量的含0.2%硫柳汞的生理盐水混匀供用；检定时取已做适当稀释(根据血清原效价如在 1∶1280 倍及以上则一般可用生理盐水做 1∶100 倍稀释)的抗血清 0.1mL，加入前述供试菌液 1.0mL(如此原血清的最终稀释度为 1∶1000 倍)，混匀置 50℃水浴 4h 后判定结果，以出现明显絮状凝集者判为阳性。目前，在我国对类志贺邻单胞菌还主要是从事其相应的 O 群检定。

3.4.2 免疫学检验

在发生类志贺邻单胞菌食物中毒后，患者血清凝集抗体效价在恢复期通常可比发病初期高 4 倍以上，可通过用分离的菌株制备抗原，对患者双份血清做凝集试验测定，具有一定的辅助诊断价值。

3.4.3 动物感染试验

由于类志贺邻单胞菌在水及其他环境中广泛存在，加之在鱼类及其他动物中的感染发病还并不很常见，因此对从这些动物分离鉴定的此菌需进行对同种动物的致病作用检验，以明确其相应的病原学意义。

(房 海 张艳英)

主要参考文献

[1] 金连梅, 李群. 2004-2007 年全国食物中毒事件分析. 疾病监测, 2009, 24(6): 459~461.

[2] Garrity G M. Bergey's Manual of Systematic Bacteriology. 2nd ed. Volume Two. Part B. New York: Springer, 2005: 740~744.

[3] Holt J G, Krieg N R, Sneath P H A, et al. Bergey's Manual of Determinative Bacteriology. 9th ed. Baltimore, Williams and Wilkins, 1994, 192, 253, 258~259.

[4] 王世荣, 杨清茹. 类志贺邻单胞菌引起食物中毒的报告. 中国食品卫生杂志, 1989, 1(3): 60~61.

[5] 邹红敏. 一株同时与痢疾志贺菌和侵袭性大肠埃希菌血清凝集的类志贺邻单胞菌. 中国医药指南, 2011, 9(6): 259~260.

[6] 李岳良, 王佩君, 吴以华, 等. 宁波市北仑区一起类志贺邻单胞菌食物中毒调查. 浙江预防医学, 1994, 6(5): 19.

[7] 罗海波, 张福森, 何浙生, 等. 现代医学细菌学. 北京: 人民卫生出版社, 1995: 59~67.

[8] 聂青和. 感染性腹泻病. 北京: 人民卫生出版社, 2000: 152, 448~461.

[9] 房海, 陈翠珍, 张晓君. 肠杆菌科病原细菌. 北京: 中国农业科学技术出版社, 2011: 282~297.

[10] Bravo F L, Correa M Y, Clausell I J F, et al. Virulence factors and in vitrosusceptibility of *Plesiomonas shigelloides* isolated from diarrhea episodes in Cuba. Rev Chilena Infectol, 2009, 26(3): 233~238.

[11] 杨正时, 郭英琪, 陈贵秋, 等. 类志贺邻单胞菌与志贺氏菌沙门氏菌抗原关系的研究. 中华流行病学杂志(腹泻病专辑), 1987, 50~52.

[12] 陈应坚, 甘莉萍, 杨慧, 等. 类志贺邻单胞菌引起的食物中毒调查与分析. 现代预防医学, 2007, 34(24): 4681~4682.

[13] 陈建安, 陈前进, 刘荣福, 等. 1 起类志贺邻单胞菌引起的食物中毒调查. 预防医学论坛, 2005, 11(5): 617~618.

[14] 谭南圃, 柳丽江, 赵凯军. 一起类志贺氏邻单胞菌食物中毒调查. 江苏预防医学, 1998, (2): 36~37.

[15] 王晓影. 一起由类志贺氏邻单胞菌引起的食物中毒. 职业与健康, 2003, 19(5): 49~50.

[16] 王连秀, 彭智慧, 左晨, 等. 一起类志贺氏邻单胞菌引起的食物中毒及分离鉴定. 中国食品卫生杂志, 2004, 16(4): 366, 379.

[17] Wouafo M, Pouillot R, Kwetche P F, et al. An acute foodborne outbreak due to *Plesiomonas shigelloides* in Yaounde, Cameroon. Foodborne Pathogens and Disease, 2006, 3(2): 209~211.

[18] 李梦东. 实用传染病学. 2 版. 北京: 人民卫生出版社, 1998: 416~417.

[19] 夏梦岩, 高宏伟. 类志贺邻单胞菌致尿路感染一例报告. 华北国防医药, 2006, 18(3): 216.

[20] Schneider F, Lang N, Reibke R, et al. *Plesiomonas shigelloides* pneumonia. Medecine et maladies infectieuses, 2009, 39(6): 397~400.

[21] 陈维刚, 王强, 牛李丽, 等. 赤麻鸭类志贺邻单胞菌感染的诊治. 四川畜牧兽医, 2006, 33(12): 47.

[22] 徐迪诚, 蔡妙英, 杨署伏, 等. 类志贺邻单胞菌引起腹泻的研究. 中华流行病学杂志(腹泻病专辑), 1986, 102~105.

[23] 赵欣花. 从观赏动物及其饲养员粪便检出类志贺邻单胞菌. 福建畜牧兽医, 1994, 16(1): 20~21.

[24] Chodaczek G, Zimecki M, Lukasiewicz J, et al. Lactoferrin-monophosphoryl lipid A complex enhances immunity of mice to *Plesiomonas shigelloides* CNCTC 138/92. Acta Biochim Pol, 2008, 55(1): 91~96.

[25] Lukasiewicz J, Niedziela T, Jachymek W, et al. Structure of the lipid A-inner core region and biological activity of *Plesiomonas shigelloides* O54 (strain CNCTC 113/92) lipopolysaccharide. Glycobiology, 2006, 16(6): 538~550.

[26] Tsugawa H, Ito H, Ohshima M, et al. Cell adherence-promoted activity of *Plesiomonas shigelloides* groEL. Med Microbiol, 2007, 56(1): 23~29.

[27] Kubler-Kielb J, Schneerson R, Mocca C, et al. The elucidation of the structure of the core part of the LPS from *Plesiomonas shigelloides* serotype O17 expressing O-polysaccharide chain identical to the Shigella sonnei O-chain. Carbohydr Res, 2008, 343(18): 3123~3127.

[28] Tsugawa H, Ogawa A, Takehara S, et al. Primary structure and function of a cytotoxic outer-membrane protein (ComP) of *Plesiomonas shigelloides*. FEMS Microbiology Letters, 2008, 281(1): 10~16.

第12章　普罗威登斯菌属(*Providencia*)

本章要目

普罗威登斯菌属(*Providencia* Ewing 1962)的雷氏普罗威登斯菌(*P.rettgeri*)具有医学临床意义，在人主要是发生尿道感染(urinary tract infection，UTI)；也有引起某些局部组织器官感染以及消化道感染发生腹泻等类型的感染病(infectious disease)，但均为少见的。在动物中，已有引起鱼类感染发病的报告。

在细菌性食物中毒(bacterial food poisoning)方面，我国也有由普罗威登斯菌引起的事件发生，在检出的文献中仅涉及雷氏普罗威登斯菌1个种(species)；与其他细菌性食物中毒相比较，所占的份额较小，但罹患率还是比较高的。

1　菌属定义与分类位置

普罗威登斯菌属也称天命菌属(或简称普城菌属)，属内目前的种或是易属来的，或是在近几年新命名的；属名"*Providencia*"，是以美国罗得岛(Rhode island)州首府普罗威登斯(Providence)命名的[1]。

1.1 菌属定义

普罗威登斯菌为大小在(0.6~0.8) μm×(1.5~2.5) μm 的革兰氏阴性直杆菌，以周生鞭毛运动，菌落不游动(不蔓延生长)，兼性厌氧，有机化能营养，有呼吸和发酵两种代谢类型，最适生长温度37℃。

分解D-葡萄糖和其他碳水化合物产酸，部分菌株产气；氧化酶阴性，过氧化氢酶阳性，除海氏普罗威登斯菌(*P.heimbachae*)外的吲哚阳性，通常是甲基红试验(methyl red test，MR test)阳性，伏-波试验(Voges-Proskauer test，V-P test)阴性；除海氏普罗威登斯菌和拉氏普罗威登斯菌(*P.rustigianii*)的一些菌株外，能利用西蒙斯(Simmons)柠檬酸盐；赖氨酸脱羧酶、鸟氨酸脱羧酶和精氨酸双水解酶试验阴性，从苯丙氨酸和色氨酸氧化脱氨，分解酪氨酸后使加入了这种不溶性氨基酸的琼脂培养基变清晰(产生透明区)，不产生H_2S，除雷氏普罗威登斯菌外不水解尿素，除海氏普罗威登斯菌外能在KCN中生长；不利用丙二酸盐，除了海氏普罗威登斯菌的一些菌株外均能利用酒石酸盐(Jordan)；除产碱普罗威登斯菌(*P.alcalifaciens*)和拉氏普罗威登斯菌外，发酵D-甘露糖及下列一种或多种多元醇类(包括侧金盏花醇、D-阿拉伯糖醇、赤藓糖醇、肌醇、D-甘露醇等)。

分离于腹泻大便、尿道感染、伤口、烧伤和菌血症及被污染的环境，也分离自企鹅，是人类的病原菌。

细菌DNA的G+C mol%为39~42。模式种(type species)：产碱普罗威登斯菌[*Providencia alcalifaciens*(de Salles Gomes 1944) Ewing 1962]。

1.2 分类位置

按伯杰氏(Bergey)细菌分类系统，在第二版《伯杰氏系统细菌学手册》(*Bergey's Manual of Systematic Bacteriology*)第2卷中，普罗威登斯菌属分类于肠杆菌科[Enterobacteriaceae(Rahn 1937) Ewing，Farmer and Brenner 1980]，是肠杆菌科细菌被认知较晚的成员；肠杆菌科包括41个菌属(genus)，模式属(type genus)：埃希氏菌属(*Escherichia* Castellani and Chalmers 1919)[1]。

普罗威登斯菌属的建立，是由Ewing(1962)将变形菌属(*Proteus* Hauser 1885)的无恒变形菌(*P.inconstans*)提升到了菌属的位置并分成两个种，即产碱普罗威登斯菌和斯氏普罗威登斯菌(*P.stuartii*)，分别相当于原来无恒变形菌的亚群A和亚群B。

在第二版《伯杰氏系统细菌学手册》第2卷中，普罗威登斯菌属共记载了5个种，依次为：产碱普罗威登斯菌、海氏普罗威登斯菌、雷氏普罗威登斯菌、拉氏普罗威登斯菌和斯氏普罗威登斯菌。

其中的拉氏普罗威登斯菌，是原来产碱普罗威登斯菌生物群3(*P.alcalifaciens* biogroup 3)。另外，Müller(1983)曾命名了一个从企鹅分离的普罗威登斯菌新种——费氏普罗威登斯菌(*P.friedericiana* sp. nov.)，后经研究表明与拉氏普罗威登斯菌密切相关，并被认为与拉氏普罗威登斯菌是同一个种。

2　食物中毒概要

初步统计通过中国知识资源总库(CNKI)学术文献总库检出的细菌性食物中毒文献，至目前我国共涉及 24 个菌属，116 个种、亚种(subspecies)或血清型(serovar)，以及一些未确定的种；文献报告 1460 篇(1949~2013 年)、中毒事件 1529 起(1949~2012 年)。

其中由雷氏普罗威登斯菌引起的文献报告 8 篇(1960~2008 年)、中毒事件 8 起(1959~2007 年)，在所有细菌性食物中毒事件中的构成比为 0.52%(居并列第 16 位)。

2.1　基本信息

8 起事件均由雷氏普罗威登斯菌单独引起，其中以雷氏变形菌(*Proteus rettgeri*)名义记述的 4 起。8 起事件涉及同食或分食某种中毒食物的共 257 人(平均 32.13 人/起)，中毒 129 人(平均 16.13 人/起)，罹患率 50.19%；无中毒死亡事件。

2.2　最早事件

在检出的雷氏普罗威登斯菌食物中毒事件中，原天津市立第一医院的冷书章等(1960)报告的 1 起是最早的。报告在 1959 年 5 月 31 日，天津市某医院在培训班学生 126 人中发生食物中毒患者 46 人(罹患率 36.51%)，潜伏期 18h；临床表现腹痛的 46 人(构成比 100.0%)、腹泻的 46 人(构成比 100.0%)、疲乏倦怠的 38 人(构成比 82.6%)、恶心的 35 人(构成比 76.1%)、呕吐的 23 人(构成比 50.0%)、发冷发热的 22 人(构成比 47.8%)、头痛的 20 人(构成比 43.5%)、头晕的 14 人(构成比 30.4%)、脱水的 8 人(构成比 17.4%)、轻度休克的 2 人(构成比 4.3%)；检验证实是由雷氏普罗威登斯菌(文中以雷氏变形菌记述)引起的，相关食物为酱豆腐和卤鱼[2]。

2.3　规模最大事件

在检出的雷氏普罗威登斯菌食物中毒事件中，在上面记述冷书章等(1960)报告的 1 起中毒 46 人，是规模最大的事件[2]。

2.4　最严重事件

按罹患率计严重性，河北省邢台市卫生防疫站的任红卫等(1994)报告的 1 起，是在检出的雷氏普罗威登斯菌食物中毒事件中最严重的。报告在 1991 年 12 月 4 日，邢台市某厂 29 名职工在午餐后全部发生食物中毒，潜伏期 2.5~16.5h(平均 11.9h)，主要症状为恶心、呕吐、腹痛、腹泻；检验证实，是因进食被雷氏普罗威登斯菌(文中以雷氏变形菌记述)污染熟牛肉引起的[3]。

3 雷氏普罗威登斯菌(*Providencia rettgeri*)

雷氏普罗威登斯菌[*Providencia rettgeri*(Hadley，Elkins and Caldwell 1918) Brenner et al.1978]，即原变形菌属的雷氏变形菌[*P.rettgeri*(Hadley，Elkins and Caldwell 1918) Rustigian and Stuart 1943]，最早被命名为雷氏杆菌(*Bacterium rettgeri* Hadley Elkins and Caldwell 1918)；种名“*rettgeri*”是以美国细菌学家雷特格(Rettger)的姓氏命名的，Rettger 于 1904 年首先分离到此菌。

DNA 的 G+C mol%为 40.5(T_m)。模式株：ATCC 29944，DSM 4542[1]。

3.1 发现历史简介

雷氏普罗威登斯菌的发现是较早的，但对其研究并不很广泛和深入；直接的影响因素，很可能是此菌在病原菌中的位置及代表性。

3.1.1 国外简况

雷氏普罗威登斯菌由美国细菌学家 Rettger 于 1904 年首次分离到，曾先后被命名为杆菌属(*Bacterium* Ehrenberg)(也称无芽孢杆菌属的雷氏杆菌)、志贺氏菌属(*Shigella* Castellani and Chalmers 1919)的雷氏志贺氏菌[*S.rettgeri*(Hadley，Elkins and Caldwell 1918) Weldin 1927]、变形菌属的雷氏变形菌等。

3.1.2 国内简况

在我国对雷氏普罗威登斯菌病原学意义的认识，虽已有几十年的历史，但对其的研究还不是很全面，这可能是与雷氏普罗威登斯菌常不表现暴发流行或严重感染直接相关的。

在食物中毒方面，尽管该菌作为食物中毒的病原菌被发现还是较早的，但从已有的文献来看其出现的频率并不高，且多是在近十几年；当然，这也可能是与在过去一个较长的时期里对雷氏普罗威登斯菌认识不够有关的。

3.2 生物学性状

雷氏普罗威登斯菌的一些生物学性状，与变形菌属、摩根氏菌属(*Morganella* Fulton 1943)细菌是比较相近的[4]。

3.2.1 理化特性

为简便区分属内 5 个种，将在第二版《伯杰氏系统细菌学手册》第 2 卷中的“普罗威登斯菌属细菌种间特征鉴别表”列出(表 12-1)[1]。

表 12-1　普罗威登斯菌属细菌种间特征鉴别

项目	产碱普罗威登斯菌	海氏普罗威登斯菌	雷氏普罗威登斯菌	拉氏普罗威登斯菌	斯氏普罗威登斯菌
吲哚产生	+	–	+	+	+
柠檬酸盐利用(Simmons)	+	–	+	d	+
尿素水解	–	–	+	–	d
动力	–	d	+	d	d
在 KCN 中生长	–	–	+	+	+
从 D-葡萄糖产气	d	–	–	d	–
产酸：侧金盏花醇	+	+	+	–	–
D-阿拉伯糖醇	–	+	+	–	–
D-半乳糖	–	+	+	+	+
i-肌醇	–	d	+	–	+
D-甘露醇	–	–	+	–	–
L-鼠李糖	–	+	d	–	–
海藻糖	–	–	–	–	+

注：–表示 0%~10%菌株阳性，d 表示 26%~75%菌株阳性，+表示 90%~100%菌株阳性；均为(36±1)℃培养试验；拉氏普罗威登斯菌从 D-葡萄糖仅少量产气。

3.2.2　抗原结构与免疫学特性

普罗威登斯菌具有菌体(ohne hauch，O)抗原、鞭毛(hauch，H)抗原、表面(kapsel，K)抗原。最早的抗原谱是仅对产碱普罗威登斯菌和斯氏普罗威登斯菌的，包括 56 个 O 抗原、28 个 H 抗原和 2 个 K 抗原(Ewing et al.，1954)。为在 O 抗原基础上进行菌株鉴别，根据普罗威登斯菌的种将抗原谱扩大和分开，目前产碱普罗威登斯菌有 46 个 O 抗原、斯氏普罗威登斯菌有 17 个 O 抗原被鉴定出来。雷氏普罗威登斯菌在最初列出了 34 个 O 抗原和 26 个 H 抗原(Namioka and Sakazaki，1958)，相继又有一些新血清型菌株被分离出来，现在的 O 抗原已有 93 个。

普罗威登斯菌与大肠埃希氏菌(*Escherichia coli*)之间存在大量的抗原关系，与志贺氏菌属的鲍氏志贺氏菌(*S.boydii*)、痢疾志贺氏菌(*S.dysenteriae*)及沙门氏菌属(Sa*lmonella* Lignieres 1900)细菌的某些 O 群之间也有抗原关系。Ewing(1972)指出，普罗威登斯菌与变形菌及摩根氏菌之间在 O 和 H 抗原都是存在相关的，有必要进行深入的研究明确。

普罗威登斯菌的 O、H 抗原均具有良好的免疫原性，在被感染后耐过或接种免疫动物，其机体能产生良好的免疫应答，主要为体液免疫抗体反应。

在发生普罗威登斯菌食物中毒后，血清抗体会在一定的时限内出现且效价明显升高，也可作为辅助诊断的依据。例如，山东省淄博市博山区卫生防疫站的崔克春等(2000)报告在 1999 年 7 月 15 日，博山区某建筑工地建筑队 30 人在食堂共进午餐后相继发病 17 人(罹患率 56.67%)，潜伏期 3~7h(平均 4.7h)；主要临床表现为全身乏力的 16 例(构成比 94.12%)、恶心的 15 例(构成比 88.24%)、呕吐的 13 例(构成比 76.47%)、头晕的 12 例(构成比 70.59%)、腹痛的 11 例(构成比 64.71%)、头痛和发冷的各 6 例(构成比各 35.29%)、腹泻的 4 例(构成比 23.53%)、发热的 2 例(构成比 11.76%)，经治疗后均在 1d 内痊愈；检验证实，是由雷氏普罗威登斯菌污染剩菜(炖茄子)引起的。以分离菌株对 5 名患者发病后急性期及恢复期的血清进行 O、H 抗体凝集效价测定；结果相应 O 抗体效价在急性期的有 4 份为 1∶20、1 份为 1∶40，在恢复期的有 2 份为 1∶80、3 份为 1∶160；相应 H 抗体效价在急性期的有 3 份为 1∶20、2 份为 1∶40，在恢复期的有 1 份为 1∶160、3 份为 1∶320、1 份为 1∶640[5]。

3.2.3 生境与抗性

普罗威登斯菌的生境尚不十分明确，大多数菌株可从人的各种临床标本中分得，也可从小鸡粪便中分离到，苍蝇也是此菌的宿主并能将其传播到周围环境。研究变形菌中发现的普罗威登斯菌表明，这两个菌属细菌之间在生境上有一些共同之处，使用常规应用于测定粪便材料的方法很少能从健康人的肠道中分离到普罗威登斯菌，究竟是此菌的真正发生率低，还是只能用特殊培养基才能揭示此菌尚未明确。雷氏普罗威登斯菌通常分离于住院和插尿管的患者的尿中，较少分离于其他场所，罕见分离于粪便及肠道材料。

雷氏普罗威登斯菌的耐药性不强，耐药菌株也相对并不普遍，对多种常用的抗生素一般表现敏感。江苏省海安县疾病预防控制中心的崔一峰(2006)报告在 2004 年 8 月 27 日，海安县角斜镇 7 人聚餐后相继有 6 人发病(罹患率 85.71%)，均表现不同程度的呕吐、腹痛、腹泻等胃肠道症状，检验证实是由雷氏普罗威登斯菌引起的食物中毒；对分离菌株进行药物敏感性测定，结果对供试的诺氟沙星、庆大霉素、复方新诺明、阿米卡星、羧苄西林敏感，对氨苄西林、先锋霉素中度敏感，对青霉素、氯霉素、红霉素耐药[6]。

3.3 病原学意义

雷氏普罗威登斯菌主要是人的致病菌，也能在一定条件下引起某些动物的感染发病。

3.3.1 人的雷氏普罗威登斯菌感染病

雷氏普罗威登斯菌可引起人的食物中毒，以及在一定条件下引起某些局部组织器官的感染，以至败血症等。

3.3.1.1 食物中毒

在我国，由雷氏普罗威登斯菌引起的食物中毒并不多见。简要总结检出的 8 起事件，潜伏期最短的 2.5h、最长的 18h；发生在 5~12 月，多数(6 起)在 7~9 月(构成比 75.0%)；中毒人数最少的 1 起 1 人中毒、最多的 1 起 46 人中毒，在不同年龄、性别的均有发生，罹患率 100%的 3 起 35 人(其中 1 人、5 人、29 人的各 1 起)，罹患率最小的 1 起为 36.51%(46/126)；临床主要表现腹痛、腹泻、恶心、呕吐等消化道症状，有的伴有发热、头痛、头晕、乏力等；病程有自限性，一般为 1~3d(轻者数小时即症状消失)；病后的免疫力不强，可重复发生。

为简便了解雷氏普罗威登斯菌食物中毒在发生时间、罹患率、潜伏期、相关食物、发生场所等流行病学方面的一些情况，将除已分别单独记述 4 起外的 4 起，归纳于表 12-2(？指未记载或无法计算)[7~10]。

表 12-2 4 起雷氏普罗威登斯菌食物中毒的基本情况

序号	报告者(年度)	发生(年.月)	同餐人数	发病人数	罹患率/%	潜伏期(平均)/h	相关食物	发生地(省)	发生场所
1	张仁瑞(1963)	1962.9	1	1	100	4	猪肉	甘肃	个人
2	郑森等(1991)	1990.9	11	7	63.64	?	病牛肉	浙江	分食
3	章根华(2005)	2004.7	5	5	100	?(4.5)	?	浙江	宾馆
4	苗允芝等(2008)	2007.9	48	18	37.5	11~18(13)	盐水虾	山东	饭店
合计	4	1962~2007	65	31	47.69	?			

尽管雷氏普罗威登斯菌在我国细菌性食物中毒中的出现频率不是很高，但从一些文献可以看出，雷氏普罗威登斯菌在食物中毒中也是一种不可忽视的病原菌。从这些文献分析，由雷氏普罗威登斯菌引起的食物中毒主要为食源性的；此外，也提示应在食物中毒中加强对雷氏普罗威登斯菌的检验，以防在对常见食物中毒病原菌的检验中漏检。

3.3.1.2 其他感染病

雷氏普罗威登斯菌和斯氏普罗威登斯菌，主要是引起人的 UTI，常被感染的部位是插尿管和导尿损伤患者的尿道；另外，这两个种也可能产生伤口和烧伤感染以及败血症[4]。Koreishi 等(2006)报告，雷氏普罗威登斯菌还可引起眼部感染，如角膜炎、泪囊炎、结膜炎和眼内炎[11]；Yoh 等(2005)报告，此菌也是成人旅游者腹泻的重要病原菌[12]。

3.3.2 动物的雷氏普罗威登斯菌感染病

对动物的致病，Bejerano 等(1979)报告雷氏普罗威登斯菌在 1976 年曾引起过以色列人工养殖的白鲢发生大规模死亡[13]；Ladds 等(1996)报告，从发生败血症及脑膜炎的人工孵化的窄吻鳄(*Crocodylus porosus*)体内分离到此菌[14]；Camus 等(2002)报告，从发生败血症及脑膜炎的产于美洲的密西西比短吻鳄(*Alligator mississippiensis*)体内分离到此菌[15]。在我国，战文斌等(1997)在国内外首次报告了由此菌引发的中国对虾细菌性败血病[16]。

3.4 微生物学检验

对普罗威登斯菌的微生物学检验，目前仍主要是对细菌的分离与鉴定。尽管已明确普罗威登斯菌存在 O、K、H 抗原，但免疫血清学检验还尚无可行性方法的建立与使用。

3.4.1　细菌分离

由于普罗威登斯菌的生长繁殖不需要特殊的营养条件，在普通营养琼脂及一些肠道菌选择用培养基上均能良好生长，因此可采取病料直接划线接种于普通营养琼脂、血液营养琼脂(含 5%~10%家兔或绵羊脱纤血液的普通营养琼脂)、麦康凯琼脂(MacConkey agar)、沙门氏菌-志贺氏菌琼脂(Salmonella-Shigella agar, SS agar)等培养基平板做细菌分离，25~37℃培养 24~48h 后挑选纯一或优势生长的菌落，移接于普通营养琼脂斜面做成纯培养供鉴定用。

3.4.2　细菌鉴定

对普罗威登斯菌的鉴定，主要是依据此菌的理化特性进行相应的检验。实践中应注意与在理化性状方面与其相近的变形菌、摩氏摩根氏菌(*Morganella morganii*)相区别，它们之间的鉴别要点为：①苯丙氨酸脱氨酶均为阳性，这也是此 3 个属的细菌与肠杆菌科中其他细菌相鉴别的一个重要特征；②除了产碱普罗威登斯菌、海氏普罗威登斯菌、拉氏普罗威登斯菌、斯氏普罗威登斯菌的部分菌株外，尿素酶均为阳性；③在普通营养琼脂和血液营养琼脂平板培养基上，除彭氏变形菌(*P.penneri*)部分菌株外的变形菌有迁徙生长(也称泳动或蔓延生长)现象(swarming growth phenomenon)，也称集群(swarming)；④普通变形菌(*P.vulgaris*)、奇异变形菌(*P.mirabilis*)、彭氏变形菌的部分菌株，H_2S 为阳性；⑤仅奇异变形菌、产黏变形菌(*P.myxofaciens*)、彭氏变形菌、海氏普罗威登斯菌的吲哚阴性；⑥仅奇异变形菌、摩氏摩根氏菌的鸟氨酸脱羧酶阳性。

3.4.3　免疫学检验

在由雷氏普罗威登斯菌引起的食物中毒检验中，可采集患者在急性期和恢复期的双份血清，以分离菌株作为抗原进行凝集试验测定血清抗体效价，一般增长在 4 倍以上具有辅助诊断的价值。

3.4.4　动物感染试验

对分离于动物的雷氏普罗威登斯菌，要确定其病原学意义，还需做对同种动物的感染试验。

(陈翠珍　刘兰吉　任艳军)

主要参考文献

[1] Garrity G M. Bergey's Manual of Systematic Bacteriology. 2nd ed. Volume Two. Part B. New York: Springer, 2005: 753~759.

[2] 冷书章, 尚伯华. 雷极氏变形杆菌食物中毒 46 例分析. 天津医药杂志, 1960, (4): 259~260.

[3] 任红卫, 郭会芹, 唐玉, 等. 一起由雷极氏变形杆菌引起的食物中毒. 中国食品卫生杂志, 1994, 6(2): 58.

[4] 房海, 陈翠珍, 张晓君. 肠杆菌科病原细菌. 北京: 中国农业科学技术出版社, 2011: 244~252.

[5] 崔克春, 付霞, 李仲利, 等. 一起雷极氏普罗威登斯菌食物中毒的调查. 预防医学文献信息, 2000, 6(2): 116.

[6] 崔一峰. 一起由雷极普罗菲登斯菌引起的食物中毒. 现代预防医学, 2006, 33(2): 214.

[7] 张仁瑞. 雷极氏变形杆菌所致食物中毒一例报告. 中华内科杂志, 1963, (4): 292.

[8] 郑森, 陈芝玲. 一起由雷极氏普罗菲登斯菌引起食物中毒. 中国卫生检验杂志, 1991, 1(2): 120.

[9] 章根华. 一起雷氏普罗威登斯菌引起的食物中毒调查. 上海预防医学杂志, 2005, 17(3): 128.

[10] 苗允芝, 信统艳. 1 起雷极氏变形杆菌引起食物中毒调查. 预防医学论坛, 2008, 14(6): 567~568.

[11] Koreishi A F, Schechter B A, Karp C L. Ocular infections caused by *Providencia rettgeri*. Ophthalmology, 2006, 113(8): 1463~1466.

[12] Yoh M, Matsuyama J, Ohnishi M, et al. Importance of *Providencia* species as a major cause of travellers' diarrhoea. Journal of Medical Microbiology, 2005, 54(11): 1077~1082.

[13] Austin B, Austin D A. Bacterial Fish Pathogens: Disease of Farmed and Wild Fish. 3rd(Revised) ed. Praxis Publishing Ltd, Chichester, UK.1999, 268~269.

[14] Ladds P W, Bradley J, Hirst R G. *Providencia rettgeri* meningitis in hatchling saltwater crocodiles(*Crocodylus porosus*). Australian Veterinary Journal, 1996, 74(5): 397~398.

[15] Camus A C, Hawke J P. *Providencia rettgeri*-associated septicemia and meningoencephalitis in juvenile farmed American alligators Alligator mississippiensis. Journal of Aquatic Animal Health, 2002, 14(2): 149~153.

[16] 战文斌, 周丽, 陈章群, 等. 一种新的对虾病原菌——雷氏普罗威登斯菌. 中国水产科学, 1997, 4(1): 38~44.

第13章　耶尔森氏菌属(*Yersinia*)

本章要目

耶尔森氏菌属(*Yersinia* Van Loghem 1944)的鼠疫耶尔森氏菌(*Y.pestis*)、小肠结肠炎耶尔森氏菌(*Y.enterocolitica*)、假结核耶尔森氏菌(*Y.pseudotuberculosis*)，能引起人及多种动物的感染病(infectious disease)，常被统称为耶尔森氏菌病(yersiniosis)，也是几种人兽共患病(zoonose)、以动物为主(动物源性)的人兽共患病(anthropozoonose)的总称，但其中主要指的是由小肠结肠炎耶尔森氏菌引起的；由鼠疫耶尔森氏菌引起的称为鼠疫(plague)，由假结核耶尔森氏菌引起的称为假(伪)结核(pseudotuberculosis)。这些感染病，均是呈全球性分布、古老且重要的。

小肠结肠炎耶尔森氏菌为食源性疾病(foodborne disease)的病原菌，也称食源性病原菌(foodborne pathogen)。在细菌性食物中毒(bacterial food poisoning)方面，近年来我国已陆续有由耶尔森氏菌引起的报告；但与其他细菌性食物中毒相较，所占份额较小。

1　菌属定义与分类位置

耶尔森氏菌属是以在 1894 年首先分离获得鼠疫耶尔森氏菌的法国细菌学家耶尔森(Yersin，1863~1943)的姓氏命名的，一些种(species)在早期被归于巴斯德氏菌属(*Pasteurella* Trevisan 1887)；近年来，属内一些种的易属及增加的变动也较大[1]。

1.1　菌属定义

耶尔森氏菌为大小在(0.5~0.8) μm×(1~3) μm 的革兰氏阴性直杆菌或球杆状，在37℃培养的无动力，但除了鲁氏耶尔森氏菌(*Y.ruckeri*)的一些菌株和鼠疫耶尔森氏菌始终不运动外，其他菌株在 30℃以下生长时借周鞭毛运动；不产生芽孢，不产生荚膜(但在 37℃生长或源于体内样品细胞内的鼠疫耶尔森氏菌能产生包被)；兼性厌氧、有机化能营养，有呼吸和发酵两种代谢类型，适宜的生长温度为 28~29℃；能在普通营养培养基上生长，在普通营养琼脂培养基上培养 24h 形成直径 0.1~1.0mm 的小菌落(半透明至不透明)。

分解 D-葡萄糖和其他碳水化合物产酸、不产气或产少量气，氧化酶阴性，过氧化氢酶阳性，吲哚的产生在各种之间有差异，甲基红试验(methyl red test，MR test)常常是阳性，伏-波试验(Voges-Proskauer test，V-P test)和柠檬酸盐利用试验在 37℃是阴性(在25~28℃有变化)，赖氨酸脱羧酶、精氨酸双水解酶阴性，除了鼠疫耶尔森氏菌、假结核耶尔森氏菌、罗氏耶尔森氏菌(*Y.rohdei*)外的鸟氨酸脱羧酶阳性，不产生 H_2S，除了伯氏耶尔森氏菌(*Y.bercovieri*)、鼠疫耶尔森氏菌和鲁氏耶尔森氏菌外的其他种水解尿素，很少菌株能在 KCN 培养基中生长，不利用丙二酸盐，除个别生物型(biovar)菌株外能还原硝酸盐为亚硝酸盐，所有或大多数的种能发酵 L-阿拉伯糖、麦芽糖、D-甘露醇、D-甘露糖、海藻糖等碳水化合物。表型特征常与生长温度有关(温度依赖性)，通常多是在25~29℃比在 35~37℃表现充分。已研究过的菌株，均具有肠道细菌共同抗原(enterobacterial common antigen，ECA)。

具有很宽的生境谱，包括人和动物尤其是啮齿类动物和鸟类及土壤、水、乳制品和其他食物，有些种具有宿主特异性。鼠疫耶尔森氏菌是鼠疫的病原菌，鼠疫是野生啮齿类动物的一种主要疾病，鼠疫耶尔森氏菌由跳蚤在野生啮齿类动物间传播，细菌在跳蚤体内繁殖并阻塞食管和咽，跳蚤在叮咬吸食血液时将病菌输入并将疾病传染给人，受感染跳蚤的叮咬引起人类典型的腺型鼠疫，通过染菌飞沫的吸入可引起肺型鼠疫；假结核耶尔森氏菌是多种动物及偶尔可为人类的病原菌，能引起人的肠系膜淋巴结炎、慢性腹泻和严重的败血症；小肠结肠炎耶尔森氏菌能在动物和人类中引起相似的感染，鲁氏耶尔森氏菌可在鱼类中引起红嘴病(red mouth disease)，其他的种偶可为人类的条件致病菌(opportunistic pathogen)或无病原性。

细菌 DNA 中 G+C mol%为 46~50（*T*m，Bd）。模式种（type species）：鼠疫耶尔森氏菌[*Yersinia pestis*（Lehmann and Neumann 1896）Van Loghem 1944]。

1.2　分类位置

按伯杰氏（Bergey）细菌分类系统，在第二版《伯杰氏系统细菌学手册》（*Bergey's Manual of Systematic Bacteriology*）第 2 卷中，耶尔森氏菌属分类于肠杆菌科[Enterobacteriaceae（Rahn 1937）Ewing，Farmer and Brenner 1980]，是在肠杆菌科中被认知较晚的成员；肠杆菌科包括 41 个菌属（genus），模式属（type genus）：埃希氏菌属（*Escherichia* Castellani and Chalmers 1919）[1]。

耶尔森氏菌属内共记载了 11 个种，依次为：鼠疫耶尔森氏菌、阿氏耶尔森氏菌（*Y.aldovae*）、伯氏耶尔森氏菌、小肠结肠炎耶尔森氏菌、弗氏耶尔森氏菌（*Y.frederiksenii*）、中间耶尔森氏菌（*Y.intermedia*）、克氏耶尔森氏菌（*Y.kristensenii*）、莫氏耶尔森氏菌（*Y.mollaretii*）、假结核耶尔森氏菌、罗氏耶尔森氏菌、鲁氏耶尔森氏菌。

另外，Sprague 等（2005）报告了一个新种（sp. nov.）——阿列克西克氏耶尔森氏菌（*Yersinia aleksiciae* Sprague and Neubauer 2005），模式株：Y159（T），WA758（T），DSM 14987（T），LMG 22254（T）[2]。Merhej 等（2008）报告了一个从淡水中分离的新种——马赛耶尔森氏菌（*Yersinia massiliensis* Merhej et al. 2008），模式株：50640（T），CIP 109351（T），CCUG 53443（T），isolate 823，CIP 109352, CCUG 53444[3]。

2　食物中毒概要

初步统计通过中国知识资源总库（CNKI）学术文献总库检出的细菌性食物中毒文献，至目前我国共涉及 24 个菌属，116 个种、亚种（subspecies）或血清型（serovar），以及一些未确定的种；文献报告 1460 篇（1949~2013 年）、中毒事件 1529 起（1949~2012 年）。

其中由耶尔森氏菌引起的文献报告 5 篇（1987~2010 年）、中毒事件 5 起（1986~2007 年），在所有细菌性食物中毒事件中的构成比为 0.33%（居第 17 位）。涉及小肠结肠炎耶尔森氏菌、假结核耶尔森氏菌 2 个种；其中主要是小肠结肠炎耶尔森氏菌，假结核耶尔森氏菌是罕见的。

2.1　基本信息

5 起事件均由某种耶尔森氏菌单独引起，这也可能与耶尔森氏菌的生境特征有关。表 13-1 所列，是耶尔森氏菌引起食物中毒 5 篇文献、5 起事件的基本信息。

表 13-1　耶尔森氏菌引起食物中毒的基本信息

内容	小肠结肠炎耶尔森氏菌	假结核耶尔森氏菌	合计
文献：数量/篇	4	1	5
构成比/%	80.0	20.0	100
事件：数量/起	4	1	5
构成比/%	80.0	20.0	100
中毒：中毒人数 A	485	37	522
构成比/%	92.91	7.09	100
涉及中毒事件数量/起	4	1	5
构成比/%	80.0	20.0	100
每起平均中毒人数	121.25	37	104.4
罹患率：涉及中毒事件数量/起	4	1	5
同食或分食某种中毒食物人数	1007	176	1183
每起平均同食或分食某种中毒食物人数	251.75	176	236.6
中毒人数 B	485	37	522
每起平均中毒人数	121.25	37	104.4
罹患率/%	48.16	21.02	44.13
病死率：中毒死亡事件数量/起	0	1	1
中毒人数	0	37	37
死亡人数	0	2	2
病死率/%	0	5.41	5.41

注：中毒人数 A，指对在文献中明确记述了中毒人数的统计结果；罹患率中的中毒人数 B，指对在文献中均明确记述了同食或分食某种中毒食物人数、中毒人数的统计结果。

2.2　最早事件

在检出的耶尔森氏菌食物中毒事件中，甘肃省兰州市城关区卫生防疫站的孙殿斌等(1987)报告的 1 起是最早的。报告在 1986 年 7 月，兰州市城关区发生因食用了被小肠结肠炎耶尔森氏菌污染的病死牛(城关区古城坪奶牛场 1 头 3 岁怀胎母牛腹泻频繁继之发生流产后死亡)肉后，在进食的 205 人中有 107 人发病(罹患率 52.2%)，同一人群未食用者无一人发病；潜伏期 8~96h，平均为 48h；年龄最小的 1 岁 8 个月，最大的 70 岁；主要表现为腹痛的 63 例(构成比 58.88%)、发热的 60 例(构成比 56.07%)、四肢无力的 49 例(构成比 45.79%)、食欲差的 48 例(构成比 44.86%)、腹泻的 44 例(构成比 41.12%)、恶心呕吐的 38 例(构成比 35.51%)，另有关节痛的 4 例(构成比 3.73%)、便血的 1 例(构成比 0.93%)；从未服用抗生素的患者肛拭 5 份中检出小肠结肠炎耶尔森氏菌 2 株、食剩牛肉 2 份中检出 1 株共 3 株(检出率为 42.9%)，经检定生物-血清型为 3/O：3 型[4]。

2.3　规模最大事件

沈阳市卫生防疫站和中国预防医学科学院流行病学微生物学研究所(1987)报告的 1 起，是在检出的耶尔森氏菌食物中毒事件中规模最大的。报告在 1987 年 3 月 6~17 日，沈阳市某中等专科学校集体食堂由小肠结肠炎耶尔森氏菌引起食源性急性腹泻暴发，传染来源为被污染的蔬菜。调查在食堂就餐的 545 人有 351 人发病(罹患率 64.4%)，未在食堂就餐的 253 人仅有 1 人发病(罹患率 0.39%)；在教职工和学生 722 人中，共发病 352 人(罹患率 48.75%)；在 352 例患者中，表现腹痛的 335 例(构成比 95.17%)、腹泻的 198 例(构成比 56.25%)、头昏头痛的 188 例(构成比 53.4%)、四肢无力的 176 例(构成比 50%)、头痛的 164 例(构成比 46.59%)、发热的 86 例(构成比 24.43%)、恶心的 77 例(构成比 21.87%)、呕吐的 15 例(构成比 4.26%)。从未服用抗生素的患者肛拭 33 份中检出小肠结肠炎耶尔森氏菌 13 株(检出率为 39.4%)，经检定生物-血清型为 3/O：9 型，这也是在世界上首次报告 O：9 血清型菌株能引起暴发流行(此前仅记载该血清型为致病性的)[5]。

2.4　最严重事件

在检出的耶尔森氏菌食物中毒事件中，四川省会东县疾病预防控制中心的田载理(2007)报告的 1 起是最严重的。报告在会东县普咩乡 1 村发生 1 起食物中毒，集体就餐(丧事宴)176 人，在就餐后 3d 内发病 37 人(罹患率 21.02%)，5d 后死亡 2 人(病死率 5.41%)；患者年龄在 14~75 岁；患者主要表现发热(39℃以上)，头痛，腹痛，腹泻，恶心，疲乏无力，食欲缺乏，肝脾肿大。经检验证实是由假结核耶尔森氏菌引起的食物中毒，其原因是从山中捕猎的患病或带菌野兔(作为就餐食物)污染食物造成的[6]。

3　小肠结肠炎耶尔森氏菌(*Yersinia enterocolitica*)

小肠结肠炎耶尔森氏菌[*Yersinia enterocolitica*(Schleifstein and Coleman 1943) Frederiksen 1964]也常被简称为小肠结肠炎耶氏菌，最早被命名为小肠结肠炎杆菌(*Bacterium enterocoliticum* Schleifstein and Coleman 1943)；种名“*enterocolitica*”为现代拉丁语阴性形容词，指“与小肠和结肠有关的”。

DNA 的 G+C mol%为 48.5±1.5(T_m，Bd)。模式株(type strain)：ATCC 9610、161、CIP 80-27、DSM 4780，这个菌株属于 1B 生物型(biovar 1B)、O：8 血清群(serogroup O：8)、Ⅹ噬菌体型(phagovar Ⅹ)。GenBank 登录号(16S rRNA)：M59292[1]。

3.1　发现历史简介

在国内外早期对小肠结肠炎耶尔森氏菌的明确报告，均主要是引起临床以胃肠道感染为特征的疾病，且一直到现在也还仍是主要的感染类型。

3.1.1 国外简况

小肠结肠炎耶尔森氏菌是在 1933 年被首先发现于美国纽约州，美国学者 Mclver 和 Pike 于 1934 年首先对此菌作了描述。1939 年，Schleifstein 和 Coleman 在美国从急性胃肠炎患者首先分离到，当时描述为一种革兰氏阴性、具有发酵能力、生物学性状相似于巴斯德氏菌属的假结核巴斯德氏菌[*P.pseudotuberculosis*(Pfeiffer 1889) Topley and Wilson 1929]、对人具有致病性的细菌，并于 1943 年将其命名为小肠结肠炎杆菌；1949 年，Hässing 和 Karrer 及 Pusterla 又在欧洲对 2 例败血症患者尸检时从肝脓肿中分离出此菌，继之又从野兔的消化道、外观健康猪的粪便及 1 只护羊犬的肠壁和网膜内形成的囊中分离到同样的细菌，他们命名这些培养物为啮齿动物假结核巴斯德氏菌(*P.pseudotuberculosis* rodentium)；1963 年 Daniëls 和 Goudzwaard 又从人体组织分离到，并称其为 X 巴斯德氏菌(*Pasteurella* X)。

1964 年，Frederiksen 检查了包括上述培养物的共 55 株菌，发现所有这些菌株的生化反应是相似的，有 3 种不同的菌体(ohne hauch，O)抗原但均与假结核耶尔森氏菌无血清学交叉反应，因此认为这些菌株的特征酷似于假结核耶尔森氏菌，但已有充分的证据表明它们可构成耶尔森氏菌属中的独立组成部分，作为一个独立的种并由其命名为小肠结肠炎耶尔森氏菌；当时所命名的菌株是由上述 Hässing 等(1949)从患败血症的患者中分离的，但他的菌株中至少有 1 个(编号：2/5)不符合这个种的定义。1954 年，由 Thal 建议将耶尔森氏菌属归于肠杆菌科中；1965 年，Smith 和 Thal 根据数值分类学研究的结果，建议将细胞色素氧化酶反应为阴性的该菌、原来的鼠疫巴斯德氏菌[*P.pestis*(Lehmann and Neumann 1896) Bergey et al.1923](即现在的鼠疫耶尔森氏菌)、原来的假结核巴斯德氏菌(即现在的假结核耶尔森氏菌)这 3 个种，组成耶尔森氏菌属(*Yersinia*，以示纪念于 1894 年首先分离到鼠疫耶尔森氏菌的法国细菌学家 Yersin)从巴斯德氏菌属中分出，并于 1970 年得到了细菌国际命名委员会的认定；实际上，*Yersinia*(耶尔森氏菌属)一词始用于 1944 年，这是 Van Loghem 为了纪念 Yersin 在巴斯德氏菌方面的成就首先提出的，建议是将当时归在巴斯德氏菌属内的鼠疫巴斯德氏菌和假结核巴斯德氏菌两个种列入，以与多杀巴斯德氏菌(*P.multocida*)相区分。

1961 年，Dickinsen 和 Mocquot 首先明确动物带有小肠结肠炎耶尔森氏菌，且相继从多种动物中分离出来，在当时称其为 B 型假结核巴斯德氏菌(*P.pseudotuberculosis* type B)。1962 年，在瑞士、荷兰、德国、丹麦和比利时等国家的数个毛丝鼠养殖场相继发生了一种兽疫暴发流行，造成了毛丝鼠的大批死亡，起源于美国加利福尼亚州的一个牧场；1964 年，有数位研究者证实分离于这些毛丝鼠的病原菌株与上述那些源于人及动物的菌株为同种，这即是小肠结肠炎耶尔森氏菌作为动物病原菌的最早检出，也是迄今世界上规模最大、流行范围最广的一次国际间的动物耶尔森氏菌病的流行，同时也使此菌作为人兽共患病的病原菌引起了全世界的普遍重视[7~9]。

3.1.2　国内简况

在我国，对小肠结肠炎耶尔森氏菌及其耶尔森氏菌病的研究起步相对较晚。1976 年，福建省卫生防疫站、流行病研究所的我国著名人兽共患病学专家于恩庶和陈以桑发表了“国外一种新的肠道传染病——小肠结肠炎耶氏菌病”文章，首先将有关小肠结肠炎耶尔森氏菌的资料介绍到国内，较系统地记述了在病原学、流行病学、临床学、治疗、预防及小肠结肠炎耶尔森氏菌的分离与鉴定等方面的内容，并相继开展了研究工作，于恩庶又于 1986 年主编出版了《耶氏菌病和弯曲菌病》专著；这些都直接引领了我国在该领域的研究与实践[7,10]。

有关资料显示，我国对小肠结肠炎耶尔森氏菌的检出及相应的研究始于 1979 年。例如：①原卫生部药品生物制品检定所的李笃唐等(1982)报告指出，他们于 1979 年 6 月至 1980 年 12 月从医院患者或有过腹泻腹痛史的健康者的粪便、猪的粪便 2000 份中，分离到 25 株小肠结肠炎耶尔森氏菌；其中被定型的 9 株，包括人源的 2 株为 O∶4 型，猪源的 7 株分别为 O∶10 和 O∶16 各 2 株、O∶7, 8 和 O∶13, 7 及 O∶17 的各 1 株；按 Wauters 的生物分型，人源定型的 2 株为生物 2 型、猪源定型的 7 株为生物 1 型[11]。②福建省流行病防治研究所的陈亢川等(1982)报告指出，他们于 1980 年在福建莆田县进行腹泻病因调查时，从 1 例门诊腹泻患者粪便中检出 1 株 O∶3 型小肠结肠炎耶尔森氏菌，属于 Wauters 和 Niléhn 生物 3 型[12]。③于恩庶等(1982)报告指出，他们于 1980~1981 年相继从福建莆田和惠安两县的腹泻患者粪便分离出 12 株、从莆田县和龙溪地区的腹泻与健康猪粪便分离出 80 株、从莆田县腹泻病猪场内的鼠类(黄毛鼠和臭鼩鼱)分离出 3 株、从某腹泻患者院内饲养的鸡便中分离出 1 株；血清型主要为 O∶3，有 3 株为含有 O 抗原因子 3 的血清型；绝大多数为生物 3 型，个别菌株为生物 4 型；相继又从龙岩的猪粪便和惠安的腹泻患者分离的各 1 株，为 O∶9 血清型[13]。这些，是首次报告对小肠结肠炎耶尔森氏菌的检出；此后，相继有从人和多种动物(猪、牛、鸡、蛇、多种鼠类、犬、鸭、野鸟、羊等)及污水、食品、牛奶、肉类、蔬菜、市场售肉的肉墩等检出该菌的大量报告，对其病原学意义、致病机制及其相应感染的研究也不断深入[14]。

在动物携带小肠结肠炎耶尔森氏菌及耶尔森氏菌病，河南省卫生防疫站的曾贵金等(1982)报告于 1980 年 5 月，从河南省肉联厂采集了刚刚屠宰的健康猪回盲部内含物标本 88 份做小肠结肠炎耶尔森氏菌的检验，结果共检出 6 株(阳性率 6.8%)，随后对生物-血清型的研究(1983)表明其中 3 株为 3/O∶3、另外 3 株为 1/O∶10，这是在我国首次对猪携带小肠结肠炎耶尔森氏菌的调查报告，O∶10 血清型菌株也是在国内外首次从猪中检出[15]。福建莆田地区防疫站的佘家辉等(1982)报告他们从腹泻患者和病猪分离到小肠结肠炎耶尔森氏菌多株，其中从腹泻猪粪便分离的 2 株中，1 株为 O∶3 血清型、1 株为与 O∶3 存在共同抗原成分，这是在我国首次报告从腹泻病猪检出相应病原小肠结肠炎耶尔森氏菌，也是在国内外首次发现小肠结肠炎耶尔森氏菌能引起猪的腹泻病，此前在国外一直认为小肠结肠炎耶尔森氏菌不能引起猪的腹泻病[16]。几乎在同时期，福建省畜牧兽医研究所的周文谟等(1982)报告在莆田县某部队猪场检查 29 例肠炎病猪(新鲜稀便材料)，结果检出小肠结肠炎耶尔森氏菌阳性的 4 例(分离 11 株菌)，这也可能是在兽医学界首次从发病动物(猪)中分离出小肠结肠炎耶尔森氏菌，并进一步表明了小肠结肠炎耶尔森氏菌能引起猪的腹泻病[17]。

在食物中毒方面，在前面有述由孙殿斌等(1987)报告发生在 1986 年 7 月，因食用了被小肠结肠炎耶尔森氏菌污染的病死牛引起的 1 起事件，既是在检出的事件中我国由小肠结肠炎耶尔森氏菌引起食物中毒最早的报告，也是在我国首次检出的耶尔森氏菌病暴发流行[4]。

3.2　生物学性状

耶尔森氏菌的某些理化特性常常是表现与生长温度密切相关，通常情况下是在 25~29℃条件下比 35~37℃培养的表现充分(温度依赖性)。因此在对耶尔森氏菌属细菌鉴定时要特别注意，必要时需对某些理化特性的鉴定结果做出培养温度的标注[18~20]。

3.2.1　形态特征与培养特性

耶尔森氏菌通常为革兰氏阴性的直杆菌或球杆状，小肠结肠炎耶尔森氏菌的有毒株多呈球杆状、无毒株以杆状多见，大小在(0.5~1.3) μm×(1~3.5) μm，多呈单个散在，有时成短链或成堆排列，普通碱性染料易着色、偶有两极浓染，且有多形性倾向，有周生鞭毛但需在 30℃以下培养才能形成(温度较高时易丧失)，因此表现在 30℃以下培养的有动力、在 35℃以上培养的则无动力，不产生芽孢，无荚膜。Faris 等在 1983 年研究发现此菌于 20~30℃生长的培养物中形成丰富的菌毛、33℃培养时形成少量菌毛、35℃以上则不形成。

兼性厌氧，有机化能营养，有呼吸和发酵两种代谢类型；此菌的世代时间长，最短约需 40min(约为其他肠杆菌科细菌的 1 倍)，因此生长速度较缓慢。在普通营养琼脂培养基上易于生长，在 1~40℃及含胆盐或胆酸盐的培养基上也能生长；最适生长温度为 25~30℃，最适生长 pH 为 7~8；于 25~28℃条件下培养，在普通营养琼脂培养基上 24h 形成无色或灰白色、圆形、光滑、隆起、透明或半透明、直径 0.1~1.0mm 的小菌落，初代分离时呈光滑型(smooth，S)菌落，人工传代后可出现粗糙型(rough，R)；在血液营养琼脂上能形成直径 1~2mm、与普通营养琼脂上特征相同的菌落，部分菌株有溶血现象；在沙门氏菌-志贺氏菌琼脂(Salmonella-Shigella agar,SS agar)和麦康凯琼脂(MacConkey agar)培养基上，培养 24h 形成无色、透明或半透明、较扁平的较小的菌落，有时几乎难以观察，培养至 48h 的菌落可增大到直径 0.5~3mm；最好的选择性培养基为 CIN 琼脂(Cefsulodin-Irgasan-Novobiocin agar)，形成直径 1.0mm 左右的“公牛眼状”特征性菌落，中心为深红色，外周部分为无色透明的环；在普通营养肉汤中呈均匀混浊生长，一般不形成菌膜，管底常有少量沉淀。通常情况下是有毒菌株在 37℃条件下生长时需要钙(Ca^{2+})，于 22~28℃条件下则不需要，这是与一定的毒力因子表达相关联的。

3.2.2　生化特性

小肠结肠炎耶尔森氏菌的一些生化特性，主要是能从 D-葡萄糖和其他碳水化合物分解产酸、不产气或产少量气，氧化酶阴性，过氧化氢酶阳性，精氨酸双水解酶阴性，不产生 H_2S，不利用丙二酸盐。发酵纤维二糖、甘油、蔗糖产酸，不发酵蜜二糖、α-甲基-D-

葡萄糖苷、棉子糖、L-鼠李糖；不能利用西蒙斯(Simmons)柠檬酸盐，明胶液化阴性，鸟氨酸脱羧酶阳性，β-木糖苷酶阴性，τ-谷氨酰转移酶阳性，赖氨酸脱羧酶阴性；V-P 试验在 37℃为阴性，在 25~28℃为阳性。

根据此菌的一些生化特性，可将其划分为不同的生物型(biovar)或称生物群(biogroup)。在该方面，Niléhn(1969)、Wauters(1970)、Knapp 等(1973)、Sakazaki 等(1979)、Bercovier 等(1979)、Winblad(1979)、Kaneko 等(1982)等曾分别根据不同的生化特性指标将该菌分为了 4~6 个生物型(群)，其中以 Niléhn(1969)和 Wauters(1970)的生物分型(群)方法使用较为广泛，按此两种分型(群)法对人致病的大多为 2 型(群)、3 型(群)和 4 型(群)，1 型(群)的大多数菌株是对人不致病的，对动物致病的常见为 5 型(群)。由于此菌的生物型(群)常是与菌株的致病性相关联的，且常是相对应于特定的致病性血清型菌株，因此对分离菌株的生物型(群)检定，在对其病原学意义及流行病学研究方面都是很有价值的。

鉴于目前在对此菌生物型(群)的划分方面存在着不同的指标体系，在发表时需做出相应的标注。另外，在 1994 年出版的《伯杰氏鉴定细菌学手册》(*Bergey's Manual of Determinative Bacteriology*)第九版及 2005 年出版的《伯杰氏系统细菌学手册》第二版(第 2 卷)中，分别以“小肠结肠炎耶尔森氏菌不同生物型(群)间鉴别特征表”的形式记载了对此菌 5 种不同生物型(群)予以区分的生化特性指标，现将其列出(表 13-2，表 13-3)[1,21]。

表 13-2　小肠结肠炎耶尔森氏菌不同生物型(群)间鉴别特征(1994)

项目	生物型(群)					项目	生物型(群)				
	1	2	3	4	5		1	2	3	4	5
吲哚产生	+	+	–	–	–	DNA 酶	–	–	–	+	+
产酸：蔗糖	+	+	+	+	d	酯酶(吐温 80)	+	–	–	–	–
蕈糖	+	+	+	+	–	硝酸盐还原	+	+	+	+	–
D-木糖	+	+	+	–	–						

注：+表示 90%~100%菌株阳性，–表示 0%~10%菌株阳性，d 表示 26%~75%菌株阳性；均为 28℃培养的结果。

表 13-3　小肠结肠炎耶尔森氏菌不同生物型(群)间鉴别特征(2005)

项目	生物型(群)						项目	生物型(群)					
	1A	1B	2	3	4	5		1A	1B	2	3	4	5
脂肪酶	+	+	–	–	–	–	七叶苷水解(24h)	+/–	–	–	–	–	–
产酸：木糖	+	+	+	+	–	v	吲哚产生	+	+	v	–	–	–
蕈糖	+	+	+	+	+	–	鸟氨酸脱羧酶	+	+	+	+	+	+(+)
山梨醇	+	+	+	+	+	–	V-P 试验	+	+	+	+	+	+(+)
肌醇	+	+	+	+	+	+	吡嗪酰胺酶	+	–	–	–	–	–
水杨苷(24h)	+	–	–	–	–	–	硝酸盐还原	+	+	+	+	+	–

注：+表示阳性，–表示阴性，(+)表示迟缓阳性，v 表示有变化；生物群 1B 主要包括的是美国分离株；均为在 28℃培养。

在我国，肖玉春等(2010)报告为初步了解我国致病性小肠结肠炎耶尔森氏菌 O∶3 和 O∶9 血清型菌株的生物型(群)分布，掌握我国致病性小肠结肠炎耶尔森氏菌的生物学特性，采用 Bottone(1997)的方法(11 项指标)，对 1986~2008 年从河南、江苏、宁夏、福建、吉林等地区的腹泻患者及常见畜禽(猪、犬、鸡等)和鼠类、食品、环境中分离的 427 株致病性小肠结肠炎耶尔森氏菌进行了生物分型(群)，结果有 213 株(构成比 49.9%)为生物 2 型(群)，均为 O∶9 血清型；208 株(构成比 48.7%)为生物 3 型(群)，其中的 191 株为 O∶3 血清型、17 株为 O∶9 血清型；6 株(构成比 1.4%)为生物 4 型(群)，均为 O∶3 血清型。显然，在我国 O∶3 血清型的致病菌株是以生物 3 型(群)为主，在所有 O∶3 型致病菌株的构成比为 97%(3/O∶3)，但在国外 O∶3 型致病菌株主要为生物 4 型(群)(4/O∶3)；O∶9 血清型的致病菌株是以生物 2 型(群)为主，在所有 O∶9 型致病菌株的构成比为 92.6%(2/O∶9)，这与流行菌株的型别相同[22]。

3.2.3　抗原结构与免疫学特性

小肠结肠炎耶尔森氏菌具有菌体(ohne hauch，O)、鞭毛(hauch，H)和表面(kapsel，K)抗原。O 抗原为能耐受 121℃加热 1h 或 100℃加热 2.5h 的耐热多糖类物质，是此菌血清分型的基础和主要依据；H 抗原为鞭毛蛋白质，与此菌的血清分型尚无密切关系；K 抗原中已知 K1 为菌毛蛋白成分，能产生 O 不凝集性。

通常用于标记小肠结肠炎耶尔森氏菌血清型(serovar)的方法，仅是列出其 O 抗原(中间用比号分开)，如 O 抗原是 3 则书写为 O∶3；如果同时列出其所属的生物型(群)，则将生物型(群)写在前面并与血清型用斜线分开，如生物型(群)是 3、血清型是 O∶3 则该菌株为 3/O∶3，这种形式在习惯上被称为生物-血清型(bio-serovar)。

3.2.3.1　抗原与血清型

小肠结肠炎耶尔森氏菌已扩大到了 57 个 O 群(分别用阿拉伯数字表示)，在同血清型的菌株可含有两种或两种以上的 O 抗原，有的还含有抗原因子。例如，O∶1 抗原为 1、2a、3，O∶2 抗原为 2a、2b、3，其中的 2a 则为 O∶1 和 O∶2 共同含有的 O 抗原因子，2b 才是 O2 的特异抗原；生长温度是它们抗原谱的一个重要影响因素，抗原 1 和 2 在 22℃时出现、3 在高于 28℃时占优势，这样则血清型可以按下列方式记录：22℃为 O∶1、2a、(3)，O∶2a、2b、(3)；28℃为 O∶(1、2a)、3，O∶(2a、2b)、3。小肠结肠炎耶尔森氏菌与其他细菌的免疫交叉反应，主要是发生在 O∶9 血清型菌株与布鲁氏菌属(*Brucella* Meyer and Shaw 1920)细菌之间。

此菌 H 抗原的表达与生长温度直接相关，在 30℃时几乎完全丧失 H 抗原，因此在研究此菌的 H 抗原时一定要在 25℃培养。许多菌株的 H 抗原谱是比较复杂的，主要是生物 1 型菌株经常是在 1 个菌株上具有 5 种不同的 H 抗原因子。现已发现 H 抗原有 20 种，分别以小写英文字母表示。

此菌的 K 抗原首先由 Wauters 等(1971)在一个 O 抗原为 10 的菌株(IP551 株)中观察到，该 K 抗原被称为 K1，后来被 Aleksic 等用 EM 观察证明了 IP551 菌株的 K1 抗原是菌毛成分；到目前已检出 6 种不同的 K 抗原，其中一些 K 抗原仅与 1 个 O 抗原有关，另外的如 K1 抗原则可发生在不同 O 群中，K2~K6 抗原是否也为菌毛成分还尚未被研究证实。

此外，小肠结肠炎耶尔森氏菌的一些血清型菌株具有 V 抗原和 W 抗原，是一种具有毒力活性的蛋白-脂蛋白复合体；同时，也是此菌产生免疫力的主要抗原成分，不表达此抗原的菌株则缺乏免疫力。

3.2.3.2 免疫学特性

早在 20 世纪 80 年代初，Lys 和 Kanpp 曾对小肠结肠炎耶尔森氏菌感染患者和健康人群的血清抗体产生情况进行了研究，发现生物 1 型和 2 型菌感染的患者血清抗体显著增高，其他生物型则未见此现象，在健康人中也常有这种抗体，所以认为大部分为非特异性的；另有报告指出，在 70%的阑尾切除者和末端回肠炎或肠系膜淋巴结炎患者的血清抗体滴度为 1∶40；此菌的败血症患者血清抗体效价一般从发病的第 8~10d 开始上升、50d 左右达到高峰，最低的 1∶80、最高可达 1∶6400，发病 34d 达 1∶2800；抗体持续时间尚无明确记述，早期 IgM 可升高，二次感染病例也尚无明确记述，所以此菌感染的病后免疫力还需进一步探讨。

在发生小肠结肠炎耶尔森氏菌食物中毒后，血清抗体会在一定的时限内出现且效价明显升高，也可作为辅助诊断的依据。例如，在前面有述沈阳市卫生防疫站和中国预防医学科学院流行病学微生物学研究所(1987)报告发生在 1987 年 3 月的 1 起，集体食堂由小肠结肠炎耶尔森氏菌(O∶9)引起食源性急性腹泻暴发，以分离菌株对 30 名患者病后 2~3 周血清做凝集试验；结果相应抗体效价多在 1∶640 以上，个别的达 1∶5160，仅 1 人为 1∶80，30 份健康人血清对照均在 1∶80 以下[5]。

3.2.4 毒力基因型

小肠结肠炎耶尔森氏菌的 100 多个遗传基因已被初步定位，且有些致病相关的毒力因子基因已研究得比较清楚。这些基因或是位于细菌染色体基因组中，或是位于特定的质粒上[18,23]。

3.2.4.1 侵袭性基因和黏附侵袭位点基因

目前已确定在小肠结肠炎耶尔森氏菌染色体上带有侵袭性基因(invasive gene, *inv*)和黏附侵袭位点基因(attachment invasion locus, *ail*)，其中的 *inv* 通过表达侵袭素(invasin)来介导侵袭活性，该基因能使无侵袭性的大肠埃希氏菌(K-12 株)转化为有侵袭性的，*inv* 最初是在假结核耶尔森氏菌中被克隆到的且为其最重要的侵袭基因；在假结核耶尔森氏菌的侵袭素 N 端有两个小区域，中间有一个由 99 个氨基酸组成的区域与小肠结肠炎耶尔森氏菌的侵袭素相比无同源性，但两者的 C 端区域是非常保守的，两者氨基酸序列的同源性为 85%，同源区域内已有 73%氨基酸序列和 77%的相应核苷酸序列已得到证实，该侵袭素能高度侵袭几个组织培养细胞系。*ail* 是在小肠结肠炎耶尔森氏菌中发现的，所表达的侵袭物质表现出较强的宿主特异性。

3.2.4.2 耐热性肠毒素基因

耐热性肠毒素基因(*yst*)决定了小肠结肠炎耶尔森氏菌在体外培养时一种耐热性肠毒素的产生，Zink 等(1978)、Boyce 等(1979)和 Vesikari 等(1981)的研究均指出这是由染色体上的基因控制而不是由质粒所能传递的，现已知 *yst* 仅存在于小肠结肠炎耶尔森氏菌中，基因表达受生长期、温度、渗透压、pH 和细菌的宿主等影响，当培养基的 pH、渗透压等都接近于肠道环境并在 37℃时 yst 能够转录。

3.2.4.3　毒性质粒

在小肠结肠炎耶尔森氏菌中除普遍带有的 4.2×10^7Da 质粒外，还有 3.6×10^7Da 和 8.2×10^7Da 的质粒，其中 8.2×10^7Da 质粒也与对实验动物小鼠的致死能力有关，假结核耶尔森氏菌则主要为 4.2×10^7Da 的质粒。由于决定低钙反应和 V/W 抗原的 4.2×10^7Da 质粒(该质粒由 Zink 等于 1980 年在从患者分离的能侵入组织的 O∶8 群菌株中发现)是小肠结肠炎耶尔森氏菌、假结核耶尔森氏菌和鼠疫耶尔森氏菌所共有的，因此它被首先得到了较为详细的研究，该质粒的 M_r 在这 3 个耶尔森氏菌的不同种、甚至同一菌种的不同血清型间略有不同，该质粒另一重要性质是编码耶尔森氏菌的特异外膜蛋白，也在一定程度上介导假结核耶尔森氏菌的侵袭性。

景怀琦等(2004)报告采用 PCR 方法对 121 个属于致病性的 O∶3 和 O∶9 菌株，进行了主要毒力基因 *ail*、*ystA*、*ystB*、*yadA*、*virF* 及 *rfbC*(O∶3 血清型菌株特异性脂多糖 O-侧链基因)分布的检测，其中包括从我国不同地区(江苏、福建、吉林、宁夏、河南、辽宁)分离于人和动物(牛、狗、猪、鼠、麻雀、鸡、猫、昆虫)及食品与环境的 114 株、日本分离的 5 株(O∶3 型)及参考菌株 2 株(O∶3 和 O∶9 型各 1 株)；发现毒力基因分布特征为 ail^+、$ystA^+$、$ystB^-$、$yadA^+$、$virF^+$占 56.2%，ail^+、$ystA^+$、$ystB^-$、$yadA^-$、$virF^-$占 25.6%，其他的占 18.2%；检测结果显示在我国常见的致病血清型 O∶3 和 O∶9 菌株，毒力基因的分布主要为 ail^+、$ystA^+$、$yadA^+$、$virF^+$类型，这是首次对我国小肠结肠炎耶尔森氏菌致病菌株较系统的毒力基因分型研究，在进一步研究揭示其毒力与致病作用遗传进化方面也具有一定的意义[24]。

3.2.5　生境与抗性

小肠结肠炎耶尔森氏菌具有广泛分布特征，包括多种动物及其产品；通常对理化因素的抵抗力不强，对多种常用抗菌药物敏感[18]。

3.2.5.1　生境

小肠结肠炎耶尔森氏菌已被从乳、乳制品、蛋制品、饮料、蔬菜、肉类(牛肉、猪肉、羊肉、鸡肉)和水产品(牡蛎、贝类、鱼)等食品，以及多种哺乳动物(猪、牛、羊、狗、家兔、鼠等)和禽类(鸡、鸭、鹅、鸽等)的排泄物中检出，在蛙和蜗牛等冷血动物及未用过氯处理的饮水中也曾发现。

在我国，自于恩庶等(1980)首先从腹泻患者和猪粪便中检出此菌后，现已有多篇从人和多种动物(猪、牛、鸡、蛇、多种鼠类、犬、鸭、野鸟、羊等)，以及污水、食品、牛奶、肉类、蔬菜、市场售肉的肉墩等检出的报告。

于恩庶(2000)综述报告我国已发现有 40 多种动物感染各种血清型的小肠结肠炎耶尔森氏菌，涉及家畜、家禽、啮齿类动物、爬行动物、水生动物及动物园观赏动物。其中尤以猪的感染普遍，已从猪分离出 30 多个血清型的菌株，对猪的感染率高者达 50%，大多为对人致病的 O∶3 和 O∶9 血清型菌株；对牛的感染率虽不如猪高，但在牛奶中常带有对人致病的 O∶5、27 血清型菌株，并可引起牛的腹泻病；在鼠类，全国各地曾检验家鼠和野鼠4643只，发现带菌率为3%~8%，且对人致病性强的血清型菌株均有携带，其中O∶3、O∶9、O∶5、O∶6、O∶8等占60%[14]。

3.2.5.2　抗性

小肠结肠炎耶尔森氏菌对热的敏感性因菌株不同有所差异，通常在60℃加热30min或65℃水浴中1min可全部被杀死；对低温有较强的耐受性，4℃可存活18个月，不仅能在4℃存放的奶中生长且能在7d内达到10^7个/mL并能与基础菌相很好地竞争，但在冷冻条件下可引起死亡和亚致死性损伤，在–8℃保存的鸡肉中于90d后的菌数仅略有减少。陈金秋等(1985)报告以紫外线照射此菌O∶3和O∶9共3株菌，发现在20min后未能全部杀灭，但照射30min后已全部不能复活。此菌较其他革兰阴性菌更能耐受高pH，对低浓度KOH溶液有更强的抵抗力。

对常用抗菌药物的敏感性，常表现出在不同菌株间具有一定的差异性。孔繁林等(1993)报告对人源45个菌株进行了药敏测定，结果表现为多数菌株对阿米卡星、头孢哌酮、卡那霉素、呋喃唑酮、庆大霉素、氯霉素敏感，多数菌株对多黏菌素B、妥布霉素、新霉素、先锋霉素Ⅴ、链霉素、头孢羟唑敏感或中介，多数菌株对复方新诺明、四环素、氨苄西林、红霉素耐药，均对林可霉素、青霉素耐药[25]。

3.3　病原学意义

小肠结肠炎耶尔森氏菌为食源性疾病(foodborne disease)的病原菌，由其引起的耶尔森氏菌病，在临床以胃肠道感染(表现腹泻)类型最为常见，另外则是呈某些组织器官的局部感染或败血症感染及人的食物中毒，流行形式包括暴发和散发(主要为散发)；在不同的菌株间，存在致病性(pathogenicity)与非致病性(nonpathogenicity)之分，致病性菌株常是局限在一定的血清型范围(如O∶3、O∶8、O∶9等)，且有的还存在一定的宿主特异性；在生物型(群)方面，1A型(群)一般均为非致病菌株，携带高致病性毒力岛(high-pathogenicity island，HPI)的菌株属于生物1B型(群)(主要在O∶8和部分O∶9血清型致病菌株)；在2、3、4、5型(群)中致病与非致病菌株都有分布，但致病菌株主要为2、3、4型(群)、5型的很少；目前在我国分离的致病菌株以2型(群)和3型(群)为主，在国外常见的4型(群)致病菌株所占比例很小，尚未发现存在1B型(群)。此外，致病性血清型菌株也常是与生物型(群)相关联的。显然，从某种意义上讲致病性菌株毒力因子的表达，在很大程度上与某种抗原成分、某些生化性状是存在相同或相关基因调控机制的，并也有可能与环境效应存在关联。

3.3.1　人的耶尔森氏菌病

人耶尔森氏菌病的临床表现，约有2/3的患者以急性胃肠炎、小肠结肠炎、末端回肠炎为主，约1/3患者以败血症为主并常伴随肝脓肿，部分病例有慢性化倾向；其他组织器官也会发生变化，如活动性关节炎和结节性红斑等变态反应性病变[19]。

3.3.1.1　食物中毒

摄食了被小肠结肠炎耶尔森氏菌特定血清型菌株(主要是O∶3、O∶5B、O∶8和O∶

9 等)所污染的食品后，可发生相应的胃肠型细菌性食物中毒(bacterial food poisoning, gastroenteric type)；在欧洲、非洲和日本分离的菌株主要是 O∶3 型、其次是 O∶9 型，在美国则主要是 O∶8 型。在我国，检出的 4 起食物中毒事件有 2 起为 O∶3 型，1 起为 O∶9 型，1 起的分离菌株与 O∶3、O∶8、O∶9 凝集。

检出的 4 起小肠结肠炎耶尔森氏菌食物中毒事件，除了在前面已分别单独记述的 2 起[4,5]，另外 2 起分别如下。

(1) 第 1 起　攀钢公司卫生防疫站(四川攀枝花)的王若夫等(2002)报告在 1998 年 12 月，某学校食堂午餐 79 人进餐后有 25 人相继出现不同程度的腹痛、腹泻、发热(多为 38~39.5℃)等症状(罹患率 31.6%)；潜伏期 3.5~21h，多为 4~4.5h；检验证实，是由小肠结肠炎耶尔森氏菌污染排骨引起的食物中毒[26]。

(2) 第 2 起　因小肠结肠炎耶尔森氏菌易在低温生长，所以其感染也被称为“冰箱病”。浙江省东阳市疾病预防控制中心的包云娟(2010)报告在 2007 年 6 月，一名 2 岁女婴因食用冰箱存储的被小肠结肠炎耶尔森氏菌污染的水果发生食源性严重腹泻，属于典型的“冰箱病”；经检验，从患者腹泻粪便分离到 O∶3 血清型小肠结肠炎耶尔森氏菌[27]。

尽管小肠结肠炎耶尔森氏菌在我国细菌性食物中毒中的出现频率是较低的，但在食物中毒中也是一种不可忽视的病原菌。从这些报告分析，由小肠结肠炎耶尔森氏菌引起的食物中毒主要为食源性的；此外，也提示应在食物中毒中加强对小肠结肠炎耶尔森氏菌的检验，以防在对常见食物中毒病原菌的检验中漏检。

3.3.1.2　其他感染病

小肠结肠炎耶尔森氏菌除了主要引起胃肠炎等胃肠道感染外，还能在机体抗感染能力低下时引发败血症感染，在婴幼儿感染此菌时很易发生；还可引起关节炎、肠系膜淋巴结炎、肝炎、荨麻疹、腱鞘炎、骨髓炎、肺炎、虹膜睫状体炎、脉络膜炎、动脉炎、脑膜炎、心肌炎、心内膜炎、咽炎和颈部淋巴结病、血管球性肾炎、甲状腺病、血栓病、扁桃体炎、脓瘘、虹膜炎、莱特综合征(Reiter's syndrome)(即结膜-尿道-滑膜综合征)、溶血性贫血和肾小球肾炎等，其中的关节炎是此菌胃肠道外感染的常见类型。

3.3.2　动物的耶尔森氏菌病

小肠结肠炎耶尔森氏菌可使多种动物感染发病，包括哺乳类动物、啮齿类动物、禽类、鸟类、爬行动物、水生动物、观赏动物及昆虫等；在我国已发现 40 多种，与人的感染有重要传染源关系的主要包括猪、牛和鼠类。几乎所有家畜都有此菌的自然感染，其中猪、牛、猫、狗等可成为健康带菌者，也对人类构成了严重的威胁。以猪的带菌率最高，感染率可达 50%，是此菌的主要宿主动物，对人有致病性的血清型 O∶3 和 O∶9 可作为其正常咽喉菌群存在；牛的感染率也很高，为 7.9%~24.6%。已发现有 30 多种啮齿动物携带小肠结肠炎耶尔森氏菌，其带菌率在 5.2%~10%；郑浩轩等(2006)报告我国鼠类带菌率为 2.46%~4.77%，栖息于屠宰场的鼠类带菌率明显高(为 35.2%)[28]。

关于鱼类的小肠结肠炎耶尔森氏菌感染，已有的报告主要是发生在鳖类。如鳖的皮肤溃烂和脏器发炎肿胀，鳖白斑病，鳖败血症感染等[29]。

3.3.3 毒力因子与致病机制

小肠结肠炎耶尔森氏菌作为人胃肠道感染的主要病原菌及人与某些动物共染病原菌之一，目前对其主要毒力因子及其相应致病机制等的研究报告较多，且对诸多问题已相对比较明了。因假结核耶尔森氏菌在该方面与小肠结肠炎耶尔森氏菌有些是类似的，所以在此也一并述及[14,18~20,23,28,30,31]。

黏附、侵袭、对宿主细胞的破坏及毒素作用，是病原细菌发挥致病作用的四个重要方面。这对小肠结肠炎耶尔森氏菌来讲，基本上是均具备的。小肠结肠炎耶尔森氏菌进入消化道后常是黏附在回肠下端、盲肠及结肠黏膜上皮细胞上，通过位于肠黏膜表面派尔斑(Peyer's patch)上淋巴上皮中特殊的抗原捕获细胞——M 细胞(microfold cell)吞饮并进入下层派尔斑淋巴组织(M 细胞是病原菌侵入机体内环境的通道)，这种侵袭作用可导致大量多形核白细胞的增生出现炎症，并与细胞外的细菌形成微小脓肿，最终导致派尔斑细胞的崩解，形成回肠末端黏膜浅表溃疡、集合淋巴结坏死和肠系膜淋巴结肿大等；部分患者还将发生细菌向深部播散，出现全身损害。

3.3.3.1 黏附性

小肠结肠炎耶尔森氏菌的一些菌株能产生长约 8nm 的菌毛，并使菌体表面具有高度的疏水性，已证明这类菌株的 25℃培养物能产生至少能使 10 多种动物红细胞发生甘露糖抗性血凝(mannose-resistant hemagglutination，MRHA)的蛋白质性黏附素(adhesin)，所以也有研究者认为此菌致病性菌株由菌毛介导的黏附性是其在肠道中定居的第一步。

此外，此菌由约 70kb 的毒力质粒(pYV)编码的黏附素 A(*Yersinia* adhesin A，YadA)，即特异性外膜蛋白(*Yersinia* outer membrane protein，Yop)A(YopA)，能使其黏附于细胞表面，为使细菌侵入细胞内提供先决条件；YadA 是一种纤维状黏附素，其生物学活性是使细菌对回肠的定植更加容易，尤其是在局部损伤的区域，它与其他 Yop 一起，增强了细菌的黏附作用并促使细菌侵入细胞。

3.3.3.2 肠毒素

小肠结肠炎耶尔森氏菌产生一种类似于肠产毒性大肠埃希氏菌(enterotoxigenic *Escherichia coli*，ETEC)的耐热肠毒素(*Yersinia* heat-stable enterotoxin，Yst)，是由染色体上的耐热性肠毒素基因(*yst*)控制的，当将此菌在 30℃或 30℃以下培养时最适于产生这种毒素，但在 37℃或 4℃培养时则不能产生，分子质量为 10~50kDa；产生 Yst 的最常见血清群为 O∶3 和 O∶8 及 O∶9 菌株(其次为 O∶5, 27、O∶6, 30、O∶6, 31、O∶7, 8 及 O∶13, 7、O∶16 和 O∶21 等)，但此菌的致腹泻作用是否由 Yst 所引起还一直有所争论。

于恩庶等(1983)报告对从腹泻病猪及其接触猪分离的 24 株小肠结肠炎耶尔森氏菌(血清型为 O∶3 或与 O∶3 有共同抗原成分、生物型为 Wauters 的 3 型)，用乳鼠胃内注入法进行了肠毒素(enterotoxin)测定，结果有 5 株阳性(构成比 20.8%)，且试验表明供试毒素液经加热处理(100℃作用 15min)后也无明显变化(显然属于 Yst)，另外还试验表明在 37℃培养也能产生；同时还试验证明了这些菌株能在供试的小鼠和猪(本动物)引起腹泻，这些结果为 Yst 的致病作用提供了支持[32]。

3.3.3.3 侵袭性

与疾病有关的血清型菌株均具有组织侵袭性(invasiveness)，与疾病无关的血清型菌株则均无组织侵袭性。侵袭作用是由一种被称为侵袭素(invasin)的含 835 个氨基酸组成的蛋白质(分子质量为 91 304Da)所介导的。目前已在小肠结肠炎耶尔森氏菌和假结核耶尔森氏菌确定了 3 种侵袭相关基因，即在染色体上带有的侵袭性基因(*inv*)、黏附侵袭位点基因(*ail*)及由毒力质粒编码的耶尔森氏菌黏附素 A 基因(*yadA*)，其中的 *inv* 通过表达侵袭素来介导侵袭活性，由 2505bp 构成。*ail* 与 *inv* 无同源性，基因长度为 650bp、基因产物为 17kDa 蛋白质，为小肠结肠炎耶尔森氏菌的主要侵袭性基因，所表达的侵袭物质表现出较强的宿主特异性，能促进细菌与宿主细胞膜的融合，继之使细菌侵入宿主细胞。在丧失了侵袭素的假结核耶尔森氏菌的菌株，只有同时丧失分子质量为 4.2×10^7Da 的质粒才完全丧失侵入细胞的能力，含有该质粒的 inv^-菌株在 28℃时仍有微弱的侵入细胞的能力；显然，介导该两种菌侵袭性的包括多种因素。

3.3.3.4 细菌外膜蛋白

在小肠结肠炎耶尔森氏菌、假结核耶尔森氏菌、鼠疫耶尔森氏菌中均能产生构成毒力决定因子的特异性 Yop，是由分子质量为 4.2×10^7Da 的质粒所编码的，能够受到温度的调节；外膜蛋白包括有多种，如 YopA(也称 Yop1 或 YadA)、YopE、YopD、YopM、YopP、YopH、YopO、Yop2a、Yop2b、Yop4a、Yop4b、YopN、YopK 等，各种 Yop 均有其相应的生物学活性，总体来讲包括抵抗正常人血清的杀菌作用、抗吞噬细胞的吞噬作用、介导对细胞的黏附和抗上皮细胞吞噬作用等；小肠结肠炎耶尔森氏菌的外膜蛋白可抑制吞噬细胞化学发光反应，表明它们具有抗吞噬作用或能阻止多形核白细胞的氧化作用。

有毒力的小肠结肠炎耶尔森氏菌在 37℃生长能抵抗血清的抑制作用(简称抗血清作用)，无毒力的菌株在 37℃生长则对血清敏感，抗血清作用是与 YopA 有关的。

3.3.3.5 V/W 抗原

在小肠结肠炎耶尔森氏菌、假结核耶尔森氏菌、鼠疫耶尔森氏菌中均存在由质粒所决定的 V 抗原(分子质量为 90kDa 的蛋白质)和 W 抗原(分子质量为 145kDa 的类脂蛋白)，两者均具有抗吞噬作用，所以人们将此两种物质视为一种毒力决定因子，统称为 V/W 抗原；在小肠结肠炎耶尔森氏菌和假结核耶尔森氏菌中还存在有温度依赖性的外膜多肽，这些多肽至少有两种生物学活性作用是与 V/W 抗原相关，即抗中性粒细胞吞噬作用及能在游离或固定的吞噬细胞内存活与繁殖；V/W 抗原和外膜蛋白具有阻止吞噬作用、抗吞噬细胞内杀灭作用和抵抗血清的胞外杀灭作用。

耶尔森氏菌有毒菌株可发生自凝现象，但无毒菌株在同样条件下却不自凝，这种特性也是耶尔森氏菌属的一个共同特征，目前认为这种自凝性是由 V/W 抗原及一些外膜多肽所介导的。

3.3.3.6 超抗原

在耶尔森氏菌属的 3 个致病种中，除鼠疫耶尔森氏菌外的小肠结肠炎耶尔森氏菌、假结核耶尔森氏菌均能产生由染色体编码的超抗原(superantigen，SAg)——假结核耶尔森氏菌衍生的丝裂原(*Yersinia pseudotuberculosis*-derived mitogen，YPM)。假结核耶尔森氏菌产生的 YPM 是一种能诱导具有 T 细胞(抗原)受体(T cell antigen receptor，TCR)可变区(variable region，VR)的 Vβ3、Vβ9、Vβ13.1、Vβ13.2 受体 T 细胞增生的蛋白质(分子质量为 14.5kDa)，能与 Vβ3、Vβ9、Vβ13.1、Vβ13.2 特异性结合激活 T 细胞，产生大量的效应 T 细胞($CD4^+$Th1/Th2 与 $CD8^+$CTL)并分泌过量的促炎症细胞因子(TNF-α、TNF-β、IL-1、IFN-γ、IL-6 等)，造成对内皮等的损伤，对机体产生严重的杀伤作用，红疹、反应性关节炎、间质性肾炎等感染并发症均与 YPM 强烈激活 T 细胞增殖分化有关，YPM 在假结核致死性感染中起到重要作用。

实验证明小肠结肠炎耶尔森氏菌既具有 YPM 又具有其他的超抗原，主要存在于细胞膜和细胞质，参与反应的主要是 $CD4^+$的 T 细胞。现认为对此菌超抗原的发现，可部分解释由此菌引起的慢性病变如活动性关节炎和结节性红斑，有可能是因超抗原引起的自身免疫性疾病；Gripenbergg-Lerche 等(1994)研究认为此菌所致的关节炎是由 YopA 和 YopH 引起的，这两种蛋白质成分是否为该菌的超抗原还有待进一步研究证实。

3.3.3.7　色素结合力

有毒力的小肠结肠炎耶尔森氏菌能与刚果红(Congo red)结合被称为 CR^+菌株，无毒力的菌株则不能结合被称为 CR^-菌株；据 Prepic 等(1983)的试验表明所有此菌的菌株在 pH 7.0 的 CRAMP 琼脂上于 25℃培养 72h 后可形成两种不同类型的菌落，CR^+菌株的菌落因与刚果红结合呈明显红色、CR^-菌株的菌落因不与刚果红结合为无色或淡粉红色，因此能以此做出菌株有、无毒力的判断。为确定分离株与刚果红的结合能力，Pripic 等(1983)同时用下法做了测定，即将菌株接种于含 1%胰蛋白胨和 0.25%酵母膏的肉汤培养基中，37℃振荡培养 30h 后离心分离，将菌细胞用 pH 7.2 的 PBS 洗涤，然后用含刚果红为 30μg/mL 的 PBS 调整至菌细胞浓度为 10^9 个/mL，37℃振荡培养 12h，其间每隔 1h 离心分取上清液在 488nm 波长下测试 1 次刚果红在上清液中残留的量(通过与标准曲线比较得知)，当菌细胞为 10^9 个/mL、刚果红的吸收量在 15μg 以上时为阳性，如为 CR^+菌则一般经 1h 培养其刚果红即被吸收至 15μg 以上、CR^-菌经 12h 培养其结合刚果红仍仅很少一点；同时还试验证明凡 CR^+菌株均带有(4~5)×10^7Da 的质粒、自凝试验阳性、在草酸镁琼脂上于 37℃培养其生长菌数减少(说明含 V/W 抗原)、能抵抗血清的杀菌作用，表明是有毒力的，CR^-菌株则不带质粒且用同样方法测定各项毒力指标也均为阴性的。Pripic 等(1985)认为多数此菌的刚果红结合能力是由质粒控制的，但也有少数尤其是食物源菌株可能是由染色体决定的。

3.3.3.8　铁摄取系统

铁是一些致病菌生长不可缺少的因素，在铁饥饿的条件下，都产生一些低分子质量成分被称为铁载体(ironophore)或铁螯合剂，所形成的铁-铁载体复合物是通过铁载体转运到菌细胞内进行铁的同化作用。早在 1987 年 Heesemann 等曾报告了小肠结肠炎耶尔森氏菌的铁摄取系统，并于 1993 年证实了此菌新的铁载体(称其为耶尔森杆菌素)和一个新的 65kDa 的铁抑制性外膜蛋白，试验证实该蛋白在小肠结肠炎耶尔森氏菌处于铁饥饿状态下时产生，在小鼠致死性的小肠结肠炎耶尔森氏菌和假结核耶尔森氏菌中是保守的，且为小鼠致死性的表达所必需，显然小肠结肠炎耶尔森氏菌的小鼠致死特征是与这一新发现的铁摄取系统密切相关的，此系统是由铁载体和分子质量为 65kDa 的铁载体受体组成的。目前又发现了一个新的铁摄取系统——小肠结肠炎耶尔森氏菌的铁草胺菌素受体蛋白 FoxA，该蛋白基因位于染色体上，是一个开放的编码 710 个氨基酸其中包含有 26 个氨基酸组成的前导序列的读码框架，因此一个成熟的 FoxA 蛋白由 684 个氨基酸组成，其分子质量为 75.768kDa。随着对耶尔森氏菌铁摄取系统的研究，已发现了许多新的途径，在非小鼠致死性，但能引起人致病的小肠结肠炎耶尔森氏菌中虽未发现铁载体，但有人认为它可能存在一种特殊的、尚未被认识的铁调节机制；在小鼠致死性的小肠结肠炎耶尔森氏菌中，铁载体也并非是唯一的铁摄取途径；另外，有报道色素沉着(Pgm)因子也涉及小肠结肠炎耶尔森氏菌的铁摄取和其对鼠疫耶尔森氏菌素(Pst)的敏感性。总之，铁调节蛋白本身的作用较为复杂，铁摄取的几种途径也并不是相互孤立、而是相互依赖的，在该领域尚有许多问题还有待深入研究明确。

3.4　微生物学检验

由于小肠结肠炎耶尔森氏菌的广泛存在，又有致病性与非致病性之分，加之临床标本常见的是腹泻粪便或肛拭子等，所以无论对人还是动物在确定小肠结肠炎耶尔森氏菌感染的诊断时，不仅需要检出有纯一或优势小肠结肠炎耶尔森氏菌的存在(尤其是粪便或肛拭子标本)，更主要的是确定其是否为致病性菌株及相应感染的病原菌。

在对分离菌株的病原学意义确定方面，常是结合临床及病变特征检查其是否为相应常见的致病血清型与生物型(群)及(或)做相应毒力因子检查；实践中常是根据菌株来源、致病作用特点及一些具体情况等择定使用。

3.4.1　细菌分离与鉴定

尽管目前对小肠结肠炎耶尔森氏菌的检验方法较多，但细菌学检查仍是最直接可靠和必需的。常见的小肠结肠炎耶尔森氏菌的被检标本材料，包括粪便、尿液、直肠拭子、肠系膜淋巴结、血液、脓汁、食品，动物的脏器标本如肝、脾、肾及肠内容物、渗出液等，在含菌较多的情况下可直接进行分离，否则需先增菌后再进行分离。

对小肠结肠炎耶尔森氏菌的鉴定，做生化特性检查是最可靠的方法。其中需要注意的有：①氨基酸脱羧酶试验在培养 24~48h 检查，氧化酶试验可使用普通营养琼脂的 48h 培养物，其他生化试验一般均可培养 4d 观察结果；②要特别注意小肠结肠炎耶尔森氏菌具有嗜冷性(在 4℃条件下不仅能保存菌种且能生长繁殖)，且只有在适宜的温度下培养才能表现出相应的典型生物学特性如动力、生化反应等，在 22℃培养时既能产生动力又具有 S 型菌体抗原成分，因此在对此菌进行鉴定时，必须注意对适温的选定，因在不同温度下常有不同结果；③由于此菌的致病性菌株常是与生物型(群)相关联的，且还常与血清型有联系，因此在做生化特性鉴定的同时，当一并进行菌株生物型(群)的确定。

3.4.2　血清型检定

由于病原性小肠结肠炎耶尔森氏菌常限于某些特定的血清型菌株，而且来自于人、不同动物以及不同感染类型的菌株间也存在一定差异。因此在进行病原性小肠结肠炎耶尔森氏菌的检验时，对所分离的菌株进行血清定型，不仅能确定其是否常见致病型菌株，同时有助于流行病学分析和追踪传染源。

对此菌常规分型主要是进行 O 群的检定，必要时也需进行 K 抗原检定，均是做常规的玻片凝集试验(同时做生理盐水对照)，以出现明显凝集(++)的判为阳性；作 K 抗原的检定，是以同样的方法做玻片凝集试验及判定。目前我国有 27 种一组的分型血清供用，包括 O 多价血清 1 种、O 单价血清 22 种、O 复合因子血清 4 种[33]。检定时需要注意：①因为在三糖铁琼脂(triple sugar iron agar，TSIA)培养基上 37℃培养的生长物常为 R 型易产生自凝，所以不宜使用；②若被检菌株与 O∶3 混合血清发生凝集时，可将此混合血清用 O∶3 标准菌株吸收后再与被检株试验，如已不再发生凝集即可判定被检株为 O∶3 型；③对一些不凝集尤其是含 K 的 O 不凝集菌株，需要做加热(121℃作用 1h 或 100℃水浴 2.5h)处理后再行凝集试验，为避免非特异性凝集还应使用未加热处理的同时试验；④注意与其他细菌间存在的交叉反应。

3.4.3 毒力因子与毒力基因检查

在对小肠结肠炎耶尔森氏菌的毒力因子检查中，需根据不同致病种类小肠结肠炎耶尔森氏菌的特点进行相应内容的检查，其中较多检查的是自凝性试验、V/W 抗原测定、Vi 抗原测定、毒力因子血清凝集试验、侵袭性测定、肠毒素的检查等，对小肠结肠炎耶尔森氏菌的毒力因子检查方法较多，其中任何一种方法都不能认为是绝对无误的，常需对多项指标做综合判定。

已明确小肠结肠炎耶尔森氏菌的一些毒力基因，直接决定着菌株的致病性及其致病强度。因此，目前常是采用分子生物学的方法对分离菌株进行毒力基因检测，主要包括 *ail*、*ystA*、*ystB*、*yadA*、*virF* 毒力基因。

3.4.4 免疫血清学检验

现在还没有一种真正被得到认可应用的对小肠结肠炎耶尔森氏菌进行有效诊断的免疫血清学方法，但在临床病例诊断中已有辅助应用，方法是取患者急性期与恢复期血清，与从患者或疑为食物中毒的食物样品等中分离的该菌(用固体培养基生长物制备成生理盐水菌悬液后置 100℃水浴 1h 作为抗原)进行常规试管定量凝集试验，若恢复期抗体效价比急性期的高 4 倍以上则具有诊断意义；一般情况下在急性期的抗体效价为≤1∶20，恢复期常可达 1∶160~1∶1280。

3.4.5 感染试验

小肠结肠炎耶尔森氏菌对实验动物(如常用的小鼠、豚鼠、家兔、大鼠等)的致病性，在各研究者的报告颇不一致，这可能与实验动物的种类和状态、感染途径与剂量、菌株来源及血清型(或生物型)等影响因素直接相关。在以往的研究中以使用小鼠的为多，此菌在人感染时所出现的许多病理学特征一般均能在小鼠中得到复制，其敏感性远远超过了豚鼠、家兔和大鼠，并能通过污染饮水、食物的方法导致口服感染引发相应胃肠道病变及腹泻或全身感染等，但在不同血清型菌株间也存在一定的差异，常采用的接种感染途径有皮下注射、腹腔注射和口服感染等，一般情况下来源于人腹泻标本的病原菌株经口服途径感染小鼠常能获得致小鼠腹泻甚至死亡的阳性结果。对从动物分离的菌株，直接使用同种供试动物进行感染试验，是明确分离菌株致病性最直接和有效的方法，当然也可采用小鼠进行测定。

3.4.6　分子生物学检测方法

近年来，在国内对小肠结肠炎耶尔森氏菌分子生物学检验方面也多有报告。例如：①许文炯等(1999)报告利用 *ail* 基因和 *virF* 基因，采用 PCR 技术可区分出致病菌与非致病菌[34]；②郑浩轩等(2006)报告利用 *yst* 基因，采用实时定量 PCR 技术检测致病菌与非致病菌株、耶尔森氏菌属内各种及其他几种肠道菌，结果表明具有强特异性，可应用于临床检测[35]；③段丽莉(2010)报告了对粪便中小肠结肠炎耶尔森氏菌 PCR 检测方法，在及时发现患者和带菌者、为流行病学提供实验室依据、及时控制传染源等方面，具有一定的应用价值[36]。

4　假结核耶尔森氏菌(*Yersinia pseudotuberculosis*)

假结核耶尔森氏菌[*Yersinia pseudotuberculosis*(Pfeiffer 1889) Smith and Thal 1965]也称伪结核耶尔森氏菌，或常被简称为假(伪)结核耶氏菌，在最早被命名为假(伪)结核杆菌(*Bacillus pseudotuberculosis* Pfeiffer 1889)、假(伪)结核杆菌[*Bacterium pseudotuberculosis*(Pfeiffer 1889) Migula 1900]等；种名“*Pseudotuberculosis*”为现代拉丁语属格名词，指“假(伪)结核病”。

DNA 的 G+C mol%为 46.5(T_m)。模式株(type strain)：ATCC 29833、NCTC 10275、DSM 8992，这个菌株属于血清 O∶1 群(serogroup 1)[1]。

4.1　发现历史简介

从 1883 年发现假结核耶尔森氏菌至今的近 130 年来，通过医学及兽医学领域大量的临床实践与研究，不仅早已明确了假结核耶尔森氏菌感染的主要感染类型、流行病学特征及其在人兽共患病中的重要地位，且研究也在进一步深入。

4.1.1　国外简况

假结核耶尔森氏菌最先被报告于 1883 年，当时 Malassez 和 Vignal 用死于结核性脑膜炎儿童的脓液，接种 1 只豚鼠后观察到类似结核的病变；接着在自然死亡和接种病变材料后死亡的豚鼠体内，发现了相似的细菌。1894 年，Preisz 注意到了此菌广泛分布于自然界，并称因其所引发的疾病为“啮齿动物假结核病”，这表示他所认识到的病原菌与 1890 年 Pfeiffer 所描述的所谓啮齿动物假结核杆菌(*Bacillus pseudotuberculosis*)是相同的。直到 1909 年，Saisawa 才从 1 例死于败血症的患者血液中分离出此菌；1910 年，Albrecht 在怀疑为阑尾炎接受剖腹术的 15 岁儿童体内观察到局限性耶尔森氏菌病的病变，并从一个受染的淋巴结中分离到此菌。直至 20 世纪 50 年代，在查明了此菌与小儿的肠系膜淋巴结炎和阑尾炎有关后，才被引起重视[8]。

在早期，假结核耶尔森氏菌还曾被称为假结核杆菌。相继曾被归于巴斯德氏菌属，名为假结核巴斯德氏菌[*P.pseudotuberculosis*(Pfeiffer 1889) Topley and Wilson 1929]；被归于志贺氏菌属(*Shigella* Castellani and Chalmers 1919)，名为假结核志贺氏菌[*S.pseudotuberculosis*(Pfeiffer 1889) Haupt 1935]等。1965 年，Smith 和 Thal 根据数值分类学研究的结果，建议将细胞色素氧化酶反应为阴性的该菌、原来的鼠疫巴斯德氏菌(即现在的鼠疫耶尔森氏菌)、原来的小肠结肠炎杆菌(即现在的小肠结肠炎耶尔森氏菌)这 3 个种组成耶尔森氏菌属(属名 *Yersinia* 表示为纪念在 1894 年首先分离到鼠疫耶尔森氏菌的法国细菌学家 Yersin)从巴斯德氏菌属中分出，并于 1970 年得到细菌国际命名委员会的认定。

4.1.2　国内简况

在我国，对假结核耶尔森氏菌及其感染病的研究起步相对较晚。有关资料显示，原江苏农学院的王永坤等(1986)首次报告了在 1975~1983 年检出的家兔假结核病例，这也是我国在动物假结核病最早的确认[37]；原福建省人兽共患病研究室的李功惠等(1989)，首次报告了于 1986 年初发生在人的 1 例假结核病例[38]。1988 年，于恩庶在他与徐秉锟主编的《中国人兽共患病学》书中首先对假结核病的病原学、实验诊断技术及流行病学、防治等进行了论述，并对此菌在福建省的分布进行了流行病学分析，证实了此菌在福建省存在广泛流行，人、兽均有感染；同时记述 1957 年福建省在鼠疫自然疫源地调查过程中，从一种革螨分离出 1 株假结核耶尔森氏菌，这是我国的首次发现[39]。这些早期的报告和著作在我国对假结核耶尔森氏菌及其相应感染病的研究方面产生了重要影响，此后在人及多种动物假结核及相应病原学研究方面的报告逐年增多，30 余年来对其研究也不断深入，且目前仍是在人兽共患病研究领域的一项重点内容。

在由假结核耶尔森氏菌引起的食物中毒方面，仅检出在前面有述由田载理(2007)报告的 1 起[6]。

4.2　生物学性状

在小肠结肠炎耶尔森氏菌中，已述及假结核耶尔森氏菌的一些主要生物学性状；另外，也一并记述了此菌的侵袭性基因、毒性质粒等有关内容。因此，现仅就此菌在生物学性状方面的一些特点作简要记述。

4.2.1　理化特性

假结核耶尔森氏菌为两极浓染(尤以病变组织中的明显)、球状或短杆状等多形态杆菌，在液体培养基中易形成长丝状；一般在普通营养琼脂培养基上易生长，37℃培养 24h 可形成圆形、中心凸起、呈颗粒状、灰黄色半透明的菌落，在血液营养琼脂上不溶血，能在含胆盐培养基或麦康凯培养基上生长；在液体培养基中呈均匀混浊生长的为光滑(S)型菌株，沉淀生长的为粗糙(R)型菌株。

假结核耶尔森氏菌的一些主要生化特性，表现为能从 D-葡萄糖和其他一些碳水化合物分解产酸、不产气，氧化酶阴性，过氧化氢酶阳性，精氨酸双水解酶阴性，不产生 H_2S，不利用丙二酸盐。发酵 D-木糖，在 25~28℃能发酵 L-鼠李糖、蜜二糖（菌株间有差异），不发酵纤维二糖、D-山梨醇、蔗糖、L-岩藻糖、L-山梨糖、肌醇、α-甲基-D-葡萄糖苷；不能利用柠檬酸盐(Simmons)，明胶液化阴性，鸟氨酸脱羧酶和赖氨酸脱羧酶阴性，β-木糖苷酶阳性，V-P 试验阴性，吲哚阴性，尿素酶阳性，水解七叶苷。

Martins 等(1998)报告通过对棉子糖、蜜二糖、柠檬酸利用试验，可将假结核耶尔森氏菌分为 4 个生物型，具体如表 13-4 所示[40]。

表 13-4　假结核耶尔森氏菌的生物型

项目	生物 1 型	生物 2 型	生物 3 型	生物 4 型
棉子糖	–	–	–	+
蜜二糖	+	–	–	+
柠檬酸	–	–	+	–

注：表中+表示 90%~100%菌株阳性，–表示 0%~10%菌株阳性；均为 28℃培养的结果。

4.2.2　抗原结构与免疫学特性

假结核耶尔森氏菌具有 O 和 H 抗原，其中 O 抗原耐热、在 22℃和 37℃的生长物均能形成，是血清学分类的基础，用阿拉伯数字表示；H 抗原不耐热、仅在 25℃以下生长才形成，用小写的英文字母表示，可分为 a~e 的 5 种。

4.2.2.1　抗原与血清型

顾峰等(2004)综述报告，目前可将假结核耶尔森氏菌分为 O∶1~O∶15 的 15 个血清群(serogroup)，O 抗原已明确了 O∶2~O∶33 种；其中的血清 O∶1 群又分为 1a、1b、1c 三个亚群、血清 O∶2 群又分为 2a、2b、2c 三个亚群、血清 O∶4 群又分为 4a、4b 两个亚群、血清 O∶5 群又分为 5a、5b 两个亚群。各血清群的代表 O 抗原，分别为 O∶1 群 O∶2、O∶2 群 O∶5、O∶3 群 O∶8、O∶4 群 O∶9、O∶5 群 O∶10、O∶6 群 O∶13、O∶7 群 O∶19、O∶8 群 O∶20(属于 R 抗原)、O∶9 群 O∶25、O∶10 群 O∶26、O∶11 群 O∶27、O∶12 群 O∶28、O∶13 群 O∶29、O∶14 群 O∶30、O∶15 群主要由 O∶1 群代表抗原 O∶2 和 O∶5 群代表抗原 O∶10 组成。随着被检定菌株数量的增加，还会检出新的血清群，抗原表也会发生相应的变动。通常用于标记假结核耶尔森氏菌血清群的方法，仅是列出其 O 抗原（中间用比号分开），如 O 抗原群是 3 则书写为 O∶3；O 抗原亚群是 2a 则书写为 O∶2a。

通过血清凝集试验表明，假结核耶尔森氏菌与沙门氏菌属(*Salmonella* Lignières 1900)细菌、小肠结肠炎耶尔森氏菌、埃希氏菌属(*Escherichia* Castellani and Chalmers 1919)

细菌等均存在共同抗原。就目前来讲，对假结核耶尔森氏菌的血清分群(型)及血清群(型)检定方法，均尚有待于系统研究规范[41,42]。

4.2.2.2　免疫学特性

在人或动物被假结核耶尔森氏菌感染后，血清中可出现相应感染血清群(型)菌株的凝集抗体。已有试验应用表明，用假结核耶尔森氏菌甲醛灭活制剂免疫猪、家兔等动物，可以产生有效的体液免疫应答和抗感染保护。

4.2.3　生境与抗性

假结核耶尔森氏菌广泛存在于自然界(主要分布在气候寒冷的地区)，人及多种动物(如牛、羊、猪、狗、猫、鹿、兔、猴、鼠、鸟类等)、水及土壤环境均有存在，对不利环境因素有较强的抵抗力。在经灭菌处理的土中能存活 18 个月，但在未经灭菌处理的土中仅为 11 个月；在经煮沸后保持于室温和 4℃的自来水中可存活 1 年不失其毒力，在室温的生自来水中可存活 46d(在 4℃存放可达 244d)，在 4℃保存的肉类中可存活 145d，在室温或 4℃存放的面包、牛乳中能存活 2~3 周。

目前对假结核耶尔森氏菌耐药性的系统研究还少见，有些对临床分离菌株测定的结果也差异较大，对耐药机制的研究尤为缺乏。综合一些报告显示通常是对链霉素、诺氟沙星、红霉素、卡那霉素、阿米卡星、头孢噻肟、头孢唑啉、头孢哌酮、阿米卡星、氧氟沙星、亚胺培南、新霉素、庆大霉素等具有不同程度的敏感性，对四环素、磺胺类、氯霉素、青霉素、先锋霉素、呋喃唑酮、环丙沙星等具有不同程度的耐药性。

4.3　病原学意义

由假结核耶尔森氏菌引起的假结核(也常被称为伪结核)，是一种与由结核分枝杆菌(*Mycobacterium tuberculosis*)引起的结核(tuberculosis)相类似的慢性人兽共患肠道传染病，其特征是在肠道及脾脏、肝脏等组织器官出现干酪样结节病变。

在假结核耶尔森氏菌的血清群(型)与致病作用相关性方面，已知各个血清群(型)均存在致病性菌株，在同一血清群(型)既有致病性菌株，也有非致病性菌株。

4.3.1　人的假结核耶尔森氏菌感染病

通常情况下所谓耶尔森氏菌病，既指由小肠结肠炎耶尔森氏菌引起的，也包括由假结核耶尔森氏菌所引起的感染，两菌的感染症状相似，但有某些病理变化是仅为小肠结肠炎耶尔森氏菌感染所有的。

假结核耶尔森氏菌已被确定为食源性病原菌，在进入肠道后常是穿过回肠黏膜，局限在回盲部淋巴结和肠系膜淋巴结，形成化脓性淋巴结炎和肉芽肿性病变，偶尔侵入血流。

4.3.1.1　食物中毒

检出的 1 起假结核耶尔森氏菌食物中毒事件，是在前面有述由田载理(2007)报告发生在四川省会东县的，中毒 37 人、死亡 2 人(病死率 5.41%)，直接的传染来源是患病或带菌的野兔[6]。

4.3.1.2　其他感染病

假结核在人群中以散发为主，偶尔也会引起不同规模的暴发。常见的假结核临床病型为肠系膜淋巴结炎，症状似急性或亚急性阑尾炎，表现右下腹痛、发热，有半数感染者会出现腹泻，部分伴有关节痛或背痛，多发生于 5~15 岁的学龄儿童；另一病型为高热，紫癜并伴有肝、脾肿大，类似肠伤寒症状；也有呈结节性红斑型的，还有严重的可发展为败血症。

很多报告指出被假结核耶尔森氏菌感染后所表现出的临床症状存在一定的地域差异，在远东地区、日本、俄罗斯等地感染者的症状要明显重于欧洲国家感染者，常会出现多种肠道外自身免疫性并发症，如发热、猩红热疹、结膜充血、结节性红斑、反应性关节炎、虹膜炎、间质性肾炎等；还偶见莱特综合征(Reiter's syndrome)(即结膜-尿道-滑膜综合征)、强直性脊柱炎、急性葡糖膜炎、慢性胰腺炎、川崎病(Kawasaki Disease，KD)等，Vincent 等(2007)报告尽管 KD 的病因尚未明了，但在多数情况下均与假结核耶尔森氏菌的感染有关；有研究认为这种临床症状的地域性差异，主要与菌株携带高致病性毒力岛(high-pathogenicity island，HPI)及 YPM 的地域性差异有关。常可根据假结核耶尔森氏菌感染后的症状不同将其分为不同的组别，其中最为常见的有两大类型：欧洲胃肠型(Ⅰ型)及远东地区全身症状型(Ⅱ型)。另外，Loiez 等(2010)还首次报告了由假结核耶尔森氏菌引起的血管炎病例[40,43~46]。

在我国，李功惠等(1989)首次报告了于 1986 年初发生在湖南省湘潭县河口区古塘桥乡一名 2 岁男孩的假结核病例，表现腹泻并伴有低烧；从粪便检出相应病原假结核耶尔森氏菌，为血清 O∶4 群并与小肠结肠炎耶尔森氏菌 O∶36 存在共同抗原关系[38]。相继，陆续有引起肠系膜淋巴结炎及阑尾病变、胃肠炎等散发病例的报告；此外，天津市宁河县医院的于东祥(2005)还首次报告了经阴道或宫腔感染引起的假结核耶尔森氏菌败血症性肺炎 1 例，这对人的假结核病例来讲还是很少见的[47]。

4.3.2　动物的假结核耶尔森氏菌感染病

假结核耶尔森氏菌对多种家畜或野生动物包括冷血脊椎动物、鸟类等均具有不同程度的致病作用，对鼠类、豚鼠、家兔和野兔等啮齿类动物的致病力尤强，其带菌也很普遍。在豚鼠群常可引起自然流行性疾病，对家兔群的危害也较大。在啮齿类动物主要引起三种类型的疾病：一是急性败血症，感染后 24~48h 内死亡；二是假结核病，主要表现为慢性腹泻、消瘦、数周后死亡；三是局部淋巴结感染，剖检病变主要特征为在肠壁、肠系膜淋巴结及各实质器官形成粟粒状干酪样坏死。

在养殖动物中，以由此菌引起的家兔假结核病较为常见，其次是猪的假结核，也可引起牛、马、绵羊、山羊、猫、犬、水貂等发病；这是一种慢性消耗性疾病，以在肠道、内脏器官和淋巴结出现干酪样坏死结节为特征，新形成不久的结节中含有白色黏液状物，陈旧的则为凝固的白色干酪样团块，浅在的结节常突出于器官表面，家兔的败血型假结核病还是少见的。在野兔中，由此菌引起急性型感染的潜伏期为 3~5d，常呈暴发性败血症型，病后 1~3d 内死亡；亚急性和慢性型的以严重腹泻、消瘦等为特征。在禽和鸟类中，最常见于火鸡和金丝雀，也见于鸡、野鸡及其他禽和鸟，以幼禽和幼鸟易感，急性和亚急性型以腹泻、跛行或步态强拘为特征，可出现局灶性似禽结核的干酪样结节。

在鱼类，蔡完其等(1999)报告了由小肠结肠炎耶尔森氏菌和假结核耶尔森氏菌所引起的中华鳖台湾群体稚鳖感染症[48]。

4.4 微生物学检验

对假结核耶尔森氏菌的检验目前还主要是进行细菌的分离与鉴定、毒力因子检查、动物感染试验等。此外，对患者进行血清抗体检测、对发病动物做剖检特征性病变，也有助于做出明确的诊断。

4.4.1 细菌分离与鉴定

常见的假结核耶尔森氏菌的被检标本材料，患者的主要为血液、粪便、手术摘除的盲肠及淋巴结等；发病动物的主要为血液，肺、肝、脾、肾、肠系膜淋巴结等组织，肠内容物及粪便等。此外，在需要对健康动物检测时，除用肠系膜淋巴结、肠内容物、粪便外，在猪中以用舌及咽头为宜。未污染的材料可直接用普通营养琼脂或血液营养琼脂培养基，污染材料宜用 CIN 琼脂或麦康凯琼脂培养基进行分离。

对假结核耶尔森氏菌的鉴定，可根据其相应特性内容进行；做生化特性检查，是鉴定假结核耶尔森氏菌最可靠的方法。其中需要注意的有：①假结核耶尔森氏菌具有嗜冷性，且只有在适宜的温度下培养才能表现出相应的典型生物学特性如动力、某些生化反应等；②假结核耶尔森氏菌具有不同的生物型，尤其是猪源菌株常表现为不分解蜜二糖。

4.4.2 血清型检定

由于病原性假结核耶尔森氏菌常限于某些特定的血清群(型)菌株，而且来自于人、不同动物以及不同区域的菌株间也存在一定差异；但不是由特定血清群(型)的菌株引起特定的病型，即血清型不同的病原性菌株都能引起不同类型的感染、食物中毒等。因此在进行病原性假结核耶尔森氏菌的检验时，对所分离的菌株进行血清定型，不仅能确定其是否为常见致病型株，同时也有助于流行病学分析和追踪传染源。

对假结核耶尔森氏菌分型主要是做常规的玻片凝集试验进行 O 群的检定，同时做生理盐水对照，以出现明显凝集(++)的判为阳性。需要注意的是因在不同血清群(型)菌株间会出现一定的交叉反应，所以在必要时需用标准菌株做对照进行试管凝集试验的血清效价测定，特异反应的效价最高且与标准菌株是一致的。

此外，王效义等(2006)报告采用 O 抗原基因簇特异 PCR 对假结核耶尔森氏菌进行血清分型，通过对 31 株菌的检测，表明具有方法简单、快速且不需要制备特异抗血清的优点，认为是一种理想的血清分型替代方法[42]。

4.4.3　毒力因子检查

实践中，可以通过对假结核耶尔森氏菌是否携带 pYV 的检测，对菌株的致病性做出判断，所有不携带 pYV 的菌株，都不能对人或动物发生有效感染，或不会引起严重的感染。但需注意的是，pYV 在人工传代的菌株中可以发生丢失。对携带在 pYV 上某种(些) Yop 的基因、*virF*(即 *lcrF*) 等的检测，可以判断 pYV 的携带情况。

4.4.4　动物感染试验

对分离的假结核耶尔森氏菌做动物感染发病试验，是检验菌株病原性最为直接和有效的方法，试验时以豚鼠最敏感。对从动物分离的菌株，还可直接使用同种供试动物进行感染试验。

4.4.5　免疫血清学检验

现在还没有一种真正被得到认可应用的对假结核进行诊断的免疫血清学方法，但在临床病例诊断中已有辅助应用。方法是取患者血清与从患者或疑为食物中毒的食物样品中分离的菌株(用固体培养基生长物制备成生理盐水菌悬液后置 100℃水浴 30min 或 121℃经 2.5h 作为抗原)，进行常规试管定量凝集试验，抗体效价在 1∶160 以上，或以双份血清检查时在 2 管以上的上升或在 2 管以上的下降者定为阳性[49]。

鉴于假结核病常表现的慢性感染特征，建立一种简便、特异的免疫血清学诊断方法用于临床是非常必要的，尤其在对人假结核病的诊断中更有应用价值和实际意义。

(房　海)

主要参考文献

[1] Garrity G M. Bergey's Manual of Systematic Bacteriology. 2nd ed. Volume Two. Part B. New York: Springer, 2005: 838~848.

[2] Sprague L D, Neubauer H. *Yersinia aleksiciae* sp. nov. International journal of systematic and evolutionary microbiology, 2005, 55(2): 831~835.

[3] Merhej V, Adekambi T, Pagnier I, et al. *Yersinia massiliensis* sp. nov., isolated from fresh water. International journal of systematic and evolutionary microbiology, 2008, 58(4): 779~784.

[4] 孙殿斌, 靳荣华, 庞炜英, 等. 我国首次发生小肠结肠炎耶氏菌病暴发流行. 中国人兽共患病杂志, 1987, 3(5): 2~4.

[5] 沈阳市卫生防疫站, 中国预防医学科学院流行病学微生物学研究所. 首次发现 O∶9 血清型小肠结肠炎耶尔森氏菌引起的腹泻爆发流行. 中华流行病学杂志, 1987, 8(5): 264~267.

[6] 田载理. 一起由假结核耶氏杆菌引起的群体性食物中毒. 临床和实验医学杂志, 2007, 6(4): 179.

[7] 于恩庶. 耶氏菌病和弯曲菌病. 福州: 福建科学技术出版社, 1986: 1~131.

[8] W.T. 休伯特, W.F. 麦卡洛克, P.R. 施努伦贝格尔. 人兽共患病. 魏曦, 刘瑞三, 范明远, 等, 译. 上海: 上海科学技术出版社, 1985: 103~109.

[9] 孟昭赫. 食品卫生检验方法注解微生物学部分. 北京: 人民卫生出版社, 1990: 207~221, 381~383.

[10] 于恩庶, 陈以燊. 国外一种新的肠道传染病——小肠结肠炎耶氏菌病. 流行病防治研究, 1976, (2): 193~198.

[11] 李笃唐, 程汝极, 王雅俊, 等. 小肠结肠炎耶尔森氏菌的分离和检定. 中华微生物学和免疫学杂志, 1982, 1(3): 156~160.

[12] 陈亢川, 庄世福. 自腹泻患者检出小肠结肠炎耶尔森氏菌. 中华微生物学和免疫学杂志, 1982, 1(3): 160, 176.

[13] 于恩庶, 陈亢川. 福建小肠结肠炎耶氏菌病的研究近况. 福建医药杂志, 1982, 4(5): 29~32.

[14] 于恩庶. 中国小肠结肠炎耶尔森氏菌病研究进展. 中华流行病学杂志, 2000, 21(6): 453~455.

[15] 曾贵金, 陈美光, 孙玉清. 我国猪中耶尔森氏结肠炎杆菌的首次检出及其鉴定. 中国兽医杂志, 1982, 8(2): 2~5.

[16] 佘家辉, 陈恩, 朱恒芳, 等. 小肠结肠炎耶氏菌的发现. 福建医药杂志, 1982, 4(1): 25~28.

[17] 周文谟, 潘李章, 李元霖, 等. 从肠炎病猪中检得小肠结肠炎耶尔森菌的报告. 福建畜牧兽医, 1982, (3): 1~4, 8.

[18] 杨正时, 房海. 人及动物病原细菌学. 石家庄: 河北科学技术出版社, 2003: 558~594.

[19] 聂青和. 感染性腹泻病. 北京: 人民卫生出版社, 2000: 469~485.

[20] 俞东征. 人兽共患传染病学. 北京: 科学出版社, 2009: 450~463.

[21] Holt J G, Krieg N R, Sneath P H A, et al.Bergey's Manual of Determinative Bacteriology.9th ed. Baltimore: Williams and Wilkins, 1994: 189, 249~252.

[22] 肖玉春, 王鑫, 邱海燕, 等. 中国致病性小肠结肠炎耶尔森氏菌生物分型研究. 中华人兽共患病学报, 2010, 26(7): 651~653.

[23] 闻玉梅. 现代医学微生物学. 上海: 上海医科大学出版社, 1999: 479~483.

[24] 景怀琦, 李继耀, 肖玉春, 等. O: 3 和 O: 9 小肠结肠炎耶尔森菌主要毒力基因分布调查. 中国媒介生物学及控制杂志, 2004, 15(4): 317~319.

[25] 孔繁林, 朱江. 91 株小肠结肠炎耶尔森菌的分离鉴定和药敏结果. 临床检验杂志, 1993, 11(4): 202~203.

[26] 王若夫, 李富高. 一起由结肠炎耶尔森菌引起的食物中毒. 中国预防医学杂志, 2002, 3(1): 61.

[27] 包云娟. 一起引起食源性疾病的小肠结肠炎耶尔森菌分离菌株的检测分析. 中国食品卫生杂志, 2010, 22(4): 375~377.

[28] 郑浩轩, 姜泊. 小肠结肠炎耶尔森菌研究概况. 中国微生态学杂志, 2006, 18(5): 416~419.

[29] 房海, 陈翠珍, 张晓君. 肠杆菌科病原细菌. 北京: 中国农业科学技术出版社, 2011: 378~412.

[30] 古文鹏, 景怀琦. 耶尔森菌致病机理研究. 中国人兽共患病学报, 2010, 26(9): 862~866.

[31] 景怀琦, 徐建国. 小肠结肠炎耶尔森菌感染性疾病. 疾病监测, 2005, 20(8): 449~450.

[32] 于恩庶, 黄育默. 小肠结肠炎耶氏菌肠毒素的研究. 中华流行病学杂志, 1983, 4(1): 34~36.

[33] 赵铠, 章以浩, 李河民. 医学生物制品学. 2 版. 北京: 人民卫生出版社, 2007: 1436~1437.

[34] 许文炯, 贾力敏, 杜雪飞, 等. 应用聚合酶链反应检测致病性小肠结肠炎耶尔森氏菌. 江苏预防医学, 1999, 10(4): 13~14.

[35] 郑浩轩, 张明军, 孙勇, 等. 实时定量聚合酶链反应检测腹泻粪便中小肠结肠炎耶尔森菌的研究与评价. 中华医学杂志, 2006, 86(32): 2281~2284.

[36] 段丽莉. 粪便中小肠结肠炎耶尔森菌 PCR 检测方法的建立. 中国医药导报, 2010, 7(5): 23~24, 63.

[37] 王永坤, 周阳生, 徐瑗, 等. 兔伪结核耶新氏杆菌病的研究. 畜牧兽医学报, 1986, 17(4): 239~243.

[38] 李功惠, 于恩庶, 翁士珍, 等. 我国人类假结核耶氏菌病首例报告. 中华流行病学杂志, 1989, 10(3): 146~148.

[39] 于恩庶, 徐秉锟. 中国人兽共患病学. 福州: 福建科学技术出版社, 1988: 62~82.

[40] 王鑫, 景怀琦. 假结核耶尔森菌研究进展. 中国人兽共患病学报, 2007, 23(10): 1041~1046.

[41] 顾峰, 张贵斌, 张贵军. 假结核菌血清学分型与其来源及病原性关系研究现况. 中国地方病防治杂志, 2004, 19(3): 156~158.

[42] 王效义, 李艳君, 戴二黑, 等. 应用 O-抗原基因簇特异 PCR 对假结核耶尔森氏菌分型. 军事医学科学院院刊, 2006, 30(5): 406~409.

[43] 崔志刚, 王鑫, 周永运, 等. 假结核耶尔森菌毒力相关基因的检测及序列分析. 疾病监测, 2009, 24(5): 354~358.

[44] 岳峰, 马尔健, 景怀琦. 假结核耶尔森菌超抗原的研究进展. 中国媒介生物学及控制杂志, 2008, 19(2): 168~172.

[45] Vincent P M D, Salo E M D, Skurnik M , et al. Similarities of Kawasaki disease and *Yersinia pseudotuberculosis* infection epidemiology. The Pediatric Infectious Disease Journal, 2007, 26(7): 629~631.

[46] Loiez C, Carnoy C, Decoene C, et al. First Case of Postaneurysmal Prosthetic Vascular Infection Due to a Nonsuperantigenic *Yersinia pseudotuberculosis* Strain. Journal of Clinical Microbiology, 2010, 48(8): 3024~3026.

[47] 于东祥. 假结核耶尔森杆菌败血症性肺炎一例. 中华全科医师杂志, 2005, 4(1): 58.

[48] 蔡完其, 孙佩芳, 宫兴文, 等. 中华鳖台湾群体耶尔森氏菌病的研究. 水产学报, 1999, 23(2): 174~180.

[49] 坪仓操. 日本假结核耶氏菌及其感染. 高其栋, 译. 中国人兽共患病杂志, 1990, 6(4): 53~55.

第14章 爱德华氏菌属(*Edwardsiella*)

本章要目

爱德华氏菌属(*Edwardsiella* Ewing and McWhorter 1965)的迟钝爱德华氏菌(*E.tarda*)，是鱼类的一种重要病原菌，能引起多种鱼类发生多种感染类型的疾病，常被统称为鱼类的“爱德华氏菌病”(edwardsiellasis)；也已被明确是人的一种肠道病原菌，可在一定条件下引起胃肠道感染，以及胃肠道外一些组织器官的局部感染，以至菌血症和败血症等感染病(infectious disease)。从某种意义上讲，迟钝爱德华氏菌也可被认为是人兽共患病(zoonose)的一种病原菌。

在细菌性食物中毒(bacterial food poisoning)方面，我国虽已有由迟钝爱德华氏菌引起的事件，但尚为罕见的；通过中国知识资源总库(CNKI)学术文献总库检出了1篇文献(1起事件)，为迟钝爱德华氏菌单独引起的。

1 菌属定义与分类位置

爱德华氏菌属是肠杆菌科[Enterobacteriaceae(Rahn 1937)Ewing Farmer and Brenner 1980]细菌认知较晚的成员，以美国细菌学家爱德华(Edwards，1901~1966)的姓氏命名，属内种(species)的变化一直不大[1]。

1.1　菌属定义

爱德华氏菌为菌体大小在 1μm×(2~3) μm 的革兰氏阴性小直杆菌，兼性厌氧。借周生鞭毛运动(存在无动力的菌株)，但鲇爱德华氏菌(*E.ictaluri*)在 25℃时有动力、在37℃时无动力；除鲇爱德华氏菌外，其他种的最适生长温度为 37℃(鲇爱德华氏菌喜欢较低的温度)。在含蛋白胨及类似的琼脂培养基上，培养 24h 可生长为小菌落(一般直径在 0.5~1.0mm)；生长需要维生素及氨基酸。

发酵 D-葡萄糖产酸并常可观察到产气，也能发酵其他一些碳水化合物，但远不如肠杆菌科中大多数其他种细菌活跃；氧化酶阴性，接触酶阳性，伏-波试验(Voges-Proskauer test，V-P test)和柠檬酸盐利用试验阴性，赖氨酸脱羧酶阳性，还原硝酸盐为亚硝酸盐。通常对黏菌素(colistin)类有抗性，但一般对含青霉素在内的其他一些抗生素敏感。

通常被分离于淡水鱼、冷血动物及其相应的环境(尤其是淡水中)，在温血动物和人中也可被分离到。对鳗鲡、鲇和其他动物致病，有时可造成比较严重的经济损失；对人来讲，属于机会致病菌(opportunistic pathogen)及少见的胃肠炎病原菌。

细菌 DNA 的 G+C mol%为 53~59 (T_m，Bd)。模式种(type species)：迟钝爱德华氏菌(*Edwardsiella tarda* Ewing and McWhorter 1965)。

1.2　分类位置

按伯杰氏(Bergey)细菌分类系统，在第二版《伯杰氏系统细菌学手册》(*Bergey's Manual of Systematic Bacteriology*)第 2 卷中，爱德华氏菌属分类于肠杆菌科。肠杆菌科包括 41 个菌属(genus)，模式属(type genus)：埃希氏菌属(*Escherichia* Castellani and Chalmers 1919)[1]。

在爱德华氏菌属内，记载了迟钝爱德华氏菌、保科爱德华氏菌(*E.hoshinae*)和鲇爱德华氏菌 3 个种；近年来虽有一些新种(sp.nov.)的报告，但还尚未得到细菌国际命名委员会的认定。

2　食物中毒概要

尽管已明确迟钝爱德华氏菌是引起人胃肠道感染的一种病原菌，但在我国细菌性食物中毒的所占份额还是很小的；现将通过中国知识资源总库(CNKI)学术文献总库，检出的 1 篇文献(1 起事件)记述于此。

2.1　基本信息

初步统计通过 CNKI 学术文献总库检出的细菌性食物中毒文献，至目前我国共涉及

24 个菌属，116 个种、亚种(subspecies)或血清型(serovar)，以及一些未确定的种；文献报告 1460 篇(1949~2013 年)、中毒事件 1529 起(1949~2012 年)。

其中由迟钝爱德华氏菌引起的文献报告 1 篇(2004)、中毒事件 1 起(2003)，在所有细菌性食物中毒事件中的构成比均为 0.07%(居并列第 19 位)。

2.2　事件情况

江西省九江市浔阳区卫生防疫站的陈和周等(2004)报告在 2003 年 6 月 28 日，在由东莞开往合肥的 1020 次列车上，发生了一起 9 人食物中毒事件；经流行病学调查和实验室检验，确定是由迟钝爱德华氏菌引起的，可疑中毒食品为荷包蛋和烧鸭。中毒患者中男性 8 人，女性 1 人；年龄最大的 51 岁，最小的 1.5 岁；潜伏期 2.5~8.5h，平均 5h；临床症状基本相同，表现腹痛的 8 人(构成比 88.9%)、腹泻(水样便)的 8 人(构成比 88.9%)、恶心和呕吐的 5 人(构成比 55.6%)、低热的 2 人(构成比 22.2%)、头晕的 2 人(构成比 22.2%)、呼吸困难的 1 人(构成比 11.1%)[2]。

3　迟钝爱德华氏菌(*Edwardsiella tarda*)

迟钝爱德华氏菌(*Edwardsiella tarda* Ewing and McWhorter 1965)也被称为迟缓爱德华氏菌或缓慢爱德华氏菌，种名“*tarda*”为现代拉丁语阴性形容词指“缓慢的”(此处意为不活泼的)。

DNA 的 G+C mol%为 55~58(T_m)。模式株(type strain)：ATCC 15947，DSM 30052。GenBank 登录号(16S rRNA)：AF053975，AF015259[1]。

3.1　发现历史简介

在国内外早期对人迟钝爱德华氏菌感染病的明确报告，均主要是胃肠炎病例，且一直到现在也还仍然是主要的感染类型，并已作为一种致腹泻病原菌被予以了高度重视。在动物的感染，目前还主要是在鱼类。

3.1.1　国外简况

1959 年，日本学者 Sakazaki 和 Murata 首先分离到迟钝爱德华氏菌；美国疾病预防控制中心(Center for Disease Control and Prevention，CDC)的 Ewing 等(1965)，曾将其称为“杆菌 1483-59”(Bacterium 1483-59)。1962 年 Sakazaki 和 Murata 根据对 256 株(5 株分离于急性胃肠炎患者、249 株分离于蛇、2 株分离于海豹)的生物学特性研究后，将其以分离地——东京行政区取名为“Asakusa 菌群”(Asakusa group)；1964 年，King 和 Adler 首次报告这些细菌与人类感染(胃肠炎)有明显关系，并以分离菌株的来源地——美国印第安纳州的县名称其为“Bartholomew 菌群”(Bartholomew group)。到 1965 年，Ewing 等根据对美国 16 个州和由日本、巴西、厄瓜多尔等国家和地区送至 CDC 肠道菌实验室检查的 37 株菌生化和血清学特性广泛研究结果,建议将此菌正式命名为迟钝爱德华氏菌[3,4]。

迟钝爱德华氏菌的病原学意义，最早被发现是在鱼类。1962 年，日本学者保科(Hoshina)在患红病(red disease)的鳗鲡中，首先发现了此菌的致病作用，在当时将此菌归类到副大肠杆菌属(*Paracolobactrum* Borman Stuart and Wheeler 1944)，命名为鳗死副大肠杆菌(*P.anguillimortiferum* Hoshina 1962)，并相应称此病为副大肠杆菌病(paracolo disease)也译为帕拉克洛病(取意于副大肠杆菌属名)[5]。根据已有资料，现已知鳗的迟钝爱德华氏菌感染，是鳗最严重的病害之一，且呈世界性分布，尤其是在非洲、美洲和亚洲，特别是在日本和我国台湾养鳗业中所造成的危害更大，在我国大陆养鳗业中，迟钝爱德华氏菌的感染也构成了一种常见且危害严重的病害。

3.1.2　国内简况

在我国，近些年来已多有迟钝爱德华氏菌感染的报告，其中主要是鱼类的爱德华氏菌病。在人的爱德华氏菌感染病，主要是胃肠道感染(腹泻)病例，其次是败血症及脓肿等病例；江西省卫生防疫站的宋元鍉等(1983)报告，江西丰城县卫生防疫站于1982 年在肠道带菌调查中，从人的粪便中分离到 1 株吲哚阴性的迟钝爱德华氏菌，这是我国首次检出的迟钝爱德华氏菌[6]。在鱼类，已有在多种养殖鱼类发生不同类型感染的报告。

在食物中毒方面，如前面有述仅检出由陈和周等(2004)报告的 1 起由迟钝爱德华氏菌引起的食物中毒事件[2]。

3.2　生物学性状

迟钝爱德华氏菌的理化特性，是在爱德华氏菌属的各种中研究最多和比较全面的。本书作者房海、陈翠珍等，也曾先后对分离于牙鲆及大菱鲆的病原迟钝爱德华氏菌进行了主要理化特性研究，同时也检出了吲哚试验阴性的菌株[7]。现综合一些相关资料，对迟钝爱德华氏菌的主要理化特性予以简要记述。

3.2.1.1　形态特征与培养特性

迟钝爱德华氏菌为革兰氏阴性的短杆菌，大小多在(0.5~1) μm×(1~3) μm，无荚膜，亦不形成芽孢。本书作者陈翠珍等对从牙鲆、大菱鲆分离的病原迟钝爱德华氏菌 148 株进行形态与培养特性研究，结果显示此菌在普通营养琼脂斜面上 28℃、37℃两种培养温度条件下培养 18h 的培养物形态特征一致，为革兰氏阴性、两端钝圆、散在或个别成双排列、无芽孢、大小多在(0.5~0.9) μm×(1.0~2.0) μm(有个别长丝状的菌体)的杆菌(图 14-1)；做磷钨酸负染色电镜标本后，置透射电子显微镜下观察见为杆状、菌体表面不平整、周生鞭毛(图 14-2)；做喷镀扫描电镜标本观察，菌体表面不平整但较光滑(图 14-3)。

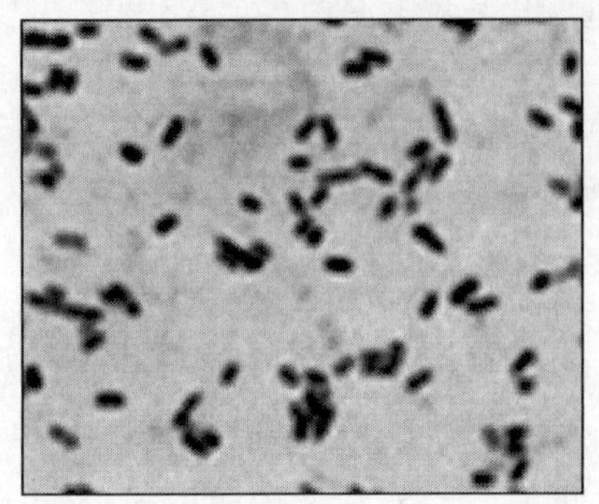

图 14-1　迟钝爱德华氏菌(*E.tarda*)在普通营养琼脂培养基上 28℃培养 18h 的革兰氏染色形态(G^-)(见彩图)

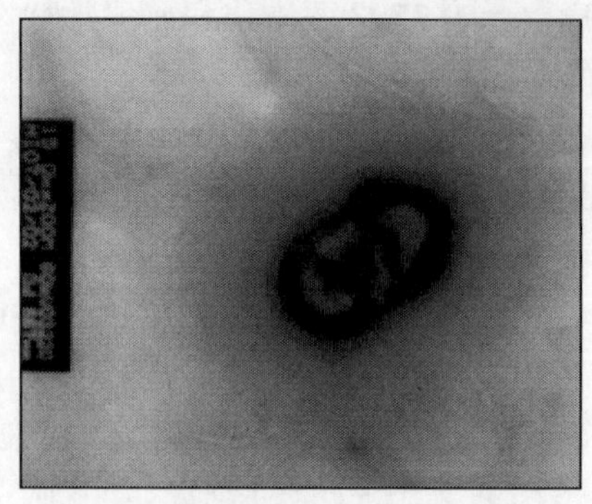

图 14-2　迟钝爱德华氏菌在普通营养琼脂培养基上 28℃培养 18h 的负染色透射电镜形态(显示杆状菌体及周生鞭毛，原×15 000)(见彩图)

生长温度范围为 15~42℃，最适为 37℃；适宜 pH 范围在 5.5~9.0，但以 pH 7.2 较好；耐 NaCl 浓度为 0%~4%，有的在 4.5%条件下也能生长。在不同培养基上的生长情况，通常表现为在普通营养琼脂培养基上 28℃培养 24h，能形成圆形、隆起、灰白色、湿润并带有光泽、呈半透明状的菌落，直径一般为 0.5~1mm，若置 37℃培养则菌落稍大些(图 14-4)；在含 5%~10%血液的普通营养琼脂培养基(常用绵羊或家兔脱纤血液)上的菌落与在普通营养琼脂上的基本一致，但通常稍大些，除极个别菌株外均能产生溶血现象，在菌落周围形成狭窄的 β-溶血环；在麦康凯琼脂(MacConkey agar)、沙门氏菌-志贺氏菌琼脂(Salmonella-Shigella agar,SS agar)、木糖赖氨酸去氧胆酸盐琼脂(xylose lysine deoxycholate agar，XLD)等肠道菌选择性培养基上可生长(形成较小菌落)，因其产生 H_2S 能使在 SS 琼脂、XLD 上生长的菌落中央为黑色(图 14-5，图 14-6)；在普通营养肉汤中呈均匀混浊生长，管底有圆点状沉淀菌体(摇动后即消散)。

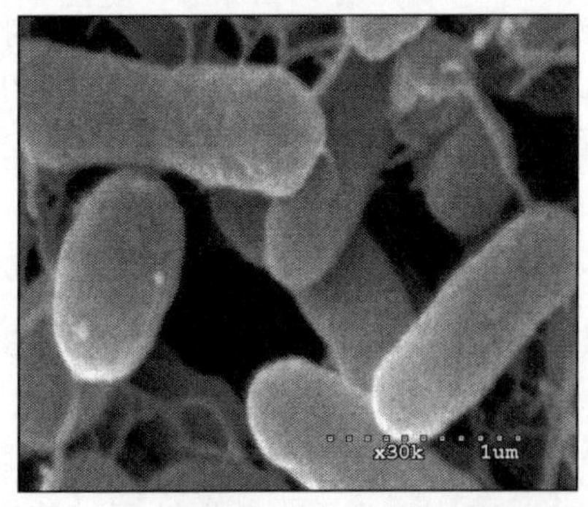

图 14-3　迟钝爱德华氏菌在普通营养琼脂培养基上 28℃培养 18h 的喷镀扫描电镜形态(显示杆状菌体及表面不平整，×30 000)(见彩图)

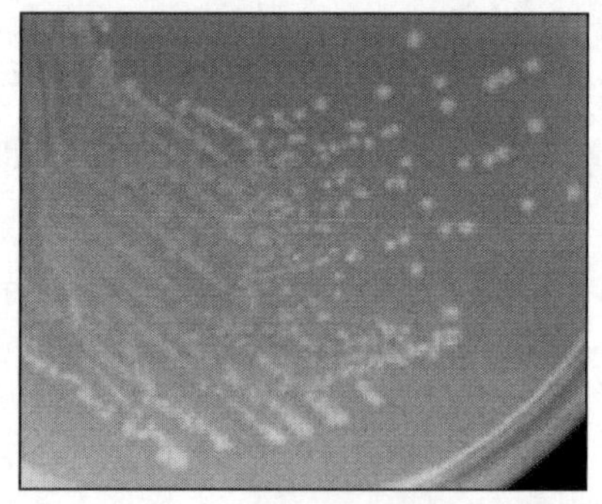

图 14-4　迟钝爱德华氏菌在普通营养琼脂培养基上 28℃培养 48h 的生长情况及菌落特征(菌落浅灰白色)(见彩图)

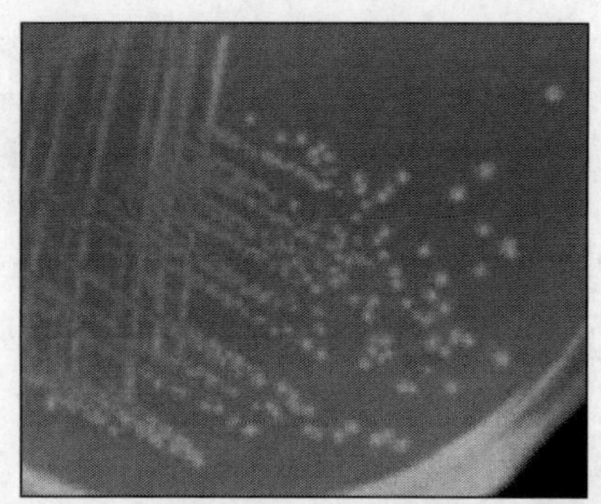

图 14-5　迟钝爱德华氏菌在麦康凯(MacConkey)琼脂培养基上 28℃培养 48h 的生长情况及菌落特征(菌落无色)(见彩图)

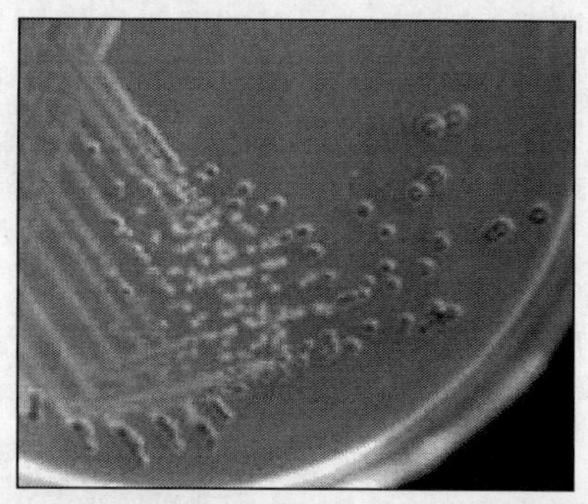

图 14-6　迟钝爱德华氏菌在沙门氏菌-志贺氏菌琼脂(SS)培养基上 28℃培养 48h 的生长情况及菌落特征(菌落无色但非密集处的菌落中心黑色)(见彩图)

3.2.1.2　生化特性

迟钝爱德华氏菌的主要生化特性为发酵 D-葡萄糖产酸并常可观察到产气，也能发酵其他一些碳水化合物，但远不如肠杆菌科中大多数其他种细菌活跃；氧化酶阴性，接触酶阳性，V-P 和柠檬酸盐利用试验阴性，赖氨酸脱羧酶阳性，还原硝酸盐为亚硝酸盐。

在此说明，需要注意的是：Grimont 等(1980)描述了一群 D-甘露醇阳性、蔗糖阳性、L-阿拉伯糖阳性的菌株，通过 DNA/DNA 分子杂交实验表明，此群菌株同“生化上”(biochemically)的迟钝爱德华氏菌菌株密切相关，被称为“迟钝爱德华氏菌生物群 1”(*E.tarda* biogroup 1)[4]；但更多的迟钝爱德华氏菌株(大约是前者的 1000 倍)则是 D-甘露醇、蔗糖及 L-阿拉伯糖均阴性，此群菌株被称为“迟钝爱德华氏菌野生型”(*E.tarda* wild type)，即通常所指的迟钝爱德华氏菌。为简便地区分爱德华氏菌属内各种及迟钝爱德华氏菌的野生型与生物群 1，将在第九版《伯杰氏鉴定细菌学手册》(*Bergey's Manual of Determinative Bacteriology*)中记载的“爱德华氏菌属中种的生化特性鉴别表”列出(表 14-1)，这是一些主要具有鉴别意义的项目[8]。

表 14-1　爱德华氏菌属内种的生化特性鉴别

项目	保科爱德华氏菌	鲇爱德华氏菌	迟钝爱德华氏菌	
			野生型	生物群 1
吲哚产生	[–]	–	+	+
甲基红试验	+	–	+	+
H_2S 产生	–	–	+	–
动力	+	–*	+	+
丙二酸盐利用	+	–	–	–
L-阿拉伯糖	[–]	–	–	+
D-甘露醇	+	–	–	+
蔗糖	+	–	–	+
蕈糖	+	–	–	–

注：–表示 0%~10%阳性，[–]表示 11%~25%阳性，+表示 90%~100%阳性。另外，上角标的*为本书作者加注的，表示鲇爱德华氏菌在 28℃左右培养时是能表达动力的，此原表中的“–”是在(36±1)℃培养的结果。

此外，迟钝爱德华氏菌通常为有鞭毛能运动的，Nakatsugawa (1993) 曾报告从发病牙鲆分离到了一种无动力的非典型迟钝爱德华氏菌菌株[9]；Costa 等 (1998) 也报告从鲷中分离到了这种菌株[10]。宋元鍉等 (1983) 报告，从人的粪便中分离到了吲哚试验阴性的菌株[6]；本书作者房海、陈翠珍等也曾从牙鲆检出了吲哚试验阴性的病原性菌株 (图 14-7)[11]。迟钝爱德华氏菌的甲基红试验通常为阳性，周常义等 (2004) 报告了从厦门同安区某牛蛙养殖场患病牛蛙分离到病原迟钝爱德华氏菌 (菌株 K) 表现为甲基红试验阴性，定为迟钝爱德华氏菌甲基红阴性变异株[12]。

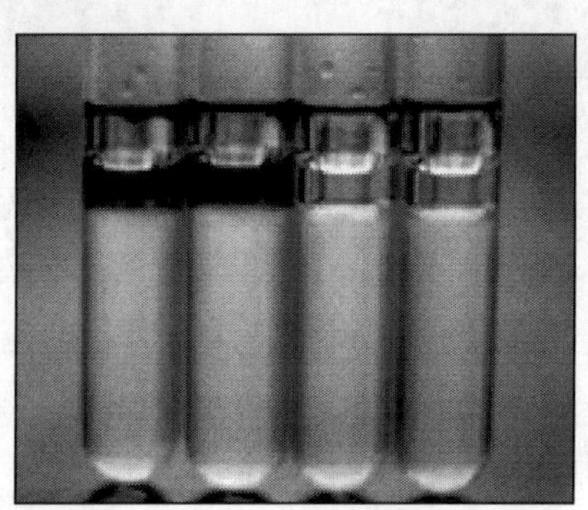

图 14-7　迟钝爱德华氏菌的吲哚试验阳性菌株 (左 2 管示) 及吲哚试验阴性变异菌株 (右 2 管示) (见彩图)

3.2.2　抗原结构与免疫学特性

迟钝爱德华氏菌具有菌体 (ohne hauch，O) 抗原和鞭毛 (hauch，H) 抗原，但目前对迟钝爱德华氏菌的血清分型尚无统一标准，科技工作者正在努力研究以使其体系标准化和规范化。

3.2.2.1　抗原与血清型

根据迟钝爱德华氏菌的 O 抗原和 H 抗原，曾先后描述了两个独立的暂定血清分型体系[3,4,13]。首先是日本学者 Sakazaki (1967) 在分析了 256 株迟钝爱德华氏菌抗原结构的基础上，描述了一个包括 17 个 O 抗原群、11 个 H 抗原群及 18 个 O-H 组合体的血清抗原分型；其次是 Edwards 和 Ewing (1972)，根据包括 Sakazaki 的 17 株菌在内的不同来源的 394 株迟钝爱德华氏菌研究，建立起一个由 49 个 O 抗原和 37 个 H 抗原及 148 个 O-H 组合体的血清抗原分型体系，该体系只能使供试 394 株迟钝爱德华氏菌中的 296 株得到分型 (分型率 75.0%)，尚需进一步完善。Park 等 (1983) 在对迟钝爱德华氏菌的血清学分析中，还根据其 O 抗原的差异，将其分为了 A、B、C、D 的 4 个血清型，并证明 A 型具有更强的致病性。

本书作者陈翠珍等 (2005) 对分离于牙鲆及大菱鲆的 148 株迟钝爱德华氏菌进行了血清同源性测定，方法是用代表菌株制备相应的抗血清后对相应菌株及另外菌株分别进行血清凝集反应检验，结果均呈基本一致的反应并初步表明为血清学同源[14]。

在与其他细菌的抗原交叉反应方面，曹温年等 (1994) 报告在 1990 年进行羊群布鲁菌病 (brucellosis) 检疫时，从 1 只山羊的血液培养物中分离到 1 株与布鲁氏菌 (*Brucella*) 诊断血清凝集的迟钝爱德华氏菌，这还是很少见的[15]。

3.2.2.2　免疫学特性

迟钝爱德华氏菌的 O 抗原具有良好的抗原性，免疫接种鱼体可诱导免疫应答，主要为体液免疫反应。Kawai 等(2004)报告迟钝爱德华氏菌的一种 37kDa 外膜蛋白，具有在不同血清型间的交互免疫保护作用[16]；张亚宁等(2011)报告用从患病牙鲆分离的迟钝爱德华氏菌，获得外膜蛋白 $ompS_2$ 基因后制备基因工程疫苗，免疫牙鲆后可得到较好的免疫预防效果[17]；张晓佩等(2008)报告用提取的迟钝爱德华氏菌鞭毛蛋白(*E.tarda* flagellin，ETF)免疫小鼠，显示了 ETF 具有抗原性，认为可作为亚单位疫苗的候选抗原[18]；王妍妍等(2011)报告用迟钝爱德华氏菌的寡肽透过酶(oligopeptide permease，Opp)组分 OppA 对大菱鲆做免疫试验，表明 OppA 可刺激大菱鲆产生免疫应答，并具有免疫保护效果[19]。这些研究结果显示，迟钝爱德华氏菌存在多种免疫保护性抗原。

秦红等(2007)报告分别克隆了抗迟钝爱德华氏菌独特型单克隆抗体重链可变区、轻链可变区的基因，并进行了序列分析，为进一步构建迟钝爱德华氏菌抗独特型抗体基因工程疫苗奠定了基础[20,21]。

3.2.3　生境与抗性

目前对爱德华氏菌的生境及其意义、对外界环境因素及其某些药物(化学消毒剂、抗菌药物等)的抵抗力等，其资料还是较不完善的，有待于比较系统的研究。

3.2.3.1　生境

迟钝爱德华氏菌广泛分布于自然界，尤其是在淡水、海水环境中。地域分布非常广泛，包括我国在内的世界多个国家如日本、印度、泰国、新加坡、马来西亚、越南、扎伊尔、乍得、厄瓜多尔、马达加斯加、马里、巴拿马、古巴、美国、澳大利亚、以色列、比利时和西班牙等均已有检出本菌的报告，尤其是主要分布于澳大利亚、印度、马来群岛、以色列、日本、巴拿马、美国等热带和亚热带地区国家。宿主范围也十分广泛，曾从多种动物如哺乳动物(猴、老鼠、猪和牛等家畜)、鸟类(企鹅、秃鹰、鸵鸟及一些水鸟等)、两栖类(蛙、蟾蜍等)、爬行类(蛇、龟等)和鱼类(尤其是淡水鱼)、玩赏动物及动物园动物等的肠内容物和粪便以及这些动物的生活环境(含受污染的水源)标本中分离到，也是蛇肠道的一种正常寄生菌；偶尔可从腹泻患者或健康人的粪便、人和动物血液标本及人的尿液中分离到；但在健康人的粪便中是极少见的，在腹泻患者中要比无腹泻的分离率高得多；看来，动物(特别是冷血动物)的肠道是此菌的天然生境，其中尤以鱼类和受此菌污染的水源分离率为高[3,13]。

3.2.2.2　抗性

张晓君等(2005)对分离于牙鲆病例的迟钝爱德华氏菌，以常规琼脂扩散法(K-B 法)进行了对常用抗菌类药物的敏感性测定。结果对供试的头孢唑啉、头孢拉啶、头孢噻肟、头孢曲松、头孢哌酮、头孢他啶、头孢吡肟、氨曲南、庆大霉素、妥布霉素、阿卡米星、新霉素、诺氟沙星、氧氟沙星、环丙沙星、氯霉素、复方新诺明、呋喃妥因、呋喃唑酮、恩诺沙星等敏感，对青霉素 G、苯唑西林、克林霉素、万古霉素、杆菌肽耐药，对氨苄西林、红霉素、阿奇霉素、链霉素、卡那霉素、大观霉素、四环素、多西霉素、多黏菌素 B、利福平、甲氧苄啶、新生霉素等在菌株间有差异[22]。

3.3 病原学意义

迟钝爱德华氏菌对人的致病性，比较常见的是胃肠道感染(包括食物中毒)；另外是胃肠道外感染，表现为某些组织器官的局部感染以及脓肿和败血症等。在鱼类，主要表现为对多种组织器官的致病作用，最为常见的是败血症感染类型。总体来讲，无论在人的还是在鱼类的迟钝爱德华氏菌感染病，目前对其流行病学资料还是不很全面和完善的。

3.3.1 人的迟钝爱德华氏菌感染病

尽管在人的迟钝爱德华氏菌感染类型较多,但综合起来还是以胃肠道感染最为普遍，且在有的情况下一旦发生感染还是较严重的；其他的感染类型，一般常是呈散发病例的形式存在。

3.3.1.1 食物中毒

由迟钝爱德华氏菌引起的食物中毒，在国内外还都是不多见的。在前面有述，通过中国知识资源总库(CNKI)学术文献总库检索，在我国仅检出由陈和周等(2004)报告的 1 起事件[2]。

3.3.1.2 其他感染病

迟钝爱德华氏菌引起的胃肠道感染，可从无症状带菌到菌血症，轻症患者通常出现间歇性腹泻(每日腹泻 5 次或更多)和低热(38~38.5℃)，以水样便为主(有时为软便)，持续 2~3d(偶有 2~3 周的)，稍重患者可出现呕吐和腹痛症状，重症者日排便 20 次以上，除发热和呕吐外，还有血样便，偶有明显脱水现象，直肠黏膜可有绿色膜覆盖，直肠周围脓肿和脑膜炎也时常可见[3,4]。

胃肠道外感染主要是能引起脑膜炎、腹膜炎、菌血症及败血症、皮肤软组织感染、肌坏死、腹内脓肿、子宫内感染、输卵管脓肿、肝脓肿、心内膜炎、伤口感染、尿道感染、肺部感染等[3,23~34]。

3.3.2 动物的迟钝爱德华氏菌感染病

在动物中，迟钝爱德华氏菌感染病主要发生在鱼类。不仅是鳗的一种重要病原菌，还在多种人工养殖的淡水和海水鱼类中均发现有被此菌感染的发生，如鲫、金鱼、虹鳟、大鳞大麻哈鱼、黑鲈、紫鰤、真鲷、丽鲷、黑鲷、鲻、川鲽、牙鲆、大菱鲆、鳝、鲇、大鲵(娃娃鱼)以及鳖、牛蛙等均可被感染发病，实验性感染可使鲤和青蛙发病[35,36]。

3.3.3 毒力因子与致病机制

关于迟钝爱德华氏菌的毒力因子及发病机制问题，根据目前已有的资料还难以做出明确的结论。已知迟钝爱德华氏菌有致病性与非致病性菌株之分，在体外试验中，致病性与非致病性菌株均可侵染培养的细胞，但只有致病性菌株能侵入寄主体内、繁殖并扩散到器官中，最终引起感染发病。

在致病性与非致病性菌株中共有 14 种毒力基因，但其中的 7 种毒力基因(*orfA*、*citC*、*fimA*、*gadB*、*katB*、*mukF*、*ssrB*)仅存在于致病性菌株；迟钝爱德华氏菌的致病性菌株侵染寄主，首先必须通过 *fimA*(菌毛亚基基因)的作用，其参与细菌与寄主细胞的结合，*fimA* 的大小为 534bp，编码产生 177 个氨基酸，生成 19.3kDa 的产物[37,38]。郭立新等(2006)报告对 3 株分离于水产养殖动物(日本鳗鲡、中华乌塘鳢、鳄)的迟钝爱德华氏菌 *fimA* 基因检测，均携带大小在 540bp 的目标片段，并进行了基因克隆[37]；赵飞等(2007)报告根据迟钝爱德华氏菌 *fimA* 基因序列设计引物，对分离于患病地图鱼(*Astronotus ocellatus*)的迟钝爱德华氏菌进行 PCR 扩增，得到了 383bp 序列，与迟钝爱德华氏菌的 *fimA* 基因序列相似性达 99%，表明了分离菌株 *fimA* 基因的存在并有一定的致病力[38]；叶旭红等(2010)报告根据迟钝爱德华氏菌的致病基因Ⅲ型分泌系统装置蛋白 *esaV* 基因序列设计引物，对分离于患病养殖澳洲宝石鱼(*Scortum barcoo*)的迟钝爱德华氏菌进行 PCR 扩增，得到了 708bp 序列，与迟钝爱德华氏菌的 *esaV* 基因序列相似性达 99.3%，表明了分离菌株 *esaV* 基因的存在并有一定的致病力，同时又经检测发现 *esaV* 基因存在于所有迟钝爱德华氏菌致病性菌株中，在非致病性菌株中不存在，认为可作为区分致病性与非致病性菌株的一个分子标记[39]。

3.3.3.1　黏附与侵袭作用

Marques 等(1984)在采用 12 株临床迟钝爱德华氏菌分离物进行肠致病性的研究中，发现对 Hela 细胞具有强侵袭性(invasiveness)，使此菌成为继志贺氏菌属(*Shigella* Castellani and Chalmers 1919)细菌、沙门氏菌属细菌、肠侵袭性大肠埃希氏菌(enteroinvasive *Escherichia coli*,EIEC)、小肠结肠炎耶尔森氏菌(*Yersinia enterocolitica*)之后的第五类具有这种能力的肠杆菌科细菌；还发现有的菌株带有 1 或 2 个大小不同的质粒，有的则无质粒，但没有发现一个是属于所有菌株共有的质粒；据此，Marques 等认为迟钝爱德华氏菌对 Hela 细胞的侵袭力，可能是由染色体基因所决定的；由于各供试菌株分属于不同的 O:H 血清型，所以推测侵袭 Hela 细胞的能力是仅与此菌的种有关，与其血清型无关；供试菌株在含有羊、家兔或人血液的营养琼脂培养基平板上的生长物，除 1 株在人血液琼脂平板上不溶血外，余均能产生溶血作用，这种溶血能力与致病相关；所有供试菌株的瑟林尼(Séreny)试验(豚鼠角膜试验)及采用 Y-1 细胞、乳鼠、Vero 细胞分别检测不耐热肠毒素(heat-labile enterotoxin，LT)和耐热肠毒素(heat-stable enterotoxin，ST)或细胞毒素的试验，结果亦均阴性[3]。李刚山等(2002)报告用瑟林尼试验、Hela 细胞试验方法，对从腹泻患者粪便中分离的菌株测定侵袭性，结果为豚鼠角膜试验的均为阴性、Hela 细胞试验的表现为具有强侵袭性[40]。王斌等(2010)报告用人的上皮角质层形成细胞(HaCaT)作为体外试验模型，研究迟钝爱德华氏菌的黏附及侵袭特征，表明迟钝爱德华氏菌对 HaCaT 细胞具有明显的侵袭性，其主要的黏附因子为胞外蛋白成分，无确切的糖受体；推断迟钝爱德华氏菌的侵袭过程首先是细菌通过其表面的黏附素(如 S-蛋白、外膜蛋白、菌毛、脂多糖等)与宿主细胞表面受体发生作用，然后触发细胞的一系列信号转导级联反应，从而使细菌进入细胞内，进而繁殖并在组织内扩散，造成多器官的损伤[41]。欧阳志明等(1997)报告用绵羊红细胞对不同来源的 15 株迟钝爱德华氏菌做血凝试验，结果表明均具有血凝性，且不能被甘露糖、蔗糖、葡萄糖所抑制；用 1 个代表菌株(ET99)提纯的鞭毛蛋白和外膜蛋白测定，均无血凝性；同时用 HEp-2 细胞分析了 15 株菌的细胞黏附特性，结果显示有 10 株能黏附于 HEp-2 细胞，提纯的菌株(ET99)外膜蛋白不能抑制细菌的黏附，而提纯的菌株(ET99)鞭毛蛋白对细菌的黏附具有一定的抑制作用，提示迟钝爱德华氏菌的黏附素(adhesin)是包括血凝素及鞭毛在内的一类蛋白样物质[42]。Wong 等(1989)报告了爱德华氏菌属的两种属于糖蛋白性质的黏附素，一种为甘露糖敏感血凝(mannose-sensitive hemagglutination，MSHA)、一种为甘露糖抗性血凝(mannose-resistant hemagglutination，MRHA)，均与对牙鲆的致病相关，主要是在黏附于宿主细胞和抵抗宿主的防御机制中起作用[13]。

3.3.3.2 毒素

已有研究表明，溶血素(hemolysins)是迟钝爱德华氏菌的一种重要致病因子，目前已发现两种溶血素。第一种是由 Watson 等(1979)发现的 β-溶血素，通常是存在于菌细胞内，被称为细胞结合性溶血素；这种溶血素基因受铁离子调控，可以在铁离子调节型的培养条件下被分泌到培养物中，其基因座包含 *ethA* 和 *ethB* 两个基因，*ethA* 是溶血素(165.3kDa)编码基因，*ethB* 是激活蛋白(61.9kDa)编码基因，*ethB* 对于 *ethA* 的表达具有激活作用，而其本身的转录由铁离子调控[43,44]。Chen 等(1996)又报告了迟钝爱德华氏菌产生的另一种属于分泌型的细胞穿孔性溶血素(胞外溶血素)，可以使宿主的红细胞产生孔洞，该溶血素与细胞结合性溶血素基因无同源性[45]。高大庆等(2000)也从迟钝爱德华氏菌克隆到了溶血素基因，其酶谱与已有报告的不同，认为可能属于尚无报告的迟钝爱德华氏菌溶血素[46]。溶血素可以参与细菌与宿主细胞的黏附和定植，通过参与宿主细胞微丝的重排而侵入细胞。

迟钝爱德华氏菌还能产生两种皮下坏死毒素(dermatonecrotic exotoxic substance)，分别为铁螯合子和 37kDa 的毒素，与细菌的毒力有关[13]。肖克宇等(1997)通过测定分离于病牛蛙的迟钝爱德华氏菌的毒素致病作用，认为内毒素(endotoxin)是主要致病因素[47]。

3.3.3.3 其他

已知Ⅲ型分泌系统(type three secretion system，TTSS)是许多病原菌的一种重要的毒力因子，已在人及动植物的多种病原菌中发现，其作用是将效应蛋白运送到宿主细胞内，使宿主细胞丧失功能，产生不同的致病类型。迟钝爱德华氏菌 TTSS 的基因结构已经得到阐明，由 35 个开放阅读框构成，生物信息学分析显示迟钝爱德华氏菌的 TTSS 与其他细菌的 TTSS 具有序列同源性和基因结构相似性，但其大部分编码区的功能还没有得到确切的鉴定[13]。

贺扬等(2009)报告了迟钝爱德华氏菌的致病相关因子，主要包括黏附素、鞭毛、过氧化氢酶、超氧化物歧化酶、谷氨酸脱羧酶、脂多糖、溶血素、Ⅲ型和Ⅵ型分泌系统、铁载体、磷酸盐特异转运操纵子、质粒等[44]。细菌的鞭毛常被认为是细菌的运动器官，但在迟钝爱德华氏菌，其鞭毛介导的运动能力被认为在致病早期起着重要的作用，它能使迟钝爱德华氏菌稳定地附着于宿主并在其黏膜内大量繁殖；郑恩金等(2010)报告，迟钝爱德华氏菌的溶血活化基因(*E.tarda* haemolysin activator gene,*eha*)是一个毒力调控基因，可以调控迟钝爱德华氏菌鞭毛基因的转录和表达[48]。另外，迟钝爱德华氏菌还能产生软骨素酶(chondroitinase)分解硫酸软骨素，以破坏宿主组织，促进细菌的侵入[13]。

3.4 微生物学检验

由于迟钝爱德华氏菌的广泛存在，加之在人的临床检验材料常见的是腹泻粪便或肛拭子等，所以在确定迟钝爱德华氏菌感染的诊断时，不仅需要检出有纯一或优势迟钝爱德华氏菌的存在，更主要的是确定其是否为相应感染的病原菌株。

在鱼类，因已明确迟钝爱德华氏菌是一些鱼类无可非议的病原菌，所以在一定的情况下，只要从感染发病(死)鱼中纯一或优势并有规律地(无其他病原菌)检验到迟钝爱德华氏菌，则可判定为相应的感染。

3.4.1 细菌学检验方法

对迟钝爱德华氏菌进行细菌学检验，尤其是有效的分离和鉴定，对于明确迟钝爱德华氏菌的感染来讲，是目前最直接和有意义的。

3.4.1.1 细菌分离与鉴定

对迟钝爱德华氏菌的分离，可采用标本材料直接接种于常用的普通营养琼脂、血液营养琼脂或肠道菌选择性培养基的方法，获得纯培养后进行鉴定。

对所分离的细菌纯培养物进行鉴定时，需要注意的有：①迟钝爱德华氏菌能产生大量 H_2S、形成靛基质、不利用柠檬酸盐，赖氨酸和鸟氨酸脱羧酶试验阳性、苯丙氨酸脱氨酶和精氨酸双水解酶试验阴性，甘露醇阴性、尿素酶阴性、动力阳性，这些指标对于初步认定迟钝爱德华氏菌是有价值的；②需要对迟钝爱德华氏菌的野生型及生物群 1 予以区别；③有些个别的地方分离菌株在某项生化特性上可能存在相应的特点，如甲基红试验阴性、无动力、吲哚试验阴性等的变异菌株；④在常规的鉴定中并不需要对培养及生化特性所有项目内容分别进行试验，仅选取具有代表意义且为肠杆菌科细菌重要鉴别意义的项目内容进行试验即可，但必须保证达到有效鉴定之目的。

3.4.1.2 血清型检定

尽管已有研究明确迟钝爱德华氏菌具有不同的 O 及 H 抗原，并能组合为不同的 O:H 血清型，但目前尚无统一的血清学分型标准。因此，在实践中常常是对所分离的菌株进行血清学同源性检定，以明确不同来源菌株的血清型差异，但其与病原性间的关联度也还尚不明晰，在血清流行病学及免疫学检验与防治方面还是具有一定意义的。

3.4.1.3 毒力基因检查

江云等(2008)报告，通过对致病性迟钝爱德华氏菌 3 个菌株 6 个毒力基因(*citC*、*fimA*、*gadB*、*katB*、*mukF*、*esrB*)的 PCR 检测，均具有 *citC*、*fimA*、*gadB*、*mukF* 基因，

推断这 4 个毒力基因中的任意 1 个，均可作为检测致病性迟钝爱德华氏菌的标志物，但尚有待于更多菌株的验证[49]。

3.4.1.4　溶血素检查

已有的研究结果表明溶血素是迟钝爱德华氏菌的重要毒力因子之一，其产生溶血素的能力是与毒力强度相关的。对于溶血素的检查，葛艳等(1999)研究报告了平板法(plate assay，PA)、接触法(contact hemolysis，CH)、上清法(supernatantassay，SA)的结果，其中 PA 和 CH 的检出率高且两者符合率为 100%，SA 的检出率较低；并通过胰酶、加热处理等试验，揭示迟钝爱德华氏菌的溶血素是一种不耐热蛋白样物质[50,51]。

3.4.2　免疫学检验方法

在该领域的研究方面，已有报告可应用间接荧光抗体技术(indirect fluorescent antibody test，IFAT)进行检验。本书作者陈翠珍等(2005)以从牙鲆分离并经鉴定的迟钝爱德华氏菌代表菌株，经强化免疫家兔后制备的相应抗血清为第一抗体，以商品异硫氰酸荧光素(fruorescein isothiocyanate，FITC)标记的羊抗兔 IgG 为第二抗体，对迟钝爱德华氏菌纯培养物及人工感染牙鲆的肝脏做 IFAT 检验，结果均呈现出了菌体特异荧光反应，初步表明了该方法的可行性(图 14-8)[14]。金晓航等(2000)应用抗迟钝爱德华氏菌的单克隆抗体建立起免疫组织化学的酶染色检验方法，还能定位细菌在组织器官中的分布[52]。此外，熊清明等(2001)报告了应用斑点酶联免疫吸附试验(dot-enzyme-linked immunosorbent assay，Dot-ELISA)检验迟钝爱德华氏菌的研究结果，同时优化了反应条件且构建了检验试剂盒[53]。到目前，对于迟钝爱德华氏菌的免疫血清学检验尚无规范方法应用，仍可被认为处于研究阶段，这也可能与对迟钝爱德华氏菌的血清分型至今尚无统一的标准及共有的抗原成分尚不很明了等有关。

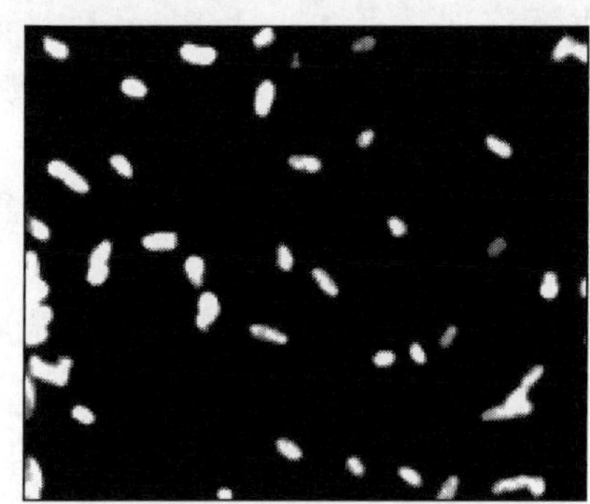

图 14-8　迟钝爱德华氏菌在普通营养琼脂培养基上 28℃培养 18h 的间接荧光抗体染色(显示特异荧光反应)(见彩图)

3.4.3　分子生物学检验

本书作者陈翠珍等(2005)、房海等(2006)择从牙鲆病例分离的迟钝爱德华氏菌 HC010907-1 株(野生型菌株)和 HC010830-1 株(吲哚阴性变异株)、从大菱鲆病例分离的

LH031120-1 株为代表菌株，分别提取菌株 DNA 作为模板进行 16S rRNA 基因 PCR 扩增及进行系统发育学分析。结果：所扩增的 16S rRNA 基因序列长度 HC010907-1 株为 1414bp(GenBank 登录号为 AY775313)、HC010830-1 株为 1419bp(GenBank 登录号为 AY775314)、LH031120-1 株为 1421bp(GenBank 登录号为 DQ120943)；系统发育学分析表明此 3 个供试菌株与爱德华氏菌属细菌的 16S rRNA 基因序列自然聚类，与迟钝爱德华氏菌最近(同源性为 99.0%)。显然，采用表型性状与系统发育学分析的方法，对迟钝爱德华氏菌的鉴定是很有效的[54,55]。

3.4.4 动物感染试验

对分离于鱼类的菌株，有时还需做对同种健康鱼类的感染发病试验，以能复制出与自然病例同样的发病及病变、并能重新分离回收到原感染菌作为判定指标，这一点对于确定那些少见感染类型及混合感染类型尤为重要。

(陈翠珍 葛慕湘)

主要参考文献

[1] Garrity G M. Bergey's Manual of Systematic Bacteriology. 2nd ed. Volume Two. Part B. New York: Springer, 2005: 657~661.

[2] 陈和周, 陈尚文. 1 起缓慢爱德华菌引起食物中毒的调查报告. 预防医学情报杂志, 2004, 20(2): 197.

[3] 聂青和. 感染性腹泻病. 北京: 人民卫生出版社, 2000: 462~468.

[4] 程知义. 缓慢爱德华氏菌和急性胃肠炎. 国际流行病学传染病学杂志, 1984, (4): 145~149.

[5] Hoshina T. On a new bacterium, *Paracolobactrum anguillimortiferum* sp. nov. Bull Japan Soc Sci Fish, 1962, 28(2): 162~164.

[6] 宋元鍉, 李显英, 李荣辉, 等. 一株缓慢爱德华氏菌的生化鉴定. 中华微生物学和免疫学杂志, 1983, (1): 36.

[7] 房海, 陈翠珍, 张晓君. 肠杆菌科病原细菌. 北京: 中国农业科学技术出版社, 2011: 135~150.

[8] Holt J G, Krieg N R, Sneath P H A, et al. Bergey's Manual of Determinative Bacteriology. 9th ed. Baltimore: Williams and Wilkins, 1994: 178, 203~222, 225.

[9] Nakatsugawa T. Edwarsiellosis on young flounder breeding in Inland Bay. Bull Kyoto Inst Fish Sci, 1993, 16: 68~71.

[10] Costa A B, Kanai K, Yoshikoshi K. Serological characterization of atypical strains of *Edwardsiella tarda* isolated from sea breams. Fish Pathology, 1998, 33(4): 265~274.

[11] 张晓君, 陈翠珍, 房海, 等. 牙鲆迟钝爱德华氏菌吲哚阴性变异株感染及其病原特性研究. 中国人兽共患病杂志, 2004, 20(12): 1079~1083.

[12] 周常义, 陈晓凤, 何仲京. 牛蛙迟缓爱德华氏菌变异株 K 的分离与鉴定. 集美大学学报(自然科学版), 2004, 9(1): 26~31.

[13] 王波, 莫照兰. 迟缓爱德华氏菌及其致病机理. 海洋科学集刊, 2007, (48): 133~139.

[14] 陈翠珍, 房海, 张晓君, 等. 牙鲆迟钝爱德华氏菌血清型及荧光抗体检验. 水产科学, 2005, 24(1): 6~8.

[15] 曹温年, 常承忠, 李元凯, 等. 在羊的血培养中发现一株与布鲁氏菌交叉反应的迟缓爱德华氏菌. 中国人兽共患病杂志, 1994, 10(6): 46~47.

[16] Kawai K, Liu Y, Ohnishi K, et al. A conserved 37kDa outer membrane protein of *Edwardsiella tarda* is an effective vaccine candidate. Vaccine, 2004, 22(25~26): 3411~3418.

[17] 张亚宁, 李晓玥, 耿晓娜, 等. 迟钝爱德华菌 HB01 外膜蛋白 $ompS_2$ 基因的克隆表达及其免疫原性研究. 细胞与分子免疫学杂志, 2011, 27(10): 1075~1078, 1082.

[18] 张晓佩, 龚晖, 陈如敬, 等. 迟钝爱德华氏菌鞭毛蛋白的提取与分析. 福建农业学报, 2008, 23(1): 35~38.

[19] 王妍妍, 李贵阳, 李杰, 等. 迟缓爱德华氏菌 OppA 蛋白的免疫原性及免疫保护分析. 海洋科学, 2011, 35(5): 19~23.

[20] 秦红, 黄威权, 杨向民, 等. 抗迟缓爱德华菌独特型单克隆抗体重链可变区基因的克隆及序列分析. 细胞与分子免疫学杂志, 2007, 23(2): 155~156.

[21] 秦红, 金晓航, 杨向民, 等. 抗迟缓爱德华菌独特型单克隆抗体轻链可变区基因的克隆及序列分析. 免疫学杂志, 2007, 23(6): 698.

[22] 张晓君, 房海, 陈翠珍, 等. 牙鲆病原迟钝爱德华氏菌的药物敏感性测定与分析. 水产科学, 2005, 24(6): 15~18.

[23] Mikamo H, Ninomiya M, Sawamura H, et al.Puerperal intrauterine infection caused by *Edwardsiella tarda*. Journal of infection and chemotherapy, 2003, 9(4): 341~343.

[24] Wang I K, Kuo H L, Chen Y M, et al. Extraintestinal manifestations of *Edwardsiella tarda* infection. International journal of clinical practice, 2005, 59(8): 917~921.

[25] Slaven E M, Lopez F A, Hart S M. et al. Myonecrosis caused by *Edwardsiella tarda*: a case report and case series of extraintestinal *E.tarda* infections. Clinical infectious diseases, 2001, 32(10): 1430~1433.

[26] 陈宗淦, 朱江, 魏威, 等. 迟缓爱德华氏菌败血症 3 例. 大理医学院学报, 1998, 7(3): 54~55.

[27] 王志贤, 吴延宝, 王云. 脑脊液中检出一株迟钝爱德华菌. 安徽卫生职业技术学院学报, 2010, 9(2): 100.

[28] 李珍大, 邵海枫, 蒋玉华, 等. 从血液中分离出 1 株迟钝爱德华菌. 人民军医, 1991, (9): 68.

[29] 陈少华, 张学文, 陈奋湘, 等. 新生儿爱德华氏菌败血症 1 例. 新生儿科杂志, 1994, 9(5): 229.

[30] 李成芸, 赵琼, 杨永梅, 等. 爱德华菌败血症合并肝、肺脓肿一例. 中华传染病杂志, 1999, 17(4): 233.

[31] 祝焱. 迟钝爱德华氏菌肝脓肿 1 例. 实用内科杂志, 1988, 8(9): 478.

[32] 陆亢兴. 爱德华氏菌致肝脓肿. 临床检验杂志, 1990, 8(3): 164.

[33] 叶梅芳, 万年青. 自脓液中分得一株缓慢爱德华氏菌. 浙江预防医学, 1998, (7): 477.

[34] 严之纯. 缓慢爱德华氏菌败血症 1 例. 实用内科杂志, 1987, 7(7): 375.

[35] Mohanty B R, Sahoo P K. Edwardsiellosis in fish: a brief review. Journal of Biosciences, 2007, 32(7): 1331~1344.

[36] 房海, 陈翠珍, 张晓君. 水产养殖动物病原细菌学. 北京: 中国农业出版社, 2010: 171~195.

[37] 郭立新, 李寿崧, 江树勋, 等. 迟钝爱德华氏菌 FimA 基因的克隆及序列分析. 食品科学, 2006, 27(11): 45~48.

[38] 赵飞, 邹为民, 谭爱萍, 等. 地图鱼迟钝爱德华氏菌病病原菌的鉴定及毒力基因的检测. 大连水产学院学报, 2007, 22(6): 403~408.

[39] 叶旭红, 林先贵, 王一明. 养殖澳洲宝石鱼迟钝爱德华氏菌的分离鉴定及致病基因的检测. 淡水渔业, 2010, 40(1): 50~54.

[40] 李刚山, 尹惠琼, 徐庆, 等. 感染性腹泻患者中缓慢爱德华菌的分离鉴定及侵袭性实验研究. 中国卫生检验杂志, 2002, 12(2): 173.

[41] 王斌, 刘双凤, 袁甜. 迟钝爱德华氏菌黏附及侵袭特性的研究. 大连水产学院学报, 2010, 25(1): 1~7.

[42] 欧阳志明, 陈怀青, 陆承平. 迟缓爱德华氏菌的黏附特性. 南京农业大学学报, 1997, 20(3): 87~91.

[43] Janda J M, Abbott S L. Expression of an iron-regulated hemolysin by *Edwardsiella tarda*. FEMS Microbiol Lett, 1993, 111: 275~280.

[44] 贺扬, 张晓华. 迟缓爱德华氏菌致病相关因子的研究进展. 中国海洋大学学报, 2009, 39(5): 979~987.

[45] Chen J D, Lai S Y, Huang S L. Molecular cloning characterization and sequeucing of the hemolysin gene from *Edwardsiella tarda*. Arch Microbiol, 1996, 165: 9~17.

[46] 高大庆, 陆承平, 吴守一, 等. 迟缓爱德华氏菌溶血相关基因的克隆. 中国人兽共患病杂志, 2000, 16(5): 51~52, 42.

[47] 肖克宇, 黄志坚, 金燮理, 等. 牛蛙爱德华氏菌病病原菌的鉴定和致病因素的研究. 水产学报, 1997, 21(3): 316~321.

[48] 郑恩金, 高大庆, 洪捷, 等. *eha*, 迟缓爱德华菌一个毒力调控基因. 中国人兽共患病学报, 2010, 26(11): 999~1003.

[49] 江云, 李寿崧, 王寿昆, 等. 致病性迟钝爱德华氏菌毒力基因的 PCR 检测. 中国食品学报, 2008, 8(4): 123~129.

[50] 葛艳, 陈怀青, 陆承平. 迟缓爱德华氏菌的溶血特性. 中国预防兽医学报, 1999, 21(1): 4~6.

[51] 葛艳, 陈怀青, 陆承平. 迟缓爱德华菌检验程序的研究. 中国动物检疫, 1999, 16(3): 2~4.

[52] 金晓航, 黄威权, 夏永娟, 等. 抗迟缓爱德华氏菌单克隆抗体的应用. 水产学报, 2000, 24(6): 554~558.

[53] 熊清明, 陆承平. 致病性迟缓爱德华菌的检测及其胞外产物的免疫效果评价. 鱼类病害研究, 2001, 23(3~4): 55~56.

[54] 陈翠珍, 房海, 张晓君, 等. 牙鲆与大菱鲆病原迟钝爱德华氏菌生物学特性及系统发育学分析. 高技术通讯, 2005, 15(10): 82~88.

[55] Fang H, Zhang X, Chen C, et al. Studies on the edwardsiellosis and characterization of pathogenic bacteria from diseased flounder(*Paralichthys olivaceus* L.) and turbot(*Scophthalmus maximus* L.). Acta Oceanologica Sinica, 2006, 25(3): 138~147.

第 15 章　哈夫尼菌属（*Hafnia*）

本 章 要 目

哈夫尼菌属（*Hafnia* Mϕller 1954）的蜂房哈夫尼菌（*H.alvei*），可在一定条件下引起人的某些组织器官炎性感染以至败血症等感染病（infectious disease）；在动物中，已有引起某些养殖畜禽及鱼类感染病的报告。

在细菌性食物中毒（bacterial food poisoning）方面，我国虽已有由蜂房哈夫尼菌引起的事件，但其所占份额是很小的；通过中国知识资源总库（CNKI）学术文献总库检出了 1 篇文献（1 起事件），为蜂房哈夫尼菌单独引起的。

1　菌属定义与分类位置

哈夫尼菌属自 1954 年建立以来，属内的种（species）一直没有明确的变动；属名“*Hafnia*”为古代拉丁语阴性名词，这是丹麦首都哥本哈根（Copenhagen）的老名称[1]。

1.1　菌属定义

哈夫尼菌为直径约 1μm、长 2~5μm 的革兰氏阴性直杆菌，借周鞭毛运动（30℃生长），存在无动力菌株。兼性厌氧，有机化能营养型，具有呼吸和发酵两种代谢类型，适宜的生长温度为 30~37℃。

分解 D-葡萄糖和其他碳水化合物产酸、产气，氧化酶阴性，过氧化氢酶阳性，吲哚和西蒙斯(Simmons)柠檬酸盐利用试验阴性，大多数菌株的甲基红试验(methyl red test, MR test)和伏-波试验(Voges-Proskauer test，V-P test)阳性，赖氨酸脱羧酶和鸟氨酸脱羧酶阳性，精氨酸双水解酶阴性，H_2S 和尿素酶阴性，KCN 试验阳性，还原硝酸盐，发酵 L-阿拉伯糖、甘油、麦芽糖、D-甘露醇、D-甘露糖、L-鼠李糖、海藻糖和 D-木糖。

分布在人和动物(包括鸟类)的粪便中，也分布在污水、土壤、水和乳制品中。是人类的条件致病菌(opportunistic pathogen)，常存在于患者的血液、尿液或伤口，是潜在的疾病或易感因子。

细菌 DNA 中 G+C mol%为 48~49(T_m)。模式种(type species)：蜂房哈夫尼菌(*Hafnia alvei* Mϕller 1954)。

1.2　分类位置

按伯杰氏(Bergey)细菌分类系统，在第二版《伯杰氏系统细菌学手册》(*Bergey's Manual of Systematic Bacteriology*)第 2 卷中，哈夫尼菌属分类于肠杆菌科[Enterobacteriaceae(Rahn 1937) Ewing, Farmer and Brenner 1980]，是肠杆菌科认知较晚的成员；肠杆菌科包括 41 个菌属(genus)，模式属(type genus)：埃希氏菌属(*Escherichia* Castellani and Chalmers 1919)[1]。

哈夫尼菌属内一直仅有蜂房哈夫尼菌 1 个种，也仍是目前唯一的种(only species)。

现在的分类信息显示，在蜂房哈夫尼菌中可能存在较大的遗传差异，目前至少存在 3 个不同的 DNA 群，其中的两个群可归于哈夫尼菌属，另一群可能属于其他的菌属。

2　食物中毒概要

由蜂房哈夫尼菌引起食物中毒还是罕见的，现将通过中国知识资源总库(CNKI)学术文献总库检出的 1 篇文献(1 起事件)记述于此。

2.1　基本信息

初步统计通过 CNKI 学术文献总库检出的细菌性食物中毒文献，至目前我国共涉及 24 个菌属，116 个种、亚种(subspecies)或血清型(serovar)，以及一些未确定的种；文献报告 1460 篇(1949~2013 年)、中毒事件 1529 起(1949~2012 年)。

其中由蜂房哈夫尼菌引起的文献报告 1 篇(1995)、中毒事件 1 起(1995)，在所有细菌性食物中毒事件中的构成比均为 0.07%(居并列第 19 位)。

2.2　事件情况

福建省卫生防疫站的董新平等(1995)报告在 1995 年 6 月 6 日，福州市某小学 1

名13岁学生（男性），因吃街边小摊贩卖的卤肉在6h后出现腹痛、腹泻（8次以上/d），伴有恶心、呕吐、畏寒、高热（体温40.5℃）等症状；从血液和粪便中分离到蜂房哈夫尼菌，患者血清与分离菌的凝集试验阳性；检验证实，是由蜂房哈夫尼菌引起的食物中毒[2]。

3　蜂房哈夫尼菌（*Hafnia alvei*）

蜂房哈夫尼菌（*Hafnia alvei* Mϕller 1954）也被称为蜂窝哈夫尼菌，其名是由Mϕller（1954）根据副伤寒-蜂房杆菌（*Bacillus paratyphi-alvei* Bahr 1919）这一名称提出的；种名“*alvei*”为拉丁语属格名词，指“蜂房的”。Ewing和Fife（1968）发现蜂房哈夫尼菌的性状不是Bahr（1919）描述的那样，因此Mϕller（1954）对此菌的命名可作为一个在以前没有描述过的新种（sp.nov.）名称。

DNA的G+C mol%为48.0~48.7（*Tm*）。模式株（type strain）：ATCC 13337，DSM 30163，NCTC 8106。GenBank登录号（16S rRNA）：M59155[1]。

3.1　生物学性状

对蜂房哈夫尼菌生物学性状的研究相对较少，现将在一些资料中对该菌在理化特性、抗原结构与血清型等方面的描述内容列出供用。

3.1.1　理化特性

在《伯杰氏系统细菌学手册》第一版第1卷（1984）及第二版第2卷（2005）中，较详细地描述了哈夫尼菌属的特性：菌体呈直杆状，直径约1.0μm、长2.0~5.0μm，无荚膜，革兰氏阴性；在30℃以周鞭毛运动，在37℃常缺少动力，也偶有无动力菌株；兼性厌氧，具有呼吸和发酵两种代谢类型。易在普通培养基上生长，在普通营养琼脂上的菌落直径一般为2~4mm，菌落光滑、湿润、半透明、灰色、表面有光泽、边缘整齐；也有极少菌株，产生黏液性菌落。大多数的菌株，能在沙门氏菌-志贺氏菌琼脂（Salmonella-Shigella agar, SS）培养基上生长。

氧化酶阴性，过氧化氢酶阳性，有机化能营养，大多数菌株在30℃培养3~4d后能利用柠檬酸盐、乙酸盐和丙二酸盐作为唯一碳源，还原硝酸盐为亚硝酸盐，在克氏双糖铁琼脂（Kligler iron agar，KIA）培养基上不产生H_2S，不产生明胶酶、脂酶及DNA酶，不能利用藻酸盐，不能分解果胶酸盐，不产生苯丙氨酸脱氨酶，赖氨酸和鸟氨酸脱羧酶试验阳性，精氨酸双水解酶试验阴性，发酵葡萄糖产酸、产气，从D-山梨醇、棉子糖、蜜二糖、D-侧金盏花醇、D-阿拉伯糖醇和肌醇不产酸，MR试验常是在35℃为阳性（在22℃为阴性），在22~28℃常从葡萄糖产乙酰甲基甲醇（在35℃不产）。一些主要的理化特征，如表15-1所示[1,3]。

表 15-1　蜂房哈夫尼菌的特征

项目	结果	项目	结果	项目	结果	项目	结果
吲哚产生	–	精氨酸双水解酶	–	L-阿拉伯糖	+	蔗糖	–
V-P 试验：22℃	+	鸟氨酸脱羧酶	+	麦芽糖	+	D-阿东醇	–
35℃	d	KCN 中生长	+	L-鼠李糖	+	卫茅醇	–
西蒙斯柠檬酸盐：22℃	d	丙二酸盐利用	d	海藻糖	+	D-山梨醇	–
35℃	–	七叶苷水解	–	D-木糖	+	肌醇	–
H_2S(三糖铁琼脂)	–	脂酶(吐温 80)	–	D-甘露醇	+	黏液酸盐	–
脲酶(Christensen)	–	DNA 酶	–	甘油	+	水杨素	d
明胶水解	–	ONPG	d	乳糖	–	d-酒石酸盐	–
苯丙氨酸脱氨酶	–	由葡萄糖产气	+	蜜二糖	–	(Kauffmann-Petersen)	
赖氨酸脱羧酶	+	产酸：D-葡萄糖	+	棉子糖	–		

注：表中符号的+表示阳性，–表示阴性，d 表示株间有差异；ONPG 一般为阳性，尤其是在 22℃条件下培养；蔗糖约有 50%的菌株为迟缓阳性反应。

3.1.2　抗原结构与免疫学特性

蜂房哈夫尼菌具有菌体(ohne hauch，O)抗原和鞭毛(hauch，H)抗原，阪崎(Sakazaki)于 1961 年报告了此菌的 29 个 O 抗原群和 23 个 H 抗原，继之由松本(Matsumoto，1963 和 1964)将其增加到 68 个 O 抗原群和 34 个 H 抗原。大多数菌株，不论是经 100℃加热处理 1h 还是活菌，均能与同源 O 血清发生凝集反应；某些菌株存在 O 不凝集性，有人认为其表面(kapsel，K)抗原可能是 A 型的，但 Sakazaki 没有证实并认为其 K 抗原似乎是 M 抗原。

3.1.2.1　抗原与血清型

在一些 O 抗原中存在亚群(即抗原因子)，这些 O 抗原亚群在原始的 Sakazaki(1961)蜂房哈夫尼菌抗原表中是无记述的，具体为：O1 含 O1a、1b，O1a、1c；O2 含 O2a、2b，O2a、2c；O3 含 O3a、3b，O3a、3c；O4 含 O4a、4b，O4a、4c；O5 含 O5a、5b，O5a、5c；O6 含 O6a、6b，O6a、6c；O7 含 O7a、7b，O7a、7c。

蜂房哈夫尼菌不仅在一些 O 抗原间、一些 H 抗原间存在交叉反应，有些 O 抗原还与埃希氏菌属(*Escherichia* Castellani and Chalmers 1919)的大肠埃希氏菌(*E.coli*)、肠杆菌属(*Enterobacter* Hormaeche and Edwards 1960)的阴沟肠杆菌(*E.cloacae*)、志贺氏菌属(*Shigella* Castellani and Chalmers 1919)细菌、沙门氏菌属(*Salmonella* Lignières 1900)细菌的某些 O 抗原间存在交叉反应。

近年来，我国也多有对蜂房哈夫尼菌抗原交叉反应的研究报告。如：张建平等(2008)报告在 2006 年从肠道门诊肛拭分离的 1 株蜂房哈夫尼菌，与肠侵袭性大肠埃希氏菌(enteroinvasive *Escherichia coli*，EIEC)O144 诊断血清具有交叉凝集[4]；邱琴香等(2002)

报告从生鲜牛奶中分离的2株蜂房哈夫尼菌，与肠出血性大肠埃希氏菌(enterohemorrhagic *Escherichia coli*，EHEC)O157诊断血清具有交叉凝集[5]；王远忠等(1994)报告从一名饮食服务工作人员粪便中分离的1株蜂房哈夫尼菌，与弗氏志贺氏菌(*S.flexneri*)Ⅳ型诊断血清呈交叉凝集[6]；陈宗宁等(2011)报告从临床腹泻患者粪便分离的4株蜂房哈夫尼菌，其中的1株与沙门氏菌A~F群多价血清、Vi因子血清、Hd因子血清发生凝集，1株与沙门氏菌A~F群多价血清凝集，1株与志贺氏菌4种多价、弗氏志贺氏菌多价以及群因子6诊断血清凝集，1株与志贺氏菌4种多价、痢疾志贺氏菌(*S.dysenteriae*)2型因子血清发生强凝集[7]；范艳霞等(2011)报告从健康体检门诊的正常人粪便分离的1株蜂房哈夫尼菌，与沙门氏菌多价血清以及伤寒沙门氏菌(*S.typhi*)的O9、Hd、Vi因子血清凝集[8]。

蜂房哈夫尼菌的血清型以O:H表示(如O1:H1、O1:H3等)，根据Sakazaki(1961)及Matsumoto(1963和1964)报告的68个O抗原群、34个H抗原，可构成197个血清型。在1978年Baturo和Raginskaya又发表了由39个O抗原和35个H抗原组成的血清型，但尚未对此两者作比较。

3.1.2.2 免疫学特性

蜂房哈夫尼菌抗原具有良好的免疫原性，被蜂房哈夫尼菌感染后耐过或接种免疫动物，其机体能产生相应的免疫应答，主要为体液免疫抗体反应。在发生蜂房哈夫尼菌食物中毒后，血清抗体能在一定的时限内出现，也可作为辅助诊断的依据；如：在前面有述董新平等(1995)报告1例，用分离的菌株与患者血清做凝集试验为阳性[2]。

3.2 病原学意义

蜂房哈夫尼菌可在一定条件下，引起人及某些动物感染发病；通常情况下，多是呈散发病例的形式存在。

3.2.1 人的蜂房哈夫尼菌感染病

蜂房哈夫尼菌被认为是人的条件致病菌，其出现的频率也不很高，且常容易与其他病原菌混合引起感染。

3.2.1.1 食物中毒

由蜂房哈夫尼菌引起的食物中毒，在国内外还都是不多见的。在前面有述，通过中国知识资源总库(CNKI)学术文献总库检索，在我国仅检出由董新平等(1995)报告的1起事件[2]。

3.2.1.2 其他感染病

蜂房哈夫尼菌曾被从多种临床标本中分离到，偶可致泌尿道感染、呼吸道感染、小儿化脓性脑膜炎与败血症等[9]；Janda等(2006)记述，蜂房哈夫尼菌也是肠道病原菌[10]。Crandall等(2006)，报告了1例由产毒性的蜂房哈夫尼菌引起的溶血性尿毒综合征[11]；Liu等(2007)，报告了由蜂房哈夫尼菌引起的婴儿尿道感染和脓毒败血症[12]。

在我国，近年来已有从肠炎、败血症、化脓性脑膜炎、眼内炎等病例及脓性积液、血液、腹腔积液等临床材料中，检出相应病原蜂房哈夫尼菌的报告[13~26]。

3.2.2　动物的蜂房哈夫尼菌感染病

蜂房哈夫尼菌对动物的致病作用，目前已有的记述，还主要是能在一定条件下引起鸡和鱼类感染发病。

有记载蜂房哈夫尼菌曾两次引起鸡病的暴发，一次是 Real 等(1997)报告在西班牙引起蛋鸡发病，病鸡表现食欲减退、产蛋率下降、卡他性肠炎、败血症等症状[27]；另一次是 Patrizia 等(2004)报告在意大利的 12 周龄小母鸡暴发疾病，从发病鸡中分离到蜂房哈夫尼菌，并通过蛋鸡和小母鸡的感染性试验，其临床症状和病理特征与自然感染的相似[28]。另外，Kossowska 等(2005)报告此菌也能作为牛乳房炎的病原菌[29]。

1988 年 Gelev 和 Gelev 报告在保加利亚(Bulgaria)的发病虹鳟中分离到一种新的病原菌，后又经 Gelev 等(1990)的研究表明其为蜂房哈夫尼菌；继之，Teshima 等(1992)报告了在日本养殖的马苏大麻哈鱼(*O.masou*)由蜂房哈夫尼菌引起的疾病暴发[30]。Padilla 等(2005)报告，蜂房哈夫尼菌也能引起海鲷、石斑鱼等的感染[31]。

3.3　微生物学检验

对蜂房哈夫尼菌的微生物学检验，目前仍主要是对其进行分离与鉴定等的细菌学检验；在免疫血清学检验方面，包括对分离菌株的血清型检定及发病恢复期的血清抗体检测。

3.3.1　细菌学检验

分离与鉴定蜂房哈夫尼菌，是目前对此菌最直接和有效的检验方法；对此菌进行鉴定时，尤其应注意与肠杆菌属和沙雷氏菌属(*Serratia* Bizio 1823)的细菌相鉴别(表 15-2)[32]。

表 15-2　哈夫尼菌属与生化特性相似的其他菌属特征鉴别

项目	哈夫尼菌属	肠杆菌属	沙雷菌属	项目	哈夫尼菌属	肠杆菌属	沙雷菌属	项目	哈夫尼菌属	肠杆菌属	沙雷菌属
柠檬酸盐(Simmons)	–[a]	+	+	DNA 酶	–	–	+[g]	肌醇	–	D	D
明胶液化	–	–[b]	+[c]	产酸：棉子糖	–	D	D	D-山梨醇	–	D	D
赖氨酸脱羧酶	+	–[d]	D	蔗糖	–	+[h]	+[i]	对特异哈夫尼菌噬菌体的敏感性	+	–	–
精氨酸双水解酶	–	D	–[e]	乳糖	–	D	D				
脂酶(吐温 80)	–	–	+[f]	D-侧金盏花醇	–	D	D				

注：+表示 90%~100%的菌株阳性，–表示 90%~100%菌株阴性，D 表示属中不同的种呈现不同的反应。上角标的 a 表示约 50%的哈夫尼菌株迟缓阳性反应，b 表示超压肠杆菌(*E.nimipressuralis*)除外，c 表示居泉沙雷氏菌(*S.fonticola*)除外，d 表示日勾维肠杆菌(*E.gergoviae*)除外，e 表示葛氏沙雷氏菌(*S.grimesii*)除外，f 表示除嗜虫沙雷氏菌(*S.entomophila*)和居泉沙雷氏菌外的大多数菌株阳性，g 表示居泉沙雷菌氏除外，h 表示河生肠杆菌生物群 2(*E.amnigenus* biogroup 2)、超压肠杆菌、泰勒氏肠杆菌(*E.taylorae*)除外，i 表示居泉沙雷氏菌、气味沙雷氏菌生物群 2(*S.odorifera* biogroup 2)除外。

蜂房哈夫尼菌的主要特点是不利用柠檬酸盐(35℃)、不水解明胶、无 DNA 酶、赖氨酸脱羧酶阳性，能被特异的哈夫尼菌噬菌体裂解。在对蜂房哈夫尼菌的动力(鞭毛)检查及部分生化特性测定时，要注意在不同的培养温度下可出现不同的结果。

3.3.2 血清型检定

对蜂房哈夫尼菌的 O 及 H 抗原的检定，均需使用相应吸收过的因子血清。对 O 抗原的检定常用玻板凝集反应，所用抗原为普通营养琼脂过夜培养物以生理盐水洗下并制备成菌悬液后经 100℃加热 1h，离心洗涤后按常规与稀释的 O 抗血清做凝集试验；尽管血清的效价在 1∶500~1∶1000 倍，但仍以 1∶10 稀释的用于试验；较好的是使用更高稀释度的抗血清，在数秒内能发生强反应，使交叉反应更少一些。对 H 抗原的测定常用试管凝集反应，使用动力活泼的过夜肉汤培养物，培养基可使用含有 0.2%葡萄糖的胰胨大豆胨肉汤(tryptone soytone broth，TSB)或肉浸液肉汤，在培养物中加入等量的含 0.6%甲醛的生理盐水使细菌灭活，未吸收的本菌效价 1∶10 000~1∶20 000 倍的血清通常可稀释 1∶1000 倍，0.1mL 的 1∶100 倍稀释的 H 抗血清置于小试管中后加入 0.9mL 灭活的细菌培养物，混匀后置 50℃水浴 1~2h 判定结果即可。

在对蜂房哈夫尼菌的血清型检定中，要特别注意与在前面有记述的此菌不仅在一些 O、H 抗原间存在交叉反应，有些 O 抗原还与肠杆菌科其他菌属细菌的某些 O 抗原间存在交叉反应。

3.3.3 免疫血清型检验

在发生蜂房哈夫尼菌感染(尤其是全身性感染及食物中毒等)后，患者恢复期的血清凝集抗体效价可比发病初期的明显增高；可通过用分离的菌株制备抗原对患者双份血清做凝集试验测定，具有一定的辅助诊断价值。

3.3.4 动物感染试验

对从动物分离鉴定的蜂房哈夫尼菌，尚需做对同种动物的感染试验，以明确其相应的病原学意义。

(陈翠珍　吴　虹)

主要参考文献

[1] Garrity G M. Bergey's Manual of Systematic Bacteriology. 2nd ed. Volume Two. Part B. New York: Springer, 2005: 681~685.

[2] 董新平, 郭维植. 蜂窝哈夫尼亚菌引起中毒 1 例报告. 福建医药杂志, 1995, 17(6): 67.

[3] Krieg N R, Holt J G. Bergey's Manual of Systematic Bacteriology. Volume 1. London: Williams and Wilkins, 1984, 484~486.

[4] 张建平, 燕勇. 一株与侵袭性大肠埃希菌 O144 诊断血清交叉凝集的蜂房哈夫尼亚菌. 现代预防医学, 2008, 35(20): 4051~4052, 4055.

[5] 邱琴香, 徐庆, 侯敏, 等. 2 株与 O157 诊断血清交叉凝集的蜂房哈夫尼亚菌. 疾病监测, 2002, 17(7): 263~264.

[6] 王远忠, 魏庆利, 董海东. 分离出一株与福氏Ⅳ型诊断血清呈交叉凝集的蜂房哈夫尼亚菌. 中国国境卫生检疫杂志, 1994, 17(专 5): 154~155.

[7] 陈宗宁, 胥琳琳, 邵荣标. 哈夫尼亚菌生物学特性研究. 检验医学与临床, 2011, 8(16): 1961~1962.

[8] 范艳霞, 王海燕. 一株与伤寒沙门菌呈血清学交叉反应的哈夫尼亚菌. 中国卫生检验杂志, 2011, 21(3): 648, 651.

[9] 唐珊熙. 微生物学及微生物学检验. 北京: 人民卫生出版社, 1998: 187.

[10] Janda J M, Abbott S L. New Gram-negative enteropathogens: fact or fancy? Reviews in medical microbiology, 2006, 17(1): 27~37.

[11] Crandall C, Abbott S L, Zhao Y Q, et al. Isolation of toxigenic *Hafnia alvei* from a probable case of hemolytic uremic syndrome. Infection, 2006, 34(4): 227~229.

[12] Liu C H, Lin W J, Wang C C, et al. Young-infant sepsis combined with urinary tract infection due to *Hafnia alvei*. Journal of the Formosan Medical Association, 2007, 106(3): S39~43.

[13] 李悦庆, 殷淑兰, 李新. 重症腹泻患者检出蜂房哈夫尼亚菌 84 株报告. 山东医药, 1999, 39(16): 63.

[14] 姜桂梅. 蜂房哈夫尼菌致肾盂脓性积液. 实用医技, 2000, 7(1): 26.

[15] 丁汀, 尹凤萍, 严巧玲, 等. 骨髓检出蜂房哈夫尼菌 1 例. 中华医院感染学杂志, 2008, 18(12): 1680.

[16] 洪我象, 郜忠海, 黄炳勇. 蜂房哈夫尼亚菌致眼内炎一例报告. 眼科研究, 1987, (1): 45.

[16] 张素兰, 肖琦. 婴儿 EB 病毒感染并蜂房哈夫尼菌败血症 1 例. 中国医学文摘(儿科学), 2007, 26(3): 215.

[18] 公维国. 泪囊脓液检出蜂房哈夫尼亚菌一例. 实用医技, 1999, 6(11): 845.

[19] 于海涛, 刘秀娜. 化脓性关节腔炎中检出 1 株蜂房哈夫尼亚菌. 医学理论与实践, 2004, 17(9): 995.

[20] 李豫英, 赵玲, 金虹光. 蜂房哈夫尼亚菌致败血症一例. 北华大学学报(自然科学版), 2000, 1(6): 510.

[21] 银平, 刘超. 蜂房哈夫尼亚菌性肠炎 1 例. 四川医学, 1993, 14(2): 115.

[22] 姜天俊. 蜂房哈夫尼亚菌败血症误诊为上呼吸道感染一例. 临床内科杂志, 2002, 19(6): 465.

[23] 李相新, 彭理年, 肖瑜. 蜂房哈夫尼亚菌败血症二例报道. 临床检验杂志, 1991, 9(3): 163.

[24] 王霞. 蜂房哈夫尼亚菌引起化脓性脑膜炎病例报告. 实用医技杂志, 2002, 9(12): 920.

[25] 杨海, 吴锻. 从血液和腹腔积液中同时分离出蜂房哈夫尼亚菌. 上海医学检验杂志, 1993, 8(4): 239.

[26] 周薇薇, 朱焱. 从化脓性胆管炎的引流液中分离蜂房哈夫尼亚菌 1 株. 黑龙江医药科学, 2000, 23(6): 6.

[27] Real F, Ferna´ndez A, Acosta F, et al. Septicemia associated with *Hafnia alvei* in laying hens. Avian Dis.1997, 41: 741~747.

[28] Patrizia C P, Fabrizio P, Maria P F, et al. *Hafnia alvei* infection in pullets in Italy. Avian Pathology, 2004, 33(2): 200~204.

[29] Kossowska A, Malinowski E, Kuzma K. Relationship between somatic cell counts in cow quarter foremilk samples and etiological agents of mastitis.Medycyna Weterynaryjna, 2005, 61(1): 53~57.

[30] Austin B, Austin D A. Bacterial Fish Pathogens: Disease of Farmed and Wild Fish. 3rd(Revised) ed. Chichester: Praxis Publishing Ltd, 1999: 23, 85~86.

[31] Padilla D, Real F, Gomez V, et al. Virulence factors and pathogenicity of *Hafnia alvei* for gilthead seabream, Sparus aurata L. Journal of Fish Diseases, 2005, 28(7): 411~417.

[32] Holt J G, Krieg N R, Sneath P H A, et al. Bergey's Manual of Determinative Bacteriology. 9th ed. Baltimore: Williams and Wilkins, 1994: 180~181, 210, 234.

第 16 章　弧菌属(*Vibrio*)

本 章 要 目

弧菌属(*Vibrio* Pacini 1854)的病原弧菌，主要是霍乱弧菌(*V.cholerae*)，能引起人的霍乱(cholera)。霍乱是一种呈全球性分布、古老且重要的烈性肠道传染病。典型临床表现为腹泻、呕吐，以及由此引起的体液丢失、脱水、肌肉痉挛、周围循环衰竭、电解质紊乱、低钾综合征等，不及时抢救的病死率较高[1]。弧菌属另外有多个种(species)，也具有不同程度的医学临床意义。

某些种弧菌为食源性疾病(foodborne disease)的病原菌，也称食源性病原菌(foodborne pathogen)。在细菌性食物中毒(bacterial food poisoning)方面，我国多有由弧菌引起的事件发生，且地域分布广泛，也一直在细菌性食物中毒事件中占据着重要地位；另外常常表现出比较高的罹患率且规模也比较大，但很少发生中毒死亡事件。例如：①广西食品卫生监督检验所的黄林等(1998)报告，通过对 1986~1996 年广西食物中毒事件分析，在由细菌及真菌毒素等引起的微生物性食物中毒(microbial food poisoning)事件 256 起、中毒 10 085 人、死亡 54 人中，由副溶血弧菌(*V.parahaemolyticus*)引起的 10 起(构成比 3.91%)、中毒 243 人(构成比 2.41%)；在明确病原(9 种)的事件中，均居事件数量和中毒人数的第 5 位；无中毒死亡的事件[2]。②中国疾病预防控制中心的金连梅等(2009)报告，通过对 2004~2007 年全国食物中毒事件分析，在 652 起微生物性食物中毒(由细菌及真菌毒素等引起)事件中，中毒 28 638 人、死亡 47 人，由副溶血弧菌引起的 130 起(构成比 19.94%)、中毒 4806 人(构成比 16.78%)；在明确病原(14 种)的事件中居事件数量的第 1 位，中毒人数的第 2 位；无中毒死亡的事件[3]。

1　菌属定义与分类位置

近些年来，弧菌属内种的数量增加较多；种的变动也较大，有一些种归入了新建立的菌属(genus)，有的种已易属，还有的生物型(biovar)升至了种的位置；属名“*Vibrio*”为现代拉丁语阳性名词，指“颤动的生物体”[4]。

1.1　菌属定义

弧菌为直或弯曲的杆菌，大小为(0.5~0.8) μm×(1.4~2.6) μm，革兰氏阴性，陈旧培养物或在不利的条件下常可出现衰老型(involution form)，不形成芽孢或小孢囊(microcyst)；在液体培养基中以一根或几根极生鞭毛运动，一些种在固体培养基中可形成多根短波长的侧毛(lateral flagella)，鞭毛由细胞壁外膜延伸的鞘所包被。

兼性厌氧，化能异养菌，具有呼吸和发酵两种代谢类型，分子氧为电子受体，不能脱硝(denitrification)或固氮(fix molecular nitrogen)，少数菌株需要有机生长因子；适宜生长的温度范围较大，所有的种均能在 20℃生长，大多数的种在 30℃生长，有的种可在 4℃生长，多数的种在 35~37℃生长。多数能以 D-葡萄糖为碳源及以 NH^+为氮源，均能发酵 D-葡萄糖产酸，不产气，一些种能产生 3-羟基丁酮(acetion)和乙酰甲基甲醇(acetyl methyl carbinol)使伏-波试验(Voges-Proskauer test，V-P test)阳性。氧化酶阳性，还原硝酸盐，大多数的种能发酵 D-果糖、麦芽糖和甘油。Na^+能刺激生长，并且是大多数种所必需的，最低的需要浓度为 5~700mmol/L (0.029%~4.1%)，多数的种在含海水培养基中良好生长。大多数的种，均对弧菌抑制剂 2, 4- 二氨基 -6, 7- 二异丙基喋啶(2, 4-diamino-6, 7-diisopropylpteridine，O/129) 敏感。

发现于广泛盐度范围的水生境，最常见于海洋、海湾地带及海生动物体表与肠内容物中，有的种也发现于低钠 (Na^+) 的淡水。有 12 个种常见于人的临床标本中，其中的 11 个种是已明确对人致病的，引起腹泻及多种肠道外感染；另外有些种，能引起其他脊椎动物或无脊椎动物感染发病。在人的感染中，最重要的是霍乱弧菌，为霍乱的病原菌；副溶血弧菌是通过污染的鱼和贝类等，引起人食物中毒的主要病原菌。

细菌 DNA 的 G+C mol%为 38~51 (T_m，Bd)。模式种 (type species)：霍乱弧菌 (*Vibrio cholerae* Pacini 1854)。

1.2　分类位置

按伯杰氏 (Bergey) 细菌分类系统，在第二版《伯杰氏系统细菌学手册》(*Bergey's Manual of Systematic Bacteriology*) 第 2 卷中，弧菌属分类于弧菌科 (Vibrionaceae Véron 1965)；弧菌科包括弧菌属、发光杆菌属 (*Photobacterium* Beijerinck 1889)、盐弧菌属 (*Salinivibrio* Mellado et al. 1996) 共 3 个菌属，模式属 (type genus)：弧菌属。

弧菌属内共记载了 44 个种，依次为：霍乱弧菌、产气弧菌 (*V.aerogenes*)、港湾弧菌 (*V.aestuarianus*)、溶藻弧菌 (*V.alginolyticus*)、鳗弧菌 (*V.anguillarum*)、坎氏弧菌 (*V.campbellii*)、辛辛那提弧菌 (*V.cincinnatiensis*)、嗜芳环弧菌 (*V.cyclitrophicus*)、美人鱼弧菌 (*V.damsela*)、恶魔弧菌 (*V.diabolicus*)、双氮养弧菌 (*V.diazotrophicus*)、费氏弧菌 (*V.fischeri*)、河流弧菌 (*V.fluvialis*)、弗尼斯氏弧菌 (*V.furnissii*)、产气体弧菌 (*V.gazogenes*)、鲍肠弧菌 (*V.halioticoli*)、哈维氏弧菌 (*V.harveyi*)、霍利斯氏弧菌 (*V.hollisae*)、鱼肠道弧菌 (*V.ichthyoenteri*)、火神弧菌 (*V.logei*)、地中海弧菌 (*V.mediterranei*)、梅氏弧菌 (*V.metschnikovii*)、拟态弧菌 (*V.mimicus*)、贻贝弧菌 (*V.mytili*)、需纳弧菌 (*V.natriegens*)、纳瓦拉弧菌 (*V.navarrensis*)、海蛹弧菌 (*V.nereis*)、黑美人弧菌 (*V.nigripulchritudo*)、奥氏弧菌 (*V.ordalii*)、东方弧菌 (*V.orientalis*)、副溶血弧菌、杀扇贝弧菌 (*V.pectenicida*)、海弧菌 (*V.pelagius*)、杀对虾弧菌 (*V.penaeicida*)、解蛋白弧菌 (*V.proteolyticus*)、留萌弧菌 (*V.rumoiensis*)、杀鲑弧菌 (*V.salmonicida*)、大菱鲆弧菌 (*V.scophthalmi*)、灿烂弧菌 (*V.splendidus*)、蛤弧菌 (*V.tapetis*)、竹筴鱼弧菌 (*V.trachuri*)、塔氏弧菌 (*V.tubiashii*)、创伤弧菌 (*V.vulnificus*)、渥顿弧菌 (*V.wodanis*)。

其中的美人鱼弧菌 (*V.damsela* Love et al. 1882) 现已转入发光杆菌属，名为美人鱼发光杆菌美人鱼亚种[*Photobacterium damselae* subsp. *damselae* (Love et al. 1981) Gauthier et al. 1995 emend. Kimura et al. 2000]。

2　食物中毒概要

初步统计通过中国知识资源总库 (CNKI) 学术文献总库检出的细菌性食物中毒文献，

至目前我国共涉及 24 个菌属，116 个种、亚种(subspecies)或血清型(serovar)，以及一些未确定的种；文献报告 1460 篇(1949~2013 年)、中毒事件 1529 起(1949~2012 年)。

其中由弧菌引起的文献报告 186 篇(1962~2013 年)、中毒事件 195 起(1958~2012 年)，在所有细菌性食物中毒事件的构成比为 12.75%(居第 3 位)。涉及 10 个种，其中主要是副溶血弧菌，其次为溶藻弧菌和拟态弧菌等 3 种；此外，按目前在我国已有报告引起食物中毒的其他弧菌种类及其出现频率，依次为河流弧菌、霍乱弧菌、非 O1 群霍乱弧菌(non-O1 *Vibrio cholerae*)、梅氏弧菌、弗尼斯氏弧菌、哈维氏弧菌及霍利斯氏弧菌等 7 种，相对来讲，这些弧菌的出现频率是很低的。

2.1　基本信息

在 195 起事件中，由某种弧菌单独引起的 181 起(构成比 92.82%)，与其他病原菌混合引起的 14 起(构成比 7.18%)。显然，弧菌食物中毒事件主要是由某种弧菌单独引起的，这可能与弧菌的生境特征有关。

在与其他病原菌混合引起的事件中，涉及革兰氏阳性的金黄色葡萄球菌(*Staphylococcus aureus*)、蜡样芽孢杆菌(*Bacillus cereus*)，革兰氏阴性的 D 群某种沙门氏菌(*Salmonella* sp.)、奇异变形菌(*Proteus mirabilis*)、大肠埃希氏菌(*Escherichia coli*)、嗜水气单胞菌(*Aeromonas hydrophila*)等 6 种。

表 16-1 所列是弧菌引起食物中毒 186 篇文献、195 起事件的基本信息。其中除了发生数量(起)多的副溶血弧菌(148 起)、溶藻弧菌(26 起)和拟态弧菌(9 起)等 3 种外，另 7 种 12 起(每种在 1~3 起)则统一列在了其他弧菌项下(其中非 O1 群霍乱弧菌是按 1 个种记的)。

表 16-1　弧菌食物中毒的基本信息

内容	副溶血弧菌	溶藻弧菌	拟态弧菌	其他弧菌	合计
文献：数量/篇	139	26	9	12	186
构成比/%	74.73	13.98	4.84	6.45	100
事件：数量/起	148	26	9	12	195
构成比/%	75.89	13.33	4.62	6.15	100
中毒：中毒人数 A	9482	1314	129	378	11 303
构成比/%	83.89	11.63	1.14	3.34	100
涉及中毒事件数量/起	147	26	7	12	192
构成比/%	76.56	13.54	3.65	6.25	100
每起平均中毒人数	64.50	50.54	18.43	31.50	58.87
其中，①由某种弧菌单独引起的人数	8718	1274	129	378	10 499

续表

内容	副溶血弧菌	溶藻弧菌	拟态弧菌	其他弧菌	合计
构成比/%	91.94	96.96	100	100	92.89
涉及事件数量/起	134	25	7	12	178
构成比/%	91.16	96.15	100	100	92.71
每起平均中毒人数	65.06	50.96	18.43	31.50	58.98
②与其他病原菌混合引起的人数	764	40	0	0	804
构成比/%	8.06	3.04	0	0	7.11
涉及事件数量/起	13	1	0	0	14
构成比/%	8.84	3.85	0	0	7.29
每起平均中毒人数	58.77	40	0	0	57.43
罹患率：涉及中毒事件数量/起	110	20	7	8	145
同食或分食某种中毒食物人数	23 460	4353	414	1018	29 245
每起平均同食或分食某种中毒食物人数	213.27	217.65	59.14	127.25	201.69
中毒人数 B	5961	920	129	232	7242
每起平均中毒人数	54.19	46	18.43	29	49.94
罹患率/%	25.41	21.13	31.16	22.79	24.76
病死率：中毒死亡事件数量/起	0	1	0	0	1
中毒人数	0	54	0	0	54
死亡人数	0	1	0	0	1
病死率/%	0	1.85	0	0	1.85

注：中毒人数 A，指在文献中明确记述了中毒人数的统计结果(含与其他病原菌混合引起的)；罹患率中的中毒人数 B，指在文献中明确记述了同食或分食某种中毒食物人数、中毒人数的统计结果(含与其他病原菌混合引起的)。

2.2　最早事件

在检出的弧菌食物中毒事件中，上海市卫生防疫站的叶自儁等(1962)的报告是最早的明确记述。报告在 1958 年 6 月，从发生在上海的一起由吃烤鹅引起食物中毒病人的粪便、死亡病人的肠内容物、烤鹅和生鹅的肌肉及肝脏与骨髓中分离到副溶血弧菌；用分离菌接种小鼠后 18~20h 死亡，证实了此菌的致病性；在发病 20d 后对 10 份病人的血清与分离菌株做凝集试验，结果凝集效价在 1∶40~1∶160，正常人血清对照均阴性，证实了此次食物中毒事件是由副溶血弧菌引起的[5]。

2.3　规模最大事件

有记述，1981 年浙江某县水产公司出售的梭子蟹，引起 1617 人食物中毒，从 22 份病人粪便中检出了副溶血弧菌；1983 年在河北某盐场，因食用海产品导致 1029 人副溶血弧菌食物中毒，某矿区居民食用熟蚶子造成 2430 人食物中毒[6]。这些是规模大的副溶血弧菌食物中毒事件。

厦门市第二医院的李晓艳等(2008)报告厦门市某区在 2007 年 8 月 25 日至 9 月 25 日，连续发生两起副溶血弧菌食物中毒事件，中毒 2000 余人，是在检出的弧菌食物中毒事件中规模最大的。经对厦门市第二医院收治的 529 例患者进行统计，年龄在 16~40 岁；潜伏期在 40min~40h，在 24h 内的 455 人(构成比 86.01%)；临床表现腹痛的 454 人(构成比 85.82%)，水样便腹泻的 424 人(构成比 80.15%)，呕吐的 149 人(构成比 28.17%)，发热的 75 人(构成比 14.18%)，头晕的 35 人(构成比 6.62%)，头痛的 17 人(构成比 3.21%)，还有比较少见的腹胀、恶心、畏寒、寒战、晕厥等症状患者；均于 24h 内治愈，无并发症[7]。

2.4　最严重事件

在检出的弧菌食物中毒事件中，最严重的 1 起是由贵州省龙里县卫生防疫站的聂忠学等(1994)报告的溶藻弧菌食物中毒事件。报告在 1992 年 9 月 1 日下午，龙里县林场 64 名职工在县城关某饭店聚餐，3h 后 1 人突然出现腹痛、腹泻、恶心、呕吐、畏寒、发热，于 9 月 3 日晚死亡；期间先后发病 54 人(罹患率 84.38%)，主要症状为腹痛的 48 例(构成比 88.89%)，腹泻的 47 例(构成比 87.04%)，头痛的 38 例(构成比 70.37%)，恶心的 30 例(构成比 55.56%)，寒热的 27 例(构成比 50.0%)，呕吐的 7 例(构成比 12.96%)。腹痛严重，多为上腹或脐周绞痛；腹泻多为 2~5 次/d，水样便的 39 例(在腹泻的构成比 82.98%)，血水或黑水样便的 6 例(在腹泻的构成比 12.77%)，黏液便的 2 例(在腹泻的构成比 4.26%)，表现里急后重的 1 例(在腹泻的构成比 2.13%)。死亡 1 人(病死率 1.85%)，另 53 人经输液和抗生素治疗后痊愈。经检验分析，鲮为可疑中毒食物[8]。

3　副溶血弧菌(*Vibrio parahaemolyticus*)

副溶血弧菌[*Vibrio parahaemolyticus*(Fujino et al. 1951) Sakazaki，Iwanami and Fukai 1963]也称副溶血性弧菌。种名“*parahaemolyticus*”为现代拉丁语形容词，指与巴斯德菌属(*Pasteurella* Trevisan 1887)的溶血巴斯德菌(*P.haemolytica*)“相类似”的；最早由 Fujino 等于 1951 年归入了巴斯德菌属，名为副溶血巴斯德菌(*P.parahaemolytica*)。

由于此菌在形态特征及能形成周鞭毛等方面与弧菌属细菌的定义明显不同，因此曾在 20 世纪 70 年代初就由 Baumann 等提议将其重新命名为副溶血贝内克菌[*Beneckea parahaemolytica*(Fujino et al. 1951) Baumann，Baumann and Mandel 1971]，但在分类学上尚无变更的动态，现认为两者为同物异名(synonym)。

DNA 的 G+C mol%为 46~47(T_m，Bd)。模式株(type strain)：113，ATCC 17802，DSM 30189，NCMB 1326。GenBank 登录号(16S rRNA)：M59161，X56580，X74720[4]。

3.1 发现历史简介

国内外早期对副溶血弧菌及其感染病(infectious disease)的明确报告，均主要是人的食物中毒，且至今仍是主要的致病类型，并已作为一种致腹泻病原菌被予以了高度重视。

3.1.1 国外简况

副溶血弧菌首先由日本学者藤野恒三郎(1951)报告于 1950 年 10 月，在日本大阪市发生的一起由咸小沙丁鱼(是一种用盐水煮熟后以半干燥状态食用的冷食品)引起的食物中毒死者肠内容物及小沙丁鱼中分离到，对小鼠有较强的致病性，在电镜下检查发现其有端生单鞭毛，染色检查有两极浓染现象，培养发现有溶血性，则将其归在了巴斯德菌属，取名为副溶血巴斯德菌；报告此次食物中毒事件有 337 人食用了同一加工厂生产的这种冷食沙丁鱼，结果出现表现为急性胃肠炎的发病患者 272 人(罹患率 80.71%)，其中死亡 20 人(病死率 7.35%)。需要注意的是，还曾从这种肇事的冷食沙丁鱼食品中，分离出了能使病情加重的摩氏摩根氏菌(*Morganella morganii*)[6,9~14]。

相继，滝川厳(1960)报告在 1955 年 8 月横滨市发生了由咸菜(腌黄瓜)引起的副溶血弧菌食物中毒，中毒 120 人；当时用含盐 4%的营养琼脂从患者粪便中分离到此菌，进行了较详细的生化性状检验，并证明其具有嗜盐性(在无盐的培养基上不生长，在含盐 3%的培养基上生长旺盛)，因此，称其为嗜盐菌(halophilic bacteria)。因其生化性状近似于假单胞菌属(*Pseudomonas* Migula 1894)的细菌，又取名为肠炎假单胞菌(*P.enteritis* Takizawa 1958)；通过对幼猫及志愿者经口服试验的致病性检验，结果发现，11 名志愿者中有 7 人发病，证实了此菌的病原学意义。滝川厳(1960)报告日本在 1960 年以前，就有于 1958 年 9 月在德岛(两起分别发病 29 人和 77 人)、1958 年 8 月和 10 月在神户(分别发病 250 人和 17 人)、1958 年 10 月在宫崎(发病 34 人并死亡 2 人)、1959 年 7 月和 8 月在日向(分别发病 92 人和 40 人)等地发生副溶血弧菌食物中毒[6,9,10]。

之后，副溶血弧菌还曾被归入海洋单胞菌属(*Oceanomonas* Miyamoto et al. 1961)，名为肠炎海洋单胞菌[*Oceanomonas enteritidis*(Takizawa 1958) Miyamoto et al. 1961]、副溶血海洋单胞菌[*O.parahaemolytica*(Fujino et al. 1951) Miyamoto et al. 1961]等。阪崎利一(1962)为查明此菌的细菌学特性，于 1961 年收集 1702 株在形态、生理和生化性状及对抗生素和弧菌抑制剂(O/129)的敏感性等方面进行了较详细研究，证明此菌属于弧菌属的细菌，并认为对此菌命名应根据国际细菌命名法规，服从于最初发现者的命名，即副溶血(*parahaemolytica*)，建议此菌学名为副溶血弧菌，该学名于 1966 年由国际弧菌命名委员会正式认定[6,10]。

自 1951 年藤野的报告后，世界许多国家，如日本、中国、澳大利亚、印度、美国、越南、多哥、泰国、马来西亚、新加坡、俄罗斯、巴拿马、新西兰、罗马尼亚、墨西哥等陆续报告了副溶血弧菌食物中毒或肠炎，以日本和我国分布最广、发病率最高，在日本约占细菌性食物中毒的 70%~80%；在地域方面，多见于沿海地区和城市[6,10,13]。

3.1.2 国内简况

在我国，如前述由叶自儁等(1962)报告于 1958 年，首先从一起食物中毒的病人及中毒食物烤鹅中分离到此菌，当时暂定名为沪防菌；于 1961 年与中国医学科学院卫生研究所共同研讨，参考国外文献，认为此菌与日本早期报告的嗜盐菌相似，又更名为嗜盐菌。相继，上海市传染病医院的张孝秩等(1962)报告从 1959~1961 年收治副溶血弧菌食物中毒患者 240 例，均分离到副溶血弧菌，并较详细报告了临床症状、试验诊断、治疗等方面的情况；中国预防医学科学院营养与食品卫生研究所的孟昭赫等(1964)报告在 1962 年，曾从一起食物中毒剩余的食品和患者粪便中，分离出生化性状和抗原性均完全相同的副溶血弧菌菌株；马子行等(1962)报告用在实验室保存了一年半的菌株进行试验，两名志愿者各口服 30 亿活菌，在 3h 后感到不适，6~8h 出现脐周和上腹部绞痛、恶心、头胀、畏寒，9h 后出现呕吐和腹泻症状，证明了副溶血弧菌对人的致病性。这些早期的研究和报告，不仅澄清了副溶血弧菌作为食物中毒菌的某些疑点，也直接引领了我国在该方面的研究工作[6,9,10]。

此后国内一些单位相继开展了研究，并证明了此菌是我国食物中毒的主要病原菌之一。例如，在 20 世纪 60 年代初，我国各地尤其是沿海地区此类食物中毒的暴发相当多见，至 80 年代其仍在食物中毒中占有重要位置；由于饮食卫生的改善，集体暴发已渐少，但 90 年代在沿海地区的发病率仍较高[13]。叶自儁等(1962)报告在 1960~1961 年，上海市由此菌引起的食物中毒事件数量占查明病原的细菌性食物中毒总事件数量的 83.8%[5]。广州市疾病预防控制中心的何洁仪等(2011)报告，对广州市 1997~2007 年副溶血弧菌食物中毒事件报告登记表和中毒样品的检验结果进行统计分析，表明副溶血弧菌食物中毒有逐年上升趋势，共发生 97 起，中毒 2201 人，无死亡病例；中毒事件数量和中毒人数分别占同期微生物性食物中毒(272 起，中毒 6199 人)的 35.66%和 35.51%(均居第 1 位)，罹患率为总暴露人数(11 964)的 18.40%[15]。

3.2 生物学性状

在弧菌属的细菌中，对副溶血弧菌生物学性状研究是相对较多的。现综合一些相关资料，对其主要生物学性状予以简要记述。

3.2.1 形态与培养特征

副溶血弧菌为革兰氏阴性，无芽孢，有一根端生鞭毛、运动活泼如穿梭，无明显荚膜，一般大小在(0.3~0.7)μm×(1~2)μm(大的可长达 2~6μm)；排列不规则，多数散在，偶尔成双；常可呈球杆状、球状、弧状、棒状、梨状，甚至丝状的多形性，且有两极浓染现象。在液体培养时产生极端单鞭毛，运动快速。另有记述在含 0.7%以上琼脂的固体培养基上的生长物常可形成周鞭毛，此点可与其他弧菌相区别；在

20~25℃培养生长的周鞭毛较为稳定，在 37℃培养生长的周鞭毛或 24h 以上的培养物，易于从菌体上自发脱落；单鞭毛菌在固体培养基上不表现游走性，周鞭毛菌则多表现为扩散生长。

在 15~40℃均能生长，适宜生长温度 30~37℃；能在 pH 5~10 时生长，最适 pH 7.5~8.5。此菌特别嗜盐，虽然在普通的营养琼脂及普通营养肉汤中均可生长，但以在含 2%~4% NaCl 的培养基上生长良好；在含 3%~4% NaCl 的液体培养基中繁殖迅速，每 8~9min 为 1 周期；在低于 0.5%或高于 8% NaCl 的培养基中一般停止生长，但有些菌株在含 10% NaCl 的蛋白胨水中也能肉眼可见有一定程度的轻微生长；通常在无盐培养基中不生长，但在营养丰富的无盐培养基(如血液营养琼脂、脑心浸液琼脂等)上也可表现生长。

副溶血弧菌一般经 35~37℃培养 24h 左右即可形成典型菌落。在硫代硫酸钠柠檬酸钠胆酸钠蔗糖琼脂(thiosulfate citrate bile salt sucrose agar，TCBS)培养基上形成直径大小为 2mm 左右，呈绿色或蓝绿色的菌落(不分解蔗糖)；在含 3.5%食盐的营养琼脂培养基上可呈蔓延生长，菌落边缘不整齐，隆起，光滑，湿润，不透明，直径在 2mm 左右，经多次传代的菌落可呈半透明、黏液状、表面有皱纹；在血液营养琼脂上菌落为圆形、隆起、湿润，直径大小在 2~3mm，某些菌株可形成 α-溶血或 β-溶血；在沙门氏菌-志贺氏菌琼脂(Salmonella-Shigella agar, SS agar)培养基上有部分菌株不能生长，能生长的菌落为扁平、无色、半透明，有时菌落中央呈一突起(宛如蜡滴)，菌落直径大小为 1~2mm，常不易挑起，能挑起的可呈黏丝状，有辛辣味；在麦康凯琼脂(MacConkey agar)培养基上有部分菌株不能生长，能生长菌株的菌落呈圆形、扁平、半透明或混浊；初次分离时，此菌不能在伊红亚甲蓝(eosin methylene blue，EMB)琼脂及中国蓝琼脂(China blue agar)等肠道菌鉴别培养基上生长。在液体培养基中呈均匀混浊生长，表面可形成菌膜(这与此菌较需氧有关)，也有个别的能形成菌体沉淀。

副溶血弧菌能在含 7% NaCl 血液(人或家兔血液)的营养琼脂培养基上溶解相应的红细胞(不能溶解马的红细胞)，呈 β-溶血，此种现象被称为神奈川现象(Kanagawa phenomenon，KP)，相应试验称为神奈川试验，已知这种现象是与副溶血弧菌能产生溶血毒素相关联的。KP 是于 1965 年由加藤发现此菌在高盐血液营养琼脂培养基上有溶血和不溶血的菌株开始的，我妻正三郎(Wagatsuma)对此溶血反应做了研究并改进研制了我妻琼脂(Wagatsuma agar)培养基，用于 KP 试验；在 1968 年 4 月第 41 次日本细菌学会、第 50 次地方卫生研究所全国协议会总会上，正式将副溶血弧菌所特有的这种溶血现象命名为 KP，这是以日本神奈川县卫生研究所的研究结果，即由副溶血弧菌食物中毒患者粪便分离的菌株基本都显示溶血，由海水和鱼类分离的菌株几乎都不显示溶血为依据的。由上述依据推测溶血反应与病原性存在密切关系。

副溶血弧菌嗜盐性的机制与 Na^+/H^+反向转运系统有关，Nozaki 等克隆一个编码 Na^+/H^+反向转运系统的基因，转化质粒 pBR322 后在大肠埃希氏菌(*Escherichia coli*)中表达，未转化此质粒的大肠埃希氏菌在 0.2mol/L 的 NaCl 培养基中不能生长，转化后的则能生长[6,10,16,17]。

3.2.2　生化特性

副溶血弧菌具有呼吸和发酵两种代谢类型，氧化酶阳性，能分解葡萄糖、果糖、半乳糖、甘露醇、麦芽糖、淀粉、糊精，不分解乳糖、木糖、卫矛醇，利用乙醇、L-亮氨酸和腐胺；精氨酸双水解酶阴性，不产生乙酰甲基甲醇和(或)二乙酰，在复杂培养基上不游动，不利用蔗糖、纤维二糖、戊酸、β-羟基丁酸和 γ-氨基丁酸。这些特征，有利于此菌与其他弧菌相鉴别。

在《FDA 细菌学分析手册》中记述了供副溶血弧菌鉴定的最基本特性，具体为"能确证副溶血弧菌可能存在的最低限度的特异性鉴别项目，须包括以下几项：形态为革兰氏阴性，不产生芽孢的弯曲杆菌；在三糖铁琼脂(triple sugar iron agar，TSIA)培养基上的外观特征，斜面为碱性，高层为酸性，不产气，H_2S 阴性；在氧化-发酵(O-F)试验(胡弗-利富森二氏)中，葡萄糖的 O-F 为阳性，无气体产生；细胞色素氧化酶和赖氨酸脱羧酶阳性，精氨酸双水解酶阴性；嗜盐性试验中在不含 NaCl 的培养基中不生长，在含 NaCl 为 6%及 8%的培养基中生长，含 10%的 NaCl 时不生长或微生长，在培养温度试验中，42℃时能生长；伏-波试验(Voges-Proskauer test，V-P)阴性，不发酵蔗糖"[18]。

3.2.3　抗原结构与免疫学特性

副溶血弧菌具有菌体(ohne hauch，O)抗原、表面(kapsel，K)抗原和鞭毛(hauch，H)抗原，均具有良好的抗原性；在血清型构成方面，O 抗原是分型的基础。

3.2.3.1　抗原与血清型

副溶血弧菌的 H 抗原为不耐热的蛋白质成分，经 100℃加热 30min 即被破坏，该抗原特异性低，所有菌株具有共同的 H 抗原并与其他弧菌有共同性，因此该抗原成分无助于副溶血弧菌的血清学分型。自 1951 年藤野发表此菌文章以来，即认为此菌是具有 1 根极毛的细菌；但在 1977 年 Baumann 证明此菌于固体培养基上能生长周毛并经证实(篠田等，1977)，证明了两种鞭毛具有不同的抗原性，在琼脂扩散试验中不表现交叉反应，但作为分型尚需进一步研究，明确其特异性等[6,16]。

O 抗原耐热，能耐受 100℃加热 2h 的处理，具有群特异性，主要成分是葡萄糖、半乳糖及葡萄糖胺，目前已知此菌的 O 抗原有 13 种(记作 O1~O13)。K 抗原是存在于菌体表面的一种不耐热多糖成分，能阻止菌体(O)抗原与相应 O 抗血清的凝集，经 100℃加热 1~2h 可以去除，K 抗原具有型特异性，呈酸性，主要成分为葡萄糖、半乳糖、鼠李糖、葡萄糖胺、糖醛酸、唾液酸及一些未知糖类；目前已知有 65 种 K 抗原，记作 K1~K71(其中缺编 K2、K14、K16、K27、K35 和 K62)[6,16]。

根据 O 抗原和 K 抗原的组合，可将副溶血弧菌分为 13 个群(O)和多个血清型(O∶K)，分别以抗原式(antigenic formula)的 O?∶K? 表示(如 O3∶K6、O4∶K8 等)。日本副溶血弧菌血清型委员会于 2000 年公布了 O1~O13 及 K1~K75 的新血清型(O∶K)组合，其中包括新增加及改动的(表 16-2)[19]。

表 16-2 新的副溶血弧菌血清型

O 群	K 型
1	1,5,20,25,26,32,38,41,56,58,60,64,69
2	3,28
3	4,5,6,7,25,29,30,31,33,37,43,45,48,54,56,57,58,59,72,75
4	4,8,9,10,11,12,13,34,42,49,53,55,63,67,68,73
5	15,17,30,47,60,61,68
6	18,46
7	19
8	20,21,22,39,41,70,74
9	23,44
10	24,71
11	19,36,40,46,50,51,61
12	19,52,61,66
13	65

注：其中的 O12 和 O13 群抗原，与 O10 及 O3 的抗血清存在交叉凝集；是否作为独立抗原群，有待研究确定。

在副溶血性弧菌的血清型与致病性关系方面，杨联耀等(1996)曾对 30 株不同来源(10 株分离于食物中毒样品，18 株分离于腹泻样品，2 株分离于海水样品)的副溶血弧菌，用上海市卫生防疫站提供的 13 种 O 血清(O1~O13)和 65 种 K 因子血清(K1~K71)进行了血清分型，同时进行了 KP 试验，结果未见副溶血弧菌血清型同致病性之间的内在联系，这是因为没有发现固定的一种或几种血清型对人具有致病性，试验结果也间接支持了耐热性直接溶血素(thermostable direct hemolysin，TDH)为副溶血弧菌的一种毒力因子的观点，我国流行菌株主要以 O4 和 O1 群为主。但对某种特定的感染来讲，则常是相对集中在一定的血清群(型)范围，如在食物中毒中最为常见的是 O3 血清群及 O3∶K6 血清型菌株[20]。

3.2.3.2 免疫学特性

在副溶血性弧菌的免疫保护抗原方面，对菌体外膜蛋白(outer membrane protein，OMP)的研究较多，且均证明了在不同的菌株存在具有共同免疫反应的 OMP 带，并推测可能是与副溶血弧菌抗原的特异性有关的。居尔毅等(2008)报告 5 株分离于临床腹泻病人的副溶血弧菌，提取 OMP 后进行十二烷基磺酸钠-聚丙烯酰胺凝胶电泳及免疫分析，发现均有分子质量为 50kDa、40kDa、33kDa、24kDa 的 4 条主要蛋白质带，其中的 40kDa、33kDa 两条能与副溶血弧菌抗血清发生明显免疫反应，表明此两条蛋白质带可能是致病性副溶血弧菌的主要保护性抗原[21]。

人被副溶血弧菌感染后可产生低滴度的血清抗体，但很快即消失，因此可重复感染；经常暴露于少量细菌的，似能获得一定的免疫力，常可抵抗大量细菌的感染，感染后的临床症状通常较轻[10]。

在发生食物中毒后,通常情况下其血清抗体会在一定的时限内出现且效价明显升高,也可作为辅助诊断的依据。例如,辽宁省沈阳市东陵区疾病预防控制中心的于欢(2007)报告在 2006 年 8 月 20 日,沈阳市大东区某酒店共同进餐的 40 人中有 21 人发生副溶血弧菌食物中毒(罹患率 52.5%),经治疗在 48h 内全部康复,主要症状为腹泻(水样便)、呕吐、发热;以分离的副溶血弧菌制备生理盐水浓菌液为抗原,对 10 名患者在发病初期及 2 周后的血清做凝集试验,结果相应抗体的凝集效价在初期为 1∶80~1∶320,在恢复期为 1∶640~1∶(1280 或以上),其中有 8 份血清的凝集效价上升 4 倍以上[22]。

需注意,在副溶血弧菌食物中毒患者中,有时抗体的凝集效价在恢复期与急性期相比较是下降的[6]。例如:①沈阳军区后勤部军事医学研究所的刘国栋等(1985)报告在 1983 年 8 月 24 日,沈阳军区某部疗养院发生 1 起因食用副溶血弧菌污染的海蟹引起的 14 人食物中毒,潜伏期 2.5~99h(平均 15h),表现恶心、呕吐、腹痛、腹泻、发热等症状,多在 1~4d 内康复(重症患者在 7d 内治愈);以分离的副溶血弧菌制备抗原,对患者在发病初期(2~3d)及 7d 后的血清做凝集试验,结果 14 名患者在发病初期的抗体效价有 13 份在 1∶40 以上,6 份在恢复期的抗体效价均为 1∶20 或低于 1∶20[23]。②广东省中山市疾病预防控制中心的陆幸儿(2004)报告在 2002 年 9 月 21 日,在中山市某公司工地食堂民工聚餐后,发生因食用奇异变形菌和副溶血弧菌混合污染烧鸭引起的食物中毒,在就餐的 340 人中发病 41 人(罹患率 12.06%),潜伏期 7~21h(多为 12~20h),表现腹痛、腹泻、恶心、呕吐、发热等症状;对 5 名患者在急性期及恢复期的血清做凝集试验,结果相应抗体的凝集效价在急性期为 1∶32 的 4 份,1∶64 的 1 份,在恢复期为 1∶8 的 2 份,低于 1∶8 的 3 份[24]。

3.2.4　基因型

目前对副溶血弧菌基因型进行分析,主要包括毒力基因型及染色体的 DNA 分子分型;总体来讲,迄今国际上尚无对副溶血弧菌进行基因分型的标准方法,因此在不同实验室间的分型结果重复性还较差。但从一些实践应用效果和发展趋势分析,对副溶血弧菌的基因分型可从遗传进化的角度来认识副溶血弧菌,从分子水平对副溶血弧菌进行分类与鉴定,能为在流行病学调查中寻找传染源和传播途径,确定菌株间的遗传亲缘关系,研究副溶血弧菌地理和宿主分布等提供更为有力的证据。

3.2.4.1　毒力基因型

对副溶血弧菌的毒力基因,认识比较清楚的是溶血素基因,包括 TDH 的基因 *tdh*,不耐热的与 TDH 相关的溶血素(thermostable direct hemolysin-related hemolysin,TRH)基因 *trh*,以及不耐热溶血素(thermolabile hemolysin,TLH)的基因 *tlh*。

tdh 位于染色体上一个 80kb 的毒力岛(pathogenicity island,PAI)内,在此 PAI 中还发现有数个与细菌毒力有关的基因及一组Ⅲ型分泌系统(type three secretion system,TTSS)基因;*tdh* 有 2 个拷贝,分别被命名为 *tdh1* 和 *tdh2*,KP 阳性的菌株均含有 2 个拷贝的 *tdh*,两者均编码 189 个氨基酸残基(除去信号肽后为 165 个氨基酸残基),两者存在有 7 个氨基酸残基的差异。*trh* 基因分为 *trh1* 和 *trh2* 两种,*trh* 基因与镍转运系统操纵子、尿素酶基因簇紧密连锁,均位于染色体上,尿素酶活性表型是 *trh* 阳性副溶血弧菌

菌株的一个诊断性标志。*tlh* 位于染色体上，长约 1.3kb。

trh 基因序列与 *tdh* 几乎 70%相同，*trh1* 和 *trh2* 基因有 84%的序列相同，具有 *tdh* 基因或(和)*trh* 基因的副溶血弧菌与肠炎密切相关。有记述应用 415bp 的 TDH 基因探针同其他弧菌 DNA 杂交，结果证明，*tdh* 也存在于拟态弧菌、非 O1 群霍乱弧菌及霍利斯氏弧菌中，但它们之间存在轻微差异，可能由种系进化和传播过程中基因突变等所造成；*trh* 基因仅存在于副溶血弧菌中。

王红等(2010)报告从广西海水养殖牡蛎中，分离到同时携带 *tdh* 和 *trh* 两种基因的副溶血弧菌(菌株 GX21)，研究发现与日本学者 Ming 等(1994)报告从 1 名旅行腹泻患者分离到的、同时携带 *tdh* 和 *trh* 两种基因的菌株(TH3766)在基因序列上存在很高的同源性[25]。陈伟伟等(2011)报告对 1998 年以来从福建省分离的 48 株(食物中毒临床病人的 21 株，食品的 27 株)副溶血弧菌进行毒力基因检测，结果为食品和临床病人分离菌株均含 *tlh* 基因，不含 *trh* 基因；临床患者分离的 21 株均含 *tdh* 基因，而食品分离的 27 株均不含 *tdh* 基因或含量少(携带率 37.0%)；认为福建省副溶血弧菌食物中毒与副溶血弧菌的 *tdh* 基因有关，*tdh* 基因可作为副溶血弧菌致病性的特异性检测项目[26]。

3.2.4.2 脉冲场凝胶电泳 DNA 型

中国台湾的 Wong 等(1996)首先建立了对副溶血弧菌的脉冲场凝胶电泳(pulsed-field gel electrophoresis，PFGE)分型方法，当时通过提取 1993~1994 年在台湾收集暴发食物中毒的 130 株副溶血弧菌的 DNA，用 *Sfi* I 酶切后电泳分析，结果显示可分为 14 个 PFGE 型，39 个电泳图谱，每个 PFGE 型含有 1~6 个电泳图谱，大多数的台湾岛内临床分离株主要为 A、B、C 和 G 型，这些菌株与台湾岛内其他区域菌株、国外及环境菌株的同源性很低，但从日本分离的 CCRC12863 菌株与包含有 PFGE 型 F、G 和 H 的同源性很接近，表明日本菌株与台湾岛内分离菌株之间存在一定的克隆关系[27,28]。相继(2007)又报告对分离于亚洲、欧洲和美国等 15 个国家和地区的 535 株副溶血弧菌用 *Sfi* I 酶切后进行了 PFGE 分型，并通过比较发现相对于使用 *Apa* I 能获得更清晰的分型条带[29,30]。

在日本，用 PFGE 方法对 1996 年以前和 1996 年以后分离的 O3∶K6 菌株(存在 *tdh* 基因，不存在 *trh* 基因，尿素酶阴性)进行比较发现，1996 年以前的属于 B 群，1996 年以后的属于 A 群，1996 年以后分离的 O3∶K6 菌株与东南亚流行株的电泳带型分布极其相似，因此推测近年来在日本迅速流行的 O3∶K6 菌株与东南亚流行株来自同一克隆；衫山宽治用 PFGE 方法比较 O3∶K6 菌株，结果 1 份海水与 1 名患者分离株，1 份海泥与 2 名患者分离株的条带相同，表明为同一克隆派生而来，也说明食物中毒的发生与污染了 TDH 阳性 O3∶K6 副溶血弧菌的海水有关[17]。

姜晓冰等(2009)报告对 2006 年河北 6 个地区分离于海产品的 38 株副溶血弧菌用 *Sfi* I 酶切后进行 PFGE 分型，结果分为了 A、B、C、D、E、F 的 6 个型，且在不同地区菌株间有的存在相同的 PFGE 型[31]。刘涛等(2010)报告对从 1 起食物中毒分离的 5 株副溶血弧菌进行 PFGE 分型检定，结果 4 株的电泳带型一致，1 株的带型与其他菌株有 1 条带的差异，为副溶血弧菌食物中毒的溯源分析提供了科学依据[32]。

3.2.4.3 随机扩增多态性 DNA 型

Wong 等(1999)利用随机扩增多态性 DNA 分析(randomly amplified polymorphic

DNA analysis，RAPD)方法，对中国台湾 1993~1995 年收集的 308 株副溶血弧菌食物中毒菌株、4 个环境株和 7 个临床参考株进行了分析，结果分为了 41 个 RAPD 图谱型，通过分析可随机分为 16 个型(记为 A~P)，其中的 A、B、C、D、E 为主要型别，C3、C5、E1、B1、D2、A2 亚型是主要的图谱型[28,33]。Hara-Kudo 等(2003)的研究表明，RAPD 能区分流行株与非流行株，可单独进行副溶血弧菌分型，也可与其他分型方法互为补充而达到精细分型[30,34]。

李孝权等(2005)报告用单一引物(5′-CCGCAGCCAA-3′)扩增来自广州地区的 46 株从食源性疾病分离的副溶血弧菌，RAPD 图谱呈现不同程度的多态性，有 9 条带较为保守，存在于大多数菌株的指纹图谱中。分析结果可将其中的 40 株 O10∶K6 副溶血弧菌大体上分为 3 个聚类群，表明属于同一血清型的菌株存在着基因多态性；而 4 株 O11∶K20、1 株 O3∶K6 及 1 株未知血清型的菌株与 O10∶K6 血清型菌株的遗传距离依次增大，表明在不同血清型菌株间的遗传差异增大。根据结果，认为利用 RAPD 可以方便、快速得到较满意的分子分型结果，为副溶血弧菌所致食源性疾病的流行病学调查和溯源提供有力的试验证据[35]。

3.2.5　噬菌体型

基于噬菌体(phage)对细菌种的特异性裂解作用，对细菌进行噬菌体分型，将细菌分为噬菌体型(phagovar)，可以作为细菌分类鉴定中的辅助手段。

对副溶血弧菌的噬菌体分型，最早由孟昭赫于 1978 年用 8 个噬菌体对不同来源的 543 株试验，结果裂解率为 24.7%[30]；相继，林业杰等(1997)用从福建沿海地区海产品中分离的副溶血弧菌噬菌体中选出裂解谱完全不同的 8 株噬菌体，对实验室保存的 214 株副溶血弧菌(其中从福建各地腹泻患者分离的 203 株，海产品的 9 株，水源的 2 株)试做了分型研究，结果分型率为 89.72%，检出 36 个不同的噬菌体型[36]。徐亚红等(1999)从分离于食物中毒患者粪便的 198 株副溶血弧菌，23 份海产品，10 份海水中分离获得噬菌体 44 株，从中筛选出 9 株用于试验，结果表明对副溶血弧菌具有种的特异性；对 198 株副溶血弧菌的 193 株有裂解作用(裂解率 97.5%)，分为了 67 个噬菌体型[37]。

尽管对副溶血弧菌的噬菌体分型在实践中已有应用且从效果看具有一定的分型价值；但目前还缺乏统一的标准，需要进一步研究，明确操作与判定规范。

3.2.6　生境与抗性

副溶血弧菌广泛存在于世界各地近海岸的海水、海底沉积物及海生动物中，在河口入海处和盐碱地区也可以分离到。在对一些理化因素及抗菌类药物的敏感性方面，与常见的病原弧菌相比不具有特殊性[10,16]。

3.2.6.1　生境

在海水中，目前已从太平洋海水中检测到，说明大海中也是存在此菌的。在港湾地区的海水中，此菌的检出率差异较大，如我国海口市在 1989 年 4 月至 1991 年 4 月对此菌的检出率高达 48.92%(136/278)；但大连市曾检测 36 批(每批 10 瓶)海水，结果均未检出此菌。在淡水、江湖污泥中，据日本报告在河水、井水及河鱼、河蟹中多无此菌；在我国的检测结果不一致，如浙江省淡水产品(鲫、鲤、河虾及螺蛳)检出率为 5.61%，海口市于 1990 年 1~12 月采集江湖水 60 份均未检出此菌，采集江湖污泥 36 份检出 1 株此菌，辽宁省于 1990 年夏季在河水中均未检出此菌，秦皇岛市 1988 年 6~9 月在入海口处淡水中对此菌的检出率为 2.73%(3/110)。

副溶血弧菌广泛存在于海产品(蛏、带鱼、海蜇、蛤、墨鱼、鲳、对虾、黄花鱼、牡蛎、螃蟹、斑鲦、贻贝、黄泥螺、毛蚶等)中，但在各地均有不同的检出率，如我国海口市于 1990 年 1~12 月从海产品中对此菌的检出率为 11.88%(12/101)，海口卫生检疫所于 1989 年 4 月至 1991 年 4 月从海产品中对此菌的检出率为 14.4%(72/500)，大连市检测入境海产品 44 份，检出此菌 11 株(占 25%)。

国外有关于副溶血弧菌在水中的季节分布研究，结果表明其在水中存在年循环现象，当水温在 10℃以下时(如冬季)，只能从沉积物中分离到此菌；但当春、夏、秋季水温较高时，过冬的菌从水底释放出来，附着于浮游动物上并进行繁殖，因此从水体、浮游动物及沉积物中均可分离到此菌。

3.2.6.2　抗性

副溶血弧菌是一种嗜盐菌，在淡水中生存一般不超过 2d，但在海水中能生存 47d 以上，在盐渍酱菜中能存活 30d 以上。该菌不耐冷，冬天易于死亡；也不耐热，经 56℃作用 30min 即死亡。此菌耐碱但畏酸，在 1%~2%的乙酸或食醋中经 1min 即死亡；对常用化学消毒剂，如 75%乙醇、0.05%苯酚、0.1%的甲酚皂等一般化学消毒剂敏感，经作用 1min 即死亡。

在副溶血弧菌对抗菌类药物敏感性的研究方面，其结果在不同菌株间常表现一定差异。通常表现对氯霉素、环丙沙星、庆大霉素、多西环素、复方新诺明、诺氟沙星、链霉素、阿米卡星、大观霉素、妥布霉素、多黏菌素 B、磺胺甲基异噁唑、四环素、新霉素、头孢噻肟、磺胺等药物敏感，对头孢唑啉、呋喃唑酮、红霉素、新生霉素、万古霉素、氨苄西林等耐药。

朱敏等(2008)报告对 120 株(门诊腹泻患者、肉类食品、食物中毒患者的各 40 株)不同来源的副溶血弧菌进行耐药性监测，结果对供试的头孢呋辛酯、头孢呋辛、头孢噻吩、头孢唑啉的耐药率均在 50%以上，对氨苄西林、羧苄西林、阿莫西林/克拉维酸的耐药率分别为 49.17%、43.33%、32.50%，对头孢曲松、环丙沙星、庆大霉素、米若环素、萘啶酸、呋喃妥因、诺氟沙星、氧氟沙星、替卡西林/棒酸、妥布霉素、复方新诺明等 11 种抗生素均敏感；同时耐 3 种或 3 种以上抗生素的 96 株(构成比 80.0%)，食物中毒菌株多重耐药现象尤为严重(均耐 3 种或 3 种以上抗生素)，有 8 株(构成比 6.7%)为同时耐 7 种抗生素的耐药株，提示要特别警惕由多重耐药副溶血弧菌引起的食源性疾病或食物中毒[38]。

3.3　病原学意义

已有的研究表明，副溶血弧菌可引起人和鱼类的感染病，因此也被视为人与鱼类共染的一种病原菌，并被列为了人兽共患病(zoonose)的病原菌范畴。

3.3.1　人的副溶血弧菌感染病

副溶血弧菌对人的致病作用，主要表现为致泻性；常见的感染类型是食物中毒且常可暴发，其次是副溶血弧菌肠炎(*Vibrio parahaemolyticus* enteritis)。也能引起胃肠道外的一些局部组织器官感染及败血症，但相对是比较少见的。在感染发病过程中，通常并不在人群中辗转传播。

在我国，副溶血弧菌在腹泻患者(食物中毒和肠炎)中所占的比例一直是很高的。例如：①潘晓龙等(1992)报告，对上海市瑞金医院在 1991 年 5~10 月肠道门(急)诊腹泻患者 3162 份粪便标本中进行弧菌调查，分离出 779 株，其中以副溶血弧菌最多(413 株，占 53.0%)[39]。②郭秀筠等(1992)报告，对 1990 年 6 月至 1991 年 2 月在中山医科大学孙逸仙纪念医院门诊及急诊每日 3 次以上腹泻的患者进行肛拭标本检验，共 895 例分离出弧菌 144 株，其中以副溶血弧菌最多(119 株，占 82.64%)[40]。③齐绪林等(2008)报告，对 1998 年 1 月至 2007 年 12 月因腹泻在复旦大学附属金山医院肠道门诊就诊患者的临床资料进行分析，在 20 169 例以腹泻为首发症状的患者中，病原学阳性病例 2380 例(构成比 11.8%)，其中副溶血弧菌 2247 例(在病原学阳性患者的构成比为 94.41%)；患者年龄在 6~94 岁，以 5~10 月多见(在全年所有病例的构成比为 98.4%)，其中以 6~9 月为高发期(构成比 86.38%)，临床表现主要为腹痛、腹泻、恶心、呕吐，可伴有脱水[41]。

3.3.1.1　食物中毒

在细菌性食物中毒事件中，由弧菌引起的是比较多发的，其中又以副溶血弧菌最为常见；最常发生的是单独引起，也有的是与其他病原菌混合引起。以下是通过 CNKI 学术文献总库，检出的副溶血弧菌食物中毒相关情况。

(1)基本情况　在检出的副溶血弧菌食物中毒 139 篇文献、148 起事件中，单独引起的 126 篇文献、135 起事件，在总事件数量的构成比为 91.22%；与其他细菌混合引起的 13 篇文献、13 起事件，在总事件数量的构成比为 8.78%。

在与其他细菌混合引起的 13 起事件中，与溶藻弧菌的 5 起，与金黄色葡萄球菌的 3 起，与 D 群某种沙门氏菌、蜡样芽孢杆菌、奇异变形菌、大肠埃希氏菌、嗜水气单胞菌的各 1 起。从这些事件中，还难以看出副溶血弧菌容易与哪类病原菌混合引起食物中毒。

1)发生地区：有报告指出在我国副溶血弧菌食物中毒主要发生在沿海地区，但随着我国经贸及交通运输的迅速发展，海产品在内陆城市大量销售，由于不能有效保证低温储运或保管不当造成内陆发生由副溶血弧菌引起的食物中毒也越来越多。初步统计，在检出的 148 起事件中，涉及 21 个省(市、区)，似乎也显示了一定的沿海地区多发特征；具体的事件数量(起)见表 16-3(按事件数量依次排列)。

表 16-3 148 起副溶血弧菌食物中毒事件的发生地及数量

序号	省(区、市)	起数	序号	省(区、市)	起数	序号	省(区、市)	起数	序号	省(区、市)	起数
1	浙江	21	7	广西	8	13	安徽	3	19	甘肃	1
2	广东	20	8	重庆	8	14	海南	3	20	黑龙江	1
3	江苏	17	9	四川	5	15	湖南	3	21	天津	1
4	山东	14	10	河北	5	16	北京	3	合计	21	148
5	福建	12	11	上海	4	17	江西	3			
6	辽宁	11	12	湖北	4	18	云南	1			

2) 发生年份：在 148 起副溶血弧菌食物中毒事件中，按报告的年份涉及 29 个(不含未明确记述的)；似是在近年来多有报告的趋势，但并不存在明显的年份流行病学特征。具体的事件数量(起)见表 16-4(按事件数量依次排列)。

表 16-4 148 起副溶血弧菌食物中毒事件的发生年份及数量

序号	年份	起数	序号	年份	起数	序号	年份	起数	序号	年份	起数
1	2002	14	9	1997	6	17	1996	3	25	1986	1
2	2004	13	10	2000	6	18	1998	3	26	1988	1
3	2003	12	11	2001	6	19	未记述	3	27	1990	1
4	2005	12	12	2012	6	20	1973	2	28	1992	1
5	2009	12	13	2011	5	21	1958	1	29	1993	1
6	2007	9	14	1999	4	22	1972	1	30	1995	1
7	2006	8	15	2010	4	23	1978	1	合计	29	148
8	2008	7	16	1963	3	24	1983	1			

3) 发生规模：在 148 起副溶血弧菌食物中毒事件中，中毒的发生规模及罹患率差异较大，最小的 1 起 1 人中毒，最大的两起 2000 余人中毒，多为群体(酒店或单位食堂)发生(尤其是酒店)；与其他细菌性食物中毒事件相比，常表现发生的规模较大和罹患率较高。

罹患率 100%的 10 起共 170 人(平均 17 人/起)，最小的 1 起 3 人，最大的 1 起 45 人；罹患率最小的 1 起为 2.22%(37/1670)，统计 110 起的平均罹患率为 25.41%(表 16-1)。

A. 规模小的事件：以 2 起为例，分别如下。①四川省自贡市疾病预防控制中心的陈国忠等(2006)报告在 2005 年 8 月 2 日，20 人在自贡市某酒店共进晚餐后 4h 发病 1 人(罹患率 5.0%)，症状为恶心、呕吐、腹痛、腹泻(水样便)、头晕等；检验证实，是由生吃海鲜(北极贝、海虾等)引起的副溶血弧菌食物中毒[42]。②山东省莱州市卫生防疫站的于湘汝等(2009)报告在 2006 年 6 月 24 日，莱州市驿道镇民工 3 人在海边维修养殖大棚时自己做饭就餐，食用了在海边挖的小蛤蜊后均发病，表现腹痛、腹泻等症状，经治疗在 1~5d 痊愈；检验证实，是由副溶血弧菌引起的食物中毒[43]。

B. 规模大的事件：以 2 起为例，分别如下。①在前面有述李晓艳等(2008)报告 2007 年 8 月 25 日至 9 月 25 日，在厦门市某区连续发生的两起副溶血弧菌食物中毒 2000 余人，是在检出的事件中规模最大的[7]。②南宁铁路局疾病预防控制中心的陆玉蛟等(2009)报告的 1 起副溶血弧菌食物中毒事件，也是中毒规模较大的；报告柳州市某宾馆餐厅在 2008 年 9 月 26 日晚为 3 对新人举行婚宴晚餐，就餐 552 人，在餐后 8~12h 陆续发病 268 人(罹患率 48.55%)，表现腹痛、腹泻、呕吐，伴有程度不同的头痛、畏寒、倦怠、乏力等症状[44]。

C. 中毒死亡的事件：尽管由副溶血弧菌引起食物中毒是比较常见的，但发生中毒死亡还是很少见的；此次在检出的 148 起中，均无中毒死亡事件。

另外，浙江绍兴地区卫生防疫站的陈我隆(1981)，报告了在近 20 年中收集的 7 例确诊为副溶血弧菌食物中毒死亡的情况。其中除 1 例发生在城市集体食物中毒(发病 8 人，死亡 1 人)外，其余 6 例均散发在农村；此 7 起中毒事件共发病 24 人，死亡 7 人(病死率 29.17%)；年龄在 40~74 岁，职业为农民、炊事员等；发病距死亡最短的为 7h，最长的 2d，10~13h 内死亡 3 例，多在 1d 内死亡，病程在 2d 以上的未见死亡；诱发食物多为咸梭子蟹，次为白玉蟹。死亡的原因均为剧烈吐、泻脱水，电解质平衡失调及细菌毒素引起中毒性休克、血压降低，最后导致循环衰竭死亡[45]。

4) 最早的事件：在检出的副溶血弧菌食物中毒事件中，前面有述由叶自儁等(1962)报告发生在 1958 年 6 月上海的 1 起是最早的明确记述[5]。

(2) 流行病学表征　由副溶血弧菌引起的食物中毒，主要通过食物传播，最主要的是生食带菌的海产品、直接或间接地接触带菌海产品等，其次是食用由此菌污染且加热不足的肉类、禽类及咸菜和凉拌菜等食品；此外，也可通过使用被此菌污染的厨具或容器等引起。副溶血弧菌患者在发病初期排菌量大，可成为传染源，但其后的排菌量迅速减少；人群中虽有带菌者，但在本病的传播上意义不大[13]。

1) 中毒食物：在我国已有的报告主要为虾、蟹、海带、海螺、海蜇、墨鱼、海参、贝类、毛蚶等海产品，以及被副溶血弧菌污染的肉类、鱼类、渍制食品等。

初步统计，在检出的 148 起事件中，经检验明确或相关中毒食物的 96 起(构成比 64.86%)，主要涉及的是被副溶血弧菌污染水产品，尤其是海鲜(虾、蟹、蛤类、鱼类、螺、贝类、蛏、海带、蚬、墨鱼、海蜇、海瓜子等)，在 96 起中就有 59 起(构成比 61.46%)；其次为肉类(猪肉、鸡肉、牛肉、驴肉、鸭肉、鹅肉等)20 起(构成比 20.83%)，主要是腌渍肉类；还有比较少见的冷荤菜及凉拌菜 10 起(构成比 10.42%)，禽蛋类的 3 起(构成比 3.13%)，其他(配餐的 2 起、千层丝的 1 起、麦饼的 1 起)的 4 起(构成比 4.17%)，这些肉类、禽蛋类、菜类等，多是处于高盐环境并较长时间在室温条件下存放或曾直接接触过生海鲜被污染。未明确记述的 52 起(构成比 35.14%)。

2) 传播途径：综合分析副溶血弧菌引起食物中毒的传播途径，主要有以下几种形式。①海洋生物摄食时将海水或海底沉积物中的副溶血弧菌摄入体内，在食用了生海鲜食物后引起食物中毒。②由于食品加工、运输、储存的不规范，引起的交叉污染导致细菌感染。③烹调加热不充分时海产品上的细菌仅部分被杀死，残存的细菌仍可致病。④烹调过的食物盛于被污染的容器内或使用被污染的厨具再加工其他食品时，也可引起。⑤餐饮工作人员带菌污染食品及用具的，也可引起就餐的健康者感染。

浙江省杭州市西湖区卫生防疫站的张国祥等(1997)报告在 1996 年 9 月 15~16 日，杭州市某公司职员 80 人，于 15 日在食堂晚餐后发病 31 人(罹患率 38.75%)，潜伏期 2.5~30.5h(平均 9.5h)，主要表现腹痛(以脐周部阵发性绞痛为主)、黄水样腹泻(个别患者带有血性黏液)，伴有发热、恶心、呕吐；检验证实是由食堂1名健康携带副溶血弧菌的厨师，在食物加工操作过程中污染食物引起的食物中毒事件，也是食物加工人员带菌引起食物中毒比较典型的例子[46]。

湖北省武汉市江汉区疾病预防控制中心的卢俊等(2013)报告在2009年7月12日，在武汉市某自助餐厅的就餐者中，有7人发生由副溶血弧菌和嗜水气单胞菌混合引起的食物中毒，潜伏期8~20h(平均16h)，主要表现腹痛、水样腹泻(个别患者有黏液便)，有的恶心、呕吐；根据检验结果推断是鲜活水产品带菌污染加工工具(刀具和砧板)，继而污染熟食海鲜引起的，也是在食物加工操作过程中因交叉污染引起食物中毒比较典型的例子[47]。

山东齐鲁石化公司的王仁明等(2013)报告在2011年7月29日，在齐鲁石化某厂施工的临淄某安装公司承包商民工队，干活完工回到自己单位食堂就餐，发生19人食物中毒，潜伏期4~10h(平均7h)，主要表现腹痛、腹泻、恶心，有的伴有呕吐、头痛、头晕、乏力、腹胀；检验证实是由副溶血弧菌引起的，副溶血弧菌来源于刀具和砧板，是厨师直接使用切过海产品且未经消毒处理过的刀具和砧板加工冷盘食品凉拌猪头肉造成的，也是在食物加工操作过程中因交叉污染引起食物中毒比较典型的例子[48]。

3)发生季节：中毒发生有较明显的季节性，易流行于5~11月，高峰期多在7~9月，此季节是此菌生长繁殖的适期，也是人们喜食冷凉食品和常食海鲜的季节；居住在距海近的人群发病率高，常呈暴发流行。初步统计148起副溶血弧菌食物中毒事件，主要发生在5~10月，共139起(构成比93.92%)；按月份的发生频率列于表16-5。

表16-5　148起副溶血弧菌食物中毒事件的发生月份及数量

序号	月份	起数	序号	月份	起数	序号	月份	起数	序号	月份	起数
1	8	36	4	10	20	7	11	4	10	未记述	1
2	7	26	5	6	18	8	4	3	合计	9	148
3	9	23	6	5	16	9	12	1			

4)发生场所：中毒发生有较明显的场所特征，初步统计148起事件，主要发生在集体聚餐(餐宴)场所共125起(构成比84.46%)；按归类后发生频率依次为酒店(含宾馆餐厅、饭店等)的80起(构成比54.05%)，单位食堂的33起(构成比22.30%)，分食(分别购食、快餐等)的15起(构成比10.14%)，聚餐的7起(构成比4.73%)，餐馆(小吃部、快餐店、饮食摊点等)的5起(构成比3.38%)，家庭的3起(构成比2.03%)，未明确记述的5起(构成比3.38%)。

(3)发病与临床特点　发生副溶血弧菌食物中毒的潜伏期在2~48h(平均15h)，可短至1h，最长达99h；表现发病急剧，82.0%的患者伴有剧烈上腹部绞痛，71.0%有恶心，52.0%有呕吐，98.0%有腹泻(水样或血水样便)，27.0%有发热，42.0%有头痛，少数伴有失水，个别有循环衰竭、神志不清、全身痉挛；病程有自限性，一般在2~4d，轻者在数小时即症状消失，重者可迁延至10d，病死率低于0.1%[13]。

初步统计148起事件，临床以胃肠道症状为主，表现腹痛、腹泻、恶心、呕吐等，腹泻多为水样便，个别的有血样便或有的后转为脓血便，一般无里急后重；常伴有发热、头痛、头晕、乏力等。

1)发病与病程：初步统计 148 起事件，在不同年龄、性别的均有发生，但以青壮年为常见；发病表现急骤，一般为 2~48h(平均为 15h 左右)，最短的 1 起首发病例为 0.2h，最长的 1 起末发病例在 99h。

由副溶血弧菌引起的食物中毒，患者在病后的免疫力不强，可重复感染发生。初步统计明确记述了病程的 60 起事件，病程(按 d 计)短的 1d，最长的 1 起 21d，多在 1~4d 的共 45 起(构成比 75.0%)；另外是最后治愈病例为 5d 的 4 起(构成比 6.67%)，7d 的 7 起(构成比 11.67%)，9d、11d、12d、21d 的各 1 起(构成比各 1.67%)。

2)临床表现：前面有述，副溶血弧菌引起的食物中毒以临床表现胃肠道症状为主。何洁仪等(2011)报告，对广州市在 1997~2007 年发生的 97 起(中毒 2201 人)副溶血弧菌食物中毒分析表明，表现以阵发性绞痛为主的腹痛患者 1702 例(构成比 77.3%)，腹泻的 1563 例(构成比 71.0%)，恶心的 816 例(构成比 37.1%)，呕吐的 740 例(构成比 33.6%)，发热的 335 例(构成比 15.2%)；其他临床表现为头晕的 298 例(构成比 13.5%)，头痛的 205 例(构成比 9.3%)，四肢乏力的 104 例(构成比 4.7%)，另外还有表现口干的 52 例(构成比 2.36%)，寒战的 41 例(构成比 1.86%)，心悸的 6 例(构成比 0.27%)，四肢麻木的 4 例(构成比 0.18%)[15]。

此外，福州市第一医院的林日渊(1980)报告的 1 起副溶血弧菌食物中毒事件中，记述 1 家 8 口人进食盐渍大头菜叶煮米粉干后，均出现腹痛、腹泻、呕吐等症状；其中最严重的 1 例(25 岁的女性)发生完全性失语达 32d 之久，认为系中毒性脑炎所致。像这种情况还是很少见的[49]。

3)病例简况：为简便了解副溶血弧菌食物中毒在发生时间、罹患率、潜伏期、相关食物、发生场所等方面的一些情况，将发生于不同省(区、市)在这些方面记述比较详细的择 10 起归于表 16-6(不含已单独记述过的)[50~59]。

表 16-6 10 起副溶血弧菌食物中毒事件的基本情况

序号	报告者(年度)	发生(年.月)	同餐人数	发病人数	罹患率/%	潜伏期(平均)/h	相关食物	发生地(省、区、市)	发生场所
1	王仁龙(1997)	1995.5	108	60	55.56	3.5~14	酱牛肉	上海	食堂
2	王建昌(1999)	1997.8	600	210	35	6~10	海带	山东	食堂
3	杨善利等(2001)	1999.6	35	35	100	2~18(7)	腌渍榨菜	辽宁	食堂
4	叶菊连等(2003)	2001.8	165	73	44.24	9~38(14.4)	江蟹，醉鸡	浙江	酒店
5	姜瑞录等(2003)	2002.5	320	94	29.38	5~28(16.94)	虾	江苏	酒店
6	韦海标等(2006)	2005.8	120	87	72.5	4~46(16.66)	虾，蟹	广西	酒店
7	杨兴等(2007)	2006.5	640	164	25.63	3~28(11.96)	虾	四川	酒店
8	吕静(2007)	2007.7	264	93	35.23	13~27(17)	凉菜	河北	酒店
9	黄佐平等(2009)	2008.4	153	18	11.76	6~19	拼盘	广东	酒店
10	钟博文等(2009)	2008.5	120	31	25.83	5~20.5(15.5)	白斩鸡	福建	大排档
合计	10	1995~2008	2525	865	34.26	2~46			

(4)优势血清群(型) 在我国，副溶血弧菌食物中毒流行的优势血清群(型)菌株为O3群和O3∶K6血清型，也有O2∶K28、O4∶K8、O4∶K34、O3∶K3、O1、O5、O10、O11、K25、K41、K36、K56等的报告。

程苏云等(2002)报告检测了50株引起食物中毒的副溶血弧菌，以O1(14株)、O3(21株)、O4(12株)群菌株为主，共47株(构成比94.0%)，其中以O3群(21株)菌株最多(构成比42.0%)，又以O3∶K6血清型(15株)菌株最多(在O3群的构成比为71.43%)；所检菌株的基因 *tdh* 均阳性，*trh* 均阴性[60]。孙健等(2008)报告，对2004~2007年收集的352株食源性食物中毒副溶血弧菌进行血清型检定，结果299株可分型(构成比84.94%)，其中O3群为优势菌株，共213株(构成比60.51%)，O1群的43株(构成比12.22%)；K抗原的以K6型为主，共201株(构成比57.1%)，K25型的35株(构成比9.94%)；血清型结果显示以O3∶K6为主[61]。何洁仪等(2011)报告，对广州市在1997~2007年发生的97起副溶血弧菌食物中毒事件中12起109株菌(肛拭子的99株，剩余食物的7株，用具的3株)进行的血清型分析表明，其中8起62株为O3∶K6(在总起数的构成比为66.67%，在总菌株数的构成比为56.88%)；其余4起分别为O?∶K25(3株)、O10∶K6(27株)、O4∶K8(3株)、O11∶K36(14株)[15]。

多数情况下，在同一起副溶血弧菌食物中毒事件中，常常为同一种血清群(型)菌株；也有时出现多种血清群(型)菌株的混合感染，但总体上还是较少的。侯炎昌等(2007)报告在2006年8月，从1起食物中毒病例中同时检出了K6、K41和K56共3种K血清群菌株[62]；方叶珍等(2011)报告在2009年8月，从1起食物中毒病例中同时检出了O4∶K8和O3∶K6两种血清型菌株[63]；黄锐敏等(2011)报告在2010年5月，从1起食物中毒病例中同时检出了O3∶K6和O2∶K28两种血清型菌株[64]。另外，朱敏等(2008)报告对120株(门诊腹泻患者、肉类食品、食物中毒患者的各40株)不同来源的副溶血弧菌进行血清群检定，结果主要为O3群、O4群、O1群和O5群；发现在不同来源菌株间的血清群差异较大，从门诊患者和食物中毒事件中分离的菌株主要为O3群、O4群和O5群，从食品中分离的菌株主要为O1群、O10群、O2群和O11群，认为O3群、O4群菌株是副溶血弧菌食源性疾病或食物中毒重点防治的血清群[38]。

Nair等(2007)通过研究提出了副溶血弧菌“血清型变异”假说，指出与优势血清型O3∶K6存在相同基因型和分子特征的其他型菌株，是由同一株O3∶K6菌株抗原变异而来，这些菌株构成了现在流行的O3∶K6菌群，但这一假说还有待于进一步的研究证实[30,65]。

初步统计检出的148起事件，有19起进行了分离菌株的血清学分群或分型；在同一起事件中，多为相同血清群(型)。其中以O3∶K6(7起，占36.84%)和O4∶K8(4起，占21.05%)为主；另外为O1，O1、O3混合，O1、O2、O4混合，O2∶K28、O3∶K6混合，O1∶KUT(K不定型)、O3∶K6、O3∶K29、O4∶K8、O4∶K68混合，O2∶K28、O3∶K6、O3∶K25、O4∶K12、O4∶K34混合，O3∶K6、O4∶K8混合，K6、K41、K56混合的各1起(各占5.26%)。按不同血清群计，O群的以O3最多(出现在12起中，占63.16%)，其次为O4(出现在6起中，占31.58%)；K群的以K6最多(出现在12起中，占63.16%)，其次为K8(出现在6起中，占31.58%)。

3.3.1.2　其他感染病

由副溶血弧菌引起的肠炎，是仅次于食物中毒的感染形式，其发病与临床特点与食物中毒的基本一致；也容易感染沿海地区的工作人员，常是与直接接触近海海水有关。叶文华等(1998)报告对 1996 年 7~9 月在解放军第 302 医院肠道门诊就诊的 1221 例急性腹泻患者粪便进行副溶血弧菌的检验，检出 90 例，占同期粪便细菌培养阳性感染性腹泻的 16.6%；年龄在 12~72 岁(平均 32.4 岁)；根据临床资料分析，认为对于腹痛、呕吐明显，特别是腹部绞痛剧烈的急性腹泻患者，应怀疑是副溶血弧菌性肠炎[66]。

副溶血弧菌还能引起皮肤感染、耳部感染、肺炎及败血症等[13]。另外，贺晓红(1998)报告，一名 6 岁男孩发生了由副溶血弧菌引起的中毒性休克、中毒性脑炎，认为其病因是进食了少量养海鱼的水，这种情况还是比较少见的[67]。

3.3.2　动物的副溶血弧菌感染病

在动物，主要是引起鱼类及其他一些水产养殖动物的感染发病，但还不像人的感染那样更具广泛性。已有明确记述能引起海鲷、大黄鱼、石斑鱼等多种鱼类、甲壳类(斑节对虾、对虾、龙虾、河蟹、锯缘青蟹等)和贝类(九孔鲍和文蛤等)的暴发感染；主要为败血症感染类型，且常常表现具有广泛的组织器官致病性及高发病率和高致死率[68]。

3.3.3　毒力因子与致病机制

尽管目前对副溶血弧菌毒力因子已有较多的研究和认识，但此菌的确切致病机制尚不十分清楚，诸多问题都有待于进一步的研究阐明；目前相对认识比较清楚的毒力因子，主要是溶血毒素 TDH 和 TRH[6,10,16,69~74]。

3.3.3.1　溶血毒素

Obara(1971)从 KP 阳性的副溶血弧菌培养滤液中分离到 TDH，化学成分是不含糖或脂质的蛋白质，由两个相同的亚单位组成，分子质量为 42kDa，该毒素对热有耐性(能耐 100℃作用 10min)，故称其为 TDH。TDH 主要有溶血作用、细胞致死作用、肠毒性和心脏毒性(致死活性)等生物学活性，目前一般认为 TDH 是副溶血弧菌重要的毒力因子，并认为 TDH 是 KP 阳性的物质基础；通过家兔肠袢结扎试验、乳鼠灌胃试验及对相应组织致病性观察，证实 TDH 可引起肠袢肿胀、充血和肠液潴留，乳鼠腹泻并迅速死亡，因此认为 TDH 与副溶血弧菌所致腹泻等症状可能有关。另外，TDH 对心脏有特异性心脏毒性作用，可引起心房纤颤、期前收缩等。

Nishibuchi 等(1989)报告在 1985 年从马尔代夫暴发的食物中毒病例分离到一批 KP 阴性(不产生 TDH)的副溶血弧菌，表明副溶血弧菌除 KP 溶血毒素 TDH 外，还存在另外的致病因子，研究发现这种因子同样具有与 TDH 类似的结构及在兔肠袢结扎试验中引起肠液潴留的活性等肠毒性、溶血性、细胞毒性、心脏毒性等，但不耐热(100℃作用 10min 失活)，且引起溶血作用的敏感动物红细胞的种类与 TDH 不同(对牛红细胞的溶解活性很高、对马红细胞不溶解)，分子质量为 48kDa，似与 KP 阳性无关，因此命名为 TRH。TRH 包括 TRH1 和 TRH2，分别由 *trh1*、*trh2* 基因编码。

TLH 需要卵磷脂的存在才具有溶血活性，因此又称为卵磷脂依赖的溶血素(LDH)。

TLH 由两种具有交叉免疫原性，分子质量为 43kDa 和 45kDa 的蛋白质组成，但两种蛋白质具有同样的生物活性，被认为是同一基因的产物，能溶解人和马的红细胞，是一种非典型的磷脂酶(phospholipase，PLase)。TLH 的功能和致病性尚不很清楚；在临床及环境分离株中均含有 *tlh* 基因，具有种属特异性。

溶血素的溶血过程分为两步，首先是溶血素与宿主的红细胞膜结合，呈温度非依赖性，并且有受体介导，主要是神经节苷脂-2(GM2)，GM1 也参与介导；其次是溶血素致细胞溶解，呈温度依赖性。Tang 等(1997)用单克隆抗体对 TDH 的功能结构域进行了研究，发现 TDH 与红细胞结合的部位在其氨基端，其羧基端与结合后的过程(包括蛋白质磷酸化、溶血)有关。

3.3.3.2 尿素酶

副溶血弧菌的尿素酶与其致病性之间存在一定关系，尿素酶阳性菌株能引起鼠回肠段的肠液积聚。以往认为副溶血弧菌的尿素酶为阴性，尿素酶阳性的菌株与人的感染联系不大，但有许多试验证实尿素酶阳性菌株与 *trh* 之间呈正向联系。

Suthienkul 等(1995)检测了 489 株副溶血弧菌，结果 *tdh* 单一阳性占 81%，*tdh* 和 *trh* 双阳性占 6%，*trh* 单一阳性占 2%，尿素酶阳性株占 8%，尿素酶阳性株都呈 *trh* 阳性，尿素酶阴性株的 *trh* 也呈阴性；Lida 等(1997)发现尿素酶与 *trh* 的基因序列位于染色体 DNA 上相邻的编码区，为两者的正向联系提供了分子生物学证据。据此，很多学者认为尿素酶可以作为快速检测副溶血弧菌，尤其是 KP 阴性株的一个生物学性状指标。

黄上媛等(1995)应用 PCR 检测了 7 株尿素酶阳性和 2 株尿素酶阴性菌株的 *tdh* 基因，发现它们的扩增物均具有相同碱基对(416bp)的荧光带，从而证实尿素酶阳性与阴性菌株均具有同样的致病性[75]。蔡心安(2005)报告，两年中共检测急性腹泻患者(年龄在 14~89 岁)的粪便 3165 份(其中 2002 年 5~10 月 1691 份，2003 年 5~10 月 1474 份)，检出副溶血性弧菌 302 株(检出率 9.5%)；其中尿素酶阳性的 48 株(构成比 15.89%)，以 7~9 月的检出最多(252 株，占 83.4%)，*tdh* 阳性的 213 株(构成比 70.53%)，*trh* 阳性的 43 株(构成比 14.24%)，尿素酶阳性及阴性的菌株均有较强的致病性[76]。在引起食物中毒的菌株中，王本利等(2000)报告在 1999 年 4 月，从 1 起食物中毒病例检出的 4 株副溶血弧菌，尿素酶均阳性，KP 均阴性[77]。

3.3.3.3 黏附性与侵袭性

副溶血弧菌对肠上皮细胞具有黏附作用，目前发现的黏附因子主要为纤毛和细胞血凝素(cell-associated hemagglutinin，cHA)；研究表明这种黏附能力，普遍存在于副溶血弧菌的菌株。

副溶血弧菌具有侵袭性，能侵入肠上皮细胞，引起肠上皮细胞和黏膜下组织一系列病变；日本学者对该菌感染病死者尸解，发现肠道内有病理损害，说明副溶血弧菌的直接侵袭是致病原因；由该菌引起的皮肤感染、耳部感染、肺炎及败血症等，也说明该菌具有一定的侵袭力。

3.3.3.4 其他

周桂莲等在 1983 年曾对副溶血弧菌内毒素(endotoxin)进行了研究，并证明了它的致病作用。首先以 KP 阴性菌株做新生家兔经口服试验，结果证明经离心后的肉汤培养物上清液无致病作用，又以提取的脂多糖(lipopolysaccharide，LPS)试验，可使新生家兔经口服致死；从中毒者分离的 KP 阳性及阴性菌株，以提取的 LPS 及相应肉汤培养物，进行小鼠肠袢结扎试验和乳鼠灌胃试验，均获得了与肠毒素(enterotoxin)相似的能促进肠液分泌的结果，提示 LPS 可能是副溶血弧菌感染导致患者水样腹泻的重要病因物质之一[6]。

副溶血弧菌产生的一些胞外酶，尤其是蛋白酶类，也在副溶血弧菌的致病性方面具有一定的作用；但目前的研究尚较少，一些问题还有待阐明。

3.4　微生物学检验

在人的副溶血弧菌感染病例，常见的临床标本材料是粪便(或肛拭子)及呕吐物和剩余食物(主要是食物中毒和肠炎病例)、血液、伤口分泌物等。在鱼类中，常见的是表皮病变组织、鳃、腹水、内脏组织液、血淋巴及内脏器官组织等。

需要注意的是，若运送标本需要时间较长(如远超过 8h 时)，则应将粪便标本置于凯利-布莱尔(Cary-Blair)运送培养基；若运送时间少于 8h，可将粪便标本直接置于碱性蛋白胨水培养基中。另外，因为副溶血弧菌既不耐冷又不耐热，所以在运送标本时不需冷藏，在常温下即可。无论如何，标本材料的保存不宜超过 24h，更禁止冷冻保存。

3.4.1　细菌学检验

对副溶血弧菌进行细菌学检验，尤其是有效的分离和鉴定，对明确副溶血弧菌的感染是最直接的，并具有很重要的意义。

3.4.1.1　细菌分离与鉴定

对副溶血弧菌的分离，通常是将被检材料接种于 TCBS、普通营养琼脂(含 3.5%的 NaCl)、SS 琼脂等培养基平板上，置 37℃培养 18~24h，选择典型副溶血弧菌的菌落做成纯培养后供鉴定用。若需增菌培养，可使用碱性蛋白胨水培养基(NaCl 浓度可加至 3%~4%)。

在对所分离的细菌纯培养物进行鉴定时，需要注意的有：①副溶血弧菌一般为尿素酶阴性，但已多有尿素酶阳性菌株的报告，且常是与此菌致病作用相关；②此菌有动力，但已有报告从食物中毒患者粪便中分离出了动力阴性的副溶血弧菌，经在高盐环境中培养后恢复动力[78]；③对此菌进行耐盐试验时，可使用盐胰酪胨肉汤(STB)培养基；④做氧化-发酵(O-F)试验时，应使用胡弗-利富森葡萄糖肉汤(Hugh-Liefson 葡萄糖肉汤，H-LGB)培养基；⑤做明胶液化(水解)试验时，应使用营养明胶培养基；⑥此菌为嗜盐菌，但已知嗜盐菌并非此一种弧菌，如常见的溶藻弧菌同样为嗜盐菌，两者的主要区别点如表 16-7 所示，其他弧菌一般仅能在 3%的 NaCl 浓度下生长。

表 16-7　副溶血弧菌与溶藻弧菌的鉴别要点

项目	副溶血弧菌	溶藻弧菌	项目	副溶血弧菌	溶藻弧菌
TCBS(菌落)	绿色	黄色	生长(蛋白胨水)：含 0g/L NaCl	–	–
蔗糖发酵	–	+	含 30g/L NaCl	+	+
阿拉伯糖发酵	+	–	含 70g/L NaCl	+	+
MR 试验	+	–	含 110g/L NaCl	–	+
V-P 试验	–	+			

注：+表示阳性，–表示阴性。

3.4.1.2　毒力因子与毒力基因检测

对副溶血弧菌毒力因子与毒力基因的检测，主要目的在于对分离菌株病原性意义的确定；另外，有时也用于从临床标本材料中对病原副溶血弧菌的直接检出。

(1) *毒力因子检测*　目前对副溶血弧菌的毒力因子尚在研究之中，其中较为明确的是溶血素 TDH 及 TRH。对 TDH 的检验已有相对规范的方法(使用我萋琼脂培养基做 KP 试验)，KP 阳性菌株为在生长菌的周围(或下面)出现明显 β-溶血，KP 阴性者无此现象。特别注意，此试验要求须在不超过 24h 的时限内观察结果才有效；不同种动物红细胞对此试验的反应不同，人、家兔红细胞最敏感(常使用)，大鼠、小鼠、猴、豚鼠等的红细胞次之，马的红细胞完全不被溶解。需要注意的是，TRH 似与 KP 阳性无关，因此不能仅以 KP 阳性作为副溶血弧菌致病株的指标。

(2) *毒力基因检测*　目前对副溶血弧菌毒力基因的检测，主要是针对已明确的溶血素 *tdh* 和 *trh* 基因。Suthienkul 等(1996)用限制性酶切片段长度多态性分析(restriction fragment length polymorphisms，RFLP)方法分析了 137 株副溶血弧菌的 *tdh* 和 *trh* 基因，用 *Hind*III酶切后，*tdh* 能分为 5 个型，*trh* 分为 4 个型，并发现两种基因间存在密切的联系。McCarthy 等(1999)应用碱性磷酸酶(alkaline phosphatase，AP)和地高辛(Dig)标记探针检测副溶血弧菌的 *trh* 基因，在 124 株试验菌中，AP 标记的探针仅对 26 株相应的副溶血弧菌杂交(对 88 株其他弧菌和 10 株非弧菌细菌均不杂交)，初步表明 AP 探针的特异性强，应用这个探针和 API 20E 鉴定系统检测了从牡蛎中分离的 206 株疑似副溶血弧菌，两者检测结果 97%相同[16,79]。

周志江等(1996)根据副溶血弧菌的基因 *tdh* 设计了两对引物，经 PCR 检测 18 株 KP 阳性副溶血弧菌均呈阳性反应，6 株 KP 阴性副溶血弧菌呈阴性反应，其他 9 种 34 株弧菌及 8 株其他革兰氏阴性菌也均为阴性反应，检测敏感度可达 2CFU/mL 的副溶血弧菌[80]。任少堂等(1997)报告用 PCR 方法检测副溶血弧菌的 *tdh* 基因，表明具有简便、快速、特异的特点，适宜临床应用[81]。史秀杰等(2001)报告以 vp-32 和 vp-33 为引物，以 PCR 扩增副溶血弧菌基因组中与基因 *tdh* 有关的一段 387bp 的 DNA 片段，使用此引物的其他 22 种常见致病菌则未扩增到特异 DNA 片段，对副溶血弧菌检测的敏感度可达到 80CFU/mL，根据结果认为该方法能准确、快速检测副溶血弧菌[82]。扈庆华等(2004)报告用改良分子信标-实时 PCR(real-time PCR)方法检测副溶血弧菌，具有快速、灵敏度高、特异性强等特点，可用于对副溶血弧菌食物中毒的快速诊断[83]。

综合分析，近年来国内外在副溶血弧菌毒力基因检测方面均证明了相应的可行性。目前需要解决的关键问题主要在于方法的规范与标准化，并进一步探讨检测结果与菌株致病的相关意义。

3.4.1.3　分子生物学检验

在对副溶血弧菌的分子生物学检验方面，除了上述对毒力基因的检测外，研究相对较多的包括脉冲场凝胶电泳(PFGE)分型、用 PCR 方法对一些特异基因的检测等[79]。

(1)PFGE 分型　对细菌的 PFGE 分型，通过将不同菌株的染色体 DNA 酶切后进行电泳，再根据各菌株的电泳带型分布进行比较分析，确定不同菌株间的相似性程度，从而划分出 PFGE 型别；一些研究结果表明，PFGE 分型方法以其独具的对大片段 DNA 分子的高分辨率而显著地提高了细菌分型的可靠性，并可为细菌流行病学研究及菌型分布调查提供科学依据。在前面有述，台湾的 Wong 等(1996)首先建立了对副溶血弧菌的 PFGE 分型方法，并经实践检验明确了应用价值[27,29]。

(2)PCR 方法　近年来，我国多有对副溶血弧菌采用 PCR 方法检验的研究，并取得了可行性成果。例如：①孔杰等(1997)根据几种细菌的 16S rRNA 基因的序列，设计并合成该基因的 PCR 引物 PL1 和 PL2，并用该对引物分别从坎氏弧菌、副溶血弧菌和溶藻弧菌的 DNA 样品中扩增出分子质量与原设计相同的 DNA 片段，然后用限制性内切酶(*Alu* Ⅰ)对此 3 种弧菌的 PCR 产物进行酶切，形成 3 种不同的限制性内切酶图谱，研究结果表明用 16S rRNA 基因的限制性内切酶图谱，可快速、准确地鉴别该 3 种弧菌[84]。②孙宏迪等(2010)报告以副溶血弧菌 *tdh* 基因作为靶基因，设计合成引物及 TaqMan 探针，利用阳性质粒和模拟标本建立副溶血弧菌实时荧光定量 PCR(real-time fluorescent PCR)检测方法，结果表明具有特异性强、灵敏度高、稳定性好、方便快捷等优点，为副溶血弧菌的快速检测提供了一种新的方法[85]。③万成松等(2006)报告采用分子信标 PCR(molecular beacon PCR)技术进行副溶血弧菌 *tdh* 基因检测，通过对 13 株副溶血弧菌和其他细菌分别进行 *tdh* 基因实时和终点法荧光检测，结果表明与琼脂糖电泳分析的结果一致，认为分子信标 PCR 技术可以准确、快速、实时、简便检测副溶血弧菌 *tdh* 基因[86]。④王忠发等(2009)报告采用荧光定量 PCR 方法，可在 30min 内完成粪便中副溶血弧菌 *tlh*、*tdh*、*trh* 的检测，具有灵敏度高、特异性好、结果稳定、抗杂菌与药物干扰能力强等优点，非常适合食物中毒的应急检测[87]。

总体来讲，目前在对副溶血弧菌的分子生物学检验及分型等方面的研究较多，且均收到了较理想的结果。今后进一步的研究工作，主要在对各种不同来源的副溶血弧菌及大量菌株的试验确认方面，并使其规范化和标准化，以能使这些方法在实践中得到有效应用。

3.4.2　免疫学检验

在免疫学检验方法中，包括对分离的副溶血弧菌用已知 O、K 因子血清进行血清型检定及用已知副溶血弧菌特异抗血清对待检菌做定性检验；也含用临床分离的副溶血弧菌对感染患者做血清抗体效价测定，这在对食物中毒事件的确诊中通常是比较常用的。需要注意的是，发生食物中毒后患者血清抗体维持的时间较短，因此患者恢复期比发病初期的抗体效价不一定都是增高的，有的会是下降的[6,23,24]。

3.4.2.1 血清型检定

目前，我国已有副溶血弧菌标准 O 因子血清 13 种(O1~O13)及 65 种 K 因子血清(K1~K71)，可供在相应血清分型中使用。方法是取供试菌与已知 O、K 抗血清做凝集试验，然后根据凝集情况确定相应的 O、K 型并列出抗原式，如 O 为 2，K 为 28，则该菌株的血清型为 O2∶K28。

基本检定方法是将待检菌株接种于含 3% NaCl 的胰蛋白胨大豆胨琼脂(tryptone soytone agar，TSA)培养基斜面，37℃培养过夜后用 2mL 含 3% NaCl 的无菌水溶液洗下斜面培养物，充分混匀制备成均一的浓厚菌悬液，然后等量分成两份分装于两支小试管中，其中 1 管经 121℃高压蒸汽处理 1h(或 100℃煮沸 2.5h)破坏 K 抗原作为相应 O 抗原液，未处理的另 1 管则为相应 K 抗原液。试验时，取 O 因子血清(13 种)分别滴于洁净玻板上各 1 滴(若有多价 O 血清组合则先做多价的)，另滴 1 滴 3% NaCl 无菌水溶液作为对照(无血清用于检查抗原是否自凝)，然后分别滴加等量的 O 抗原液并即刻混匀，在 1min 内观察并判定结果，阳性者可立刻出现明显凝集(++)，与哪一种 O 因子血清凝集则为相应的 O 抗原；检定 K 抗原的方法与 O 抗原的相同，只是使用相应的 K 因子血清及 K 抗原液，也同样设有对照，与何种 K 因子血清凝集则判为相应的 K 抗原。试验中的对照必须是不凝集的，否则试验无效[16,18]。

3.4.2.2 血清学检验

对副溶血弧菌进行免疫血清学检验，包括应用副溶血弧菌特异抗血清对待检分离菌株或标本材料中副溶血弧菌的检验，应用副溶血弧菌特异抗原对疑似患者血清做相应抗体检测两方面内容。

(1)抗原检验 对副溶血弧菌进行抗原血清学检验的研究，目前主要在荧光抗体技术及酶联免疫吸附试验(enzyme-linked immunosorbent assay，ELISA)方面。

Chen 等(1996)以亲和层析纯化副溶血弧菌的外膜蛋白免疫家兔获得的抗体(第一抗体)和异硫氰酸荧光素(fluorescein isothiocyanate，FITC)标记的鼠抗兔 IgG(第二抗体)，进行间接免疫荧光抗体法检验副溶血弧菌 85 株，在荧光显微镜下检查发现都产生强荧光，对照的 63 株非副溶血弧菌中只有 6 株产生弱或中等荧光，该方法的灵敏度和特异度分别为 100%和 90.5%[16]。张晓华等(1997)研究了间接免疫荧光抗体技术对中国对虾副溶血弧菌检验的可行性，结果表明不仅可用于检验副溶血弧菌感染的病虾，也可用于检验带菌状态或未发病的感染对虾[88]；另外，张晓华等(1997)研究了间接 ELISA 对中国对虾副溶血弧菌的快速检验技术，表明结果是可靠的，其检测的敏感性阈值为每毫升中含 1×10^5 个菌，且可重复性强，底物显色清晰[89]。

根据副溶血弧菌抗原的复杂性，目前在对副溶血弧菌进行抗原血清学检验时，需要解决的主要问题是寻求一种在不同血清型菌株间均能有效表达的特异性共同抗原。

(2)抗体检测 在发生副溶血弧菌感染后的一定时期内，机体能产生并存在一定强度的血清抗体。对感染初期及恢复期双份血清抗体的检测，可作为诊断的依据，在副溶血弧菌食物中毒的检验中尤为常用。方法是使用分离的菌株制备全菌抗原与血清做定量凝集试验，一般在恢复期的血清抗体效价可比感染初期的高出 4 倍以上；需注意的是，如前面所述有时抗体的凝集效价在恢复期比急性期低[6,23,24]。

3.4.3 动物感染试验

要确认分离的副溶血弧菌是被检感染病(症)的相应病原菌或测定菌株的毒力强度，除了对分离菌株进行毒力因子及(或)毒力基因的检测外，有时也常需做动物感染试验，尤其在对分离菌株的毒力强度检测方面还是必需的。

对人源副溶血弧菌的菌株做动物感染试验时，通常多用实验动物小鼠测定菌株毒力，供试菌液通常使用 18~24h 的普通营养肉汤 35℃培养，于 13~15g 小鼠腹腔内注射接种 0.3~0.5mL/只，有毒菌株可使供试小鼠在感染后 5~10h 发病死亡(时间长的在 24h 左右)；发病时有竖毛、运动不活泼、腹部紧贴容器罐底、呼吸困难、四肢抽搐和尾部痉挛等表现；由于有些溶藻弧菌的菌株也能使小鼠致死，有时不易区别，但作为供试菌株的毒力筛选仍是有参考意义的[6,16]。

对从鱼类中分离的菌株，常需对同种鱼类进行感染试验，以能引起同自然病例的感染，并能重新分离回收到感染菌，作为致病作用的判定指标，这一点对于确定那些少见感染类型及混合感染类型尤为重要。

4 溶藻弧菌(*Vibrio alginolyticus*)

溶藻弧菌[*Vibrio alginolyticus*(Miyamoto，Nakamura and Takizawa 1961)Sakazaki 1968]也称解藻朊酸弧菌、解藻酸弧菌、溶藻胶弧菌等；最早被归入海洋单胞菌属，名为溶藻海洋单胞菌(*Oceanomonas alginolytica* Miyamoto，Nakamura and Takizawa 1961)。

DNA 的 G+C mol%为 45~47(T_m，Bd)。模式株：118，ATCC 17749，CCM 2578，DSM 2171，IMET 11295。GenBank 登录号(16S rRNA)：X56576，X74690[4]。

4.1 生物学性状

溶藻弧菌也是一种典型的嗜盐菌，其生化性状与副溶血弧菌十分近似，一些鉴别要点可见表 16-7。

4.1.1 理化特性

溶藻弧菌在复杂固体培养基上能形成侧毛并能游动，在含 1.5%~2.0%琼脂，表面较干燥的固体培养基平板中央接种 1 滴或 1 接种环新鲜培养物，置 25~30℃培养 18~48h，游动的菌株一般就扩散生长到整个琼脂培养基表面；产生乙酰甲基甲醇和(或)二乙酰，在 40℃能生长；利用蔗糖、戊酸、L-亮氨酸和 L-酪氨酸，精氨酸双水解酶阴性，不利用纤维二糖、β-羟基丁酸和 γ-氨基丁酸。这些特征，有利于与其他弧菌相鉴别。

需要注意的是：①此菌在普通营养琼脂培养基上一般为圆形、表面无光泽、有皱褶、边缘不整齐的白色菌落，在 TCBS 培养基上为圆形、表面光滑有光泽、直径在 2mm 左右甚至大些的黄色菌落；②在 TSA 等固体培养基上常呈扩散生长，这一点也可与副溶血弧菌相区别，但需注意有些副溶血弧菌菌株在比较湿润新鲜或软琼脂培养基上有时也可形成不规则菌落或片状扩散生长。

4.1.2　抗原结构与免疫学特性

有报告显示以从发病鱼分离的溶藻弧菌制备全菌疫苗用于免疫预防接种，可以提高鱼体免疫力，减少中毒后的死亡率(丁燏等，2004)；另有报告，用从鱼分离的溶藻弧菌提取 OMP 进行免疫保护性研究，发现 OMP 在防治鱼类弧菌病的发生上具有明显效果(吴灶和等，2005)[68]。

在发生溶藻弧菌食物中毒后，通常情况下其血清抗体会在一定的时限内出现且效价明显升高，也可作为辅助诊断的依据。例如，江苏省溧水县卫生监督所的史顺龙(2002)报告，在 2000 年 9 月 30 日，溧水县某镇一村民办家宴，72 人聚餐后发病 36 人(罹患率 50.0%)，潜伏期 3~6h(平均 4.8h)，主要症状为恶心、呕吐、腹痛、腹泻(水样便)，检验证实是由溶藻弧菌污染碱卤鸭肫引起的食物中毒；采集 8 名患者在发病期及恢复期血清做溶藻弧菌抗体效价检测，结果在发病期为 1∶8 的 1 份、1∶10 的 7 份，恢复期为 1∶80 的 1 份、1∶160 的 7 份[90]。

总体来看，目前对溶藻弧菌的抗原及免疫学性状尚缺乏比较系统的研究，有诸多问题均尚待明确，这些问题也是当前溶藻弧菌的研究重点。

4.1.3　生境与抗性

有记述辽宁省卫生防疫站曾对致病性弧菌的分布进行调查研究，从海水和海产品中检出的致病性弧菌以溶藻弧菌为主，其次为副溶血弧菌和非 O1 群霍乱弧菌，从沿海地区急性腹泻患者检出的致病性弧菌以副溶血弧菌最多，其次为非 O1 群霍乱弧菌和溶藻弧菌；这些也说明了该菌的重要病原意义[91]。郑国兴等(1999)报告该菌从青蛤中的高检出率，也提示了此菌在青蛤引发细菌性食物中毒中的重要地位[92]。

已有的一些报告显示，此菌的不同分离菌株在对常用抗菌药物的敏感性方面存在一定的差异。通常表现对链霉素、阿米卡星、氯霉素、庆大霉素、新霉素、呋喃妥因、卡那霉素、大观霉素、环丙沙星、诺氟沙星、妥布霉素、多西环素、多黏菌素 B、复方新诺明及磺胺甲基异噁唑等敏感；对头孢唑啉、吡哌酸、头孢拉啶、克林霉素、林可霉素、青霉素 G、氨苄西林、杆菌肽、万古霉素、新生霉素、呋喃唑酮等不敏感。

山东省济南市疾病预防控制中心的李波等(2003)报告在 2002 年 8 月 30 日，济南市发生 1 起由溶藻弧菌污染凉拌海带丝引起的食物中毒事件。报告 12 名建筑工人下班后在一家小餐馆集体就餐，餐后 8~12h 相继发病，主要症状为恶心、呕吐、阵发性腹痛、水样腹泻、无发热；对分离菌株做药物敏感性测定，结果对供试的庆大霉素、阿米卡星、头孢曲松、复方磺胺、妥布霉素、头孢噻肟、头孢他啶、诺氟沙星、氯霉素、呋喃妥因敏感，对四环素、卡那霉素中度敏感，对氨苄西林、羧苄西林、哌拉西林钠、头孢呋辛耐药[93]。

4.2　病原学意义

已有的研究表明，溶藻弧菌不仅是多种鱼类的病原菌，也是日益被引起关注的人致泻弧菌，因此也可认为此菌是人-鱼共染的一种病原菌。

4.2.1　人的溶藻弧菌感染病

溶藻弧菌对人的致病作用，主要是胃肠道感染，又以食物中毒为多见；在一定的条件下也能引起某些组织器官感染，但还是相对较少见的。

4.2.1.1　食物中毒

在我国由溶藻弧菌引起的食物中毒也是较常见的，仅次于副溶血弧菌；多为单独引起，也有的是与其他病原菌混合引起。以下是通过 CNKI 学术文献总库，检出的溶藻弧菌食物中毒相关情况。

(1)基本情况　在检出的溶藻弧菌食物中毒 26 篇文献、26 起事件中，单独引起的 25 篇文献、25 起事件，在总事件数量的构成比为 96.15%；与奇异变形菌混合引起的 1 篇文献、1 起事件(不含已在前面副溶血弧菌项下记述过与副溶血弧菌混合引起的 5 起)，在总事件数量的构成比为 3.85%。

1)发生地区：26 起事件涉及 9 个省(市、区)，主要分布在沿海地区。按发生数量(起)依次排列，分别为：江苏 12 起(构成比 46.15%)，浙江 6 起(构成比 23.08%)，山东 2 起(构成比 7.69%)，贵州、天津、内蒙古、辽宁、吉林、湖北各 1 起(构成比各 3.85%)。

2)发生年份：按报告的发生年份，26 起事件涉及 11 个年份(不含未明确记述的 2 起)；似是在近年来多有报告，但并不存在明显的年份流行病学特征。按发生数量(起)依次排列，分别为：2001 年、2002 年、2007 年各 4 起(构成比各 15.38%)，2000 年 3 起(构成比 11.54%)，1999 年、2003 年各 2 起(构成比各 7.69%)，1992 年、1993 年、1996 年、2004 年、2006 年各 1 起(构成比各 3.85%)，未记述的 2 起(构成比 7.69%)。

3)发生规模：在 26 起溶藻弧菌食物中毒事件中，中毒的发生规模及罹患率差异较大，最小的 1 起 9 人中毒，最大的 1 起 240 人中毒，多为群体(聚餐)发生。

罹患率 100%的 2 起共 22 人(平均 11 人/起)，分别为 1 起 10 人，1 起 12 人；罹患率最小的 1 起为 6.98%(28/401)，统计 20 起的平均罹患率为 21.13%(表 16-1)。

A. 规模小的事件：以 2 起为例，分别如下。①湖北省武汉市卫生防疫站的王斌等(2001)报告在 1999 年 10 月，武汉市某小区一住户邀请亲朋 20 人聚餐，餐后 9~24h(多在 10~14h)发病 9 人(罹患率 45%)，以恶心、呕吐、腹痛、腹泻(黄色水样便)为主要症状，有 2 人发热；检验证实，是由食用凉拌海虾引起的[94]。②浙江省宁海县疾病预防控制中心的章根华等(2008)报告在 2007 年 6 月 7 日，宁海县某单位食堂 10 名工作人员在就餐后 4~7h 全部发病，临床以腹泻为主，其次为腹痛，个别的有恶心、呕吐、发热症状；检验证实，是由食用腌制海产品(咸白玉蟹)引起的[95]。

B. 规模大的事件：以 2 起为例，分别如下。①江苏省南京市栖霞区疾病预防控制中心的殷淑权(2006)报告在 2002 年 4 月，在该区内的某工地发生 1 起溶藻弧菌食物中毒事件，共 200 多名工人用餐(午餐)，180 余人(罹患率约 90.0%)在用餐后 2~4h 出现以腹痛、腹泻为主的胃肠炎症状，其中 50 余人(构成比约 25.0%)有轻微低热；腹痛以脐周痛为主，腹泻以稀水便为主(1 人在 2h 内腹泻最多达 10 余次)，无脓血便，无呕吐，经治疗均痊愈。检验表明，是由食用了被溶藻弧菌污染的凉拌菜(酱拌黄瓜)引起的[96]。②江苏省镇江市卫生局的耿锁龙(1994)报告在 1993 年 9 月 7~8 日，镇江市润州区发生 1 起食物中毒事件，某两家个体熟食店出售被溶藻弧菌严重污染的盐水鹅、爪翅、肫等卤菜，食用者有 240 人出现腹泻、腹痛、发热、呕吐等中毒症状[97]。

C. 中毒死亡的事件：尽管由溶藻弧菌引起食物中毒是比较常见的，但发生中毒死亡还是很少见的；在检出的 26 起事件中，仅有在前面有述由聂忠学等(1994)报告发生在 1992 年 9 月的 1 起，中毒死亡 1 人[8]。

4)最早的事件：在检出的溶藻弧菌食物中毒事件中，前面有述由聂忠学等(1994)报告发生在 1992 年 9 月的 1 起，是最早的明确记述[8]。

(2)流行病学表征　由溶藻弧菌引起食物中毒的流行病学表征，在中毒食物、传播途径、发生季节、发生场所等方面与副溶血弧菌引起的基本一致。

1)中毒食物：初步统计，在检出的 26 起事件中，经检验明确或相关中毒食物的 25 起(构成比 96.15%)，主要涉及被溶藻弧菌污染的水产品，尤其是海鲜(虾、蟹、鱼类、蛏、海带等)，在 25 起中就有 15 起(构成比 60.0%)；还有比较少的肉类(猪肉、鸡肉、鸭肉等)4 起(构成比 16.0%)，卤菜、凉拌菜等 6 起(构成比 24.0%)，这些少见的肉类、菜类等，多是处于高盐环境并较长时间在室温条件下存放或曾直接接触过生海鲜被污染。未明确记述的 1 起(构成比 3.85%)。

2)发生季节：中毒发生有较明显的季节性，初步统计 26 起事件，主要发生在 7~10 月，共 22 起(构成比 84.62%)；此季节是此菌生长繁殖的适期，也是人们喜食冷凉食品和常食海鲜的季节。按月份的发生频率，依次为：9 月 7 起(构成比 26.92%)，8 月 6 起(构成比 23.08%)，7 月 5 起(构成比 19.23%)，10 月 4 起(构成比 15.38%)，4 月、5 月、6 月及未记述的各 1 起(构成比各 3.85%)。

3)发生场所：初步统计 26 起事件，主要发生在集体聚餐(餐宴)场所。按归类后发生频率，依次为：酒店(含宾馆餐厅、饭店等)的 10 起(构成比 38.46%)，单位食堂的 7 起(构成比 26.92%)，聚餐的 6 起(构成比 23.08%)，分别购食的 2 起(构成比 7.69%)，餐馆的 1 起(构成比 3.85%)。

(3)发病与临床特点　由溶藻弧菌引起食物中毒的发病与临床特点(发病与病程、临床表现等)与副溶血弧菌引起的基本一致。

为简便了解溶藻弧菌食物中毒在发生时间、罹患率、潜伏期、相关食物、发生场所等方面的一些情况，将发生于不同省(市、区)在这些方面记述比较详细的择 5 起归于表 16-8(不含已单独记述过的)[98~102]。

表 16-8 5 起溶藻弧菌食物中毒事件的基本情况

序号	报告者(年度)	发生(年.月)	同餐人数	发病人数	罹患率/%	潜伏期(平均)/h	相关食物	发生地(省、区)	发生场所
1	季建刚(2000)	1999.9	500	42	8.4	1.5~20(15.57)	麻辣鸡	江苏	食堂
2	夏追平(2008)	2001.8	35	19	54.29	2~16(7.5)	蟹	浙江	宾馆
3	王庆华等(2004)	2003.8	30	26	86.67	2.5~17.5	鲻鱼	山东	食堂
4	徐颖(2008)	2004.7	274	96	35.04	4~35(18)	虾	内蒙古	酒店
5	李刚等(2008)	2006.8	300	26	8.67	4~12	鱿鱼	吉林	聚餐
合计	5	1999~2006	1139	209	18.35	1.5~35			

4.2.1.2 其他感染病

溶藻弧菌能在一定条件下引起人的胃肠炎、创伤感染、耳部感染、眼部感染及败血症等，常常是与直接接触海水相关联。

4.2.2 动物的溶藻弧菌感染病

动物的溶藻弧菌感染病，目前已有的记述和报告主要是在养殖鱼类。包括鲈、大黄鱼、尖吻鲈、真鲷、平鲷、黑鲷、红鳍笛鲷、青石斑鱼、赤点石斑鱼、鲑点石斑鱼、斜带石斑鱼、黄斑蓝子鱼等，表现有体表出现溃疡、烂鳍、眼球突出和混浊、败血症等多种感染类型；也是一些养殖甲壳类(中国对虾、龙虾、梭子蟹、锯缘青蟹等)及贝类(文蛤、九孔鲍、牡蛎、青蛤、海湾扇贝等)的感染病[68]。

4.3 微生物学检验

在对溶藻弧菌的微生物学检验中，目前还主要是对溶藻弧菌的细菌学检验，要特别注意与副溶血弧菌相鉴别。对由溶藻弧菌引起的食物中毒的检验，也可将对感染初期及恢复期双份血清抗体的检测作为辅助性诊断的依据；方法是使用分离的菌株制备全菌抗原与血清做定量凝集试验，一般在恢复期的血清抗体效价可比感染初期的高出 4 倍以上。

对从发病鱼类检出的菌株，还需通过对同种鱼类的感染试验确定其病原学意义。

5 拟态弧菌(*Vibrio mimicus*)

拟态弧菌[*Vibrio mimicus*(Davis et al. 1982) Sakazaki，Iwanami and Fukai 1963]也称最小弧菌，是由美国疾病预防控制中心(Centers for Disease Control and Prevention，CDC)肠道细菌小组的 Davis 等在 1981 年首先发现的一种新病原性弧菌，因其在形态特征、培养特性及抗原结构等方面与霍乱弧菌相似而得名(即因形似霍乱弧菌但生化特性不典型得名)。

DNA 的 G+C mol%尚不明确。模式株：ATCC 33653，CDC 1721-77。GenBank 登录号(16S rRNA)：X74713[4]。

5.1　生物学性状

拟态弧菌与霍乱弧菌相比，最大的特点是不发酵蔗糖和 V-P 试验阴性，因此在最初认为其是霍乱弧菌的蔗糖阴性变异株(霍乱弧菌的非典型株)；后来 Davis 等又按 DNA 相关性分类，当以生化典型的霍乱弧菌埃尔托生物型(El Tor biotype，在埃及西奈半岛 El Tor 检疫站首次分离出并命名)菌株为参照时，79 株古典生物型(classical biotype)霍乱弧菌与它的 DNA 相关度为 94.0%，生化不典型的霍乱弧菌为 73.0%~92.0%，但拟态弧菌与它的相关度仅为 24.0%~54.0%(平均为 37.6%)，这一结果表明，尽管拟态弧菌与霍乱弧菌的表型很相似，但它却为独立于霍乱弧菌以外的一个单独的种[10,16]。

5.1.1　理化特性

拟态弧菌为极生单鞭毛、动力活泼的革兰氏阴性弧菌，分离此菌的常用培养基为 TCBS；此菌为非嗜盐菌，通常在无盐和含 1% NaCl 的普通营养肉汤中生长良好，在含 6.0% NaCl 中有 50.0%生长，在含 8.0% NaCl 中 7d 有 8.0%生长，在大于 8.0% NaCl 肉汤中则 7d 也不生长。检验时需特别注意与霍乱弧菌相鉴别，不发酵蔗糖是此菌与 O1 群霍乱弧菌最重要的区别点，V-P 试验、酒石酸盐利用、酯酶阴性及对多黏菌素的敏感性也可作为区别此两种弧菌的参考[10]。

5.1.2　抗原结构与免疫学特性

有记述 Davis 等曾报告 51 株拟态弧菌中有 45 株可用 Smith 的霍乱弧菌 O 血清分型，最常见的血清群是 O106、O113、O42 和 O23，3 株不能分型，3 株是粗糙型的(杨正时，1988)；用 Y-1 细胞培养和 ELISA 试验测定像肠产毒性大肠杆菌(enterotoxigenic *Escherichia coli*，ETEC)那样的不耐热肠毒素(heat-labile enterotoxin，LT)，用乳鼠灌胃试验测定耐热肠毒素(heat-stable enterotoxin，ST)，发现在能分型的菌株中有 8 株为产毒菌株(其中的 5 株产生 LT，3 株产生 ST)；血清群分别属于 O106、O113 和 O23，无同时产生 LT 和 ST 的菌株；并指出在属于 O23 的 5 株中产生 LT 的菌株均从水样腹泻病例分离，在产生 ST 的菌株中有 1 株分离于腹泻患者粪便，1 株分离于创伤感染[6,10]。显然，拟态弧菌不仅存在相应的抗原血清群，其致病作用也是与特定血清群相关联的。

在发生拟态弧菌食物中毒后，血清抗体会在一定的时限内明显升高。例如，黑龙江省哈尔滨市卫生防疫站的纪舒萍等(1996)报告在 1995 年 6 月，哈尔滨市发生 1 起因食用海蛤引起的拟态弧菌食物中毒事件；用分离的菌株制备热处理(100℃处理 30min)的 O 抗原，对 5 名患者的双份血清测定相应抗体效价，结果在发病当天(初期)为 1∶4 的 3 人，1∶2 和阴性的各 1 人，发病后 15d(恢复期)的均为 1∶32[103]。

5.1.3　生境与抗性

拟态弧菌存在于海湾地区的海水与海产品(鱼类、贝壳类等)中，也是海水中的正常菌群之一。可从美洲的水域和水生贝类动物分离到，还曾在孟加拉、墨西哥、新西兰、关岛、加拿大和包括我国在内的亚洲国家及地区分离到[10,16]。

在对抗菌类药物的敏感性方面，已有的一些研究报告常是表现在不同菌株间存在一定的差异。一般表现对四环素、多黏菌素、庆大霉素、链霉素、卡那霉素、阿米卡星、新霉素、先锋霉素、呋喃妥因、氯霉素、氨苄西林、羧苄西林、红霉素、妥布霉素、诺氟沙星、环丙沙星、头孢菌素、多黏菌素 B、呋喃唑酮、多西环素等敏感。

5.2　病原学意义

拟态弧菌既是某些养殖鱼类的病原菌，又可引起人的感染发病，因此也可认为其属于人-鱼共染的一种病原菌。

5.2.1　人的拟态弧菌感染病

人的拟态弧菌感染主要是腹泻(胃肠炎及食物中毒)，也可在一定条件下引发肠道外感染。Yoshida 等(1991)报告，拟态弧菌能产生像副溶血弧菌 TDH 那样的溶血素[104]。

5.2.1.1　食物中毒

在检出的拟态弧菌食物中毒 9 篇文献、9 起事件中，食物中毒均为单独引起的；在流行病学表征、发病与临床特点等方面，与前面有述副溶血弧菌、溶藻弧菌等引起的基本一致。相关的中毒食物，海产品的 7 起(构成比 77.78%)，白斩鸡和松花蛋的各 1 起(构成比各 11.11%)。

中国药品生物制品检定所的杨正时等(1985)报告在 1985 年 7 月 16 日，山东省陵县农民冯某，三餐吃了 8 个变质松花蛋后 18h 突然发生恶心、喷射状呕吐、水样腹泻等症状，县卫生防疫站从其水样粪便中分离到呈纯培养的细菌，经鉴定为拟态弧菌，这是在我国首次作为腹泻病原弧菌检出拟态弧菌，实际上也是我国由拟态弧菌引起食物中毒的首次报告[105]。

安徽省蚌埠市中区卫生防疫站的陈道丽等(1997)报告的 1 起中毒事件，较详细记述了发病情况与临床症状；也是在检出的拟态弧菌食物中毒事件中，发病规模最大的。报告在 1993 年 8 月 22 日，蚌埠市某饭店在宴请就餐(晚餐)的 80 人中发病 52 人(罹患率 65.0%)，潜伏期 4~22h(平均 12h)；临床表现腹泻(水样便)的 47 人(构成比 90.38%)，以绞痛为主腹痛的 38 人(构成比 73.08%)，上腹部和脐周痛的 29 人(构成比 55.77%)，恶心的 31 人(构成比 59.62%)，呕吐的 20 人(构成比 38.46%)，畏寒的 15 人(构成比 28.85%)，发热的 13 人(构成比 25.0%)，经治疗在 1~3d 痊愈。检验表明是由食用被拟态弧菌污染的白斩鸡引起的，是因海产品和管理不当、在储存和加工过程中引起交叉污染所致[106]。

为简便了解拟态弧菌食物中毒在发生时间、罹患率、潜伏期、相关食物、发生场所等方面的一些情况，将 6 起(不含已单独记述的 3 起)归于表 16-9[107~112]。

表 16-9 6 起拟态弧菌食物中毒的基本情况

序号	报告者(年度)	发生(年.月)	同餐人数	发病人数	罹患率/%	潜伏期(平均)/h	相关食物	发生地(省)	发生场所
1	陈进等(2001)	2000.7	11	9	81.81	6~24(16)	海产品	安徽	饭店
2	于幼丽(2002)	2000.7	66	7	10.61	7~12	墨鱼	安徽	列车
3	张慧玲等(2005)	2002.6	8	8	100	?	墨鱼仔	安徽	酒店
4	竺稽定等(2005)	2004.8	40	?	?	?	虾	浙江	食堂
5	刘仁昌等(2009)	2005.8	200	25	12.5	7.5~13.5(9.5)	蛤蜊	山东	食堂
6	于洁(2012)	2011.7	48	27	56.25	6~24	海蛏	山东	酒店
合计	6	2000~2011	373	?	?	6~24			

注：? 表示未记载或无法计算。

5.2.1.2 其他感染病

David(1981)报告拟态弧菌是经常引起人胃肠炎和某些肠道外感染的病原菌，胃肠炎的症状与非 O1 群霍乱弧菌引起的感染相似。潜伏期在 3~73h，患者多数腹泻、腹痛、呕吐、恶心，有的发热、头痛，腹泻为水样便或血性黏液便，也有的为脓血便，病程平均在 7d 内，感染的潜伏期在 3~73h。在肠道外感染方面，包括中耳炎、外伤性局灶感染等，均有明显的海水接触史[10]。

聂青和等(1993)报告因该菌引起的腹泻多见于青壮年，潜伏期为 3~72h(平均 24h)[10]。李威等(1996)报告，在检验的急性腹泻就诊患者 36 例中，有 2 例为拟态弧菌感染引起的[113]。

5.2.2 动物的拟态弧菌感染病

动物的拟态弧菌感染病，目前已有的记述和报告主要是在养殖鱼类及蟹类，包括中华绒螯蟹、黑鲷、真鲷及螯虾等。主要表现腹水病的病症及败血症感染；被感染后一般缺乏典型症状及病变，但常可致大批的死亡[68]。

5.3 微生物学检验

目前对拟态弧菌的微生物学检验，仍主要依赖于对病原拟态弧菌的分离培养与鉴定，要特别注意与霍乱弧菌相鉴别。对由拟态弧菌引起食物中毒的检验，也可将对感染初期及恢复期双份血清抗体的检测，作为辅助性诊断的依据；方法是使用分离的菌株制备全菌抗原与血清做定量凝集试验，一般在恢复期的血清抗体效价可比感染初期的高出 4 倍以上。

对从发病鱼类检出的菌株，还需通过对同种鱼类的感染试验，以确定其病原学意义。

6 其他致食物中毒弧菌

除副溶血弧菌、溶藻弧菌、拟态弧菌以外，有些其他弧菌也是引起食物中毒的病原菌，但它们的出现频率都是相对较低的。在检出的其他弧菌食物中毒 12 篇文献、12 起事件中，共涉及 7 种弧菌，依次为：河流弧菌的 3 起，霍乱弧菌、非 O1 群霍乱弧菌、梅氏弧菌的各 2 起，弗尼斯氏弧菌、哈维氏弧菌、霍利斯氏弧菌的各 1 起。

6.1 河流弧菌(*Vibrio fluvialis*)

河流弧菌(*Vibrio fluvialis* Lee et al. 1981)也称河弧菌、河川弧菌等。此菌系 1975 年 8 月 Furniss 等首先从一名来自巴林的腹泻患者粪便中检出的，在英国曾取名为 F 群弧菌(Furniss et al.，1977)，美国 CDC 称其为 EF-6 群弧菌(Brenner et al.，1979)；1981 年，Lee 等收集两地菌株进行比较确定其为同种异名，根据此菌多生存于水中且主要是从河水中分离得到的特性，将其正式命名为河流弧菌(种名“*fluvialis*”为江河之意)。

DNA 的 G+C mol%为 49.3~50.3(T_m，Bd)。模式株：VL 5125，ATCC 33809，IMET 11293，NCTC 11327。GenBank 登录号(16S rRNA)：X74703，X76335[4]。

6.1.1 生物学性状

Lee 等(1981)将此菌分为 1a 和 1b 两个亚型，即河流弧菌生物型 I (*V.fluvialis* biovar I)和生物型 II (*V.fluvialis* biovar II)，前者主要从腹泻患者粪便中分离获得，后者见于多种动物(牛、猪及家兔等)粪便中，在水中两者均可检出。分型依据主要是表 16-10 所列项目，但一般可据发酵葡萄糖的产气能力做出判断：不产气者为 I 型，产气者为 II 型[10]。

表 16-10 河流弧菌生物型 I 与生物型 II 鉴别

项目	I 型	II 型	项目	I 型	II 型
葡萄糖产气	−	+(89)	生长于：胍氨酸	+(97)	−(4)
七叶苷水解	v(72)	−	四次甲基二苯二胺	v(31)	+
生长于：纤维二糖	v(63)	−(4)	δ-NH_4戊酸盐	−	v(63)
尿苷酸盐	+(94)	−(7)			

注：表中的符号+表示阳性，−表示阴性，v 表示反应不定，括号内数字为阳性率(%)。

Brenner 等(1983)研究表明两个生物型菌株间的差异较大，并在 DNA 相关试验基础上确认其分别为独立的种，提出将后者(II 型)以研究者弗尼斯(Furniss)的姓氏命名，即现在的弗尼斯氏弧菌，原生物型 I 即为现在的河流弧菌。

6.1.1.1 理化特性

河流弧菌为革兰氏阴性、直或弧状短杆菌，以极生单鞭毛(有鞘膜)运动，单个或成双存在(有时 3 个或 4 个排列成短链)，菌体大小为(0.5~0.8) μm×(1.8~2.5) μm，也可呈多形性。在麦康凯琼脂、TCBS、心浸液琼脂(菌落圆形、透明、隆起并略带黏稠，有光泽)、碱性营养琼脂培养基上生长良好，一般经 30℃培养 18h 的菌落可达 2~3mm(无色素)，在液体培养基中呈均匀混浊生长。35℃时生长良好，4℃时不生长，45℃时生长差或不生长，40℃仍能生长；适宜的盐度为含 NaCl 1%~3%，也可达 7%，在无盐及 10% NaCl 的环境中不生长(或在无盐培养基中生长很差)。

主要特性为发酵蔗糖、L-阿拉伯糖、葡萄糖、甘露糖及甘露醇(少数例外)、液化明胶，不发酵乳糖、鼠李糖和肌醇；能还原硝酸盐，H_2S 试验阴性，大部分菌株的吲哚试验阴性；精氨酸双水解酶阳性，赖氨酸、鸟氨酸的脱羧酶阴性；氧化酶、接触酶阳性，大部分菌株的 MR 阳性。按 Heiberg 分群方法，此菌属于Ⅲ群菌[6,10,13]。

6.1.1.2 抗原结构与免疫学特性

已有的研究表明，河流弧菌存在能够有效表达的 O 抗原和 H 抗原，但到目前还尚无对此菌公认的血清学分型方法。

(1) *抗原与血清型* Kudoh 等(1983)依据 O 抗原，将 116 株河流弧菌中的半数菌株分成 12 个血清群；同年，Shimada 对日本、印度、孟加拉和非洲的 138 个菌株进行了研究，发现这些菌株均有共同的 H 抗原，同时据 O 抗原将其中 108 株分成了 18 个血清型(另有 20 株粗糙型，10 株不凝集)，还发现有些河流弧菌存有能抑制 O 抗原凝集的黏液性 K 抗原。在与其他弧菌的抗原交叉方面，Shimada 等(1983)曾观察到河流弧菌的 O 抗原 4、5、10 分别与霍乱弧菌的 41、36、6 血清群相同[10]。

杨正时等(1991)报告从国内不同来源的标本(大多数为腹泻患者粪便，部分为外环境与海产品)中分离出 151 株，选出 48 株以甲醛灭活作为免疫原制备抗血清，经交叉凝集与凝集素吸收技术建立了 23 个血清型，可将 60.0%的供试菌株进行分型，从腹泻暴发流行地区分离的菌株菌型较为集中(FV-2 型占 16.2%，FV-8 型占 18.6%)，其余型别较分散；部分河流弧菌与弗尼斯氏弧菌存在着密切的抗原关系，因此也可用弗尼斯氏弧菌的诊断血清对河流弧菌做出定型[114]。

(2) *免疫学特性* 殷战等(1995)报告采用河流弧菌分别制备成甲醛灭活的全菌和粗提 LPS 两种制剂，免疫接种鲢后均能诱导较强的免疫保护力。李爱华等(2000)报告研究了嗜水气单胞菌与河流弧菌二联免疫制剂对鲫的免疫效果，结果显示了有效的免疫保护；以煮沸并经超声波处理后的嗜水气单胞菌及河流弧菌与相应兔抗 O 血清做琼脂扩散沉淀试验显示，在其相应菌液中均分别存在两种优势抗原成分。这些研究结果初步表明，河流弧菌具有良好的免疫原性，为该方面的进一步研究与应用提供了相应技术资料[68]。

6.1.1.3 生境与抗性

河流弧菌自 Furniss 等(1975)首先检出后，迄今已有在欧洲(英国、西班牙、捷克)，中东(伊朗、伊拉克、约旦、肯尼亚、苏丹、沙特阿拉伯、埃及、巴林)，亚洲(坦桑尼亚、突尼斯)，美洲(美国)及非洲等国家腹泻患者、港湾水、海水、多种海洋生物(海蛎、蛤、蟹、虾、螺、海豚及多种鱼类)中检出的报告，被认为是一种呈世界性分布的细菌；我国在福建、北京、江苏、广东、上海、新疆、安徽、浙江等省(区、市)，均已有从腹泻患者粪便中检出此菌的报告[10,16]。

在对抗菌类药物的敏感性方面，有记述此菌一般表现对四环素、氯霉素、庆大霉素、卡那霉素、链霉素、新霉素、羧苄西林、甲氧苄啶(TMP)、磺胺甲噁唑(SMZ)、诺氟沙星、环丙沙星、呋喃唑酮、呋喃妥因、红霉素等抗菌药物敏感，对头孢他啶、青霉素和新生霉素等耐药。

6.1.2　病原学意义

河流弧菌也属于人-鱼共染的一种病原菌，在人主要引起急性胃肠炎；在动物，可引起多种鱼类的感染发病。

6.1.2.1　人的河流弧菌感染病

人的河流弧菌感染病，主要是引起胃肠道感染发生腹泻；另外，已有发生食物中毒的报告。

(1) *食物中毒*　检出的 3 起河流弧菌食物中毒事件分别为：①江苏省苏州市卫生监督所的华曙虹(2002)报告在 2001 年 7 月 12 日，苏州市发生了 1 起由外送盒饭引起的河流弧菌食物中毒事件(推测中毒食物为盐水鸭)。有两个企业就餐共 580 人，发病 20 人(罹患率 3.45%)，潜伏期在 4~28h(平均 16h)；表现腹痛(脐周绞痛)、腹泻(次数为 3~12 次水样便)；其中 2 名患者便中有血液和黏液，8 名患者有恶心、呕吐(次数为 1~5 次)，1 人有发热(体温 37.7℃)，1 人出现休克。经治疗，均在 2d 内痊愈[115]。②江苏省南京市白下区卫生监督所的俞青等(2004)报告在 2003 年 6 月 9 日，白下区发生 1 起由河流弧菌污染凉拌菜(笋干菜心)引起的食物中毒。此事件中就餐人员共 71 人，发病 19 人(罹患率 26.76%)，均为在某酒店集中就餐后出现诊断症状，发病年龄在 9~73 岁；潜伏期在 9~26.5h(平均 15h)，主要症状为恶心、呕吐、腹痛和腹泻(多为水样便)，多数有发热。经治疗，均在 3d 内痊愈[116]。③江苏省南京市白下区疾病预防控制中心的郜杏丽(2007)报告在 2006 年 5 月 28 日，白下区发生 1 起由河流弧菌引起的食物中毒(中毒食物为红烧鲫鱼)事件。某中学部分学生在食堂午餐后出现腹痛、腹泻(粪便黄水样)症状，共出现相似症状学生 43 例；潜伏期 7.5~19h(多在 10~12h)，少数患者有呕吐、发热。经治疗均痊愈，病程 1~3d[117]。

(2) *其他感染病*　由河流弧菌感染引起人的腹泻，目前还多为零星发生。Huq 等(1980)曾报告在 1976 年 9 月至 1977 年 6 月，孟加拉国首府达卡曾发生一次较大的流行，对 10 674 例腹泻患者做粪便检查，从 518 例检出了河流弧菌(占 4.9%)。在我国除散在病例外，徐州市 1984 年曾发生一起因供水系统污染引起的水型暴发，患病者 780 人(罹患率为 9.0%)。

由此菌引起的腹泻大多是婴儿、儿童和青年，患者部分有呕吐，大多数有中度脱水现象，除一些患者有血便、黏液便、腹痛和发热外，多数患者的临床症状与霍乱患者很相似[10]。

6.1.2.2　动物的河流弧菌感染病

在我国已多有鱼类感染发病的报告，如牙鲆的感染病、尖吻鲈体表溃烂病、淡水养殖鱼类(鲢和鳙等)细菌性出血性败血症、青鱼的感染等[68]。

6.1.3　微生物学检验

对河流弧菌的微生物学检验需特别注意：①此菌也属于一种嗜盐菌，可在 NaCl 浓度为 3%~7%环境中生长，鉴定时应注意与副溶血弧菌及溶藻弧菌相鉴别。②此菌一些生化特性与气单胞菌属(*Aeromonas* Stanier 1943)细菌很相近，但用耐盐性及对 O/129 的敏感性试验可容易将两者鉴别开。③与弗尼斯氏弧菌的生物学性状相近，需注意相鉴别。④此菌的抗 O 血清常含有部分粗糙型抗体，易发生交叉反应，因此对所有 O 血清在使用前须先用粗糙型菌吸收；粗糙型菌不能依据形态与光滑型相区别，但能用抗粗糙型血清做凝集试验加以区分；因该菌有黏液性 K 抗原，菌株在活菌情况下与同种 O 抗血清有时不发生凝集，所以做 O 抗原检定时，供试培养物于检测前应先在 100℃加热 2h，并以生理盐水洗涤两次，制成生理盐水悬液后检查。

6.2 霍乱弧菌(*Vibrio cholerae*)

霍乱弧菌(*Vibrio cholerae* Pacini 1854)也称霍乱杆菌，种名“*cholerae*”为现代拉丁语属格名词，指“霍乱的”。

DNA 的 G+C mol%为 47~49(T_m，Bd)。模式株：ATCC 14035，CDC 9061-79，NCTC 8021。GenBank 登录号(16S rRNA)：X74695，Z21856[4]。

6.2.1 生物学性状

对霍乱弧菌的生物学性状方面研究较多。现综合一些相关资料，做如下的简要记述。

6.2.1.1 理化特性

霍乱弧菌为革兰氏阴性的，弧形或逗点状，大小在(1.4~2.6) μm×(0.5~0.8) μm，新分离的菌株形态典型，经人工培养后易呈杆菌状；不产生荚膜和芽孢，端生单鞭毛，运动活泼。需氧或兼性厌氧，生长温度范围广(16~44℃)，以 37℃为适宜；在普通培养基上生长良好，耐碱不耐酸，初分离时常选用 pH 8.4~8.6 甚至 9.2 的碱性培养基，以抑制其他细菌生长，有利于霍乱弧菌的生长。在碱性琼脂培养基上，培养 18~24h 可形成较大的圆形、扁平、无色透明或半透明、似水滴状菌落；在 TCBS 上形成较大的黄色菌落；在含亚碲酸钾琼脂培养基上，因还原亚碲酸钾使菌落中心呈灰褐色。

霍乱弧菌的血清型 O1 和 O139 菌株能发酵多种糖类，对葡萄糖、麦芽糖、甘露糖、甘露醇、蔗糖、半乳糖、左旋糖、糊精、可溶性淀粉等产酸(不产气)，迟缓发酵乳糖，不分解阿拉伯糖、卫茅醇、水杨苷、木糖、侧金盏花醇和肌醇；氧化酶和明胶酶阳性，产生靛基质，还原硝酸盐，霍乱红反应(即亚硝基靛基质试验)阳性。V-P 试验在大多数 O1 群埃尔托生物型菌株均阳性，古典生物型的少数菌株阳性，O139 群菌株均阳性。

6.2.1.2 抗原结构与免疫学特性

霍乱弧菌具有耐热的 O 抗原和不耐热的 H 抗原，H 抗原为弧菌属细菌所共有，特异性低；O 抗原特异性高，具有群和型的特异性，是分群和分型的基础。根据 O 抗原的不同可将霍乱弧菌分为 O1~O155 的 O 血清群，其中的 O1 群包括古典生物型和埃尔托生物型，也被称为 O1 群凝集弧菌(agglutinating *Vibrio*)；其中能被 O1 群血清凝集，但不产生致病毒素的不致病弧菌，称为不典型 O1 群霍乱弧菌。其他非 O1 群菌有 153 个血清群(O139 除外)，被统称为非 O1 群霍乱弧菌，也称非霍乱弧菌(non-cholera *Vibrio*，NCV)或不凝集弧菌(non-agglutinating *Vibrio*，NAG-*Vibrio* 或 NAG)。又可根据 O 抗原的不同，将 O1 群霍乱弧菌分为 3 个血清型：①原型，又称稻叶型(Inaba)，O 抗原成分为 A、C

因子；②异型，又称小川型(Ogawa)，O 抗原成分为 A、B 因子(含少量的 C 因子)；③中间型，又称彦岛型(Hikojima)，O 抗原成分为 A、B、C 因子[118]。

6.2.1.3　生境与抗性

霍乱弧菌对热、干燥、日光、酸、消毒剂均很敏感，但耐碱力强。经 100℃煮沸 1~2min 可被杀死，在正常胃酸中仅能存活 4min。可在河水、井水及海水中存活 1~3 周，有时还可在水中越冬。一般对链霉素、氯霉素、四环素敏感，但埃尔托生物型对一定浓度的多黏菌素 B 及庆大霉素有耐性[118]。

张蔚等(2005)报告，对在 2004 年 10 月从杭州市 1 起 O139 群霍乱弧菌食物中毒 15 例确诊患者、50 例带菌者分离的 65 株菌，进行药敏测定的结果显示具有多重耐药性，其中 56 株(占 86.2%)均呈同一耐药谱(为主流耐药谱)，即对供试的庆大霉素、妥布霉素、氨苄西林、四环素、红霉素、氯霉素、多西环素、链霉素、复方新诺明、呋喃唑酮和新霉素耐药(包括中介)，对诺氟沙星、环丙沙星及阿米卡星敏感[119]。

6.2.2　病原学意义

在自然条件下，人类是霍乱弧菌的唯一易感者；传染源为患者与带菌者，通过污染的水源或饮食经口感染是主要的传播途径。由霍乱弧菌引起的疾病称为霍乱，是一种烈性肠道传染病，其主要是指由 O1 和 O139 群菌引起的；非 O1 和 O139 群霍乱弧菌一般仅引起胃肠炎，并不致霍乱病或严重的流行。过去曾将由 O1 群古典生物型霍乱弧菌引起的称为霍乱，也叫真性霍乱(true cholera)，由 O1 群埃尔托生物型霍乱弧菌引起的称为副霍乱(paracholera)，1962 年世界卫生大会(World Health Assembly)确定统称为霍乱。

6.2.2.1　食物中毒

检出的 2 起霍乱弧菌食物中毒事件，由 O1 群和 O139 群引起的各 1 起，分别为：①吉林省疾病预防控制中心的王春生等(2002)报告在 1999 年 7 月 22 日，某人(46 岁)在午餐进食海鲜后 3.5h 自觉全身不适，水样便(次数较多)，伴有呕吐，入前郭县中医院治疗。检验表明是由食用海鲜引起的 O1 群小川型霍乱弧菌食物中毒，同时就餐的 12 人仅此 1 人发病，认为是松原地区新中国成立以来首例霍乱患者[120]。②浙江省杭州市疾病预防控制中心的张蔚等(2005)报告在 2004 年 10 月，杭州市发生了 1 起因自办宴席引起的 O139 群霍乱弧菌食物中毒暴发疫情，确诊患者 15 例[119]。

6.2.2.2　霍乱

霍乱弧菌可通过胃的防御作用，到达小肠并黏附于肠黏膜表面，迅速繁殖并产生霍乱肠毒素(cholera enterotoxin，CT)，引起剧烈的腹泻和呕吐，导致机体严重脱水，以致出现休克甚至死亡。自 1817 年以来共发生 7 次世界性霍乱大流行，前 6 次(1817~1923 年)均由霍乱弧菌古典生物型引起，1961 年开始的第 7 次世界性大流行则由埃尔托生物型引起；1992 年 10 月起在印度、孟加拉国、泰国等发生了由非 O1 群引起的霍乱样病流行，流行菌株不能被 O1~O138 群抗血清所凝集，从而确定了 1 个新的霍乱弧菌 O 群，并被命名为 O139 群。由古典生物型引起的一般较埃尔托生物型引起的严重，O139 群引起的临床症状与 O1 群的无区别。

6.2.3　微生物学检验

霍乱是烈性传染病，对首例患者的确诊应快速、准确，并及时做疫情报告。在流行期对大量患者的诊断，一般可凭流行病学及临床症状，但确诊仍需细菌学检验。

需要注意霍乱弧菌可发生在形态、菌落、血清型方面的变异[118]：①形态变异，初代分离的菌体形态较典型，多次传代可从典型的弧状变为杆状，有动力的菌株也可变为无动力的；②菌落变异，即光滑型(smooth，S)变为粗糙型(rough，R)的，从急性期患者分离的多为 S 型的，从恢复期患者或长期带菌者分离的菌株可呈 R 型；③血清型变异，在实验室保存的或患者体内均可发生，尤其是小川型转变为稻叶型的更为常见。

6.3　非 O1 群霍乱弧菌(non-O1 *Vibrio cholerae*)

非 O1 群霍乱弧菌(non-O1 *Vibrio cholerae*)也称 NCV 或 NAG，此群霍乱弧菌在传统上是指除 O1 群菌以外的所有其他血清群菌，即与引发霍乱流行的 O1 群菌抗血清不能发生凝集反应的霍乱弧菌，但因 O139 群菌与 O1 群菌流行株引起的疾病在临床表现及流行病学上没有明显的区别，所以 O139 群菌已被列入霍乱病原菌，与 O1 群菌同等对待。因此，目前所指的非 O1 群菌主要指除 O139 群菌以外的其他非 O1 群菌，为更明确可写成“非 O1 群/非 O139 群霍乱弧菌”。

非 O1 群菌与 O1 群菌有 DNA 同源性，其基本生物学特性与 O1 群菌相同，主要的不同点是与 O1 群菌的 O 多价抗血清不凝集，以往则指 O2~O138 血清群的，但目前除 O1 群菌和 O139 群菌外，其他非 O1 群菌依据其 LPS 菌体抗原的不同已分出 O2~O155 群共 153 个(O139 除外)血清群，可以用非 O1 群诊断血清进行分群检定[91]。

6.3.1　生物学性状

海贝格(Heiberg)曾于 1934 年根据对甘露糖、蔗糖和阿拉伯糖的发酵作用，将自然界中分离到的弧菌分为Ⅰ~Ⅵ的 6 个生物群；后来，Smith 和 Goodner 又加进了两个群(Ⅶ和Ⅷ)。O1 群霍乱弧菌能发酵甘露糖和蔗糖，不发酵阿拉伯糖，分解糖类时产酸不产气；非 O1 群霍乱弧菌也不发酵阿拉伯糖，但对甘露糖和蔗糖的发酵情况不一，有的能分解，有的不能分解，有的只分解其中的一种；因此，这一分群方法不能明确区别 O1 群和非 O1 群霍乱弧菌，对非 O1 群霍乱弧菌的分类也缺乏实际意义，而且还容易误将气单胞菌属或邻单胞菌属(*Plesiomonas*)的细菌认作弧菌，只能作为初步识别霍乱弧菌的参考(表 16-11)[10,121]。

表 16-11　弧菌的 Heiberg 生物分群表

项目	Ⅰ	Ⅱ	Ⅲ	Ⅳ	Ⅴ	Ⅵ	Ⅶ	Ⅷ
甘露糖	+	–	+	–	+	–	+	–
蔗糖	+	+	+	+	–	–	–	–
阿拉伯糖	–	–	+	+	–	–	+	+

注：表中符号的+表示反应阳性，–表示反应阴性。

黄廷学等(1997)报告对从海口地区腹泻患者粪便中分离的 140 株、外环境(江河、水)中分离的 100 株共 240 株非 O1 群霍乱弧菌进行了鉴定，其特征为革兰氏阴性、无芽孢、弧状或短杆状，氧化酶和黏丝试验阳性，分解葡萄糖产酸不产气，分解甘露糖和蔗糖，不分解阿拉伯糖，精氨酸双水解酶阴性，赖氨酸和鸟氨酸脱羧酶阳性，对 O/129(150μg)敏感；在不含 NaCl 及含 3%的 NaCl 胨水中生长，在含 6%、8%和 10%的 NaCl 胨水中不生长，有动力；用非 O1 群霍乱弧菌分型血清检定，结果为分布于 36 个血清型，主要血清型为 VBO51、VBO2、VBO13、VBO7、VBO24，有 12 株未能被分型，分型率为 95%[122]。

6.3.2　病原学意义

非 O1 群霍乱弧菌的一些菌株，能产生几种主要的毒力因子：①能产生霍乱样肠毒素(SCT)，在家兔肠袢结扎试验中可引起肠段积液；②O1 群菌 CT 基因与 ETEC 的 LT 基因具有 80%以上的同源性，用它们做探针检测非 O1 群菌，可以发现有些非 O1 群菌中具有此两种基因的同源序列，甚至有的非 O1 群菌可以产生 CT；③可以产生与 ETEC 类似的 ST，被称为 NAG-ST，其与 ETEC 的 ST 蛋白序列之间有 50%同源性；④许多非 O1 群菌能产生与霍乱弧菌埃尔托生物型相同的溶血素，其基因已被克隆，纯化的溶血素能溶解绵羊、鸡等多种动物的红细胞。此外，也还有一些其他的毒力因子[91]。

6.3.2.1　人的非 O1 群霍乱弧菌感染病

非 O1 群霍乱弧菌广泛存在于井水、河水、湖水及各种生活污水中，人的粪便中也可分离到，其中大多数为不致病的腐生菌，有的可引起人散发胃肠炎，有时也可引起食物中毒类型的腹泻病小暴发或因水源污染所致的腹泻病小流行，还从未引发过霍乱病的流行。因此，该菌引起的疾病不能被称为霍乱。

(1) *食物中毒*　检出的 2 起非 O1 群霍乱弧菌食物中毒事件，分别为：①天津化工厂医院的赵启娥等(1996)报告在 1993 年 5 月下旬，某分厂职工食堂因集体食用经盐水浸泡过夜的熟鸡蛋引起了食物中毒，发病 58 人，潜伏期 4~12h，主要症状为恶心、呕吐、腹痛、腹泻，少数有发热(5 例)或中毒性休克(3 例)；其中的 1 例虽未食用此鸡蛋，但因护理患者也于第二天发病；经检验，确诊由 O11 群的非 O1 群霍乱弧菌引起[123]。②浙江省遂昌县疾病预防控制中心的林仁卫等(2007)报告在 2006 年 7 月，遂昌县某单位 8 名职工在一家小餐馆聚餐，均发生了食物中毒；检验表明由非 O1 群霍乱弧菌引起，推测由携带非 O1 群霍乱弧菌的海产品污染了食用的冷菜食品(凤爪)所致[124]。

(2) *其他感染*　非 O1 群霍乱弧菌的一些菌株也能产生肠毒素，引起强烈的腹泻。在特定的条件下，非 O1 群菌也可引起败血症、脑膜炎、伤口感染等肠道外感染[91]。近年来在我国陆续有检出此类菌株的报告。例如，何小芹等(1999)报告从 1998 年就诊的 980 例腹泻患者粪便样品中检出致病菌 257 株(检出率 26.2%)，其中非 O1 群霍乱弧菌的 59 例(检出率 6.02%)，经血清型检定表明为散发型[125]。

6.3.2.2　动物的非 O1 群霍乱弧菌感染病

Muroga 等(1979)和 Kiiyukia 等(1992)先后报告了非 O1 群霍乱弧菌在鱼类的感染，此后据 Reddacliff 等(1993)报告，非 O1 群霍乱弧菌在澳大利亚也是引起金鱼感染发病的病原菌。现已知有不少血清型菌株能引起一些养殖鱼类的感染发病，且有的为人和鱼类共染；在我国，主要有引起养殖对虾及鲢、鳙和暗纹东方鲀等感染发病的报告[68]。

6.3.3　微生物学检验

对非 O1 群霍乱弧菌的微生物学检验，主要依赖于对分离菌的理化特性鉴定和血清型检定。要特别注意与霍乱弧菌(O1 和 O139)相区别，主要依据于 O 血清群(型)；做血清型检定的方法是取菌与已知霍乱弧菌及非 O1 群霍乱弧菌分型血清，按常规方法分别做玻片凝集试验，两者混匀后即刻(一般不超过 10s)出现肉眼可见明显凝集(++)者为阳性，所用血清的效价应在 1∶80~1∶160 倍之间，若效价过高则应先经稀释后再用，同时应设立生理盐水对照。

要明确分离于发病鱼类的非 O1 群霍乱弧菌的病原学意义，还需做对同种水产养殖动物的感染试验。

6.4　梅氏弧菌(*Vibrio metschnikovii*)

梅氏弧菌(*Vibrio metschnikovii* Gamaléia 1888)也称麦氏弧菌，是以俄罗斯生物学家梅契尼可夫(Metschnikoff)的姓氏命名的。

DNA 的 G+C mol%为 44~46(T_m，Bd)。模式株：ATCC 700040，LMG 11664，NCTC 8443[4]。

6.4.1　生物学性状

梅氏弧菌的理化特性表现为氧化酶阴性，在弧菌属中仅梅氏弧菌与产气体弧菌氧化酶阴性。但产气体弧菌发酵葡萄糖产酸、产气，L-阿拉伯糖、纤维二糖、水杨苷、木糖阳性，梅氏弧菌均阴性；产气体弧菌的几丁质酶阴性，梅氏弧菌阳性。

梅氏弧菌广泛分布于海洋和地面水中，尤以河流、港湾多见，已有从多种甲壳类和贝壳类(龙虾、对虾、乌蛤、牡蛎等)、鱼类(鳕、马鲛等)，以及健康人与腹泻患者粪便、创伤与败血症患者中检出的报告。

6.4.2　病原学意义

梅氏弧菌能引起人的胃肠道感染，也能引起家禽及一些鸟类的感染发病，属于人-动物共染的一种病原菌。

6.4.2.1　人的梅氏弧菌感染病

人的梅氏弧菌感染病主要是在一定条件下引起胃肠道感染发生腹泻，已有发生食物中毒的报告。另外，也可引起创伤感染及败血症等。

(1)食物中毒　检出的 2 起梅氏弧菌食物中毒事件分别为：①江苏省灌南县卫生防疫站的花广文(2000)报告在 1997 年 7 月 21 日，灌南县发生 1 起由盐水虾被梅氏弧菌污染引起的食物中毒。事件为某饭店在 7 月 20 日中午承办 8 桌寿宴及 1 桌散客共 101 人就餐，在被调查的 80 人中发病 60 人(罹患率 75.0%)，潜伏期为 3~22.5h(平均 11.5h)；发病年龄最小的 8 个月，最大的 90 岁，以中青年为主；临床表现腹痛、腹泻(水样便)、呕吐，经对症和抗菌治疗后在 2~3d 内痊愈[126]。②山东省烟台市牟平区卫生防疫站的姜淑红等(2001)报告在 1998 年 10 月，牟平区某饭店承办会议餐，230 人集体用晚餐后 3~5h 有 89 人(罹患率 38.7%)发病，表现恶心、呕吐、腹痛，继之出现米泔样水腹泻，无里急后重，无血便，经治疗后症状很快消失；经检验，证实为因食用梅氏弧菌污染的食物(炸小鱼)引起的食物中毒[127]。

(2)其他感染病　Jean-Jacques 等(1981)首次报告了由梅氏弧菌引起的疾病，从 1 例 82 岁妇女的血液和胆囊中分离出此菌；Miyake 等报告了由此菌引起的腹泻，并指出其产生的溶细胞素可能是致病的毒力因子[91]。

在我国，杨正时等(1986)首先报告在 1985 年夏季从安徽省马鞍山市 2 例急性腹泻患者粪便中检出梅氏弧菌，相继在部分地区也有检出的报告[128]。丁业荣等(1996)报告，通过研究表明，由梅氏弧菌引起的腹泻与水源污染有密切关系，同时还首次检出了产褐色色素的菌株[129]。

6.4.2.2　动物的梅氏弧菌感染病

梅氏弧菌可引起鸡及动物园养的幼鸟发生霍乱样的肠道疾病，常表现突然发病，死亡率高，仅流行于有限的地区；也有从发病猪分离到的报告，似与其他病原体协同致病[130]。

6.4.3　微生物学检验

目前对梅氏弧菌的微生物学检验，主要依赖于对分离菌的理化特性鉴定，其中的氧化酶阴性是重要的内容；鉴定中，要特别注意与产气体弧菌相鉴别。

要明确从发病动物分离菌株的病原学意义，还需做对同种动物的感染试验。

6.5　弗尼斯氏弧菌(*Vibrio furnissii*)

弗尼斯氏弧菌(*Vibrio furnissii* Brenner et al. 1984)也称弗氏弧菌，是于 1977 年由 Furniss 首先描述的。在河流弧菌中已记述，以往英国称其为 F 群弧菌，美国的 CDC 称其为 EF-6 群弧菌，此即原来的河流弧菌生物型Ⅱ，Brenner 等(1983)研究认定其为独立的种后，为纪念 Furniss 对此菌做出的贡献，提出正式命名为现在的弗尼斯氏弧菌。

DNA 的 G+C mol%为 50.4(T_m)。模式株：ATCC 35016，CDC B3215，CIP 102972，LMG 7910。GenBank 登录号(16S rRNA)：X74704，X76336[4]。

6.5.1　生物学性状

Lee(1981)认为弗尼斯氏弧菌与溶藻弧菌、副溶血弧菌及贝纳克氏菌属(*Beneckea* Campbell 1957)细菌关系密切，与气单胞菌属、邻单胞菌属的细菌关系较远。Brenner 等(1983)报告新分离的 3 株弗尼斯氏弧菌同它的模式株 ATCC 35016 的 DNA 相关度为 79%~92%，与河流弧菌模式株间为 40%~64%，与弧菌属内 19 种弧菌间为 8%~21%，与气单胞菌属、邻单胞菌属、发光杆菌属细菌间为 3%~9%；弗尼斯氏弧菌 DNA 的 G+C mol%也属于弧菌的范畴(38~51)；由此可见，弗尼斯氏弧菌可以作为弧菌属内并列于河流弧菌的一个独立种[10]。

6.5.1.1 理化特性

弗尼斯氏弧菌为革兰氏阴性稍弯曲或短杆菌，标准的菌株在适宜培养基上其大小在0.2μm×0.5μm 左右，有长于菌体几倍的鞘生极端鞭毛和较细的侧生波状鞭毛，有动力。属于嗜盐菌，在无盐及高于 10% NaCl 环境中一般不生长；适宜的 pH 为 7~8，最适生长温度为 35℃左右。在含 1% NaCl 的普通营养琼脂、心浸液琼脂、蛋白胨水中生长良好；在 Difco 的海盐琼脂、心浸液琼脂斜面上 15~25℃可存活较长时间，因此常用来保种；分离该菌时可用 TCBS、麦康凯琼脂及 SS 琼脂等培养基平板，置 35℃培养。

弗尼斯氏弧菌一些主要的特性指标是氧化酶阳性，接触酶阳性，对 O/129 敏感，对葡萄糖的代谢为 F 型且产气，MR、动力、甘露糖、蔗糖、阿拉伯糖、精氨酸双水解酶等阳性，V-P、H_2S、明胶液化、淀粉水解、水杨苷、七叶苷、木糖、肌醇、在 KCN 培养基中生长等阴性，吲哚、鼠李糖、ONPG 等反应不定。

6.5.1.2 生境与抗性

弗尼斯氏弧菌广泛分布于世界各地，特别是江、河、港湾水域。在对抗菌类药物的敏感性方面，有记述一般对氯霉素、庆大霉素、卡那霉素、四环素、羧苄西林、链霉素、林可霉素、磺胺等敏感，对青霉素和先锋霉素耐药。

6.5.2 病原学意义

弗尼斯氏弧菌能引起人的胃肠道感染，也能引起某些水产养殖动物的感染发病，属于人-鱼共染的一种病原菌。

6.5.2.1 人的弗尼斯氏弧菌感染病

人的弗尼斯氏弧菌感染病，主要是在一定条件下引起胃肠道感染发生腹泻，也已有发生食物中毒的报告。

(1) *食物中毒* 检出的 1 起弗尼斯氏弧菌食物中毒事件，由山东省龙口市卫生防疫站的庄立新等(2002)报告。报告在 2001 年 5 月 18 日，龙口市城关镇北关村发生 1 起因食用购于同一商贩由弗尼斯氏弧菌污染的钉螺引起的食物中毒，28 名食用者均先后发病，食用多的症状重，食用少的症状轻，食用最少的仅 2 个也发病；发病急剧，潜伏期 4~10h(平均 7h)，均有腹痛(脐周阵发性疼痛)、腹泻、恶心和呕吐的 25 人(构成比 89.29%)，发热的 23 人(构成比 82.14%)，腹泻严重的大便 3 次/h，均为水样便(后期略带血丝)。经治疗，轻症的 24h 基本痊愈，重者 2~3d 痊愈[131]。

(2) *其他感染病* 弗尼斯氏弧菌在人的感染主要是腹泻，可通过海水及海产品传播。主要症状为腹泻、腹痛、恶心和呕吐等，病程短，个别有霍乱样腹泻；感染后的潜伏期一般为 5~20h，至少需 24h 才能自愈。美国有报告在 1969 年曾暴发流行，主要媒介是虾、蟹和调味品；另在美国有报告由此菌引起的 3 起急性胃肠炎流行均系去日本和香港的旅客带回，共 119 人发病(1 人死亡)，证实此菌可引起暴发流行[10]。

6.5.2.2 动物的弗尼斯氏弧菌感染病

弗尼斯氏弧菌在动物的感染病，目前仅限于在一些水产养殖动物。在我国，已先后有文蛤、皱纹盘鲍等发生感染的报告[68]。

6.5.3 微生物学检验

对弗尼斯氏弧菌进行有效鉴定，主要是依据其生化反应特性，尤其要注意与河流弧菌相鉴别。表 16-12 列出了弗尼斯氏弧菌及河流弧菌一些主要生化反应，可供鉴定弗尼斯氏弧菌时参考，并能与河流弧菌相鉴别[10]。

表 16-12 7 株弗尼斯氏弧菌与 24 株河流弧菌及相应典型菌株生化反应特性

项目	弗尼斯氏弧菌				河流弧菌			
	积累阳性/%			典型菌株 ATCC 35016b	积累阳性/%			典型菌株 NCTC 11327
	1d	2d	7d		1d	2d	7d	
吲哚(1% NaCl)	nd	14		–		4		–
MR(1% NaCl)		100		+		100		+
V-P(1% NaCl)		0		–		0		–
H_2S(三糖铁琼脂)	0	0	0	–	0	0	0	–
L-赖氨酸(1% NaCl)	0	0	0	–	0	0	0	–
L-精氨酸(1% NaCl)	100	100	100	+	92	100	100	+
L-鸟氨酸(1% NaCl)	0	0	0	–	0	0	0	–
生长(KCN)	29	100	100	–	46	71	71	–
葡萄糖产气	100	100	100	+	0	0	0	–
鼠李糖	0	57	57	$+^2$	0	0	4	–
七叶苷	0	0	0	–	0	12	25	–
氧化酶(1% NaCl)	100			+	100			+
ONPG	29	43	57	–	25	42	54	$+^2$
O/129 的敏感性	0			–	25			–
营养肉汤含 NaCl：0	0	0	0	–	0	0	0	–
1%	100	100	100	+	100	100	100	+
6%	100	100	100	+	96	96	96	+
8%	57	71	71	+	67	79	79	–
10%	0	0	14	$+^{3\sim7}$	0	25	38	–
12%	0			–	25			–

注：表中的符号+表示在 1d 或试验期间阳性，–表示在 7d 或试验期间阴性，$+^2$ 表示在 2d 阳性，$+^{3\sim7}$ 表示在 3~7d 阳性，nd 表示未做。

6.6 哈维氏弧菌(*Vibrio harveyi*)

哈维氏弧菌[*Vibrio harveyi*(Johnson and Shunk 1936) Baumann et al. 1981]又称哈氏弧菌(也有的将其记作夏威夷弧菌)，最早被命名为哈氏无色杆菌(*Achromobacter harveyi* Johnson and Shunk 1936)。此菌是一种具有发光特性的弧菌，其命名即源于对研究生物发光的先驱者哈维(Harvey)的纪念。

DNA 的 G+C mol%为 46~48 (T_m)。模式株：384，ATCC 14126，CCUG 28584，CIP 103192，IFO 15634，LMG 4044，NCMB 1280。GenBank 登录号(16S rRNA)：X56578，X74706[4]。

在此也顺便述及，在第二版《伯杰氏系统细菌学手册》第 2 卷中记述，鲨鱼弧菌(*Vibrio carchariae* Grimes et al. 1985)是哈氏弧菌的客观同物异名(objective synonym)，由 Farmer 等(1992)及 Pedersen 等(1998)明确为哈维氏弧菌。鲨鱼弧菌是 Grimes 等于 1984 年首次在美国一个水族馆的死亡棕色鲨鱼体内分离到的，随后 Colwell 和 Grimes 于 1984 年从柠檬鲨体内再次分离到；Grimes 等(1985)经 DNA-DNA 杂交试验认为属于一个新种，并将其命名为鲨鱼弧菌。

6.6.1 生物学性状

近年来多有对哈维氏弧菌生物学性状研究的报告，主要是水产养殖动物源菌株；本书作者陈翠珍等(2007)也曾对从病死长鳍真鲨分离的病原菌株主要理化特性进行检验，现结合一些相关资料予以简要记述[68]。

6.6.1.1 理化特性

哈维氏弧菌为革兰氏阴性、两端钝圆(极个别菌体一端或两端稍尖)、散在(个别的成双排列)、大小多在(0.6~1.0) μm×(1.2~2.0) μm 的杆菌(个别菌体稍弯曲)，有的菌体呈球杆状或近似球状(图 16-1)。做磷钨酸负染色标本的透射电子显微镜观察，见菌体杆状，菌体表面不平整并有微泡，端生单鞭毛或有侧毛，有个别菌体稍弯曲(图 16-2，图 16-3)；做扫描电子显微镜标本观察，其特征与在透射电子显微镜下相同，但鞭毛不易观察到(图 16-4)。在普通营养琼脂上生长良好，28℃培养 24h 检查菌落圆形光滑，边缘整齐，透明，稍隆起，无色，闪光，直径多在 1.0mm 左右，48h 的菌落呈很浅的灰橘黄色，半透明或较透明，直径多在 1.6mm 左右；在血液营养琼脂(含 7%家兔脱纤血的普通营养琼脂)上的菌落特征与在普通营养琼脂上相同，28℃培养 24h 菌落直径多在 1.2mm 左右，48h 多在 1.6~2.0mm，有狭窄 β-溶血现象；在 TCBS 培养基上，28℃培养 24h 的菌落圆形光滑，边缘整齐，稍隆起，闪光，绿色，直径多在 1.2mm 左右(48h 的多在 1.8mm 左右)，生长良好(图 16-5)；在庆大霉素琼脂培养基上，28℃培养 24h 仅在划线接种的起始处生长些菌苔或有很少的菌落(24h 菌落直径多在 0.5mm 左右，48h 多在 1.0mm 左右)，菌苔(落)无色。在普通营养肉汤中，28℃培养 24h 检查呈轻度均匀混浊生长，管底形成点状沉淀菌体(摇动易消散)。

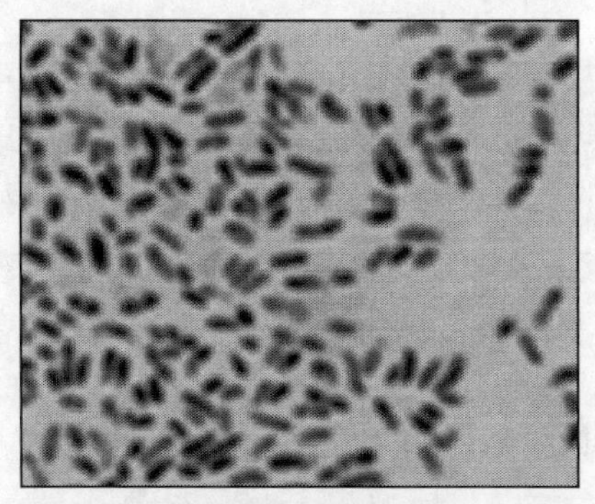

图 16-1　哈维氏弧菌(*V.harveyi*)在普通营养琼脂培养基上 28℃培养 20h 的革兰氏染色形态(G^-)(见彩图)

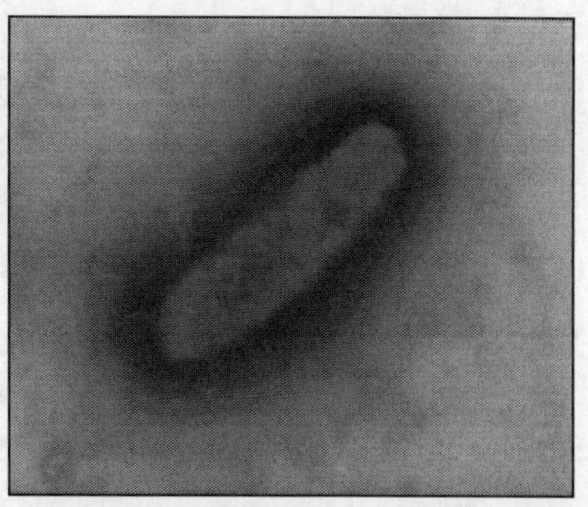

图 16-2　哈维氏弧菌在普通营养琼脂培养基上 28℃培养 18h 的负染色透射电镜形态(显示菌体上的微泡与端生单鞭毛，原×20 000)(见彩图)

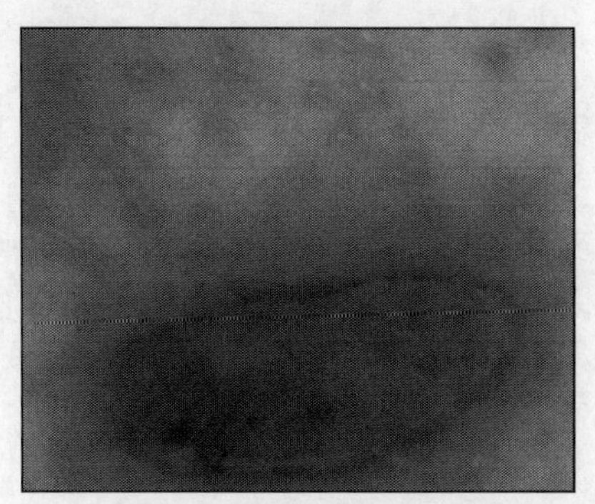

图 16-3　哈维氏弧菌在普通营养琼脂培养基上 28℃培养 18h 的负染色透射电镜形态(显示菌体上的微泡及端生与侧生鞭毛，原×20 000)(见彩图)

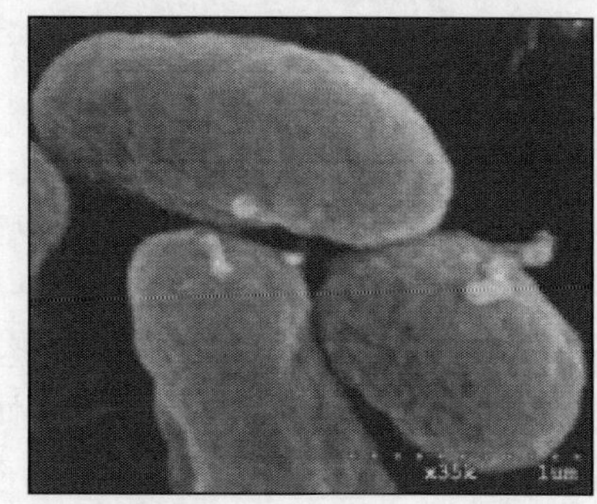

图 16-4　哈维氏弧菌在普通营养琼脂培养基上 28℃培养 18h 的喷镀扫描电镜形态(菌体表面不平整并有微泡，原×35 000)(见彩图)

哈维氏弧菌与其他弧菌区别的主要特征是菌体直杆状，在固体培养基上可形成侧毛，在 37℃能生长；能利用 D-甘露醇、纤维二糖、D-葡萄糖酸、D-葡萄糖醛酸、庚二酸、α-酮戊二酸、L-丝氨酸、L-谷氨酸和 L-酪氨酸；精氨酸双水解酶阴性，不产生乙酰甲基甲醇和(或)二乙酰，不利用 β-羟基丁酸、D-山梨醇、乙醇、L-亮氨酸、γ-氨基丁酸和腐胺。

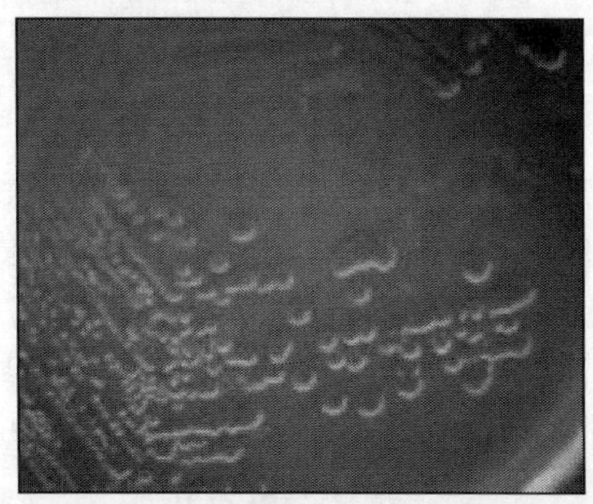

图 16-5　哈维氏弧菌在硫代硫酸钠柠檬酸钠胆酸钠蔗糖琼脂(TCBS)培养基上 28℃培养 48h 的生长情况及菌落特征(菌落绿色)(见彩图)

6.6.1.2　生境与抗性

哈维氏弧菌广泛存在于海洋环境及鲨鱼口腔中，主要是能引起海水鱼类感染发生胃肠炎。对常用抗菌类药物的敏感性，在不同菌株间存在一定的差异；一般表现对头孢唑啉、头孢拉啶、头孢噻肟、头孢曲松、头孢他啶、头孢哌酮、头孢吡肟、氨曲南、红霉素、阿奇霉素、链霉素、卡那霉素、庆大霉素、妥布霉素、阿米卡星、新霉素、大观霉素、诺氟沙星、氧氟沙星、环丙沙星、多西霉素、氯霉素、克林霉素、万古霉素、多黏菌素 B、复方新诺明、甲氧苄啶、呋喃妥因、呋喃唑酮、新生霉素、恩诺沙星、呋喃妥因、头孢他啶等敏感，对青霉素类、四环素、多西环素、林可霉素、杆菌肽等耐药。

6.6.2　病原学意义

哈维氏弧菌能引起人的胃肠道感染，也能引起水产养殖动物的感染发病，属于人-鱼共染的一种病原菌。

6.6.2.1　人的哈维氏弧菌感染病

人的哈维氏弧菌感染病主要是在一定条件下引起胃肠道感染发生腹泻，已有发生食物中毒的报告。另外，也能引起伤口感染。

(1) *食物中毒*　检出的 1 起哈维氏弧菌食物中毒事件，由四川省双流县卫生防疫站的王晓影(2002)以鲨鱼弧菌报告。报告在 1996 年 9 月，双流县某度假村中毒 30 余人，均为发病前在同一食堂就餐的度假村员工。患者症状以腹痛、腹胀、呕吐、腹泻为主，腹泻为黄色水样便(个别严重的有酱色血性便)，体温在 38℃左右。经就医治疗，均在 24~48h 好转出院[132]。

(2) *其他感染病*　1989 年，Pevia 等首次报告从 1 名被鲨鱼咬伤的 11 岁女孩的伤口检出；在国内，王钦升等(1996)报告曾从浙江 1 例急性腹泻患者(渔民)粪便中检出(患者在口服诺氟沙星后痊愈)。这些均是以鲨鱼弧菌记述的[16,91]。

6.6.2.2　动物的哈维氏弧菌感染病

在动物哈维氏弧菌主要是引起一些水产养殖动物尤其是对虾的感染病。有记述此菌曾引起澳大利亚、印度、印度尼西亚、泰国、菲律宾对虾育苗场斑节对虾幼体的大量死亡，也可引起墨吉对虾幼体的大量死亡。在我国，已分别有在对虾、高体鰤、尖吻鲈、大黄鱼、花鲈、斜带石斑鱼、长鳍真鲨等感染发病的报告[68]。

6.6.3　微生物学检验

对哈维氏弧菌的微生物学检验，主要是对细菌进行分离和鉴定。对食物中毒病例可通过对发病初期和恢复期的双份血清抗体检测协助诊断。例如，在上述王晓影(2002)报告的食物中毒事件中，用分离菌株与发病初期和恢复期(发病后 10d、30d)血清做定量凝集试验，结果为 4 份患者血清在发病初期的抗体效价为 1∶2~1∶4，发病后 10d 的为 1∶32~1∶64，发病后 30d 的为 1∶320~1∶1280，恢复期的血清抗体滴度均比发病初期的高出 4 倍以上[132]。

要明确从水产养殖动物分离菌株的病原学意义，还需做对同种水产养殖动物的感染试验。

6.7　霍利斯氏弧菌(*Vibrio hollisae*)

霍利斯氏弧菌(*Vibrio hollisae* Hickman et al. 1982)也称霍氏弧菌、豪氏弧菌，是以细菌学家霍利斯(Hollis)的姓氏命名的。此菌由霍利斯最早收集研究，并取名为 EF-13；Hickman 等(1982)对保存的菌株重新研究，认为是一种与腹泻有关的新种弧菌，为纪念最早发现此菌的 Hollis，命名为霍利斯氏弧菌。

DNA 的 G+C mol%为 49.3~51.0。模式株：ATCC 33564，CDC 0075-80，IMET 12291。GenBank 登录号(16S rRNA)：X56583，X74707[4]。

6.7.1　生物学性状

霍利斯氏弧菌为弧状及杆状的革兰氏阴性嗜盐菌(图 16-6)，在无 NaCl 的肉汤中不能生长，在含 1.0%~3.5% NaCl 的肉汤中生长良好；大小多在(0.3~0.4)μm×(1.0~2.0)μm，极个别菌体可呈较大的长丝状(菌体直径多在 0.5~0.8μm)；有 1 根端生鞭毛，但运动缓慢和微弱；做磷钨酸负染色标本的透射电子显微镜观察，可见菌体弧状或杆状，表面不平整，端生单鞭毛或偶有侧毛(图 16-7)。不能在麦康凯琼脂培养基上生长，在 TCBS 培养基上不能生长或生长不良。在普通营养琼脂培养基上 25~30℃培养 24h 的菌落为圆形、光滑、边缘整齐、稍隆起、无色或呈很浅的橘黄色、闪光、湿润的露滴状小菌落，直径多在 1.0mm 左右，培养 48h 的多在 1.5mm 左右(图 16-8)；在含 5%~7%家兔血液营养琼脂培养基上的生长情况与在普通营养琼脂培养基上的相一致，呈 β-溶血(图 16-9)；在海水营养琼脂培养基上可见较透明与不透明的两种菌落，但生化反应相同。

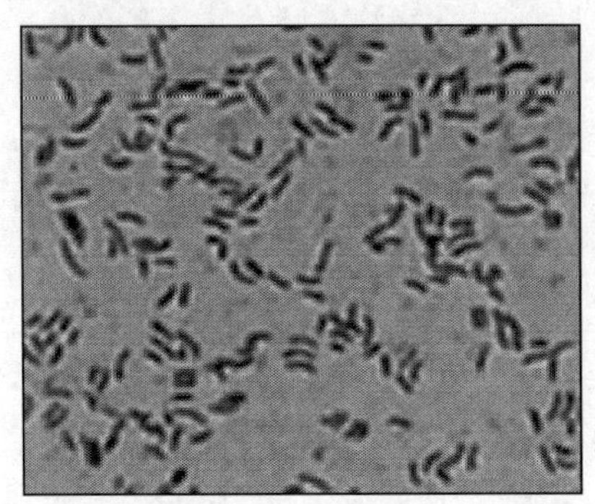

图 16-6　霍利斯氏弧菌(*V.hollisae*)在普通营养琼脂培养基上 28℃培养 20h 的革兰氏染色形态(G^-)(见彩图)

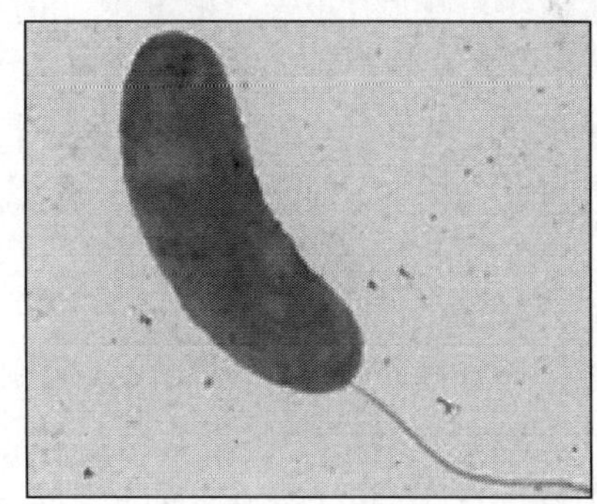

图 16-7　霍利斯氏弧菌在普通营养琼脂培养基上 28℃培养 18h 的负染色透射电镜形态(显示弧状菌体及端生单鞭毛，原×7000)(见彩图)

与其他弧菌的主要鉴别特征，除蔗糖阴性外，还有精氨酸、赖氨酸、鸟氨酸脱羧酶均阴性，V-P 试验阴性，靛基质反应阳性。

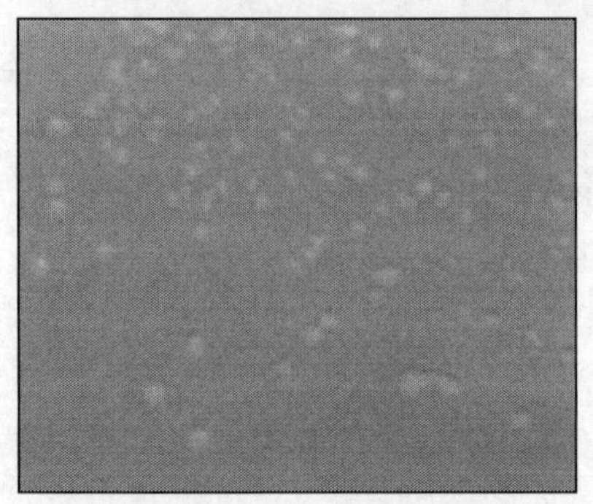

图 16-8 霍利斯氏弧菌在普通营养琼脂培养基上28℃培养48h的生长情况及菌落特征(呈很浅的橘黄色)(见彩图)

图 16-9 霍利斯氏弧菌在血液(家兔脱纤血)营养琼脂培养基上28℃培养48h的生长情况及菌落特征(β-溶血)(见彩图)

另外是在第二版《伯杰氏系统细菌学手册》第2卷A部分中有记述，霍利斯氏弧菌现已归入格里蒙特氏菌属(*Grimontia* Thompson et al. 2003)，名为霍利斯氏格里蒙特氏菌[*Grimontia hollisae*(Hickman et al. 1982)Thompson et al. 2003]；格里蒙特氏菌属是在弧菌科内新建立的第5属[133]。

6.7.2 病原学意义

霍利斯氏弧菌主要是能在一定条件下引起人的胃肠道感染发生腹泻，已有发生食物中毒的报告。

6.7.2.1 食物中毒

检出的1起霍利斯氏弧菌食物中毒事件，由江苏省连云港市灌南县疾病预防控制中心的徐晓红等(2009)报告。报告在2007年6月10日，灌南县某饭店发生1起由霍利斯氏弧菌引起的食物中毒，在就餐的9人中发病7人(罹患率77.78%)，潜伏期4~10h，患者表现腹痛、腹泻、水样便(无里急后重和无黏液脓血便)、恶心、呕吐等症状，重症患者严重脱水、发热。经治疗后康复，无不良预后。经调查分析，中毒食物疑为牡蛎和醉虾(鲜活虾)[134]。

6.7.2.2 其他感染病

据美洲资料介绍，霍利斯氏弧菌引起的感染多与生吃海产品(牡蛎、蛤等)有关。患者有发热、腹部绞痛、恶心、呕吐、水样腹泻等症状，大部分为自限性的[16]。郭红(2004)报告在2003年6~9月，从2例腹泻患者粪便中分离到2株相应病原霍利斯氏弧菌[135]。

6.7.3 微生物学检验

对霍利斯氏弧菌的微生物学检验，主要是依据其生化反应特性，对分离菌株进行细菌学的有效鉴定。在食物中毒病例，可通过对发病初期和恢复期的双份血清抗体检测协助诊断。例如，在上述徐晓红等(2009)报告的食物中毒病例中，用分离菌株与患者双份血清做定量凝集试验，结果均发生强凝集且2次效价之比均在 6~8 倍[134]。

(陈翠珍)

主要参考文献

[1] 贾辅忠, 李兰娟. 感染病学. 南京: 江苏科学技术出版社, 2010: 515~518.

[2] 黄林, 孔忠富, 许艳云, 等. 1986~1996 年广西食物中毒情况分析. 广西预防医学, 1998, 4(1): 14~17.

[3] 金连梅, 李群. 2004~2007 年全国食物中毒事件分析. 疾病监测, 2009, 24(6): 459~461.

[4] Garrity G M. Bergey's Manual of Systematic Bacteriology. 2nd ed. Volume Two. Part B. New York: Springer, 2005: 494~546.

[5] 叶自儁, 尤锡根, 刘雪园, 等. 嗜盐菌(Halophilic Bacteriae)引起的食物中毒. 中华医学杂志, 1962, (第 8 号): 534~536.

[6] 孟昭赫. 食品卫生检验方法注释(微生物学部分). 北京: 人民卫生出版社, 1990: 172~195, 1373~1380.

[7] 李晓艳, 吕碧锋, 潘海晖, 等. 529 例副溶血弧菌食物中毒分析. 现代医药卫生, 2008, 24(5): 778.

[8] 聂忠学, 钟嘉荣, 张谷若, 等. 溶藻弧菌食物中毒的调查报告. 中国公共卫生, 1994, 10(3): 142.

[9] 孟昭赫. 嗜盐菌性食物中毒综述. 中华内科杂志, 1964, 12(4): 375~378.

[10] 聂青和. 感染性腹泻病. 北京: 人民卫生出版社, 2002: 365~433.

[11] W.T. 休伯特, W.F. 麦卡洛克, P.R. 施努伦贝格尔. 人兽共患病. 魏曦, 刘瑞三, 范明远, 等, 译. 上海: 上海科学技术出版社, 1985: 138~141.

[12] 蒋原. 食源性病原微生物检测指南. 北京: 中国标准出版社, 2010: 147~169.

[13] 李梦东. 实用传染病学. 2 版. 北京: 中国轻工业出版社, 1998: 424~443.

[14] Jay J M, Loessner M J, Golden D A. 现代食品微生物学. 7 版. 何国庆, 丁立孝, 宫春波, 等, 译. 北京: 中国农业大学出版社, 2008: 547~553.

[15] 何洁仪, 李迎月, 邓志爱, 等. 广州市副溶血性弧菌食物中毒特征性分析. 中国食品卫生杂志, 2011, 23(5): 464~468.

[16] 杨正时, 房海. 人及动物病原细菌学. 石家庄: 河北科学技术出版社, 2003: 595~629.

[17] 张凡非. 副溶血性弧菌及其引起的食物中毒检验研究进展. 中国卫生监督杂志, 2003, 10(1): 8~10.

[18] 美国食品与药品管理局. FDA 细菌学分析手册. 甄宏太, 俞平, 译. 北京: 中国轻工业出版社, 1986: 92~104.

[19] 石橋正憲, 太田建爾, 島田俊雄, 他. 腸炎ビブリオの OK 血清型組み合わせの現況. 日本細菌学雑誌, 2000, 55(3): 539~541.

[20] 杨联耀, 王保龙. 副溶血弧菌血清型同致病性关系初探. 安徽医科大学学报, 1996, 31(3): 244.

[21] 居尔毅, 宁喜斌. 副溶血性弧菌外膜蛋白的提取与免疫鉴定. 安徽农业科学, 2008, 36(32): 14116~14117, 14205.

[22] 于欢. 一例副溶血弧菌食物中毒的病原学分析. 现代预防医学, 2007, 34(19): 3710.

[23] 刘国栋, 王振生, 刘贤政, 等. 一起由海蟹所致的副溶血性弧菌食物中毒. 人民军医, 1985, (8): 31~32.

[24] 陆幸儿. 一起由奇异变形菌、副溶血性弧菌污染引起的食物中毒. 中国卫生检验杂志, 2004, 14(1): 119~120.

[25] 王红, 黄彦, 唐振柱, 等. 携带双毒力基因的副溶血性弧菌 *tdh*、*trh* 基因分子特征研究. 应用预防医学, 2010, 16(5): 257~259.

[26] 陈伟伟, 林志钦, 谢雅真. 福建不同来源副溶血性弧菌的毒力因子检测. 海峡预防医学杂志, 2011, 17(3): 54~56.

[27] Wong H C, Lu K T, Pan T M, et al. Subspecies typing of *Vibrio parahaemolyticus* by pulsed-field gel electrophoresis. J Clin Microbiol, 1996, 34: 1535~1539.

[28] 蔡潭溪, 蒋鲁岩, 黄克和. 副溶血弧菌基因分型和检测的研究进展. 中国预防兽医学报, 2006, 28(2): 235~237.

[29] Wong H C, Liu S H, Chiou C S, et al. A pulsed-field gel electrophoresis typing scheme for *Vibrio parahaemolyticus* isolates from fifteen countries. Int J Food Microbiol, 2007, 114(3): 280~287.

[30] 方伟, 杨杏芬, 柯昌文. 副溶血性弧菌分型研究进展. 中华疾病控制杂志, 2008, 12(5): 468~472.

[31] 姜晓冰, 关文英, 申志新, 等. 食源性副溶血性弧菌脉冲场凝胶电泳分型. 现代食品科技, 2009, 25(2): 146~148, 197.

[32] 刘涛，房师松，王艺，等. 一起副溶血性弧菌食物中毒的溯源及毒力基因研究. 中国热带医学，2010, 10(10): 1183~1184.

[33] Wong H C, Liu C C, Pan T M, et al. Molecular typing of *Vibrio parahaemolyticus* isolates obtaincd from food poisoning outbrcaks in Taiwan by random amplified polymorphic DNA analysis. J Clin Microbiol, 1999, 37: 1809~1812.

[34] Hara-Kudo Y, Sugiyama K, Nishibuchi M, et al. Prevalence of pandemic thermostable direct hemolysin-producing *Vibrio parahaemolyticus* O3: K6 in sea food and the coastal environment in Japan. Appl Environ Microbiol, 2003, 69(7): 3883~3891.

[35] 李孝权, 刘衡川, 柴巧学, 等. 副溶血性弧菌食源性疾病分离株的 RAPD 分子分型研究. 现代预防医学, 2005, 32(7): 726~728.

[36] 林业杰, 陈亢川, 胡海林, 等. 试用噬菌体对副溶血弧菌分型研究. 微生物学通报, 1997, 24(3): 141~144.

[37] 徐亚红, 朱宝根. 副溶血性弧菌噬菌体的研究. 中国卫生检验杂志, 1999, 9(5): 359~360.

[38] 朱敏, 梅玲玲, 张俊彦, 等. 120 株副溶血性弧菌的血清群和耐药性分析. 中国卫生检验杂志, 2008, 18(11): 2292~2294.

[39] 潘晓龙, 向红, 王丰, 等. 3162 份腹泻标本中弧菌科细菌的调查. 上海医学检验杂志, 1992, 7(4): 195~196.

[40] 郭秀筠, 梁卓智, 林君仪. 腹泻病人粪便中检出弧菌的分析. 临床检验杂志, 1992, 10(2): 106.

[41] 齐绪林, 林东昉, 徐晓刚, 等. 副溶血弧菌胃肠道感染 2247 例分析. 中国临床医学, 2008, 15(5): 644~645.

[42] 陈国忠, 王红, 陈建鸿, 等. 一起霍乱快检卡呈假阳性的副溶血性弧菌引起的食物中毒. 中国卫生检验杂志, 2006, 16(5): 608.

[43] 于湘汝, 贾广喜. 一起副溶血性弧菌引起的食物中毒调查. 预防医学论坛, 2009, 15(1): 95~96.

[44] 陆玉蛟, 解艳秋, 李柳春, 等. 副溶血性弧菌引起食物中毒调查. 疾病监测与控制杂志, 2009, 3(4): 202.

[45] 陈我隆. 副溶血性弧菌食物中毒死亡 7 例分析. 浙江医学, 1981, 3(2): 23~25.

[46] 张国祥, 周日伟. 一起副溶血性弧菌携带者引起的食物中毒调查分析. 浙江实用医学, 1997, 2(1): 26~28.

[47] 卢俊, 袁冬梅. 一起致病性弧菌引起的食物中毒的调查. 现代预防医学, 2013, 40(7): 1216~1217.

[48] 王仁明, 李秀波. 一起由副溶血性弧菌引起的食物中毒调查分析. 社区医学杂志, 2013, 11(2): 79~80.

[49] 林日渊. 嗜盐菌食物中毒致失语 32 天 1 例报告. 福建医药杂志, 1980, (4): 54.

[50] 王仁龙. 由酱牛肉引起的副溶血性弧菌食物中毒. 肉品卫生, 1997, (9): 14~15.

[51] 王建昌. 一起副溶血弧菌食物中毒的调查. 解放军预防医学杂志, 1999, 17(3): 221.

[52] 杨善利, 边艺. 嗜盐菌污染食物中毒 35 例. 人民军医, 2011, 44(2): 104~105.

[53] 叶菊连, 林仁卫. 副溶血性弧菌交叉菌污染引起的食物中毒 73 例分析. 全科医学临床与教育, 2003, 1(3): 47.

[54] 姜瑞录, 卞红益, 杨勇, 等. 一起副溶血性弧菌引起的食物中毒调查分析. 交通医学, 2003, 17(2): 208~209.

[55] 韦海标, 秦忠营, 何德辉, 等. 一起由副溶血性弧菌引起食物中毒的调查报告. 应用预防医学, 2006, 12(增刊): 35~36.

[56] 杨兴, 叶蜀萍, 王戈. 一起副溶血弧菌食物中毒调查. 预防医学情报杂志, 2007, 23(4): 463~464.

[57] 吕静. 一起副溶血性弧菌引起食物中毒的调查. 医学动物防制, 2007, 23(8): 631.

[58] 黄佐平, 曾艳芳, 陈桂玉. 一起副溶血弧菌引起食物中毒的调查报告. 中国现代医生, 2009, 47(29): 101, 112.

[59] 钟博文, 陈丽萍, 黄崇武, 等. 一起由副溶血性弧菌引起的食物中毒的调查. 中国公共卫生管理, 2009, 25(3): 320~321.

[60] 程苏云, 翁景清, 林香娟, 等. 副溶血性弧菌食物中毒菌株的血清型、耐药性及基因检测. 中国卫生检验杂志, 2002, 12(2): 141~142.

[61] 孙健, 黄锐敏, 俞慕华. 352 株副溶血性弧菌菌群菌型分布结果分析. 现代预防医学, 2008, 35(20): 4036~4037, 4040.

[62] 侯炎昌, 杨晓华, 肖娜. 一起多种型别副溶血性弧菌引起食物中毒的实验室检测. 热带医学杂志, 2007, 7(4): 384~385, 392.

[63] 方叶珍, 罗芸, 黄世旺, 等. 一起由两种血清型副溶血性弧菌引起的食物中毒调查. 疾病监测, 2011, 26(8): 660~661.

[64] 黄锐敏, 俞慕华, 鞠长燕. 一起副溶血性弧菌引起的食物中毒病原学分析. 河南预防医学杂志, 2011, 22(2): 151~152.

[65] Nair G B, Ramamurthy T, Bhattacharya S K, et al. Global dissemination of *Vibrio parahaemolyticus* serotype O3: K6 and its serovariants. Clin Microbiol Rev, 2007, 20(1): 39~48.

[66] 叶文华, 施树玉, 韩军, 等. 北京地区副溶血弧菌肠炎 90 例临床分析(摘要). 传染病信息, 1998, 11(4): 170~171.

[67] 贺晓红. 副溶血弧菌引起中毒性休克、中毒性脑炎 1 例. 成都医药, 1998, 24(3): 139.

[68] 房海, 陈翠珍, 张晓君. 水产养殖动物病原细菌学. 北京: 中国农业出版社, 2010: 327~335.

[69] 李志峰, 戴迎春. 副溶血弧菌的溶血毒素研究现况. 解放军预防医学杂志, 2003, 21(1): 73~75.

[70] 杨振泉, 焦新安. 副溶血弧菌毒力因子及其致病机理研究进展. 中国人兽共患病学报, 2008, 24(11): 1070~1073.

[71] 金周浩, 宋达锋, 顾青. 副溶血弧菌致病因子与耐热直接溶血毒素的研究进展. 水产科学, 2008, 27(6): 320~324.

[72] 李庆山. 副溶血性弧菌所致食物中毒的研究进展. 中国卫生检验杂志, 2009, 19(2): 461~463.

[73] Nishibuchi M, Kaper J B. Nucleotide sequence of the thermostable direct hemolysin gene of *Vibrio parahaemolyticus*. Journal Bacteriol, 1985, 162: 558.

[74] Nishibuchi M, Kaper J B. Duplication and variation of the thermostable direct hemolysin (*tdh*) gene in *Vibrio parahaemolyticus*. Mol Microbiol, 1990, 4: 87.

[75] 黄上媛, 刘永福, 周志江, 等. 脲酶阳性副溶血弧菌的临床及实验研究. 中华医学检验杂志, 1995, 18(2): 84~86.

[76] 蔡心安. 副溶血性弧菌致病性及耐药性分析. 检验医学与临床, 2005, 2(5): 196~197.

[77] 王本利, 邱波, 程力. 脲酶阳性副溶血弧菌食物中毒的病原学分析. 中国卫生检验杂志, 2000, 10(2): 217~218.

[78] 刘杰, 刘维伦, 文炜, 等. 一起特殊的副溶血性弧菌所致的食物中毒. 中华传染病杂志, 1998, 16(1): 51.

[79] 刘李, 段永翔, 许欣. 副溶血性弧菌分子分型技术研究进展. 现代预防医学, 2010, 37(4): 750~752.

[80] 周志江, 刘纯杰, 黄上媛, 等. 用 PCR 检测副溶血性弧菌耐热溶血素基因. 中国兽医学报, 1996, 16(3): 252~255.

[81] 任少堂, 刘军民, 秦一中, 等. 聚合酶链反应检测粪便中的副溶血性弧菌的 TDH 基因. 上海医学检验杂志, 1997, 12(4): 193~195.

[82] 史秀杰, 郑坚川, 刘荭, 等. 用 PCR 方法快速检测副溶血弧菌. 鱼类病害研究, 2001, 23(3-4): 61.

[83] 扈庆华, 郑薇薇, 石晓路, 等. 改良分子信标-实时 PCR 快速检测副溶血弧菌. 现代预防医学, 2004, 31(3): 441~443.

[84] 孔杰, 叶军, 郭华荣, 等. 用 16S rRNA 基因的内切酶图谱开始鉴别几种对虾病原菌. 海洋与湖沼, 1997, 28(5): 449~452.

[85] 孙宏迪, 杜昕颖, 汪舟佳, 等. 副溶血弧菌实时荧光定量 PCR 快速检测方法的建立. 解放军医学杂志, 2010, 35(8): 969~972.

[86] 万成松, 谭翰清, 温文川. 副溶血性弧菌 *tdh* 基因的分子信标 PCR 技术检测. 中国公共卫生, 2006, 22(12): 1475~1477.

[87] 王忠发, 顾松叶, 王虹玲. 快速荧光定量 PCR 检测副溶血性弧菌及其毒力基因方法建立与应用效果评价的研究. 中国卫生检验杂志, 2009, 19(8): 1745~1748.

[88] 张晓华, 徐怀恕, 许兵, 等. 中国对虾弧菌病的间接荧光抗体诊断技术研究. 海洋与湖沼, 1997, 28(6): 604~609.

[89] 张晓华, Robertson P, Austin B, 等. 检测海洋弧菌的酶联免疫吸附试验研究. 青岛海洋大学学报, 1997, 27(3): 326~332.

[90] 史顺龙. 一起溶藻弧菌性食物中毒. 现代预防医学, 2002, 29(3): 416~417.

[91] 闻玉梅. 现代医学微生物学. 上海: 上海医科大学出版社, 1999: 331~351.

[92] 郑国兴, 周凯, 于业绍, 等. 青蛤体内细菌菌群组成及致病性弧菌的初步调查. 上海水产大学学报, 1999, 8(2): 131~136.

[93] 李波, 刘尊玉, 刘岚铮, 等. 一起由溶藻弧菌引起的食物中毒. 预防医学情报杂志, 2003, 19(3): 260~261.

[94] 王斌, 方敏, 姚泽洪, 等. 一起由溶藻弧菌引起食物中毒的调查报告. 中国卫生检验杂志, 2001, 11(1): 111.

[95] 章根华, 洪因之, 张丹. 一起溶藻弧菌食物中毒的检测. 浙江预防医学, 2008, 20(6): 45~46.

[96] 殷淑权. 一起溶藻弧菌引起食物中毒的调查. 职业与健康, 2006, 22(13): 936.

[97] 耿锁龙. 一起严重溶藻弧菌性食物中毒事件. 江苏预防医学, 1994, (2): 43~44.

[98] 季建刚. 一起由溶藻性弧菌引起的食物中毒情况调查. 职业与健康, 2000, 16(11): 50~51.

[99] 夏追平. 海岛旅游区溶藻弧菌食物中毒的流行病学调查. 浙江预防医学, 2008, 20(12): 6~7.

[100] 王庆华, 刘宗东, 任国良. 一起溶藻弧菌引起的食物中毒. 预防医学文献信息, 2004, 10(2): 210.

[101] 徐颖. 一起以溶藻弧菌引起食物中毒事故的调查处理. 包头医学院学报, 2008, 24(1): 48~49.

[102] 李刚, 赵军. 一起由溶藻弧菌引起的食物中毒调查. 中国热带医学, 2008, 8(3): 519~520.

[103] 纪舒萍, 黄明越, 李连洁, 等. 拟态弧菌食物中毒病原学分析. 中国卫生检验杂志, 1996, 6(6): 341~342.

[104] Yoshida H, Honda T, Miwatani T. Purification and characterization of a hemolysin of *Vibrio mimicus* that relates to thermostable direct hemolysin of *Vibrio parahaemolyticus*. FEMS Microbiol Lett, 1991, 84: 249~254.

[105] 杨正时, 钟熙, 王晓新, 等. 国内首次发现新的腹泻病病菌——拟态弧菌. 医学研究通讯, 1985, 14(10): 315.
[106] 陈道丽, 王守富, 户三齐, 等. 一起拟态弧菌引起的食物中毒. 安徽预防医学杂志, 1997, 3(3): 62.
[107] 陈进, 胡棋, 叶玲霞, 等. 一起拟态弧菌引起食物中毒的调查分析. 安徽预防医学杂志, 2001, 7(4): 247.
[108] 于幼丽. 一起拟态弧菌致食物中毒的病原学检测报告. 实用预防医学, 2002, 9(1): 67.
[109] 张慧玲, 姚宏青. 我省首例拟态弧菌食物中毒病原学分析. 安徽预防医学杂志, 2005, 11(3): 157~158.
[110] 竺稽定, 徐奋奋. 一起拟态弧菌引起的食物中毒. 海峡预防医学杂志, 2005, 11(3): 62.
[111] 刘仁昌, 张华丽. 一起由拟态弧菌引起的食物中毒. 预防医学论坛, 2009, 15(2): 186~187.
[112] 于洁. 一起由拟态弧菌引起食物中毒的细菌学报告. 预防医学论坛, 2012, 18(7): 543~544.
[113] 李威, 吴赵永, 凌云, 等. 拟态弧菌引起腹泻二例报告. 北京医学, 1996, 18(2): 74.
[114] 杨正时, 胡爱荣, 陈拱立, 等. 河弧菌血清型的进一步研究. 中国人兽共患病杂志, 1991, 7(1): 25~27.
[115] 华曙虹. 一起由外送盒饭引起的河弧菌食物中毒调查. 上海预防医学杂志, 2002, 14(1): 26.
[116] 俞青, 尹学震, 李东松, 等. 一起河流弧菌引起的食物中毒调查分析. 江苏预防医学, 2004, 15(2): 34~35.
[117] 郜杏丽. 一起由河弧菌引起的食物中毒. 现代预防医学, 2007, 34(8): 1572, 1574.
[118] 唐珊熙. 微生物学及微生物学检验. 北京: 人民卫生出版社, 1998: 189~196.
[119] 张蔚, 潘劲草, 孟冬梅, 等. 一起 O139 群霍乱弧菌引起的食物中毒菌株的耐药性分析. 中国卫生检验杂志, 2005, 15(7): 798~800.
[120] 王春生, 杜占森, 米金学, 等. 霍乱弧菌致食物中毒 1 例. 中国卫生工程学, 2002, 1(3): 193.
[121] 何长民. 医学微生物试验技术. 兰州: 甘肃人民出版社, 1981: 533~535.
[122] 黄廷学, 黄春德, 陈天寿. 海口地区 240 株非 O1 群霍乱弧菌血清学分型报告. 中国公共卫生学报, 1997, 16(3): 182.
[123] 赵启娥, 刘达文. 非 O-1 群霍乱弧菌引起食物中毒. 中华医学检验杂志, 1996, 19(5): 311.
[124] 林仁卫, 叶菊莲, 罗芸, 等. 浙江省丽水市首起非 O1 群霍乱弧菌食物中毒分子生物学溯源分析. 疾病监测, 2007, 22(9): 582~584.
[125] 何小芹, 王国礼. 非 O1 群霍乱弧菌感染调查. 上海医学检验杂志, 1999, 14(5): 274.
[126] 花广文. 一起梅氏弧菌引起的食物中毒. 江苏预防医学, 2000, 11(1): 40.
[127] 姜淑红, 周振相, 王志娜. 一起由梅氏弧菌引起食物中毒的报告. 现代预防医学, 2001, 28(2): 168.
[128] 杨正时, 钟熙, 王晓新, 等. 国内发现的二株麦奇尼科夫氏弧菌. 中国人兽共患病杂志, 1986, 2(6): 31~32.
[129] 丁业荣, 宁传保, 时全, 等. 饮用水源中麦氏弧菌的分布与腹泻病关系的研究. 中国公共卫生学报, 1996, 15(4): 212~214.
[130] 陆承平. 兽医微生物学. 4 版. 北京: 中国农业出版社, 2007: 122~127.
[131] 庄立新, 郑祖民, 迟兆红. 一起弗尼斯细菌食物中毒的调查. 山东食品科技, 2002, (6): 21.
[132] 王晓影. 食物中毒标本中检出沙鱼弧菌的报告. 职业与健康, 2002, 18(1): 56~57.
[133] Garrity G M. Bergey's Manual of Systematic Bacteriology. 2nd ed. Volume Two. Part A. New York: Springer, 2005: 189, 193, 213.
[134] 徐晓红, 贾硕柱. 一起由霍利斯弧菌引起食物中毒的调查分析. 中国当代医药, 2009, 16(23): 144~145.
[135] 郭红. 从腹泻患者粪便中分离出 2 株霍利斯弧菌. 华北煤炭医学院学报, 2004, 6(6): 707~708.

第17章　伯克霍尔德氏菌属(*Burkholderia*)

本章要目

伯克霍尔德氏菌属(*Burkholderia* Yabuuchi et al. 1993 emend. Gillis et al. 1995)的鼻疽伯克霍尔德氏菌(*B.mallei*)、类鼻疽伯克霍尔德氏菌(*B.pseudomallei*)，分别能引起人及多种动物的鼻疽(malleus)、类鼻疽(melioidosis)；通常鼻疽是以在皮肤、鼻腔、肺脏或其他脏器中形成结节和溃疡为特征，类鼻疽则是以化脓性病灶播散所致的败血症或出现肺部空洞的慢性结核样疾病为特征。鼻疽和类鼻疽都是呈全球分布、古老且重要、典型的人兽共患病(zoonose)。

椰毒伯克霍尔德氏菌(*B.cocovenenans*)为食源性疾病(foodborne disease)的病原菌，也称食源性病原菌(foodborne pathogen)。在细菌性食物中毒(bacterial food poisoning)方面，我国多有由椰毒伯克霍尔德氏菌引起的事件发生；常呈一定的区域特征，也是在我国所特有的，这是与当地人的特殊饮食习惯相关联的；通常表现高罹患率和病死率，但多数的发生规模均较小。例如：①广西食品卫生监督检验所的黄林等(1998)报告，通过对1986~1996年广西食物中毒事件分析，在由细菌及真菌毒素等引起的微生物性食物中毒(microbial food poisoning)事件256起、中毒10 085人、死亡54人中，由椰毒伯克霍尔德氏菌引起的7起(构成比2.73%)，中毒56人(构成比0.56%)；在明确病原(9种)的事件中，均居事件数量和中毒人数的第8位；死亡28人(构成比51.85%)，病死率50.0%，在明确病原(6 种)且发生中毒死亡的事件中居第 1 位[1]。②中国疾病预防控制中心的金连梅等(2009)报告，通过对 2004~2007 年全国食物中毒事件分析，在 652 起微生物性食物中毒(由细菌及真菌毒素等引起)事件中，中毒 28 638 人、死亡 47 人，由椰毒伯克霍尔德氏菌引起的 4 起(构成比 0.62%)，中毒 24 人(构成比 0.08%)；在明确病原(14 种)的事件中居事件数量的并列第 9 位，中毒人数的第 14 位；死亡 14 人(构成比 29.79%)，病死率 58.33%，在明确病原(5 种)且发生中毒死亡的事件中居第 1 位[2]。

1 菌属定义与分类位置

伯克霍尔德氏菌属内有多个种(species)，都是从假单胞菌属(*Pseudomonas* Migula 1894)细菌移入的；属名“*Burkholderia*”是以首先发现洋葱伯克霍尔德氏菌(*B.cepacia*)，即原洋葱假单胞菌(*P.cepacia*)的美国细菌学家伯克霍尔德(Burkholder)的姓氏命名的[3]。

1.1 菌属定义

伯克霍尔德氏菌为大小多在(0.5~1.0) μm×(1.5~4.0) μm 的革兰氏阴性直或稍弯曲(不呈螺旋状)的杆菌，单个或成双存在；多个种能积累聚-β-羟基丁酸盐(poly-β-hydroxybutyrate，PHB)作为碳储藏物质，这是表现为嗜苏丹(sudan)染料的内含物；没有菌柄(prosthecae)和菌鞘(sheath)，不产生芽孢；以极端单鞭毛或一束鞭毛运动，但鼻疽伯克霍尔德氏菌无鞭毛。

需氧，以严格的呼吸型代谢，以氧作为最终电子受体；有些种在某些情况下，能以硝酸盐作为替代的电子受体进行厌氧呼吸。氧化酶活性因种而异，接触酶阳性，化能异养菌。有的种对人、动物或植物有致病性。

细菌 DNA 的 G+C mol%为 59~69.6。模式种(type species)：洋葱伯克霍尔德氏菌[*Burkholderia cepacia*(Palleroni and Holmes 1981) Yabuuchi et al. 1993]。

1.2 分类位置

按伯杰氏(Bergey)细菌分类系统，在第二版《伯杰氏系统细菌学手册》(*Bergey's Manual of Systematic Bacteriology*)第 2 卷中，伯克霍尔德氏菌属分类于新建立的伯克霍尔德氏菌科(Burkholderiaceae Garrity et al. 2006)；伯克霍尔德氏菌科包括 8 个菌属(genus)，模式属(type genus)：伯克霍尔德氏菌属。

伯克霍尔德氏菌属共记载了 19 个种，依次为：洋葱伯克霍尔德氏菌、须芒草伯克霍尔德氏菌(*B.andropogonis*)、加勒比群岛伯克霍尔德氏菌(*B.caribensis*)、石竹伯克霍尔德氏菌(*B.caryophylli*)、椰毒伯克霍尔德氏菌、唐菖蒲伯克霍尔德氏菌(*B.gladioli*)、格氏伯克霍尔德氏菌(*B.glathei*)、荚壳伯克霍尔德氏菌(*B.glumae*)、草根围伯克霍尔德氏菌(*B.graminis*)、久留里伯克霍尔德氏菌(*B.kururiensis*)、鼻疽伯克霍尔德氏菌、多噬伯克霍尔德氏菌(*B.multivorans*)、吩嗪伯克霍尔德氏菌(*B.phenazinium*)、苗床伯克霍尔德氏菌(*B.plantarii*)、类鼻疽伯克霍尔德氏菌、吡咯菌素伯克霍尔德氏菌(*B.pyrrocinia*)、泰国伯克霍尔德氏菌(*B.thailandensis*)、范氏伯克霍尔德氏菌(*B.vandii*)、越南伯克霍尔德氏菌(*B.vietnamiensis*)。

2　食物中毒概要

初步统计通过中国知识资源总库(CNKI)学术文献总库检出的细菌性食物中毒文献，至目前我国共涉及 24 个菌属，116 个种、亚种(subspecies)或血清型(serovar)，以及一些未确定的种；文献报告 1460 篇(1949~2013 年)，中毒事件 1529 起(1949~2012 年)。

其中由椰毒伯克霍尔德氏菌引起的文献报告 40 篇(1978~2013 年)，中毒事件 47 起(1971~2012 年)，在所有细菌性食物中毒事件的构成比为 3.07%(居第 8 位)。

2.1　基本信息

47 起事件均由椰毒伯克霍尔德氏菌单独引起，这也从某种意义上显示了椰毒伯克霍尔德氏菌的特征性生长繁殖条件与生境。表 17-1 所列是椰毒伯克霍尔德氏菌引起食物中毒 47 起事件的基本信息。

表 17-1　椰毒伯克霍尔德氏菌引起食物中毒的基本信息

内容	结果	内容	结果
中毒：中毒人数 A	482	病死率：中毒死亡事件数量/起	45
涉及中毒事件数量/起	47	中毒人数	476
每起平均中毒人数	10.26	每起平均中毒人数	10.58
罹患率：涉及中毒事件数量/起	39	死亡人数	199
同食或分食某种中毒食物人数	663	每起平均死亡人数	4.42
每起平均同食或分食某种中毒食物人数	17	病死率/%	41.81
中毒人数 B	429		
每起平均中毒人数	11		
罹患率/%	64.71		

注：中毒人数 A，指在文献中明确记述了中毒人数的统计结果；罹患率中的中毒人数 B，指在文献中明确记述了同食或分食某种中毒食物人数、中毒人数的统计结果。

2.2　最早事件

酵米面(fermented cornmeal)原称臭米面，是我国东北地区农村调剂膳食的一种食物，制作方法是将粗粮(主要是玉米)加水浸泡 10~30d 发酵，然后水洗磨浆，经纱布过滤，沉淀晾干成粉(略带酸味)，再用此面粉做成面条、饺子等食品。食用此食品偶有发生中毒，称为酵米面中毒。

酵米面中毒在我国东北三省于新中国成立前就有发生，但未见有明确记载。在1953年黑龙江首次报告了酵米面中毒，其后又于1956年、1959年分别在吉林和辽宁相继有报告；据有关单位的不完全统计，1953~1975年我国东北三省发生酵米面中毒229起，中毒1842人，死亡703人(平均病死率38.12%，个别的病死率100%)[4,5]。

辽宁省卫生防疫站的金家香(1961)撰写文章《建平县一起食物中毒病因研究初报》(未发表资料)，记述1961年7月，在辽宁建平县首先从一起酵米面中毒样品(链孢霉小米干饭)中分离到一种产生黄色素的“黄色菌”(即现在的椰毒伯克霍尔德氏菌)。此后，在由辽宁省卫生防疫站于1963年编印的《卫生防疫工作(内部资料)》第41号(第21~26页)中，刊载了金家香的文章《发霉变质发酵米面食物中毒的病原学研究的初步报告》，记述了从1961年7月至1962年8月发生的6起食物中毒事件:辽宁省建平县县城(叶柏寿)某单位于1961年7月发生的1起(原因食品为链孢霉小米干饭)，黑龙江省哈尔滨市某单位于1961年10月发生的1起(原因食品为用存放2个多月的臭米面制作的饸饹)，辽宁省沈阳市某家庭于1961年发生的1起(原因食品为用陈旧的地瓜面制作的烙饼)，辽宁省沈阳市某单位于1962年1月发生的1起(原因食品为用链孢霉苞米面制作的饼子)，辽宁省大连市某单位于1962年3月发生的1起(原因食品为用链孢霉苞米面制作的饼子)，辽宁省本溪市某单位于1962年8月发生的1起(原因食品为用存放1个多月的发霉酸败苞米粉面子制作的粉条)；相应食物或食品中分离的“黄色菌”菌株，经复制菌粮饲喂小鼠可使其发病、致死，以原因食物的乙醚提取液经皮下、腹腔接种小鼠能引起发病和死亡，同时以分离菌株对恢复期患者血清做凝集试验为阳性；因此，提出了此“黄色菌”在酵米面中毒病因学上具有重要意义，且认识到致病物质具有一定的耐热性。其后，金家香等(1979)报告，对1961~1978年从辽宁、吉林、黑龙江三省不同酵米面中毒事件中分离的17个菌株，加上由黑龙江省卫生防疫站于1977年赠与的1株通河黄色菌(通河“7707”杆菌)共18株，进行了细菌鉴定与动物试验，初步明确了相应的形态特征与理化特性，认为在未能明确相应的分类位置前仍称其为“黄色菌”；通过复制菌粮及毒素液(菌液经100℃热处理30min后冷却冻融1次的滤液)对家兔、狗做感染试验，均引起了发病和死亡；以患者发病初期及恢复期血清进行凝集试验，表现出恢复期比发病初期的抗体效价显著增高(最高的1∶640)，且以同一患者血清对不同来源菌株进行凝集试验均阳性(效价在1∶200~1∶400)。其中的通河黄色菌(通河“7707”杆菌)由黑龙江省卫生防疫站(1978)报告，报告在1977年7月，黑龙江省通河县发生1起酵米面中毒事件，4人食用后皆发生中毒死亡，从剩余酵米面分离到1株在马铃薯葡萄糖琼脂(potato dextrose agar，PDA)培养基上产生黄色色素的革兰氏阴性杆菌，因其细菌分类位置尚不明确，所以暂命名为通河“7707”杆菌；同时以酵米面复制菌粮、粗提毒素(菌液经−60℃低温反复冻融的析出液及丙酮等脂溶剂提取液)等，对小鼠、狗进行灌胃(或自由进食)感染试验，均引起了发病、死亡，确认此菌毒素是此起酵米面中毒的病因。相关信息显示，这些是我国在酵米面中毒病因方面的最早描述，也对此后的研究工作有借鉴作用和指导意义[4,6~9]。

在除了东北三省外的其他省(区、市)椰毒伯克霍尔德氏菌食物中毒事件中，贵州医学院的王恩寿等(1987)报告的 1 起是最早比较明确记述的。报告在 1971 年 7 月 26 日，贵州省兴义县发生 1 起因食用甜酒煮玉米粑引起的食物中毒；8 人在食用后 10min 至 2h 相继发病，并分别于 1~6d 内全部死亡。对 2 例的检验结果分别为进食后 1h 和 2h 发病，主要表现头昏、无力、恶心、呕吐、腹痛、腹泻(稀便无黏液及脓血)、血尿、皮肤黄染、气喘、昏迷不醒、发热等症状[10]。

2.3　规模最大事件

中国预防医学中心卫生研究所的刘秀梅等(1985)报告的 1 起因食用变质鲜银耳引起的食物中毒，是在检出的椰毒伯克霍尔德氏菌食物中毒事件中规模最大的，也是在国内外首次报告由银耳引起的细菌性食物中毒。报告在 1984 年 6 月，山东省东平县沙河站区发生 1 起食物中毒事件，在食用变质银耳的 286 人中发病 105 人(罹患率 36.71%)，死亡 8 人(病死率 7.62%)；同时还报告在同年 11 月，河南省郑州市郊南曹乡席村发生 1 起同样因食用变质银耳引起的食物中毒，就食者 5 人均中毒，死亡 1 人(病死率 20.0%)。经对此 2 起事件做细菌分离与鉴定、毒素的提取与检测、对小鼠的致病作用试验等检验，确证椰毒伯克霍尔德氏菌毒素是变质鲜银耳引起食物中毒的病因，也是首次试验确证椰毒伯克霍尔德氏菌能污染鲜银耳引起食物中毒[11]。

2.4　最严重事件

在检出的椰毒伯克霍尔德氏菌食物中毒事件中，四川省卫生防疫站的骆世银(1985)报告的 1 起是相对来讲最严重且记述比较详细的。报告在 1981 年 6 月 2~5 日，在涪陵县黄旗、志韩两个公社发生两起因进食用霉变玉米面制作的汤圆引起的食物中毒，两起共 21 人在进食后全部发病，死亡 13 人(病死率 61.90%)。其中发生在黄旗公社的 1 起为 11 人进食后均发病，死亡 10 人(病死率 90.91%)，幸存者 1 人是因在进食时感觉苦，则咬一口即吐出，但也发病；表现发病急、潜伏期短，最快者在进食后的 4~5h 死亡，主要症状为恶心、呕吐、唇及四肢发麻、头昏、头痛、意识模糊、嗜睡、谵语等，最后抽搐死亡；尸检发现脑、心脏、肝、肾、胃、肠道等器官广泛受损(以肝和肾尤甚)，严重淤血[12]。

若按进食同种食物后全部发病死亡且人数多的计严重性，广州市公安局萝岗区分局的郭学荣等(2011)报告的 1 起是最严重的。报告在某年 8 月 24 日晚，某家庭 12 口人除两幼儿外均进食了用霉玉米做的食物，25 日上午开始陆续发病，10 人相继死亡(病死率 100%)；从剩余霉玉米中检出了椰毒伯克霍尔德氏菌，结合流行病学等证实为由椰毒伯克霍尔德氏菌引起的食物中毒[13]。

另外，在广西壮族自治区南宁市卫生防疫站于 1980 年 12 月编印的《细菌性食物中毒资料汇编(内部资料)》中，刊载了吉林省卫生防疫站、吉林医科大学、吉林市卫生防疫站等单位的《一起臭米面中毒病因的探讨》文章，记述在磐石县取柴河公社某村于 1972

年 8 月 23 日，发生 1 起因食用以臭米面做的面条引起的食物中毒事件，12 人食用，发病 11 人(其中 1 人仅吃 1 口觉得味道不好即吐了，则未发病)，死亡 7 人(病死率 63.64%)。同时，在文中记述于 1961 年 10 月，黑龙江省哈尔滨市某单位集体食堂职工因食用臭米面做的面条引起 97 人中毒，死亡 41 人(病死率 42.27%)；按在同一起事件中死亡人数计严重性，此起事件是最严重的。

3 椰毒伯克霍尔德氏菌(*Burkholderia cocovenenans*)

椰毒伯克霍尔德氏菌[*Burkholderia cocovenenans*(van Damme，Johannes，Cox and Berends 1960) Zhao，Qu，Wang and Chen 1995]即原先的椰毒假单胞菌(*Pseudomonas cocovenenans* van Damme，Johannes，Cox and Berends 1960)，其种名取意于椰子中毒(coconut poisoning)。

DNA 的 G+C mol%为 69±0.5(T_m)。模式株(type strain)：ATCC 33664，DSM 11318，LMG 11626，NCIB 9450。GenBank 登录号(16S rRNA)：U96934[3]。

3.1 发现历史简介

由椰毒伯克霍尔德氏菌引起的食物中毒，主要为发酵食品，具有与当地人们特殊饮食习惯的相关性。首先发现于印度尼西亚爪哇岛中部地区，其次是我国(最早是在东北地区)。

3.1.1 国外简况

椰酵饼(bongkrek)是印度尼西亚爪哇岛中部居民用米根霉(*Rhizopus oryzae*)作曲种，发酵椰子(将部分去脂的椰子磨或压碎后接种米根霉发酵)制作的一种风味食品；发酵过程中偶被一种产毒素细菌污染引起中毒，称为椰酵饼中毒(bongkrek 中毒)。有资料显示在 1951~1990 年，在爪哇岛中部约有 1000 人因食用椰毒伯克霍尔德氏菌污染的发酵食品后发生中毒死亡。

早在 1930 年，荷兰学者 Mertens 和 van Veen 在研究爪哇岛中部当地居民 bongkrek 中毒时，发现是由一种革兰氏阴性的杆菌引起的；1934 年 van Veen 和 Mertens 首先从中毒样品中分离出了引起中毒的病原菌，称之为椰酵饼菌(bongkrek bacterium)，同时从该菌培养物中提取了两种毒素：米酵菌酸(bongkrekic acid，BA)和毒黄素(toxoflavin，TF)，揭示了 bongkrek 中毒的病因。数年后，该菌被鉴定为假单胞菌属的细菌，并命名为椰毒假单胞菌(但当时属于未发表资料)；椰毒假单胞菌这一菌种名称的首次公开出现，是在荷兰学者 van Damme 等(1960)对 TF 研究的报告中，从此使 bongkrek 中毒的病原菌有了分类学的归属[14~18]。

3.1.2 国内简况

在对椰毒伯克霍尔德氏菌及其相应食物中毒的研究中，我国科技人员进行了大量卓有成效的工作；综合归纳，主要包括以下几个方面。

3.1.2.1　病原菌分离

如前述金家香于 1961 年，首先通过小鼠感染试验提出了一种“黄色菌”在酵米面中毒的病因学意义；相继，各地在多方面进行了研究。

1973 年，卫生部责成中国医学科学院卫生研究所解决酵米面中毒的病因问题。1974 年，在中国医学科学院卫生研究所的主持下(孟昭赫主持)，由东北三省卫生防疫站、中国医学科学院卫生研究所、哈尔滨医科大学卫生系及白求恩医科大学病理教研组，共同组建了酵米面中毒防治科研协助组，由吉林省卫生防疫站任组长单位，从此有组织地开展了各项研究工作。

1977 年 7 月，黑龙江省卫生防疫站和中国医学科学院卫生研究所共同从在黑龙江省通河县、巴彦县发生的两起酵米面中毒样品中分离出“黄色素杆菌”，经自制酵米面和 PDA 培养基复制产毒素效果较好，并与吉林省卫生防疫站共同协作进行了有关试验，认为此菌可能是酵米面中毒的病因；之后经协作组各单位的反复验证，一致认为此菌产生的毒素是酵米面中毒的病因[5]。自此对酵米面中毒的病因研究，集中在了这种“黄色素杆菌”和其产生的毒素上。

3.1.2.2　病原菌鉴定

酵米面中毒病因研究协作组(1980，1981)报告(孟昭赫执笔)在 1979 年，通过对从 1961~1979 年发生的 32 起(其中辽宁 6 起、吉林 7 起、黑龙江 18 起、广西 1 起)酵米面中毒样品中分离的 40 株(其中辽宁 13 株、吉林 6 株、黑龙江 19 株、广西 2 株)产黄色素杆菌在形态、生理生化和培养特性、毒性等方面的研究，发现并确定了该菌为酵米面中毒的病原菌，并根据其基本的生物学性状，认为属于黄杆菌属(*Flavobacterium* Bergey et al. 1923 emend. Bernardet et al. 1996)的一个新种；并根据其由酵米面中分离获得，暂定名为酵米面黄杆菌(*Flavobacterium farinofermentans* sp. nov.)。自此确定了引起酵米面中毒的病原菌，并使其有了便于临时交流用的暂定名称；此前，还曾有过虹彩黄杆菌(根据在卵黄琼脂培养基上的菌落呈独特虹彩特征)、产毒黄杆菌(根据产毒素特征)之称[4,5,9,19,20]。

之后，哈尔滨市卫生防疫站的徐迪诚和黑龙江省卫生学校的赵乃昕(现在潍坊医学院)等(1982)报告用由黑龙江省卫生防疫站提供的 17 株菌，进行了鞭毛生长、生化反应和详细的底物利用试验、DNA 的 G+C mol%等计 160 多项性状研究，鉴定该菌为假单胞菌属的细菌，并根据该菌最初是从酵米面分离出来的，同意保留“酵米面”这一名称，建议归入假单胞菌属中另立新种，命名为酵米面假单胞菌(*Pseudomonas farinofermentans* sp. nov.)；同时赵乃昕等(1987)推测在国外报告的椰毒假单胞菌可能和我国的这种酵米面假单胞菌为同一种或近似的种[16,20]。自此，使在我国发现引起酵米面中毒的这种病原菌有了比较明确的分类位置与命名；也为与国外早已有记载的椰毒假单胞菌进行相关性比较研究提供了可行性思路和方便。

3.1.2.3　非发酵食品引起中毒的揭示

在前面有述，刘秀梅等(1985)首次报告了 1984 年 6 月发生在山东及 1984 年 11 月发生在河南的变质鲜银耳食物中毒事件，这些事件也是由此菌产毒菌株引起的；从此揭示了非发酵食品也存在此菌的污染，且能引起食物中毒[11]。同年，对此2起变质鲜银耳食物中毒事件，也分别有比较详细的报告：①山东省卫生防疫站的李文辉等(1985)报告在1984年6月20日，山东省东平县沙河站区中李庄社员、银耳种植专业户李某某，发现在其家中栽培的、于6月19日采收后晾晒的银耳有较多的表现基底部腐烂发黏且有霉臭味(在采收时就见有个别的基底部出现轻度腐烂、发黏)，但未引起李某某全家人的注意，李某某用0.2%的漂白粉将银耳漂洗1遍后以清水洗2遍，在本家4口人连食两顿的同时又分给亲友、邻居，亲友、邻居除了本户食用还又转给他们的亲友、邻居，如此在20~22日的3d内6个大队及1所中学共80户286人先后食用了这种变质银耳，自20日晚8时出现首例中毒患者至26日9时止，共发病105人(其中重症患者住院的35人)，死亡8人；潜伏期在2~72h，多在12~36h；临床表现为开始感到上腹部不适，相继出现恶心、呕吐、腹痛、腹胀、轻微腹泻、头痛、头晕、全身无力等症状，呕吐物初为食物或黄绿水样、最后呈咖啡色样物，严重患者意识不清、烦躁不安、惊厥、抽搐、昏迷、消化道和呼吸道有出血，个别患者有少尿、血尿或中度发热；经流行病学调查、临床诊断、用甲醇从中毒银耳粗提毒素对小鼠进行的灌胃感染试验(能致死小鼠)等，证实是由椰毒伯克霍尔德氏菌(文中以黄杆菌记述)毒素引起的食物中毒[21]。②河南省郑州市卫生防疫站的时建之等(1985)报告在1984年11月7日晨，郑州市郊南曹乡席村三队农民李某某将自家栽培的(已生长28d)变质银耳采割500g多，由其爱人郑某某在弃去严重变质部分并洗后配白菜炒食，一家5口人在食用后均发病，死亡1人，潜伏期3~15h；临床表现恶心、呕吐、腹痛、腹泻、头晕、头痛等症状，呕吐物初为胃内容物含有银耳，后为黏液呈咖啡色，腹泻在1~7次不等，腹泻物在初为软稀便(可见银耳)，后为水样便并带血；继之感到下肢发麻，随即全身麻木、发抖、烦躁不安、出虚汗、突然昏迷、牙关紧闭、不省人事，经3~4h后症状缓解，患者意识清醒，但这些症状反复发作；采集患者食剩的银耳炒白菜及变质银耳，送中国预防医学中心卫生研究所检验，结果从变质银耳中分离到3株椰毒伯克霍尔德氏菌(文中以酵米面黄杆菌记述)，在食剩的银耳炒白菜中检出了酵米面黄杆菌毒素 A(flavtoxin A)，确证此起食物中毒事件由椰毒伯克霍尔德氏菌的毒素引起[22]。

此后，陆续在不同省(区、市)有多起由变质鲜银耳引起的此类食物中毒事件发生的报告。

3.1.2.4 中毒毒素的检出与研究

中国预防医学科学院营养与食品卫生研究所的胡文娟等(1984)报告，从酵米面黄杆菌培养物中分离得到了毒素，并暂定名为酵米面黄杆菌毒素A，简称黄杆菌毒素A；经研究证明其分子结构式与BA一致，是造成酵米面中毒的主要毒性物质[23]。之后，赵乃昕等(1987)报告在研究酵米面中毒病原菌的生物学性状时，发现其产生的黄色素与椰毒假单胞菌的TF在产生条件方面的情况相似，经进一步提取获得了结晶纯品，其理化性状及毒性等与TF一致，认为两者为同一种毒素物质[24]。这些研究成果不仅揭示了引起我国酵米面中毒这种病原菌的致病因素，也为此菌可能与国外记载的椰毒假单胞菌为同一种提供了支持。

3.1.2.5 病原菌分类位置的确定

中国预防医学科学院营养与食品卫生研究所的孟昭赫等(1987)报告将酵米面黄杆菌

与从英国国家工业和海洋细菌保藏中心(National Collection of Industrial and Marine Bacteria，NCIMB)引进的椰毒假单胞菌(NCIB 9450)，进行了在生理生化、血清学、产毒性能、DNA 同源性等方面的对比研究，证明了酵米面黄杆菌与椰毒假单胞菌除在生态分布及对侧金盏花醇分解能力(酵米面黄杆菌分解，椰毒假单胞菌不分解)方面不同外，其他特征(性)基本一致，因此认为此两菌为同属同种细菌，并鉴于其在生态分布及侧金盏花醇分解能力上的不同，建议将此新的酵米面中毒菌暂定名为椰毒假单胞菌酵米面亚种(*Pseudomonas cocovenenans* subsp. *farinofermentans* Meng Z H and Wang D S et al. 1987)，简称为椰酵假单胞菌[25]。

赵乃昕等(1988，1990)报告将酵米面假单胞菌(1977 年 7 月分离于黑龙江通河酵米面中毒样品的 T7707 菌株及其他从黑龙江分离的菌株共 17 株)与椰毒假单胞菌模式株(NCIB 9450 和 LMD 38.18)对比，进行了在形态、生理特征、生化反应、底物利用、抵抗力与药物抑菌谱、DNA 中 G+C mol%、DNA-DNA 杂交、抗原关系及产毒性能等多项性状的研究，证明了两者为同一种；但两菌在底物利用方面存在微小差异，大致为生物型(biovar)的差别，因此认为都可称为椰毒假单胞菌，但可保留酵米面假单胞菌作为副名，以代表在中国分离的菌株；此项研究对酵米面假单胞菌进行了较全面的生物学性状描述，且菌株已经保存为 NCIMB 12451[16,18]。

在对酵米面假单胞菌分类与命名的进一步研究方面，1994 年和 1995 年潍坊医学院的曲春枫和赵乃昕等报告对酵米面假单胞菌(NCIMB 12451)进行了 16S rRNA 序列测定与系统发育分析，并通过与已发表的其他已知假单胞菌的相应序列进行比较和聚类，发现其在系统发育方面与新建立的伯克霍尔德氏菌属的成员(原为假单胞菌属的成员)亲缘关系密切，并与唐菖蒲伯克霍尔德氏菌[即原唐菖蒲假单胞菌(*P.gladioli*)]、洋葱伯克霍尔德氏菌[即原洋葱假单胞菌(*P.cepacia*)]、鼻疽伯克霍尔德氏菌[即原鼻疽假单胞菌(*P.mallei*)]构成一个系统发育分支，认为酵米面假单胞菌、椰毒假单胞菌是属于伯克霍尔德氏菌属的同一个种，并建议在伯克霍尔德氏菌属中应将其包括在内，正式命名为椰毒伯克霍尔德氏菌。

1995 年，比利时学者 Gillis 等也研究认为应将椰毒假单胞菌归入伯克霍尔德氏菌属，名为椰毒伯克霍尔德氏菌，其主要是根据了 van Damme 等(1960)和赵乃昕等(1990)的研究资料。在第二版《伯杰氏系统细菌学手册》第 2 卷中，已正式以赵乃昕等为命名者(1995)列入；且其中对该菌的描述主要是根据赵乃昕等的研究资料，从此解决了存在多年的该菌分类与命名的学术问题，使引起我国酵米面中毒这种病原菌正式有了分类学的归属与命名——椰毒伯克霍尔德氏菌[3,26~29]。

3.1.2.6　病原菌分类命名的进一步研究

在对椰毒伯克霍尔德氏菌的分类命名方面，国内外也有些进一步的研究报告；各学术观点在菌属归类上无分歧，关键集中在了是否作为伯克霍尔德氏菌独立的种。

中国预防医学科学院营养与食品卫生研究所的焦振泉等(1999)报告，对分离于酵米面的 2 株(Co14 和 90-3)、银耳的 1 株(HN2y)、醋凉粉的 1 株(Sx8801)共 4 株菌(文中以椰酵假单胞菌记述)，进行 16S rDNA 的序列测定，以确定其系统发育位置及与其他菌种的遗传进化关系；结果其 16S rDNA 序列的大小分别为 HN2y 株 1484bp，Co14 株

1499bp，90-3 株 1352bp，Sx8801 株 1369bp，通过对伯克霍尔德氏菌属的系统发育进化分析，发现它们与唐菖蒲伯克霍尔德氏菌、椰毒伯克霍尔德氏菌的亲缘关系非常近(构成了伯克霍尔德氏菌属中一个独立的发育系)，与其他种伯克霍尔德氏菌的亲缘关系相对较远[30]。之后，焦振泉等(2001)报告选用了 5 株菌(文中以椰酵假单胞菌记述)和伯克霍尔德氏菌属中的 11 个种，采用微孔板杂交法进行了 DNA-DNA 同源性测定，发现椰酵假单胞菌与唐菖蒲伯克霍尔德氏菌、椰毒伯克霍尔德氏菌的 DNA-DNA 同源性均大于 75%(在 81%~94%)，建议依据国际细菌系统发育委员会的原则，将此 3 个种归属于同一个种；由于椰毒伯克霍尔德氏菌最早是命名于 1960 年(van Damme 等)，即当时的椰毒假单胞菌，椰酵假单胞菌最早是命名于 1987 年(孟昭赫等)，唐菖蒲伯克霍尔德氏菌最早是命名于 1913 年(Severini)，即当时的唐菖蒲假单胞菌，根据国际细菌命名委员会的命名优先原则，认为应选取唐菖蒲(*gladioli*)作为新合并种的名称，即合并后统一命名为唐菖蒲伯克霍尔德氏菌[31]。

Coenye 等(1999)报告经对椰毒伯克霍尔德氏菌和唐菖蒲伯克霍尔德氏菌的菌体蛋白电泳分析、DNA-DNA 杂交及多项生化性状比较，认为椰毒伯克霍尔德氏菌应作为唐菖蒲伯克霍尔德氏菌的次级同物异名(junior synonym)[3]。

3.1.2.7　血清流行病学调查

黑龙江省卫生防疫站的王淑秋(1985)较早进行了椰毒伯克霍尔德氏菌的血清流行病学调查。报告以从酵米面中毒材料分离并保存的 7707-Aa 菌株，100℃热处理 20min 菌体为抗原，对黑龙江省不同地区、不同人群[经常食用酵米面的、国家供应粮的、以玉米面和小米为主食的、以大米为主食的、胎儿(脐带血)、中毒患者共 6 类]共 211 人，以凝集反应进行了血清抗体检测(以抗体效价在 1∶40 以上判定为阳性)，结果有 105 人为阳性(阳性率 49.76%)，其中，在经常食用酵米面的 26 人中 24 人阳性(阳性率 92.31%)，在吃国家供应粮的 60 人中 59 人阳性(阳性率 98.33%)，在以玉米面和小米为主食的 26 人中 11 人阳性(阳性率 42.31%)，以大米为主食的 85 人均阴性，9 人份胎儿脐带血有 6 人份阳性(阳性率 66.67%)，5 人份中毒患者血清均阳性，最高抗体效价在 1∶320 以上；调查结果显示除大米以外的其他五谷杂粮都可能被椰毒伯克霍尔德氏菌污染，椰毒伯克霍尔德氏菌可刺激机体产生相应的菌体抗体，这种抗体可经胎盘向胎儿传递[32]。

四川省达县地区卫生防疫站的张尽福等(1992)报告从 1983 年以来，在大巴山区的邻水县、大竹县、渠县和开江县农村先后发生过 4 起由椰毒伯克霍尔德氏菌引起的食物中毒。为了解人、畜、禽感染椰毒伯克霍尔德氏菌的情况，在 1986 年 4~5 月和 1987 年 3~4 月采集大巴山区不同年龄和职业人群的血清 449 份，不同动物的血清 155 份(牛 37 份、猪 68 份、鸭 50 份)，共 604 份，以加热处理(100℃水浴 1h)的椰毒伯克霍尔德氏菌为抗原分别做凝集试验，以凝集效价在 1∶40 以上判定为阳性。结果为 449 份人的血清中阳性的 190 份(阳性率 42.32%)，其中以吃玉米为主食的山区社员阳性率最高(测定 41 人有 27 人阳性，阳性率 65.85%)，认为与储粮增加，吃陈粮的现象有关；测定曾发生中毒康复 1 年后的 9 人，全部阳性且抗体效价高，在 1∶160 以上的 7 人(构成比 77.78%)；测定胎儿脐带血清 40 份，阳性的 8 份(阳性率 20.00%)，认为此抗体可经母体胎盘传递给胎儿；同时，通过测定胎儿脐带血、出生后 40d 至 74 岁的不同人群血清中均不同程度存在椰毒伯克霍尔德氏菌抗体，认为该抗体对椰毒伯克霍尔德氏菌引起的食物中毒不具有保护作用，其直接的致病因素是椰毒伯克霍尔德氏菌产生的毒素。在动物，155 份血清中阳性的 74 份(阳性率 47.74%)；其中以牛的最高，37 份有 36 份阳性(阳性率 97.30%)；猪血清 68 份有 26 份阳性(阳性率 38.24%)，鸭血清 50 份有 12 份阳性(阳性率 24.00%)[33]。另外，尽管迄今尚无明确记述椰毒伯克霍尔德氏菌在引起人食物中毒以外的病原学意义，但从这一调查结果分析，椰毒伯克霍尔德氏菌很有可能在人及动物存在其他感染性致病作用。

3.2　生物学性状

目前我国对椰毒伯克霍尔德氏菌生物学性状的记述较多，在早期通常是以酵米面黄杆菌描述的，近些年来则多是以椰毒假单胞菌酵米面亚种(或简称椰酵假单胞菌)描述的。在第二版《伯杰氏系统细菌学手册》第 2 卷中，以椰毒伯克霍尔德氏菌作了简要描述，主要是来源于赵乃昕等(1995)的研究资料。现综合这些记载和研究报告，予以简要记述；为便于统一，下面均采用的是椰毒伯克霍尔德氏菌这一菌名[3,18,27,28,34,35]。

3.2.1　形态与培养特征

椰毒伯克霍尔德氏菌为革兰氏阴性、大小在(0.3~0.5) μm×(1.6~2.0) μm 的短杆菌，两端钝圆，散在或成双存在，无芽孢，菌体周围有黏液层，胞浆中含有浓染颗粒及空泡。极生鞭毛 1~5 根(1 根或 2 根的较多)，罕见亚极生或侧生的，为极生丛毛菌；徐迪诚等(1982)报告将该菌培养在 30℃以上时几乎不形成鞭毛，在含 1.2%软琼脂的 PDA 培养基(pH 5~6)上 25℃培养 2~3d 时鞭毛形成最好，1d 以内的鞭毛形成不良，3d 以上则大部分无鞭毛[36]。在透射电镜下观察，可见异染颗粒、脂质颗粒、板层状内膜等结构。

椰毒伯克霍尔德氏菌为化能异养菌，但不需要营养因子；专性需氧，以分子氧为最终受氢体；能还原硝酸盐为亚硝酸盐，但不能使硝酸盐脱氮。对营养要求不高，在普通营养培养基中易于生长。在 PDA 培养基上，28℃培养 24h 的菌落直径 1~2mm，乳白色或灰白色，光滑湿润，稍隆起，边缘整齐，有黏性(也有的开始时表面干燥，在 2~3d 后逐渐湿润发黏)；培养 48h 后产生的黄绿色素(即毒黄素)可扩散到基质中，最后菌落可无色(仅培养基呈黄色)，在 365nm 紫外灯下有黄绿色荧光。在卵黄琼脂培养基上的菌落表面光滑湿润，培养 48h 后在周围形成乳白色浑浊环，在斜射日光下可见环的表面呈虹彩现象；在沙门氏菌-志贺氏菌琼脂(Salmonella-Shigella agar, SS agar)培养基上不生长或生长不良；在普通营养琼脂培养基上生长缓慢，培养 48h 呈圆形、光滑、产生黄色素(但不如在 PDA 培养基上的明显)、直径在 1.0mm 左右的小菌落；在血液营养琼脂培养基上，不溶血或使菌落周围培养基呈铁锈色；在麦康凯琼脂(MacConkey agar)培养基上，呈圆形、光滑、边缘整齐、无色透明、直径在 0.5mm 左右的小菌落。在液体的马铃薯葡萄糖(potato dextrose，PD)培养基中，培养 48h 后的液面产生黄绿色素，能形成厚菌膜，振荡不碎，下沉管底；在普通营养肉汤中生长，菌膜柔薄易碎。在 6~40℃能生长，在 5℃和 41℃不生长，适宜的生长温度为 25~30℃；适宜的生长 pH 为 5~7，最适为 7；不耐盐。

3.2.2 生化特性

椰毒伯克霍尔德氏菌为葡萄糖非发酵型菌，表现为阳性反应的主要包括动力、氧化-发酵试验(oxidation-fermentation test, O-F 试验)为 O 型、葡萄糖、半乳糖、阿拉伯糖、甘露醇、侧金盏花醇、卫茅醇、明胶液化、卵磷脂酶、吐温 80(tween 80)水解、过氧化氢酶、鸟氨酸和赖氨酸脱羧酶、苯丙氨酸、柠檬酸盐、精氨酸、石蕊牛乳、硝酸盐还原、37℃生长；呈阴性反应的主要包括氧化酶、吲哚、甲基红试验(methyl red test，MR 试验)、伏-波试验(Voges-Proskauer test，V-P 试验)、H_2S 产生等。能利用多种有机化合物作为碳源和能源。

3.2.3 抗原结构与免疫学特性

椰毒伯克霍尔德氏菌具有菌体(ohne hauch，O)抗原、表面(kapsel，K)抗原和鞭毛(hauch，H)抗原。O 抗原耐热，凝集反应出现得较慢，凝集物呈颗粒状；H 抗原不耐热，凝集反应的发生较快，凝集物呈絮状[14]。

卫生部食品卫生监督检验所的白竟玉等(1982)报告对 51 株椰毒伯克霍尔德氏菌进行了 O 抗原研究，经以 O 抗原(37℃培养 24h 后经煮沸 2h 的菌体悬液)免疫家兔制备抗血清后，做凝集和吸收试验，制备出 5 种因子血清：O-Ⅰ为椰毒伯克霍尔德氏菌的共同抗原(具有种的特异性)，在吸收试验中可被吸收掉；O-Ⅱ与 O-Ⅲ，或与 O-Ⅳ相伴存在，不能制备出单因子血清，为非型特异性抗原；O-Ⅲ、O-Ⅳ、O-Ⅴ可分别制备出单因子血清，具有型特异性[37]。此后，卫生部食品卫生监督检验所的王淑真等(1989)报告了 O-Ⅵ型，白竟玉等(1990)又报告了 O-Ⅶ型，刘秀梅等(1993)报告了 O-Ⅷ型等新血清型[38~40]。迄今已证实，椰毒伯克霍尔德氏菌具有 7 种 O 抗原因子，划分为 6 种 O 抗原型，依次为：O-Ⅲ型有抗原Ⅰ、Ⅱ、Ⅲ，O-Ⅳ型有抗原Ⅰ、Ⅱ、Ⅳ，O-Ⅴ型有抗原Ⅰ、Ⅴ，O-Ⅵ型有抗原Ⅰ、Ⅵ，O-Ⅶ型有抗原Ⅰ、Ⅶ，O-Ⅷ型有抗原Ⅰ、Ⅷ[14,35,41]。

3.2.4 生境与抗性

椰毒伯克霍尔德氏菌为土壤细菌，可能与植物根系有一定关系，可由土和水散播，从寒温带到热带皆有分布，从土壤可污染到食物原料中生长繁殖，对一些理化因素的抗性不强[35]。

3.2.4.1 生境

孟昭赫等(1993)报告在 1986~1987 年，对全国 21 个省(区、市)的酵米面、银耳、玉米及其他谷类食品进行了椰毒伯克霍尔德氏菌及其毒素污染情况的调查，共检测随机采集的非中毒样品 1992 份，包括涉及 10 个省(区、市)的玉米和酵米面 1121 份，6 个省(区、市)的其他谷类及制品 236 份，10 个省(区、市)的鲜银耳 371 份和干银耳 264 份；结果检出椰毒伯克霍尔德氏菌和 BA 的阳性率依次为鲜银耳＞其他谷类及制品＞玉米和酵米面＞干银耳，鲜银耳的检菌、检毒阳性率分别高达 4.04%和 8.21%，而且在非发病区也检出了产毒菌株及毒素[42]。王淑真等(1993)报告在 1992 年，对北京地区部分农贸市场上市售的玉米面 57 份进行了椰毒伯克霍尔德氏菌检验，结果检出 34 份(阳性率 59.65%)[43]。

椰毒伯克霍尔德氏菌在自然环境中的存在，也是比较广泛的。刘秀梅等(1991)报告在 1989 年 10 月，对无椰毒伯克霍尔德氏菌中毒史的山东省章丘县 10 个村庄进行了自然环境中椰毒伯克霍尔德氏菌的调查，包括土壤 253 份、枯树叶 38 份、枯树皮 137 份、麦秸和稻草 78 份、干玉米叶 98 份、野生杂草 94 份，共 698 份样品，结果分别从土壤、干玉米叶、稻草和野生杂草中分离到 9 株典型的椰毒伯克霍尔德氏菌(阳性分离率 1.29%)，这在对椰毒伯克霍尔德氏菌食物中毒的流行病学研究方面具有重要的指导意义[44]。河南省卫生防疫站的任中善等(1988)报告在 1986 年春节，对发生过银耳中毒的 3 个县进行了椰毒伯克霍尔德氏菌污染情况调查，共检测各类自然环境和各期银耳样品 730 份(包括灶屋墙土、红薯窖土、1985 年的黄豆、各期的好和差银耳等)，结果在 80%的调查村检出了椰毒伯克霍尔德氏菌和(或)BA，其中包括从未栽培过银耳的村；并首次从红薯窖土、屋内墙壁土、储存黄豆中分离到椰毒伯克霍尔德氏菌，证明了该菌在自然界广泛存在，可通过多种途径污染银耳(或食品)，且栽培银耳污染状况较严重(椰毒伯克霍尔德氏菌或 BA 的检出率为 14.87%)[45]。

3.2.4.2 抗性

椰毒伯克霍尔德氏菌的抵抗力不强，经 56℃加热 5min 可被杀死，使用通常浓度的消毒剂(来苏尔、苯酚、新洁尔灭、乙醇等)均可在短时间内将其杀死。在 pH 5 以下不能生长，因此在酸菜、酸煎饼等食物中无该菌为害；因其不耐盐，所以在腌制品中也无该菌。一般表现对多西环素、萘啶酸、金霉素、土霉素、四环素、卡那霉素、庆大霉素等敏感或有一定的敏感性，对青霉素、链霉素、红霉素、氯霉素、新霉素等具有一定的抗性，但在不同菌株间常存在差异[9,20,35]。

3.2.5 基因型

目前对椰毒伯克霍尔德氏菌的基因型分析，主要是对染色体 DNA 的分子分型。总体来讲尚无基因分型的标准方法，但从发展趋势分析，对椰毒伯克霍尔德氏菌的基因分型可从遗传进化的层面认识椰毒伯克霍尔德氏菌，从分子水平上对椰毒伯克霍尔德氏菌进行分类与鉴定，能为在流行病学调查中寻找传染源与传播途径、确定菌株间的遗传亲缘关系、研究椰毒伯克霍尔德氏菌的地理分布等提供更为有力的证据。

3.2.5.1 核糖核酸型

利用核糖核酸型(ribotype，RT；简称核糖型)分类和聚类分析，可以推断不同菌株间的亲缘关系，对探索其进化关系具有一定的价值，在追踪食物中毒细菌的传播途径方面具有重要意义。在对椰毒伯克霍尔德氏菌的 RT 分类方面，1998 年中国预防医学科学院营养与食品卫生研究所的邱茂峰等进行了相应的研究。

邱茂峰等(1998)报告对从我国 10 个省(区、市)分离的不同血清型椰毒伯克霍尔德氏菌 51 株(其中 22 株分离于食物中毒样品，29 株分离于正常食物样品)，采用 *Bgl* Ⅱ+*Eco*R Ⅴ消化染色体 DNA 得到 rDNA 指纹图(rDNA fingerprinting)，进行 RT 分析。结果可将 51 株菌分为 RT1~RT20 的 20 个 RT(常见的为 RT6、RT9、RT2)，每个 RT 有 6~11 条杂交带；所有菌株共出现了 19 条不同大小的杂交带，其长度为 0.9~11.3kb；出现频率最高的有 9 条带，每个 RT 都含有其中的大部分带(其中 2.1kb 带为所有菌株共有的)，它们构成了椰毒伯克霍尔德氏菌的核心谱型，该核心谱型与 RT6 的谱型相同，RT6 的谱型正好是椰酵假单胞菌 rDNA 指纹图的核心谱型；尽管有的 RT 在不同省(区、市)交叉分布，但各 RT 都分别局限于部分区域。在与血清型的关系方面，发现同一血清型的菌株可被进一步分为不同的 RT，同一 RT 的不同菌株也存在不同血清型，表明 RT 与血清型之间没有一定的从属关系[46]。

在椰毒伯克霍尔德氏菌的产毒能力与 RT 分布间的关系方面，邱茂峰等(1998)报告对 42 株菌(其中 22 株分离于食物中毒样品，20 株分离于正常玉米面或银耳样品)进行研究，结果显示，22 株分离于食物中毒样品的均具有产毒能力，20 株分离于正常食物样品的 9 株具有产毒能力；42 株菌可分为 18 个 RT(分别为 RT1~RT13、RT15~RT18 及 RT20)，不同来源菌株间亲缘关系的远近无明显差别，但具有产毒能力的菌株分布于大多数的 RT 中(各菌株间亲缘关系有远有近)，而不具有产毒能力的菌株只集中于少数 RT 中[47]。

3.2.5.2 脉冲场凝胶电泳 DNA 型

脉冲场凝胶电泳(pulsed-field gel electrophoresis，PFGE)分型方法，已广泛应用于常见食源性病原菌感染的散发、暴发调查和溯源研究。在对椰毒伯克霍尔德氏菌的 PFGE 分型方面，中国疾病预防控制中心营养与食品安全所的郭云昌等(2010)报告分别选择 5 种限制性内切酶(*Xba* Ⅰ、*Spe* Ⅰ、*Not* Ⅰ、*Sma* Ⅰ、*Asc* Ⅰ)，对 29 株分离于食品或食物中毒样品的椰毒伯克霍尔德氏菌，在酶切后进行了 PFGE 分型研究。结果表明，用 *Spe* Ⅰ 酶切的 PFGE 条带数量和大小适中，指纹图谱清晰可辨，条带数主要集中在 20 条左右，酶切条带分子大小为 10~1200kb(主要集中在 30~700kb)，共分为 27 种 PFGE 带型，菌株 90-2 和 90-3、23 和 30 的酶切图谱完全一致，其他菌株的酶切图谱各不相同，对椰毒伯克霍尔德氏菌具有足够的分辨率，可用于对椰毒伯克霍尔德氏菌的分子分型和溯源[48]。

3.3 病原学意义

迄今对椰毒伯克霍尔德氏菌病原学意义的认知，还仅是由该菌产生的毒素(BA 和 TF)引起人的食物中毒；通常认为椰毒伯克霍尔德氏菌本身在人及动物均不存在致病作用。

3.3.1 人的椰毒伯克霍尔德氏菌感染病

椰毒伯克霍尔德氏菌在人的感染病(infectious disease)方面，还主要是引起食物中毒，但也有可能存在引起其他临床感染类型的病原学意义[35]。

3.3.1.1 食物中毒

尽管由椰毒伯克霍尔德氏菌引起的食物中毒常存在一定的区域、村落和家庭特征，但其所表现出的高罹患率和高病死率几乎是在我国所有细菌性食物中毒事件中最为严重的。以下是通过 CNKI 学术文献总库检出的 40 篇文献、47 起事件的相关情况；在早期通常是以酵米面黄杆菌描述的，近些年来则多是以椰毒假单胞菌酵米面亚种(简称椰酵假单胞菌)描述的。

(1) 基本情况　在 1953 年黑龙江省首次报告了吃酵米面引起的食物中毒后，相继在全国多个省(区、市)有发生的报告；中毒食物也不仅仅局限在酵米面，涉及多种谷类发酵制品、银耳及薯类制品等[5]。

中国预防医学科学院营养与食品卫生研究所的刘秀梅(1996)报告，据不完全统计我国从1953年至1994年底，有16个省(区、市)共发生椰毒伯克霍尔德氏菌食物中毒545起，中毒3352人，死亡1401人(平均病死率41.8%)，是迄今我国病死率最高的一种细菌性食物中毒。中毒流行区域扩大，依次为：1953~1980年，有资料记载发生椰毒伯克霍尔德氏菌食物中毒的地区只有黑龙江、吉林、辽宁和广西，占全国行政区域的13.3%；1981~1984年，四川、河北、内蒙古、山西和云南等5省区又陆续发生，占到了全国行政区域的30.0%；从1984年截至1994年12月，中毒区域已扩大到山东、河南、贵州、福建、陕西、安徽和江苏等16个省份，即占全国53.3%的省(区、市)均有发生[49]。

1)发生地区：在47起事件中，涉及除未记述1起外的15个省(区)；明显具有从东北三省向其他省(区)扩散的特征，这并非表现的流行病学意义，是与对椰毒伯克霍尔德氏菌食物中毒的认知有关。具体的事件数量(起)见表17-2(按事件数量依次排列)。

表17-2　47起椰毒伯克霍尔德氏菌食物中毒事件的发生地及数量

序号	省(区)	起数	序号	省(区)	起数	序号	省(区)	起数	序号	省(区)	起数
1	河北	8	6	辽宁	3	11	安徽	1	16	未记述	1
2	河南	7	7	江苏	3	12	内蒙古	1	合计	15	47
3	四川	5	8	广西	3	13	山西	1			
4	贵州	4	9	云南	3	14	浙江	1			
5	山东	3	10	广东	2	15	黑龙江	1			

2)发生年份：在47起事件中，按报告的年份涉及20个(不含未明确记述的4起)；相对是在20世纪80年代的报告较多，近年来的报告明显减少，这与对椰毒伯克霍尔德氏菌食物中毒的研究进程有关。具体的事件数量(起)见表17-3(按事件数量依次排列)。

表17-3　47起椰毒伯克霍尔德氏菌食物中毒事件的发生年份及数量

序号	年份	起数	序号	年份	起数	序号	年份	起数	序号	年份	起数
1	1988	8	7	2011	2	13	1992	1	19	2009	1
2	1984	6	8	1971	1	14	1994	1	20	2012	1
3	1985	6	9	1977	1	15	1995	1	21	未记述	4
4	1981	3	10	1982	1	16	1998	1	合计	20	47
5	1989	3	11	1983	1	17	2000	1			
6	1993	2	12	1990	1	18	2002	1			

3)发生规模：在47起事件中，中毒的发生规模及罹患率，在多数的差异不是很大，最小的1起1人中毒，最大的1起105人中毒，多为家庭式的群体(同食或分食同种被污染食物)发生；与其他细菌性食物中毒事件相比，常是表现发生的规模较小和罹患率较高。

罹患率100%的27起共177人(平均6.56人/起)，最小的1起1人，最大的1起11人；罹患率最低的1起为36.71%(105/286)，统计39起的平均罹患率为64.71%(表17-1)。

A. 规模小的事件：以2起为例，分别如下。①四川省会东县人民医院的姜秋屏(2004)

报告 1 名 5 岁男性患儿，因反复抽搐、昏迷 7h 入院，入院前 7h 因进食变质的自制酵米酒后出现反复的四肢抽动、呼之不应、双眼凝视、小便失禁、无发热、抽搐间隙期神志不清；经诊断为椰毒伯克霍尔德氏菌食物中毒，于入院后 16h 抢救无效死亡[50]。②辽宁省辽阳市卫生防疫站的秦毅(1990)报告在 1988 年 8 月，辽阳市发生 1 起因食用玉米淀粉由椰毒伯克霍尔德氏菌引起的食物中毒；中毒 2 人，主要临床症状为恶心、呕吐、全身黄染、尿量减少，其中 1 人死于肝、肾衰竭[51]。

B. 规模大的事件：以 2 起为例，分别如下。①江苏省南通市公安局的薛正贵等(1993)报告在 1988 年 8 月 6~12 日，如皋市某村发生 1 起因进食酵米面制成的汤圆、油饼食品引起的椰毒伯克霍尔德氏菌食物中毒，食者 41 人，中毒 37 人(罹患率 90.24%)，死亡 6 人(病死率 16.22%)；潜伏期 6~20h，临床表现和体征为上腹部不适、恶心、呕吐、头痛、头昏、乏力、烦躁不安、嗜睡昏迷、抽搐、肝大、瞳孔缩小、脉细而快、血压开始上升后下降、尿少、无尿、血尿，有的患者因急性肝和肾衰竭、脑水肿死亡[52]。②前面有述刘秀梅等(1985)报告发生于 1984 年 6 月，在山东省东平县沙河站区因食用椰毒伯克霍尔德氏菌污染银耳引起的 105 人中毒(死亡 8 人)事件，是在检出的事件中规模最大的[11]。

C. 中毒死亡的事件：发生椰毒伯克霍尔德氏菌食物中毒后，具有较高的病死率。在检出的 47 起事件中有 45 起(构成比为 95.74%)发生中毒死亡，共中毒 476 人，死亡 199 人(病死率 41.81%)，平均死亡 4.42 人/起；最少的 1 起死亡 1 人，最多的 1 起死亡 10 人。病死率 100%的 10 起共 48 人(平均 4.8 人/起)，其中 1 人的 1 起，2 人的 1 起，3 人的 2 起，4 人的 1 起，5 人的 1 起，6 人的 2 起，8 人的 1 起，10 人的 1 起；在发生中毒死亡的事件中，病死率最低的 1 起为 7.62%(8/105)。

(2) 流行病学表征　由椰毒伯克霍尔德氏菌引起的食物中毒是通过食用由该菌污染的食物传播的；与居民的特殊饮食习惯密切相关，在发达国家未见报告。

1) 中毒食物：在椰毒伯克霍尔德氏菌引起食物中毒的食品种类方面，在印尼主要为发酵椰子食物；在我国，刘秀梅(1996)报告经对 1985~1994 年我国 16 个省(区、市)103 起中毒事件的食品种类分析，大致可分为三大类，即谷类发酵制品(发酵玉米面、糯玉米汤圆粉、玉米淀粉、发酵糯小米、醋凉粉等)，变质银耳，薯类制品(马铃薯粉条、甘薯淀粉、山芋淀粉等)[49]。

初步统计，在检出的 47 起事件中经检验明确或相关的中毒食物，主要还是酵米面食品。依次为：酵米面食品的 22 起(构成比 46.81%)，变质银耳食品的 14 起(构成比 29.79%)，霉变玉米面食品的 4 起(构成比 8.51%)，霉变甘薯淀粉、玉米淀粉、甜酒煮玉米粑、酵米酒、发酵苕渣粑、霉玉米、霉变马铃薯粉条等食品的各 1 起(构成比各 2.13%)；分析这些食品，也可分为富含淀粉类及变质银耳两大类。

2) 传播途径：椰毒伯克霍尔德氏菌来源于土壤，可随加工原料污染食品，在适宜的温度和 pH 条件下生长、产毒，引起食用者中毒。在迄今我国所发生的椰毒伯克霍尔德氏菌食物中毒事件中，谷类发酵制品均为家庭手工自制，变质银耳均为个体专业户培植、销售，尚未发现工业化批量生产的谷类发酵制品引起中毒，这恰恰说明了生产、加工方式对中毒发生的重要性[49]。

椰毒伯克霍尔德氏菌引起食物中毒，主要通过食品传播，在直接食入后引起中毒，潜伏期一般较短；这种情况也易发生家庭邻里的连锁式发病，即将自制的含毒食物无意中送给左邻右舍或亲戚朋友，食后导致中毒的发生。

3)发生季节：椰毒伯克霍尔德氏菌食物中毒有比较明显的季节性分布特征，多在暖湿的夏秋季节，一般发生在 5~11 月(多集中在 6~9 月)，其中以 8 月最为多见，与不同地区的季节气候有关；在阴湿天气下翻动鲜银耳和湿酵米面，不但达不到晾干目的，反而会播散污染，形同人工接种，能使该菌迅速繁殖和产毒[16]。四川省卫生防疫站的杨仲亚等(1989)报告四川省自 1981 年 5 月底在涪陵县首次发生中毒事件以来，至 1987 年底共发生 37 起，中毒 241 人，死亡 108 人(病死率 44.81%)，均由进食霉变糯玉米汤圆粉所致；均发生在 5~9 月，以 5、6 月多雨季节发病最多[53]。

初步统计检出的 47 起椰毒伯克霍尔德氏菌食物中毒事件，主要发生于 5~8 月，共 35 起(构成比 74.47%)；按月份的发生频率，依次为：8 月 11 起，5 月 9 起，7 月 8 起，6 月 7 起，3 月 3 起，9 月 3 起，4 月 2 起，1 月 1 起，11 月 1 起，未明确记述的 2 起。

4)发生场所：初步统计 47 起椰毒伯克霍尔德氏菌食物中毒事件，除了未明确记述的 12 起外，余 35 起(构成比 74.47%)均发生在家庭(包括几家在一起或家庭邻里的连锁式发病)。这种场所特征能为对椰毒伯克霍尔德氏菌食物中毒的诊断提供有价值的线索。

(3)发病与临床特点　初步统计 47 起椰毒伯克霍尔德氏菌食物中毒事件，主要表现的是一家一户或几家在一起同时食用，或几家分食相应中毒食物后发生，无年龄和性别的明显差异；发病表现急骤，潜伏期短的 1 起为 10min~2h[10]，潜伏期长的 1 起达 5d[54]，一般多在 1~24h；病后缺乏免疫力，可重复发生。

1)临床与病变表现：在椰毒伯克霍尔德氏菌食物中毒的临床表现与病变方面，尚缺乏明确的归类；但就病变来讲，因对其病死患者尸检的较多，所以比其他细菌性食物中毒的记述都较详尽。以下记述的一些综合性报告，具有一定的代表意义和参考价值。

中国医科大学的赫明昌(1978)较早报告了椰毒伯克霍尔德氏菌食物中毒主要表现。包括有消化系统、泌尿系统及神经系统症状，有时也有心血管系统症状；各系统的障碍在每个中毒病例中表现不同[55]。

上述杨仲亚等(1989)报告的 37 起中毒事件，在不同年龄、性别均有发病，进食越多则病情越严重，在老、幼者的病死率高于青壮年。发病表现急骤，潜伏期最短的 0.5h，最长的 46h；12h 内的占 56.2%，24h 内的占 94.5%。在统计 73 例患者中表现绞痛的 62 例(构成比 84.9%)，呕吐的 43 例(构成比 58.9%)，全身无力的 42 例(构成比 57.5%)，头昏的 40 例(构成比 54.8%)，恶心的 36 例(构成比 49.3%)，头痛的 31 例(构成比 42.5%)，昏迷的 30 例(构成比 41.1%)，抽搐的 28 例(构成比 38.4%)，腹胀的 25 例(构成比 34.2%)，腹泻的 22 例(构成比 30.1%)，心慌的 21 例(构成比 28.8%)，烦躁的 18 例(构成比 24.7%)，气紧的 10 例(构成比 13.7%)，口唇发麻的 7 例(构成比 9.6%)，痉挛的 5 例(构成比 6.8%)，嗜睡的 4 例(构成比 5.5%)，谵语的 2 例(构成比 2.7%)；少尿的 17 例(构成比 23.3%)，肝大的 16 例(构成比 21.9%)，黄疸的 12 例(构成比 16.4%)，面部潮红的 11 例(构成比 15.1%)，心音低钝的 6 例(构成比 8.2%)，休克的 4 例(构成比 5.5%)，心律不齐的 2 例(构成比 2.7%)，皮下出血的 1 例(构成比 1.4%)；42 例有体温记录的患者，入院时的体温一般为正常，少数患者因住院期间患并发症出现高热，达 40℃以上。死亡患者的死亡时间，最短的在发病后

11.5h，最长的在 9d，90%的是在 5d 以内；据对 3 例死亡患者的病理解剖，发现在心脏、肝、肾、脑、胃肠道、肺、脾、胰、肾上腺、脑垂体等组织器官均有不同程度的病变，主要表现为出血、坏死、淤血、肿胀、充血等，且均有少量的炎性细胞浸润[53]。

黑龙江省绥滨县中医院的周连福等(2000)报告在 1995 年 1 月至 1999 年 6 月救治的 4 起 32 人酵米面食物中毒病例，死亡 8 人(病死率 25.0%)。临床表现轻重不一，通过分析认为可分为三种临床类型：①胃肠型，32 例，均有胃肠道刺激症状、恶心、呕吐、腹胀、腹痛、腹泻、脱水、离子紊乱；②脑型，10 例(构成比 31.25%)，除有胃肠道症状外，出现头痛、头晕、表情淡漠、嗜睡，严重的出现谵语、躁动不安、抽搐、惊厥以致昏迷；③肝肾混合型，8 例(构成比 25.0%)，除有胃肠道症状外，表现肝功能障碍，出现全身黄疸、肝大、转氨酶明显增高、尿少、血液尿素氮(blood urea nitrogen，BUN)增高、肾衰竭[56]。

广西壮族自治区疾病预防控制中心的沈莹等(2007)报告在 1990~2006 年广西共报告 19 起酵米面食物中毒事件，中毒 121 人，死亡 76 人(病死率 62.81%)，中毒主要发生在广西西北部的巴马、凌云、隆林等 10 个山区县农户，中毒原因均为食用家庭自制、用存放数日的酵米面制成的汤圆或油炸团，酵米面存放时间最短的 4d，最长的 68d，平均 22d，食用当天现制酵米面汤圆均未见有中毒发生。波及 10 个县 19 个村屯 27 户人家，其中 1 起多户的系亲友到中毒者家中一起食用酵米面所致。中毒发生在 3~10 月，以 8 月最多(8 起)，其次为 5、6 月(各 3 起)；中毒者年龄最小的 11 个月龄，最大的 88 岁；潜伏期最短的 1h 50min，最长的 52h，平均在 13.2h；所有中毒者在发病初期均有恶心、呕吐、头晕、头痛、腹痛、腹胀、嗜睡症状，重症的出现烦躁不安、意识障碍、惊厥、抽搐、发绀、呼吸困难、休克、皮肤黄染、昏迷直至死亡，体温正常[57]。

2)病例简况：为简便了解椰毒伯克霍尔德氏菌食物中毒在发生时间、罹患率、潜伏期、相关食物、中毒死亡等方面的一些基本情况，将发生于不同省(区、市)在这些方面记述比较详细的择 10 起归于表 17-4(不含已分别单独记述过的)[58~67]。

表 17-4　10 起椰毒伯克霍尔德氏菌食物中毒的基本情况

序号	报告者(年度)	发生(年.月)	同餐人数	发病人数	罹患率/%	潜伏期(平均)/h	死亡人数	病死率/%	相关食物	发生地(省、区)
1	陈淑丽等(1992)	1981.8	6	6	100	未记述	6	100	酵米面	辽宁
2	程明星等(1988)	1982.8	7	6	85.71	未记述	4	66.67	酵米面	山西
3	潘启伦等(1986)	1984.8	9	8	88.89	2.5~24(9.5)	6	75	酵米面	广西
4	黄玉云(1986)	1984.8	10	10	100	9~17(13.4)	9	90	酵米面	云南
5	高旭(1995)	1988.3	5	5	100	0.3~40	4	80	酵米面	河北
6	黄道贯等(1991)	1988.8	45	23	51.11	2~72	6	26.09	酵米面	江苏
7	董跃等(1991)	1989.6	6	6	100	2~6	6	100	酵米面	内蒙古
8	朱学英等(1990)	1989.6	9	9	100	3~31	2	22.22	鲜银耳	四川
9	冯占义等(1997)	1995.4	9	8	88.89	1~5(3.4)	2	25	鲜银耳	山东
10	刘怡娅等(2012)	2011.5	12	9	75	15~21(16)	2	22.22	酵米面	贵州
合计	10	1981~2011	118	90	76.27	0.3~72	47	52.22		

(4)优势血清型　初步统计检出的 47 起椰毒伯克霍尔德氏菌食物中毒事件，明确进行了血清型检定的有 6 起，分别为 O-Ⅲ型的 2 起，O-Ⅴ型的 3 起，O-Ⅳ型和 O-Ⅴ型混合的 1 起。仅从这些还难以看出椰毒伯克霍尔德氏菌血清型与中毒发生的关联性，这也是关于椰毒伯克霍尔德氏菌的一项有意义的研究内容。

3.3.1.2　其他感染病

基于以下几点，似乎能提示椰毒伯克霍尔德氏菌除了能产生毒素引起食物中毒外，其菌体本身也有可能是存在致病作用的：①河北省秦皇岛市卫生防疫站的黄钟玉等(1985)报告在 1984 年 6 月 11 日晚，秦皇岛市青龙县某家庭 7 口人因食用以自制酵米面制作的片汤后均发生食物中毒，死亡 5 人(病死率 71.43%)，潜伏期 1~18h，从尸检 1 例的心血中分离到椰毒伯克霍尔德氏菌，这意味着椰毒伯克霍尔德氏菌很可能具有组织侵袭和在体内生长繁殖并引起病理损伤的致病能力[68]。②在前面有述的王淑秋(1985)报告对黑龙江省不同地区、不同人群血清抗体检测结果，张尽福等(1992)报告对四川大巴山区不同人群的血清抗体检测结果，均是针对椰毒伯克霍尔德氏菌菌体抗原，而不是针对其毒素的；尤其是中毒康复者表现出的高阳性率和高抗体效价情况，在样本数量上也具有统计学意义[32,33]。③有的患者出现体温升高，可能也不一定都是由于出现了某种并发症的结果。④在病理变化方面，尤其是存在炎性细胞浸润等。⑤有的潜伏期较长，有可能存在细菌本身的致病作用。⑥在前面有述，目前对椰毒伯克霍尔德氏菌的分类命名趋势，认为是作为唐菖蒲伯克霍尔德氏菌的次级同物异名[3,30,31]；有信息显示唐菖蒲伯克霍尔德氏菌在人是具有病原学意义的，在我国也有相应的报告。例如，广东湛江医学院附属医院的陈光远等(1990)报告在 1989 年 2 月，从住院治疗的 1 例(5 岁男性)肺部、颅内感染及败血症患者的血液中，两次分离到唐菖蒲伯克霍尔德氏菌(文中以唐菖蒲假单胞菌记述)，患者是因头痛、发热、喷射状呕吐、嗜睡 1 周入院治疗的，经用红霉素、氯霉素等治疗后痊愈；用分离菌株对患者病后 30d、41d、55d、90d 的血清做凝集试验，抗体效价分别为 1∶1280、1∶640、1∶80、阴性；以分离菌株的 10 亿个/mL 生理盐水菌液，用体重 18~20g 小鼠经腹腔接种试验(0.5mL/只)，接种感染后 8h 出现发病症状，20h 死亡，对照鼠无异常；这些检验结果显示，分离出的唐菖蒲伯克霍尔德氏菌是该病例相应感染症的病原菌[69]。

无论如何，对椰毒伯克霍尔德氏菌本身致病作用的研究与认识，已形成了一个很有探讨价值的问题，其直接关联到的是对椰毒伯克霍尔德氏菌病原学意义的揭示及对相应感染的预防与控制。

3.3.2　动物的椰毒伯克霍尔德氏菌感染病

椰毒伯克霍尔德氏菌在动物的感染发病，尚无明确的记载和报告；但根据以下几个方面的情况，认为在动物也可能是存在病原学意义的：①通过前面有述张尽福等(1992)报告的四川大巴山区牛、猪、鸭血清抗体检测的结果，以及从达县畜牧局获悉的有畜、禽等动物吃霉变玉米发生中毒的报告[33]，认为尽管尚不清楚这些表现为椰毒伯克霍尔德氏菌抗体阳性的被检动物是发生过相应食物中毒还是确实存在椰毒伯克霍尔德氏菌的感染(含隐性感染)，以及吃霉变玉米发生中毒的那些畜、禽是否由椰毒伯克霍尔德氏菌引起，但从感染病学的角度分析，似乎在这些动物是存在椰毒伯克霍尔德氏菌感染的。②辽宁省医学科学院的任宏造等(1984)报告使用椰毒伯克霍尔德氏菌及其毒素液灌喂3周龄的雌性恒河猴2只，灌喂后均出现了神经症状，分别于15.5h和35h死亡；做病理学检查，发现在脑干有小出血灶，中脑、延髓和小脑的神经元变性，肾浊肿，肺炎，肝脂肪性变及灶性坏死[70]。同样，也有在犬、家兔及实验动物小鼠复制出中毒病例的报告。既然如此，那么自然感染病例的存在就是有可能的。③河北省卫生防疫站的侯正宗等(1990)报告在1988年5月，河北省巨鹿县发生因食用椰毒伯克霍尔德氏菌污染银耳引起的食物中毒事件，波及3个乡5个村的6户家庭，29人食用了5户栽培的在生长过程中腐烂变质银耳后，中毒19人(罹患率65.52%)、死亡5人(病死率26.32%)，潜伏期6h~5d(多在12~24h)；其中的1起为一农户在5月19日用自家栽培的在生长过程中已腐烂银耳搭配其他常食青菜炒熟后4人进食，因在食用中感到有异味则仅食用了少许，将剩余的部分喂给1头体重30kg的小猪，小猪在吃后发病，并在2d内死亡，该户仅有2人出现轻微症状，未经治疗即痊愈[54]。显然，椰毒伯克霍尔德氏菌或其毒素对猪是具有致病作用的。

3.3.3　毒力因子与致病机制

迄今的研究认为，椰毒伯克霍尔德氏菌的致病作用主要是由毒素引起发生中毒。椰毒伯克霍尔德氏菌在生长繁殖过程中，向胞外分泌至少两种毒素(BA和TF)，均为脂肪酸类的小分子物质，均对人和动物细胞具有毒性作用。但BA的毒性比TF强，肝、脑、肾等主要实质性脏器是BA作用的靶器官，且在相同条件下的BA产量远大于TF。因此，BA是引起中毒的主要毒性物质。

BA即国内所称的黄杆菌毒素A，为白色晶体，耐热性强(100℃加热30min不受任何影响)，难溶于水，易溶于乙醚、石油醚、氯仿、甲醇等有机溶剂及碱性水溶液，相对分子质量为486.61，分子式为$C_{28}H_{38}O_7$，分子结构式为3-羧甲基-17-甲氧基-6, 18, 21-三甲基-廿二碳-2, 4, 8, 12, 14, 18, 20-七烯二酸；对人、动物和多种真菌具有毒性作用，在小鼠的LD_{50}为静脉注射的1.14mg/kg，腹腔注射的1.4mg/kg，口服的3.16mg/kg；在酸性条件、氧化剂和日光下不稳定。BA可作用于多种组织器官，其病变以细胞颗粒样变化为主。1950年，van Veen首先发现BA是一种抗生素，对霉菌、酵母菌及某些细菌具有强烈抑菌作用。有报告经动物(小鼠、家兔)试验显示，巯基化合物(药物)可作为BA的解毒剂。

TF即椰毒伯克霍尔德氏菌的水溶性黄色素，相对分子质量为193.17，分子式为$C_7H_7N_5O_2$，分子结构式为1, 6-二甲基-5, 7-二氧-1, 5, 6, 7-四氢嘧啶(5, 4e)非对称三嗪。提纯的TF为亮黄色片状结晶，172~173℃分解。溶于水、氯仿、乙酸乙酯，微溶于苯，不溶于乙醚、石油醚和二甲苯。对人、动物和细菌均有毒性作用，主要为急性中毒；在小鼠的LD_{50}为静脉注射的1.7mg/kg，口服的8.4mg/kg。有抗生素的性质，对多种细菌具有杀菌作用；抗氧化剂对TF的中毒有缓解作用[5,15,17,35,71]。

3.4　微生物学检验

对椰毒伯克霍尔德氏菌引起食物中毒的微生物学检验，目前主要是对椰毒伯克霍尔德氏菌的细菌学检验，也有对免疫学方法的应用研究。

3.4.1　细菌学检验

对椰毒伯克霍尔德氏菌的细菌学检验，可先根据其形态和菌落特征、生化特性等进行鉴定，再进行血清学分型检定、毒素测定及动物感染试验等。

3.4.1.1　细菌分离与鉴定

对椰毒伯克霍尔德氏菌的分离培养，还一直主要是沿用 PD 和 PDA 培养基，PD 主要用于增菌培养，PDA 主要用于分离培养；椰毒伯克霍尔德氏菌在这些培养基上生长繁殖快，产生色素明显，产生毒素量大。它们是较为理想的培养基。

王淑真等(1989)报告了对椰毒伯克霍尔德氏菌鉴别培养基的研究结果，认为通过试验研制的银耳培养基和银耳卵黄培养基，对椰毒伯克霍尔德氏菌的生长和鉴别较好，银耳卵黄培养基可作为直接分离椰毒伯克霍尔德氏菌的鉴别培养基使用[72]。

3.4.1.2　血清型检定

对椰毒伯克霍尔德氏菌的血清学分型检定，可先用多价血清做玻片定性凝集试验，对与多价血清凝集的菌株，再依次用 O-Ⅲ、O-Ⅳ、O-Ⅴ、O-Ⅵ、O-Ⅶ、O-Ⅷ等单因子血清做试管定量凝集试验，以判定 O 抗原型。

3.4.1.3　毒素测定

对椰毒伯克霍尔德氏菌的毒素检测主要是针对 BA；目前对 BA 检测方法的研究较多，各有相应的优点和适用性。主要包括：①胡文娟等(1986)报告建立了对酵米面、银耳、玉米等 BA 的薄层色谱(thin layer chromatography，TLC)和高压液相色谱(high performance liquid chromatography，HPLC)检测方法，其灵敏度分别为 0.25μg/mL 和 0.1~0.25μg/mL，最低检出量为 0.2μg 和 0.04μg[73]。②王夏等(1986)报告建立了对 BA 的紫外分光光度测定方法，最低检出浓度为 2.5μg/mL，标准曲线的线性范围为 0.5~30μg/mL，可用于对菌株产毒能力的测定[74]。③王夏等(1986)报告根据 BA 对一些霉菌、酵母菌、细菌具有抑菌作用的原理，通过筛选建立了以黑曲霉(*Aspergillus niger*)为指示菌对 BA 的微生物学测定方法，采用纸片法进行，对 BA 的最低检出量为 0.38μg；在 0.5~0.9μg 内与 HPLC 方法的结果比较，相对误差平均为±11.2%，具有简便易行的特点，样品无需做复杂的纯化处理，便于基层对大量样品的筛选[75]。④刘秀梅等(1995)通过制备 BA 与牛血清白蛋白结合物(BA-BSA)、卵清蛋白结合物(BA-EA)抗原，强化免疫家兔制备了相应抗体，血清效价可达 1∶8~1∶1.2×10^5，在此基础上建立了检测 BA 的直接和间接酶联免疫吸附试验(enzyme-linked immunosorbent assay，ELISA)方法，直接法的最低检出浓度为 0.1μg/mL(线性范围为 0.1~1.0μg/mL)，间接法的最低检出浓度为 0.01μg/mL(线性范围为 0.01~1.0μg/mL)；相继，刘秀梅等(1996)报告又制备了 BA 的单克隆抗体(monoclonal antibody，McAb)，并通过 ELISA 方法进一步提高了对 BA 检测的灵敏度[76,77]。

3.4.1.4　动物感染试验

已有的研究结果表明，猴、家兔、犬及小鼠等多种动物对椰毒伯克霍尔德氏菌均具有不同程度的感受性，实践中常采用灌喂的方法用于对分离菌株的致病性及毒素的测定。

3.4.2 免疫学检验

刘秀梅等(1993)报告，在制备了抗椰毒伯克霍尔德氏菌不同血清型菌体抗原的相应抗体和辣根过氧化物酶结合物的基础上，建立了检测椰毒伯克霍尔德氏菌的 ELISA 方法。联合使用种(O-Ⅰ)和型的特异性抗体进行 ELISA 检测，可同时定种和分型，具有方法灵敏、快速、重复性良好等特点[78]。

（房 海）

主要参考文献

[1] 黄林, 孔忠富, 许艳云, 等. 1986~1996 年广西食物中毒情况分析. 广西预防医学, 1998, 4(1): 14~17.

[2] 金连梅, 李群. 2004~2007 年全国食物中毒事件分析. 疾病监测, 2009, 24(6): 459~461.

[3] Garrity G M. Bergey's Manual of Systematic Bacteriology. 2nd ed. Volume Two. Part C. New York: Springer, 2005: 575~600.

[4] 酵米面中毒病因研究协作组. 酵米面中毒病因的研究——发现一种新的食物中毒菌: 酵米面黄杆菌(*Flavobacterium farinofermentans* n. sp.). 中国医学科学院学报, 1980, 2(2): 77~82.

[5] 孟昭赫. 食品卫生检验方法注解微生物学部分. 北京: 人民卫生出版社, 1990: 222~233, 384~395.

[6] 金家香, 姜淑荣, 苏翠华, 等. 臭米面食物中毒病因的研究(二) 一种新的食物中毒细菌"黄色菌". 辽宁医药, 1979, (4): 1~5.

[7] 金家香, 苏翠华, 姜淑荣, 等. 臭米面食物中毒病因的研究(三) "黄色菌"的鉴定. 辽宁医药, 1979, (4): 6~7.

[8] 黑龙江省卫生防疫站. 臭米面食物中毒的病因研究. 黑龙江医药, 1978, (4): 15~18.

[9] 酵米面中毒病因研究协作组. 酵米面(原称臭米面)中毒病因的研究报告——发现一种新的食物中毒菌——酵米面黄杆菌(*Flavobacterium farinofermentans* nov.sp). 卫生研究, 1981, 10(2): 1~12.

[10] 王恩寿, 王磊, 侯甘云, 等. 一起严重的酵米面黄杆菌食物中毒. 贵阳医学院学报, 1987, 12(3): 219~223.

[11] 刘秀梅, 陈晓明, 胡文娟, 等. 变质银耳中毒的病因——实验室研究. 卫生研究, 1985, 14(4): 25~28.

[12] 骆世银. 酵米面黄杆菌食物中毒报告. 中国公共卫生, 1985, 4(3): 6~7.

[13] 郭学荣, 李振营, 程海鹰, 等. 椰酵假单胞菌食物中毒尸检 3 例. 法医学杂志, 2011, 27(1): 75~76.

[14] 王静, 刘秀梅. 椰毒假单胞菌酵米面亚种及米酵菌酸的研究进展(综述). 中国食品卫生杂志, 1996, 8(2): 42~45, 48.

[15] 赵乃昕. 酵米面食物中毒——椰毒假单胞菌中毒的机制与解毒研究. 中国急救医学, 1992, 12(4): 31~34.

[16] 赵乃昕. 酵米面中毒病原菌——椰毒假单胞菌. 潍坊医学院学报, 1990, 12(1): 1~9.

[17] 王夏, 孟昭赫, 胡文娟, 等. 米酵菌酸中毒国外研究进展. 国外医学卫生学分册, 1987, (1): 1~4.

[18] 赵乃昕, 马麦生, 苗乃法, 等. 椰毒假单胞菌与酵米面假单胞菌的比较研究. 中华微生物学和免疫学杂志, 1988, 8(3): 151~156.

[19] 中国医学科学院卫生研究所食品卫生研究室, 吉林省卫生防疫站食品卫生科, 中国科学院微生物研究所第二室, 等. 一个新的产毒菌——虹彩黄杆菌的初步研究. 医学研究杂志, 1979, (1): 23~25.

[20] 徐迪诚, 赵乃昕, 赵占春, 等. 酵米面黄杆菌分类学位置的进一步研究. 哈尔滨医药, 1982, 2(2): 69~73.

[21] 李文辉, 王桂春, 马杰, 等. 一起变质银耳引起中毒的调查报告. 山东卫生防疫, 1985, (2): 13~18.

[22] 时建之, 郭虹. 变质银耳中毒的调查报告之一. 卫生研究, 1985, 14(4): 28~30.

[23] 胡文娟, 陈晓明, 王玉华, 等. 酵米面黄杆菌毒素 A 的提纯及鉴定. 卫生研究, 1984, 13(4): 34~37.

[24] 赵乃昕, 王春德, 李在连, 等. 酵米面中毒病原菌的黄毒素. 中国公共卫生, 1987, 6(2): 65~67.

[25] 孟昭赫, 苏翠华, 李兆普, 等. 酵米面黄杆菌与椰毒假单胞菌的对比研究. 卫生研究, 1987, 16(6): 17~22.

[26] 曲春枫, 赵乃昕, 汪恩涛, 等. 椰毒假单胞菌部分 16S rRNA 序列测定及其系统发育地位. 中华微生物学和免疫学杂志, 1994, 14(6): 387~390.

[27] Zhao N X, Ma M S, Zhang Y P, et al. Comparative description of *Pseudomonas cocovenenans* (van Damme, Johannes, Cox, and Berends 1960) NCIB 9450T and strains isolated from cases of food poisoning caused by consumption of fermented corn flous in China. Int J Syst Bacteriol, 1990, 40 (4): 452~455.

[28] Zhao N X, Qu C F, Wang E T, et al. Phylogenetic evidence for the transfer of *Pseudomonas cocovenenans* (van Damme et al.1960) to the genus *Burkholderia* as *Burkholderia cocovenenans* (van Damme et al. 1960) comb. nov. Int J Syst Bacteriol, 1995, 45 (3): 600~603.

[29] Gillis M, Tran V V, Bardin R, et al. Polyphasic taxonomy in the genus *Burkholderia* Leading to an emended description of the genus and proposition of *Burkholderia vietnamiensis* sp. nov. for N_2-fixing isolates from rice in Vietnam. Int J Syst Bacteriol, 1995, 45 (2): 274~289.

[30] 焦振泉, 刘秀梅, 杨瑞馥, 等. 椰毒假单胞菌酵米面亚种 16S rDNA 序列测定与分析. 卫生研究, 1999, 28 (4): 232~235.

[31] 焦振泉, 刘秀梅, 杨瑞馥, 等. 微孔板杂交法测定椰毒假单胞菌酵米面亚种的 DNA-DNA 同源性. 微生物学报, 2001, 41 (1): 70~75.

[32] 王淑秋. 黑龙江省不同人群酵米面黄杆菌抗体水平测定. 中国公共卫生, 1985, 4 (6): 8~9.

[33] 张尽福, 邬华炎, 王洪碧, 等. 大巴山区人、畜、禽感染酵米面黄杆菌血清流行病学调查. 微生物学杂志, 1992, 12 (2): 64~66.

[34] 吴乐, 杨仲亚. 椰毒假单胞菌酵米面亚种的生物学特性及分离鉴定的研究进展. 预防医学情报杂志, 1992, 8 (1): 8~12.

[35] 杨正时, 房海. 人及动物病原细菌学. 石家庄: 河北科学技术出版社, 2003: 677~688.

[36] 徐迪诚, 张丹荧, 黄明越, 等. 酵米面黄杆菌鞭毛着生状况的确定. 哈尔滨医药, 1982, 2 (2): 97~98.

[37] 白竟玉, 刘秀梅, 李兆普, 等. 酵米面黄杆菌(*Flavobacterium farinofermentans* n. sp.)血清学研究——O 血清分型. 卫生研究, 1982, 11 (3): 55~59.

[38] 王淑真, 杨宝兰, 王淑颖, 等. 酵米面黄杆菌新血清型(O-Ⅵ)的研究. 卫生研究, 1989, 18 (3): 27~29.

[39] 白竟玉, 傅萍, 李志刚. 椰毒假单胞菌酵米面亚种新血清型的研究. 中国食品卫生杂志, 1990, 2 (4): 21~22.

[40] 刘秀梅, 文卫华, 田禾菁, 等. 椰酵假单胞菌新血清型(O-Ⅷ)的研究. 卫生研究, 1993, 22 (4): 231~233.

[41] 刘秀梅, 文卫华, 田禾菁, 等. 椰毒假单胞菌种特异性 O 抗原因子(O-Ⅰ)的研究. 中华微生物学和免疫学杂志, 1995, 15 (2): 102~104.

[42] 孟昭赫, 刘秀梅, 陈晓明, 等. 酵米面、银耳等食品中椰酵假单胞菌及其毒素的污染调查. 卫生研究, 1993, 22 (2): 99~101.

[43] 王淑真, 杨宝兰, 周桂莲. 市售玉米面椰毒假单胞菌酵米面亚种的污染状况及分型鉴定. 中国食品卫生杂志, 1993, 5 (4): 43~44.

[44] 刘秀梅, 杜春明, 王玉华, 等. 椰毒假单胞菌酵米面亚种在自然环境中的污染调查. 中国公共卫生, 1991, 7 (4): 155~157.

[45] 任中善, 秦亚军, 曹新胜, 等. 栽培银耳及自然环境中椰毒假单胞菌酵米面亚种的调查研究. 卫生研究, 1988, 17 (1): 28~32.

[46] 邱茂峰, 刘秀梅, 杨瑞馥. 用 rDNA 指纹图分析我国部分椰酵假单胞菌的分子流行病学特征. 卫生研究, 1998, 27 (1): 57~60.

[47] 邱茂峰, 刘秀梅. 部分椰酵假单胞菌的产毒力与核糖型分布间的关系. 卫生研究, 1998, 27 (2): 119~121.

[48] 郭云昌, 王岗, 杜春明, 等. 椰毒假单胞菌酵米面亚种脉冲场凝胶电泳分型的研究. 中国食品卫生杂志, 2010, 22 (3): 236~239.

[49] 刘秀梅. 我国椰毒假单胞菌酵米面亚种食物中毒流行趋势浅析. 中华预防医学杂志, 1996, 30 (6): 372~374.

[50] 姜秋屏. 椰毒假单胞菌食物中毒致死 1 例. 四川医学, 2004, 25 (1): 4.

[51] 秦毅. 一起由椰毒假单胞菌酵米面亚种引起的食物中毒. 中国公共卫生, 1990, (6): 284.

[52] 薛正贵, 徐忠义, 张启才, 等. 急性酵米面中毒案例分析. 中国法医学杂志, 1993, 8 (3): 186~187.

[53] 杨仲亚, 毛朝明, 辛又川. 酵米面黄杆菌中毒的流行病学调查及其毒性研究. 预防医学情报杂志, 1989, 5 (1): 39, 47~49.

[54] 侯正宗, 张云峰, 张凡文, 等. 河北省变质银耳中毒调查报告. 卫生研究, 1990, 19 (1): 40~41.

[55] 赫明昌. 霉臭米面食物中毒的病理变化. 辽宁医药, 1978, (4): 4~7.

[56] 周连福, 王秋娥, 王振忠. 臭米面中毒 32 例临床分析. 中国初级卫生保健, 2000, 14(5): 58.
[57] 沈莹, 刘军, 黄兆勇, 等. 1990~2006 年广西酵米面食物中毒流行病学分析. 中国热带医学, 2007, 7(5): 814~815.
[58] 陈淑丽, 孙波. 当年中毒酵米面和保存十年的中毒酵米面样品的病原学分析比较. 中国卫生检验杂志, 1992, 2(1): 42.
[59] 程明星, 李森祥, 庄虹, 等. 霉变粉面酵米面黄杆菌食物中毒报告. 山西医药杂志, 1988, 17(4): 230.
[60] 潘启伦, 李济斌. 一起黄杆菌毒素 A 所致的食物中毒. 右江医学, 1986, (3): 28~30.
[61] 黄玉云. 酵米面黄杆菌食物中毒致 9 人死亡报告——附 2 例病例报告. 云南医药, 1986, 7(3): 169~170.
[62] 高旭. 一起椰毒假单胞菌酵米面亚种食物中毒调查报告. 承德医学院学报, 1995, 12(3): 260~261.
[63] 黄道贯, 徐国光, 闾世兰, 等. 酵米面食物中毒 23 例报告. 苏州医学院学报, 1991, 11(3): 219~220.
[64] 董跃, 辛文芳, 胡春, 等. 酵米面中毒致死 6 例报告. 哈尔滨医药, 1991, (2): 30~31.
[65] 朱学英, 谢英秀. 鲜银耳所致的食物中毒. 预防医学情报杂志, 1990, 6(3): 195~196.
[66] 冯占义, 冯中军. 一起由变质银耳引起的食物中毒调查报告. 中国公共卫生, 1997, 13(6): 371.
[67] 刘怡娅, 周亚娟. 一起霉变吊浆粑食物中毒事件的回顾性调查分析. 医学动物防制, 2012, 28(9): 1022~1024.
[68] 黄钟玉, 王翠荣, 李学哲. 从酵米面中毒死亡尸检心血中检出黄杆菌. 中国公共卫生, 1985, 4(4): 9.
[69] 陈光远, 陈岩松, 端青. 唐菖蒲假单胞菌致人败血症脑膜炎及其菌株鉴定. 中华医学检验杂志, 1990, 13(4): 248~249.
[70] 任宏造, 朱天义, 吕孝普, 等. 酵米面黄杆菌毒素液中毒猴肝脏的超微结构研究. 上海实验动物科学, 1984, 4(1): 22~24.
[71] 赵乃昕. 米酵菌酸与黄毒素的中毒与解毒. 潍坊医学院学报, 1992, 14(1): 69~71.
[72] 王淑真, 杨宝兰, 王淑颖, 等. 椰毒假单胞菌酵米面亚种新鉴别培养基的研究. 中国食品卫生杂志, 1989, 1(3): 10~12.
[73] 胡文娟, 陈晓明, 王玉华. 酵米面、银耳、玉米中黄杆菌毒素 A 的薄层及高压液相色谱测定法. 卫生研究, 1986, 15(2): 31~34.
[74] 王夏, 孟昭赫, 胡文娟, 等. 酵米面黄杆菌毒素 A 紫外分光光度测定法. 卫生研究, 1986, 15(3): 23~25.
[75] 王夏, 孟昭赫. 黄杆菌毒素 A 微生物测定方法的建立及其应用. 卫生研究, 1986, 15(5): 31~34.
[76] 刘秀梅, 余东敏, 文卫华, 等. 米酵菌酸多克隆抗体的制备. 卫生研究, 1995, 24(2): 93~95.
[77] 刘秀梅, 文卫华. 米酵菌酸单克隆抗体细胞株的建立. 卫生研究, 1996, 25(4): 239~241.
[78] 刘秀梅, 文卫华, 余东敏, 等. ELISA 检测椰酵假单胞菌菌体抗原的研究. 中国卫生检验杂志, 1993, 3(2): 73~75.

第18章　气单胞菌属(*Aeromonas*)

本章要目

气单胞菌属(*Aeromonas* Stanier 1943)的主要病原菌为嗜水气单胞菌(*A.hydrophila*)，能引起人及多种动物感染发病。在人主要表现对胃肠道的致病作用，并能在一定条件下引起某些组织、器官的炎性感染及败血症等感染病(infectious disease)，也属于人兽共患病(zoonose)的病原菌范畴；在动物，主要是引起多种鱼类及其他一些冷血动物的局部组织器官感染及败血症等。另外，豚鼠气单胞菌(*A.caviae*)、温和气单胞菌(*A.sobria*)、维氏气单胞菌(*A.veronii*)、舒氏气单胞菌(*A.schubertii*)等也具有一定的医学临床意义，主要是能在一定条件下引起人的腹泻；在动物，能引起如同嗜水气单胞菌那样在鱼类及其他一些冷血动物的感染病，但它们的出现频率均明显较低。

气单胞菌为食源性疾病(foodborne disease)的病原菌，也称食源性病原菌(foodborne

pathogen)。在细菌性食物中毒(bacterial food poisoning)方面，近些年来我国陆续有由气单胞菌引起的事件发生，且地域分布比较广泛，也逐渐在细菌性食物中毒事件中占据了一定的地位；另外，常常表现出较高的罹患率和较大规模，但尚未见有中毒死亡事件。例如，中国疾病预防控制中心的金连梅等(2009)报告，通过对 2004~2007 年全国食物中毒事件分析，在由细菌及真菌毒素等引起的微生物性食物中毒(microbial food poisoning)事件 652 起、中毒 28 638 人、死亡 47 人中，由气单胞菌引起的 5 起(构成比 0.77%)，中毒 225 人(构成比 0.79%)；在明确病原(14 种)的事件中居事件数量的第 9 位，中毒人数的第 8 位；无死亡事件[1]。

1 菌属定义与分类位置

气单胞菌属为气单胞菌科(Aeromonadaceae Colwell，MacDonell and de Ley 1986)的成员，近年来在属内种(species)的变动较大，有的种还分有不同的亚种(subspecies)或生物型(biovar)；属名“*Aeromonas*”为现代拉丁语阴性名词，意为“产气的单细胞生物”[2]。

1.1 菌属定义

气单胞菌为两端钝圆、大小多在(0.3~1.0)μm×(1.0~3.5)μm 的革兰氏阴性直杆菌或球杆菌，单个、成双或以短链形式排列；通常以 1 根极端鞭毛运动，在有些种幼龄的固体培养物可形成周鞭毛或侧鞭毛。兼性厌氧，化能有机营养型，有呼吸和发酵两种代谢类型。适宜生长温度为 22~37℃，能在 0~45℃生长，有些种在 35℃不能生长。

发酵 D-葡萄糖和其他一些碳水化合物产酸，或产酸、产气，氧化酶、接触酶、精氨酸双水解酶、明胶酶等阳性，鸟氨酸脱羧酶、尿素酶、苯丙氨酸脱氨酶等阴性，还原硝酸盐，多数的种能发酵麦芽糖、D-半乳糖、海藻糖等多种碳水化合物；对弧菌抑制剂 O/129[2，4-二氨基-6，7-异丙基喋啶(2，4-diamino-6，7-diisopropylpteridine)]有抗性。细胞脂肪酸类主要为十六烷酸(hexadecanoic acid，C16：0)、十六(碳)烯酸(hexadecenoic acid，C16：1)、十八碳烯酸(octadecenoic acid，C18：1)。能产生芳基酰胺酶(arylamidase)、淀粉酶(amylase)、DNA 酶(DNase)、酯酶(esterase)、肽酶(peptidase)和其他一些水解酶(hydrolytic enzyme)等多种胞外酶类(exoenzyme)。

在淡水和污水中存在，有的种是一些温血动物(包括人)及冷血动物(青蛙、鱼和一些无脊椎动物等)的病原菌，引起人类的疾病常常是腹泻和菌血症。

细菌 DNA 的 G+C mol%为 57~63(Bd，T_m)。模式种(type species)：嗜水气单胞菌[*Aeromonas hydrophila*(Chester 1901) Stanier 1943]。

1.2 分类位置

按伯杰氏(Bergey)细菌分类系统，在第二版《伯杰氏系统细菌学手册》(*Bergey's*

Manual of Systematic Bacteriology)第 2 卷中，气单胞菌属由原来的弧菌科(Vibrionaceae Véron 1965)中划出，归在了由 Colwell 等(1986)新建立的气单胞菌科。在气单胞菌科内包括了气单胞菌属、海洋单胞菌属(*Oceanimonas* Brown，Sutcliffe and Cummings 2001)两个明确的菌属(genus)，以及 1 个位置未定的菌属(genus incertae sedis)——甲苯单胞菌属(*Tolumonas* Fischer-Romero，Tindall and Jttner 1996)。模式属(type genus)：气单胞菌属[2]。

气单胞菌属内共记载了 14 个明确的种，1 个位置未定的种(species incertae sedis)和 7 个其他培养物(other organisms)。

14 个明确的种，依次为：嗜水气单胞菌、异常嗜糖气单胞菌(*A.allosaccharophila*)、兽气单胞菌(*A.bestiarum*)、豚鼠气单胞菌、鳗鱼气单胞菌(*A.encheleia*)、嗜矿泉气单胞菌(*A.eucrenophila*)、简氏气单胞菌(*A.jandaei*)、中间气单胞菌(*A.media*)、波氏气单胞菌(*A.popoffii*)、杀鲑气单胞菌(*A.salmonicida*)、舒氏气单胞菌、温和气单胞菌、脆弱气单胞菌(*A.trota*)、维氏气单胞菌。

其中的杀鲑气单胞菌含 5 个亚种，维氏气单胞菌含 2 个生物型。

2　食物中毒概要

初步统计通过中国知识资源总库(CNKI)学术文献总库检出的细菌性食物中毒文献，至目前我国共涉及 24 个菌属，116 个种、亚种或血清型(serovar)，以及一些未确定的种；文献报告 1460 篇(1949~2013 年)，中毒事件 1529 起(1949~2012 年)。

其中由气单胞菌引起的文献报告 34 篇(1986~2011 年)，中毒事件 35 起(1984~2010 年)，在所有细菌性食物中毒事件的构成比为 2.29%(居第 10 位)。涉及嗜水气单胞菌、豚鼠气单胞菌、温和气单胞菌、舒氏气单胞菌 4 个种，以及一些未确定的种(*Aeromonas* spp.)；其中以嗜水气单胞菌的出现频率最高。

2.1　基本信息

在 35 起事件中，由某种气单胞菌单独引起的 31 起(构成比 88.57%)，与其他病原菌混合引起的 4 起(构成比 11.43%)。显然，气单胞菌食物中毒事件主要是由某种气单胞菌单独引起的，这可能与气单胞菌的生境特征有关。

在与其他病原菌混合引起的事件中，涉及弧菌属(*Vibrio* Pacini 1854)的溶藻弧菌(*V.alginolyticus*)、河流弧菌(*V.fluvialis*)、副溶血弧菌(*V.parahaemolyticus*)3 个种，以及 1 种变形菌(*Proteus* sp.)，均为革兰氏阴性菌。这种多是与弧菌混合引起的现象，显然是与它们通常的共同水生境相关联的，也提示在对此类细菌性食物中毒的病原菌检验中予以注意。

表 18-1 所列是气单胞菌引起食物中毒 34 篇文献、35 起事件的基本信息；无中毒死亡事件。

表 18-1　气单胞菌引起食物中毒的基本信息

内容	嗜水气单胞菌	豚鼠气单胞菌	温和气单胞菌	舒氏气单胞菌	未确定种气单胞菌	合计
文献：数量/篇	18	6	4	1	5	34
构成比/%	52.94	17.65	11.76	2.94	14.71	100
事件：数量/起	18	6	5	1	5	35
构成比/%	51.43	17.14	14.29	2.86	14.29	100
中毒：中毒人数 A	888	264	97	25	390	1664
构成比/%	53.37	15.87	5.83	1.50	23.43	100
涉及中毒事件数量/起	18	6	3	1	5	33
构成比/%	54.55	18.18	9.09	3.03	15.15	100
每起平均中毒人数	49.33	44	32.33	25	78	50.42
其中：①由某种气单胞菌单独引起的人数	882	217	85	25	303	1512
构成比/%	99.32	82.19	87.63	100	77.69	90.87
涉及事件数量/起	17	5	2	1	4	29
构成比/%	94.44	83.33	66.67	100	80	87.88
每起平均中毒人数	51.88	43.4	42.5	25	75.75	52.14
②与其他病原菌混合引起的人数	6	47	12	0	87	152
构成比/%	0.68	17.81	12.37	0	22.31	9.13
涉及事件数量/起	1	1	1	0	1	4
构成比/%	5.56	16.67	33.33	0	20	12.12
每起平均中毒人数	6	47	12	0	87	38
罹患率：涉及中毒事件数量/起	14	6	3	1	5	29
同食或分食某种中毒食物人数	2075	1205	604	30	1357	5271
每起平均同食或分食某种中毒食物人数	148.21	200.83	201.33	30	271.4	181.76
中毒人数 B	615	264	97	25	390	1391
每起平均中毒人数	43.93	44	32.33	25	78	47.97
罹患率/%	29.64	21.91	16.06	83.33	28.74	26.39

注：中毒人数 A，指在文献中明确记述了中毒人数的统计结果(含与其他病原菌混合引起的)；罹患率中的中毒人数 B，指在文献中均明确记述了同食或分食某种中毒食物人数、中毒人数的统计结果(含与其他病原菌混合引起的)。

2.2　最早事件

在检出的气单胞菌食物中毒事件中，北京市东城区卫生防疫站的许亚琴等(1986)报告的 1 起是最早的。报告在 1984 年 4 月，北京市某厂食堂于 10 日晚餐及 11 日午、晚餐供应自制猪头肉，在食用的 77 人中有 48 人发病(罹患率 62.34%)；调查 43 例的潜伏期 7~20h，多数(36 人)在 8~18h(构成比 83.72%)；临床表现腹泻(水样便)的 42 人(构成比 87.5%)，腹痛的 41 人(构成比 85.42%)，上腹部不适的 19 人(构成比 39.58%)，恶心的 8 人(构成比 16.67%)，呕吐的 3 人(构成比 6.25%)，无发热患者，经治疗 1~3d 康复。检验证实是由嗜水气单胞菌引起的，相关中毒食物为自制猪头肉，并认为在国内是首次报告由嗜水气单胞菌引起的食物中毒事件[3]。

2.3　规模最大事件

山东省济南市疾病预防控制中心的赵小冬等(2004)报告的 1 起，是在检出的气单胞菌食物中毒事件中规模最大的。报告在 2003 年 9 月 20 日，济南市某招待所 560 人就餐后发病 180 人(罹患率 32.14%)，潜伏期 8~22h(平均 15h)；临床以腹痛、腹泻、呕吐为主要症状，少数伴有发热、头痛。检验证实是由嗜水气单胞菌引起的，相关中毒食物为西芹腰果，认为很可能是因水源受到嗜水气单胞菌污染造成的[4]。

2.4　最严重事件

在检出的气单胞菌食物中毒事件中，若按罹患率 100.0%计严重性，则由山东省滨州市卫生防疫站的权永芬等(1999)报告的 1 起，因食用嗜水气单胞菌污染猪头肉引起的事件，是记述较详细和相对来讲最严重的。报告在 1996 年 10 月 6 日，滨州市滨城 4 户村民 18 人凉拌食用购于同一个体熟肉加工户的猪头肉后均相继发病，另 1 户 4 人是将猪头肉回锅热食用的未发病；潜伏期 5~18h，多数(15 人)在 6~16h(构成比 83.33%)；临床表现腹泻的 17 人(构成比 94.44%)，腹痛的 14 人(构成比 77.78%)，上腹部不适的 5 人(构成比 27.78%)，恶心的 4 人(构成比 22.22%)，呕吐的 2 人(构成比 11.11%)，轻度发热的 1 人(构成比 5.56%)，腹泻为水样便 5~8 次/d；经治疗 1~3d 均康复[5]。

3　嗜水气单胞菌(*Aeromonas hydrophila*)

嗜水气单胞菌[*Aeromonas hydrophila*(Chester 1901) Stanier 1943]也被称为亲水气单胞菌，最早的正式名称为嗜水杆菌(*Bacillus hydrophilus* Chester 1901)；种名“*hydrophila*”为现代拉丁语形容词，指“喜好水的”。

DNA 的 G+C mol%为 58~62(Bd，T_m)。模式株(type strain)：ATCC 7966，DSM 30187。GenBank 登录号(16S rRNA)：X60404(16S rDNA)[2]。

3.1 发现历史简介

在国内外早期对人发生嗜水气单胞菌感染的明确报告，均主要是引起腹泻；在动物，主要是发生在鱼类及其他一些冷血动物的感染病。这些一直到现在仍然是主要的感染类型。但在近些年来，已多有在人发生不同类型感染的报告；在动物，也已知能引起一些畜(禽)及野生动物发生多种类型的感染发病。

3.1.1 国外简况

嗜水气单胞菌最早由 Sanarelli 在 1891 年从受感染的青蛙中分离到，并确认此菌能使青蛙发生红腿病(red leg disease)；当时称其为褐色嗜水杆菌(*Bacillus hydrophilus* fuscus Sanarelli 1891)，此命名曾于 1901 年被 Chester 修正为嗜水杆菌(*Bacillus hydrophilus*)。另外，Ernst 曾于 1890 年检出并描述了青蛙红腿病的病原菌，定名为杀蛙杆菌(*Bacillus ranicida*)，此菌因能产生绿色色素被认为可能更像是假单胞菌属(*Pseudomonas* Migula 1894)细菌，而不是气单胞菌。1981 年，Sanarelli 根据自己所分离到的菌株与 Ernst 1980 年记述的菌株都能使青蛙发生同样病害这一重要信息，深信两者是完全相同的；但 Sanarelli 不喜欢使用"*Bacillus ranicida*"这一菌种名称(种名"*ranicida*"为杀死青蛙之意)，主要原因是 Ernst 1980 年的菌株虽能引起青蛙发病但对温血动物无感染力，而 Sanarelli 1981 年的菌株对冷血动物及温血动物均有致病力，因此认为使用"*ranicida*"这一名称不妥。此后对两个菌株性状的比较发现存在较大的差异，主要是 Ernst 的菌株在 36℃以上及 8.5℃以下不生长、能液化明胶、产生绿色色素，认为可能属于假单胞菌属的细菌；Sanarelli 的菌株液化明胶、产生气体、在 36℃也能良好生长、不产生色素，认为是属于气单胞菌属细菌的种，实际上即现在的嗜水气单胞菌。因此，多数细菌分类学家认为 Sanarelli 1981 年的报告，是对气单胞菌属细菌第一次有效的描述。

Sanarelli 1891 年的菌株在此后一个时期内一直处于混乱的分类状态，曾先后被划分到许多不同的菌属中，包括：气杆菌属(*Aerobacter* Beijerinck 1900)、变形菌属(*Proteus* Hauser 1885)、假单胞菌属、埃希氏菌属(*Escherichia* Castellani and Chalmers 1919)、无色杆菌属(*Achromobacter* Bergey et al. 1923)、黄杆菌属(*Flavobacterium* Bergey et al. 1923 emend. Bernardet et al. 1996)、弧菌属等。在 1936 年 Kluyver 和 van Niel 提议建立气单胞菌属(*Aeromonas* Kluyver and van Niel 1936)，又于 1943 年由 Stanier 正式提出并得到认定，并被 1957 年出版的第七版《伯杰氏鉴定细菌学手册》(*Bergey's Manual of Determinative Bacteriology*)所采纳。此菌还曾有过其他一些同义名，如液化气杆菌(*A.liquefaciens* Beijerinck 1900)、嗜水变形菌[*P. hydrophilus*(Chester 1901) Bergey et al. 1923]、嗜水假单胞菌[*P.hydrophila*(Chester 1901) Breed et al. 1948]、嗜水杆菌[*Bacterium hydrophilum*(Chester 1901) Weldin and Levine 1923]等。

相关信息显示，人源嗜水气单胞菌是由 Miles 等于 1937 年从一名结肠炎患者的大便标本中首先分离获得的，并将其归在了变形菌属，取名为"*Proteus melanorogens*"，但在当时被认为是无临床意义的。确认气单胞菌在人的感染发病，早期的记载是 Kjems(1955)

报告分离于人血液的 2 株菌；之后，Caselitz 和 Cunther(1960)研究了多个来自于人的菌株，引起人的腹泻的研究也是从 Caselitz 和 Cunther 的报告正式开始的。1961 年以来，由嗜水气单胞菌引起的急性胃肠炎在美国、印度、捷克、丹麦、法国、北美、澳大利亚、泰国、埃塞俄比亚等许多国家和地区的散发性病例中发现；迄今，各种类型的感染几乎在世界各国均有不同程度发生的报告。1970 年，嗜水气单胞菌被正式明确为人的肠道病原菌[6,7]。

气单胞菌引起陆生动物的感染发病，有关资料显示仅是在近些年才被引起关注的，且在不同动物种类、不同感染类型等方面的报告日益增多，其中主要涉及的是嗜水气单胞菌。

3.1.2　国内简况

在我国对嗜水气单胞菌的早期研究，是从草鱼的肠炎病开始的。1954 年，中国科学院水生生物研究所的王德铭等在浙江菱湖鱼病工作站开始进行草鱼、青鱼肠炎致病菌的分离，到 1958 年确证了相应病原菌并定为斑点气单胞菌(*A.punctata*)，现此菌名已不再使用，认为在很大程度上与嗜水气单胞菌是同物异名[8]。从检出的文献显示，正式以嗜水气单胞菌记述从发病鱼体的检出，是由北京市水产试验站于 1976 年首先报告的，在《鲢、鳙鱼打印病致病菌的分离及其防治方法的初步试验》一文中(源于北京市水产试验站：全国鱼病防治技术经验交流会资料汇编，1976，1993~1997)，报告于 1975 年 5 月初在试验站的成鱼试验池中发现鲢、鳙发生打印病，从病变材料分离到嗜水气单胞菌并试验明确了相应的病原学意义，文中记作嗜水气单胞菌嗜水亚种(*Aeromonas hydrophila* subsp. *hydrophila*)。在鱼类的嗜水气单胞菌感染，自 1989 年以来在全国多个省(区、市)均有暴发流行的报告，且涉及几乎所有的淡水鱼种。

关于人的嗜水气单胞菌感染，中国人民解放军第 211 医院的戴寄帆(1981)报告从 1976 年 2 月 21 日入院的胆囊炎合并胆石症患者胆汁中，分离到嗜水气单胞菌(文中记作嗜水气单胞菌嗜水亚种)，这是在检出的文献中最早的报告[9]；原上海第一医学院华山医院的郑德联等(1984)报告于 1983 年 3 月至 1984 年 2 月，对来院就诊的急性腹泻患者 800 例进行了病原检验，从 26 例检出了嗜水气单胞菌(检出率 3.25%)，并通过小鼠肠袢结扎试验表明大部分菌株能产生肠毒素(enterotoxin)，这是在检出的文献中嗜水气单胞菌作为肠道病原菌首次检出的报告[10]。

作为食物中毒病原菌的检出，在前述由许亚琴等(1986)报告发生在 1984 年 4 月的 1 起是最早的[3]。近些年来，已陆续有在全国多个省(区、市)发生的报告。

3.2　生物学性状

对气单胞菌的主要生物学性状研究，有关嗜水气单胞菌的相对较多。本书作者陈翠珍等在近年来也对鱼源病原嗜水气单胞菌的主要生物学性状进行了研究，现结合有关的一些研究资料及实用性，作如下简要记述[11]。

3.2.1　形态与培养特征

嗜水气单胞菌为无芽孢、不产生荚膜、散在或成双排列、端生单鞭毛（幼龄的固体培养物可形成周鞭毛）的革兰氏阴性短杆菌，大小多在（0.3~0.6）μm×（1.0~2.0）μm（图 18-1）；做负染色透射电子显微镜标本检查，菌体杆状，菌体表面不平整但较光滑，端生单鞭毛或有的菌株为周生、有的菌株有菌毛（图 18-2~图 18-4）；做扫描电子显微镜标本观察，形态特征同在透射电子显微镜下的，但不易见到鞭毛；兼性厌氧，化能有机营养，呈呼吸和发酵两种代谢类型。生长的最低温度为 0~5℃，最高为 38~41℃，最适为 25~35℃，在 45℃一般存活不超过 48h；生长的 pH 为 6~11，最适 pH 为 7.2~7.4；生长所需 NaCl 浓度为 0~4%，以 0.5%为宜。对弧菌抑制剂 O/129 有抗性。

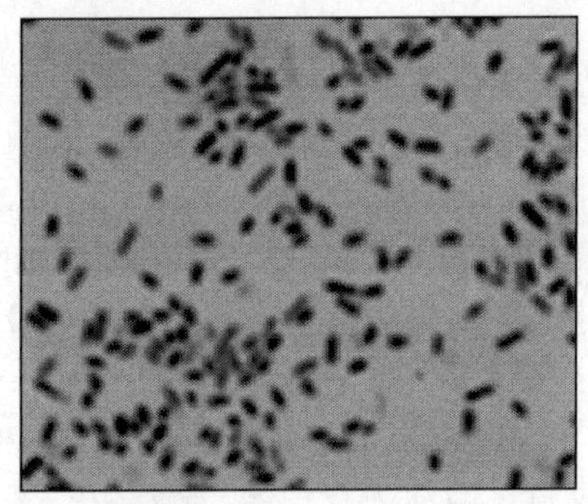

图 18-1　嗜水气单胞菌（*A.hydrophila*）在普通营养琼脂培养基上 28℃培养 18h 的革兰氏染色形态（G⁻）（见彩图）

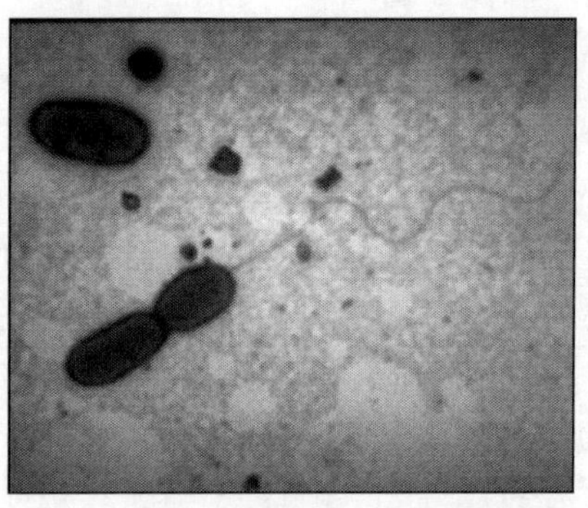

图 18-2　嗜水气单胞菌在普通营养琼脂培养基上 28℃培养 18h 的负染色透射电镜形态（显示杆状菌体及端生单鞭毛，原×20 000）（见彩图）

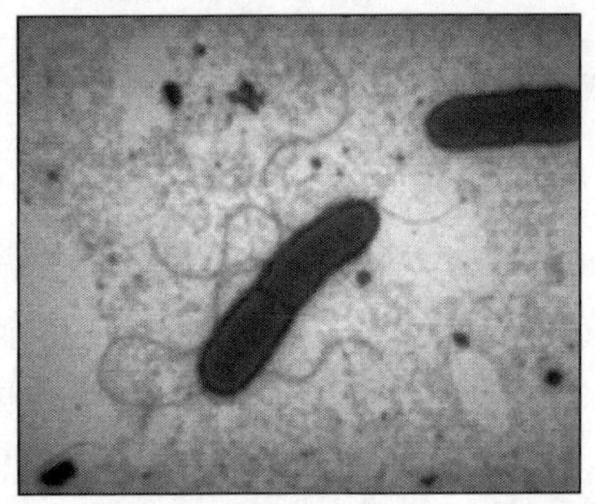

图 18-3　嗜水气单胞菌在普通营养琼脂培养基上 28℃培养 18h 的负染色透射电镜形态（显示杆状菌体及周生鞭毛，原×20 000）（见彩图）

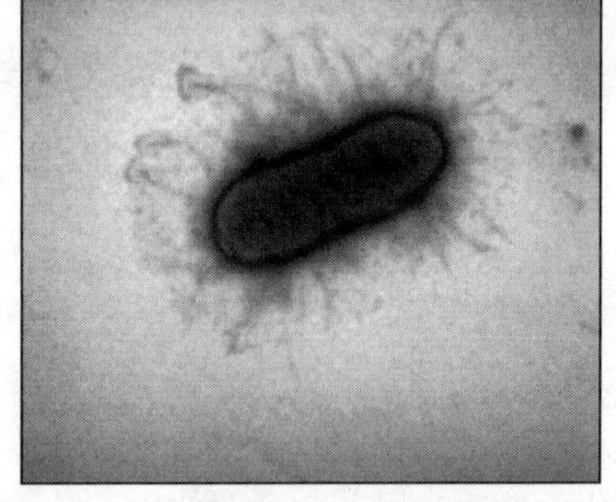

图 18-4　嗜水气单胞菌在普通营养琼脂培养基上 28℃培养 18h 的负染色透射电镜形态（显示不同类型的菌毛，原×30 000）（见彩图）

在普通营养琼脂培养基上生长良好，28℃培养形成圆形光滑、边缘整齐、较隆起、不透明、灰白色的菌落，24h 直径多在 1.2mm 左右，48h 多在 2.0mm 左右，生长丰盛；在血液（家兔脱纤血）营养琼脂上，β-溶血，生长情况及菌落特征等与在普通营养琼脂上的相一致（图 18-5）；在木糖赖氨酸去氧胆酸盐琼脂（xylose lysine deoxycholate agar，XLD）

培养基上，形成圆形光滑、边缘整齐、较扁平、脐状的黄色菌落，24h 直径多在 1.0mm 左右，48h 检查呈同心圆状，直径多在 1.5~2.0mm，菌落下陷，刮下菌落(苔)呈黏性不易涂开并留下菌落痕迹，生长中度(图 18-6)；在沙门氏菌-志贺氏菌琼脂(Salmonella-Shigella agar，SS agar)培养基上，形成圆形光滑、边缘整齐、稍隆起的菌落，24h 直径多在 1.2mm 左右(无色)，48h 呈红色的菌落(大红心)，直径多在 2.2mm 左右，生长较丰盛；在疖疮病琼脂(furunculosis agar，FA)培养基上，形成圆形光滑、边缘整齐、不透明、稍隆起的灰白色菌落，24h 直径多在 1.8mm 左右，48h 多在 2.0~2.5mm(较扁平)，生长丰盛；在胰蛋白胨大豆胨琼脂(tryptone soytone agar，TSA)培养基上，形成同在 FA 培养基上的菌落，24h 直径多在 1.5mm 左右，48h 多在 2.0mm 左右，生长丰盛；在麦康凯琼脂(MacConkey agar)培养基上，形成圆形光滑、边缘整齐、稍隆起的菌落，24h 直径多在 1.2mm 左右(无色)，48h 多在 2.2mm 左右(红色)，菌落(苔)易刮下但呈发黏的胶块状(不易涂开)，生长较丰盛；在 RS 培养基(Rimler-Shotts medium)上，形成圆形光滑、边缘整齐、稍隆起、黄色的菌落，24h 直径多在 0.8mm 左右，48h 多在 1.0mm 左右，生长接近中度。在普通营养肉汤中，28℃培养 24h 呈均匀混浊生长，有圆点状菌体沉淀于管底(摇动后呈线状上升易消散)，一般均能形成轻度菌环(摇动后易消散)。

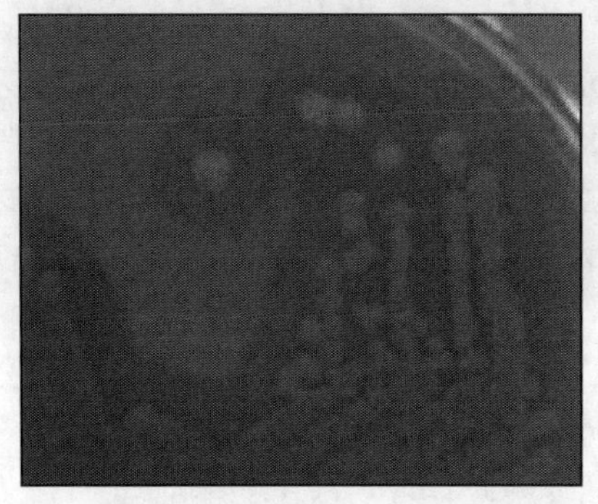

图 18-5　嗜水气单胞菌在血液(家兔脱纤血)营养琼脂(BNA)培养基上 28℃培养 48h 的生长情况及菌落特征(β-溶血)(见彩图)

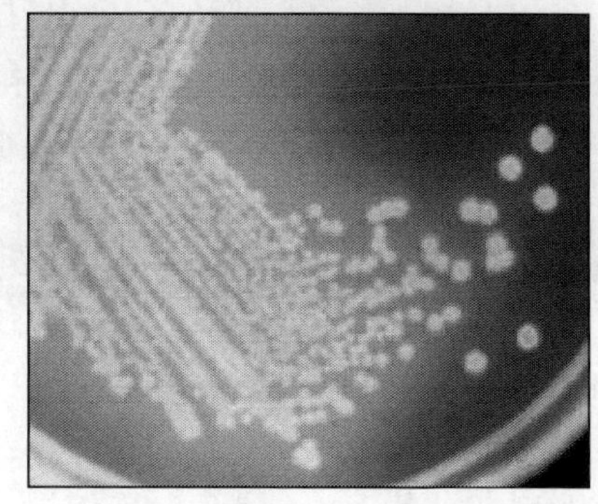

图 18-6　嗜水气单胞菌在木糖赖氨酸去氧胆酸盐琼脂(XLD)培养基上 28℃培养 48h 的生长情况及菌落特征(菌落黄色且呈脐状)(见彩图)

3.2.2　生化特性

嗜水气单胞菌的氧化酶、接触酶、DNA 酶、精氨酸双水解酶、精氨酸脱羧酶阳性，鸟氨酸脱羧酶、苯丙氨酸脱氨酶、尿素酶阴性；在无盐胨水中能生长，液化明胶，产生吲哚，还原硝酸盐，利用柠檬酸盐(Simmons)，不能利用丙二酸盐、黏液酸盐、D-酒石酸盐；甲基红试验(methyl red test，MR test)、伏-波试验(Voges-Proskauer test, V-P test)阳性，水解吐温 80，半固体动力、H_2S 的产生及 ONPG 等试验阳性；分解葡萄糖产酸、产气，分解半乳糖、麦芽糖、蕈糖、蔗糖、纤维二糖、淀粉、七叶苷、甘露醇；不分解乳糖(有的分解)、肌醇、鼠李糖、木糖、甜醇、赤藓醇、侧金盏花醇、棉子糖、甘油、山梨醇。

需要注意的是，在一定的条件下会出现某项特性变异的菌株。例如，Overman 等 1979 年曾报告了氧化酶阴性的变异菌株，这在气单胞菌还是罕见的。

3.2.3 抗原结构与免疫学特性

对嗜水气单胞菌的抗原性、血清分型、免疫学特性等，一直是相应科技工作者所关注的研究内容，因其直接关系到对嗜水气单胞菌的免疫血清学检定、致病作用特征、区域分布与血清流行病学、免疫预防保护等实践问题。

3.2.3.1 抗原与血清型

嗜水气单胞菌具有耐热的菌体(ohne hauch，O)抗原、不耐热的表面(kapsel，K)及鞭毛(hauch，H)抗原，其中研究较多的是O抗原。在对嗜水气单胞菌的抗原表型研究中，最早是Ewing等(1961)曾根据此菌的O抗原和H抗原研究出了一个由12种O抗原和9种H抗原组成的抗原表型，遗憾的是这些菌株现已告遗失，致使该表型无法再被利用。Sakazaki等(1984)曾以307株气单胞菌(含227株嗜水气单胞菌和温和气单胞菌及80株豚鼠气单胞菌)为供试菌株，采用经100℃加热处理的死菌制备成相应的抗O血清，建立了一个由44种O血清群组成的抗原表型；研究表明该抗原表型存在以下3个方面的具体情况：①主要的交叉抗原关系分别存在于O1、O8、O10、O18抗血清与O13、O14、O15、O34抗原之间(以a、b-a、c型抗原因子出现)；②发现与某些近缘菌，如霍乱弧菌(*V.cholerae*)、河流弧菌、类志贺邻单胞菌(*Plesiomonas shigelloioles*)的某些O抗原之间存在相同或密切的抗原关系(表18-2)；③能将嗜水气单胞菌、温和气单胞菌、豚鼠气单胞菌3个种的菌株均包括在内，目前该O抗原表型可供此3种气单胞菌感染材料及环境标本分离株的流行病学、生态学等初步的分型研究使用[6,7]。

表18-2 气单胞菌与某些近缘菌间O抗原关系

气单胞菌O抗原	近缘菌O抗原	气单胞菌O抗原	近缘菌O抗原
3	–霍乱弧菌51	19	＝类志贺邻单胞菌15
4	–霍乱弧菌59	23	＝霍乱弧菌39；＝河流弧菌5
11	–霍乱弧菌19	28	–类志贺邻单胞菌22
13	＝类志贺邻单胞菌5	29	–类志贺邻单胞菌14
17*	–霍乱弧菌2*；–霍乱弧菌9*	38	–霍乱弧菌62

注：表中的–表示a、b-a、c型关系，＝表示关系相同；*表示a、b、c，a、b、d，a、e型关系。

近年来，又先后有日本、荷兰、英国等学者对运动性气单胞菌(motile aeromonad)进行抗原比较研究，已发现了100种以上的O抗原血清群，这些菌株大多来自人的临床标本。

在嗜水气单胞菌的血清型(serovar)与致病性之间的相关性方面，Mittal等(1980)报告所检测的致病菌株均具有一种共同的O抗原，而在非致病菌株则具有其他不同的O抗原；Laller等(1984)曾报告鱼源嗜水气单胞菌的致病菌株与无毒力菌株两者间，存在菌毛(K)抗原性的差异；Popoff等(1984)比较了嗜水气单胞菌的鱼源致病株与人源致病株，发现两者的抗原性非常相似。本书作者陈翠珍等(2001)对鱼源29株嗜水气单胞菌的O

抗原进行了检定，方法是取其中 1 株代表菌制备成热处理(100℃水浴 2.5h)O 抗原，免疫接种家兔制备相应抗血清后，分别与 29 株嗜水气单胞菌 O 抗原做试管凝集试验，检定其O抗原血清群，结果与制备抗血清用的菌株为同O群的21株(凝集价1∶512~1∶1024，同 O 群率 72.4%)，余 8 株与制备抗血清用的菌株为不同 O 群(交互凝集价为 1∶64~1∶256)，这一结果也初步显示了病原嗜水气单胞菌的 O 血清群与在鱼的相应感染发病间存在一定的相关性[11]。

总体来看，目前对嗜水气单胞菌的抗原、血清学分型及与其致病相关性等尚有待进一步研究、明确和完善。已有的研究工作已初步构成了这些方面深入研究与系统化、规范化等的相应基础。

3.2.3.2　免疫学特性

嗜水气单胞菌的抗原具有较好的抗原性，已有的资料显示人在感染了嗜水气单胞菌后，在恢复期的体液抗体滴度有明显上升，但其对再感染的免疫保护作用尚不明了，常可作为诊断嗜水气单胞菌感染的依据，尤其是在食物中毒病例中。例如，在前面有述许亚琴等(1986)报告发生在 1984 年 4 月的 1 起，取 2 例患者急性期(发病当天)与恢复期(发病 26d)血清，用分离的菌株作抗原进行凝集试验，结果为急性期及健康对照的血清抗体效价均低于 1∶20，恢复期的为 1∶320[3]。

使用嗜水气单胞菌的全菌灭活制剂，可诱导鱼产生较好的免疫反应，主要是体液免疫应答，并具有一定的免疫保护作用，保护效果与抗体水平有一定的相关性。另外，张翠娟等(2009)报告以嗜水气单胞菌河北分离株基因组为模板，经 PCR 扩增得到溶血素基因(*hly*)，转化大肠杆菌后得到重组菌株，能表达 1 条 56kDa 的特异蛋白条带，经与抗体反应及免疫小鼠和免疫保护试验，表明具有较好的抗原性[12]。

3.2.4　毒力基因型

目前对气单胞菌的毒力因子与毒力基因研究报告较多，但主要还是在黏附素(adhesin)、气溶素(aerolysin)、溶血素(haemolysin)、细胞紧张(兴奋)性肠毒素(cytotonic enterotoxin)等毒力基因。已知这些毒力基因并非在所有菌株中存在，因此决定了菌株间不同的毒力基因型与致病性强度。

方兵等(2005)报告采用多重 PCR 方法，对从水产养殖动物分离的 15 株(致病的 13 株，非致病的 2 株)气单胞菌(其中嗜水气单胞菌 6 株，温和气单胞菌 6 株，豚鼠气单胞菌 1 株，未鉴定到种的 2 株)进行了毒力基因检测，结果为细胞紧张(兴奋)性肠毒素基因(*alt*)携带率 100%，黏附素基因(*aha1*)为 84.62%，气溶素基因(*aerA*)为 76.92%；13 个致病菌株中 10 株的毒力基因型为 $alt^{+}aha1^{+}aerA^{+}$，2 株为 $alt^{+}aha1^{-}aerA^{-}$，1 株为 $alt^{+}aha1^{+}aerA^{-}$。主要毒力基因型为 $alt^{+}aha1^{+}aerA^{+}$的高毒力表型，*alt* 毒力基因普遍存在于不同表型种的气单胞菌中[13]。

朱大玲等(2006)报告采用 PCR 方法研究 9 株鱼源嗜水气单胞菌，检测了 *aerA*、溶血素基因(*hlyA*)和丝氨酸蛋白酶基因(*ahpA*)，结果为在 6 株中存在 *aerA*，8 株中存在 *hlyA*，7 株中存在 *ahpA*。通过比较基因检测的结果与菌株对鲫的致病性，发现 *ahpA* 阴性菌株是无毒株，*ahpA* 阳性菌株均为毒力毒株；强毒菌株均为 $aerA^{+}hlyA^{+}ahpA^{+}$基因型，也是致病性嗜水气单胞菌主要的基因型；在 *aerA* 与 *ahpA* 间存在相关性[14]。

目前研究者已至少克隆了嗜水气单胞菌的6种溶血毒素基因，分别为Howard等1986年、1987年报告从嗜水气单胞菌(Ah65菌株)得到的*aerA*基因，Aoki和Hirano 1991年报告从嗜水气单胞菌模式株(ATCC 7966)得到的*ahh1*和*ahh2*基因，Hirano等1992年报告从嗜水气单胞菌(28SA菌株)得到的*ahh3*和*ahh4*，以及从Ah-1菌株得到的*ahh5*基因。已有的一些研究结果表明，*ahh3*、*ahh4*、*ahh5*和*aerA*都属于气单胞菌的气溶素基因家族成员，该基因家族广泛分布于气单胞菌。

3.2.5 生境与抗性

嗜水气单胞菌广泛分布于淡水环境，包括池、塘、溪、涧、江、河、湖泊和临海河口，在水中的沉积物、污水及土壤中也均存在。此菌宿主范围十分广泛，常可从鱼类(鲫、鳊、鲮、鲤、鲢、鳙、草鱼、青鱼、香鱼、团头鲂、狼鲈、虹鳟、尼罗罗非鱼、斑点叉尾鮰、黄鳝、麦穗鱼、黄尾鲴、鲇等)和节肢动物的中华绒螯蟹及对虾、两栖动物的蛙、爬行动物的鳄鱼及鳖、软体动物的蜗牛等检出；在陆生动物，已有从貂、兔、貉、猪、牛及鸟类等检出此菌的报告；在人体内也可分离到。

许新强等(1989)报告在1987年4月曾对嗜水气单胞菌的生态进行调查，检测81名腹泻患儿粪便，检出嗜水气单胞菌3株(阳性率3.7%)；检测各种观赏动物粪便133份，阳性的23份(阳性率17.3%)，在被检的38种动物中有14种带菌(其中禽和鸟类10种，哺乳类动物4种)；检测10种家禽、家畜及水生动物粪便和肠内容物37份，阳性的21份(阳性率56.8%)，在此10种动物中的青蛙、蟾蜍、兔、狗、猪和鸭等6种为阳性[15]。

安徽省马鞍山市疾病预防控制中心的刘燕等(2001)报告，对容易污染气单胞菌的直接入口食品进行了检验，分别为从本市销售市场随机采样的非发酵豆制品40份、冷饮140份、糕点174份、熟肉制品83份、含乳及植物蛋白饮品111份、投诉盒饭1份(共6个种类549份)，从每个种类食品中均检出了气单胞菌；共检出气单胞菌99株(总检出率18.2%)，其中豚鼠气单胞菌53株(构成比53.5%)，温和气单胞菌28株(构成比28.3%)，嗜水气单胞菌12株(构成比12.1%)，维氏气单胞菌4株(构成比4.0%)，舒氏气单胞菌2株(构成比2.0%)，且在1份冷饮和1份熟肉制品中还同时检出了两种不同的气单胞菌。根据检验结果，认为气单胞菌对本市市民健康存在着一定的潜在危害[16]。

已有的资料显示，嗜水气单胞菌对常用抗菌药物的敏感性常表现为对氨曲南、奈替米星、头孢呋辛、哌拉西林钠、头孢噻肟、氧氟沙星、链霉素、妥布霉素、卡那霉素、庆大霉素、阿米卡星、新霉素、四环素、多西环素、头孢曲松、头孢他啶、氯霉素、诺氟沙星、环丙沙星等具有不同程度的敏感性，对青霉素、氨苄西林、羧苄西林、苯唑西林、万古霉素、先锋霉素、头孢拉啶、克林霉素、吡哌酸、奈啶酸等具有不同程度的耐药性。其耐药性的产生，多是由质粒介导的。

3.3 病原学意义

根据嗜水气单胞菌的致病作用特点，可将其在人及陆生动物的感染大致分为引起胃肠道感染(包括人的食物中毒)、胃肠道外感染及败血症等，其中的胃肠道感染是一种主要表现形式(在人的感染中表现尤为突出)。嗜水气单胞菌也已无可争议地被列入了人兽共患病的病原菌范畴，是一种典型的人-兽-鱼共染的病原菌，且已在预防医学、预防兽医学、鱼类病害学、公共卫生学领域日益被高度关注。

无论是人的还是动物的嗜水气单胞菌感染病，均是呈世界性分布且主要为散发(很少呈现流行性)，一般缺乏明显的区域分布特征。在我国，已多有由嗜水气单胞菌引起人及动物(主要是鱼类)多种类型感染的报告。

3.3.1 人的嗜水气单胞菌感染病

尽管嗜水气单胞菌在人的感染类型较多，但最为常见的还主要是急性胃肠炎及食物中毒(含饮用污染水)；嗜水气单胞菌已被公认是肠道致病菌的一个新成员，纳入了腹泻病原菌的常规检测范围，也是食品卫生检验的对象。

3.3.1.1 食物中毒

在我国发生的气单胞菌食物中毒事件，以嗜水气单胞菌最为常见，其中最常发生的是单独引起。以下是通过CNKI学术文献总库，检出的嗜水气单胞菌食物中毒相关情况。

(1)基本情况 在检出的嗜水气单胞菌食物中毒18篇文献、18起事件中，单独引起的17篇文献、17起事件，在总事件数量的构成比为94.44%；与某种变形菌混合引起的1篇文献、1起事件，在总事件数量的构成比为5.56%。无中毒死亡事件。

1)发生地区：在18起事件中，涉及9个省(区、市)，缺乏明显的区域分布特征；按事件数量(起)，依次为山东4起，浙江、北京、江苏各3起，吉林、天津、湖南、辽宁、河南各1起。

2)发生年份：在18起事件中，按报告的年份涉及15个；以在近几年的为多，但并不存在年份流行病学特征。具体的事件数量(起)见表18-3(按事件数量依次排列)。

表18-3 18起嗜水气单胞菌食物中毒事件的发生年份及数量

序号	年份	起数	序号	年份	起数	序号	年份	起数	序号	年份	起数
1	2003	2	5	1987	1	9	1996	1	13	2005	1
2	2006	2	6	1990	1	10	2001	1	14	2007	1
3	2008	2	7	1991	1	11	2002	1	15	2009	1
4	1984	1	8	1994	1	12	2004	1	合计	15	18

3)发生规模：在18起事件中，中毒的发生规模及罹患率差异较大，最小的1起6人中毒，最大的1起180人中毒，均为群体(聚餐或分食同种被污染食物)发生；与其他细菌性食物中毒事件相比，常是表现发生的规模较大和罹患率较高。

罹患率100%的4起(在总事件数量的构成比为22.22%)共50人(平均12.5人/起)，其中6人、8人、18人、18人的各1起；罹患率最低的1起为12.0%(90/750)，统计14起的平均罹患率为29.64%(表18-1)。

A. 规模小的事件：以2起为例，分别如下。①郑州铁路局郑州铁路疾病预防控制所的徐静等(2009)报告在2007年9月1日，在某次列车上分坐于不同车厢的6名旅客发病，表现有恶心、呕吐、腹痛、腹泻、头痛症状，5人发热，腹泻为水样便(其中1人出现血水样便)，伴有口渴、口干、精神萎靡等症状；检验确定是由嗜水气单胞菌引起的食物中毒，推测中毒食物为8月31日晚19:57左右6人在某停靠车站购买的流动售货车销售的盆装蛋炒饭[17]。②江苏省南京市白下区疾病预防控制中心的虞琳等(2009)报告，南京市在2008年发生1起由嗜水气单胞菌引起的食物中毒，8人在某海鲜店聚餐后1.5~6h出现恶心、呕吐、腹痛、腹泻等症状；检验确定造成中毒的直接原因是食用海鲜的方法不当(生食)，并从采集的牡蛎样品中检出了嗜水气单胞菌[18]。

B. 规模大的事件：以2起为例，分别如下。①在前面有述，赵小冬等(2004)报告发生在2003年9月的1起180人(罹患率32.14%)中毒事件[4]。②原解放军兽医大学的柳增善等(1988)报告在1987年9月12日，吉林省长春市某院校学生食堂发生115人食物中毒，潜伏期最短的7h(平均12~16h)，主要表现腹痛、恶心、腹泻、乏力、不发热或低热等症状；检验确定，是由嗜水气单胞菌污染猪肉引起的[19]。

4) 最早的事件：在检出的嗜水气单胞菌食物中毒事件中，前面有述由许亚琴等(1986)报告发生在1984年4月的1起是最早的[3]。

(2) *流行病学表征*　由嗜水气单胞菌引起的食物中毒，主要是通过食物传播；此外，也有通过水源、使用被此菌污染的厨具或容器等引起的。

1) 中毒食物：初步统计，在18起事件中经检验明确或相关的中毒食物，包括水产品(虾、牡蛎、海蜇、鱼等)的4起，猪肉的3起，纯净水、腰果西芹的各2起，盐水茭白、熟素食、炒豆腐、凉菜、蛋炒饭、烧烤及其他食物(雀巢海鲜和香菇盖兰)的各1起。从这些食品初步分析，中毒主要由蛋白质含量高的食品引起，但也缺乏明显的食品类型特征。

由饮用水被嗜水气单胞菌污染引起食物中毒事件，相对还是比较少见的。在18起嗜水气单胞菌食物中毒报告中有2起，分别为：①江苏省昆山市疾病预防控制中心的俞志祥等(2003)报告在2002年7月23日，昆山市某外资企业发生1起食物中毒事件(发病34人)，主要表现为呕吐、水样腹泻症状；检验确定，是由嗜水气单胞菌污染自备纯水机生产的纯净水所致[20]。②辽宁省沈阳市疾病预防控制中心的白丽娜等(2008)报告在2006年6月，沈阳市某食堂发生1起急性腹泻病事件，2d内发病40余人，主要表现为恶心、呕吐、发热、腹泻(稀水便)、腹痛等症状；检验确定，是由嗜水气单胞菌污染自制纯净水所致的食物中毒[21]。

2) 传播途径：综合分析嗜水气单胞菌引起食物中毒的传播途径，主要有以下几种形式。①嗜水气单胞菌及其毒素直接污染食物引起；②由食品加工、运输、储存不规范导致的交叉污染引起；③烹调加热不充分时仅部分嗜水气单胞菌被杀死或部分毒素被灭活，残存的仍可致病；④烹调过的食物盛放于被污染的容器内或使用被污染的厨具再加工其他食品时，也可引起；⑤饮用被嗜水气单胞菌污染的自制纯净水，或用带菌自来水清洗蔬菜、厨具和餐具等。

3) 发生季节：中毒发生有一定的季节性，初步统计18起事件，主要发生于6~10月，共16起(构成比88.89%)；此季节是该菌生长繁殖的适期，也是人们喜食冷凉食品的季节。按月份的发生频率，依次为：9月(6起)、6月(3起)、5月(2起)、8月(2起)、10

月(2 起)、4 月(1 起)、7 月(1 起)、未明确记述的(1 起)。

4)发生场所：初步统计 18 起事件，主要发生在集体聚餐(餐宴)场所，有较明显的场所特征。按归类后的发生频率，依次为：饭店(含餐厅)的 6 起，分食的 5 起，单位食堂的 5 起，聚餐的 2 起。

(3)发病与临床特点　在 18 起嗜水气单胞菌食物中毒报告的记述中，在不同年龄、性别均可发生；发病表现急骤，潜伏期一般为 3~24h，最短的为 1.5h，最长的可达 40h；临床表现一般为腹痛、水样腹泻、恶心、呕吐，个别病例有低热、畏寒；病程有自限性，一般为 1~3d，也有的达 13d；病后的免疫力不强，可重复感染。

连云港市卫生监督所的杨守明(2009)报告，在江苏从 1990 年发生首例由嗜水气单胞菌引起的食物中毒后，近几年接连发生数起，经对流行病学调查资料分析(4 个案例 374 人)，潜伏期最短的为 1.5h，最长的为 19.5h(平均为 12.4h)；发生腹泻的平均占 98.4%，均为水样便，腹泻次数在 1~10 次，甚至更多；有腹痛的平均占 95.2%，多数不是呈绞痛；发生呕吐的平均占 36.6%，发热的平均占 20.2%，病程多在 1~2d[22]。

为简便了解嗜水气单胞菌食物中毒在发生时间、罹患率、潜伏期、相关食物、发生场所等方面的一些情况，现将除已分别单独记述 8 起外的 10 起归于表 18-4(? 指未明确或无法计算)；其中钱小平等(2011)报告的 1 起，是由嗜水气单胞菌与变形菌混合引起的[23~32]。

表 18-4　10 起嗜水气单胞菌食物中毒的基本情况

序号	报告者(年度)	发生(年.月)	同餐人数	发病人数	罹患率/%	潜伏期(平均)/h	相关食物	发生地(省、市)	发生场所
1	冯海清等(1994)	1990.8	63	29	46.03	1.5~13	淡水鱼	江苏	餐厅
2	王继远等(1993)	1991.9	18	18	100	3~5	炒豆腐	北京	食堂
3	蔡盛春等(1995)	1994.10	135	65	48.15	5.5~22.5(11.5)	盐水茭白	浙江	餐厅
4	高玲玲等(2002)	2001.8	188	68	36.17	3~19(9.57)	海鲜等	天津	食堂
5	史云等(2004)	2003.9	170	43	25.29	2~10	凉菜	北京	餐厅
6	董利平等(2005)	2004.5	?	84	?	2~40(14)	熟素食	浙江	分食
7	安清(2007)	2005.9	750	90	12	1~8	腰果西芹	山东	聚餐
8	宁红卫等(2007)	2006.5	62	28	45.16	2~22(7.4)	基围虾	湖南	分食
9	钱小平等(2011)	2008.6	8	6	75	8~15(11.5)	烧烤	浙江	饭店
10	卞爱红等(2010)	2009.6	12	8	66.67	4~8(6)	虾，海蜇	山东	聚餐
合计	10	1990~2009	1424	373	26.19	1~40			

3.3.1.2　其他感染病

主要包括急性胃肠炎及外伤感染类型，其次是某些组织器官的局部感染及在一定条件下能引起发生败血症等。

(1) 急性胃肠炎 由嗜水气单胞菌引起的急性胃肠炎，主要与水源性传播有关，病史中也常有与不洁水接触或食用海产品(尤其是生食牡蛎及蛤)等。潜伏期 1~2d，为自限性疾病。临床症状多数较轻，低热或不发热，腹泻呈水样稀便，有腹痛但无里急后重现象，个别患者呈霍乱(cholera)样重度腹泻，有的还常伴有恶心、呕吐，2 岁以下儿童可表现出痢疾(bacillary dysentery)样症状，大部分病例经 2~5d 自愈，重症可持续 1~2 周。另外，Gracey 等(1982)曾根据对 1156 例嗜水气单胞菌胃肠炎儿童患者的临床表现分析，将其分为了 3 种类型：①轻症型，低烧、水泻，在幼儿常有呕吐，症状持续一般不到 1 周，约占总数的 41%；②痢疾型，表现为痢疾样，且大便带血和(或)黏液，约占总数的 22%；③迁延型，持续腹泻在 2 周以上，最长的可在 3 个月以上，约占总数的 37%[6,33,34]。

在我国，因嗜水气单胞菌污染水源引起胃肠炎的报告也较多见，由河北省秦皇岛市卫生防疫站的叶青等(2000)报告的 1 起因井水污染嗜水气单胞菌引起的暴发流行，是规模较大和罹患率较高的。报告秦皇岛市抚宁县北台村在 1991 年 6 月中、下旬发生，是于 5 月中、下旬及 6 月上旬出现散发病例，6 月中旬的病例数急剧增加，形成暴发流行，6 月中、下旬为流行高峰。全村共 204 户 780 口人，此次调查 178 户 677 人(占全村人口的 86.79%)，查出患者 408 例(罹患率 60.27%)，无死亡病例；7 月 4 日采取措施后，疫情得到控制[35]。

(2) 胃肠道外感染病 在嗜水气单胞菌引起的胃肠道外感染病，外伤感染的出现频率仅次于胃肠炎，几乎均发生于在近期接触过水的伤口(如游泳、钓鱼、捕捞、溜冰等)，四肢为常发部位，轻者只发生皮肤感染，重症可发生蜂窝织炎、溃疡甚至坏死，病原菌侵入体内，可造成深部组织感染。

败血症感染常是在患者有严重慢性疾病的情况下，嗜水气单胞菌由伤口或肠道侵入血流所致，还可并发感染性心内膜炎、坏死性肌炎、内眼病变、局灶性化脓感染及多发性脓肿等。

其他的感染类型包括手术后感染、尿路感染、褥疮感染、胆囊炎、腹膜炎、肺炎、扁桃体炎、软组织感染、脑膜炎、坏死性肌炎、骨髓炎、坏死性筋膜炎、中耳炎及眼炎等，这些感染类型可为社会获得性感染，也可为医院内感染，患者多有基础疾病[6,33,34]。

3.3.2 动物的嗜水气单胞菌感染病

在动物，嗜水气单胞菌是鱼类最为常见的病原菌之一。可引起鲢、鳙、团头鲂、鳊、鲮、鳗、银鲫、异育银鲫、穗鱼、黄尾密鲴、吻鮰、鲤、金鱼、香鱼、黄鳝、泥鳅、草鱼等多种淡水养殖鱼类发生细菌性败血症或局部感染，也是海水养殖牙鲆、大菱鲆的一种主要病原菌。嗜水气单胞菌感染病在我国养鱼史上几乎可被列为危害鱼的种类最多、危害鱼的年龄范围最大、流行地区最广、危害养鱼水域类别最多、造成的损失最大的一种鱼类细菌性病害；在其他水产养殖动物如虾、鳖、蟹、贝类、宽体金线蛭及两栖动物蛙类等，也均有被感染发病的报告。

另外，嗜水气单胞菌也可引起多种陆生动物(猪、鸡、长颈鹿、水貂、貉、狐、家兔、大熊猫、鸭、企鹅、黑鹳、噪鹛等)感染发病，常见的感染类型是腹泻，其次是败血症；

一般均表现为较高的发病率和死亡率，且常是与其他病原菌混合感染[11]。

3.3.3　毒力因子及致病机制

正是由于嗜水气单胞菌作为病原菌在人及动物(尤其是鱼类)感染病中的频繁出现，也使得对其毒力因子及致病机制研究在近年来逐渐增多，并已初步研究证明了一些相关的毒力因子，主要包括外毒素(exotoxin)、胞外蛋白酶(ECPase)、S 层(S-layer)、黏附素、铁载体及与机体的互作等[6,34,36~41]。

3.3.3.1　黏附作用

嗜水气单胞菌对机体组织细胞的黏附作用，主要取决于其菌毛和外膜蛋白(outer membrane protein，OMP)。根据嗜水气单胞菌菌毛的形态学差异，可将其分为两类，一类短而硬，与细菌的自凝作用有关，但与血凝作用无关，不是黏附素；另一类则长而软，与细菌的黏附作用及血凝作用有关，是一种黏附素。

在嗜水气单胞菌的 OMP 中，分子质量为 40kDa 和 43kDa 的两种 OMP 与黏附作用有关，它们能与宿主细胞膜受体中的糖残基发生反应，从而使细菌固着在宿主细胞上；43kDa 的 OMP 还能与菌体的脂多糖(lipopolysaccharide，LPS)结合在一起，形成 OMP-LPS 复合物，该复合物与细菌的血凝及黏附作用有关。

3.3.3.2　胞外蛋白酶

嗜水气单胞菌可产生多种 ECPase，其种类和性质随着菌株、培养条件、纯化方法等的不同有所差异。Leung 和 Stevenson(1988)从 71 株嗜水气单胞菌中检定出至少 4 种 ECPase，分别属于热稳定金属蛋白酶(TSMP)和热敏感丝氨酸蛋白酶(TLSP)；Chabot 和 Thune(1999)从 1 株嗜水气单胞菌中提纯了 3 种 ECPase(分别记作 P1、P2、P3)，其中的 P1 是 TLSP，P2 是 TSMP，P3 是中度热稳定蛋白酶。

李焕荣等(1996)研究了从患暴发性传染病的鲫分离的病原嗜水气单胞菌的液体培养物上清液(culture filtrates，CF)及粗提 ECPase，发现上清液中存在至少 5 种分子质量不同的 ECPase；将上清液经硫酸铵沉淀→DEAE(二乙氨乙基)-纤维素离子交换层析→Sephadex G200 分子筛层析，获得一种纯化的蛋白酶，样品不经 2-巯基乙醇处理的分子质量为 54kDa(经 2-巯基乙醇处理的分子质量为 35kDa 且酶活性丧失)，根据其特性认为此酶属于 TSMP，并建议命名为 ECPase54，此酶对 Vero 细胞有毒性(使细胞变圆及不能贴壁生长)，腹腔注射能致死小鼠[42]。

ECPase 在嗜水气单胞菌致病中的作用还尚未完全明了，但从已有的研究结果可以初步认为其或是能作为直接致病因子，或是能作为间接致病因子。总的来讲，嗜水气单胞菌的 ECPase 既能直接攻击宿主细胞，又能作为激活剂使毒素活化；对于酪蛋白及弹性蛋白的降解作用，不仅有利于嗜水气单胞菌突破宿主的防卫屏障在体内广为扩散，还能为细菌提供增殖所需的营养成分以利于在体内的快速繁殖；此外，蛋白酶还具有能灭活宿主血清中补体的作用，这在感染的早期对细菌本身的生存尤为重要。

3.3.3.3　毒素

自 20 世纪 60 年代以来，国内外许多研究者在研究嗜水气单胞菌致病性的过程中，发现此菌 CF 具有多种生物学活性，并认为这些具有生物活性的物质是此菌产生的外毒素，同时根据相应生物学活性的试验结果将其冠以不同的名称，如 HEC 毒素(HEC 取自溶血性、肠毒性和细胞毒性的相应英文名称“hemolytic activity、enterotoxicity、cytotoxicity”的各第一个字母)、气溶素(aerolysin)、溶血素(haemolysin)、细胞毒性肠毒素(cytotoxic enterotoxin)、细胞紧张(兴奋)性肠毒素(cytotonic enterotoxin)及细胞溶解性肠毒素(cytolytic enterotoxin)等。

近年来的研究初步表明，无论是人、鱼还是环境及其他动物来源的嗜水气单胞菌，其外毒素的提纯品均为单一的多肽分子，具有相同的各种生物活性(毒性)和理化性质，其氨基酸组成、含量和序列也基本相同。已知嗜水气单胞菌外毒素具有细胞毒性、溶血性和肠毒性，对实验动物有致死性，M_r 为 $(50\sim52)\times10^3$，等电点为 5.1~5.5，不耐热(56℃经 5min 失活)，对胰酶抵抗，与霍乱弧菌抗血清存在交叉反应但毒性不能被中和。

嗜水气单胞菌毒素在菌细胞质内合成，以一种 M_r 较大的前体出现，被称为前毒素原，这种前毒素原无活性，当依靠 N 端的“信号肽”穿过菌细胞内膜进入周浆中且其 N 端“信号肽”被切除后才成为低活性的毒素原，当毒素原在周浆中积聚达一定量后则释放到菌细胞外，经宿主肠液内的胰蛋白酶或培养物中的一种热稳定蛋白酶将其 C 端的 21 个氨基酸切除后，则成为了高活性的、成熟的嗜水气单胞菌外毒素。

(1) *肠毒素*　嗜水气单胞菌产生肠毒素，是由 Sanyal 等于 1975 年首先证明的，后又被许多学者所证实。嗜水气单胞菌外毒素的肠毒素活性与霍乱肠毒素(cholera enterotoxin，CT)相似，通过激活肠上皮细胞膜上的腺苷酸环化酶(adenylis acid cyclase，AC)，导致细胞内腺苷三磷酸(adenosine triphosphate，ATP)转化成环磷酸腺苷(cyclic adenosine monophosphate，cAMP)，当细胞内 cAMP 浓度明显增高后则致使肠上皮细胞的分泌功能亢进，肠液大量分泌和蓄积导致出现腹泻。

(2) *溶血素*　嗜水气单胞菌可产生 α-溶血素和 β-溶血素两种溶血素，α-溶血素出现于静置培养的生长晚期，具有能使家兔皮肤坏死和致死特性，对大鼠红细胞最敏感，对绵羊红细胞最不敏感，在牛血营养琼脂上产生不完全的溶血，对 HeLa 细胞(人子宫颈癌上皮细胞)和人胚肺成纤维细胞有细胞毒性(可引起细胞圆缩及胞核逐渐消失)。β-溶血素出现于对数生长期终了时，可能就是 Bernheimer 等 1974 年报告的气溶素及 Wadstrom 等 1976 年报告的细胞毒性蛋白(cytotoxic protein)，此溶血素不耐热(pH 7.0 时 50℃加热 1h 即遭破坏)，分子质量为 49~50kDa，可使小鼠、大鼠及家兔致死并能引起家兔皮肤坏死，对多种组织细胞，如 HeLa 细胞、Vero 细胞、Y-1 细胞(小鼠肾上腺肿瘤细胞)、中国仓鼠卵巢(Chinese hamster ovary, CHO)细胞等具有细胞毒性，与副溶血弧菌的热稳定性溶血素有许多共同之处(如在牛或家兔血液营养琼脂上产生清晰的溶血作用，对组织细胞能引起同样的形态学变化等)。副溶血弧菌的抗血清还可部分中和嗜水气单胞菌产生的上述两种溶血素，也表明此两种菌之间具有共同抗原关系。

(3) *内毒素*　嗜水气单胞菌的 LPS 同其他革兰氏阴性菌的一样，具有内毒素(endotoxin)活性，如致发热、白细胞减少或增多、弥散性血管内凝血、神经症状及休克等。从某种意义上讲，在嗜水气单胞菌的致病作用中发挥着重要作用。

3.3.3.4　表层结构物

在许多致病菌菌株的表面存在着一层呈晶格样排列的特殊表层(surface，S)结构(S

层)，构成 S 层的蛋白质亚单位为 S 层蛋白(S-layer protein)。在对嗜水气单胞菌的 S 层研究中，有报告显示该蛋白质成分是相应菌株的主要表面抗原；生物学活性试验显示，对 Vero 细胞有轻微的细胞毒性(可致 Vero 细胞变圆但不脱落)，无溶血活性(不能溶解人 O 型红细胞)，也有一定的黏附活性。

嗜水气单胞菌可借菌毛或 S 层蛋白等黏附于宿主，在部分 OMP 和孔蛋白等的作用下侵入宿主，借丝氨酸蛋白酶、LPS 及其他胞外蛋白酶等破坏宿主细胞并定植，再不断合成与分泌外毒素等毒性物质，并进一步生长繁殖，破坏机体组织并引发病变。

综合上述，嗜水气单胞菌不仅具有多种毒力因子，其致病机制也是比较复杂的，且病理形成是与其毒力因子密切相关的，目前在该方面的研究及其范围还在深入与扩大。另外，嗜水气单胞菌的侵袭力也是一个重要的研究方面，且已知的胞外蛋白酶能降解某些组织蛋白及 S 层的保护性屏障作用等已构成了相应的因素。

3.4　微生物学检验

对嗜水气单胞菌的微生物学检验，目前仍主要依赖于进行分离与鉴定的细菌学检验；免疫学及分子生物学等检验方法，虽已有一些研究报告并从某种意义上证明了相应的可行性，但还均需在准确性、适用范围等方面进一步研究、明确与完善。

3.4.1　细菌学检验

对嗜水气单胞菌进行细菌学检验的内容较多，主要包括有效的分离及种的鉴定、毒力因子与毒力基因检查及作为确定其原发病原菌所需的感染试验等。

3.4.1.1　细菌分离与鉴定

嗜水气单胞菌对营养的要求不高，因此通常可将被检材料接种于普通营养琼脂、血液(常用家兔脱纤血液)营养琼脂、麦康凯琼脂及 RS 等培养基平板做直接分离，置 37℃(或室温或 28℃)恒温培养 18~24h 后，选择典型嗜水气单胞菌的菌落做成纯培养后供鉴定用。

对分离后的嗜水气单胞菌进行培养及生化特性的检查，仍是目前鉴定嗜水气单胞菌可靠的方法。培养特性的检查，主要是检查在一些培养基上的菌落特征；在生化特性的检查方面，除了一些主要的生化特性指标外，为简便区分嗜温有动力且在临床常见的嗜水气单胞菌、温和气单胞菌(即现在的维氏气单胞菌温和生物型)及豚鼠气单胞菌，可做葡萄糖产气、分解七叶苷及水杨苷、V-P 反应等 4 项试验，一般嗜水气单胞菌为+、+、+、+，温和气单胞菌为+、–、–、+，豚鼠气单胞菌为–、+、+、–。

在此指出，凌红丽等(1998)报告了对嗜水气单胞菌检验程序的研究结果，通过对不同来源嗜水气单胞菌做相应的细菌学鉴定及毒力因子检测，确定了 6 项生化特性(发酵葡萄糖产气，发酵七叶苷、阿拉伯糖、蔗糖和甘露醇，鸟氨酸脱羧酶阴性)指标、嗜水气单胞菌培养基(AhM)和 RS 培养基两种选择性培养基、毒力因子蛋白酶作为对嗜水气单胞菌的鉴定指标，其前提是符合嗜水气单胞菌的形态及染色特征、氧化酶和运动力阳性。AhM 为紫色半固体培养基，嗜水气单胞菌的典型反应为呈刷状生长(有动力)使培养基变混浊，因发酵甘露醇不发酵肌醇、不产生鸟氨酸脱羧酶，所以培养基管底部呈淡黄或灰黄色，上部仍为紫色带（即顶部/底部呈 K/A 阳性）；因某些嗜水气单胞菌菌株可利用半胱氨酸产生 H_2S，以致使顶部呈轻微黑色；凡符合这些特征的可做氧化酶试验，若为阳性则可在培养基管内滴加 3~4 滴 Kovacs 试剂，出现红色环者表明产生吲哚。嗜水气单胞菌在 AhM 的判定结果可归纳为：K/A、动力+、H_2S+、氧化酶+。嗜水气单胞菌在 RS 培养基上的菌落特征，可见前面相应的记述。AhM 培养基仅适用于对纯培养菌的选择培养，一旦混有杂菌则结果难以判定；RS 培养基多用于污染材料中嗜水气单胞菌的分离，是一种较好的选择培养基；在实际检验中，同时使用 AhM 和 RS 为好[43]。

3.4.1.2　毒力因子检查

目前已较明确的嗜水气单胞菌毒力因子主要有 HEC 毒素、蛋白酶、S 层等，对这些毒力因子的检查，不仅有助于区别病原及非病原菌株，并且能明确相应病原嗜水气单胞菌菌株产生这些毒力因子的具体情况。

（1）HEC *毒素检查*　凌红丽等（1999）报告了血平板法和斑点酶联免疫吸附试验（dot-enzyme-linked immunosorbent assay，Dot-ELISA）法，其中血平板法一般是将细菌纯培养物先接种于改良产毒素肉汤，28℃摇床（180r/min）培养 24h，然后移接于含 8%兔血营养琼脂平板 28℃培养 24h，若产生毒素，则在菌落周围可见出现清晰 β-溶血圈（判为阳性）；Dot-ELISA 法通常是取上述摇床培养物，经 1000*g* 离心 10min 取其上清 5μL 滴于硝酸纤维素（nitrocellulose，NC）膜光面，37℃烘干后置脱脂奶封闭液中（37℃温育 1h），取膜用 PBST 反复漂洗 5 次（每次 2min），再加入相应 HEC 毒素抗血清（一抗），37℃孵育 1h 并经洗涤后，加入相应酶标抗体（二抗）37℃作用 1h 后洗涤，于 DAB（二氨基联苯胺）-H_2O_2 中显色，以出现明显斑点者判为阳性[44]。

陈怀青等（1993）报告用点酶法检测嗜水气单胞菌 HEC 毒素取得了可行性结果，并认为是一个快速、敏感、特异、有效的方法。具体方法是以培养物无菌上清液、病鱼内脏组织匀浆（或腹水）上清液为被检材料，先用兔抗 HEC 毒素抗血清染色，再以辣根过氧化物酶标记的葡萄球菌蛋白 A 染色后显色，可检测出最低水平为 95ng/mL 的 HEC 毒素[45]。

（2）*蛋白酶检查*　李焕荣等（1996，1997）报告了脱脂奶琼脂平板法、偶氮酪蛋白（azocasein）底物法、SDS-PAGE 酪蛋白原位消化法及 Dot-ELISA 法，现较常用的为脱脂奶琼脂平板法和 Dot-ELISA 法。其中的脱脂奶琼脂平板法一般是将 28℃培养 24h 的嗜水气单胞菌菌株分别移接于含 10g/L 脱脂奶、蔗糖、胰蛋白胨的琼脂平板上，28℃培养 24h，凡在菌落周围出现清晰溶蛋白圈者则判为阳性；Dot-ELISA 法与上面 HEC 毒素检查中的基本相同，仅是其中的一抗用 ECPase 的相应抗血清。研究者认为因嗜水气单胞菌产生多种蛋白酶，用 Dot-ELISA 法则仅特异地检出相应蛋白酶，脱脂奶琼脂平板法可检出各种蛋白酶，所以两种方法具有互补性，同时使用可提高检出率[42,46]。

（3）S *蛋白检查*　凌红丽等（1998）报告了刚果红（congo red）平板法和 Dot-ELISA 法，其中的刚果红平板法一般是将先经复壮（可用普通营养肉汤 28℃培养 24h）的菌株直接接种于含 0.003%刚果红的普通营养琼脂培养基平板，28℃培养 72h 后若菌落呈黑红色则表明有 S 蛋白（判为阳性），若菌落浅红或橘红色则表明菌株无 S 蛋白（判为阴性）；Dot-ELISA 法与上面 HEC 毒素检查中的基本相同，仅是其中的一抗需用相应 S 蛋白抗血清。已有报告刚果红平板法可用于对杀鲑气单胞菌 S 蛋白的检查，凌红丽等根据试验结果认为此法不适于对嗜水气单胞菌 S 蛋白的检查，这可能与其相应结构不同有关，杀鲑气单胞菌的 S 蛋白在任何情况下均具有较强的疏水性，可结合刚果红、卟啉(porphyrins)等染料，但嗜水气单胞菌的 S 蛋白只有离开菌细胞时才具有较强的疏水性，在菌体上的 S 蛋白仅表现较弱的疏水性且不能结合刚果红等[43]。

3.4.1.3　毒力基因检测

检测嗜水气单胞菌的毒力基因，可以对被检菌株进行致病性判定及确定其毒力基因型等。从一些研究报告来看，毒力基因 *alt* 是在气单胞菌中普遍存在的，*alt* 是在致病性气单胞菌中常见的，$alt^{+}aha1^{+}aerA^{+}$为主要的毒力基因型。目前检测这些毒力基因的 PCR 方法，也都是相对比较成熟的。

3.4.1.4　分子生物学检验

近年来多有对气单胞菌进行分子生物学检验的报告，但尚多处在研究标准方法建立的阶段。

陆承平等(1995)报告选用气单胞菌毒素基因中保守区的同源寡核苷酸序列为引物，用 PCR 技术检测临床分离的嗜水气单胞菌的毒素基因，获得了较为满意的结果[47]。夏春等(1999)报告了用 PCR 检测产 β-溶血素嗜水气单胞菌，试验中使用的 2 株 β-溶血型菌株在 208bp 处出现特异带；根据鱼源嗜水气单胞菌 β-溶血素基因序列设计了引物对，用 Nested-PCR 证明了我国嗜水气单胞菌流行株也存在 β-溶血素基因并建立了用 PCR 检测产 β-溶血素嗜水气单胞菌的相应方法，但不能用于检测产 α-溶血素和其他一些毒素的相应菌株[48]。余晓丽等(2008)报告，用从病死鲢分离的 1 株嗜水气单胞菌进行 PCR 检验研究，结果显示所用引物能扩增出 680bp 的嗜水气单胞菌特异基因片段，并建立了相应的 PCR 检验方法[49]。储卫华等(2005)报告，根据已发表的气单胞菌 16S rDNA 基因序列及气单胞菌气溶素基因序列，设计了 2 对引物，建立了检测致病性嗜水气单胞菌的 PCR 方法；通过对 12 株气单胞菌的检测，发现 16S rDNA 引物具有高度的特异性，仅对嗜水气单胞菌扩增阳性[50]。

张晓君等(2006)报告，择经鉴定的分离于草鱼肠炎病例的嗜水气单胞菌 1 个代表菌株进行 16S rRNA 基因序列测定与系统发育学分析，结果扩增的 16S rRNA 基因序列长度为 1429bp(在 GenBank 中登录号为 AY966887)，通过 NCBI 的 Blast 进行同源性检索，结果与气单胞菌属细菌的 16S rRNA 基因序列自然聚类，系统发育分析结果与自然聚类中的嗜水气单胞菌聚为一族。这一结果显示，采用此方法对嗜水气单胞菌的检验是很有效的[11]。

3.4.2　免疫学检验

在使用特异性因子血清对嗜水气单胞菌做检定方面，目前尚无标准的规范方法应用。用嗜水气单胞菌制备的相应抗血清，对被检菌株做常规的玻片凝集试验，有助于对嗜水气单胞菌的检出，但也只能是作为综合判定的一项内容。

应用免疫荧光抗体(IFAT)、酶标抗体技术对嗜水气单胞菌进行检测及相应感染的诊断，近些年来已有一些相应的研究报告，并取得了满意的结果。但从嗜水气单胞菌的血清群(型)及相应感染类型的复杂性等方面分析，这些方法的使用往往是仅能检测到与所用抗体相应抗原血清群(型)的嗜水气单胞菌或从诊断意义上证明是否有嗜水气单胞菌的存在，以致在检出率、确诊的价值等方面还有待进一步研究完善。但总体来讲这些方法的应用还是可行的，尤其在与其他方法的综合应用上是确有价值的。本书作者陈翠珍等(2002)曾以分离于草鱼肠炎的病原嗜水气单胞菌制备全菌免疫原，强化免疫家兔制备相应抗血清，以此抗血清作为第一抗体，以商品的羊抗兔 IgG 荧光抗体为第二抗体，对嗜水气单胞菌做间接荧光抗体检验，取得了可行的免疫检验效果[11]。

3.4.3 动物感染试验

对从动物分离的菌株，还常需进行对同种动物的相应感染试验以明确其病原学意义。在使用其他实验动物进行分离菌株的致病性检验方面，凌红丽等(1999)报告使用小鼠试验，接种量为 10^8CFU/只，致病菌株对小鼠致死率可达 100%(5/5)，认为使用小鼠检测嗜水气单胞菌的致病性是可行的，以致死率为指标是明确的，可作为对该菌毒力比较研究的参考[44]。

4 其他致食物中毒气单胞菌

已有报告致食物中毒的气单胞菌，还包括豚鼠气单胞菌、温和气单胞菌和舒氏气单胞菌，但相对于嗜水气单胞菌来讲都是比较少见的。

4.1 豚鼠气单胞菌(*Aeromonas caviae*)

豚鼠气单胞菌[*Aeromonas caviae*(ex Eddy 1962) Popoff 1984]是一种在养殖鱼类中常见的病原菌，也能引起人的感染。

DNA 的 G+C mol%为 61~63(Bd，T_m)。模式株：ATCC 15468，DSM 7323，NCIMB 13016。GenBank 登录号(16S rRNA)：X74674[2]。

4.1.1 生物学性状

豚鼠气单胞菌与同属于嗜温有动力且常见的嗜水气单胞菌、温和气单胞菌最重要的区别点，是在生化特性方面的发酵葡萄糖产酸但不产气。本书作者陈翠珍等也曾对从鱼分离的病原豚鼠气单胞菌进行了主要理化特性研究，所分离并被鉴定为豚鼠气单胞菌的38 株其主要特性为：形态特征(菌体短杆状)及在普通营养琼脂培养基与血液营养琼脂培养基上的菌落特征等，与在前面有述对嗜水气单胞菌的检验结果基本一致(图 18-7~图 18-11)；生化特性为分解葡萄糖产酸不产气，对葡萄糖的代谢为发酵型，分解半乳糖、麦芽糖、蕈糖、蔗糖、甘油、淀粉、七叶苷、甘露醇，不分解乳糖、鼠李糖、木糖、甜醇、肌醇、赤藓醇、侧金盏花醇、棉子糖、山梨醇、纤维二糖，在无盐胨水中生长、硝酸盐还原、明胶液化、DNA 酶、柠檬酸盐(Simmons)利用、氧化酶、接触酶、精氨酸双水解酶、H_2S(纸条法)、吲哚、吐温 80 水解、半固体动力、ONPG、MR、KCN 肉汤中生长等试验阳性，丙二酸盐利用、尿素酶、黏液酸盐利用、D-酒石酸盐利用、苯丙氨酸脱氨酶、V-P、鸟氨酸及赖氨酸脱羧酶等试验阴性；对阿拉伯糖、水杨苷的分解在株间有差异，这是需要在对豚鼠气单胞菌进行鉴定时注意的[11]。

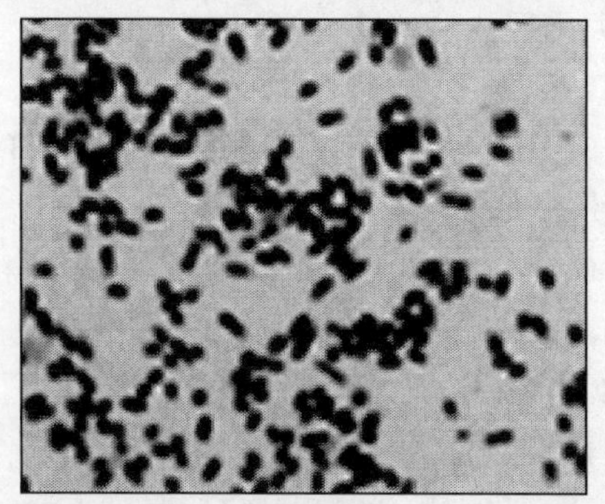

图 18-7　豚鼠气单胞菌(*A.caviae*)在普通营养琼脂培养基上 28℃培养 18h 的革兰氏染色形态(G^-)(见彩图)

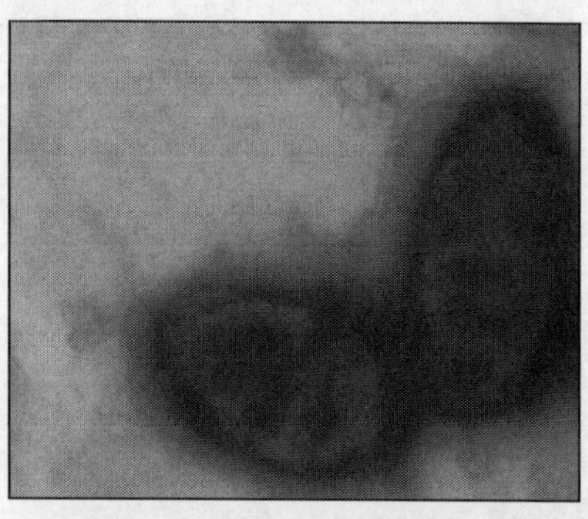

图 18-8　豚鼠气单胞菌在普通营养琼脂培养基上 28℃培养 18h 的负染色透射电镜形态(显示杆状菌体及鞭毛，原×20 000)(见彩图)

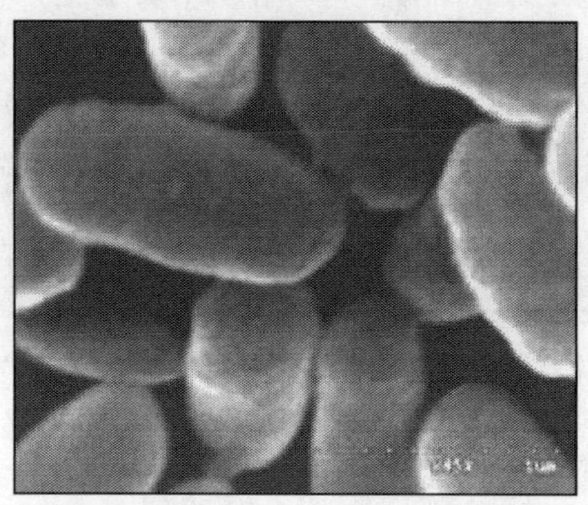

图 18-9　豚鼠气单胞菌在普通营养琼脂培养基上 28℃培养 18h 的喷镀扫描电镜形态(菌体表面不平整，原×45 000)(见彩图)

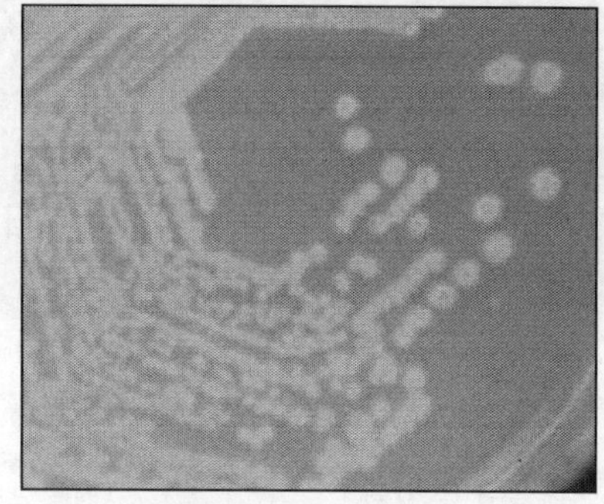

图 18-10　豚鼠气单胞菌在普通营养琼脂培养基上 28℃培养 48h 的生长情况及菌落特征(菌落灰白色)(见彩图)

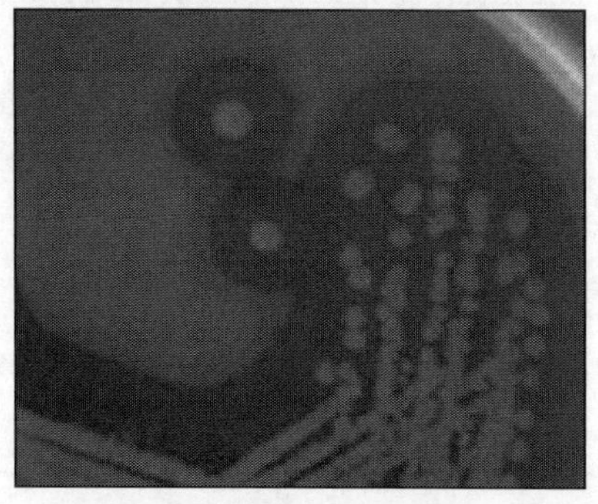

图 18-11　豚鼠气单胞菌在血液(家兔脱纤血)营养琼脂培养基上 28℃培养 48h 的生长情况及菌落特征(β-溶血)(见彩图)

4.1.2 病原学意义

豚鼠气单胞菌在人、鱼类及其他一些动物均有致病作用，但从已有资料看此菌致病的寄主范围及强度等，均不像嗜水气单胞菌那样大。

4.1.2.1 人的豚鼠气单胞菌感染病

豚鼠气单胞菌在人的感染致病作用，目前尚缺乏比较系统和明确的记述。已有的资料显示，主要是能引起食物中毒及可能作为腹泻的病原菌。

(1) *食物中毒* 在检出的6起豚鼠气单胞菌食物中毒事件中，单独引起的5起(构成比83.3%)，与河流弧菌混合引起的1起(构成比16.7%)。

1) 基本情况：综合6起事件，经查明中毒相关食物为熟牛下货、熟鸡肝、烤鸭、猪排骨等肉类的各1起，其他(基围虾、清蒸桂鱼、炝毛豆)的1起，未记述的1起。发病潜伏期最短的在1.5h，最长的在24h；主要症状为恶心、呕吐、腹痛、腹泻(多为水样便)，有的伴有发热、头晕、头疼、乏力等。

2) 最早的事件：在6起事件中，山东省济南市卫生防疫站的韩桂英等(1992)报告的1起是最早的。报告在1990年8月28日，济南市某招待所接待90名运动员食宿，在食用了同种餐的88人中，饭后2.5~11h内先后有41人发病(罹患率46.59%)；患者主要症状为腹痛、腹泻，有的发热、呕吐；检验表明，中毒食物为豚鼠气单胞菌污染的猪排骨[51]。

3) 罹患率最高的事件：罹患率最高的1起由山东滨州地区卫生防疫站的景慎英等(1997)报告，发生在1994年10月6日，滨州市某机关因食用熟牛下货发生食物中毒，发病以家庭为单位，在进餐的14人中12人发病(罹患率85.71%)；潜伏期4~12h(多在10h)，年龄在16~55岁；患者均有腹痛、腹泻(水样便2~8次/d)，重者头晕、头疼、恶心、呕吐，其中1例老年患者体温38℃(其他患者体温正常)[52]。

4) 其他事件的情况：为简便了解豚鼠气单胞菌食物中毒的一些情况，将另外的4起归于表18-5；其中的倪英明(2002)报告的1起，是由豚鼠气单胞菌与河流弧菌混合引起的[53~56]。

表18-5 4起豚鼠气单胞菌食物中毒事件的基本情况

序号	报告者(年度)	发生(年.月)	同餐人数	发病人数	罹患率/%	潜伏期(平均)/h	相关食物	发生地(省、区)	发生场所
1	倪英明(2002)	2001.5	165	47	28.48	2~21.5(14.2)	虾，鱼，毛豆	江苏	酒店
2	李汉芳等(2002)	2001.8	160	48	30.0	5~24	鸡肝	山东	食堂
3	刘素兰等(2005)	2004.7	650	94	14.46	4~15(7)	未明确	山东	食堂
4	柳智豪(2008)	2007.3	128	22	17.19	1.5~17(9.25)	烧鸭	广西	食堂
合计	4	2001~2007	1103	211	19.13	1.5~24			

(2) *其他感染病* 于泉等(1987)曾报告了对人腹泻粪便标本源28株气单胞菌的鉴定结果，其中豚鼠气单胞菌16株(构成比57.1%)[57]；王晓苹等(1990)报告，对1987~1988

年两年从福建龙海、福安、沙县等地腹泻病监测点的腹泻患者粪便中分离的 60 株气单胞菌进行了鉴定，其中嗜水气单胞菌 19 株、温和气单胞菌 20 株、豚鼠气单胞菌 21 株，经做致病性检验表明豚鼠气单胞菌也存在致病菌株[58]。

4.1.2.2　动物的豚鼠气单胞菌感染病

在动物，目前还主要是在鱼类及其他水产养殖动物的感染。国内外已有的报告在鲑、虹鳟、鳗鲡、鲤、甲鱼、中华鳖、草鱼、鲢、鳙均可引起感染发病，其感染类型是多种的，包括局部组织的感染和败血症等；在其他动物，已有在肉鸭、蟒蛇等感染的报告[11]。

4.1.3　微生物学检验

对豚鼠气单胞菌的微生物学检验，目前仍主要依赖于相应细菌学的分离与鉴定；若确定从鱼类所分离鉴定的豚鼠气单胞菌的相应病原菌意义，需进行对同种鱼的感染试验及相关的毒力因子检查等。

本书作者陈翠珍等(2006)报告，择经鉴定的分离于发生打印病鲢的豚鼠气单胞菌 1 个菌株为代表菌株，进行 16S rRNA 基因序列测定与系统发育学分析，结果扩增出的 16S rRNA 基因序列长度为 1416bp(在 GenBank 的登录号为 AY966888)[11]。

4.2　温和气单胞菌(*Aeromonas sobria*)

温和气单胞菌(*Aeromonas sobria* Popoff and Véron 1981)也称寡源气单胞菌，也有的将其记作苏伯利气单胞菌。

在第二版《伯杰氏系统细菌学手册》第 2 卷中，既以种的名义记述了温和气单胞菌，又以维氏气单胞菌温和生物型(*Aeromonas veronii* biovar *sobria*)的名义做了记述；另外的 1 个生物型为维氏气单胞菌维氏生物型(*Aeromonas veronii* biovar *veronii*)，即维氏气单胞菌。同时描述温和气单胞菌原在第 7 杂交群(hybridization group，HG7)，现在为 HG8，即应记为维氏气单胞菌温和生物型。

温和气单胞菌 DNA 的 G+C mol%为 58~60(T_m)。模式株：ATCC 43979，CIP 7433，NCIMB 12065。GenBank 登录号(16S rRNA)：X74683。维氏气单胞菌温和生物型 DNA 中 G+C mol%尚未确定。模式株：ATCC 9071。无 GenBank 登录号(16S rRNA)[2]。

4.2.1　生物学性状

温和气单胞菌易与常见且均分解葡萄糖产气的嗜水气单胞菌相混淆，两者间简便的区别要点是在生化特性方面对七叶苷和水杨苷的分解，一般温和气单胞菌为阴性，嗜水气单胞菌为阳性。

本书作者陈翠珍等也曾对分离于鱼类的病原菌温和气单胞菌进行主要特性检验：形态特征(菌体短杆状)及在普通营养琼脂培养基与血液营养琼脂培养基上的菌落特征等，与在前面有述对嗜水气单胞菌的检验结果基本一致(图 18-12~图 18-14)；生化特性为分解葡萄糖产酸产气，葡萄糖代谢为发酵型，分解葡萄糖、半乳糖、麦芽糖、蕈糖、蔗糖、甘油、淀粉、甘露醇，不分解乳糖、鼠李糖、木糖、甜醇、肌醇、赤藓醇、侧金盏花醇、山梨醇、棉子糖、水杨苷、七叶苷、纤维二糖、阿拉伯糖，在无盐胨水中生长、硝酸盐还原、明胶液化、DNA 酶、氧化酶、接触酶、精氨酸双水解酶、H_2S(纸条法)、吲哚、吐温 80 水解、半固体动力、ONPG、MR、V-P、柠檬酸盐(Simmons)利用、赖氨酸脱羧酶等试验阳性，丙二酸盐利用、尿素酶、黏液酸盐利用、D-酒石酸盐利用、苯丙氨酸脱氨酶、鸟氨酸脱羧酶等试验阴性；对纤维二糖的分解在株间有差异，需在对温和气单胞菌进行鉴定时予以注意[11]。

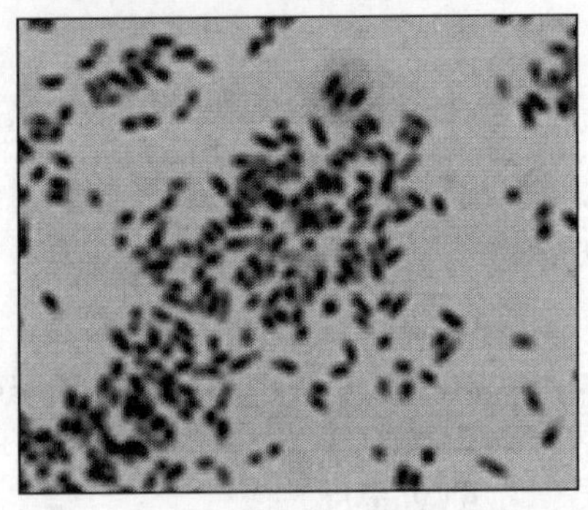

图 18-12 温和气单胞菌(*A.sobria*)在普通营养琼脂培养基上 28℃培养 18h 的革兰氏染色形态(G^-)(见彩图)

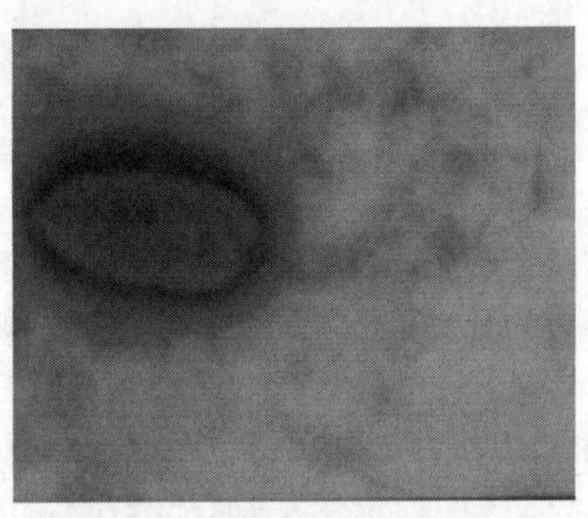

图 18-13 温和气单胞菌在普通营养琼脂培养基上 28℃培养 18h 的负染色透射电镜形态(显示杆状菌体及端生单鞭毛，原×2000)(见彩图)

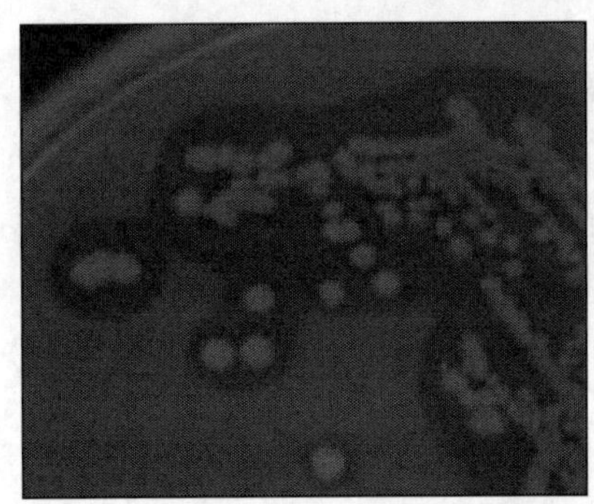

图 18-14 温和气单胞菌在血液(家兔脱纤血)营养琼脂培养基上 28℃培养 48h 的生长情况及菌落特征(β-溶血)(见彩图)

4.2.2 病原学意义

温和气单胞菌主要是能引起多种养殖鱼类感染发病，可以单独引发感染或与嗜水气单胞菌、豚鼠气单胞菌及其他病原菌混合引发感染。

4.2.2.1 人的温和气单胞菌感染病

温和气单胞菌在人的感染，虽在目前尚缺乏比较系统和明确的记述，但已有资料显示此菌对人也是具有致病作用的。

(1)食物中毒 在检出的 5 起温和气单胞菌食物中毒事件中，单独引起的 4 起(构成比 80.0%)，与副溶血弧菌混合引起的 1 起(构成比 20.0%)；主要症状为恶心、呕吐、腹痛、腹泻(多为水样便)，有的伴有发热、畏寒等。

1) 最早的事件：在 5 起事件中，黑龙江省哈尔滨市卫生防疫站的纪舒萍等(1992)报告的 2 起是最早的。报告在 1990 年 9 月 30 日至 10 月 1 日，哈尔滨市连续发生 2 起因食用风味杂色蛤引起的食物中毒，临床表现为恶心、呕吐、腹泻(水样便)，不发热；经检验认为，病原菌为温和气单胞菌[59]。

2) 其他事件的情况：为简便了解温和气单胞菌食物中毒的一些情况，将另外的 3 起归于表 18-6；其中陈晓燕等(2006)报告的 1 起，是由温和气单胞菌与副溶血弧菌混合引起的[60~62]。

表 18-6　3 起温和气单胞菌食物中毒的基本情况

序号	报告者(年度)	发生(年.月)	同餐人数	发病人数	罹患率/%	潜伏期(平均)/h	相关食物	发生地(省、区)	发生场所
1	韦明庆等(1998)	1996.8	80	29	36.25	5~54	未明确	广西	饭店
2	何玉芳等(2002)	1998.8	344	56	16.28	2.5~6.5(4)	盐水鸡	浙江	分食
3	陈晓燕等(2006)	2005.10	180	12	6.67	1.5~6.5(4.2)	鸡腿	浙江	食堂
合计	3	1996~2005	604	97	16.06	1.5~54			

(2) *其他感染病*　于泉等(1987)报告对人腹泻粪便标本源 28 株气单胞菌的鉴定结果，其中温和气单胞菌为 5 株(构成比 17.9%)[57]；王晓苹等(1990)报告，在 1987~1988 年两年从福建龙海、福安、沙县等地腹泻病监测点的腹泻患者粪便中分离出 60 株气单胞菌，其中温和气单胞菌 20 株(构成比 33.3%)，经做致病性检验表明该菌也是致病菌株[58]；崔树玉等(1997)报告从临床及外环境标本中分离的 260 株气单胞菌中，温和气单胞菌 137 株(构成比 52.7%)，经对其中 163 株气单胞菌(温和气单胞菌 79 株)的毒素原性检验表明分离于腹泻患者(19 株)和食物中毒(2 株)的 21 株温和气单胞菌具有阳性菌株[63]；胡圣尧等(1996)报告对从腹泻患者粪便及其他医学临床标本中分离的温和气单胞菌进行毒素生物活性检验，结果表明存在产生毒素的菌株[64]；这些研究结果初步表明了温和气单胞菌对人所存在的致腹泻及其他致病作用。

4.2.2.2　动物的温和气单胞菌感染

在动物，主要是发生在鱼类及其他一些冷血动物的感染。包括鳗烂尾病、罗非鱼病害、暗纹东方鲀(俗称河豚)的脱黏病、河豚红斑病、异育银鲫溶血性腹水病、欧鳗脱黏败血病及欧鳗红头病、日本鳗鲡败血腹水病、长薄鳅腐皮病、杂交鲤病害、鳜病害、鳖的病害、牛蛙的病害、草鱼的病害、蟒蛇的病害等。在其他动物，已有引起鸭及野鸭、黑天鹅等感染发病的报告[11]。

4.2.3　微生物学检验

对温和气单胞菌的微生物学检验，仍依赖于对温和气单胞菌的分离与鉴定，生化试验是鉴定温和气单胞菌的主要内容。鉴定时应注意与均为嗜温有动力、发酵葡萄糖产酸产气的嗜水气单胞菌相鉴别，主要是该菌一般情况下不分解七叶苷和水杨苷，嗜水气单胞菌为阳性。另外，要确定从发病动物所分离的温和气单胞菌的病原学意义，还需进行相应的感染试验及相关的毒力因子检查等。

4.3　舒氏气单胞菌(*Aeromonas schubertii*)

舒氏气单胞菌(*Aeromonas schubertii* Hichman-Brenner et al. 1989)也称舒伯特氏气单胞菌，具有一定的医学临床意义。

DNA 的 G+C mol%尚未确定。模式株：ATCC 43700，DSM 4882。GenBank 登录号(16S rRNA)：X74682[2]。

4.3.1　生物学性状

杨正时在《杨正时论文集》第二卷(1998)的《气单胞菌属分类学研究进展》一文中记述，1981 年美国疾病预防控制中心(Centers for Disease Control and Prevention，CDC)收到 1 株与美人鱼弧菌(*V.damsela*)相似的菌株，但其生长不需要 NaCl，相继又收到了从病理材料分离的此类菌株；当时将其编号为肠道菌群 501，后经研究发现属于气单胞菌属的新种(sp. nov.)，为纪念德国细菌学家舒伯特(Schuber)在气单胞菌和类志贺邻单胞菌方面的贡献，定名为舒氏气单胞菌。

舒氏气单胞菌在 36℃生长良好，不溶血，对弧菌抑制剂 O/129 不敏感，在 36℃培养时的阳性反应有：MR、V-P(含 1% NaCl，Coblent 法)、赖氨酸脱羧酶、精氨酸双水解酶、动力、脂酶、DNA 酶、硝酸盐还原为亚硝酸盐、氧化酶等。在无盐蛋白胨水和 1% NaCl 营养肉汤中生长，在硫代硫酸钠柠檬酸钠胆酸钠蔗糖琼脂(thiosulfate citrate bile salt sucrose agar，TCBS)培养基上不生长。发酵 D-葡萄糖、D-半乳糖、麦芽糖、海藻糖等，不发酵侧金盏花醇、L-阿拉伯糖、D-阿拉伯糖、纤维二糖、卫茅醇、赤藓醇、肌醇、乳糖、D-甘露醇、蜜二糖、α-甲基-D-葡萄糖苷、棉子糖、L-鼠李糖、水杨苷、D-山梨醇、蔗糖、D-木糖等，不水解七叶苷。甘露醇阴性，是区别于其他气单胞菌的特征性鉴别点。

4.3.2　病原学意义

目前对舒氏气单胞菌病原学意义的认识还不是很明晰，医学临床意义可能主要是与伤口局部感染有关。

(1)*食物中毒*　检出的 1 起食物中毒事件，由山东省日照市卫生防疫站的刘向前等(1999)报告。报告日照市某大酒店于 1997 年 8 月 7 日接待会议聚餐 45 人，餐后 4h 部分人出现腹痛、腹泻、恶心、呕吐等症状，个别人体温高达 38℃左右，并有 1 人发生昏迷，30 人食用过生鱼片后有 25 人发病(罹患率 83.33%)；检验表明是由舒氏气单胞菌引起的食物中毒，中毒食物为携带舒氏气单胞菌的生鱼片[65]。

(2)*其他感染病*　有记述在人的气单胞菌外伤感染中，均发生于新近接触过水的外伤，四肢为常发部位，蜂窝织炎最多见；少数有肌坏死，有时还伴有气性坏疽；严重的可伴发脓毒症。从伤口分离菌主要是嗜水气单胞菌、维氏气单胞菌和舒氏气单胞菌[34]。

4.3.3　微生物学检验

对舒氏气单胞菌的微生物学检验，仍依赖于分离与鉴定的细菌性检验，生化试验是鉴定舒氏气单胞菌的主要内容。

4.4　未确定种气单胞菌(*Aeromonas* spp.)

在检出的5起未确定种气单胞菌食物中毒事件中，单独引起的4起(构成比80%)，与溶藻弧菌混合引起的1起(构成比20%)。

为简便了解未确定种气单胞菌食物中毒的一些情况，将其归于表18-7；其中史海根(1999)报告的1起是由某种气单胞菌与溶藻弧菌混合引起的[66~70]。

表18-7　5起未定种气单胞菌食物中毒的基本情况

序号	报告者(年度)	发生(年.月)	同餐人数	发病人数	罹患率/%	潜伏期(平均)/h	相关食物	发生地(省、市)	发生场所
1	杨根清等(1993)	1992.11	46	29	63.04	7~17(12)	红烧牛肉	浙江	食堂
2	史海根(1999)	1996.5	131	87	66.41	3~25(12)	虾	浙江	餐馆
3	汤志福等(2003)	2002.8	500	92	18.4	8~19(15)	未明确	重庆	聚餐
4	蒋绍禹等(2006)	2005.8	180	49	27.22	15~22	凉拌肚条	四川	酒店
5	张利焱(2011)	2010.4	500	133	26.6	3.5~30(13.5)	未明确	河北	饭店
合计	5	1992~2010	1357	390	28.74	3~30			

(陈翠珍)

主要参考文献

[1] 金连梅, 李群. 2004~2007年全国食物中毒事件分析. 疾病监测, 2009, 24(6): 459~461.

[2] Garrity G M. Bergey's Manual of Systematic Bacteriology. 2nd ed. Volume Two. Part B. New York: Springer, 2005: 557~578.

[3] 许亚琴, 毕凤翔, 汪玉林, 等. 一起由嗜水气单胞菌引起的食物中毒. 中华预防医学杂志, 1986, 20(1): 35.

[4] 赵小冬, 李士凯, 段德水. 一起由亲水气单胞菌引起的食物中毒调查. 现代预防医学, 2004, 31(5): 770.

[5] 权永芬, 王守贞, 张成功, 等. 一起嗜水气单胞菌食物中毒. 预防医学文献信息, 1999, 5(2): 184~185.

[6] 聂青和. 感染性腹泻病. 北京: 人民卫生出版社, 2000: 434~447.

[7] 程知义, 谢佩蓉. 气单胞菌和传染性腹泻. 国际检验医学杂志, 1986, (1): 11~16.

[8] 倪达书, 汪建国. 草鱼生物学与疾病. 北京: 科学出版社, 1999: 95~115.

[9] 戴寄帆. 一株气单胞菌的鉴定及其致病作用. 中华医学检验杂志, 1981, 4(3): 166.

[10] 郑德联, 徐肇玥, 戴自英. 亲水气单胞菌肠炎的临床与实验研究——附26例分析. 中华传染病杂志, 1984, 2(3):

182~185.

[11] 房海, 陈翠珍, 张晓君. 水产养殖动物病原细菌学. 北京: 中国农业出版社, 2010: 389~407.

[12] 张翠娟, 于宙亮, 苗莉瑛, 等. 嗜水气单胞菌溶血素基因的克隆表达及其类毒素的免疫原性分析. 生物工程学报, 2009, 25(2): 251~256.

[13] 方兵, 李槿年, 祖国掌, 等. 应用多重 PCR 检测水生动物源气单胞菌安徽分离株的毒力基因型分布. 水产学报, 2005, 29(4): 473~477.

[14] 朱大玲, 李爱华, 王建国, 等. 嗜水气单胞菌毒力与毒力基因分布的相关性. 中山大学学报(自然科学版), 2006, 45(1): 82~85.

[15] 许新强, 邹立军, 余文炳, 等. 嗜水气单胞菌的生态学调查. 中国人兽共患病杂志, 1989, 5(4): 36~37.

[16] 刘燕, 陈道利, 霍开兰. 气单胞菌污染直接入口食品的调查分析. 现代预防医学, 2001, 28(4): 526~527.

[17] 徐静, 梁继新, 高青, 等. 一起嗜水气单胞菌引起食物中毒的病原学检测. 疾病监测与控制杂志, 2009, 3(10): 590, 591.

[18] 虞琳, 沈涛, 杜巧玲. 一起嗜水气单胞菌引起的食物中毒. 中国卫生检验杂志, 2009, 19(8): 1905.

[19] 柳增善, 陈贵连, 冯淑梅. 一起嗜水气单胞菌食物中毒. 中华预防医学杂志, 1988, 22(6): 333~334.

[20] 俞志祥, 马宏. 嗜水气单胞菌致食物中毒的病原学检验报告. 现代预防医学, 2003, 30(6): 859.

[21] 白丽娜, 张敬党, 刘虎生, 等. 一起由嗜水气单胞菌引起食物中毒的病原学调查. 现代预防医学, 2008, 35(7): 1360, 1362.

[22] 杨守明. 几起嗜水气单胞菌引起的食物流行病学特征分析. 中华疾病控制杂志, 2009, 13(2): 206~207.

[23] 冯海清, 董胜前, 王兆富, 等. 一起嗜水气单胞菌食物中毒的调查报告. 中国食品卫生杂志, 1994, 6(2): 56~57.

[24] 王继远, 马和平. 又一起嗜水气单胞菌引起的食物中毒. 临床检验杂志, 1993, 11(3): 166.

[25] 蔡盛春, 吴人选, 杨芝厦, 等. 嗜水气单胞菌引起的食物中毒. 上海预防医学杂志, 1995, 7(5): 210~211.

[26] 高玲玲, 柳光斌, 张伟忠. 一起由嗜水气单胞菌引起食物中毒的调查报告. 职业与健康, 2002, 18(9): 56~57.

[27] 史云, 郭桐生, 赵君, 等. 产超广谱β-内酰胺酶亲水气单胞菌引起食物中毒的报告. 中国卫生检验杂志, 2004, 14(5): 649.

[28] 董利平, 周缀琴. 一起嗜水气单胞菌引起的食物中毒. 中国人兽共患病杂志, 2005, 21(7): 637.

[29] 安清. 一起嗜水气单胞菌食物中毒的调查. 预防医学论坛, 2007, 13(3): 273~274.

[30] 宁红卫, 雷源茂, 张传禄, 等. 一起亲水气单胞菌引起的食物中毒调查. 实用预防医学, 2007, 14(3): 781~782.

[31] 钱小平, 钟群勇. 一起混合细菌性食物中毒的调查. 浙江预防医学, 2011, 23(2): 56~57.

[32] 卞爱红, 贺玉静. 又一起由嗜水气单胞菌引起的食物中毒调查报告. 中国病原生物学杂志, 2010, 5(8): 附页 2.

[33] 李梦东. 实用传染病学. 2 版. 北京: 人民卫生出版社, 1998: 415~416.

[34] 闻玉梅. 现代医学微生物学. 上海: 上海医科大学出版社, 1999: 561~564.

[35] 叶青, 包国生, 史明坤, 等. 嗜水气单胞菌生态学及引起暴发的流行病学研究. 中国媒介生物学及控制杂志, 2000, 11(3): 229~230.

[36] 蒋原. 食源性病原微生物检测指南. 北京: 中国标准出版社, 2010: 287~293.

[37] 邱军强, 杨先乐, 程训佳. 嗜水气单胞菌毒力因子特性及作用机理研究进展. 中国病原生物学杂志, 2009, 4(8): 616~619.

[38] 郭闯, 王永坤. 嗜水气单胞菌研究进展. 水产科学, 2003, 22(6): 48~51.

[39] Murray R G, Dooley J S, Whippey P W, et al. Structure of an S layer on a pathogenic strain of *Aeromonas hydrophila*. J Bacteriol, 1988, 170(6): 2625~2630.

[40] Sha J, Pillai L, Fadl A A, et al. The type Ⅲ secretion system and cytotoxic enterotosin alter the virulence of *Aeromonas hydrophila*. Infect Immun, 2005, 73(10): 6446~6457.

[41] Hochachka P W, Mommsen T P. 鱼类的生物化学与分子生物学. 第二卷——分子生物学前沿. 昌永华, 余来宁, 译. 北京: 中国农业出版社, 2003: 131~146.

[42] 李焕荣, 陈怀青, 陆承平. 嗜水气单胞菌胞外蛋白酶 ECPase54 的纯化及特性分析. 南京农业大学学报, 1996, 19(3): 88~94.

[43] 凌红丽, 陆承平, 陈怀青, 等. 嗜水气单胞菌检验程序的研究. 中国动物检疫, 1998, 15(3): 1~3.

[44] 凌红丽, 陆承平, 陈怀青, 等. 6 株嗜水气单胞菌的毒力因子及其对小鼠的致死性. 中国兽医学报, 1999, 19(3): 255~257.
[45] 陈怀青, 陆承平, 陈琼, 等. 用点酶法检测鱼类致病性嗜水气单胞菌 HEC 毒素. 动物检疫, 1993, 10(4): 7~9.
[46] 李焕荣, 陈怀青, 陆承平, 等. 嗜水气单胞菌胞外蛋白酶的检测. 水生生物学报, 1997, 21(1): 97~100.
[47] 陆承平, 陈怀青. 用 PCR 检测嗜水气单胞菌毒素基因. 中国动物检疫, 1995, 12(5): 5~7.
[48] 夏春, 马志宏, 陈慧英, 等. 聚合酶链反应(PCR)法检测产 β-溶血素嗜水气单胞菌. 水生生物学报, 1999, 23(3): 288~289.
[49] 余晓丽, 秦春香, 陈明, 等. 鲢鱼嗜水气单胞菌 PCR 检测方法的建立. 广西农业科学, 2008, 39(5): 681~684.
[50] 储卫华, 陆承平. PCR 扩增特异性 16S rDNA 和溶血素基因检测致病性嗜水气单胞菌. 水产学报, 2005, 29(1): 79~82.
[51] 韩桂英, 张淑滨, 杨继军, 等. 一起因食猪排骨引起的 41 人豚鼠气单胞菌食物中毒的报告. 中国食品卫生杂志, 1992, 4(3): 35~36.
[52] 景慎英, 孙道学, 高玉敏. 一起由豚鼠气单胞菌引起的食物中毒报告. 预防医学文献信息, 1997, 3(2): 161~162.
[53] 倪英明. 一起由河弧菌和豚鼠气单胞菌引起的食物中毒调查报告. 上海预防医学杂志, 2002, 14(11): 550.
[54] 李汉芳, 陈玲, 祝洪山, 等. 学校中一起豚鼠气单胞菌引起的食物中毒调查. 预防医学文献信息, 2002, 8(4): 448.
[55] 刘素兰, 朱爱芳, 陈刚, 等. 一起由气单胞菌引起的食物中毒调查. 预防医学论坛, 2005, 11(2): 244~245.
[56] 柳智豪. 一起由豚鼠气单胞菌引起食物中毒的调查. 右江民族医学院学报, 2008, (6): 1105.
[57] 于泉, 杨正时. 与致病性有关的气单胞菌生化特性研究. 微生物学通报, 1987, 14(3): 114~116.
[58] 王晓苹, 陈拱立, 高霞献, 等. 三种气单胞菌致病性的实验研究. 中国人兽共患病杂志, 1990, 6(5): 7~9, 13.
[59] 纪舒萍, 王旭明, 冯玉德, 等. 温和气单胞菌引起食物中毒的病原学分析. 中国食品卫生杂志, 1992, 4(1): 49~51.
[60] 韦明庆, 宋宁生, 胡克, 等. 一起温和气单胞菌性食物中毒的调查. 广西预防医学, 1998, 4(4): 254.
[61] 何玉芳, 裘伟康. 一起由温和气单胞菌引起的食物中毒调查报告. 职业与健康, 2002, 18(10): 66~67.
[62] 陈晓艳, 顾仲朝. 一起副溶血性弧菌混合温和气单胞菌食物中毒的调查分析. 浙江中医药大学学报, 2006, 30(3): 273~274, 277.
[63] 崔树玉, 孙启华, 李景学, 等. 260 株气单胞菌的表型特性与毒素原性研究. 微生物学通报, 1997, 24(4): 227~230.
[64] 胡圣尧, 马子行, 倪语星. 温和气单胞菌毒素的生物学活性研究. 微生物学通报, 1996, 23(1): 22~26.
[65] 刘向前, 申作江, 陈建文, 等. 一起由舒伯特气单胞菌引起的食物中毒调查报告. 现代预防医学, 1999, 26(4): 536~537.
[66] 杨根清, 余涛. 一起气单胞菌引起的食物中毒. 浙江预防医学与疾病监测, 1993, (6): 12.
[67] 史海根. 一起溶藻弧菌伴气单胞菌食物中毒调查. 浙江预防医学, 1999, (S1): 48~49.
[68] 汤志福, 龚英豪, 李科武, 等. 一起气单胞菌食物中毒事件的调查报告. 中国农村卫生事业管理, 2003, 23(3): 48.
[69] 蒋绍禹, 谭甲忠. 一起由气单胞菌引起的食物中毒调查. 现代预防医学, 2006, 33(9): 1589.
[70] 张利淼. 一起由气单胞菌引起食物中毒事件的调查分析. 医学动物防制, 2011, 27(3): 264.

第 19 章　假单胞菌属(*Pseudomonas*)

本 章 要 目

假单胞菌属(*Pseudomonas* Migula 1894)的主要病原菌是铜绿假单胞菌(*P.aeruginosa*)，简称绿脓杆菌；绿脓杆菌这一简称，也是人们最熟悉和在文献中最常被采用的。绿脓杆菌能在一定条件下引起人及多种动物的感染病(infectious disease)，以引起某些组织器官的化脓性感染、炎性感染甚至菌血症及败血症等为特征，尤其是医院感染(hospital infection，HI)的重要病原菌之一，也属于人兽共患病(zoonose)的一种病原菌。

在细菌性食物中毒(bacterial food poisoning)方面，近些年来我国陆续有由假单胞菌引起的事件发生，且常常表现出较高的罹患率，但尚未见有中毒死亡事件。

在此首先说明，原归于假单胞菌属的腐败假单胞菌(*P.putrefaciens*)，已易入隶属于交替单胞菌科(Alteromonadaceae Ivanova and Mikhailov 2001)的希瓦氏菌属(*Shewanella* MacDonell and Colwell 1986)，名为腐败希瓦菌(*S.putrefaciens*)[1]；考虑到在近些年的文献中还多是以腐败假单胞菌名称记述的，因此在此书中仍暂以假单胞菌属的种(species)

予以记述。

1　菌属定义与分类位置

假单胞菌属为假单胞菌科(Pseudomonadaceae Winslow et al. 1917)的成员，近年来在分类位置及属内种的变动均较大；属名“*Pseudomonas*”为现代拉丁语阴性名词，意为“假单胞”[1]。

1.1　菌属定义

假单胞菌为大小在(0.5~1.0) μm×(1.5~5.0) μm 的革兰氏阴性直或稍弯曲的杆菌，不呈螺旋状；许多的种能积累聚-β-羟基丁酸盐(poly-β-hydroxybutyrate，PHB)作为碳储藏物质，这是表现为嗜苏丹(sudan)染料的内含物[这些积累 PHB 的菌种，现已划归入伯克霍尔德氏菌属(*Burkholderia* Yabuuchi et al. 1993 emend. Gillis et al. 1995)]；没有菌柄(prosthecae)，也没有菌鞘(sheath)，不产生芽孢；以极端单鞭毛或数根鞭毛运动，罕见不运动者，有的种还能形成短波长的侧毛。

需氧、以严格的呼吸型代谢，以氧作为最终电子受体；在某些情况下，能以硝酸盐作为替代的电子受体进行厌氧呼吸。不产生黄单胞色素(xanthomonadins)，几乎所有的种不能在酸性条件(pH 4.5 或更低)下生长，大多数的种不需要有机生长因子；氧化酶阳性或阴性，接触酶阳性，化能异养菌，有的种是兼性化能自养，能利用 H_2 或 CO 作为能源。广泛分布于自然界，有的种对人、动物或植物有致病性。

细菌 DNA 的 G+C mol%为 58~69(Bd)。模式种(type species)：铜绿假单胞菌[*Pseudomonas aeruginosa*(Schroeter 1872) Migula 1900]。

1.2　分类位置

按伯杰氏(Bergey)细菌分类系统，在第二版《伯杰氏系统细菌学手册》(*Bergey's Manual of Systematic Bacteriology*)第 2 卷中，假单胞菌属分类于假单胞菌科；假单胞菌科包括 8 个菌属(genus)；模式属(type genus)：假单胞菌属[1]。

假单胞菌属内共记载了 53 个已明确的种，以及 8 个不很明确的种；在个别的种，包括不同的致病型(pathovar)或生物型(biovar)。

53 个已明确的种，依次为：铜绿假单胞菌、伞菌假单胞菌(*P.agarici*)、产碱假单胞菌(*P.alcaligenes*)、扁桃假单胞菌(*P.amygdali*)、病鳝假单胞菌(*P.anguilliseptica*)、铁角蕨假单胞菌(*P.asplenii*)、橘黄假单胞菌(*P.aurantiaca*)、榛色假单胞菌(*P.avellanae*)、产氮假单胞菌(*P.azotoformans*)、巴利阿里岛假单胞菌(*P.balearica*)、番木瓜假单胞菌(*P.caricapapayae*)、雪松树假单胞菌(*P.cedrella*)、绿针假单胞菌(*P.chlororaphis*)、菊苣假单胞菌(*P.cichorii*)、香茅醇假单胞菌(*P.citronellolis*)、皱纹假单胞菌(*P.corrugata*)、无花果假单胞菌(*P.ficuserectae*)、变黄假单胞菌(*P.flavescens*)、荧光假单胞菌(*P.fluorescens*)、

莓实假单胞菌(*P.fragi*)、黄褐假单胞菌(*P.fulva*)、褐鞘假单胞菌(*P.fuscovaginae*)、格萨德氏假单胞菌(*P.gessardii*)、青草假单胞菌(*P.graminis*)、杰氏假单胞菌(*P.jessenii*)、黎巴嫩假单胞菌(*P.libanensis*)、隆德假单胞菌(*P.lundensis*)、浅黄假单胞菌(*P.luteola*)、曼德尔氏假单胞菌(*P.mandelii*)、边缘假单胞菌(*P.marginalis*)、苦楝假单胞菌(*P.meliae*)、门多萨假单胞菌(*P.mendocina*)、米氏假单胞菌(*P.migulae*)、蒙氏假单胞菌(*P.monteilii*)、霉味假单胞菌(*P.mucidolens*)、硝基还原假单胞菌(*P.nitroreducens*)、嗜油假单胞菌(*P.oleovorans*)、东方假单胞菌(*P.orientalis*)、栖稻假单胞菌(*P.oryzihabitans*)、穿孔素假单胞菌(*P.pertucinogena*)、类产碱假单胞菌(*P.pseudoalcaligenes*)、恶臭假单胞菌(*P.putida*)、食树脂假单胞菌(*P.resinovorans*)、罗氏假单胞菌(*P.rhodesiae*)、萨瓦氏假单胞菌(*P.savastanoi*)、秸秆色假单胞菌(*P.straminae*)、施氏假单胞菌(*P.stutzeri*)、类黄假单胞菌(*P.synxantha*)、丁香假单胞菌(*P.syringae*)、腐臭假单胞菌(*P.taetrolens*)、托氏假单胞菌(*P.tolaasii*)、维氏假单胞菌(*P.veronii*)、浅绿黄假单胞菌(*P.viridiflava*)。其中的丁香假单胞菌包括 37 个致病型；恶臭假单胞菌可分为生物型 A(biovar A)和生物型 B(biovar B)。

8 个不很明确的种依次为：嗜松香烷假单胞菌(*P.abietaniphila*)、抗微生物假单胞菌(*P.antimicrobica*)、大麻假单胞菌(*P.cannabina*)、弯曲假单胞菌(*P.flectens*)、嗜盐假单胞菌(*P.halophila*)、食多种树脂假单胞菌(*P.multiresinivorans*)、山黄麻假单胞菌(*P.tremae*)、温哥华假单胞菌(*P.vancouverensis*)。

2 食物中毒概要

初步统计通过中国知识资源总库(CNKI)学术文献总库检出的细菌性食物中毒文献，至目前我国共涉及 24 个菌属，116 个种、亚种或血清型(serovar)，以及一些未确定的种；文献报告 1460 篇(1949~2013 年)，中毒事件 1529 起(1949~2012 年)。

其中由假单胞菌引起的文献报告 12 篇(1989~2011 年)，中毒事件 12 起(1986~2010 年)，在所有细菌性食物中毒事件的构成比为 0.78%(居第 13 位)。涉及绿脓杆菌、恶臭假单胞菌、腐败假单胞菌 3 个种，其中主要是绿脓杆菌。

2.1 基本信息

在 12 起事件中，由某种假单胞菌单独引起的 9 起(构成比 75.0%)，与其他病原菌混合引起的 3 起(构成比 25.0%)。显然，假单胞菌食物中毒事件主要是由某种假单胞菌单独引起的，这可能与假单胞菌的生境特征有关。

在与其他病原菌混合引起的事件中，涉及革兰氏阴性的奇异变形菌(*Proteus mirabilis*)、彭氏变形菌(*Proteus penneri*)、汤卜逊沙门氏菌(*Salmonella thompson*)等 3 种。

表 19-1 所列是假单胞菌引起食物中毒 12 篇文献、12 起事件的基本信息；无中毒死亡事件。

表 19-1 假单胞菌引起食物中毒的基本信息

内容	铜绿假单胞菌	恶臭假单胞菌	腐败假单胞菌	合计
文献：数量/篇	9	2	1	12
构成比/%	75	16.7	8.3	100
事件：数量/起	9	2	1	12
构成比/%	75	16.7	8.3	100
中毒：中毒人数 A	209	163	108	480
构成比/%	43.54	33.96	22.5	100
涉及中毒事件数量/起	9	2	1	12
构成比/%	75	16.7	8.3	100
每起平均中毒人数	23.22	81.5	108	40
其中：①由某种假单胞菌单独引起的人数	155	163	108	426
构成比/%	74.16	100	100	88.75
涉及事件数量/起	6	2	1	9
构成比/%	66.67	100	100	75
每起平均中毒人数	25.67	81.5	108	47.33
②与其他病原菌混合引起的人数	54	0	0	54
构成比/%	25.84	0	0	11.25
涉及事件数量/起	3	0	0	3
构成比/%	33.33	0	0	25.0
每起平均中毒人数	18	0	0	18
罹患率：涉及中毒事件数量/起	7	2	1	10
同食或分食某种中毒食物人数	256	922	242	1420
每起平均同食或分食某种中毒食物人数	36.57	461	242	142
中毒人数 B	129	163	108	400
每起平均中毒人数	18.43	81.5	108	40
罹患率/%	50.39	17.68	44.63	28.17

注：中毒人数 A，指在文献中明确记述了中毒人数的统计结果(含与其他病原菌混合引起的)；罹患率中的中毒人数 B，指在文献中均明确记述了同食或分食某种中毒食物人数、中毒人数的统计结果(含与其他病原菌混合引起的)。

2.2 最早事件

在检出的假单胞菌食物中毒事件中，广东省广州市卫生防疫站的陈云战等(1989)报告的 1 起(3 种细菌混合引起)是最早的。报告在 1986 年 9 月，广州市某医院婴儿室 36 名婴儿在某日上午 9 时进食牛奶后陆续发病，至下午 7 时许全部发病。潜伏期为 5~10h，临床表现为严重腹泻，大便呈水样，黄绿色，有黏液，奇臭；其次为发热，17 例(构成比 47.22%)在 38.5~39.7℃，无呕吐。经治疗，在 2~4d 均康复。检验表明，是由绿脓杆菌、汤卜逊沙门氏菌、奇异变形菌混合污染牛奶引起的[2]。

在由某种假单胞菌单独引起的事件中，大连医学院附属二院的高淑兰等(1989)报告的 1 起是最早的。报告在 1987 年 7 月，大连医学院附属二院诊治了 1 起由绿脓杆菌引起的食物中毒，患者 61 例，均有恶心、腹痛(阵发性绞痛)和腹泻(除 2 例呈脓血便外均为淡黄色水样便)，无里急后重，6 例(构成比 9.84%)有呕吐；5 例(构成比 8.19%)有轻度发冷、发热(体温在 37.8~38.0℃)，并有头痛、乏力等症状。检验 25 例患者大便及 6 例的呕吐物，均检出了 I 型绿脓杆菌[3]。

2.3　规模最大事件

在检出的假单胞菌食物中毒事件中，山东省济南市卫生防疫站的张淑滨等(1999)报告的 1 起是规模最大的。报告在 1996 年 9 月 17 日，济南市某高校学生晚餐后 3~4h，在当晚就餐的 242 人中发病 108 人(罹患率 44.63%)；文中记述其病原菌为腐败休恩氏假单胞菌(未列出细菌学名)[4]。本书作者认为可能就是腐败假单胞菌，因此在此做以记述供参考。

2.4　最严重事件

在检出的由某种假单胞菌单独引起的 9 起事件中，若按罹患率 100.0%计严重性，则由山东省荣成市疾病预防控制中心的闫芳等(2011)报告的 1 起，因绿脓杆菌污染桶装饮用水引起的食物中毒事件是最严重的。报告在 2010 年 9 月 16 日，荣成市某小学 27 名学生在饮用了班级饮水机桶装饮用水后均发病，另有 28 名学生未饮用则均未发病。27 名患者主要症状为呕吐的 25 例(构成比 92.59%)，腹泻的 23 例(构成比 85.19%)，腹痛的 13 例(构成比 48.15%)，无发热患者；腹泻多为黄绿色水样便(无脓血便)，腹痛的主要为隐痛(少数有绞痛式里急后重)。经治疗，在 5d 内全部康复[5]。

3　铜绿假单胞菌(*Pseudomonas aeruginosa*)

铜绿假单胞菌[*Pseudomonas aeruginosa*(Schroeter 1872) Migula 1900]也被称为绿脓假单胞菌(*Pseudomonas pyocyaneas*)，最早由 Schroeter(1872)命名为绿脓杆菌(*Bacterium aeruginosum*)。种名“*aeruginosa*”为拉丁语阴性形容词，指“充满铜绿或铜绿色的”。

DNA 的 G+C mol%为 67.2(Bd)。模式株：ATCC 10145，DSM 50071，NCIB 8395，NCTC 10332，IMET 10403。GenBank 登录号(16S rRNA)：X06684，Z76651[1]。

3.1　发现历史简介

从 1862 年发现绿脓杆菌感染至今的 150 年来，通过医学及兽医学领域大量的临床实践与研究，早已明确了绿脓杆菌感染的主要类型、流行病学特征，以及其在人兽共患细菌病中的重要地位。

3.1.1　国外简况

绿脓杆菌感染最先于 1862 年由 Lucke 发现，Schroeter 在 1872 年首先将其命名为绿脓杆菌；在 1882 年由 Gessard 首先从临床脓液标本中分离到(5 年后证实其具有致病性)，此菌也因其能使脓液呈绿色得名，这是由于此菌大部分菌株(已知不是所有菌株)能产生绿脓色素(pyocyanin)。绿脓杆菌是在假单胞菌属细菌中，在致病作用方面具有代表性的。

1903 年，Achard 首先用患者血清中的凝集抗体与绿脓杆菌抗原做凝集反应试验取得成功，也从而构成了绿脓杆菌血清学分型的基础[6~8]。

3.1.2　国内简况

我国最早对绿脓杆菌及其相应感染病的研究报告，根据已有的一些资料还难以明确，总体显示是研究的起步相对较晚，在近些年来才多有报告，且已包括了人及多种动物的多种类型感染，尤以人的医院内感染表现突出。

在检出的绿脓杆菌食物中毒事件中，前面叙述的由高淑兰等(1989)报告发生在 1987 年的 1 起，是在由绿脓杆菌单独引起的事件中最早的[3]。近年来，已陆续有较多由绿脓杆菌引起的报告。

3.2　生物学性状

对于假单胞菌属细菌的主要生物学性状，绿脓杆菌的研究相对较多。本书作者房海等也曾对分离于动物(犬、家兔、鸡等)的病原绿脓杆菌进行了主要理化特性研究[9]；现结合一些相关资料，做如下简要记述。

3.2.1　形态与培养特征

绿脓杆菌为革兰氏阴性、大小在(0.5~1.0) μm×(1.5~3.0) μm 的直或个别微弯曲杆菌，单个、成双或短链排列(图 19-1)；单端 1~3 根鞭毛运动活泼，从临床分离的菌株常有菌毛，菌体外可有黏液层，大量黏液层又称包膜糖萼(glycocalyx)，尤其是从囊性纤维变性(cystic fibrosis)患者分离到的菌株含有大量黏液层。做磷钨酸负染色标本，置透射电子显微镜下观察，菌体杆状、表面不平整但较光滑、端生鞭毛及周生菌毛(图 19-2)。

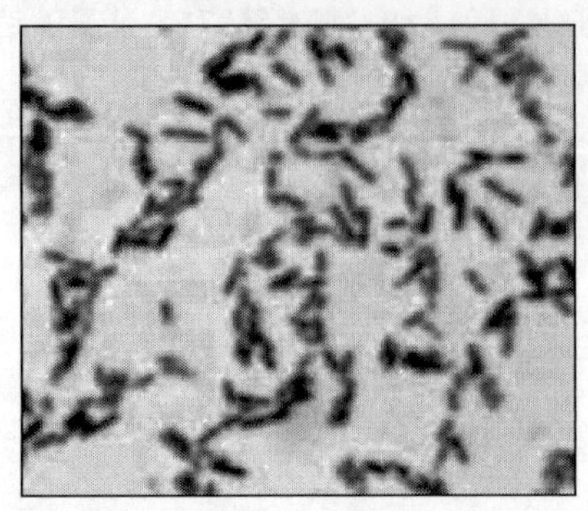

图 19-1　铜绿假单胞菌(*P.aeruginosa*)在普通营养琼脂培养基上 37℃培养 18h 的革兰氏染色形态(G^-)(见彩图)

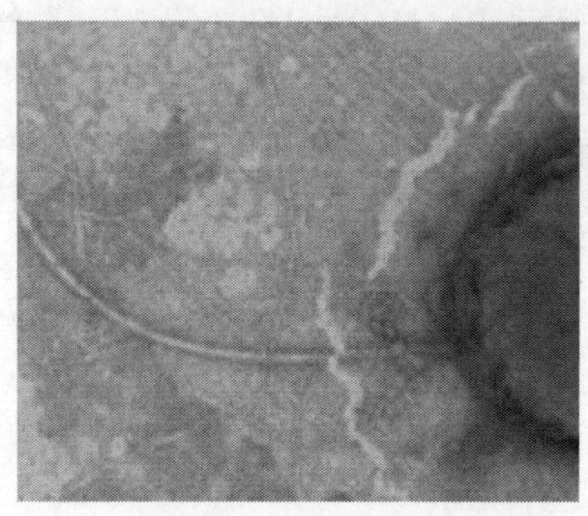

图 19-2　铜绿假单胞菌在普通营养琼脂培养基上 37℃培养 18h 的负染色透射电镜形态(显示端生鞭毛及周生菌毛，原×12 000)(见彩图)

需氧生长，生长温度为 20~42℃(最适为 35℃)。绿脓杆菌可形成 3 种菌落形态，来自于土壤和水中的可形成典型的小且粗糙型(rough，R)菌落；临床样品中的通常为光滑型(smooth，S)，大且光滑、边缘平整；通常来自于呼吸道和泌尿道分泌物的有黏液型(mucoid，M)，这是产生黏性藻酸盐的结果；光滑型和黏液型的被认为是具有致病性的。在普通营养琼脂培养基上生长良好，一般经 35℃培养 24h，其菌落直径多在 2~5mm、边缘整齐、扁平、湿润、常相互融合、菌落沿划线常表现两端尖状(图 19-3)，黏液型菌落较大、边缘透明、中央稍混浊；在血液(绵羊、家兔)营养琼脂培养基上可形成 β-溶血，但溶血环一般较狭窄；此菌能在麦康凯琼脂(MacConkey agar)等肠道细菌选择鉴别培养基上生长，培养 24h 后形成较小(2~3mm)、无光泽、半透明的菌落，培养 48h 后菌落中心常呈棕绿色。在普通营养肉汤中生长良好，可形成菌膜、肉汤微混浊或透明。明胶液化阳性，一般呈漏斗状液化且液化部分有绿色素形成。

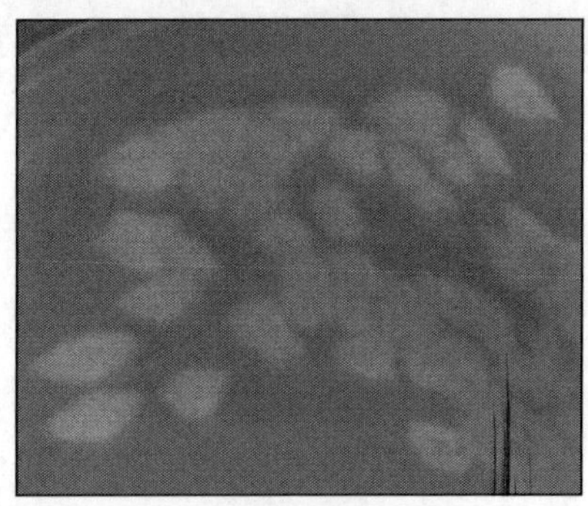

图 19-3　铜绿假单胞菌在普通营养琼脂培养基上 37℃培养 48h 的生长情况及菌落特征(菌落不规则并有绿色素产生)(见彩图)

能产生多种水溶性色素，主要包括：①绿脓色素也称绿脓菌素，是一种吩嗪色素(phenazine)，呈蓝绿色，无荧光性，溶于水和氯仿，可使患部脓汁呈蓝绿色；②荧光色素(fluorescein)，呈黄绿色，只溶于水，此色素与绿脓色素的组合产生一种亮绿色，弥散于整个琼脂培养基中(菌落常呈绿褐色)，在营养肉汤培养基中则常是在菌液上层呈蓝绿色；③脓红色素(pyorubin)，呈红褐色，溶于水；④铜绿菌素类(aeruginosin)，即绿脓杆菌素，也称绿脓素(pyocyanin)，这是一种细菌素，在中性或碱性培养基中呈蓝色，在酸性培养基中呈红色。

3.2.2　生化特性

绿脓杆菌的主要生化特性，表现为氧化酶、41℃生长、葡萄糖酸氧化、精氨酸双水解酶、克氏(Christensen)尿素利用、吐温 80 水解、DNA 酶、乙酰胺酶、柠檬酸盐和丙二酸盐利用、接触酶、硝酸盐还原(产气)等试验阳性，葡萄糖代谢为氧化型；甲基红试验(methyl red test，MR test)、伏-波试验(Voges-Proskauer test，V-P test)、H_2S 产生、吲哚产生、硝酸盐还原、赖氨酸脱羧酶、尿素酶、苯丙氨酸脱氨酶等试验阴性。通常为分解葡萄糖、木糖、卫茅醇、半乳糖等产酸(不产气)，不分解海藻糖、肌醇、蔗糖、山梨醇、鼠李糖、甘露醇、麦芽糖、乳糖、棉子糖、菊糖、甘油、侧金盏花醇、水杨苷、纤维二糖、赤藓醇、甘露糖、阿拉伯糖、蜜二糖和果糖等。

3.2.3　抗原结构与免疫学特性

绿脓杆菌具有菌体(ohne hauch，O)抗原、鞭毛(hauch，H)抗原、黏液(slime，S)抗原和菌毛抗原，抗原血清型比较复杂，分型系统也比较混乱，目前在国际上还没有严格的分型标准，但主要还是根据 O 抗原进行分型的。

绿脓杆菌的 O 抗原分为内毒素(endotoxin)脂多糖(lipopolysaccharide, LPS)和原内毒素蛋白质(original endotoxin protein，OEP)两种成分，内毒素由蛋白质、脂多糖和磷脂类物质组成，分子质量约为 10kDa，其中的 LPS 具有群(型)特异性；OEP 是一种高分子、低毒性、免疫原性强的物质，是同型和不同型的共同保护性抗原，并广泛存在于假单胞菌属细菌及肺炎克雷伯氏菌(*Klebsiella pneumoniae*)、肠道沙门氏菌(*Salmonella enterica*)、大肠埃希氏菌(*Escherichia coli*)、霍乱弧菌(*Vibrio cholerae*)等革兰氏阴性菌中，是一种交叉保护性抗原。

H 抗原包括 H1、H2 两种不同的主要成分，H1 又分为 1a 和 1b，1a 为主要抗原因子，所有菌株都存在；1b 为次要的部分抗原，仅存在于少数菌株。H2 抗原可分为 6 个组成部分，即 2a、2b、2c、2d、2e、2f。

另外，绿脓杆菌还有其他的抗原，如黏液抗原(即荚膜抗原)，存在于菌体表面，具有免疫原性，可分为与 O 抗原不同的 4 个组，即 S1、S2、S3、S4，在 4 个组之间存在血清学交叉反应。其菌毛抗原的抗原性是由菌毛蛋白(pilin)决定的[8,10]。

3.2.3.1　抗原与血清型

绿脓杆菌的血清学分型最初由 Hards(1975)提出，即用 12 个热稳定菌体抗原作为分型系统，此系统被世界各国沿用多年。直至 1983 年美国 Louisville 大学教授 Liu 博士(绿脓杆菌国际分型委员会主席)综合德国、日本、法国等的分型表，通过国际协作组织提出了一个新的、比较完整的系统作为暂行国际抗原分型系统(international antigenic typing scheme，IATS)；此系统将迄今发现的菌株用血清学凝集方法，分为Ⅰ~ⅩⅦ型[7]。

在我国，最早的暂行方案是以袁昕(1963)和 Verder(1961)的分型为基础，选出我国从人体分离的 12 个代表菌株建立的 12 个（Ⅰ~Ⅻ）血清型；之后，卫生部成都生物制品研究所的王世鹏等（1991）报告研制了绿脓杆菌的 20 个血清型，即 IATS-20 血清（是在原研制 IATS-17 血清的基础上又增加了 18、19、20），经在国内外有关实验室（4 个国家的 10 个实验室）应用检定了绿脓杆菌 1685 株，其中我国不同省（区、市）的 1368 株，美国旧金山 Kuzell 研究所 88 株，古巴国立卫生学流行病学和微生物学研究所 146 株，巴基斯坦 Khyber 医学院 83 株，结果显示 IATS-20 血清的分型率较高，共分型 1643 株（分型率 97.51%）[11]。

3.2.3.2　免疫学特性

绿脓杆菌的抗原具有良好免疫原性，被绿脓杆菌感染后耐过或以绿脓杆菌抗原接种免疫动物，其机体能产生相应的免疫应答，主要为体液免疫抗体反应。

在发生绿脓杆菌的感染后所产生的特异性抗体主要是型特异性的（具有调理作用），包括 IgG 和 IgM，对机体有一定的保护作用，其中以 IgM 的作用最强。

3.2.4　生境与抗性

绿脓杆菌不仅在自然界的分布广泛，而且对某些外界因素的抵抗力要比一般的革兰氏阴性、无芽孢杆菌强。

3.2.4.1　生境

绿脓杆菌广泛存在于土壤、水和空气中，在健康人、畜肠道及其他与外界相通的腔道和皮肤上也可发现，更易出现在各种临床标本材料中。例如，茂名市卫生防疫站（1983）报告检查饮食服务行业人员肛拭 432 份，检出绿脓杆菌 6 株（阳性率 1.39%），其中的 5 株为Ⅰ型（1 株未定出）；河水、塘水 376 份，检出绿脓杆菌 8 株（阳性率 2.13%）；海产品（熟鱼、虾）21 份，检出绿脓杆菌 7 株（阳性率 32.33%）[12]。

在医院环境中，广泛存在绿脓杆菌。例如，张燕（1996）报告在 1992 年 2 月至 1993 年 7 月从江苏省扬州医学院附属医院 75 例门诊（16 例检出 16 次）、住院 59 例（检出 117 次）绿脓杆菌感染患者中检出 133 株绿脓杆菌，其中以痰（85 株）的检出最多（检出率 63.9%），其次为分泌物 19 株（检出率 14.3%）、尿液 15 株（检出率 11.3%）、脓液 7 株（检出率 5.3%）、咽拭子 5 株（检出率 3.8%）、血液及胆汁各 1 株（检出率各 0.8%），60 岁以上的 32 例（检出率 42.7%），半数以上有慢性原发病[13]。李焱平等（2011）报告对四川省泸县人民医院 2006~2009 年从各种临床标本中分离的 1427 株致病菌进行分析，结果在 866 株（构成比 60.69%）革兰氏阴性菌中，绿脓杆菌 132 株（构成比 9.25%），居第 3 位[14]。

3.2.4.2　抗性

绿脓杆菌在潮湿处能较长时间生存，对紫外线不敏感，对干燥有抵抗力（置于滤纸上于空气中可存活 3 个月），对热的抵抗力不强（56℃经 30min 可被杀灭）。能耐受多种消毒剂，仅对某些消毒剂（如 1%苯酚等处理 5min 即可将其杀灭）敏感；对醛类、汞类和表面活性剂有不同程度的抵抗力（具有还原甲醛、还原或分解汞的能力），可在苯扎溴铵（新洁尔灭）等表面活性剂中存活。

在一般情况下对多种抗生素，如青霉素 G、氨苄西林、头孢霉素、链霉素、四环素、氯霉素、红霉素、万古霉素、新生霉素等，均有一定程度的天然抗性（但在不同菌株间有差异)；通常对羧苄西林轻度或中度敏感，对庆大霉素、卡那霉素、阿米卡星、新霉素、妥布霉素、多黏菌素等中度或高度敏感。

近年来的一些报告显示，从临床分离的菌株耐药性有增强的趋势。例如，李二红等(2005)报告对解放军 159 中心医院在 1993 年 1 月至 2003 年 1 月收治的 108 例绿脓杆菌肺部感染病例分析，培养出绿脓杆菌 148 例次(其中混合感染的 9 例次)；药敏实验结果显示，对供试的抗菌药物敏感率分别为氯霉素(17.39%)、多黏菌素 B(91.66%)、卡那霉素(9.72%)、庆大霉素(46.51%)、链霉素(13.79%)、阿米卡星(84.94%)、妥布霉素(74.28%)、头孢唑啉(33.33%)[15]。

3.3　病原学意义

绿脓杆菌主要引起人及一些陆生动物的感染病，常是在一定条件下(尤其是在机体抵抗力下降时)发生。对人的感染多是于存在创伤、烧伤、肿瘤、免疫缺陷、血液病、代谢性疾病等的情况下，可引起急性或慢性感染；尤其是发生在烧伤、外科和手术后。在动物，已明确多种家畜和家禽均可被感染发病，其中尤以鸡的绿脓杆菌病表现多发且危害严重。

绿脓杆菌在多数情况下是在创伤部位定居，生长繁殖并导致形成局灶性脓肿。可在机体抵抗力低下的情况下沿淋巴系统进入体内，并在组织中扩散蔓延，最后进入血流引起菌血症、败血症或在各脏器中形成多发性脓肿。无论是人的还是动物的绿脓杆菌感染病，通常情况下多是在个体的发生，或是在医院内或是在动物养殖场的局部发生。

3.3.1　人的绿脓杆菌感染病

人的绿脓杆菌感染，一般缺乏明显的季节性特征；凡是存在原发疾病、机体免疫功能低下的患者，易被其皮肤、咽部或胃肠道携带的绿脓杆菌感染；另外在环境、用具等被污染的情况下，常导致继发感染或混合感染。感染类型比较复杂，包括全身性感染、多种类型的局部感染及食物中毒等，其临床表现也是多样的。

3.3.1.1　食物中毒

在我国由绿脓杆菌引起食物中毒的事件并不很多见，以下是通过 CNKI 学术文献总库检出的绿脓杆菌食物中毒相关情况。

(1)基本情况　在检出的 9 起绿脓杆菌食物中毒事件中，单独引起的 6 起(构成比为 66.7%)；与其他细菌混合引起的 3 起(构成比为 33.3%)。

在与其他细菌混合引起的 3 起事件中，与彭氏变形菌的 2 起，与汤卜逊沙门氏菌和奇异变形菌的 1 起。

1)发生地区：9 起事件涉及 6 个省，按事件数量依次为浙江 3 起，山东 2 起，吉林、辽宁、江苏、广东各 1 起；缺乏明显的区域特征，也可以初步说明绿脓杆菌的广泛分布特征。

2)发生年份：9 起事件涉及 8 个年份，按事件数量依次为 2006 年 2 起，1986 年、1987 年、1997 年、2001 年、2002 年、2009 年、2010 年各 1 起；多是在近些年的报告，这可能与过去对绿脓杆菌引起食物中毒的认识不够有关。

3) 发生月份：9 起事件涉及 6 个月份，按事件数量依次为 9 月 3 起，6 月 2 起，5 月、7 月、8 月、11 月各 1 起；看来可能主要是发生在 5~9 月有利于绿脓杆菌生长繁殖的温热季节。

4) 发生场所：在明确记述的 7 起(有 2 起未明确记述)事件中，发生在集体分食的 3 起，酒(饭)店的 2 起，聚餐、家庭的各 1 起；缺乏明显的场所特征，但在家庭发生是少见的。

5) 中毒食物：比较明确的中毒食物或相关食物，包括肉类(猪肉、鸡肉等)的 3 起，饮水机的水的 2 起，消毒牛奶的 1 起，酱油和三丁包馅的 1 起；未记述的 2 起。缺乏明显的食品类型特征，但可能是以蛋白质含量高的食品为主。

6) 发生规模：中毒的发生规模及罹患率差异较大，最小的 1 起 5 人中毒，最大的 1 起 61 人中毒，多为群体(聚餐或分食同种被污染食物)发生。

罹患率 100%的 4 起(在总事件数量的构成比为 44.44%)，共 84 人(其中 5 人、16 人、27 人、36 人的各 1 起)，平均 21 人/起。罹患率最低的 1 起为 18.6%(8/43)，统计 7 起的平均罹患率为 50.39%(表 19-1)；显然与其他细菌性食物中毒事件相比，常是表现罹患率较高。

(2) *发病与临床特点*　绿脓杆菌食物中毒在病后的免疫力不强，可重复发生。初步统计检出的绿脓杆菌食物中毒事件，在不同年龄、性别的均有发生。发病表现急骤，潜伏期多在 5~20h；临床主要表现腹痛、腹泻(多为水样便)、恶心、呕吐等消化道症状，有的伴有发热、头痛、头晕、乏力等。

为简便了解绿脓杆菌食物中毒在发生时间、罹患率、潜伏期、相关食物、发生场所等流行病学方面的一些情况，将除已分别单独记述 3 起外的 6 起归纳于表 19-2(表中？指未记述或无法计算)。其中由浙江省桐乡市疾病预防控制中心的张英英等(2007)报告的 1 起，是由绿脓杆菌与彭氏变形菌混合引起的；浙江省桐乡市疾病预防控制中心的郭敏建等(2007)报告的 1 起，认为是由彭氏变形菌引起的，还可能有绿脓杆菌的参与[16~21]。

表 19-2　6 起绿脓杆菌食物中毒的基本情况

序号	报告者(年度)	发生(年.月)	同餐人数	发病人数	罹患率/%	潜伏期(平均)/h	相关食物	发生地(省)	发生场所
1	张翔等(2002)	1997.8	109	27	24.77	15~20(17.6)	酱油，包子馅	江苏	饭店
2	李瑞霞等(2003)	2001.9	16	16	100	12~?	饮水机水	山东	分散
3	黄美子等(2003)	2002.11	5	5	100	5~?	猪肉	吉林	家庭
4	张英英等(2007)	2006.6	20	10	50	5~?	鸡爪，花生米	浙江	聚餐
5	郭敏建等(2007)	2006.6	43	8	18.6	7~15(11)	鸡爪，花生米	浙江	酒店
6	沈瑛等(2010)	2009.5	?	19	?	?	?	浙江	?
合计	6	1997~2009	?	85	?	5~20			

尽管绿脓杆菌在我国细菌性食物中毒的出现频率不是很高，但从一些报告可以看出，绿脓杆菌在食物中毒中也是一种不可忽视的病原菌。从这些报告分析，由绿脓杆菌引起的食物中毒主要为食源性(含桶装水)的；另外，也提示应在食物中毒中加强对绿脓杆菌的检验，以防在对常见食物中毒病原菌的检验中漏检。

3.3.1.2　其他感染病

除了食物中毒感染绿脓杆菌外，烧伤、免疫力低下(如长期使用激素、免疫抑制剂、肿瘤化疗、放射治疗等)或手术后，常为绿脓杆菌的感染创造条件，特别是严重烧伤的患者、癌症患者等极易感染绿脓杆菌，尤其多见于大面积烧伤或烫伤的患者。新生儿对绿脓杆菌非常敏感，在护理不卫生的情况下很易被感染发病。经常发生的感染包括败血症、系统感染(呼吸系统、泌尿系统)及局部组织器官感染(脑膜炎、心内膜炎、皮肤炎、骨骼感染及骨髓炎、创伤感染、脓胸、皮肤软组织感染、眼部感染、耳鼻咽喉部感染、新生儿的脐部感染等)等[6,22]。另外则是肠炎，茂名市卫生防疫站(1983)报告在 1979 年 8~12 月，从 278 例腹泻患者粪便中检出绿脓杆菌 140 株(检出率 50.36)，血清型为 I 型，以 10 岁以上年龄组较高[12]。

山东文登中心医院的宋文华等(1993)报告了 1 例罕见的绿脓杆菌感染引起右下肢慢性溃疡达 46 年之久的病例，患者刘某在 1946 年右下肢外伤(面积约 1cm^2)，以后逐渐形成慢性溃疡，渗出物为脓液，曾多处求医但未见好转；又逐渐加重，膝关节以下红肿、溃疡面扩大，1992 年 1 月到文登中心医院就诊，确诊为绿脓杆菌感染引起，并经 5 周时间治愈出院[23]。

3.3.2　动物的绿脓杆菌病

动物的绿脓杆菌感染常被统称为绿脓杆菌病，多发生在幼龄畜禽，养殖环境不洁或突然的改变等均易诱发。绿脓杆菌能侵害多种哺乳动物(牛、马、羊、犬、猪、家兔等及实验动物小鼠、大鼠、豚鼠等)及禽类(尤其是鸡)和爬行类，所致疾病主要包括败血症、肺炎、肝等内脏器官脓肿、乳腺炎及生殖器官感染等多种类型。另外，刘振国等(2000)报告了发生在海豚的绿脓杆菌感染病[24]。

3.3.3　毒力因子与致病机制

在绿脓杆菌的毒力因子与致病机制方面的研究较多，现综合一些相关资料做如下的简要记述[6~8,10,22,25]。

绿脓杆菌的感染过程主要包括 3 个方面：①细菌附着并生长繁殖，菌毛有利于附着，鞭毛有利于运动，一些分泌产物(如蛋白酶等)有助于菌毛附着于口腔、咽和呼吸道的上皮，均有利于细菌的生长繁殖；②局部细菌侵入，生长繁殖后通过胞外酶(如弹性蛋白酶、碱性蛋白酶、溶血素等)的作用进入相应的组织；③细菌在血流中播散出现全身性疾病(引起系统感染)，主要是因胞外酶引起，其次发挥作用的是内毒素和外毒素 A(*Pseudomonas* exotoxin A，PEA 或 ToxA)。

绿脓杆菌常存在于人和动物的皮肤、消化道、呼吸道和泌尿道中，呈健康带菌状态，若体内外有创伤，则会在入侵部位定居并迅速生长繁殖，在多数情况下是形成局灶性脓肿。严重时可沿淋巴系统或经血行传播进入体内，并在组织中扩散蔓延，最后进入血液引起菌血症，或在各脏器中形成多发性脓肿。由于溶血素(haemolysin)的作用，会导致实质器官的充血或出血。

3.3.3.1　黏附与定居

绿脓杆菌的菌毛(Ⅵ型)和藻酸盐(绿脓杆菌荚膜的主要成分)是绿脓杆菌能黏附于宿主细胞的重要物质基础，菌体表面的多糖类黏液质有促进定居和抗吞噬作用。绿脓杆菌一旦在宿主细胞定居，就产生大量胞外酶和毒素。另外，鞭毛也在绿脓杆菌定居和扩散至新部位中起作用。

绿脓杆菌有两种存在形式，一种为自由活动形式，另一种为微小菌落形式。这些形式使该菌既能存活于水生环境中，又能在人体组织中定居和扩散。微小菌落主要存在于囊性纤维变性患者的肺病变组织中，从这些患者分离的菌株可产生黏液型菌落；包围微小菌落的包被糖萼有保护细菌免受抗 O 抗体结合的作用，也有抗吞噬作用，如此则有利于细菌的扩散传播。

3.3.3.2　毒素与胞外酶

绿脓杆菌可产生多种致病物质，如内毒素、外毒素 A、蛋白分解酶和细胞溶解素等，均是与其致病性密切相关的，且常可单独或联合发挥作用导致严重的病理损伤。

(1) *内毒素*　绿脓杆菌的内毒素与其他革兰氏阴性菌的相似，但其含有更多的磷和不同酰胺连接的 L-丙氨酸，且类脂 A 缺乏 β-羟基十四酸。内毒素在感染发病中起着重要作用，可引起发热、休克和 DIC 及成人呼吸窘迫综合征(ARDS)等。

(2) *外毒素*　绿脓杆菌约有 90%的菌株能产生 PEA，是主要的毒力因子。PEA 也是此菌分泌的毒性最强的蛋白质，具有对多种培养细胞及实验动物(小鼠、家兔、豚鼠、狗、猕猴等)的致死作用。多种动物试验证明，PEA 可抑制各器官的蛋白质合成(其中以肝脏最严重)，在肝脏中的分布最多，其次是肺脏和肾脏。PEA 的毒性作用必须在毒素分子进入细胞后才能发挥出来，毒素首先与细胞表面受体结合，然后通过细胞吞饮作用进入细胞内，其毒性主要是能引起组织坏死和对动物的致死作用。可用甲醛将 PEA 脱毒成为类毒素，具有预防绿脓杆菌感染的作用。另外，已知绿脓杆菌还能产生外毒素 B、C 等；还可产生一种肠毒素(enterotoxin)，可能是与某些患者的腹泻有关的。林成水等(1984)报告在 1980~1981 年从腹泻患者粪便分离的 39 株绿脓杆菌，采用家兔肠袢结扎试验检查肠毒素，结果 22 株阳性(阳性率 56.4%)，认为产肠毒素的绿脓杆菌可能是引起人腹泻的病原菌之一[26]。再者，杀白细胞素(又称细胞毒素)也属于外毒素类，是不耐热的蛋白质，具有抑制中性粒细胞活性的作用。

(3) *溶血物质*　绿脓杆菌能产生两种溶血物质，一是不耐热的磷脂酶 C(phosphatase C)，约有 70%的临床分离菌株能产生，能分解卵磷脂释放磷酸化胆碱，已知其与侵袭力有关，能破坏肺组织表面活性，引起肺不张和坏死、出血、萎缩及脓胸；另一种是耐热的溶血素，是由 L-鼠李糖和 1-β-羟壬烯二酸组成的糖脂，对肺泡具有毒性作用，呼吸道感染患者分离菌株能产生更多的这种糖脂溶血素，表明其在肺部感染中起重要作用。

(4) *胞外酶*　绿脓杆菌能产生多种胞外酶，在感染发病过程中发挥着破坏组织细胞、抵抗机体免疫、促进细菌的扩散传播等作用。主要包括：①胞外酶 S(exoenzyme S，ExoS)，也称外毒素 S(约有 90%的菌株能产生)，研究发现其为致人肺部感染的重要毒力因子；另外，产生 ExoS 的菌株易引起败血症感染。②弹性蛋白酶，临床上新分离的菌株约有 85%的能产生，是一种金属蛋白酶，有分解弹性蛋白和胶原的作用，损伤血管，导致坏死性血管炎，也有抑制中性粒细胞、灭活 IgG 和补体的作用。实验证明，其在绿脓杆菌致急性肺部感染的过程中起重要作用，在烧伤后的皮肤感染中有促进细菌生长的作用；也与眼角膜感染有关，又在肺部感染中有增强 PEA 毒性的作用；弹性蛋白酶和其他蛋白酶能导致皮肤、肺和眼角膜的坏死性损伤及小血管的坏死性病变，这些损伤会引起一种称为坏疽性深脓疱疹的特征性皮肤表现。③碱性蛋白酶，具有损伤组织、抗补体、灭活 IgG、抑制中性粒细胞的作用。④胶原酶，能分解组织中的胶原，有利于细菌在组织中的扩散。

3.4　微生物学检验

对绿脓杆菌的微生物学检验，主要是进行细菌学检验；尤其注意此菌能产生绿脓色素和在 41℃能生长，这是区别于其他假单胞菌的要点。

3.4.1　细菌学检验

对绿脓杆菌的细菌学检验，主要是对细菌的分离与鉴定；在特定需要的情况下，还需进行血清学分型检定。

3.4.1.1　细菌分离与鉴定

临床常见的绿脓杆菌感染检验标本材料主要是脓液，其次为穿刺液、渗出液、分泌物及动物的脏器组织材料等；在食物中毒病例，主要是腹泻粪便、呕吐物及可疑食品。由于绿脓杆菌对营养的要求不高，可直接接种于普通营养琼脂等适宜的培养基，置 37℃培养 24h 左右后挑选纯一或优势生长的菌落，移接于普通营养琼脂斜面做成纯培养供鉴定用。

对绿脓杆菌的鉴定，主要是依据形态特征、培养特性及生化特性进行相应的检验。需注意的是，尽管此菌一般能产生绿脓色素，但从临床标本材料中分离的某些菌株有时是不能产生明显色素的；另外，有的菌株会表现出不典型的生化性状。

3.4.1.2　血清型检定

尽管国内外对绿脓杆菌的血清学分型研究较多，但迄今在各国尚未得到统一的命名方法。绿脓杆菌目前分为 20 个型，我国在 1981 年试制成了 15 种一组的诊断血清，包括 3 种多价血清和 12 种单价血清；在 1986 年采用国际抗原分型系统，并增加了我国发现的 3 个新型菌株，形成了 23 种一组的血清，其中包括多价Ⅰ、Ⅱ、Ⅲ、Ⅳ及 19 种单价血清，即 1、2、3、4、5、6、7、8、9、10、11、12、13/14、15、16、17、18、19、20 型，其中的 18、19、20 型是我国新加入的。这些多价(4 组)及单价(因子)血清，可供绿脓杆菌的分型诊断使用[27]。

在我国，对分离于人的绿脓杆菌进行血清型检定的报告较多，其中以Ⅰ型较为常见，但尚难以明确其规律性。在动物，陈志平等(1987)曾首次报告了在 1986 年从四川成都 10 个地区采集 11 种动物(奶牛、肉牛、猪、鸡、鸭、兔、麝、熊、野禽、鹌鹑及鸡蛋等)的病料(脓肿、乳房炎病奶、痢便等)分离的 196 株绿脓杆菌，采用我国 12 型标准菌株制备的血清进行了定型，结果为 155 株与 12 个血清型中的 11 个(除Ⅻ型外)存在一致的抗原性，其中以Ⅰ型(33 株占 21.3%)、Ⅷ型(21 株占 13.5%)、Ⅺ型(29 株占 18.7%)的居多，有 41 株未能定型[28]。

3.4.2　动物感染试验

鉴于绿脓杆菌在动物的感染类型比较复杂，且有时常与其他病原菌混合感染，因此对从动物分离的菌株，常需做对同种动物的感染试验，以确定其相应的病原学意义。

4　其他致食物中毒假单胞菌

通过 CNKI 学术文献总库检索，还检出了由恶臭假单胞菌引起的 2 篇文献(2 起事件)、由腐败假单胞菌引起的 1 篇文献(1 起事件)。

4.1　恶臭假单胞菌(*Pseudomonas putida*)

恶臭假单胞菌[*Pseudomonas putida*(Trevisan 1889)Migula 1895]最早被归于芽孢杆菌属(*Bacillus* Cohn 1872)，名为恶臭杆菌(*Bacillus putidus* Trevisan 1889)；此菌分为生物型 A 和生物型 B 两个生物型，可从用各种碳源的无机培养基加富培养的土壤和水样品中分离到。

生物型 A 的 DNA 中 G+C mol%为 62.5(T_m)，生物型 B 的 DNA 中 G+C mol%为 60.7，总体上此菌 DNA 的 G+C mol%为 60~63(Bd)。模式株：ATCC 12633，DSM 291，NCIB 9494。GenBank 登录号(16S rRNA)：D37923[1]。

4.1.1　生物学性状

恶臭假单胞菌的大小在(0.7~1.1)μm×(2.0~4.0)μm，鞭毛数均在 1 根以上，能产生在紫外线照射下具有荧光的扩散性色素(尤其是在缺铁的培养基中)，不产生扩散性的非荧光色素，不能积累 PHB，在 H_2 存在下也不能自养生长，在 41℃条件下不生长，生物型 A 在 4℃条件下生长不定，生物型 B 在 4℃条件下能生长。

在营养琼脂平板上菌落圆形，培养 48h 后菌落直径可增大至 3~4mm，黄白色。在营养肉汤培养中生长丰盛，均匀混浊，有菌膜，摇动即散。此菌发育的温度在 7~32℃，适宜温度 23~27℃；发育的盐分在 0~6.5%，适宜盐分 1.5%~2.5%，发育的 pH 在 5.5~8.5。此外，恶臭假单胞菌两个生物型的有机生长因子(泛酸盐、生物素、VB_{12}、蛋氨酸或胱氨酸)需要试验为阴性；少数菌株能利用蔗糖，但不形成果聚糖；精氨酸双水解试验、氧化酶均阳性；反硝化试验均阴性，但可从硝酸盐产生亚硝酸盐；均不能液化明胶，不能水解淀粉；不利用海藻糖、肌醇和牻牛儿醇，大多数菌株能利用肌酸。

恶臭假单胞菌在对抗菌类药物的敏感性方面，尚缺乏比较系统的研究。通常表现对诺氟沙星、妥布霉素、卡那霉素、庆大霉素、头孢曲松、头孢哌酮、链霉素、阿米卡星、多黏菌素B等敏感，对呋喃妥因、苯唑西林、青霉素、复方新诺明、四环素、万古霉素、先锋噻肟、氨苄西林、羧苄西林、头孢呋辛、头孢唑啉、氯霉素、头孢他啶、红霉素等耐药。

4.1.2 病原学意义

尽管恶臭假单胞菌能在一定条件下引起人及动物(主要是鱼类)的感染发病，但均是比较少见的。

4.1.2.1 人的恶臭假单胞菌感染病

有记述恶臭假单胞菌能引起人的多系统感染及败血症，也存在于化脓伤口，败血症类型多为医院内感染。在食物中毒方面，检出的2起事件均为由恶臭假单胞菌单独引起的。

(1)病例1　济南铁路局中心卫生防疫站的李庆山等(2000)报告在1998年12月，该局某食堂在午餐的305人中有97人发病(罹患率31.8%)。潜伏期最短的4h，最长的17.5h，平均12h(中位数)。腹泻的94人(构成比96.9%)，主要表现为水样便，无脓血，腹泻次数最少的2次/d，最多的13次/d；腹痛主要为隐痛，少数有绞痛或里急后重；无发热患者。腹泻伴腹痛的48人(构成比49.5%)，仅有腹痛的3人(构成比3.1%)。检验证实，中毒食品为恶臭假单胞菌污染的红烧牛肉，认为此次由恶臭假单胞菌引起的食物中毒事件在国内外尚属首次发现[29]。

(2)病例2　云南省昆明市疾病预防控制中心的邱泓等(2007)报告在2006年9月22日，昆明市某幼儿园在617名儿童中有66名先后出现呕吐、腹泻等症状(罹患率为10.7%)。临床症状表现为，出现呕吐和腹泻的27人(构成比40.91%)，仅有呕吐的36人(构成比54.55%)，仅有腹泻的3人(构成比4.55%)，伴有发热的15人(构成比22.73%)。经检验证实，中毒食物是被恶臭假单胞菌污染的商品酸奶[30]。

4.1.2.2 动物的恶臭假单胞菌感染病

比较明确的记载和报告，恶臭假单胞菌在动物主要是可引起多种海水及淡水养殖鱼类的感染发病[31]。

4.1.3 微生物学检验

对恶臭假单胞菌感染的微生物学检验，目前仍主要依赖于对相应病原细菌的分离鉴定及致病作用(动物感染试验)检验。为与常见的绿脓杆菌做简要区分，将在第二版《伯杰氏系统细菌学手册》第2卷中的“几种假单胞菌鉴别特征表”列出(表19-3)[1]。

表 19-3 几种假单胞菌的鉴别特征

项目	铜绿假单胞菌	巴利阿里假单胞菌	恶臭假单胞菌	施氏假单胞菌
典型菌落：光滑型	+		+	
有皱纹		+		+
鞭毛数量	1	1	>1	1
水解：明胶	+	–	–	–
淀粉	–	+	–	+
利用：麦芽糖	–	+	d	+
木糖	–	+	d	–
γ-氨基丁酸盐	–	–	d	d
苹果酸盐	d	+	–	+
辛二酸盐	d	–	–	d
甘露醇	+	–	–	d
乙二醇	–	–	–	+
反硝化作用	+	+	–	+
生长：42℃	+	+	–	d
46℃	–	+	–	d
含 8.5% NaCl	–	+	–	–
脂肪酸含量(%)：C17∶0 环丙烷	0.8	4.71	> 5	0.28~1.72
C19∶0 环丙烷	1.2	3.8	痕迹量	0.32~1.45
DNA 的 G+C mol%	67	64.1~64.4	60.7~62.5	60.9~64.9

注：数据来自 Bennasar 等(1996)和 Stanier 等(1966)；表中符号的+为 90%~100%阳性，–为 0~10%阳性，d 为 26%~75%阳性。

4.2 腐败假单胞菌(*Pseudomonas putrefaciens*)

前面有述，腐败假单胞菌(*Pseudomonas putrefaciens* Long and Hammer 1941)已归于希瓦菌属，名为腐败希瓦菌[*Shewanella putrefaciens*(Lee，Gibson and Shewan 1977)MacDonell and Colwell 1986]；也曾被归入交替单胞菌属(*Alteromonas* Baumann et al. 1972 emend. Gauthier et al. 1995)，名为腐败交替单胞菌(*A.putrefaciens* Lee，Gibson and Shewan 1977)。

DNA 的 G+C mol%为 44~47(T_m，Bd)。模式株：95，ATCC 8071，DSM 6067，ICPB 352，LMG 2268，NCIMB 10471。GenBank 登录号(16S rRNA)：X82133，X81623[1]。

4.2.1 生物学性状

腐败假单胞菌为大小在(0.5~1.0)μm×(1.5~2.0)μm 的杆菌，在普通营养琼脂培养基上的菌落为淡褐色到橙红色、圆形光滑、边缘整齐、隆起、奶油状；不需要生长因子，NaCl 不是生长必需的(不能耐受 6% NaCl)；在 10~40℃生长，在 4℃能生长，在 42℃不生长，适宜的生长温度为 30~35℃；在 SS 琼脂培养基上能生长。

在一些主要性状方面呈阳性反应的主要包括酯酶，鸟氨酸脱羧酶，产生 H_2S，从阿拉伯糖产酸，吐温 80 水解，DNA 酶，利用半乳糖、乙酸盐等；呈阴性反应的主要包括对 D-葡萄糖和 N-乙酰葡糖胺的发酵，淀粉酶，溶血性，对纤维二糖、D-葡糖酸盐、葡萄糖、麦芽糖、糊精、龙胆二糖、柠檬酸盐、糖原、己二酸盐、蔗糖、N-乙酰半乳糖胺、α-羟基丁酸盐、果糖、甘露醇、甘油、山梨醇、癸酸盐的利用，脲酶等；表现在不同菌株间有差异的主要包括从 D-葡萄糖产酸，对蔗糖、N-乙酰葡糖胺、阿拉伯糖、DL-苹果酸盐的利用等。此菌可分离于鱼、家禽、冷藏肉类、淡水和海水等[1,32]。

4.2.2　病原学意义

已有比较明确的记述和报告，腐败假单胞菌主要是能在一定的条件下引起一些养殖鱼类的感染发病。

4.2.2.1　人的腐败假单胞菌感染病

对人的腐败假单胞菌感染病尚缺乏系统的研究和明确的记述，但其可能是具有病原学意义的。Wang 等(2004)曾报告了由大肠埃希氏菌(*Escherichia coli*)、迟钝爱德华氏菌(*Edwardsiella tarda*)和腐败假单胞菌混合感染引起的菌血症病例[33]。

在检出的假单胞菌食物中毒事件中，在前面有述张淑滨等(1999)报告了 1 起由腐败假单胞菌引起的事件，也是在所有检出的假单胞菌食物中毒事件中规模最大的[4]。

4.2.2.2　动物的腐败假单胞菌感染病

在动物，腐败假单胞菌主要是可引起大黄鱼、蟹、暗纹东方鲀(简称河豚)、鲍等多种水产养殖动物的感染发病[31]。

4.2.3　微生物学检验

对腐败假单胞菌感染的微生物学检验，目前仍主要依赖于对相应病原细菌的分离鉴定及致病作用(动物感染试验)检验。

(陈翠珍　郭杨柳　吴　楠)

主要参考文献

[1] Garrity G M. Bergey's Manual of Systematic Bacteriology. 2nd ed. Volume Two. Part B. New York: Springer, 2005: 323~379, 480~491.

[2] 陈云战, 谭丽梅, 李锦光, 等. 一起混合型细菌感染引起婴儿食物中毒的病原学分析. 中国食品卫生杂志, 1989, 1(4): 27~30.

[3] 高淑兰, 吕淑兰. 绿脓杆菌引起 61 例食物中毒的报告. 大连医学院学报, 1989, 11(1): 73~74.

[4] 张淑滨, 宋玉和, 刘尊玉, 等. 从食物中毒样品中分离出腐败休恩氏假单胞菌. 预防医学文献信息, 1999, 5(2): 157~158.

[5] 闫芳, 隋英杰, 孙静, 等. 桶装饮用水污染引起学生食物中毒的调查分析. 中国卫生检验杂志, 2011, 21(8): 2082, 2084.
[6] 闻玉梅. 现代医学微生物学. 上海: 上海医科大学出版社, 1999: 384~389.
[7] 张道永, 胡景韶, 王文贵, 等. 绿脓杆菌研究进展. 四川畜牧兽医, 1995, (3): 55~59.
[8] 朱美芬. 绿脓假单胞菌的生物学特性. 上海实验动物科学, 1984, 4(3): 169~171.
[9] 房海, 陈翠珍, 史秋梅, 等. 雏鸡铜绿假单胞菌的分离鉴定及生物学特性分析. 畜牧与兽医, 2010, 42(5): 71~74.
[10] 杨正时, 房海. 人及动物病原细菌学. 石家庄: 河北科学技术出版社, 2003: 662~676.
[11] 王世鹏, 谢茂超, 彭如惠. 绿脓杆菌国际抗原分型系统(IATS)-20 型血清的试制及应用. 中国生物制品学杂志, 1991, 4(1): 13~16.
[12] 茂名市卫生防疫站防疫科. 140 例绿脓杆菌性肠炎的调查报告. 华南预防医学, 1983, (1): 84~88.
[13] 张燕. 绿脓杆菌与医院感染. 中华医院感染学杂志, 1996, 6(1): 47~48.
[14] 李焱平, 刘礼富, 石德清, 等. 2006~2009 年医院病原菌流行特征及耐药性分析. 检验医学与临床, 2011, 8(9): 1089~1091.
[15] 李二红, 李文军. 绿脓杆菌肺部感染 108 例临床分析. 山东医药, 2005, 45(16): 69.
[16] 张翔, 浦政轶. 一起绿脓杆菌引起食物中毒的调查分析. 交通医学, 2002, 16(5): 465.
[17] 李瑞霞, 尹玉华, 王军, 等. 一起由铜绿假单胞杆菌污染饮水机引起的食物中毒. 预防医学文献信息, 2003, 9(2): 187~188.
[18] 黄美子, 赵花子, 李风善, 等. 食物中毒标本检出绿脓杆菌. 中国卫生工程学, 2003, 2(4): 221.
[19] 张英英, 郭敏健, 严卓琳, 等. 二种细菌同时污染菜肴引起食物中毒的调查报告. 中国预防医学杂志, 2007, 8(6): 753~754.
[20] 郭敏健, 严卓琳, 张英英, 等. 一起涉及两种细菌的食物中毒调查报告. 现代预防医学, 2007, 34(10): 1904, 1906.
[21] 沈瑛, 杨正林, 岳凤. 食物中毒标本中检出铜绿假单胞菌. 浙江预防医学, 2010, 22(3): 45~46.
[22] 贾辅忠, 李兰娟. 感染病学. 南京: 江苏科学技术出版社, 2010: 488~491.
[23] 宋文华, 王淑秀. 铜绿假单胞菌感染引起右下肢慢性溃疡达 46 年之久 1 例报告. 临床检验杂志, 1993, 11(3): 166.
[24] 刘振国, 董金海, 李鲁, 等. 宽吻海豚急性铜绿假单胞菌感染的治疗研究. 中国水产科学, 2000, 7(2): 123~125.
[25] 李梦东. 实用传染病学. 2 版. 北京: 轻工业出版社, 1998: 466~471.
[26] 林成水, 曾凝梅, 叶荣华, 等. 临床分离绿脓杆菌的肠毒素研究. 微生物学通报, 1984, 11(2): 73~74, 79.
[27] 赵铠, 章以浩, 李河民. 医学生物制品学. 2 版. 北京: 人民卫生出版社, 2007: 1436.
[28] 陈志平, 胡景韶, 张道永, 等. 兽类绿脓杆菌 196 株血清学定型初报. 中国兽医杂志, 1987, 13(4): 2~4.
[29] 李庆山, 邢瑞云, 张芳萍, 等. 首次发现恶臭假单胞菌引起的食物中毒. 中国公共卫生, 2000, 16(1): 50~51.
[30] 邱泓, 张仁海, 游先祥, 等. 一起罕见"恶臭假单胞菌"引起的幼儿园食物中毒. 疾病监测, 2007, 22(4): 286.
[31] 房海, 陈翠珍, 张晓君. 水产养殖动物病原细菌学. 北京: 中国农业出版社, 2010: 465~486.
[32] 赵乃昕, 张明. 医学细菌名称及分类鉴定. 济南: 山东大学出版社, 2006: 317~320.
[33] Wang I K, Lee M H, Chen Y M, et al. Polymicrobial bacteremia caused by *Escherichia coli*, *Edwardsiella tarda*, and *Shewanella putrefaciens*. Chang Gung Medical Journal, 2004, 27(9): 701~704.

第 20 章　产碱菌属(*Alcaligenes*)

本章要目

产碱菌属(*Alcaligenes* Castellani and Chalmers 1919)的粪产碱菌(*A.faecalis*)，具有医学临床意义，可在一定条件下引起某些组织器官的炎性感染及败血症等感染病(infectious disease)，尤其是容易发生在医院感染(hospital infection，HI)；在动物中致病是很少见的，已有作为鹅及养殖蟹病原菌的报告。

在细菌性食物中毒(bacterial food poisoning)方面，我国也有由产碱菌引起的事件发生，仅涉及粪产碱菌 1 个种(species)；与其他细菌性食物中毒相比较所占份额很小，但罹患率较高。

1　菌属定义与分类位置

产碱菌属也称产碱杆菌属，近年来属内种及亚种(subspecies)的变化较大，原有不少的种已易属；属名“*Alcaligenes*”是现代拉丁语阳性名词，指“产碱”的细菌[1]。

1.1　菌属定义

产碱菌为大小在(0.5~1.2) μm×(1.0~3.0) μm 的革兰氏阴性杆状或球杆状，通常单个存在，无芽孢，以 1~9 根(有时可达 12 根)周鞭毛运动。专性需氧，进行严格的呼吸型代谢，以氧为最终电子受体；有的菌株于存在硝酸盐或亚硝酸盐时能进行厌氧呼吸。适宜生长温度为 20~37℃，在营养琼脂上的菌落无色素。

氧化酶阳性，过氧化氢酶阳性，不产生吲哚；通常不水解纤维素、七叶苷、明胶及 DNA。有机化能营养，能利用多种有机酸和氨基酸作为碳源。从几种有机酸盐和胺产碱，通常不利用碳水化合物，一些菌株能从葡萄糖和木糖产酸并利用它们为碳源。

存在于水和土壤中，某些腐生性菌为脊椎动物肠道的普通寄生者，许多菌株已被从血液、尿、粪、化脓性分泌物、耳部、胸水、腹水、脊髓液和伤口等临床材料中分离到，偶尔作为人的条件致病菌(opportunistic pathogen)。

细菌 DNA 的 G+C mol%为 56~60(T_m，Bd)。模式种(type species)：粪产碱菌(*Alcaligenes faecalis* Castellani and Chalmers 1919)。

1.2 分类位置

按伯杰氏(Bergey)细菌分类系统，在第二版《伯杰氏系统细菌学手册》(*Bergey's Manual of Systematic Bacteriology*)第 2 卷中，产碱菌属分类于产碱菌科(Alcaligenaceae De Ley et al. 1986)；产碱菌科包括 9 个菌属(genus)，模式属(type genus)：产碱菌属[1]。

产碱菌属内记载了 2 个明确的种、2 个亚种及 1 个分类位置未定的种(species incertae sedis)。

2 个种分别为：粪产碱菌，解芳香产碱菌(*A.defragrans*)。

2 个亚种分别为：粪产碱菌粪亚种(*A.faecalis* subsp. *faecalis*)、粪产碱菌副粪亚种(*A.faecalis* subsp. *parafaecalis*)。

1 个分类位置未定的种：广泛产碱菌(*A.latus*)。

2 食物中毒概要

初步统计通过中国知识资源总库(CNKI)学术文献总库检出的细菌性食物中毒文献，迄今我国共涉及 24 个菌属，116 个种、亚种或血清型(serovar)，以及一些未确定的种；文献报告 1460 篇(1949~2013 年)，中毒事件 1529 起(1949~2012 年)。

其中由粪产碱菌引起的文献报告 3 篇(1983~2002 年)，中毒事件 3 起(1980~1998 年)，在所有细菌性食物中毒事件的构成比为 0.19%(居第 18 位)。

2.1 基本信息

3 起事件均是由粪产碱菌单独引起的，这也从某种意义上显示了粪产碱菌的特征性生长繁殖条件与生境。

3 起事件涉及同食或分食某种中毒食物的共 89 人(平均 29.67 人/起)，中毒 68 人(平均 22.67 人/起)，罹患率 76.4%；无中毒死亡事件。

2.2　最早事件

在检出的 3 起粪产碱菌食物中毒事件中，北京市东城区卫生防疫站的颜承恕等(1983)报告的 1 起最早的。报告在 1980 年 4 月 22 日，某单位午餐后相继有 11 人出现胃肠道症状，其中均表现有多次(3~6 次)水样腹泻、胃部不适的 10 人(构成比 90.91%)，恶心的 10 人(构成比 90.91%)，腹部绞痛的 9 人(构成比 81.82%)；11 例患者均进食了午餐的骨头汤煮海带，占进食骨头汤煮海带总人数的 34%(按此比例计算食用骨头汤煮海带的共 32 人)，潜伏期 2~6h；检验表明，是由粪产碱菌引起的，是与粪产碱菌污染了骨头汤并产生毒素直接相关的[2]。

3　粪产碱菌(*Alcaligenes faecalis*)

粪产碱菌(*Alcaligenes faecalis* Castellani and Chalmers 1919)也称粪产碱杆菌，是产碱菌属最早的种；种名“*faecalis*”为现代拉丁语形容词，指“含粪的”废物。

粪产碱菌粪亚种(*A.faecalis* subsp. *faecalis* Castellani and Chalmers 1919)也称粪产碱杆菌粪亚种，即粪产碱菌。DNA 的 G+C mol%为 55.9~59.4(T_m，Bd)。模式株(type strain)：ATCC 8750，CCM 1052，CCUG 1325，CIP 60.80，DSM 30030，IAM 12586，IFO 13111，IMET 10443，JCM 1472，LMG 1229，NCDO 868，NCIB 8156。GenBank 登录号(16S rRNA)：M22508。

粪产碱菌副粪亚种(*A.faecalis* subsp. *parafaecalis* Schroll et al. 2001)也称粪产碱杆菌副粪亚种。DNA 的 G+C mol%为 56(T_m)。模式株：G，CIP 106866，DSM 13975。GenBank 登录号(16S rRNA)：AJ242986[1]。

3.1　发现历史简介

尽管对产碱菌的发现是很早的，但对其研究并不很多，这可能与产碱菌没有构成广泛流行性的病原菌直接相关。

3.1.1　国外简况

粪产碱菌首先由 Petruschky 在 1889 年从发霉的啤酒中分离得到，1896 年又从人的粪便中分离出来并得名；1908 年首次从 1 例伤寒患者的血清中分离出来，并证实其具有致病性。Hist 首次提出当人有肠道疾病时，粪产碱菌可侵入血流致病，能引起败血症、脑膜炎、肺炎、产后脓毒病、心内膜炎等全身疾病，也能导致颈部脓肿、中耳炎、眼结膜炎、尿路感染等局部感染；之后，Nyberg(1935)、Weintraub(1943)、Dick(1946)等分别在粪产碱菌的形态学、生化特性、抗原结构等方面，做了大量的研究工作[2~4]。

3.1.2　国内简况

在检出的文献中，新疆军区总医院的艾云良(1987)报告的产碱菌败血症病例是在我国最早的。报告在1965~1986年，新疆军区总医院普内科收治产碱菌败血症49例；统计病例资料完整的42例，男性34例(构成比80.95%)、女性8例(构成比19.05%)，年龄在14~49岁(平均25.9岁)，临床表现发热的42例(构成比100%)，呼吸道症状的7例(构成比16.67%)，消化道症状的9例(构成比21.43%)，关节症状的6例(构成比14.29%)，泌尿道症状的2例(构成比4.76%)，神经系统症状的9例(构成比21.43%)，其他症状的3例(构成比7.14%)[5]。

在检出的明确为粪产碱菌感染的文献中，第四军医大学第二附属医院的陆祥兴(1985)报告的粪产碱菌败血症病例是最早的。报告在1970~1983年，第四军医大学第二附属医院儿科收治粪产碱菌感染5例。其中1例为男性11岁，因先天性唇腭裂术后穿孔于1970年12月16日住院治疗，行修补术后感染；1例为男性4岁，因发热、咳嗽于1982年9月28日住院治疗；1例为男性8d，因发热、腹泻1d后于1982年10月11日住院治疗；1例为女性9个月，因腹泻半个月和发热、咳嗽1d于1983年10月31日住院治疗；1例为男性14d，因咳嗽3d于1983年11月2日住院治疗。5例均从血液培养出粪产碱菌，均治愈[3]。

在食物中毒方面，前面有述颜承恕等(1983)报告发生在1980年4月的1起是最早的[2]。后来虽也有报告，但由粪产碱菌引起的食物中毒事件还是很少的。

3.2　生物学性状

粪产碱菌呈球状或球杆状，大小在0.5μm×(0.5~2.0)μm，通常单个存在，以1~18根周生鞭毛运动，无特殊的色素产生，有一些菌株产生特征性的像草莓那样的气味。作为碳源和能源可利用乙酸盐、丙酸盐、丁酸盐和一些其他的有机酸，天冬氨酸和天冬素、组氨酸、谷胱甘肽和一些其他的有机含氮化合物；没有关于碳水化合物的利用和利用H_2的无机化能营养生长的描述。亚砷酸盐的氧化在一些菌株中是很活跃的，不能供给无机化能营养生长。唯一氮源包括氨、硝酸盐和一些氨基酸及其他的有机含氮化合物。有些菌株在硝酸盐或亚硝酸盐存在的情况下，通过厌氧呼吸进行反硝化，从而产生氮气，延长好氧培养可能会失去这种能力，石蕊牛乳为产碱反应。适宜的生长温度在25~37℃[1,6]。

产碱菌在自然界的分布广泛，水和土壤中均有存在，也存在于人体皮肤、黏膜，通常也是人和动物肠道的正常菌群；在医院内呼吸器、吸痰器、血液透析系统、内镜等医疗器械中也有发现此菌的存在，其中以粪产碱菌最为常见，构成了通过医疗器械导致的医源性感染；粪产碱菌可从败血症患者的血液、呼吸道感染者的痰液、泌尿道感染者的尿液、创伤、脓肿、脑脊液等材料中检出[7,8]。

山东省潍坊市人民医院的王景明等(2000)报告，某医院在1996年7月至1997年7月从各病房送检的标本中，分离到病原菌1146株；其中产碱菌64株(构成比5.58%)，在常见感染部位的发生率为化脓性感染的 10.5%,血液的 6.6%,泌尿系统和分泌物的各 5.2%,呼吸系统的 2.1%[9]。

3.3 病原学意义

相关的资料显示，粪产碱菌主要是能作为人的条件性病原菌，尤其是医院内感染；在动物的感染发病，还是很少见的。

3.3.1 人的粪产碱菌感染病

人的粪产碱菌感染病，多是在有基础疾患或机械性刺激的患者中发生，尤其是在使用医疗器械的情况下。

3.3.1.1 食物中毒

简要总结检出的 3 起粪产碱菌食物中毒事件，均表现胃肠道症状，一般无发热，潜伏期较短(1~12h)，均发生在单位食堂；病程较短(1~2d)，且一般预后良好。

检出的 3 起食物中毒事件，除前面记述最早由颜承恕等(1983)报告发生在 1980 年 4 月的 1 起外[2]，另 2 起分别如下。

(1)第 1 起 北京市东城区卫生防疫站的张宾燕等(1998)报告在 1996 年 9 月 10 日，某工地食堂就餐民工 60 人，在早餐后 1h 有 5 人出现胃部不适、恶心、呕吐、上腹痛、水样腹泻等症状；其中食用馒头的 55 人无一发病，食用剩米饭的 5 人全部发病(罹患率 100%)，潜伏期为 1h；检验表明，是由粪产碱菌引起的食物中毒，是与粪产碱菌污染了剩米饭并产生毒素直接相关的[10]。

(2)第 2 起 河南平顶山煤业集团卫生防疫站的刘百海等(2002)报告在 1998 年 9 月 12 日，矿区某职工食堂晚餐就餐约 1500 人，餐后有 52 人出现了不同程度的胃部不适、恶心、呕吐、腹痛、水样腹泻等症状，潜伏期 1~12h；其中食用馒头的 50 余人全部发病(罹患率 100%)，食用其他饭菜的无一发病；经检验表明，是由粪产碱菌引起的食物中毒，是与粪产碱菌污染了剩馒头并产生毒素直接相关的[11]。

尽管粪产碱菌在我国细菌性食物中毒的出现频率是较低的，但在食物中毒中也是一种不可忽视的病原菌。从这些报告分析，由粪产碱菌引起的食物中毒主要为食源性、集体性的；另外，也提示应在食物中毒中加强对粪产碱菌的检验，以防在对常见食物中毒病原菌的检验中漏检。

3.3.1.2 其他感染病

在我国已有由粪产碱菌引起多种类型感染的报告，主要是在个例的发生。包括眼部(眼角膜炎、眼角膜溃疡)感染，心肌炎，心包炎，脊髓炎，败血症，脑膜炎，脓肿，肺部感染，泌尿生殖系统感染，尿道感染，胃肠道感染，腹泻等[4,7,12~23]。

粪产碱菌的感染多为个体病例，湖南省安仁县卫生防疫站的肖伟筹等(1987)报告的 1 起粪产碱菌所致的腹泻流行，是规模较大的。报告在 1983 年 6 月 27 日至 7 月 4 日，安仁县某中学在 144 名学生中 8d 内出现腹泻病例 29 人(罹患率 20.14%)；患者均有黄色水样腹泻，脐周绞痛的 21 例(占 72.41%)，恶心呕吐的 5 例(占 17.24%)；检验证实，与饮用的井水有密切关系[21]。

3.3.2 动物的粪产碱菌感染病

郭予强等(1986)报告,1982年在广东某鹅场进行鹅病调查时发现1例鹅(8月龄母鹅)的粪产碱菌感染，主要表现消化道(腹泻)症状[24]。另外，也有粪产碱菌作为养殖河蟹病原菌的报告[25]。

3.4 微生物学检验

目前对粪产碱菌的微生物学检验，主要依赖于对细菌分离与鉴定的细菌学检验。

3.4.1 细菌学检验

产碱菌对营养要求不高，可用普通营养琼脂培养基进行细菌分离。产碱菌在含有蛋白胨的肉汤培养基中产氨，可使 pH 上升到 8.0 甚至以上，也是产碱菌的特征。对产碱菌鉴定时，要特别注意与其很相似的产碱假单胞菌(*Pseudomonas alcaligenes*)相鉴别，主要区别是产碱菌为周生鞭毛，产碱假单胞菌为极端生鞭毛[26]。

3.4.2 免疫学检验

在发生粪产碱菌食物中毒后，患者血清凝集抗体效价在恢复期的可比发病初期的明显升高，可通过用分离的菌株制备抗原，对患者双份血清做凝集试验测定，具有诊断价值。

在上述颜承恕等(1983)、张宾燕等(1998)、刘百海等(2002)报告的粪产碱菌食物中毒病例中，均用分离的菌株对患者急性期(发病当天)和恢复期(第 13d)血清做凝集试验，并以健康者血清进行对照；结果均为恢复期血清抗体效价在 1∶40~1∶80，较患者急性期或健康者对照有明显增高[2,10,11]。

3.4.3 动物感染试验

要确定从动物分离的粪产碱菌的病原学意义，还需做对同种健康动物的感染试验。

(陈翠珍 彭 妍 齐峻瑶)

主要参考文献

[1] Garrity G M. Bergey's Manual of Systematic Bacteriology. 2nd ed. Volume Two. Part C. New York: Springer, 2005: 653~658.
[2] 颜承恕, 彭玉珍, 许亚琴, 等. 粪产碱杆菌食物中毒的调查研究. 中华预防医学杂志, 1983, 17(1): 14~17.
[3] 陆祥兴. 小儿粪产碱杆菌败血症 5 例. 陕西新医药, 1985, 14(3): 20~21.
[4] 郑淑芳. 小儿粪产碱杆菌败血症. 湖南医学, 1987, 4(2): 108~109.
[5] 艾云良. 产碱杆菌致败血症临床分析. 中国农村医学, 1987, (7): 13~14.

[6] Krieg N R, Holt J G. Bergey's Manual of Systematic Bacteriology. Volume 1. London: Williams and Wilkins, Baltimore, 1984: 361~373.

[7] 范昕建, 廖昉. 产碱杆菌感染. 中国实用内科杂志, 1999, 19(2): 73~74.

[8] 贾辅忠, 李兰娟. 感染病学. 南京: 江苏科学技术出版社, 2010: 495.

[9] 王景明, 崔群, 吕秀云, 等. 1146 株医院感染病原菌的统计分析. 中国医院统计, 2000, 7(3): 188~189.

[10] 张宾燕, 王敬芝, 崔红军, 等. 一起粪产碱杆菌食物中毒的调查研究. 中华预防医学杂志, 1998, 32(4): 254.

[11] 刘百海, 李宏军. 粪产碱杆菌食物中毒的调查研究. 河南医药信息, 2002, 10(22): 21.

[12] 陈真, 周屏. 隐形眼镜引起粪产碱杆菌角膜炎一例. 眼外伤职业眼病杂志, 1992, (1): 10.

[13] 钏广龙, 尹达生. 软接触镜致粪产碱杆菌性角膜溃疡 1 例. 实用眼科杂志, 1991, 9(2): 117.

[14] 高杰臣. 粪产碱杆菌败血症并发急性心肌炎、脊髓炎 2 例. 实用内科杂志, 1990, 10(5): 254, 256.

[15] 马春, 齐长友, 夏书香. 粪产碱杆菌脑膜炎 1 例. 实用内科杂志, 1989, 9(4): 224.

[16] 许兴忠. 粪产碱杆菌败血症 11 例分析. 实用内科杂志, 1988, 8(1): 53.

[17] 徐晓松. 粪产碱杆菌深部脓肿 5 例误诊教训. 医师进修杂志, 1988, (8): 24.

[18] 孙德云, 潘素华. 医院内肺部产碱杆菌感染临床观察及护理. 中国疗养医学, 2000, 9(4): 66~67.

[19] 黄青青, 杜燕. 粪产碱杆菌引起婴儿腹泻 1 例. 皖南医学院学报, 1997, 16(4): 373.

[20] 徐晓松. 粪产碱杆菌尿路感染 10 例诊治体会. 临床医学, 1995, 15(6): 13.

[21] 肖伟筹, 张曼禾, 李美兰, 等. 一起粪产碱杆菌所致的腹泻流行. 湖南医学, 1987, 4(4): 279.

[22] 谭峰, 郑淑芳, 易剑波. 婴儿粪产碱杆菌败血症并化脓性心包炎一例. 湖南医学, 1987, 4(2): 115.

[23] 许兴忠, 谢树莲, 王百龄, 等. 粪产碱杆菌败血症 14 例综合报道. 实用内科杂志, 1988, 8(10): 541.

[24] 郭予强, 凌育燊. 鹅粪产碱杆菌感染病例. 中国兽医杂志, 1986, 12(1): 27~28.

[25] 房海, 陈翠珍, 张晓君. 水产养殖动物病原细菌学. 北京: 中国农业出版社, 2010: 537~541.

[26] 唐珊熙. 微生物学及微生物学检验. 北京: 人民卫生出版社, 1998: 273~275.

下篇　食物中毒的革兰氏阳性菌

本篇共记述了 6 章内容，涉及在我国引起食物中毒的 6 个菌科（family），6 个菌属（genus），17 个菌种（species），以及一些未确定种的革兰氏阳性菌。

在每个菌属中，均记述了菌属的主要生物学性状（菌属定义）及按伯杰氏（Bergey）细菌分类系统的分类位置（含菌属内所包括的菌种）、食物中毒概要；对引起食物中毒的重要菌种，均较系统记述了发现历史（简介）、主要生物学性状、以食物中毒为主的病原学意义及微生物学检验等内容。

第21章 芽孢杆菌属(*Bacillus*)

本 章 要 目

芽孢杆菌属(*Bacillus* Cohn 1872)的主要病原菌是炭疽芽孢杆菌(*B.anthracis*)，能引起人及多种动物发生炭疽(anthrax)，表现为急性、热性、败血性感染病(infectious disease)，以组织和器官的出血性浸润、坏死、水肿等病变为特征，是一种呈全球分布、古老且重要、典型的人兽共患病(zoonose)，也是最先被科学证实的传染病。

蜡样芽孢杆菌(*B.cereus*)为食源性疾病(foodborne disease)的病原菌，也称食源性病原菌(foodborne pathogen)。在细菌性食物中毒(bacterial food poisoning)方面，我国多有由蜡样芽孢杆菌引起的事件发生，且地域分布广泛，也一直在细菌性食物中毒事件中占据着重要地位；另外常常表现出较高的罹患率且规模较大，也偶有中毒死亡事件。例如：①广西食品卫生监督检验所的黄林等(1998)报告，通过对1986~1996年广西食物中毒事件分析，在由细菌及真菌毒素等引起的微生物性食物中毒(microbial food poisoning)事件 256 起、中毒 10 085 人、死亡 54 人中，由蜡样芽孢杆菌引起的 41 起（构成比 16.02%），中毒 1780 人（构成比 17.65%）；在明确病原（9 种）的事件中，居事件数量的第 3 位，中毒人数的第 2 位；无中毒死亡事件[1]。②中国疾病预防控制中心的金连梅等（2009）报告，通过对 2004~2007 年全国食物中毒事件分析，在 652 起微生物性食物中毒（由细菌及真菌毒素等引起）事件中，中毒 28 638 人、死亡 47 人，由蜡样芽孢杆菌引起的 73 起（构成比 11.19%），中毒 2868 人（构成比 10.01%）；在明确病原（14 种）的事件中，居事件数量的第 3 位，中毒人数的第 4 位；无中毒死亡事件[2]。

1 菌属定义与分类位置

芽孢杆菌属内一直含有多个种（species）及亚种（subspecies），但其中有不少的种在近年来已易属。属名“*Bacillus*”为现代拉丁语名词，意为“小杆菌”[3]。

1.1 菌属定义

芽孢杆菌为直或微弯曲的杆状，大小在（0.5~2.5）μm×（1.2~10.0）μm；散在、成对或链状排列，偶见长丝状菌体，具有圆端或方端；革兰氏阳性，或仅在生长的早期阳性或阴性；以周鞭毛或退化的周鞭毛（degenerately peritrichous flagella）运动，或无动力；芽孢卵圆或有时呈圆形、柱状，能抵抗辐射和干燥等多种不良环境，每个菌细胞产生一个芽孢，生孢不被氧所抑制。

好氧或兼性厌氧（有少数的种厌氧），氧这一终电子受体在某些种可通过替代物代替；多数的种能在普通或血液营养琼脂培养基上生长，菌落大小和特征在不同的种、不同的培养基上存在差异；对热、pH 和盐等具有多种生理特性，从嗜冷到耐热，从嗜酸到嗜碱等，有些菌株嗜盐；化能异养菌（有两个种为无机化能营养），具有发酵或呼吸代谢类型，通常接触酶阳性，氧化酶阳性或阴性。

发现于不同的生境，多数菌株分离于土壤或被污染的环境（间接来自于土壤），也可分离于水、食物和临床标本；少数的种对脊椎动物和无脊椎动物具有致病性，除炭疽芽孢杆菌引起人和多种动物发生炭疽外，有的种是食物中毒（food poisoning）病原菌和条件致病菌（opportunistic pathogen），苏云金芽孢杆菌（*B.thuringiensis*）是无脊椎动物的病原菌。

细菌 DNA 的 G+C mol%为 32~66（T_m）。模式种（type species）：枯草芽孢杆菌[*Bacillus subtilis*（Ehrenberg 1835）Cohn 1872]。

1.2 分类位置

按伯杰氏（Bergey）细菌分类系统，在第二版《伯杰氏系统细菌学手册》（*Bergey's Manual of Systematic Bacteriology*）第 3 卷中，芽孢杆菌属分类于芽孢杆菌科（Bacillaceae Fischer 1895）；芽孢杆菌科包括 19 个菌属（genus），模式属（type genus）：芽孢杆菌属[3]。

芽孢杆菌属内共记载了 95 个种和 2 个亚种，6 个位置未定的种(species incertae sedis)和一些未系统研究的种。

95 个种依次为：枯草芽孢杆菌、伊奥利亚岛芽孢杆菌(*B.aeolius*)、黏琼脂芽孢杆菌(*B.agaradhaerens*)、嗜碱芽孢杆菌(*B.alcalophilus*)、栖藻芽孢杆菌(*B.algicola*)、解淀粉芽孢杆菌(*B.amyloliquefaciens*)、炭疽芽孢杆菌、海水芽孢杆菌(*B.aquimaris*)、黄硒芽孢杆菌(*B.arseniciselenatis*)、风井氏芽孢杆菌(*B.asahii*)、深褐芽孢杆菌(*B.atrophaeus*)、产氮芽孢杆菌(*B.azotoformans*)、栗褐芽孢杆菌(*B.badius*)、罕见芽孢杆菌(*B.barbaricus*)、巴达维亚芽孢杆菌(*B.bataviensis*)、食苯芽孢杆菌(*B.benzoevorans*)、嗜碳芽孢杆菌(*B.carboniphilus*)、蜡样芽孢杆菌、环状芽孢杆菌(*B.circulans*)、克氏芽孢杆菌(*B.clarkii*)、克劳斯氏芽孢杆菌(*B.clausii*)、凝结芽孢杆菌(*B.coagulans*)、科氏芽孢杆菌(*B.cohnii*)、脱色芽孢杆菌(*B.decolorationis*)、钻特省芽孢杆菌(*B.drentensis*)、植物内芽孢杆菌(*B.endophyticus*)、混料芽孢杆菌(*B.farraginis*)、苛求芽孢杆菌(*B.fastidiosus*)、坚强芽孢杆菌(*B.firmus*)、弯曲芽孢杆菌(*B.flexus*)、福氏芽孢杆菌(*B.fordii*)、强壮芽孢杆菌(*B.fortis*)、气孔芽孢杆菌(*B.fumarioli*)、绳索状芽孢杆菌(*B.funiculus*)、梭形芽孢杆菌(*B.fusiformis*)、解半乳糖苷芽孢杆菌(*B.galactosidilyticus*)、明胶芽孢杆菌(*B.gelatini*)、吉氏芽孢杆菌(*B.gibsonii*)、盐敏芽孢杆菌(*B.halmapalus*)、耐盐芽孢杆菌(*B.halodurans*)、嗜盐芽孢杆菌(*B.halophilus*)、堀越氏芽孢杆菌(*B.horikoshii*)、花园芽孢杆菌(*B.horti*)、花津滩芽孢杆菌(*B.hwajinpoensis*)、印度芽孢杆菌(*B.indicus*)、深层芽孢杆菌(*B.infernus*)、异常芽孢杆菌(*B.insolitus*)、咸海鲜芽孢杆菌(*B.jeotgali*)、克鲁氏芽孢杆菌(*B.krulwichiae*)、迟缓芽孢杆菌(*B.lentus*)、地衣芽孢杆菌(*B.licheniformis*)、坎德玛斯岛芽孢杆菌(*B.luciferensis*)、马氏芽孢杆菌(*B.macyae*)、黄海芽孢杆菌(*B.marisflavi*)、巨兽芽孢杆菌(*B.megaterium*)、甲醇芽孢杆菌(*B.methanolicus*)、莫哈维芽孢杆菌(*B.mojavensis*)、蕈状芽孢杆菌(*B.mycoides*)、长野芽孢杆菌(*B.naganoensis*)、尼氏芽孢杆菌(*B.nealsonii*)、内氏芽孢杆菌(*B.neidei*)、烟酸芽孢杆菌(*B.niacini*)、休闲地芽孢杆菌(*B.novalis*)、奥德赛芽孢杆菌(*B.odysseyi*)、奥飞骅温泉芽孢杆菌(*B.okuhidensis*)、蔬菜芽孢杆菌(*B.oleronius*)、假嗜碱芽孢杆菌(*B.pseudalcaliphilus*)、假坚强芽孢杆菌(*B.pseudofirmus*)、假蕈状芽孢杆菌(*B.pseudomycoides*)、耐冷芽孢杆菌(*B.psychrodurans*)、冷解糖芽孢杆菌(*B.psychrosaccharolyticus*)、忍冷芽孢杆菌(*B.psychrotolerans*)、短小芽孢杆菌(*B.pumilus*)、厚壁芽孢杆菌(*B.pycnus*)、施氏芽孢杆菌(*B.schlegelii*)、还原硒酸盐芽孢杆菌(*B.selenitireducens*)、沙氏芽孢杆菌(*B.shackletonii*)、森林芽孢杆菌(*B.silvestris*)、简单芽孢杆菌(*B.simplex*)、青贮窖芽孢杆菌(*B.siralis*)、史氏芽孢杆菌(*B.smithii*)、土壤芽孢杆菌(*B.soli*)、索诺拉沙漠芽孢杆菌(*B.sonorensis*)、球形芽孢杆菌(*B.sphaericus*)、耐热孢芽孢杆菌(*B.sporothermodurans*)、地下芽孢杆菌(*B.subterraneus*)、热噬淀粉芽孢杆菌(*B.thermoamylovorans*)、热阴沟芽孢杆菌(*B.thermocloacae*)、苏云金芽孢杆菌、多斯加尼芽孢杆菌(*B.tusciae*)、死谷芽孢杆菌(*B.vallismortis*)、威氏芽孢杆菌(*B.vedderi*)、越南芽孢杆菌(*B.vietnamensis*)、原野芽孢杆菌(*B.vireti*)、韦施泰凡芽孢杆菌(*B.weihenstephanensis*)。

枯草芽孢杆菌包括 2 个亚种，分别为：枯草芽孢杆菌枯草亚种(*B.subtilis* subsp.

subtilis)、枯草芽孢杆菌斯氏亚种(*B. subtilis* subsp. *spizizenii*)。

2　食物中毒概要

初步统计通过中国知识资源总库(CNKI)学术文献总库检出的细菌性食物中毒文献，迄今我国共涉及 24 个菌属，116 个种、亚种或血清型(serovar)，以及一些未确定的种；文献报告 1460 篇(1949~2013 年)，中毒事件 1529 起(1949~2012 年)。

其中由芽孢杆菌引起的文献报告 191 篇(1973~2013 年)，中毒事件 198 起(1972~2012 年)，在所有细菌性食物中毒事件的构成比为 12.95%(居第 2 位)。涉及蜡样芽孢杆菌、枯草芽孢杆菌、地衣芽孢杆菌、短芽孢杆菌(*B.brevis*)和石家庄芽孢杆菌(*B.shijiazhuangensis*) 5 个种；其中主要是蜡样芽孢杆菌，另外 4 个种都是罕见的。

2.1　基本信息

在 198 起事件中，由某种芽孢杆菌单独引起的 189 起(构成比 95.45%)，与其他病原菌混合引起的 9 起(构成比 4.55%)。显然，芽孢杆菌食物中毒事件主要是由某种芽孢杆菌单独引起的，这可能与芽孢杆菌的生境特征有关。

在与其他病原菌混合引起的事件中，涉及革兰氏阴性的副溶血弧菌(*Vibrio parahaemolyticus*)、某种变形菌(*Proteus* sp.)、阴沟肠杆菌(*Enterobacter cloacae*)、2a 型弗氏志贺氏菌(*Shigella flexneri*)、乌干达沙门氏菌(*Salmonella uganda*)，以及革兰氏阳性的金黄色葡萄球菌(*Staphylococcus aureus*)等 6 种。

表 21-1 所列是芽孢杆菌引起食物中毒 191 篇文献、198 起事件的基本信息。

表 21-1　芽孢杆菌引起食物中毒的基本信息

内容		蜡样芽孢杆菌	枯草芽孢杆菌	石家庄芽孢杆菌	短芽孢杆菌	地衣芽孢杆菌	合计
文献：	数量/篇	187	1	1	1	1	191
	构成比/%	97.91	0.52	0.52	0.52	0.52	100
事件：	数量/起	194	1	1	1	1	198
	构成比/%	97.98	0.51	0.51	0.51	0.51	100
中毒：	中毒人数 A	8036	?	76	78	2	8192
	构成比/%	98.09	?	0.93	0.95	0.02	100
	涉及中毒事件数量/起	194	?	1	1	1	197
	构成比/%	98.48	0	0.51	0.51	0.51	100
	每起平均中毒人数	41.42	?	76	78	2	41.58
	其中：①由某种芽孢杆菌单独引起的人数	7359	?	76	78	2	7515

续表

内容	蜡样芽孢杆菌	枯草芽孢杆菌	石家庄芽孢杆菌	短芽孢杆菌	地衣芽孢杆菌	合计
构成比/%	91.58	?	100	100	100	91.74
涉及事件数量/起	185	?	1	1	1	188
构成比/%	98.40	?	100	100	100	95.43
每起平均中毒人数	39.78	?	76	78	2	39.97
②与其他病原菌混合引起的人数	677	0	0	0	0	677
构成比/%	8.42	0	0	0	0	8.26
涉及事件数量/起	9	0	0	0	0	9
构成比/%	4.64	0	0	0	0	4.57
每起平均中毒人数	75.22	0	0	0	0	75.22
罹患率：涉及中毒事件数量/起	167	?	1	1	1	170
同食或分食某种中毒食物人数	16 199	?	76	82	2	16 359
每起平均同食或分食某种中毒食物人数	97	?	76	82	2	96.23
中毒人数 B	6218	?	76	78	2	6374
每起平均中毒人数	37.23	?	76	78	2	37.49
罹患率/%	38.39	0	100	95.12	100	38.96
病死率：中毒死亡事件数量/起	5	0	0	0	0	5
中毒人数	45	0	0	0	0	45
每起平均中毒人数	9	0	0	0	0	9
死亡人数	12	0	0	0	0	12
每起平均死亡人数	2.4	0	0	0	0	2.4
病死率/%	26.67	0	0	0	0	26.67

注：中毒人数 A，指在文献中明确记述了中毒人数的统计结果(含与其他病原菌混合引起的)；？指未记述或无法计算；罹患率中的中毒人数 B，指在文献中均明确记述了同食或分食某种中毒食物人数、中毒人数的统计结果(含与其他病原菌混合引起的)。

2.2　最早事件

在 1970 年夏季，某一幼儿园发生因食用蛋糕引起的蜡样芽孢杆菌食物中毒数十例，表现恶心、呕吐、腹痛、腹泻、发热等症状；发病来势猛，但恢复较快，病程仅 10 多小时，多在第二天痊愈[4]。此事件是我国对由芽孢杆菌引起食物中毒的最早记载。

在检出的芽孢杆菌食物中毒事件中，南京市卫生防疫站(1973)报告的 1 起是最早且记述比较详细的。报告在 1972 年 6 月 5 日，南京某机床厂托儿所 16 名全托儿童在早餐进食泡饭(系前一日中午的剩饭，在室内放置约 20h，于次日早晨开饭前由值班保育员临时用热水烫煮后分食)后约 30min，开始出现有恶心、呕吐、腹痛等症状患者，继之有类似这些症状(少数伴有腹泻)的儿童共 13 名，余 3 名仅吃了一、二小匙则未见发病；一儿童家长在厂内下夜班后来托儿所探望小孩，见其孩子不吃即带出到室外喂食，喂了数口仍不吃则将碗内泡饭由其本人吃下，也于当日发病。进食泡饭的共 17 人，发病 14 人(罹患率 82.35%)；潜伏期最短的 0.5h，最长的 8h，有 10 人为 0.75~1h(构成比 71.43%)；托儿所的 182 名日托儿童和 29 名工作人员因未进食此泡饭，均未发病。患者均神志清醒，不发热；经儿童医院治疗，均在 5~10h 内康复。经检验证实，是由泡饭引起的食物中毒，病原菌为蜡样芽孢杆菌；认为剩饭被污染蜡样芽孢杆菌的来源，很可能是随空气中的灰尘落入或经蟑螂等昆虫接触食物时带入的[5]。

2.3 规模最大事件

浙江省台州市路桥区疾病预防控制中心的王红戟等(2007)报告 1 起由蜡样芽孢杆菌污染豆浆引起的食物中毒，是在检出的芽孢杆菌食物中毒事件中规模最大的。报告 1 起学生食物中毒 382 人，均以豆浆和面包为早餐，不食者未发病，潜伏期 2~8h(平均 4h)；多数患者表现头晕、腹痛、腹泻(多为水样便)、发热等，少部分有呕吐症状。经对症治疗，均在 2d 内康复[6]。

2.4 最严重事件

以发生中毒死亡事件计严重性，贵州省黔西南州卫生防疫站的翟娅等(2000)报告 1 起发生在家庭由蜡样芽孢杆菌污染剩饭(在两天前用大米和玉米粉各半混合蒸煮的)引起的食物中毒，是在检出的芽孢杆菌食物中毒事件中最严重的。报告在 1998 年 6 月 15 日，册亨县达秧乡某村一家 7 人，5 人因食用变质剩饭(用已出现明显酸馊味、发稀并有黏液状的剩饭用油炒热后食用)均发生食物中毒，4 人死亡(病死率 80.0%)；潜伏期 2~3h，表现头昏、恶心、呕吐，腹痛不明显，腹泻严重(在十几次至几十次不等)，乏力、气短、说话无力，昏迷死亡(在用餐 5h 后相继死亡)[7]。

3 蜡样芽孢杆菌(*Bacillus cereus*)

蜡样芽孢杆菌(*Bacillus cereus* Frankland and Frankland 1887)也称蜡状芽孢杆菌，简称蜡样杆菌；种名“*cereus*”为拉丁语形容词，指“蜡样的、蜡色的”。

DNA 的 G+C mol%在所测定的 11 株为 31.7~40.1(T_m)和 34.7~38.0(Bd)，模式株(type strain)为 35.7(T_m)和 36.2(Bd)。模式株：ATCC 14579，DSM 31，JCM 2152，LMG 6923，NCIMB 9373，NRRL B-3711，IAM 12605。GenBank 登录号(16S rRNA)：D16266(菌株 IAM 12605)[3]。

3.1 发现历史简介

相关资料显示，蜡样芽孢杆菌由 Frankland 于 1887 年首先发现，但在早期一直被认为是非致病性的腐生菌；从 1898 年起，有了由蜡样芽孢杆菌引起人泌尿系统感染及胃肠炎的记载，并相继出现了引起食物中毒的报告[8~11]。

3.1.1 国外简况

Lubenau(1906)首先描述了发生在一家医院的食物中毒事件，300 名医务人员及患者在用餐后出现急性胃肠炎，对剩余的食物检验发现含有大量的好氧芽孢杆菌；从原文中的描述分析，此污染菌应为蜡样芽孢杆菌，但原作者将其定名为“*Bacillus peptonificans*”。1913 年，Seitz 从 1 例肠炎和腹泻患者分离到蜡样芽孢杆菌。Brekenfeld 分别于 1926 年和 1929 年报告了两起由蜡样芽孢杆菌引起的食物中毒事件。瑞典卫生部对在 1936~1942 年发生的 367 起食物中毒事件综合分析，证实有 117 起是由蜡样芽孢杆菌引起的，且认识到由蜡样芽孢杆菌污染的食物在储藏温度不当时，则可能会造成食物中毒。但总体来看，按照当今的流行病学标准来衡量，在早期对有关芽孢杆菌引起食物中毒的描述都不够详细，大多都缺乏完整的实验依据，很少有对食物等病检标本的污染菌做过计数；对污染菌的鉴定、命名也不很确切，将所分离获得的细菌统归于枯草-肠系膜菌群(*subtilis-mesentericus* group)、类炭疽芽孢杆菌(*B.anthracoides*)或假炭疽芽孢杆菌(*B.pseudoanthracis*)等，从而导致了不少的混乱，以致未能引起人们的广泛关注，也致在很长的一个时期内，使蜡样芽孢杆菌仅被视为与食物中毒存在关联。

1950 年，Hauge 通过对挪威首都奥斯陆某医院职工和患者进食甜食后引起食物中毒的研究，开始明确指出了蜡样芽孢杆菌的致病作用；Hauge 用分离菌复制的含菌食物给 6 名志愿者进食，有 4 人发病，其本人进食后也出现了胃肠炎症状。1950 年和 1955 年，Hauge 对奥斯陆 4 起暴发的约 600 余例胃肠炎患者研究后，发表了由蜡样芽孢杆菌引起食物中毒的第一个报告，从此进一步明确了此菌在食品中繁殖后可引起胃肠道疾病；其污染食品为香草精酱油，由其制造成分之一的谷类淀粉所污染，酱油检样中蜡样芽孢杆菌的含量达(25~110)×10^4CFU/mL。其后，在丹麦(1951)、意大利(1952)、荷兰(1957)、匈牙利(1962)、瑞典(1962)、罗马尼亚(1968)、美国(1970)、前苏联(1970)、德国(1971)、加拿大(1974)、英国(1974)、澳大利亚(1975)、芬兰(1976)、日本(1978)等国均有由蜡样芽孢杆菌引起类似疾病暴发的报告。另外，蜡样芽孢杆菌早在 1937 年就已从血液中分离到。

3.1.2 国内简况

在国内，如前述南京市卫生防疫站于 1973 年，首先较详细报告了 1972 年 6 月发生在南京某机床厂托儿所儿童因进食泡饭引起以呕吐症状为主的蜡样芽孢杆菌食物中毒后[5]，迄今已几乎在全国各地都有蜡样芽孢杆菌食物中毒事件的发生与报告。

在蜡样芽孢杆菌的生物学性状研究方面，南京市卫生防疫站的吴光先(1985)在国外学者相关研究基础上，首先用淀粉水解、尿素分解、伏-波试验(Voges-Proskauer test，V-P test)、蔗糖发酵、DNA 分解的 5 项生化指标，建立了对蜡样芽孢杆菌的生物型(biovar)分型方法(简称吴氏法)，实践应用表明该方法具有简便、实用和可行性的特点，在对蜡样芽孢杆菌食物中毒的流行病学调查、蜡样芽孢杆菌肠道外感染的传染源追踪等方面，具有重要意义和实用价值[9]。

3.2　生物学性状

在芽孢杆菌属细菌中，对蜡样芽孢杆菌的生物学性状研究是较多和认识比较清楚的，我国学者也从事了大量并卓有成效的研究工作。

3.2.1　形态与培养特征

蜡样芽孢杆菌为大小在(1~1.2) μm×(3~5) μm 的革兰氏阳性大杆菌，菌体两端较平整，多呈链状排列，无荚膜，有鞭毛；芽孢位于菌体中央或近端，呈椭圆形，不使菌体膨胀，在生长 6h 后即可形成芽孢。

对营养要求不高，在普通营养培养基中即可良好生长，需氧或兼性厌氧，在 10~40℃均可生长(适宜为 30~35℃)，在 pH 4.9~9.3 均能生长繁殖。在普通营养琼脂培养基经 35℃培养 18~24h，形成圆形、隆起、不透明、边缘不整齐(常呈扩展状)、表面粗糙似毛玻璃状或熔蜡状并有蜡样光泽、直径 3~10mm 的灰白色大菌落，各菌落常沿划线蔓延扩展呈长片状，荧光观察呈白蜡状(也因此得名)，偶有产生黄绿色色素的(但从食物中毒标本检出的菌株多不产色素)。在血液营养琼脂培养基上的菌落呈浅灰或灰绿色，α-溶血(少数菌株可有 β-溶血)；在卵黄琼脂培养基上生长迅速并呈现出强烈的磷脂酶作用，在培养 3h 后尽管尚观察不到菌落，但能见到由于卵磷脂酶(通常均能产生此酶)分解卵磷脂所形成的白色混浊环，这种现象被称为乳光反应或卵黄反应。在普通营养肉汤中呈均匀混浊生长，管底常有散在沉淀，表面有菌膜或菌环，摇动后易乳化。

3.2.2　生化特性

蜡样芽孢杆菌经在实验室的培养基上多次传代后，有的生化项目反应结果有时会发生变化，新分离菌株的生化特性是较恒定的，主要为能分解葡萄糖、麦芽糖、糊精、果糖等产酸不产气，不分解乳糖、甘露醇、阿拉伯糖、鼠李糖、木糖、肌醇、山梨醇、半乳糖、侧金盏花醇等，不产生吲哚和 H_2S，接触酶阳性，MR 试验阴性，硝酸盐还原不稳定，还原亚甲蓝，石蕊牛乳迅速蛋白胨化。

根据蜡样芽孢杆菌在某些主要生化特性方面的差异，实践中可将其分为若干个不同的生物型。1977 年，日本学者村上曾将该菌按 5 项生化试验分为 15 个(1~15)生物型，继之由小佐等(1978)和 Jinbo(1982)又分别用一些生化试验将该菌分为了 12 个(Ⅰ~Ⅻ)和 8 个(1~8)生物型。我国学者吴光先等(1985)用在前面有述以 5 项生化指标建立的吴氏法，通过对 494 株蜡样芽孢杆菌进行分型，结果分成了 32 个(1~32)生物型(表 21-2)，其中 113 株分离于食物中毒的菌株分布在 1~23 型内，以 1 型为多，5 型次之；381 株分离于食品的菌株，有 121 株分布在 24~32 型内，分布在 1~23 型内的 260 株(以 1 型和 6 型较多)。进一步对已知血清型(serovar)分别为 5、12、20 和 21 的 4 个食物中毒源菌株以村上法、小佐法、Jinbo 法和吴氏法做生物分型对比，结果仅吴氏法能较详细地将其全部分型。这些结果表明，吴氏法分型较细，在暴发蜡样芽孢杆菌食物中毒时，用吴氏分型法做流行病学调查，及通过对同一起中毒事件的发病食物、患者呕吐物或腹泻物分离菌株证明为同一生物型，来为蜡样芽孢杆菌引起食物中毒的诊断提供依据，将更具有意义[9]。

表 21-2　吴光先对蜡样芽孢杆菌的生物分型

生物型	生化项目					菌株来源		生物型	生化项目					菌株来源	
	淀粉	尿素	V-P	蔗糖	DNA	食物中毒（113 株）	食品（381 株）		淀粉	尿素	V-P	蔗糖	DNA	食物中毒（113 株）	食品（381 株）
1	−	−	+	+	+	23	42	17	−	+	−	−	+	1	9
2	−	−	+	+	−	4	8	18	−	+	−	+	−	7	6
3	−	−	+	−	−	3	12	19	−	+	+	+	−	5	0
4	−	−	−	−	−	2	1	20	+	+	+	+	+	1	2
5	−	−	−	+	+	12	22	21	+	+	−	+	+	2	1
6	+	−	+	+	−	9	54	22	+	+	−	+	−	4	0
7	+	−	+	−	+	6	21	23	+	+	−	−	−	1	1
8	−	—	−	−	+	2	4	24	+	+	−	−	+	0	5
9	−	+	−	+	+	2	0	25	+	+	+	−	−	0	18
10	+	−	+	−	−	3	17	26	+	+	+	−	+	0	37
11	−	−	+	−	+	4	23	27	−	+	+	−	−	0	26
12	+	−	+	+	+	7	10	28	−	+	+	−	+	0	23
13	+	−	−	+	−	7	0	29	+	−	−	−	−	0	3
14	−	−	−	+	−	3	17	30	+	−	−	−	+	0	4
15	+	−	−	+	+	3	1	31	−	+	+	+	+	0	4
16	−	+	−	−	−	2	9	32	+	+	+	+	−	0	1

注：表中符号的+为阳性，−为阴性。

3.2.3　抗原结构与免疫学特性

蜡样芽孢杆菌的抗原结构在目前尚不很明晰；对其血清学分型，还主要是依赖于鞭毛(hauch，H)抗原。实践表明其菌体(ohne hauch，O)抗原也有良好的抗原性，并具有研究明确的必要。

3.2.3.1　抗原与血清型

根据英国 Taylor 和 Gilbert(1975)的研究，蜡样芽孢杆菌可按其 H 抗原的不同分成 18 个(1~18)血清型，从腹泻型食物中毒样品分得的菌株为 2 型、6 型、8 型、9 型和 10 型，从呕吐型食物中毒样品分得的菌株为 1 型、3 型和 5 型，来源于与食物中毒无关的菌株则往往不能被有效分型；随着食物中毒菌株诊断血清研制工作的开展，在英国伦敦公共卫生中心实验室食品卫生实验室的蜡样芽孢杆菌血清分型表现已包括 23 种(1~23)凝集血清。日本东京京都公共卫生研究实验室曾根据英国的 1~18 型发展了一个类似的血清型表，并补充了附加的 12 个日本菌株抗血清[9]。

我国卫生部兰州生物制品研究所用国内菌株研制成有 16 个型别的蜡样芽孢杆菌诊断血清。吴光先等(1986)曾用其对分离于国内 13 个不同地区的 110 株食物中毒源菌株进行了分型实验，结果能被分型的 103 株(分型率 93.64%)，分布于 7 种不同血清型；其中 5 型(91 株)最多(在可分型菌株的构成比为 88.35%)，其他依次为 27 型(3 株)、12 型(2 株)、20 型(2 株)、21 型(2 株)、22 型(2 株)、2 型(1 株)，不能被分型的 7 株(构成比 6.36%)[9,12]。这一结果显示，我国研制的诊断血清对蜡样芽孢杆菌的分型是有效的。

3.2.3.2　免疫学特性

蜡样芽孢杆菌抗原具有良好的免疫原性，被蜡样芽孢杆菌感染后耐过或接种免疫动物，其机体能产生相应的免疫应答，主要为体液免疫抗体反应。

在发生蜡样芽孢杆菌食物中毒后，一般情况下其血清抗体会在一定的时限内出现且效价明显升高，也可作为辅助诊断的依据。例如，辽宁省大连市金州区卫生防疫站的孙棫华等(1993)报告在 1990 年 9 月 16 日，金州区七顶山某罐头厂食堂午餐供应的大米饭，在出锅前掺入了前一天中午剩的大米饭，40 人就餐发病 37 人(罹患率 92.5%)，潜伏期 0.5~1.5h；主要症状为恶心、呕吐和头晕，无发热和腹泻；经检验确定，是由蜡样芽孢杆菌污染大米饭引起的食物中毒；用从大米饭分离的蜡样芽孢杆菌为抗原，对 10 例患者发病后 4d 及 17d 的双份血清做定量凝集试验，结果 4d 的血清效价在 1∶20 的 8 份、1∶40 的 2 份，17d 的血清效价在 1∶320 的 3 份、1∶640 的 7 份[13]。

3.2.4　基因型

vrrA 基因是炭疽芽孢杆菌的一个多态性位点，具有串联重复序列和可变区域等特点。扈庆华等(2003)采用 *vrrA* 基因 PCR 扩增技术研究了蜡样芽孢杆菌的 DNA 多态性，通过对 15 株蜡样芽孢杆菌的传统生化分型和分子分型，结果将其中的 12 株分为了 3 个生化型，通过分子分型的 15 株均可分为 7 个型(MT1~MT7)；认为 *vrrA* 基因可作为对蜡样芽孢杆菌分子分型的一个多态性遗传标记，并具有简便、快速、准确的优点，可做到对蜡样芽孢杆菌引起食物中毒的快速溯源[14]。

之后，林一曼等(2011)对 47 株蜡样芽孢杆菌进行了生化分型和 *vrrA* 基因 PCR 扩增后的分子分型，结果 47 株可分为 13 个基因型(MT1~MT13)；进一步表明了 *vrrA* 基因可作为蜡样芽孢杆菌分子分型的一个多态性遗传标记，可用于对蜡样芽孢杆菌 DNA 分子分型的研究，对蜡样芽孢杆菌食物中毒的溯源有重要意义[15]。

3.2.5 噬菌体型

吴光先等(1986)曾用8个(1~8)蜡样芽孢杆菌分型噬菌体对前述110株食物中毒源菌株做分型试验，结果表明能被分型的为95株(分型率86.36%)，其中以5型(16株)最多(在被分型菌株的构成比为16.86%)，其次为7型的9株，3型和6/7型的各8株，2型和6型的各7株，其他型别在1~5株，有15株(构成比13.64%)不能分型[9,12]。这一结果显示，对蜡样芽孢杆菌进行噬菌体分型是有意义的，但目前尚缺乏比较系统的研究。

3.2.6 生境与抗性

蜡样芽孢杆菌的分布比较广泛，常存在于土壤、灰尘和污水中，植物和许多生(熟)食品中也常见；食品中蜡样芽孢杆菌的来源，主要为外界污染，由于食品在加工、运输、保藏及销售过程中的不卫生情况以致该菌在食品上大量污染传播[9]。也有记述在粪便中存在该菌，有报告健康成人和儿童的粪便带菌率分别为14.5%和15.5%，Turnbull报告检出阳性率为0~46%，随食物品种和季节有所差异[10]。

蜡样芽孢杆菌耐热，其37℃的16h营养肉汤培养物的D80℃值(在80℃条件下使活菌数减少90%所需的时间)为10~15min，使营养肉汤中细菌(2.4×10^7个/mL)转为阴性(全部杀死)需100℃处理20min；食物中毒菌株的游离芽孢能耐受100℃作用30min，干热120℃需经60min才能杀灭[9]。

任金法(1992)综述指出蜡样芽孢杆菌经次氯酸钠浸泡1min可被杀灭，新洁尔灭浸泡30min的最高杀菌率仅为86.7%，0.25%的过氧乙酸5min可全部将其杀灭，3%~7%的来苏尔和1%~3%的新洁尔灭溶液作用45min仍有存活；经试验表明，100℃处理25min不能被全部杀灭，30min可全部杀灭；对紫外线的抵抗力不强[16]。

蜡样芽孢杆菌通常对氯霉素、红霉素、卡那霉素和庆大霉素敏感，一般对青霉素、四环素、磺胺噻唑和呋喃西林耐药；因该菌能合成青霉素酶，所以对青霉素有很强的抗性。李鹏等(2009)报告对2008年9月从1起食物中毒分离的菌株进行药敏试验，结果对供试的15种药物表现为对环丙沙星、庆大霉素、林可霉素、氧氟沙星、妥布霉素、红霉素、阿米卡星敏感，对呋喃妥因、新生霉素中度敏感，对氨苄西林、头孢唑林、先锋Ⅴ、复方新诺明、磺胺噻唑、头孢噻肟耐药[17]。

3.3 病原学意义

蜡样芽孢杆菌为食源性疾病(foodborne disease)的病原菌，可引起人的食物中毒及肠道外感染；也可在一定条件下引起某些动物的感染发病或发生饲料中毒。

3.3.1 人的蜡样芽孢杆菌感染病

最早对蜡样芽孢杆菌致病作用的明确记述，主要是将其作为人的食物中毒病原菌，且至今蜡样芽孢杆菌致病仍是在细菌性食物中毒事件中居前位的。食品中蜡样芽孢杆菌的含量与其能否引起中毒有着密切的关系，因此对可疑中毒食品做活菌计数，对确定该菌引起的食物中毒具有一定的诊断意义。至于由其引起的肠道外感染，一直是比较少见的。

3.3.1.1 食物中毒

在我国多有由蜡样芽孢杆菌引起食物中毒的报告，其中常见的是呕吐型，多为单独引起，也有的是与其他病原菌混合引起。以下是通过 CNKI 学术文献总库检出的蜡样芽孢杆菌食物中毒相关情况。

(1)基本情况　在检出的蜡样芽孢杆菌食物中毒 187 篇文献、194 起事件中，单独引起的 179 篇文献，185 起事件，在总事件数量的构成比为 95.36%；与其他细菌混合引起的 8 篇文献，9 起事件，在总事件数量的构成比为 4.64%。

在与其他细菌混合引起的 9 起事件中，与副溶血弧菌、某种变形菌、阴沟肠杆菌、2a 型弗氏志贺氏菌、乌干达沙门氏菌的各 1 起，与金黄色葡萄球菌的 4 起。由此得出，蜡样芽孢杆菌多是与金黄色葡萄球菌一同污染食物，这也可能是与此两种病原菌的生境特征相关联的；同时，也需在对细菌性食物中毒的病原菌检验中予以注意。

1)发生地区：在 194 起蜡样芽孢杆菌食物中毒事件中，涉及 28 个省(区、市)，缺乏明显的区域分布特征；具体的事件数量(起)见表 21-3(按事件数量依次排列)。

表 21-3　194 起蜡样芽孢杆菌食物中毒事件的发生地及数量

序号	省(区、市)	起数	序号	省(区、市)	起数	序号	省(区、市)	起数	序号	省(区、市)	起数
1	广东	19	9	云南	7	17	四川	5	25	重庆	2
2	河南	18	10	安徽	7	18	宁夏	5	26	天津	2
3	山东	15	11	山西	7	19	江苏	5	27	甘肃	2
4	浙江	15	12	福建	6	20	贵州	4	28	陕西	1
5	辽宁	11	13	黑龙江	6	21	北京	4	29	未记述	1
6	广西	10	14	河北	5	22	内蒙古	4	合计	28	194
7	吉林	9	15	江西	5	23	新疆	4			
8	湖北	8	16	湖南	5	24	青海	2			

2)发生年份：在 194 起蜡样芽孢杆菌食物中毒事件中，明确记述了发生年份的 187 起(不含未明确记述的 7 起)，按报告的年份涉及 37 个；以在近些年的为多，但并不存在年份流行病学特征。具体的事件数量(起)见表 21-4(按事件数量依次排列)。

表 21-4　187 起蜡样芽孢杆菌食物中毒事件的发生年份及数量

序号	年份	起数	序号	年份	起数	序号	年份	起数	序号	年份	起数
1	2003	14	12	2006	7	23	1982	3	34	1979	1
2	2005	14	13	1983	6	24	1988	3	35	1985	1
3	2008	13	14	1996	6	25	2012	3	36	1989	1
4	2001	11	15	1998	6	26	1981	2	37	1997	1
5	2004	10	16	1994	5	27	1984	2	38	未记述	7
6	2007	9	17	1975	4	28	1992	2	合计	37	194
7	2009	9	18	1986	4	29	1995	2			
8	2002	8	19	1990	4	30	1972	1			
9	2010	8	20	1993	4	31	1973	1			
10	1999	7	21	1978	3	32	1976	1			
11	2000	7	22	1980	3	33	1977	1			

3) 发生规模：在 194 起蜡样芽孢杆菌食物中毒事件中，中毒的发生规模及罹患率差异较大，最小的 1 起 2 人中毒，最大的 1 起 382 人中毒，多为群体(聚餐或分食同种被污染食物)发生，尤其是在单位食堂；与其他细菌性食物中毒事件相比，常是表现发生的规模较大和罹患率较高。

罹患率 100%的 61 起(在总事件数量的构成比为 31.44%)共 1581 人，平均 25.92 人/起；最小的 1 起 2 人，最大的 1 起 382 人；罹患率最低的 1 起为 2.85%(8/281)，统计 167 起的平均罹患率为 38.39%(表 21-1)。

A. 规模小的事件：以 2 起为例，分别如下。①江西省九江市浔阳区卫生防疫站的陈和周(2005)报告在 2003 年 7 月 10 日，一对母女在某餐馆早餐各食用了 1 碗凉拌面(女儿另喝了 1 袋鲜奶)，分别于餐后 20min 和 30min 出现头晕、呕吐症状，无腹泻；经检验确定是由蜡样芽孢杆菌引起的食物中毒，中毒食物为凉拌面[18]。②福建省泉州市疾病预防控制中心的陈培蓉(2010)报告在 2009 年 8 月 23 日，泉州市某户居民一家 4 口在家中晚餐食用了从一家洋快餐店买的外带全家桶；其中母子 2 人食用的全家桶中有薯条，在食用后 2~4h 相继出现恶心、呕吐、腹泻(米汤样便)症状；经检验确定此 2 人是由蜡样芽孢杆菌引起的食物中毒，中毒食物为快餐中的薯条[19]。

B. 规模大的事件：以 2 起为例，分别如下。①在前面有述，浙江省台州市路桥区疾病预防控制中心的王红戟等(2007)报告 1 起学生食物中毒 382 人，是规模最大的[6]。②广西壮族自治区南宁市卫生防疫站的周月珍等(1983)报告在 1980 年 8 月 17 日，南宁市郊区某大队周村和木村群众，因购食郊区某公社米粉厂生产的米粉(多是作为主食凉拌食用)后发生食物中毒，在进食的 587 人中发病 306 人(罹患率 52.13%)；统计 160 例的潜伏期为 0.5~7h，有 137 例(构成比 85.63%)在 2h 内；统计 268 例的临床表现，其中呕吐的 216 例(构成比 80.59%)、恶心的 142 例(构成比 52.99%)、头晕的 120 例(构成比 44.78%)、上腹部不适的 97 例(构成比 36.19%)、腹痛的 63 例(构成比 23.51%)、腹胀的 43 例(构成比 16.04%)、四肢无力的 20 例(构成比 7.46%)、腹泻的 6 例(构成比 2.24%)；经检验确定，是由蜡样芽孢杆菌污染米粉引起的[20]。

C. 中毒死亡的事件：尽管由蜡样芽孢杆菌引起食物中毒是比较常见的，但发生中毒死亡还是很少见的。在检出的 194 起事件中，有 5 起(构成比 2.58%)发生中毒死亡共 12 人，病死率还是较高的(表 21-5)；其中由丁国盛等(2000)报告的 1 起，是以蜡样芽孢杆菌为主，并有阴沟肠杆菌混合引起的[7,21~24]。

表 21-5　5 起蜡样芽孢杆菌食物中毒事件发生死亡的基本情况

序号	报告者(年度)	发生(年.月)	同餐人数	发病人数	罹患率/%	死亡人数	病死率/%	相关食物	发生地(省)	发生场所
1	邓怀云(1995)	未记述	32	32	100	4	12.5	米粉	湖南	分食
2	吉辉等(1995)	1995.2	5	3	60	1	33.33	病猪的肉	安徽	家庭
3	翟娅等(2000)	1998.6	5	5	100	4	80	剩饭	贵州	家庭
4	丁国盛等(2000)	1998.9	3	3	100	2	66.67	剩米饭	浙江	家庭
5	许斌等(2003)	2002.6	2	2	100	1	50	汉堡包	广东	家庭
合计	5	1995~2002	47	45	95.74	12	26.67			

(2)流行病学表征 由蜡样芽孢杆菌引起的食物中毒，主要通过食物传播，最主要的是食品常因食前保存温度不当、放置时间过长等给污染于食品中的蜡样芽孢杆菌或食品经加热但残留的芽孢以生长繁殖的条件和机会，达到一定菌数则可导致食物中毒的发生。

1)中毒食物：初步统计检出的194起事件，经检验明确或相关中毒食物的187起(构成比96.39%)，未记述的7起(构成比3.61%)。在187起中主要涉及被蜡样芽孢杆菌污染的(剩)米饭类(包括直接食用剩饭、用剩饭做炒饭、用剩饭掺和新饭等)共94起(构成比50.27%)，其次为面食的21起(构成比11.23%)，肉类(猪、牛、鸡、鹅肉和火腿肠等)的13起(构成比6.95%)，米粉和河粉的11起(构成比5.88%)，豆制品(豆浆、豆腐、豆豉等)的11起(构成比5.88%)，米酒类(甜酒、甜酒酿、甜酒曲等)的7起(构成比3.74%)，其他类食物(海蛎、螃蟹、海米、薯类、金针菇、土豆、甜胚、三明治、蜜饯、醪糟、南瓜、糯米糍粑、快餐、蔬菜、糕点、奶等)的30起(构成比16.04%)；初步看来，主要是淀粉含量高的食品类。

2)传播途径：综合分析，蜡样芽孢杆菌引起食物中毒的传播途径主要有以下几种形式。①蜡样芽孢杆菌及其肠毒素直接污染食物引起；②由于食品加工、运输、储存不规范，引起交叉污染；③烹调加热不充分时仅部分蜡样芽孢杆菌被杀死或部分肠毒素被灭活，在适宜蜡样芽孢杆菌生长的条件下存放后大量生长繁殖引起致病。

3)发生季节：中毒发生有较明显的季节性，初步统计194起事件，在一年四季均有发生。但主要发生于5~10月，共148起(构成比76.29%)；此季节是该菌生长繁殖的适期，也是人们常食剩饭的季节。按月份的发生频率排列见表21-6。

表21-6 194起蜡样芽孢杆菌食物中毒事件的发生月份及数量

序号	月份	起数	序号	月份	起数	序号	月份	起数	序号	月份	起数
1	6	43	5	5	20	9	3	8	13	未记述	6
2	8	28	6	10	12	10	12	5	合计	12	194
3	9	23	7	4	9	11	2	5			
4	7	22	8	11	9	12	1	4			

4)发生场所：主要发生在集体聚餐(餐宴)场所，更多是在单位食堂，这与在食堂较多直接食用或掺和剩饭是有相关的。初步统计194起事件，按归类后发生频率依次为：单位食堂的93起(构成比47.94%)，分食(分别购食、快餐等)的46起(构成比23.71%)，餐馆(也含小吃部、快餐店、饮食摊点等)的22起(构成比11.34%)，家庭的15起(构成比7.73%)，酒店(也含宾馆餐厅等)的10起(构成比5.15%)，聚餐的6起(构成比3.09%)，未明确记述的2起(构成比1.03%)。

(3)发病与临床特点 综合相关的记载和报告，由蜡样芽孢杆菌引起的细菌性食物中毒，临床可分为呕吐型、腹泻型两种类型[9,25]：①呕吐型——呕吐型的潜伏期一般在0.5~6h，症状以恶心、呕吐为主；头昏、四肢无力、口干、寒战、结膜充血和腹泻等症状也有发生，Gutkin(1975)报告的体温升高、手足抽搐和表现为Ⅲ型(免疫复合物型)变态反应的两侧眶骨膜水肿现象则较为少见。②腹泻型——腹泻型的潜伏期一般在6~15h，以腹痛、腹泻最为多见；恶心、呕吐、胃痉挛和发热等症状间或发生。

在我国，蜡样芽孢杆菌食物中毒以呕吐型的为主。例如，周帼萍等(2009)对我国

1986~2007 年文献报告的 299 起蜡样芽孢杆菌食物中毒统计分析，在明确呕吐型、腹泻型的 261 起中，呕吐型的 227 起(构成比 86.97%)，腹泻型的 34 起(构成比 13.03%)[25]。

1)发病与病程：由蜡样芽孢杆菌引起的食物中毒，病后的免疫力不强，可重复发生。初步统计 194 起事件，在不同年龄、性别的均有发生；发病表现急骤、来势猛，潜伏期短(多在 0.5~6h)，最短的 1 起首发病例在 5min，最长的末发病例分别为 1 起在 30h(由蜡样芽孢杆菌单独引起)和 1 起在 64h(由蜡样芽孢杆菌与 2a 型弗氏志贺氏菌混合引起)。

中毒发生后的病程较短，腹泻型的多在 16~36h，呕吐型的多在 8~10h，两型均常不超过 24h[9]。初步统计检出的 134 起(不含未明确记述的 60 起)事件，病程(按 d 计)短的 1d，最长的分别为 1 起 20d(由蜡样芽孢杆菌单独引起)和 1 起 35d(由蜡样芽孢杆菌与 2a 型弗氏志贺氏菌混合引起)；多在 1~2d，共 101 起(构成比 75.37%)；按出现频率统计，其中明确记述为 1d 的 43 起(构成比 32.09%)，2d 的 35 起(构成比 26.12%)，1~2d 的 23 起(构成比 17.16%)，1~3d 的 14 起(构成比 10.48%)，3d 的 6 起(构成比 4.48%)，1~5d 的 3 起(构成比 2.24%)，4d 的 2 起(构成比 1.49%)，1~4d、2~3d、2~4d、2~5d、5d、7d、20d、7~35d 的各 1 起(构成比各 0.75%)。根据这一初步的统计结果，可说明由蜡样芽孢杆菌引起的食物中毒主要表现是毒素型的。

2)临床表现：初步统计检出的 194 起事件，一般常是先出现胃(腹)部不适，继之出现恶心、呕吐、头晕、头昏、头痛、腹痛(多为阵发性绞痛)、腹泻、发热、乏力等症状，在有的重症患者还会出现不同程度的神志不清、胡语、舌麻、心慌、呼吸困难、抽搐、休克等症状。

表 21-7 所列是统计在 194 起中出现呕吐、腹泻等主要症状及发热、抽搐、休克等不多见症状，按每起事件的情况进行归类的结果，按出现频率排序。其中的呕吐、腹泻、发热表示以呕吐为主，同时伴有腹泻、发热，余同；呕吐+腹泻、发热表示以呕吐与腹泻并存(其中呕吐的偏多于腹泻的)为主，同时伴有发热，余同。

表 21-7 194 起蜡样芽孢杆菌食物中毒事件临床症状统计结果

序号	症状	起数	构成比/%	序号	症状	起数	构成比/%
1	呕吐	79	40.72	11	腹泻+呕吐、发热	3	1.55
2	呕吐+腹泻	32	16.49	12	腹泻、呕吐、发热	2	1.03
3	呕吐、腹泻	27	13.92	13	呕吐、腹泻、发热、抽搐	2	1.03
4	呕吐、腹泻、发热	11	5.67	14	呕吐、腹泻、休克	2	1.03
5	呕吐+腹泻、发热	9	4.64	15	呕吐、抽搐	2	1.03
6	呕吐、发热	7	3.61	16	腹泻、发热、抽搐	1	0.52
7	腹泻	5	2.58	17	呕吐+腹泻、发热、休克	1	0.52
8	腹泻、呕吐	4	2.06	18	呕吐、腹泻、抽搐	1	0.52
9	腹泻、发热	3	1.55	合计	18 类	194	100
10	腹泻+呕吐	3	1.55				

对表 21-7 的内容进行归类分析，194 起事件主要表现为以下几种情况(按呕吐、腹泻排列)：①呕吐的——表现呕吐、无腹泻，但也有发热、抽搐患者的 88 起(构成比 45.36%)；②主要表现呕吐的——以呕吐为主，但也有腹泻、发热、抽搐、休克患者的

43 起(构成比 22.16%)；③呕吐+腹泻的——呕吐与腹泻并存(其中呕吐的偏多于腹泻的)，但也有发热、休克患者的 42 起(构成比 21.65%)；④腹泻的——表现腹泻、无呕吐，但也有发热、抽搐患者的 9 起(构成比 4.64%)；⑤主要表现腹泻的——以腹泻为主，但也有呕吐、发热患者的 6 起(构成比 3.09%)；⑥腹泻+呕吐的——腹泻与呕吐并存(其中腹泻的偏多于呕吐的)，但也有发热患者的 6 起(构成比 3.09%)。

另外，194 起事件中表现有发热症状的 40 起(构成比 20.62%)、抽搐症状的 7 起(构成比 3.61%)、休克症状的 3 起(构成比 1.55%)；在同一起事件中，发热、抽搐、休克患者所占的比例也都是不大的。显然，这些症状的出现频率都是比较低的，尤其是抽搐和休克症状。

A. 按呕吐型和腹泻型分类：若按传统的呕吐型和腹泻型蜡样芽孢杆菌食物中毒分类，有的病例难于明确界定，有不少的是呕吐与腹泻并存(暂定为“混合型”)。对 194 起事件统计，分别为：①呕吐型——包括只有呕吐、无腹泻，或以呕吐为主、也有腹泻及其他症状的 132 起(构成比 68.04%)；②腹泻型——包括只有腹泻、无呕吐，或以腹泻为主、也有呕吐及其他症状的 15 起(构成比 7.73%)；③“混合型”——包括呕吐和腹泻几乎并存，以及也有其他症状的 47 起(构成比 24.23%)。

B. 按呕吐和腹泻症状分类：若仅按呕吐和腹泻两个主要症状归类，194 起事件分别如下。①呕吐症状——包括表现呕吐，也有腹泻以及其他症状的 173 起(构成比 89.18%)，其中仅有呕吐无腹泻的 88 起(构成比 45.36%)；②腹泻症状——包括表现腹泻，也有呕吐以及其他症状的 21 起(构成比 10.82%)，其中仅有腹泻无呕吐的 9 起(构成比 4.64%)。

C. 综合分析：综合分析 194 起事件临床表现的统计结果，初步显示在我国由蜡样芽孢杆菌引起的食物中毒主要表现为呕吐或以呕吐为主的临床症状。同时，也可考虑以呕吐、腹泻表现为基础，将我国发生的蜡样芽孢杆菌食物中毒，分为以下 6 种临床类型(含典型事件举例)。

a. 呕吐型：临床表现呕吐、无腹泻，有或无发热、抽搐、休克等其他症状的患者。例如，山东省平度市疾病预防控制中心的张爱萍等(2010)报告在 2009 年 9 月 21 日，平度市开发区某公司发生 1 起食物中毒。在公司食堂就餐的 51 人发病 37 人(罹患率 72.55%)，潜伏期 0.5~3.5h；临床表现以头晕、头痛、恶心、呕吐、四肢无力等症状为主，呕吐物为胃内容物，严重患者呕吐频繁(8~10 次/h)，无发热、腹痛、腹泻；经住院治疗，均在 1~2d 内痊愈。经检验证实，是由进食剩米饭引起的呕吐型蜡样芽孢杆菌食物中毒[26]。

b. 腹泻型：临床表现腹泻、无呕吐，有或无发热、抽搐、休克等其他症状的患者。例如，内蒙古自治区赤峰市松山区卫生监督所的柳瑞芳等(2005)报告在 2003 年 6 月 5 日，松山区发生 1 起由锅包肉引起的蜡样芽孢杆菌食物中毒。于 4 日 18 时在某酒店就餐的 29 人发病 12 人(罹患率 41.38%)，潜伏期 6~12h；患者均有不同程度的腹痛、腹泻(水样便)，无发热及里急后重，无呕吐；预后良好，至 5 日中午病情基本得到控制[27]。

c. 吐泻型：临床表现以呕吐为主，腹泻患者在半数以下，有或无发热、抽搐、休克等其他症状的患者。例如，河北省邢台市卫生监督所的司志国(2006)报告在 2004 年 9 月 13 日，邢台市某中学发生 1 起由剩大米饭(学校食堂供应)引起的 105 名学生蜡样芽孢杆菌食物中毒。潜伏期 0.5~3h，平均 1.5h；均以恶心、呕吐为主要症状，其中呕吐的 85 人(构成比 80.95%)、恶心的 68 人(构成比 64.76%)、腹痛的 51 人(构成比 48.57%)、头晕的 40 人(构成比 38.09%)、头痛的 33 人(构成比 31.43%)、发热的 32 人(构成比 30.48%)、腹泻的 11 人(构成比 10.48%)；经治疗，均于当日或次日痊愈[28]。

d. 泻吐型：临床表现以腹泻为主，呕吐患者在半数以下，有或无发热、抽搐、休克等其他症状的患者。例如，浙江省绍兴市卫生监督所的叶群(2003)报告在 2001 年 10 月 14 日，绍兴市某中学发生 1 起由豆芽菜(学校食堂供应)引起的 26 名学生蜡样芽孢杆菌食物中毒。潜伏期 9.5~30h，中位数为 18.5h；临床以腹痛(构成比 96.15%)、腹泻(构成比 92.30%)为主要症状，少数伴有恶心、呕吐(构成比 19.23%)，无发热患者；经治疗在 1d 后症状缓解，预后良好[29]。

e. 混合型：临床表现呕吐与腹泻并存，比例都在半数以上，有或无发热、抽搐、休克等其他症状的患者。例如，贵州省兴义市人民医院的杨玉林等(1996)报告在 1994 年 12 月 12 日，兴义市某小学发生 1 起由豆浆(学校集体供应的早餐)引起的 141 人(学生 139 人、教师 2 人)蜡样芽孢杆菌食物中毒。潜伏期在 1h 内至 12h 以上，多数(112 人)集中在 3h 内(构成比 79.43%)；临床表现腹泻、腹痛的 129 人(构成比 91.49%)，恶心、呕吐的 125 人(构成比 88.65%)，头昏、头痛的 50 人(构成比 35.46%)，发热的 4 人(构成比 2.84%)；经住院 1~4d(平均 2d)治疗，预后良好[30]。

f. 其他型：临床表现呕吐与腹泻并存，但比例都在半数以下；有或无发热、抽搐、休克等其他症状的患者。例如，河南省卫生防疫站的陈玉荣等(1994)报告在 1993 年 2 月 12 日，郑州某学校发生 1 起由蜡样芽孢杆菌污染凉拌金针菇(学校食堂供应)引起的食物中毒。食用了凉拌金针菇的 40 名学生全部发病，潜伏期在 10min~4h(发病高峰在 2~3h)；临床表现腹胀的 30 人(构成比 75.0%)、腹痛的 19 人(构成比 47.5%)、头晕的 15 人(构成比 37.5%)、头痛的 11 人(构成比 27.5%)、腹泻的 5 人(构成比 12.5%)、呕吐的 4 人(构成比 10.0%)；经住院治疗，均于 48h 康复[31]。

3)病例简况：为简便了解蜡样芽孢杆菌食物中毒在发生时间、罹患率、潜伏期、相关食物、发生场所等方面的一些情况，将发生于不同省(区、市)在这些方面记述比较详细的择 10 起归于表 21-8(不含已单独记述过的)[32~41]。

表 21-8　10 起蜡样芽孢杆菌食物中毒事件简况

序号	报告者(年度)	发生(年.月)	同餐人数	发病人数	罹患率/%	潜伏期(平均)/h	相关食物	发生地(省、区)	发生场所
1	邓美清(1984)	1983.6	100	80	80	0.5~7	米粉	广西	分食
2	钟雄等(1996)	1994.1	48	48	100	4~12	病猪的肉	湖南	食堂
3	张姝颖(1997)	1997.3	3	3	100	1	豆腐乳	甘肃	家庭
4	陈慧斌等(2000)	1998.5	13	9	69.23	0.5~1(0.5)	米饭	浙江	快餐店
5	邱跃华等(2001)	2000.5	47	47	100	0.5~1	油炒剩饭	广东	食堂
6	刘庆等(2001)	2001.4	453	92	20.31	1~12	包子	吉林	食堂
7	闫小利(2003)	2002.7	4	4	100	0.5~1	担担面	山西	分食
8	孙先录(2004)	2003.6	59	29	49.15	0.5~4.5	剩大米饭	河南	食堂
9	温溧非(2008)	2007.6	30	15	50	0.67~2(1.33)	米饭	辽宁	小吃部
10	鲁京浦(2009)	2008.8	30	11	36.67	3.5~15(5.7)	鸡肉	山东	食堂
合计	10	1983~2008	787	338	42.95	0.5~15			

(4)优势生物型　初步统计检出的194起事件，有21起进行了分离菌株的生物分型(涉及 8 个型)；在同一起事件中，致病菌均为同一生物型。其中 9 型的 7 起(构成比33.33%)，8型的6起(构成比28.57%)，它们是优势生物型；另外，3型和10型的各2起(构成比各9.52%)，1型、2型、12型、30型的各1起(构成比各4.76%)。

3.3.1.2　其他感染病

蜡样芽孢杆菌除主要是引起食物中毒外，还因菌株不同可造成多种肠道外的局部感染病并呈上升趋势。在一定的条件下，尤其是对免疫功能低下者，可在创伤后引起皮肤和软组织感染、坏死性筋膜炎，角膜炎、眼内炎、全眼球炎等眼部感染，菌血症、败血症等全身性感染，心内膜炎、支气管炎、脑膜炎和脑脓肿、骨髓炎等，肺炎、肺脓肿、胸膜炎等肺部感染；据世界卫生组织(World Health Organization，WHO)流行病学周报(1981)报告，在 1979 年 8~9 月英国某产院暴发了由蜡样芽孢杆菌引起的新生儿上呼吸道感染和脐带炎共11例，并从新生儿保温箱中检出了菌型相同的菌株，这是该菌在人群中于胃肠道外感染的首次暴发流行[9,42,43]。

在国内自胡运贵(1991)从1例习惯性流产妇女的配偶精液中分离到蜡样芽孢杆菌L型后，国内多次从产妇血、羊水，心肌炎、脑膜炎、尿路感染患者的血及尿中检出该菌L型，显示消化、呼吸、泌尿生殖系统皆可被该菌感染[10]。

山东济南千佛山医院的傅爱玲等(2002)报告在 2000 年 11 月，从 1 例(女性 68 岁)右侧咽痛患者的咽部分离到蜡样芽孢杆菌，这还是比较少见的；患者右侧咽部侧壁充血肿胀、黏膜慢性充血、右侧扁桃体肿大并充血、会厌右侧有几片溃疡面，诊断为下咽溃疡[43]。

3.3.2　动物的蜡样芽孢杆菌感染病

有记述在一定条件下，蜡样芽孢杆菌可引起猪的饲料中毒、牛乳房炎、驴的皮下水肿，犬和猫的腹泻等[44]。另外，有记述蜡样芽孢杆菌与普通鲤、条纹石鲳等鱼类的鳃坏死病有关[45]。

在前面有述周月珍等(1983)报告发生在1980年8月的1起蜡样芽孢杆菌食物中毒事件中，发现在当时有 2 头仔猪(体重分别为 10kg 和 30kg)因吃了患者呕吐物或剩余米粉(未加入其他饲料)约 1kg，在 2h 后出现呕吐(1 次或 2 次)，呕吐后厌食，未经治疗在 4h后又恢复进食[20]。

安徽省岳西县防疫站的吉辉等(1995)报告在1995年1月29日至2月13日，岳西县黄尾乡黄尾村 1 农户连续发生 3 次食物中毒，先后中毒 8 人，迁延 16d，死亡 1 人；临床表现头晕、恶心、呕吐，继之出现畏寒、抽搐、昏迷，无腹泻；检验表明，是由食用被蜡样芽孢杆菌污染的病死猪的肉引起的。患者的呕吐物被新买的 2 头仔猪吃了，均发病死亡[22]。

3.3.3　毒力因子与致病机制

对蜡样芽孢杆菌毒力因子与致病机制研究不是很广泛和深入，目前比较明确的还主要是蜡样芽孢杆菌的毒素；另外，蜡样芽孢杆菌本身也存在致病作用。

3.3.3.1　细菌的致病作用

从蜡样芽孢杆菌能够在人引起除食物中毒外的多种肠道外感染，以及能引起多种动物的感染来看，蜡样芽孢杆菌的致病作用与机制，绝不仅仅在于其产生的毒素作用。就食物中毒来讲，除了主要是毒素的作用外，也可能存在菌体本身的作用且为不可忽视的。例如，临床表现的发热、中毒后血清中抗菌抗体的出现与在一定时限内的升高、有的患者潜伏期长等。对上述情况应考虑蜡样芽孢杆菌本身对机体的感染作用，这也是很值得探讨的问题。

蜡样芽孢杆菌能产生多种酶和胞外毒性物质，具有溶血、蛋黄混浊、皮肤血管通透性改变、肠黏膜和皮肤组织坏死、细胞毒性、致死小鼠、致腹泻及呕吐等生物学活性，其中肠毒素(enterotoxin)是主要的[10,11]。

3.3.3.2　毒素及其致病作用

在蜡样芽孢杆菌的致病机制方面，根据许多研究者的试验结果，可以认为由该菌引起的食物中毒是因其能产生肠毒素；大量活菌的存在不仅可使毒素量增高，且可促进中毒的发生。据 Melling(1976)研究，该菌有产生和不产生肠毒素的菌株之分。在产生肠毒素的菌株中，又有产生致呕吐型综合征和致腹泻型综合征两类不同肠毒素的菌株之别。致呕吐型综合征的肠毒素具有耐热性，可在米饭中形成；致腹泻型综合征的肠毒素不耐热，可于包括米饭在内的多种食品中产生[9]。表 21-9 所列为蜡样芽孢杆菌产生的腹泻肠毒素和呕吐肠毒素的主要性质、作用原理、检测方法和中毒的临床表现等 [10]。

表 21-9　蜡样芽孢杆菌腹泻肠毒素和呕吐肠毒素的性质

项目	腹泻肠毒素	呕吐肠毒素
组成/M_r	多组分蛋白质/(38~40)×10^3	肽<5000
等电点	4.9~5.3	·
稳定性：热	45℃作用 30min 及 56℃作用 5min 失活	120℃作用 90min 稳定
pH	<4 及>11 不稳定	2~11 稳定
酶等	对链霉蛋白酶及胰酶敏感，对 EDTA 和β-葡萄糖醛酸酶及碱有抗性	对胃酶及胰酶有抗性
生产条件：食物中	有时事先合成	事先合成
实验室中培养基	脑心浸液或氨基酸等复合培养基	大米培养液
最适温度	32~37℃	25~30℃
合成时期	在对数生长后期合成释放	·
生物学活性：猴子	0.5~3.5h 后腹泻	1~5h 后呕吐
家兔回肠袢	+(约 150μg)，较高浓度时可致坏死	-
皮肤实验(VPR)	+(皮内 1μg)，严重坏死	-
乳鼠	导致死亡	未测
小鼠致死性	导致死亡(静脉注射 30μg)	未测

续表

项目		腹泻肠毒素	呕吐肠毒素
细胞毒性:	HFS 和 MRC-5 及 Vero	+(0.1~0.5μg)	–
	HEp-2	–	空泡形成
	BHK 和 MDCK	–	–
抗原性		有(特异性抗体针对多种成分)	无
作用原理		体液钠离子、钾离子吸收倒置; 黏膜和其他组织损伤, 严重坏死; 刺激腺苷环化酶活性, 环磷酸腺苷系统受损, 降低细胞活力; 葡萄糖和氨基酸吸收障碍; 毛细血管通透性改变	不详
基因控制		游离基因介导 *bceT* 基因编码	不详
实验室检测		家兔回肠袢, 血管通透性试验, 细胞毒性试验, 免疫凝胶扩散, 反向被动乳胶凝集试验(有商品盒)	喂猴试验, 喂猫试验, HEp-2 细胞毒性试验
临床特征		腹泻型综合征	呕吐型综合征
潜伏期		8~16h	0.5~5h
病程		16~36h	8~24h
症状		腹痛、腹泻、不发热	恶心、呕吐、偶有腹痛、不发热

注: 表中符号的+为阳性, –为阴性; ·为本书作者加注, 表示在原表中无记载。

贾力敏等(1999)报告对分离于食物中毒的蜡样芽孢杆菌进行了溶血性肠毒素的研究。表明溶血素由 3 种(B、L_1、L_2)成分组成, 分子质量分别为 35kDa、36kDa、45kDa, 协同作用在血液琼脂培养基上能引起靶状溶血、使兔皮肤血管通透性增加、兔小肠肠段结扎产生积液反应、Vero 细胞形态学变化, 提示其具有肠毒素的性质, 同时试验证实其具有抗原性[46]。

3.4 微生物学检验

由于蜡样芽孢杆菌的广泛存在, 加之其常需要在一定的条件下才能呈现致病作用, 因此对蜡样芽孢杆菌的微生物学检验不仅仅是对细菌的分离与鉴定, 更重要的是病原学意义的明确。

3.4.1 细菌学检验

对蜡样芽孢杆菌的细菌学检验, 主要包括对细菌的分离与鉴定、生物型检验和血清型检定等内容。另外, 在食物中毒检验中, 对检样(主要是可疑食品)中细菌的计数(直接检查制备的涂片染色标本有助于估计菌数和诊断参考), 也属于细菌学检验的范畴; 但因其主要是用于确立对蜡样芽孢杆菌食物中毒的诊断, 所以未在此项下做专门记述。

3.4.1.1　细菌分离与鉴定

蜡样芽孢杆菌对营养要求不高，可用普通营养培养基进行分离，获得纯培养物进行鉴定；需注意有的菌株可能会产生色素，如在前面有述傅爱玲等(2002)报告在 2000 年 11 月，从一例右侧咽痛患者的咽部分离到的蜡样芽孢杆菌能产生黄绿色色素[43]。在对蜡样芽孢杆菌的鉴定中，必须注意与一些在生化特性方面相近的几种类似菌相鉴别，表 21-10 所列为主要内容[9]。

表 21-10　蜡样芽孢杆菌与其他类似菌的鉴别特征

项目	巨大芽孢杆菌	蜡样芽孢杆菌	苏云金芽孢杆菌	蕈状芽孢杆菌	炭疽芽孢杆菌	项目	巨大芽孢杆菌	蜡样芽孢杆菌	苏云金芽孢杆菌	蕈状芽孢杆菌	炭疽芽孢杆菌
接触酶	+	+	+	+	+	甘露醇	+/–	–	–	–	–
动力	+/–	+/–	+/–	–	–	木糖	+/–	–	–	–	–
硝酸盐还原	–/+	+	+	+	+	溶血	–	+	+	–/+	–/+
酪蛋白分解	+/–	+	+/–	+/–	–/+	已知致病特性	·	产肠毒素	对昆虫致病的内毒素结晶	假根样生长	对动物和人致病
卵黄反应	–	+	+	+	+						
葡萄糖(厌氧)	–	+	+	+	+						

注：表中符号的+表示≥90%的菌株阳性，–表示≥90%的菌株阴性，+/–表示大多数菌株阳性，–/+表示大多数菌株阴性；·为本书作者加注，表示原表中无记载。

另外，以下所列几项试验方法，是主要用于对芽孢杆菌属细菌鉴定的，并具有鉴别意义[7]。

(1) *动力和硝酸盐还原试验*　取待检菌穿刺接种于含硝酸盐的半固体高层琼脂培养基，37℃培养 48h 后检查，若细菌呈沿穿刺线向周围扩散生长的混浊状则表示有动力，再按常规加入硝酸盐还原试剂进行试验。蜡样芽孢杆菌为动力阳性、硝酸盐还原阳性。

(2) *厌氧葡萄糖发酵试验*　蜡样芽孢杆菌呈阳性反应，方法是将待检菌接种于常规的葡萄糖肉汤培养基后在表面覆盖一层无菌液状石蜡油，37℃培养并在每天观察，最迟应于第 7 天发酵产酸使培养基变黄色。

(3) *芽孢耐热试验*　分离于食物中毒的蜡样芽孢杆菌菌株，其芽孢大多数能抵抗 100℃湿热处理 30min 或 105℃湿热处理 5min。试验方法是将分离菌株接种于葡萄糖琼脂培养基，于 37℃培养 10d 使其形成芽孢，然后制备成含 10^6~10^7 个/mL 的芽孢悬液，分装于若干小试管，1mL/管，经不同温度加热处理后，用普通营养琼脂接种培养，测定其活菌数，进行比较。

(4) *与苏云金芽孢杆菌的染色鉴别*　蜡样芽孢杆菌在生化特性上与苏云金芽孢杆菌很相似，可通过染色对菌细胞内蛋白质结晶的检出加以鉴别，苏云金芽孢杆菌的菌细胞内含有对昆虫致病的蛋白质毒素结晶体。检查方法是取在普通营养琼脂上的纯培养物少许置载玻片上少量蒸馏水中，涂成薄片，待自然干燥后用弱火焰固定，加甲醇于玻片上，0.5min 后倾去甲醇并置火焰上干燥，滴加 0.5%碱性复红染液于玻片上，并置酒精灯火焰上加热至微见蒸汽后维持 1min(注意勿使染液沸腾)，再于自然条件下放置 0.5min 后倾去染液并以洁净水彻底清洗，自然晾干后置普通光学显微镜下检查，若见有比游离的芽孢稍小、似菱形或方形的红色结晶小体则表明为苏云金芽孢杆菌(若游离芽孢未形成则应将培养物于室温，再置 1~2d 后检查)。

3.4.1.2 生物分型

如前有述可根据某些生化试验项目的结果，将蜡样芽孢杆菌分为若干个生物型，且目前已有多个这种生物分型系统。相比之下，其中的吴氏法更详细和实用，其中所用 5 项生化试验及方法为：将被检菌株分别接种于淀粉琼脂(测淀粉水解)、葡萄糖缓冲蛋白胨水(V-P 试验)、pH 7.2 的尿素半固体琼脂(测尿素分解)、pH 6.8 的蔗糖肉汤(测蔗糖发酵)和甲苯胺蓝 DNA 琼脂(测 DNA 分解)，按常规方法进行试验，以所得结果按前面的表 21-2 进行相应的生物型判定[9]。

3.4.1.3 血清型检定

对蜡样芽孢杆菌进行血清型检定，是将被检菌株分别与各型诊断血清致敏的葡萄球菌蛋白 A(Staphylococcal protein A，SPA)菌体试剂在玻片上做协同凝集试验，以确定其相应血清型别[9,47]。

(1) *被检抗原的制备* 在普通营养琼脂斜面培养基的表面先加入无菌蒸馏水 0.5mL(若为小管则用 0.2mL)使之湿润，然后以接种环从普通营养琼脂平板上取待检菌的菌落接种于此斜面，35℃培养 14~18h 后用大接种环(直径约 3mm)从斜面底部取 1 环液体培养物(扩散生长到凝集水中的)至 2mL 普通营养肉汤管中，继续于 35℃培养 5~6h，即为玻片协同凝集试验用抗原。

(2) *协同凝集试验* 将用于本试验的冻干 SPA 菌体试剂安瓿打开，加入 1mL 无菌蒸馏水并使之溶匀，再加入已知型别的蜡样芽孢杆菌诊断血清 0.1mL，充分摇匀并于 37℃致敏 30min，然后用 0.01mol/L、pH 7.1~7.3 的 PBS 离心沉淀洗涤 2 次，最后向沉淀致敏菌体中加入 1mL 同样 PBS 并混匀，即为相应标记试剂。取此标记试剂和上述待检菌抗原液各 1 小滴置洁净玻片上混匀，于 1min 左右观察结果，以在 0.5~1min 内呈现出显著凝集(+++至++++)者判为阳性(即为相应血清型)，同时用抗原液与上述 PBS 做对照试验应为阴性。

3.4.2 腹泻毒素的检验

对从食物中毒分离鉴定的菌株进行腹泻毒素的检验，包括家兔肠袢结扎试验、血管通透性反应(皮肤蓝斑试验)、毒素致死试验、免疫反应检查等方法。

3.4.2.1 家兔肠袢结扎试验

在成年家兔的回肠(小肠)部，于每 10~15cm 的间隔进行结扎(共可结扎 6 段)，在所结扎的回肠袢内注入培养物无菌滤液 2mL/段，6~8h 后剖腹检查其中水分储留情况，一般来讲，若积累的液体量(mL)对肠袢长度(cm)的比例(V/L)在 0.5 以上即有诊断价值[9]。

3.4.2.2 毒素致死试验

从体重 20~25g 的小鼠尾静脉注入培养物无菌滤液 0.1~0.4mL/只，做 1~2h 观察其是否死亡，在毒素含量高时，则于 0.5~1min 即可致死小鼠[9]。

3.4.3　毒力试验

从食物中毒样品检出的菌株对实验动物小鼠有毒力，用分离的菌株普通营养肉汤37℃的 24h 培养物，经腹腔接种小鼠 0.3~0.5mL/只(2~4 只)，接种后通常于 12~18h 死亡，并可从其心血中分离回收到感染菌。

4　其他致食物中毒芽孢杆菌

除蜡样芽孢杆菌外，尽管也有由枯草芽孢杆菌、地衣芽孢杆菌、短芽孢杆菌、石家庄芽孢杆菌等引起食物中毒事件的发生，但就目前的文献报告来讲，它们还都是罕见的。

4.1　枯草芽孢杆菌(*Bacillus subtilis*)

枯草芽孢杆菌[*Bacillus subtilis*(Ehrenberg 1835)Cohn 1872]最初被分类于弧菌属(*Vibrio* Pacini 1854)，名为枯草弧菌(*V.subtilis* Ehrenberg 1835)；新分类命名的枯草芽孢杆菌枯草亚种(*B.subtilis* subsp. *subtilis* Nakamura，Roberts and Cohan 1999)，即枯草芽孢杆菌；种名“*subtilis*”为拉丁语形容词，意为“细的”。

DNA 的 G+C mol%为 41.5~47.5(T_m)。模式株：ATCC 6051，IAM 12118，CCM 2216，DSM 10，IFO 12210, NCIMB 3610，NCTC 3610，NRRL NRS-744。GenBank 登录号(16S rRNA)：AB042061(菌株 IAM 12118)[3]。

4.1.1　生物学性状

枯草芽孢杆菌为大小在(0.7~0.8)μm×(2.0~3.0)μm 的直或微弯曲、两端钝圆的革兰氏阳性大杆菌，散在或呈短链状排列，借 8~12 根周鞭毛运动；芽孢位于菌体中央(卵圆形)，芽孢形成后的菌体不变形。

在普通营养琼脂培养基上，长成扁平、灰白色、边缘不整齐、似由无数条疏松的长丝组成的粗糙型大菌落，在继续培养 3~4d 后的菌落表面变成皱状或撒粉状外观，乳化困难。在普通营养肉汤中呈均匀混浊状生长，常形成带皱的不透明菌膜；有时培养液呈均匀或颗粒状混浊，无菌膜。在厌氧条件下不能生长，在 30~40℃生长良好(有的菌株能在 10℃及 50℃生长)。

能分解葡萄糖、麦芽糖、甘露醇、蔗糖、果糖、木糖、阿拉伯糖、甘露糖、半乳糖、水杨苷、糊精及甘油等产酸，对鼠李糖和菊糖的分解在菌株间有差异；V-P 试验阳性，甲基红试验(methyl red test，MR test)阴性，还原硝酸盐，还原亚甲蓝，水解淀粉、明胶、酪蛋白，接触酶阳性，利用柠檬酸盐，吲哚和 H_2S 试验均阴性。

广泛存在于尘埃、土壤、干草、水、空气、奶及动物体表，芽孢具有强抵抗力，经煮沸 2h 或 120℃处理 15min 才能被杀灭，在干燥状态下可存活数年，常用的消毒剂需长时间作用才能将其杀灭[3,48]。

4.1.2　病原学意义

在一般情况下，枯草芽孢杆菌属于非致病性的。在免疫功能极度低下的患者中可引起菌血症，有的菌株还可引起结膜炎、虹膜炎及全眼球炎[49]。

上海市卫生防疫站(1972)记述了两起由枯草芽孢杆菌引起的食物中毒事件，分别为：①某面包厂生产的面包，放置 2d 后内部发黏，剥开后有黏丝和烂黄金瓜气味，食用后发生中毒。②某托儿所将放置了 1d 的剩饭掺入粥内煮，吃粥的大部分儿童发生了中毒；发病最快的在粥未吃完就感到不适，接着出现恶心、呕吐等中毒症状；因剩饭无明显的发馊现象，未被引起足够的重视，误认为在上午发生的中毒现象是剩饭未煮透所致，又将另一部分剩饭经充分蒸透后给另一些儿童当晚饭，结果又引起了中毒[50]。

检出的 1 起枯草芽孢杆菌食物中毒事件，由云南大学微生物研究所的张崇声等(1985)报告。报告在 1982 年，湖南怀化地区发现由枯草芽孢杆菌污染甜白酒引起的食物中毒，患者表现呕吐和腹泻[51]。

在动物的致病作用，李庆乐等(1998)报告枯草芽孢杆菌与其他病原菌协同作用，可引起鳖甲溃疡和穿孔病[52]。

4.1.3　微生物学检验

对枯草芽孢杆菌的微生物学检验，主要依赖于对细菌分离、鉴定的细菌性检验；由于枯草芽孢杆菌在自然环境中的广泛存在，加之其缺乏明确的致病作用，要确定分离菌株的病原学意义，还须进行综合判定。

4.2　地衣芽孢杆菌(*Bacillus licheniformis*)

地衣芽孢杆菌[*Bacillus licheniformis*(Weigmann 1898) Chester 1901]最初被分类于梭菌属(*Clostridium* Prazmowski 1880)，名为地衣梭菌(*C.licheniforme* Weigmann 1898)；种名“*licheniformis*”为现代拉丁语形容词，指“地衣状的”。

DNA 的 G+C mol%在所测定的 12 株为 42.9~49.9(T_m)、在所测定的 19 株为 44.9~46.4(Bd)，模式株的为 46.4(T_m)和 44.7(Bd)。模式株：ATCC 14580，CCM 2145，DSM 13，LMG 12363，IFO 12200, NCIMB 9375。GenBank 登录号(16S rRNA)：X68416(菌株 DSM 13)[3]。

4.2.1　生物学性状

地衣芽孢杆菌为大小在(0.6~0.8) μm×(1.5~3.0) μm 的革兰氏阳性直杆菌，芽孢位于菌体中央(卵圆形)，在 30~40℃生长良好(有的菌株能在 15℃及 55℃生长)，散在、成双或链状排列；菌落圆形或不规则，直径 2~4mm，边缘波状至伞状，表面呈皱纹状，不透明，灰白色或至褐色，湿润的奶油状或黏液状(有的为干燥粗糙型)。主要特性为接触酶阳性，在厌氧条件下能生长，V-P 试验阳性，分解葡萄糖、阿拉伯糖、木糖、甘露醇产酸，从葡萄糖少量产气，水解酪蛋白、明胶、淀粉，还原硝酸盐，能利用柠檬酸盐[3]。

4.2.2 病原学意义

在通常情况下，地衣芽孢杆菌属于非致病性的；但也可作为人或动物的条件性病原菌，或引起人的食物中毒[3]。黑龙江省哈尔滨市红十字儿童医院的崔晓梅等(1991)报告从 3 例新生儿败血症患者血液中，检出了相应的病原地衣芽孢杆菌；3 例为男性 2 例、女性 1 例，年龄在 8~12d，其中早产的 1 例，3 例均诊断为败血症、脐炎[53]。

检出的 1 起疑似地衣芽孢杆菌食物中毒事件，由浙江省卫生防疫站的任锦玉(1997)报告。报告浙江省某县一农户，户主饮用当地某厂生产的坛装黄酒时，出现胃肠道不适症状后即停饮，症状消失；之后，其儿子饮用此黄酒，也出现了同样症状。经检验认为，该农户 2 人的胃肠道不适症状是由饮用被地衣芽孢杆菌污染的黄酒引起的疑似食物中毒[54]。

4.2.3 微生物学检验

对地衣芽孢杆菌的微生物学检验，主要依赖于对细菌分离、鉴定的细菌性检验；由于地衣芽孢杆菌在自然环境中的广泛存在，加之其缺乏明确的致病作用，要确定分离菌株的病原学意义，还须进行综合判定。

4.3 短芽孢杆菌(*Bacillus brevis*)

短芽孢杆菌(*Bacillus brevis* Migula 1900)在第二版《伯杰氏系统细菌学手册》第 3 卷中，已重新分类于新建立的类芽孢杆菌科(Paenibacillaceae fam. nov.)的短芽孢杆菌属(*Brevibacillus* Shida et al. 1996)，名为短短芽孢杆菌[*Brevibacillus brevis*(Migula 1900) Shida et al. 1996]；种名“*brevis*”为拉丁语形容词，指“短的”。

DNA 的 G+C mol%为 48.7(HPLC)。模式株：ATCC 8246，BCRC 14682，CCM 2050，CCUG 7413，CIP 52.86，DSM 30，HAMBI 1883，NBRC 15304，JCM 2503，LMG 7123，NCCB 48009，NCIMB 9372, NCTC 2611，NRRL B-14602，NRRL NRS-604，VKM B-503，W.W.Ford 27B。GenBank 登录号(16S rRNA)：AB101593，AB271756，D78457，X60612[3]。

4.3.1 生物学性状

短芽孢杆菌为大小在(0.7~0.9)μm×(3.0~5.0)μm 的革兰氏阳性直杆菌，芽孢位于菌体中央或近端(卵圆形)，在 30~40℃生长良好(多在 20℃及 50℃不生长)，散在或成双存在；菌落奶油状，培养 24~36h 直径 1~3mm。主要特性为氧化酶和接触酶阳性，还原硝酸盐，在厌氧条件下能生长，V-P 试验阳性，分解葡萄糖、果糖、甘油、麦芽糖、甘露醇、核糖、海藻糖等产酸，从葡萄糖少量产气，水解酪蛋白、DNA、明胶、吐温 60(tween 60)，不能水解淀粉和尿素，不产生吲哚和 H_2S，能利用柠檬酸盐。分离于土壤、尘埃、奶、根围等[3]。

4.3.2 病原学意义

辽宁省卫生防疫站的温瑞荣等(1984)报告在 1981 年 3 月 13 日，沈阳市某机关食堂午餐供应拆骨肉等饭菜，餐后 1~6h（平均 4h），在食用拆骨肉的 82 人中发病 78 人（罹患率 95.12%）；临床表现恶心、呕吐、头晕、上腹部不适等症状；经检验证实，是由短短芽孢杆菌（文中是以短芽孢杆菌记述的）污染拆骨肉引起的食物中毒[55]。

4.3.3　微生物学检验

对短短芽孢杆菌的微生物学检验，主要依赖于对细菌分离、鉴定的细菌性检验；由于短短芽孢杆菌在自然环境中的广泛存在，加之其缺乏明确的致病作用，要确定分离菌株的病原学意义，还须进行综合判定。

4.4　石家庄芽孢杆菌（*Bacillus shijiazhuangensis*）

石家庄芽孢杆菌（*Bacillus shijiazhuangensis*），由河北石家庄地区卫生防疫站的贾素芳等于 1986 年从 1 起食物中毒的食物、患者大便等材料中检出；于 1988 年 3 月 4 日，由中国科学院微生物研究所复核后以分离地（石家庄）予以定名。2 个新菌株编号为 860559、860564，DNA 的 G+C mol%（T_m）分别为 60.2（860564 株）和 62.9（860559 株）[56]。

4.4.1　生物学性状

石家庄芽孢杆菌的大小在 0.75μm×（1.05~1.75）μm，有鞭毛（运动活泼），芽孢位于菌体中央或近端。在普通营养琼脂培养基上的菌落圆形，直径 1~2mm，乳脂色，表面光滑、湿润，边缘较整齐，半透明，扁平；在血液营养琼脂培养基上生长的菌落大，灰白色，扁平，溶血或不溶血；在普通营养肉汤中呈均匀混浊生长，有菌膜，生长迅速（3h 即能使肉汤混浊）。主要特性为氧化酶和接触酶阳性，不水解酪素、尿素、七叶苷，分解葡萄糖、蔗糖、甘露醇，不分解乳糖、水杨苷、鼠李糖、木糖、海藻糖、阿拉伯糖，MR 试验阳性，V-P 试验阴性，不产生淀粉酶、卵磷脂酶，利用柠檬酸盐，不利用丙二酸盐，还原硝酸盐，产生精氨酸水解酶，液化明胶[56]。

4.4.2　病原学意义

河北石家庄地区卫生防疫站的贾素芳等（1989）报告在 1986 年 9 月 16 日，石家庄地区辛集市南固城乡陈马村一个体户，将屠宰后的马肉煮熟后放回原生肉筐内，室温放置 1 夜；于 17 日将大部分熟肉售出，在 18 日 10 时出现食用此肉者的病例，14 时达到发病高峰，潜伏期 22~26h，调查食用此肉的 76 人均发病，未食用的均无发病；临床表现腹部不适、腹痛、腹泻（稀便或水样便）、呕吐、头晕、体温在 37~39℃等症状；经检验证实，是由 1 个新种（sp. nov.）芽孢杆菌（定名为石家庄芽孢杆菌）污染熟马肉引起的食物中毒[56]。

4.4.3　微生物学检验

对石家庄芽孢杆菌的微生物学检验，主要依赖于对细菌分离、鉴定的细菌性检验；因为目前对石家庄芽孢杆菌这一新种在生境、其他病原学意义等方面尚缺乏更多的认知，所以须对疑为石家庄芽孢杆菌的分离菌株做相对比较全面的检验。

(陈翠珍)

主要参考文献

[1] 黄林, 孔忠富, 许艳云, 等. 1986~1996 年广西食物中毒情况分析. 广西预防医学, 1998, 4(1): 14~17.

[2] 金连梅, 李群. 2004~2007 年全国食物中毒事件分析. 疾病监测, 2009, 24(6): 459~461.

[3] Parte A C. Bergey's Manual of Systematic Bacteriology. 2nd ed. Volume Three. New York: Springer, 2009: 21~128, 305~316.

[4] 韦启伶, 张志良. 常见食物中毒及预防. 成都: 四川科学技术出版社, 1988: 14~17.

[5] 南京市卫生防疫站. 蜡样芽孢杆菌食物中毒的调查研究. 卫生研究, 1973, (3): 25~32.

[6] 王红戟, 陈娅. 豆浆引起学生食物中毒的实验室分析. 现代预防医学, 2007, 34(18): 3505~3506.

[7] 翟娅, 周运书. 一起蜡样芽孢杆菌致家庭食物中毒的调查. 现代预防医学, 2000, 27(2): 248.

[8] 蒋原. 食源性病原微生物检测指南. 北京: 中国标准出版社, 2010: 304~317.

[9] 孟昭赫. 食品卫生检验方法注解微生物学部分. 北京: 人民卫生出版社, 1990: 272~288, 408~411.

[10] 闻玉梅. 现代医学微生物学. 上海: 上海医科大学出版社, 1999: 448~452.

[11] 杨正时, 房海. 人及动物病原细菌学. 石家庄: 河北科学技术出版社, 2003: 926~931.

[12] 吴光先, 封幼玲, 濮存顺, 等. 我国若干地区 110 株蜡样芽孢杆菌食物中毒菌株生化、血清和噬菌体型别的分析. 中国公共卫生, 1986, 5(5): 20, 21~22.

[13] 孙械华, 庄子彬, 李军. 一起卵磷脂酶丙迟缓阳性蜡状芽孢杆菌食物中毒的实验报告. 中国卫生检验杂志, 1993, 3(1): 10~12.

[14] 扈庆华, 石晓路, 庾蕾, 等. 蜡样芽孢杆菌 DNA 分子分型研究. 中华微生物学和免疫学杂志, 2003, 23(11): 840~843.

[15] 林一曼, 石晓路, 邱亚群, 等. 蜡样芽孢杆菌食物中毒分离株分子分型分析. 中国公共卫生, 2011, 27(8): 998~999.

[16] 任金法. 蜡样芽孢杆菌食物中毒. 中国食品卫生杂志, 1992, 4(4): 35~38.

[17] 李鹏, 徐廷富. 一起蜡样芽孢杆菌引起食物中毒的病原学分析. 现代医药卫生, 2009, 25(14): 2229.

[18] 陈和周. 两起蜡样芽孢杆菌引起食物中毒的调查. 安徽预防医学杂志, 2005, 11(2): 119.

[19] 陈培蓉. 洋快餐引起的蜡样芽孢杆菌食物中毒. 实用心脑肺血管病杂志, 2010, 18(12): 1875~1876.

[20] 周月珍, 李翠音, 项恩鸿, 等. 米粉污染蜡样芽孢杆菌引起食物中毒调查报告. 广西医学, 1983, 5(3): 144~145.

[21] 邓怀云. 蜡样芽孢杆菌食物中毒死亡 1 例. 法医学杂志, 1995, 11(3): 137.

[22] 吉辉, 肖德文, 袁修利. 一起食物中毒的调查报告. 安徽预防医学杂志, 1995, (1): 121~122.

[23] 丁国盛, 刘良, 彭东兵. 蜡样芽孢杆菌性食物中毒 2 例. 刑事技术, 2000, (3): 44.

[24] 许斌, 付裕, 张革辉. 一起食物中毒死亡报告分析. 实用预防医学, 2003, 10(5): 779.

[25] 周帼萍, 梁天光, 丁淑娟. 1986~2007 年中国 299 起蜡样芽孢杆菌食物中毒案例分析. 中国食品卫生杂志, 2009, 21(5): 450~454.

[26] 张爱萍, 穆青辉. 蜡样芽孢杆菌引起食物中毒的实验室分析. 预防医学论坛, 2010, 16(7): 668~669.

[27] 柳瑞芳, 李亚杰, 蔡文哲. 一起蜡样芽孢杆菌引起食物中毒的报告. 中国公共卫生管理, 2005, 21(1): 67~68.

[28] 司志国. 一起学校蜡样芽孢杆菌食物中毒的调查. 中国学校卫生, 2006, 27(4): 331.

[29] 叶群. 绍兴市一起学生中餐食物中毒的调查分析. 中国农村卫生事业管理, 2003, 23(12): 57~58.

[30] 杨玉林, 潘红. 蜡样芽孢杆菌致食物中毒 141 例临床报告. 贵州医药, 1996, 20(5): 309~310.

[31] 陈玉荣, 朱宝玉, 廖兴广, 等. 一起由蜡样芽孢杆菌引起的食物中毒报告. 河南预防医学杂志, 1994, 5(1): 37~38.

[32] 邓美清. 蜡样芽孢杆菌引起食物中毒 80 例调查报告. 广西医学, 1984, 6(3): 147~148.

[33] 钟雄, 邓云乃, 匡纪训. 耒阳市二中发生蜡样芽孢杆菌引起的食物中毒. 实用预防医学, 1996, 3(1): 13.

[34] 张姝颖. 一起蜡样芽孢杆菌食物中毒检验报告. 甘肃医药, 1997, 16(5): 288.

[35] 陈慧斌, 沈心钿, 邵继平, 等. 一起蜡样芽孢杆菌引起快餐店食物中毒的分析. 职业与健康, 2000, 16(3): 27~28.
[36] 邱跃华, 陈海莲. 蜡样芽孢杆菌致食物中毒报告. 江西医学检验, 2001, 19(1): 63.
[37] 刘庆, 翟向芳, 庞春玲, 等. 蜡样芽孢杆菌引起的食物中毒. 中国卫生工程学, 2001, 10(4): 195.
[38] 闫小利. 蜡样芽孢杆菌食物中毒调查报告. 山西医药杂志, 2003, 32(4): 344.
[39] 孙先录. 一起蜡样芽孢杆菌食物中毒的调查. 预防医学文献信息, 2004, 10(1): 封二, 15.
[40] 温渫非. 一起蜡样芽孢杆菌引起的食物中毒调查. 预防医学论坛, 2008, 14(4): 368~369.
[41] 鲁京浦. 一起蜡样芽孢杆菌引起的食物中毒调查. 预防医学论坛, 2009, 15(2): 184~185.
[42] 贾辅忠, 李兰娟. 感染病学. 南京: 江苏科学技术出版社, 2010: 479.
[43] 傅爱玲, 李希华. 蜡样芽孢杆菌致咽部感染实验研究. 实用医技杂志, 2002, 9(1): 21~22.
[44] 吴信法. 兽医细菌学. 北京: 中国农业出版社, 1996: 211~214.
[45] Austin B, Austin D A. Bacterial Fish Pathogens: Disease of Farmed and Wild Fish. 3rd(Revised) ed.UK: Praxis Publishing Ltd, Chichester, 1999: 15~16.
[46] 贾力敏, 蒋兆英, 陈晓蔚, 等. 蜡样芽孢杆菌溶血性肠毒素的提取及生物学活性分析. 中国人兽共患病杂志, 1999, 15(5): 43~45.
[47] 李仲兴, 郑家齐, 李家宏. 临床细菌学. 北京: 人民卫生出版社, 1986: 141~144.
[48] 杨本升, 刘玉斌, 苟仕金, 等. 动物微生物学. 长春: 吉林科学技术出版社, 1995: 606~617.
[49] 陆德源. 医学微生物学. 4 版. 北京: 人民卫生出版社, 2000: 153~156.
[50] 上海市卫生防疫站. 食物中毒的防治. 上海: 上海人民出版社, 1972: 48~50.
[51] 张崇声, 黄亚连. 甜白酒食物中毒细菌性病原菌株的分离鉴定. 云南大学学报(自然科学版), 1985(1): 5~6.
[52] 李庆乐, 施军, 何为. 鳖甲溃疡和穿孔病的病原及其防治. 湛江海洋大学学报, 1998, 18(2): 10~14.
[53] 崔晓梅, 邵惠臣, 吴限, 等. 从 3 例新生儿败血症血中检出地衣芽孢杆菌. 临床检验杂志, 1991, 9(3): 162.
[54] 任锦玉. 从一起疑似食物中毒的黄酒中检到地衣芽孢杆菌 L 型. 浙江预防医学, 1997(S1): 41~42.
[55] 温瑞荣, 苏翠华, 王正, 等. 短芽孢杆菌引起的食物中毒. 中华预防医学杂志, 1984, 18(3): 168~169.
[56] 贾素芳, 徐保宏, 罗丽华, 等. 一起由“石家庄芽孢杆菌”引起的食物中毒. 中国公共卫生, 1989, 5(4): 8~9.

第22章　葡萄球菌属(*Staphylococcus*)

本章要目

葡萄球菌属(*Staphylococcus* Rosenbach 1884)的多个种(species)，均具有不同程度的病原学意义，其中尤以金黄色葡萄球菌(*S.aureus*)最为重要和常见；所引起的感染病(infectious disease)，常被统称为葡萄球菌病(staphylococcosis)。在医学临床上主要包括皮肤软组织感染、创伤感染、中毒性休克综合征(toxic shock syndrome，TSS)、葡萄球菌烫伤样皮肤综合征(staphylococcal scalded skin syndrome，SSSS)、菌血症及败血症、心内膜炎、肺炎及脓胸、肠炎、脑膜炎、骨髓炎及关节炎、尿道感染(urinary tract infection，UTI)、食物中毒(food poisoning)等多种类型，以临床表现某些局部组织器官的化脓性、炎性感染及胃肠道感染(腹泻)为特征，在医院感染(hospital infection，HI)中尤为突出；多种动物均可被感染发病，多表现某些组织器官的化脓性疾患和炎性感染及败血症等[1~3]。葡萄球菌感染病，也属于人兽共患病(zoonose)的范畴。

金黄色葡萄球菌为食源性疾病(foodborne disease)的病原菌，也称食源性病原菌

(foodborne pathogen)。在细菌性食物中毒(bacterial food poisoning)方面，我国多有由金黄色葡萄球菌引起的事件发生，且地域分布广泛，也一直在细菌性食物中毒事件中占据着重要地位；另外，常常表现出较高的罹患率，但中毒规模在多数情况下不是很大，也很少有中毒死亡事件。例如，①广西食品卫生监督检验所的黄林等(1998)报告，通过对1986~1996 年广西食物中毒事件分析，在由细菌及真菌毒素等引起的微生物性食物中毒(microbial food poisoning)事件 256 起、中毒 10 085 人、死亡 54 人中，由葡萄球菌引起的 52 起(构成比 20.31%)，中毒 1167 人(构成比 11.57%)；在明确病原(9 种)的事件中，居事件数量的第 2 位，中毒人数的第 3 位；死亡 3 人(构成比 5.56%)，病死率 0.26%，在明确病原(6 种)且发生中毒死亡的事件中居第 4 位[4]。②中国疾病预防控制中心的金连梅等(2009)报告，通过对 2004~2007 年全国食物中毒事件分析，在 652 起、中毒 28 638 人、死亡 47 人的微生物性食物中毒(由细菌及真菌毒素等引起)事件中，由葡萄球菌引起的 49 起(构成比 7.52%)，中毒 1808 人(构成比 6.31%)；在明确病原(14 种)的事件中居事件数量的并列第 5 位，中毒人数的第 6 位；无中毒死亡的事件[5]。

1　菌属定义与分类位置

近些年来，葡萄球菌属内种的变动较大，主要是增加较多，也有个别种已转为了相应的亚种(subspecies)；属名“*Staphylococcus*”为现代拉丁语阳性名词，指“葡萄状球菌”[6]。

1.1　菌属定义

葡萄球菌为直径在 0.5~1.5μm 的革兰氏阳性球形，呈单个、成对、四联、短链(3 个或 4 个菌体)状等，特征为多于一个平面分裂而形成不规则的团聚(葡萄串状)排列；无动力，无芽孢。细胞壁含有肽聚糖(peptidoglycan)和磷壁酸(teichoic acid)，肽聚糖中的二氨基酸(diamino acid)为 L-赖氨酸。

除了金黄色葡萄球菌厌氧亚种(*S.aureus* subsp. *anaerobius*)和解糖葡萄球菌(*S.saccharolyticus*)外，兼性厌氧；在有氧条件下生长快且旺盛。通常接触酶阳性，存在细胞色素但氧化酶阴性；多数的种在 10% NaCl 环境中可生长，可在 18~40℃生长(适宜生长温度为 30~37℃)。菌落不透明，白色或奶酪色，有时黄色到橙色；硝酸盐常可被还原为亚硝酸盐。

化能异养，有呼吸和发酵两种代谢类型。某些种主要为呼吸型，另一些种主要为发酵型；电子传递系统中有不饱和甲基萘醌(menaquinones)和细胞色素(cytochromes)a、细胞色素 b，弗氏葡萄球菌(*S.fleurettii*)、缓慢葡萄球菌(*S.lentus*)、松鼠葡萄球菌(*S.sciuri*)和犊葡萄球菌(*S.vitulinus*)还有细胞色素 c；多数的种有类胡萝卜色素(carotenoid pigment)。在厌氧环境下，可从葡萄糖产生 D-乳酸和(或)L-乳酸。因种的不同，乳糖或D-半乳糖通过 D-塔格糖-6-磷酸盐途径(D-tagatose-6-phosphate pathway)或 Leloir 途径代谢。利用碳水化合物和(或)氨基酸为能源，可需氧利用碳水化合物产酸；多数的种发酵葡萄糖的主要产物为乳酸，存在空气时的主要产物为乙酸和 CO_2；多数的种具有Ⅰ类果糖 1, 6-二磷酸醛缩酶(fructose-1, 6-biphosphate aldolase of class Ⅰ)。

营养需要是可变的，多数的种需要一种有机氮源(某种氨基酸和 B 组维生素)；另些种可用硫酸铵作为主要的底物氮。有的种在厌氧生长时，需要尿嘧啶和(或)可发酵性碳源。

对溶葡萄球菌素(lysostaphin)敏感，但对溶菌酶(lysozyme)不敏感；在肽聚糖中，存在有较大量 L-丝氨酸或 L-丙氨酸取代甘氨酸的种，比主要以甘氨酸为肽桥(interpeptide bridge)的对溶葡萄球菌素较不敏感。某些种抗新生霉素，另一些种则敏感；普遍易感的是呋喃唑酮、硝基呋喃类，对红霉素和杆菌肽有抗性。通常敏感的消毒剂为酚及其衍生物、水杨酰苯胺类、二苯脲类、卤素(包括氯和碘)及其衍生物。

葡萄球菌是具有或窄、或宽宿主范围的各种细菌噬菌体(bacteriophages)的宿主。已证明在某些种可通过转导(transduction)、转化(transformation)及细胞-细胞接触的方式传递遗传特征。

自然栖居主要是在温血动物的皮肤、皮肤腺体和黏膜上，宿主范围或窄或宽(种间有差异)。有的可分离于动物产品(肉、乳、奶酪)或自然环境(带菌杂物、土壤、沙、尘、空气或水体)，有的种是人和(或)动物的条件致病菌(opportunistic pathogen)。

细菌 DNA 的 G+C mol%为 27~41(T_m，Bd)。模式种(type species)：金黄色葡萄球菌(*Staphylococcus aureus* Rosenbach 1884)。

1.2　分类位置

按伯杰氏(Bergey)细菌分类系统，在第二版《伯杰氏系统细菌学手册》(*Bergey's Manual of Systematic Bacteriology*)第 3 卷中，葡萄球菌属分类于新建立的葡萄球菌科(Staphylococcaceae fam. nov.)；葡萄球菌科内包括 4 个菌属，依次为：葡萄球菌属、咸海鲜球菌属(*Jeotgalicoccus* Yoon et al. 2003)、巨大球菌属(*Macrococcus* Kloos et al. 1998)、盐水球菌属(*Salinicoccus* Ventosa et al. 1990)；模式属(type genus)：葡萄球菌属[6]。

在葡萄球菌属内，第二版《伯杰氏系统细菌学手册》第 3 卷中共记载了 37 个种及 21 个亚种，另外在附录中还记载了 2 个种。

37 个种依次为：金黄色葡萄球菌、阿氏葡萄球菌(*S.arlettae*)、耳葡萄球菌(*S.auricularis*)、头状葡萄球菌(*S.capitis*)、山羊葡萄球菌(*S.caprae*)、肉葡萄球菌(*S.carnosus*)、产色葡萄球菌(*S.chromogenes*)、科氏葡萄球菌(*S.cohnii*)、香料葡萄球菌(*S.condimenti*)、海豚葡萄球菌(*S.delphini*)、表皮葡萄球菌(*S.epidermidis*)、马葡萄球菌(*S.equorum*)、猫葡萄球菌(*S.felis*)、弗氏葡萄球菌、鸡葡萄球菌(*S.gallinarum*)、溶血葡萄球菌(*S.haemolyticus*)、人葡萄球菌(*S.hominis*)、猪葡萄球菌(*S.hyicus*)、中间葡萄球菌(*S.intermedius*)、克氏葡萄球菌(*S.kloosii*)、缓慢葡萄球菌、里昂葡萄球菌(*S.lugdunensis*)、水獭葡萄球菌(*S.lutrae*)、蝇葡萄球菌(*S.muscae*)、尼泊尔葡萄球菌(*S.nepalensis*)、巴氏葡萄球菌(*S.pasteuri*)、鱼发酵葡萄球菌(*S.piscifermentans*)、普氏葡萄球菌(*S.pulvereri*)、解糖葡萄球菌、腐生葡萄球菌(*S.saprophyticus*)、施氏葡萄球菌(*S.schleiferi*)、松鼠葡萄球菌、模仿葡萄球菌(*S.simulans*)、琥珀葡萄球菌(*S.succinus*)、犊葡萄球菌、沃氏葡萄球菌(*S.warneri*)、木糖葡萄球菌(*S.xylosus*)。

21 个亚种依次为：金黄色葡萄球菌含 2 个亚种——金黄色葡萄球菌金黄色亚种(*S.aureus* subsp. *aureus*)，金黄色葡萄球菌厌氧亚种；头状葡萄球菌含 2 个亚种——头状葡萄球菌头状亚种(*S.capitis* subsp. *capitis*)，头状葡萄球菌解脲亚种(*S.capitis* subsp. *urealyticus*)；肉葡萄球菌含 2 个亚种——肉葡萄球菌肉亚种(*S.carnosus* subsp. *carnosus*)，肉葡萄球菌有益亚种(*S.carnosus* subsp. *utilis*)；科氏葡萄球菌含 2 个亚种——科氏葡萄球菌科氏亚种(*S.cohnii* subsp. *cohnii*)、科氏葡萄球菌解脲亚种(*S.cohnii* subsp. *urealyticus*)；马葡萄球菌含 2 个亚种——马葡萄球菌马亚种(*S.equorum* subsp. *equorum*)，马葡萄球菌涂散亚种(*S.equorum* subsp. *linens*)；人葡萄球菌含 2 个亚种——人葡萄球菌人亚种(*S. hominis* subsp. *hominis*)，人葡萄球菌抗新霉素败血症亚种(*S. hominis* subsp. *novobiosepticus*)；腐生葡萄球菌含 2 个亚种——腐生葡萄球菌腐生亚种(*S.saprophyticus* subsp. *saprophyticus*)，腐生葡萄球菌牛亚种(*S.saprophyticus* subsp. *bovis*)；施氏葡萄球菌含 2 个亚种——施氏葡萄球菌施氏亚种(*S.schleiferi* subsp. *schleiferi*)，施氏葡萄球菌凝聚亚种(*S.schleiferi* subsp. *coagulans*)；松鼠葡萄球菌含 3 个亚种——松鼠葡萄球菌松鼠亚种(*S. sciuri* subsp. *sciuri*)，松鼠葡萄球菌肉亚种(*S. sciuri* subsp. *carnaticus*)，松鼠葡萄球菌啮齿亚种(*S. sciuri* subsp. *rodentium*)；琥珀葡萄球菌含 2 个亚种——琥珀葡萄球菌琥珀亚种(*S.succinus* subsp. *succinus*)，琥珀葡萄球菌奶酪亚种(*S.succinus* subsp. *casei*)。

附录中记载的 2 个种依次为：假中间葡萄球菌(*S.pseudintermedius* Devriese et al. 2005)，猴葡萄球菌(*S.simiae* Pantucek et al. 2005)2 个种。

2　食物中毒概要

初步统计通过中国知识资源总库(CNKI)学术文献总库检出的细菌性食物中毒文献，迄今我国共涉及 24 个菌属，116 个种、亚种或血清型(serovar)，以及一些未确定的种；文献报告 1460 篇(1949~2013 年)，中毒事件 1529 起(1949~2012 年)。

其中由葡萄球菌引起的文献报告 102 篇(1958~2013 年)，中毒事件 106 起(1957~2012 年)，在所有细菌性食物中毒事件的构成比为 6.93%(居第 6 位)。涉及金黄色葡萄球菌、里昂葡萄球菌、白色葡萄球菌(*S.albus*)3 个种，以及个别未确定的种(*Staphylococcus* spp.)；其中主要是金黄色葡萄球菌，其他的种均为罕见的。

2.1　基本信息

在 106 起事件中，由某种葡萄球菌单独引起的 100 起(构成比 94.34%)，与其他病原菌混合引起的 6 起(构成比 5.66%)。显然，葡萄球菌食物中毒事件主要是由某种葡萄球菌单独引起的，这可能与葡萄球菌的生境特征有关。

在与其他病原菌混合引起的事件中，涉及革兰氏阳性的蜡样芽孢杆菌(*Bacillus cereus*)，革兰氏阴性的嗜水气单胞菌(*Aeromonas hydrophila*)、某种变形菌(*Proteus* sp.)，以及有毒蘑菇(牛肝蕈)。

表 22-1 所列是葡萄球菌引起食物中毒 102 篇文献、106 起事件的基本信息；无中毒

死亡事件。

表 22-1　葡萄球菌引起食物中毒的基本信息

内容	金黄色葡萄球菌	里昂葡萄球菌	白色葡萄球菌	未确定种葡萄球菌	合计
文献：数量/篇	98	1	1	2	102
构成比/%	96.08	0.98	0.98	1.96	100
事件：数量/起	102	1	1	2	106
构成比/%	96.23	0.94	0.94	1.89	100
中毒：中毒人数 A	3969	40	13	24	4046
构成比/%	98.10	0.99	0.32	0.59	100
涉及中毒事件数量/起	100	1	1	2	104
构成比/%	96.15	0.96	0.96	1.92	100
每起平均中毒人数	39.69	40	13	12	38.90
其中：①由某种葡萄球菌单独引起的人数	3737	40	13	24	3814
构成比/%	94.15	100	100	100	94.27
涉及事件数量/起	95	1	1	2	99
构成比/%	95	100	100	100	95.19
每起平均中毒人数	39.34	40	13	12	38.53
②与其他病原菌混合引起的人数	232	0	0	0	232
构成比/%	5.85	0	0	0	5.73
涉及事件数量/起	5	0	0	0	5
构成比/%	5	0	0	0	4.81
每起平均中毒人数	46.4	0	0	0	46.4
罹患率：涉及中毒事件数量/起	72	1	1	1	75
同食或分食某种中毒食物人数	9991	270	32	13	10 306
每起平均同食或分食某种中毒食物人数	138.76	270	32	13	137.41
中毒人数 B	2812	40	13	12	2877
每起平均中毒人数	39.06	40	13	12	38.36
罹患率/%	28.15	14.81	40.63	92.31	27.92

注：中毒人数 A，指在文献中明确记述了中毒人数的统计结果(含与其他病原菌混合引起的)；罹患率中的中毒人数 B，指在文献中均明确记述了同食或分食某种中毒食物人数、中毒人数的统计结果(含与其他病原菌混合引起的)。

2.2　最早事件

在检出的葡萄球菌食物中毒事件中，上海市卢湾区卫生防疫站的徐凤山(1958)报告的 1 起是最早的。报告在 1957 年 7 月 18 日，上海某机器零件五金生产合作社发生食物中毒，在午餐食用荷包蛋的 90 人中发病 58 人(罹患率 64.44%)，潜伏期 2~6h；临床表现呕吐、腹泻、头痛、腹痛，有的发热、发冷，个别有虚脱及大小便失禁等症状，1d 左右即痊愈。经检验初步认为，荷包蛋污染了金黄色葡萄球菌的可能性大[7]。

2.3　规模最大事件

按中毒人数、涉及面界定中毒规模，列出 2 起：①陕西省西安市儿童医院的罗兴育等(2001)报告的 1 起儿童金黄色葡萄球菌食物中毒事件，是中毒人数和涉及面均大的。报告分布于 7 所小学的学生在集体食用早餐(所进食物包括皮蛋瘦肉粥、肉汤、牛奶、馍夹鸡蛋、肉包子等)后发病 237 人，其中男 126 例(构成比 53.16%)、女 111 例(构成比 46.84%)，平均年龄(7.9±1.68)岁；潜伏期 2~3h，平均住院 2~3d；首发症状依次为：呕吐的 76 例(构成比 32.1%)，腹痛的 65 例(构成比 27.4%)，恶心的 41 例(构成比 17.3%)，腹部不适的 33 例(构成比 13.9%)，头晕及发热的 12 例(构成比 5.1%)，腹泻的 2 例(构成比 0.84%)；症状发生的频率排列为：呕吐、腹痛、腹泻、恶心、腹部不适、发热、头晕(或头昏)、乏力、头痛、下肢无力、寒战、一过性视物模糊、长叹气及休克，有 18 例(构成比 7.59%)并发心电图异常。这些儿童金黄色葡萄球菌食物中毒的临床特征，除了常见的胃肠道症状外，还有心血管方面的表现，甚至低血压休克，极个别的有脑电图异常[8]。②江苏省江阴市疾病预防控制中心的缪国忠(2013)报告的 1 起是中毒人数最多的。报告在 2012 年 3 月某日，江阴市某中学食堂发生 1 起在 1441 人中出现 240 人(罹患率 16.66%)食物中毒事件，检验证实是由金黄色葡萄球菌污染肉圆食品引起的；检验中发现某厨师左手食指有化脓性伤口(其本人介绍是在前一天划伤的)，认为与食品污染有关。潜伏期最短的 0.7h，最长的 23.2h(平均 10.6h)；临床症状相似，表现腹部不适、呕吐(1~10 次/d)的占 89.17%，腹痛、腹泻(3~18 次/d)的占 65.0%，发热(最高体温 38.9℃)的占 52.0%[9]。

2.4　最严重事件

在检出的葡萄球菌食物中毒文献中，无中毒死亡事件；若按罹患率 100%的事件计严重性，广东省顺德市伦教医院的陈玉石(1998)报告的 1 起是最严重的。报告在 1997 年 6 月 12 日，顺德市某厂工人及企管人员 98 人在厂开设的职工饭堂进食晚餐，其中 86 名工人进食后的 1.5~6h(多在 2.5h)先后发病，临床表现均有腹痛、恶心和呕吐，腹泻的

82 例(构成比 95.35%)、发热的 52 例(构成比 60.47%)、寒战的 43 例(构成比 50%)、脱水的 15 例(构成比 17.44%)、心电图改变的 6 例(构成比 6.98%)、肌痉挛的 4 例(构成比 4.65%)；检验证实是因食用了被金黄色葡萄球菌污染的鱼引起的，12 名企管人员因未吃鱼均未发病[10]。

3　金黄色葡萄球菌(*Staphylococcus aureus*)

在前面有述，金黄色葡萄球菌(*Staphylococcus aureus* Rosenbach 1884)包括两个亚种，即金黄色葡萄球菌金黄色亚种(*S.aureus* subsp. *aureus* Rosenbach 1884)、金黄色葡萄球菌厌氧亚种(*Staphylococcus aureus* subsp. *anaerobius* de La Fuente et al. 1985)。

通常所指的金黄色葡萄球菌，即金黄色葡萄球菌金黄色亚种；种名“*aureus*”取自拉丁语形容词，指“金黄色的”。此菌 DNA 的 G+C mol%为 32~36(T_m, Bd)。模式株(type strain)：ATCC 12600，ATCC 12600-U，CCM 885，CCUG 1800，CIP 65.8，DSM 20231，HAMBI 66，NCAIM B.01065，NCCB 72047，NCTC 8532。GenBank 登录号(16S rRNA)：D83357，L37597，X68417。

金黄色葡萄球菌厌氧亚种，即原归在消化球菌属(*Peptococcus* Kluyver and van Niel 1936)的厌氧消化球菌[*P.anaerobius* (Hamm 1912) Douglas 1957]；种名“*anaerobius*”为现代拉丁语形容词，指“不能生活在空气中的”。此菌 DNA 中 G+C mol%为 31.5~32.7(T_m)。模式株：AVF-7，ATCC 35844，CCUG 37246，CIP 103780，DSM 20714。GenBank 登录号(16S rRNA)：D83355[6]。

3.1　发现历史简介

国内外在早期对葡萄球菌病原学意义的认识，均主要是人的化脓性感染或败血症；之后，认识了金黄色葡萄球菌在食物中毒的病原学意义。

3.1.1　国外简况

有记述根据埃莱克(Elek)的意见，葡萄球菌是在 1871 年由雷克林豪森(von Recklinghausen)和瓦尔代尔(Waldeyer)首次从化脓性病灶中发现的。随后，德国医生、细菌学家科赫(Koch，1843~1910)于 1878 年首次在脓汁中发现了葡萄球菌；1880 年，法国化学家、微生物学家、免疫学家巴斯德(Pasteur，1822~1895)在一患者疖肿的脓汁中发现排列似葡萄串样的细菌后，首次将其给家兔注射并发现可引起发生脓肿；1881 年，苏格兰外科医生奥格斯顿(Ogsten)确证了化脓过程是由葡萄球菌所致。至此，葡萄球菌的致病作用被确认，并使其在化脓性感染中的重要作用日益被关注。有记述在 19 世纪后期，在手术后由葡萄球菌引起的感染经常发生，但被治愈较快；之后这样的感染变得非常严重，当时在英国阿伯丁(Aberden)大学的手术室就挂着“准备去见上帝”这样的标语。

葡萄球菌的命名是由 Ogsten 在 1881 年基于此类细菌易形成葡萄串状排列，选用了希腊语“staphyle”(葡萄)命名的。1883 年，贝克尔(Becker)首先获得了葡萄球菌的纯培养；1884 年，罗森巴赫(Rosenbach)又发现了白色葡萄球菌，还对化脓性葡萄球菌的培养特征做了首次描述，并指明了葡萄球菌与创伤感染和骨髓炎的关系，同时取意于希腊语名词“staphylo”(葡萄串)和“coccus”(颗粒或果实)建立了葡萄球菌属并命名了金黄色葡萄球菌、白色葡萄球菌。1895 年，普塞特(Pusset)又发现了柠檬色葡萄球菌(*S.citreus*)。

在由葡萄球菌引起的食物中毒方面，是沃恩(Vaughan)和斯滕伯格(Sternberger)于 1884 年第一次将葡萄球菌和食物中毒联系起来。之后，德尼斯(Denys)于 1894 年，欧文(Owen)于 1906 年，巴伯(Barber)于 1914 年分别研究了金黄色葡萄球菌食物中毒，先后从引起食物中毒的食物中检出了葡萄球菌；其中的 Barber(1914)成功设计了试验，通过饮用由金黄色葡萄球菌感染引起乳腺炎牛的牛奶，再现了食物中毒症状。直到 1930 年，达克(Dack)等对在芝加哥一次因食用奶油夹心饼引起的食物中毒事件进行了细致的细菌学研究，再次阐明了金黄色葡萄球菌的致病作用，并证明是由金黄色葡萄球菌产生的毒素引起的。至此，金黄色葡萄球菌作为食物中毒的病原菌被明确认定；之后，有关金黄色葡萄球菌引起食物中毒的报告也日益增多。例如，在 1981~1995 年，韩国共记载了 64 起葡萄球菌食物中毒事件，中毒 2430 人，在有记载的所有葡萄球菌食物中毒事件中占了 16.5%(Lee et al.，2001)。在 1980~1995 年，日本共暴发了 2525 起葡萄球菌食物中毒事件，中毒 59 964 人，其中死亡 3 人；在这些事件中最主要的媒介食物是大米、饭团和腐竹，最重要的葡萄球菌肠毒素(staphylococcal enterotoxin，SE)是 SEA 及 SEA 和 SEB 的组合(Shimizu et al.，2000)。近年来有记录最大规模的一次葡萄球菌食物中毒是于 2000 年 6~7 月发生在日本关西区(Kansai district)的 13 420 人中毒事件，主要的媒介食物是同一来源的脱脂奶粉，1 株产生 SE 的菌株是导致食物中毒的病原菌；在所有受访患者中有 83.4%的潜伏期在 6h 内(在 3~4h 为发病高峰期)，有 73.3%的患者表现了呕吐症状，有 75.9%的患者出现了腹泻；据估计，在此次中毒事件中每个人摄入的 SEA 量在 20~200ng(Asao et al.，2003)[2,11~16]。

在此，将苏应雄《早餐引起的一桩命案》(1992)一文中的一些内容列出供参考，这是一起比较特殊的葡萄球菌食物中毒事件。文中记述在 1975 年，国外一家航空公司的一位主事厨师突然自杀了，经警方调查事情的起因原来只是一顿早餐。这一年盛夏的一天清晨，一架飞往哥本哈根的日本大型客机停在阿拉斯加的安克雷奇加油时，可口的火腿和煎蛋卷被送上了飞机，这些食品是一位勤劳的厨师在头天晚上加班制作的。旅客们在飞行途中高兴地吃了早餐，殊不知吃后不到几小时，包括飞行员在内的 150 多人都出现了剧烈的呕吐或腹泻，大家争先恐后跑厕所，飞机几乎不能降落。调查表明，原来这位厨师手上有伤口，带伤制作好的火腿又未冷藏保存，加上当时气温、食品本身的条件等都适宜细菌繁殖，引起严重的葡萄球菌食物中毒。事后，虽然所有的人员都得救了，但这位厨师由于内疚自杀身亡[17]。

3.1.2　国内简况

在我国，对葡萄球菌及葡萄球菌病的研究是比较早的。早在 1949 年，文中进等论述了在马匹中发生的葡萄球菌病以后，多有在人及不同种动物发生葡萄球菌病的报告[18]。

原南京中央医院的徐采等(1950)报告自 1947 年 7 月至 1949 年 11 月，在南京中央医院诊治的败血症患者 65 例中，由金黄色葡萄球菌引起的 18 例(构成比 27.69%)，其中死亡 7 例(病死率 38.89%)；在检出的文献中，这是对金黄色葡萄球菌引起感染发病最早的明确描述[19]。之后，上海第一医学院的谢淑贞等(1956)报告，对 1945~1955 年的 11 年间，在上海第一医学院附属第一医院和第二医院诊治的 116 例葡萄球菌败血症患者进行了临床分析，表现均有全身中毒症状或脓血病征，死亡 47 例(病死率 40.5%)；对血液做细菌培养检验有 112 例阳性(构成比 96.6%)、4 例阴性(构成比 3.4%)，但其骨髓细菌培养均阳性，111 例(构成比 95.7%)为金黄色葡萄球菌、5 例(构成比 4.3%)为白色葡萄球菌；对其中 32 例的分离菌做血浆凝固酶(coagulase)试验，其中 23 例的阳性(阳性率 71.9%)、9 例的阴性(阴性率 28.1%)[20]。原山东济宁专区人民医院的董殿阶(1959)报告在 1953 年 11 月至 1959 年，济宁专区人民医院收治经血液细菌培养证实由金黄色葡萄球菌引起的败血症患者 135 例，半数以上的年龄在 11~30 岁，死亡 49 例(病死率 36.3%)[21]。浙江医科大学的马亦林(1961)报告在 1954 年初至 1959 年 6 月底，浙江医科大学附属第一医院收治经细菌培养证实为金黄色葡萄球菌引起的败血症患者 112 例，表现有迁徙性并发症的 92 例(构成比 82.14%)，年龄多在 10~40 岁，死亡 37 例(病死率 33.04%)[22]。

在由葡萄球菌引起的食物中毒方面，黄炯元(1954)、康白等(1954)分别发表文章，对葡萄球菌食物中毒做了临床特征、传播途径、细菌检验、预防等方面较详细的介绍[23,24]。之后，前面已述的徐凤山(1958)最早报告了 1957 年 7 月发生在上海市的 1 起因食用金黄色葡萄球菌污染荷包蛋引起的 58 人食物中毒事件[7]。此后，多有由葡萄球菌(主要是金黄色葡萄球菌)引起食物中毒事件发生的报告。

另外，浙江医科大学的何南祥等(1959)较早报告了金黄色葡萄球菌在正常人鼻腔的带菌情况及对抗菌类药物的耐药性，在受检验的浙江医科大学第一医院医护人员 102 人中有 14 人阳性(阳性率 13.73%)，杭州某中学 72 名学生中有 5 人阳性(阳性率 6.94%)；从医护人员(医院内)分离的菌株均对青霉素耐药，从学生中(医院外)分离的菌株均对青霉素敏感，从医护人员(医院内)分离的菌株有的也对链霉素、氯霉素、土霉素等有抗性[25]。黑龙江省应用微生物研究所(1978)较早开展了葡萄球菌毒素、类毒素及免疫学研究，通过选择 1 株从临床分离的金黄色葡萄球菌制备了外毒素，经用甲醛脱毒及提纯精制成了类毒素，琼脂扩散试验和免疫电泳显示该类毒素主要由两种蛋白质抗原组成；通过对动物(豚鼠、家兔)的接种试验及临床疗效试验，表明具有明显的免疫保护效果，主要为体液免疫作用，也有细胞免疫功效[26]。

这些早期在葡萄球菌感染及食物中毒方面的报告和相关文献，在我国对葡萄球菌病及相应病原葡萄球菌的研究方面发挥了引领作用。此后，在人及多种动物葡萄球菌病及相应病原学研究方面的报告逐年增多，60 余年来对其研究不断深入，且目前仍是人及动物细菌类感染病研究中的一个热点。

3.2　生物学性状

对葡萄球菌的主要生物学性状研究，是在球菌中相对较多的，尤其是对金黄色葡萄球菌。本书作者陈翠珍等(1989)也曾对分离于动物的病原金黄色葡萄球菌进行了主要理化性状检验，现综合一些相关资料做如下简要记述[27]。

3.2.1　形态与培养特征

典型的葡萄球菌呈球形，有时略呈椭圆形，菌体直径多数在 0.4~1.2μm(平均为 0.8μm)，其大小常不一致；革兰氏阳性(图 22-1)，但当衰老、死亡或被中性粒细胞吞噬后的则常转为革兰氏阴性；在某些抗菌药物如青霉素的影响下，可诱导成 L 型；由于细菌发育繁殖时做多个平面不规则的分裂，其排列呈堆积的葡萄串状并因此得名，但在脓汁或液体培养基中的生长物常排列成双链状或短链状，易被误认为是链球菌(*Streptococcus*)；无鞭毛、无芽孢，除极幼龄的培养物可见到荚膜外，一般不形成荚膜。做磷钨酸负染色标本，置透射电子显微镜下观察可见菌体球状、表面似有皱褶(图 22-2)。

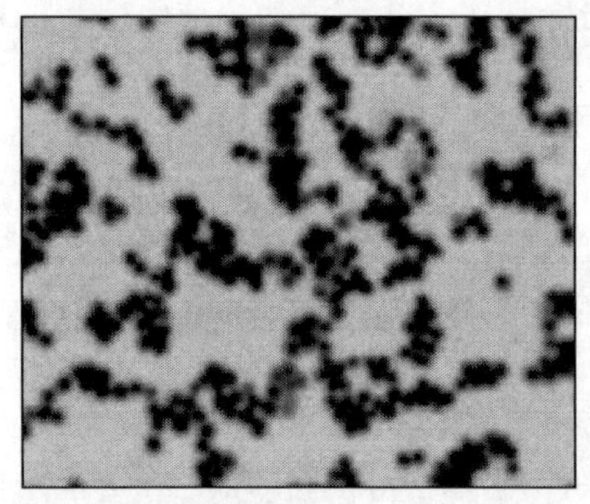

图 22-1　金黄色葡萄球菌(*S.aureus*)在普通营养琼脂培养基上 37℃培养 24h 的革兰氏染色形态(G^+)(见彩图)

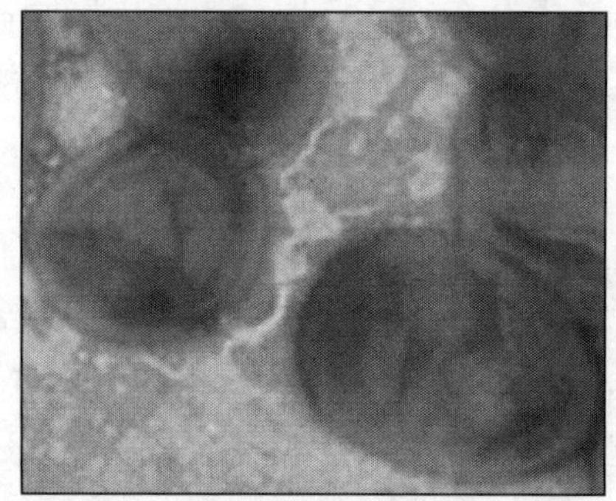

图 22-2　金黄色葡萄球菌在普通营养琼脂培养基上 37℃培养 24h 的负染色透射电镜形态(显示球状菌体及表面皱褶，原×4000)(见彩图)

对营养要求不高，在普通营养培养基中可良好生长，若加入血液或葡萄糖则生长更佳；多数葡萄球菌为需氧或兼性厌氧，在 20%的 CO_2 环境中有利于毒素的产生；最适生长温度为 37℃，最适 pH 为 7.4；耐盐性强，在含 10%~15% NaCl 的培养基中仍能生长，因此可用高盐的选择性培养基分离培养葡萄球菌。在普通营养肉汤中生长迅速，37℃培养 24h 后呈均匀混浊生长，管底稍有沉淀，摇动时易消散；在普通营养琼脂培养基上培养 24~48h 后，形成圆形、凸起、边缘整齐、表面光滑、湿润有光泽、不透明、直径通常在 1~2mm 的菌落(图 22-3)，菌落初呈白色，随后因菌种不同发展成金黄色、白色或柠檬色等(金黄色葡萄球菌的菌落则为金黄色)，该色素为脂溶性的胡萝卜素类以致仅为菌落着色，22℃室温、CO_2、光线及培养基中的葡萄糖或牛乳等有利于色素的形成；在血液(常用家兔血液)营养琼脂培养基上，形成的菌落较大些，且多数致病性葡萄球菌能形成明显的 β-溶血(图 22-4)；由于致病性的葡萄球菌能产生卵磷脂酶，因此在卵黄高盐琼脂培养基上的菌落周围可形成白色沉淀环，易于辨认且可用于筛选致病的葡萄球菌。

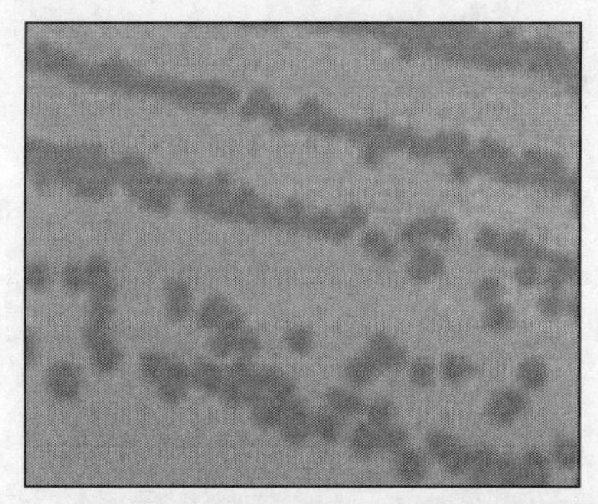

图 22-3　金黄色葡萄球菌在普通营养琼脂培养基上 37℃培养 48h 的生长情况及菌落特征（显示菌落金黄色）(见彩图)

图 22-4　金黄色葡萄球菌在血液(家兔脱纤血)营养琼脂培养基上 37℃培养 48h 的生长情况及菌落特征(显示 β-溶血)(见彩图)

3.2.2　生化特性

葡萄球菌的接触酶阳性，对糖的发酵反应不规则，多数能分解葡萄糖、麦芽糖及蔗糖产酸(不产气)，多数致病性的葡萄球菌能分解甘露醇产酸、液化明胶和产生血浆凝固酶，多数菌株分解尿素产氨，还原硝酸盐；所有金黄色葡萄球菌能产生大量的核酸酶，因此有人认为测定 DNA 酶和测定血浆凝固酶具有同等价值。

3.2.3　抗原结构与免疫学特性

已发现的葡萄球菌抗原在 30 种以上,但对其化学组成和生物学活性等所了解的仅在少数，其细胞壁和表面的抗原主要包括葡萄球菌 A 蛋白(staphylococcal protein A，SPA)和多糖抗原两类。

3.2.3.1　SPA

SPA 是存在于葡萄球菌表面，结合在细胞壁黏肽部分的一种表面蛋白，为完全抗原，具有种属特异性、无型别特异性，具有抗吞噬细胞的吞噬作用。90%以上的金黄色葡萄球菌菌株具有此抗原(但在不同菌株间的含量差异悬殊)，表皮葡萄球菌和腐生葡萄球菌一般无此抗原。由于 SPA 能与人及一些动物的 IgG 的 Fc 段非特异性结合，因此可进行多种免疫学测定，其中最常用的是协同凝集试验(coagglutination)[28]。

3.2.3.2　多糖抗原

多糖抗原是半抗原，具有型特异性，存在于细胞壁，包括 A、B、C 三种。A 型多糖抗原是带有 β-N-乙酰葡萄糖胺的核糖醇，存在于绝大多数金黄色葡萄球菌菌株中；B 型多糖抗原是甘油磷壁酸，分离自非致病性葡萄球菌；C 型多糖抗原，可分离自致病性菌株和非致病性菌株[29]。

3.2.3.3　血清型

葡萄球菌的抗原成分十分复杂，有菌细胞上的抗原，也有分泌到菌细胞外的抗原。例如，葡萄球菌肽聚糖和磷壁酸，金黄色葡萄球菌的荚膜成分、SPA、团聚因子、游离血浆凝固酶、溶血素、杀白细胞素、肠毒素和剥脱毒素等，表皮葡萄球菌和腐生葡萄球菌产生的葡激酶、磷酸酶、DNA 酶和透明质酸酶等，表皮葡萄球菌产生的溶葡萄球菌素和 α-溶血素等都是抗原。Oeding(1957)用特异性吸收葡萄球菌免疫血清的方法，制备了金黄色葡萄球菌的 8 种单因子血清(ac、a、b、c、e、h、i、k)，做玻片凝集试验将 223 株金黄色葡萄球菌中的 209 株分成 4 个型和若干亚型；能与 e 因子或同时与 i 因子血清起反应的为Ⅰ型，不能与 e、i、k 因子血清起反应的为Ⅱ型，能与 i 因子但不能与 e 因子血清起反应的为Ⅲ型，能同 k 因子血清反应的为Ⅳ型；尚有 14 株菌不能分型。Hochkeppel 等用 5 型和 8 型荚膜多糖的单克隆抗体对 295 株金黄色葡萄球菌进行分型表明，26%的菌株是荚膜多糖 5 型，55%的菌株为荚膜多糖 8 型，19%的菌株不能分型。Krikeler 等用免疫印迹法对金黄色葡萄球菌的细胞外蛋白质进行免疫学分析，比较在流行病学上有关的菌株，结果表明印迹型和噬菌体型有明显的一致性。金黄色葡萄球菌的血清学分型已证实，其表面有 30 种以上的凝集原或型抗原存在[15]。

3.2.3.4　免疫学特性

金黄色葡萄球菌抗原具有良好的免疫原性，被金黄色葡萄球菌感染后耐过或接种免疫动物，其机体能产生相应的免疫应答，主要为体液免疫抗体反应。

尽管由金黄色葡萄球菌引起的食物中毒主要是肠毒素(enterotoxin)的作用，但在有的病例中金黄色葡萄球菌血清的抗体有时会在一定时限内出现且效价明显升高，这或许也可作为辅助诊断的参考。例如，江苏省南京市六合区疾病预防控制分中心的魏红琴(2009)报告在 2008 年 8 月，在六合区某酒店举办的一场生日宴中，参加宴会的 24 人因食用被金黄色葡萄球菌污染牛肉发生 10 人中毒(罹患率 41.7%)，潜伏期 4~8h；临床以恶心、呕吐、腹痛(上腹部绞痛)、腹泻(米泔水样便)为主；其中 1 例重症患者有头晕、脱水等症状，采集此患者发病当日和病后 8d 血清，以分离的菌株为抗原进行血清凝集试验，结果当日的血清抗体效价为 1∶10，病后 8d 的血清抗体效价为 1∶80[29]。

3.2.4　肠毒素型

葡萄球菌肠毒素(SE)主要由凝固酶阳性的金黄色葡萄球菌产生，在 20℃以上经 8~10h 培养即可产生大量的 SE。按 SE 的抗原性和等电点等的不同，可将 SE 分为 A、B、C、D、E 和 F 共 6 个免疫型或血清型(分别称为 SEA、SEB、SEC、SED、SEE 和 SEF)，同一菌株能产生一型或两型以上的 SE(但一般是以其中的 1 个型为主)。SE 是一种可溶性蛋白质，呈单一的多肽链，含有较多的赖氨酸、酪氨酸、天冬氨酸和谷氨酸，不含糖和脂类，分子质量为 27.5~30kDa，耐热(经 100℃煮沸 30min 不被破坏)，也不受胰蛋白酶的影响。其中的 SEC 包括 C1、C2、C3 三个亚型，它们之间的抗原决定簇差异较小，免疫反应性相同，分子质量接近(约 27kDa)。

另外，1978 年美国学者 Todd 首次报告了中毒性休克综合征 TSS，研究证明其病原菌为金黄色葡萄球菌，所产生的 SE 被命名为 SEF，也曾被称为热源性外毒素 C(pyrogenic exotoxin C，PEC)；在 1984 年 Igarashi 证明 SEF 和 PEC 是同一种毒素，同年在美国威斯康星大学召开的 TSS 国际专题学术会议上被定名为中毒性休克综合征毒素-1(toxic shock syndrome toxin-1，TSST-1)。此外，在近些年还发现了 SEG、SEH、SEI、SEJ、

SEK、SEL、SEM、SEN、SEO、SEP、SEQ、SEU 等新型的 SE[13,30~33]。

3.2.5　噬菌体型

1952 年，国际上开展了对金黄色葡萄球菌的噬菌体分型工作，并建立了国际噬菌体分型方法。1953 年，国际微生物学会建议用 4 组共 19 株噬菌体作为金黄色葡萄球菌分型的基本噬菌体，即Ⅰ组，29、52、52A、79；Ⅱ组，3A、3B、3C、55；Ⅲ组，6、7、42E、47、53、54、70、73、75、77；Ⅳ组，420。后来，Anderson 等建议增加 71 和 80 株。1958 年，国际微生物学会建议用 5 组共 21 或 22 株噬菌体作为金黄色葡萄球菌分型的基本噬菌体，即Ⅰ组，29、52、52A、79、80；Ⅱ组，3A、3B、3C、55、71；Ⅲ组，6、7、42E、47、53、54、75、77；Ⅳ组，420；不定组，81、187；或者在第Ⅲ组中增加 83A。目前用于对金黄色葡萄球菌分型的国际基本噬菌体是 4 组共 23 株，即Ⅰ组，29、52、52A、79、80；Ⅱ组，3A、3C、55、71；Ⅲ组，6、42E、47、53、54、75、77、83A、84、85；M(混合)组，81、94、95、96。

按照菌株的基本噬菌体溶解谱不同，可将金黄色葡萄球菌分为 4 个或 5 个组和若干个型。由于金黄色葡萄球菌是最常见的病原菌，因此国外许多大医院和地方保健所的实验室都开展了金黄色葡萄球菌的噬菌体分型工作，有一半以上的国家中心报道用国际基本噬菌体可以对 80%的金黄色葡萄球菌菌株进行分型。Jette 对 13 579 株金黄色葡萄球菌临床株和环境株进行噬菌体分型，发现 25%的菌株对噬菌体 94、95 和 96 株敏感；Collins 等发现 25%的耐新青霉素Ⅰ的金黄色葡萄球菌菌株是 6/47/54/81 型，80/81 型、52A/79 型、94 型和 96 型是流行最广的病原菌株[15]。

3.2.6　质粒型

用琼脂糖凝胶电泳法测定菌株质粒的大小和数量，是对葡萄球菌分型的一种有用的方法。金黄色葡萄球菌、表皮葡萄球菌、中间葡萄球菌、模仿葡萄球菌、溶血葡萄球菌、沃氏葡萄球菌、人葡萄球菌、头状葡萄球菌、科氏葡萄球菌和腐生葡萄球菌等许多种葡萄球菌，都有复杂的质粒种类和不同数量的质粒。菌株之间质粒也有显著差异，一些菌株可携带 5~10 个不同的质粒。葡萄球菌的质粒，可通过接合方式在种间和种内传递。Kloos 等测定了 13 种共 342 株葡萄球菌的质粒成分，结果表明，$M_r \geqslant 3.0\times10^9$ 的大质粒在葡萄球菌中并不普遍存在；M_r 为 1.5×10^4~2.9×10^7 的中等大小质粒在松鼠葡萄球菌、中间葡萄球菌、鸡葡萄球菌和模仿葡萄球菌中不存在或仅偶然存在，但存在于 55%的金黄色葡萄球菌菌株、79%的表皮葡萄球菌菌株和 86%的腐生葡萄球菌菌株中；大多数种类的葡萄球菌都普遍存在小质粒，由此可以证实某些种类或某些菌株的葡萄球菌是不同的质粒型。金黄色葡萄球菌的中等大小的质粒其 M_r 为 2.0×10^7，这种质粒与 β-内酰胺酶的产生和对红霉素的耐药性有关，其复制与细菌染色体的复制同步，因此每个细菌通常只含 1 个。金黄色葡萄球菌的小质粒的 M_r 是 3.0×10^6，携带对四环素和氯霉素的耐药基因，质粒独自复制，因此 1 个细菌可含多个这种质粒。Archer 等对分离于 15 个人的表皮葡萄球菌进行质粒分型，结果表明，没有 1 株菌有相同的质粒型；相反，对从 36 个表皮葡萄球菌感染患者分离的表皮葡萄球菌进行质粒型分析，却有 32 个患者的表皮葡萄球菌分离株是相同的质粒型。Parisi 等和 Mickelsen 等对一些表皮葡萄球菌菌株的质粒型分析，也获得了类似结果[15]。

3.2.7　生境与抗性

葡萄球菌在自然界广泛存在，如空气、土壤、水及日用物品，人或动物的皮肤表面和鼻、咽、肠道也经常有葡萄球菌的存在，在健康人的外耳道、鼻腔的带菌率为 40%~44%；葡萄球菌对外界因素的抵抗力，通常强于其他无芽孢细菌。

3.2.7.1　生境

在我国多有葡萄球菌在食品中分布情况的检验报告，且金黄色葡萄球菌在食品的污染广泛，其中检出率高的主要是肉类食品，也是容易导致发生食物中毒的主要食品类。例如：①江苏省扬州市疾病预防控制中心的巢国祥等(2006)报告，对在 2003~2005 年采集于 8 类食品的 1243 份样品进行了金黄色葡萄球菌检测，共检出金黄色葡萄球菌 87 株(检出率 6.99%)。其中从 365 份生肉(猪肉、鸡肉、牛肉、羊肉)样品中检出 40 株(检出率 10.96%)，384 份熟食(散装熟食制品)样品中检出 12 株(检出率 3.13%)，209 份生牛奶(采集于 20 个奶牛场)样品中检出 34 株(检出率 16.27%)，89 份水产品(采集于集贸市场)样品中检出 1 株(检出率 1.12%)；从 61 份蔬菜(采集于集贸市场)、58 份鲜鸡蛋(采集于市区大饭店餐饮部)、30 份酸奶(采集于市区牛奶加工厂)、47 份冰淇淋(采集于市区冷饮快餐店)，均未检出[34]。②上海交通大学的李自然等(2013)报告，对在 2010 年 8 月至 2011 年 1 月采集食品样品 505 份，进行了金黄色葡萄球菌分布情况的检验；结果在被检的食品样品中均有检出，总检出率 23.17%(117/505)。按检出率依次为生鲜肉 32.86%(23/70)，速冻食品 26.67%(12/45)，生牛乳 26.25%(63/240)，水产品 16.0%(4/25)，果蔬 13.75%(11/80)，豆制品 8.89%(4/45)[35]。

3.2.7.2　抗性

葡萄球菌在干燥脓汁、痰液中可存活 2~3 个月，60℃加热 1h 或 80℃加热 30min 才被杀死，在 2%苯酚中 15min 或 1%升汞中 10min 开始死亡，耐盐性强(在含 10%~15% NaCl 的培养基中仍能生长)；同其他革兰氏阳性菌一样，对碱性染料敏感，如 1∶(100 000~200 000)的甲紫溶液可抑制其生长；近年来由于广泛应用抗生素，耐药菌株逐年增多，目前金黄色葡萄球菌对青霉素 G 的耐药株高达 90%，甚至更多[2,36]。

上述巢国祥等(2006)报告对从食品中检出的 87 株菌，进行了药物敏感性测定。结果对供试的米诺四环素、万古霉素、替考拉宁、利福霉素、呋西地酸、呋喃西林、奎宁始霉素-达福普汀等敏感或中度敏感，对青霉素、四环素、苯唑西林、红霉素、庆大霉素、克林霉素、诺氟沙星、复方新诺明、左旋杀星等表现不同程度耐药；其中 3 株菌对所有药物敏感，84 株菌产生了 30 种耐药谱[34]。

3.3　病原学意义

葡萄球菌是一种持久性的病原菌，在公共场所和医院表现尤为突出。其中以金黄色葡萄球菌的致病作用最强，且在临床感染中也最为常见；其次是表皮葡萄球菌，其他种葡萄球菌也可偶尔作为病原菌被检出。

3.3.1　人的金黄色葡萄球菌感染病

人的金黄色葡萄球菌感染病是比较多见的，包括食物中毒及多种类型的局部组织器官化脓性、炎性感染和败血症等。

3.3.1.1　食物中毒

综合相关的记载和报告，由金黄色葡萄球菌引起的细菌性食物中毒临床主要表现恶心、呕吐、腹泻等胃肠道症状，以及发热、头痛、头晕等，通常表现发病急、恢复较快，预后一般均良好。

在我国多有由金黄色葡萄球菌引起食物中毒发生的报告，多为单独引起的，也有的是与其他病原菌混合引起。以下是通过 CNKI 学术文献总库检出的金黄色葡萄球菌食物中毒相关情况。

(1)基本情况　在检出的 98 篇文献、102 起事件中，单独引起的 92 篇文献，96 起事件，在总事件数量的构成比为 94.12%；与其他病原菌混合引起的 6 篇文献，6 起事件，在总事件数量的构成比为 5.88%。无中毒死亡事件。

在与其他病原菌混合引起的 6 起事件中，与蜡样芽孢杆菌的 3 起，与某种变形菌、嗜水气单胞菌、有毒蘑菇(牛肝蕈)的各 1 起。由此得出，金黄色葡萄球菌较易与蜡样芽孢杆菌一同污染食物，需在对细菌性食物中毒的病原菌检验中予以注意。

1)发生地区：在 102 起金黄色葡萄球菌食物中毒事件中，涉及 25 个省(区、市)，缺乏明显的区域分布特征；具体的事件数量(起)见表 22-2(按事件数量依次排列)。

表 22-2　102 起金黄色葡萄球菌食物中毒事件的发生地及数量

序号	省(区、市)	起数	序号	省(区、市)	起数	序号	省(区、市)	起数	序号	省(区、市)	起数
1	广东	12	8	四川	5	15	海南	2	22	河北	1
2	河南	10	9	福建	5	16	贵州	2	23	江西	1
3	广西	9	10	江苏	5	17	上海	2	24	湖北	1
4	浙江	8	11	北京	4	18	陕西	2	25	重庆	1
5	山东	7	12	安徽	4	19	黑龙江	1	合计	25	102
6	内蒙古	6	13	新疆	4	20	宁夏	1			
7	湖南	6	14	辽宁	2	21	甘肃	1			

2)发生年份：在 102 起金黄色葡萄球菌食物中毒事件中，按报告的年份涉及 32 个(不含未明确记述的)；以在近些年的为多，但并不存在年份流行病学特征。具体的事件数量(起)见表 22-3(按事件数量依次排列)。

表 22-3 102 起金黄色葡萄球菌食物中毒事件的发生年份及数量

序号	年份	起数	序号	年份	起数	序号	年份	起数	序号	年份	起数
1	2006	12	10	2004	4	19	1992	2	28	1984	1
2	2003	9	11	1998	4	20	2001	2	29	1991	1
3	2007	7	12	2009	3	21	2002	2	30	1995	1
4	2008	7	13	2010	3	22	2005	2	31	1999	1
5	1997	6	14	1974	2	23	2012	2	32	2000	1
6	未记述	5	15	1981	2	24	1957	1	33	2011	1
7	1993	4	16	1986	2	25	1975	1	合计	32	102
8	1994	4	17	1987	2	26	1976	1			
9	1996	4	18	1990	2	27	1979	1			

3) 发生规模：在 102 起金黄色葡萄球菌食物中毒事件中，中毒的发生规模及罹患率差异较大，最小的 1 起 2 人中毒，最大的 1 起 240 人中毒，多为群体(聚餐或分食同种被污染食物)发生；与其他细菌性食物中毒事件相比，常是表现为较高的罹患率，但中毒规模在多数情况下不是很大。

罹患率 100%的 20 起 351 人(平均 17.55 人/起)，最小的 1 起 2 人，最大的 1 起 86 人；罹患率最低的 1 起为 5.91%(13/220)；统计 72 起的平均罹患率为 28.15%(表 22-1)。

A. 规模小的事件：以 2 起为例，分别如下。①安徽省合肥市瑶海区疾病预防控制中心的刘川玲(2008)报告在 2006 年 8 月 25 日，范某在瑶海区某食品公司蛋糕店某分店为孩子定制了约 1.0kg 的生日蛋糕，当日晚约 7 时 30 分为孩子过生日，同时请了邻居 1 孩子一同食用，夜间约 12 时孩子开始出现恶心、呕吐、腹痛、腹泻等消化道症状，住院治疗 3d 出院；检验证实，是由金黄色葡萄球菌污染蛋糕引起的[37]。②江苏省宜兴市卫生防疫站的郭文峰等(1996)报告在 1994 年 10 月 23 日下午 1 时左右，宜兴市徐舍镇王某从一个体副食店购买了火腿肠与两个小孩同食，3 时左右均发病，主要症状为恶心、剧烈反复呕吐、多次腹泻(水样便)，住院治疗 2d 出院；检验证实，是由金黄色葡萄球菌污染火腿肠引起的[38]。

B. 规模大的事件：以 2 起为例，分别如下。①在前面有述，罗兴育等(2001)报告的 1 起儿童金黄色葡萄球菌食物中毒 237 人事件，是中毒人数和涉及面(分布于 7 所小学)均大的[8]。②在前面有述，缪国忠(2013)报告的 1 起 240 人金黄色葡萄球菌食物中毒事件，是中毒人数规模最大的[9]。

4) 最早的事件：在检出的金黄色葡萄球菌食物中毒事件中，前面有述由徐凤山(1958)报告发生在 1957 年的 1 起是最早的[7]。

(2) *流行病学表征*　由金黄色葡萄球菌引起的食物中毒，主要通过由此菌污染且加热不足的含蛋白质、淀粉类高的食物传播；此外，也可通过使用被此菌污染的厨具或容器等引起。

1) 中毒食物：初步统计 102 起事件中经检验明确或相关中毒食物的 81 起(构成比 79.41%)，主要涉及被金黄色葡萄球菌(或其毒素)污染的肉类(36 起)食品(构成比 44.44%)，其中牛肉类 9 起、猪肉类 8 起、鸡肉类 7 起、未明确的肉类 4 起、鸭肉类 3 起、火腿肠 2 起、卤肉类 2 起、马肉类 1 起；奶及奶制品的 7 起(占 8.64%)，其中牛奶的 4 起、羊奶的 2 起、奶制品的 1 起；糯米饭类的 6 起(占 7.41%)，其中糯米糍粑的 3 起、糯米糕的 1 起、糯米饭的 1 起、粑丝的 1 起；其他依次为面包类的 4 起、米饭类的 4 起、鱼类的 3 起、蛋糕类的 3 起、黄金卷的 2 起、红苕泥饼的 1 起、肠粉的 1 起、荷包蛋的 1 起、酸辣粉的 1 起、甜酒酿的 1 起、饭面的 1 起、炒土豆丝的 1 起、馒头的 1 起、速冻饺子的 1 起、三文治的 1 起、拉面的 1 起、臭豆腐干的 1 起、凉皮的 1 起、河粉的 1 起、冷拼盘的 1 起、小笼蒸包的 1 起。未明确记述的 21 起(构成比 20.59%)。

2) 传播途径：综合分析金黄色葡萄球菌引起食物中毒的传播途径，主要有以下几种形式。①金黄色葡萄球菌及其肠毒素直接污染食物引起；②由于食品加工、运输、储存不规范引起的交叉污染导致发病；③烹调加热不充分时仅部分金黄色葡萄球菌被杀死或部分肠毒素被灭活，残存的仍可致病；④烹调过的食物盛放于被污染的容器内或使用被污染的厨具再加工其他食品时，也可引起；⑤餐饮工作人员带菌污染食品及用具的，也可引起就餐的健康者感染。

食物供应的全球化使食物充足且价格便宜的同时，也为潜在的食源性病原菌快速及广泛传播创造了条件，在动物源性生食物中的金黄色葡萄球菌高检出率，说明了在食物生产过程中食品安全的重要性。例如，在前面有记述的巢国祥等(2006)报告，对 2003~2005 年采集于 8 类食品的 1243 份样品进行金黄色葡萄球菌检测，检出的金黄色葡萄球菌 87 株(检出率 6.99%)，主要是从生牛奶和生肉(猪肉、鸡肉、牛肉、羊肉)及熟食样品中检出的[34]；李自然等(2013)报告，对在 2010 年 8 月至 2011 年 1 月采集食品样品 505 份进行金黄色葡萄球菌检测，总检出率 23.17%，主要是分布于生鲜肉类[35]。

生肉中的金黄色葡萄球菌，主要来源于恒温动物(包括人类)、环境及患病动物本身，生肉制品在食物链中对食源性病原菌的传播起重要作用，生肉产品中的金黄色葡萄球菌，往往成为其他产品(如熟食)的污染来源；熟食是金黄色葡萄球菌食物中毒的主要食品，熟食产品为即食性食品，从熟食店购买的熟食若未及时食用且未冷藏，则污染的金黄色葡萄球菌易在其中生长繁殖并产生肠毒素导致食物中毒。患乳房炎的奶牛(羊)是生牛(羊)奶中金黄色葡萄球菌的主要来源，另外则是挤奶设备、挤奶及运输过程中的交叉污染。

在食用患病动物肉、奶及通过正在被感染的食品加工人员传播引起金黄色葡萄球菌食物中毒方面，多有比较典型的案例。

A. 举例 1：在食用患病动物肉方面，山东黄岛卫生检疫局的张庆芳(1994)报告，本地某肉食加工户宰杀一匹正在患病(鼻腔流脓)的马，煮熟马肉置于盛过生肉的铁盘中，在食用的 30 人中发病 28 人(罹患率 93.33%)，潜伏期 1~6h(平均 2.5h)；主要表现腹痛、恶心、呕吐、头晕症状，病程 1~2d，预后良好；检验证实是由非溶血性金黄色葡萄球菌污染熟马肉引起，认为此马在宰杀前可能已被金黄色葡萄球菌感染[39]。

B. 举例 2：在饮用病牛奶方面，江西省南昌市卫生防疫站和南昌市西河砖瓦厂职工医院(1977)报告的1起因饮用金黄色葡萄球菌污染牛奶引起的事件是比较典型的。报告在1976年10月1日，西河砖瓦厂职工医院陆续收到呕吐病例就诊，调查发现当日早餐均饮用了由该厂附设奶牛场饲养奶牛的奶，在接受这种“外送奶”的28户中，饮用37人，发病34人(罹患率91.89%)；潜伏期在0.5~5h(平均3.07h)，多在(28例)3h内(构成比82.35%)；表现发病急，多数(29例)患者(构成比85.29%)恶心、剧烈和反复呕吐，12例(构成比35.29%)腹泻(稀便、水样或蛋花样便)，8例(构成比23.53%)上腹部痛，7例(构成比20.59%)有38℃以下的微热，少数有头晕、头痛、腹胀、畏寒的症状。

同时，此中毒事件也是葡萄球菌通过发病动物(急性化脓性乳腺炎病牛)直接传播到人比较典型的病例。在当日早上用于挤奶的2头牛中的1头为乳腺炎病牛，乳房很硬且奶中有团块状物，与另1头健康牛共挤奶7~7.5kg，混合置室温25min后未过滤就直接煮10min左右，煮沸后过滤装入奶桶，放置1h后外送。此牛为已长期患有大叶性乳腺炎的病牛，9月29日始局部又发炎，30日晚明显发病；10月1日早上挤奶时明显发热(体温41.4℃)，下午检查在左侧乳房未见异常，右侧乳房(尤其是后乳房)红肿显著且有大硬结；右前乳房的奶呈淡黄色、混浊并有较大的黄白色凝块，右后乳房的奶呈黄色并带微红的脓样，均检出致病性金黄色葡萄球菌；此牛于10月3日因严重败血症治疗无效死亡，对牛尸作了销毁处理[40]。

C. 举例3：在饮用病羊奶方面，河南省南阳市卫生防疫站的赵国光等(1983)报告在1981年8月和9月，南阳市的4个居民委员会和8个机关团体，因饮用羊奶发生87人食物中毒，其中8月的1起在64人中发病63人(罹患率98.44%)，9月的1起在26人中发病24人(罹患率92.31%)，潜伏期1.5~10h；均为骤然起病，恶心、呕吐、腹痛、腹泻症状较为普遍，尤以呕吐为剧烈；检验证实，由金黄色葡萄球菌污染羊奶引起，两起均为将患急性乳腺炎病羊奶混入其他健康羊奶中；在食物中毒事件发生后屠宰病羊时发现，乳房中的羊奶呈黄色，且有血液和脓液[41]。

D. 举例4：在被感染的食品加工人员传播方面，前面有述由魏红琴(2009)报告，发生在2008年8月因冷菜间1名厨师手部伤口化脓污染牛肉引起的1起是比较典型的；报告厨师手部伤口化脓在未进行清理和防护的情况下，直接接触酒店冷菜间的用品(食品和砧板)，污染了直接供客人食用的食品(牛肉)，从牛肉和厨师手部伤口处均检出了金黄色葡萄球菌[29]。

3)发生季节：中毒发生有较明显的季节性，初步统计102起金黄色葡萄球菌食物中毒事件，主要发生于4~10月，共76起(构成比74.51%)；此季节是该菌生长繁殖的适期，也是人们喜食冷凉食品的季节。按月份的发生频率，依次为：8月(16起)、6月(15起)、7月(10起)、9月(10起)、5月(9起)、4月(8起)、10月(8起)、11月(7起)、3月(6起)、12月(6起)、2月(3起)、未明确记述的(4起)。

4)发生场所：初步统计102起金黄色葡萄球菌食物中毒事件，主要发生在分食某种被污染食物的情况下，以及集体聚餐(餐宴)场所。按归类后发生频率依次为：集体分食的42起(构成比41.18%)，单位食堂的24起(构成比23.53%)，聚餐的14起(构成比13.73%)，酒店(含宾馆、餐厅、饭店)的14起(构成比13.73%)，家庭的4起(构成比

3.92%)，未明确记述的 4 起(构成比 3.92%)。

(3) *发病与临床特点*　金黄色葡萄球菌食物中毒的病程具有一定的自限性，一般为 1~3d，轻者数小时症状即消失；病后的免疫力不强，可重复发生。初步统计 102 起事件，在不同年龄、性别的均有发生；发病表现急骤，潜伏期多在 1~10h，最短的为 20min，最长的达 16.5h。临床表现几乎均有腹痛、腹泻、恶心、呕吐等消化道症状，有的伴有发热、头痛、头晕、全身不适等。

为简便了解金黄色葡萄球菌食物中毒在发生时间、罹患率、潜伏期、相关食物、发生场所等方面的一些情况，将发生于不同省(区、市)在这些方面记述比较详细的择 10 起归于表 22-4(不含已单独记述过的)[42~51]。

表 22-4　10 起金黄色葡萄球菌食物中毒事件的基本情况

序号	报告者(年度)	发生(年.月)	同餐人数	发病人数	罹患率/%	潜伏期(平均)/h	相关食物	发生地(省、区)	发生场所
1	潘致和等(1996)	1986.9	48	39	81.25	1~6(2.56)	牛奶	浙江	分食
2	黄芙蓉等(1997)	1996.4	80	67	83.75	1.5~4(2)	面包	海南	食堂
3	陈玉石(1998)	1997.6	86	86	100	1.5~6	鱼	广东	食堂
4	黄刚(1999)	1999.6	5	5	100	0.33~0.5	猪肉	广西	家庭
5	王云(2004)	2003.8	102	29	28.43	1.5~6	牛肉	安徽	聚餐
6	周少峰等(2003)	2003.9	29	12	41.38	2.17~4(3)	蛋糕	湖南	分食
7	刘秋菊等(2006)	2003.10	5	5	100	1.5~2	炸里脊	山东	分食
8	张建华等(2010)	2007.2	6	6	100	2~4	饺子	河南	饭店
9	柏春刚(2008)	2007.2	13	10	76.92	1~4	大米饭	四川	聚餐
10	白杰(2011)	2009.10	220	13	5.91	3~13(6.6)	肉类	内蒙古	酒店
合计	10	1986~2009	594	272	45.79	0.33~13			

(4) *优势肠毒素型*　初步统计 102 起金黄色葡萄球菌食物中毒事件，其中有 10 起测定了菌株的肠毒素型；主要为 A 型(5 起)，其次为 A、B 混合型(3 起)，另外是 C 型和 D 型(各 1 起)。

3.3.1.2　其他感染病

葡萄球菌仍是当今医院和公共场所的一种主要病原菌，近年来美国疾病预防控制中心报告在引起医院获得性感染中，葡萄球菌居第 2 位，仅次于大肠埃希氏菌(*Escherichia coli*)。葡萄球菌可引起脓毒症、创伤感染，还能侵入皮肤和黏膜的微小裂口进入血液后生长繁殖，引起心内膜炎、脓肿广泛转移及内毒素休克等，是对人类最有破坏性的病原菌之一；现已知其引起的主要感染病如表 22-5 所示[15]。

表 22-5　葡萄球菌引起的主要感染病

疾病	金黄色葡萄球菌	表皮葡萄球菌	腐生葡萄球菌	疾病	金黄色葡萄球菌	表皮葡萄球菌	腐生葡萄球菌
败血症	+	+	·	骨髓炎	+	+	·
心内膜炎	+	+	·	肺炎	+	·	·
尿道感染	+	+	+	关节炎	+	·	·
脓疱病	+	·	·	肠炎	+	·	·
脓肿	+	·	·	中毒性休克综合征	+	·	·
疖	+	·	·	内眼炎	+	·	·
痈	+	·	·	脓胸	+	+	·
脑膜炎	+	·	·				

注：表中符号+表示阳性，·表示未记载。

3.3.2　动物的金黄色葡萄球菌感染病

对动物致病的葡萄球菌也主要是金黄色葡萄球菌，可寄生于牛、猪、兔、鸡等多种动物；可引起多种动物的化脓性疾患，如马的创伤性感染、脓肿、蜂窝织炎，牛及羊的急性与慢性乳房炎，鸡的葡萄球菌病，猪的皮炎、流产，羊的皮炎及羔羊败血症等，在实验动物中以家兔最易感。在鱼类，已有报告可引起白鲢、中华鳖的感染发病。

3.3.3　毒力因子与致病机制

葡萄球菌可产生与致病相关的多种毒力因子，主要包括毒素和毒性酶等，这些毒力因子主要由金黄色葡萄球菌产生。常见的主要有：葡激酶(staphylokinase)也称葡萄球菌溶纤维蛋白酶(staphylococcal fibrinolysin)、葡萄球菌溶血素(staphylolysin)、杀白细胞素(leukocidin)、SE、表皮剥脱毒素(exfoliative toxin，exfoliatin)、TSST-1、血浆凝固酶、耐热核酸酶(heat-stable nuclease)、透明质酸酶(hyaluronidase)、脂酶(lipase)、由表皮葡萄球菌及其他一些血浆凝固酶阴性葡萄球菌(coagulase negative staphylococci，CNS)产生的细胞外黏质物(extracellar slime substance，ESS)等[2,13,31]。

3.3.3.1　菌体表面结构物质

葡萄球菌的许多菌体表面结构物质均在构成毒力因子方面发挥着重要作用，主要包括黏附物质和葡萄球菌 A 蛋白(SPA)。

(1) *黏附物质*　葡萄球菌菌体表面存在血纤维蛋白原结合蛋白(fibrinogen-binding protein)或称为凝集因子(clumping factor)、胶原黏附素(collagen adhesin)、纤维连接蛋白结合蛋白(fibronectin-binding protein)、糖萼(glycocalyx)等黏附物质，易黏附于医疗器械、人工装置、宿主组织细胞表面，介导细菌的定植、初步感染或感染的扩散等。有不少的研究结果表明，糖萼与致病性也密切相关，如表皮葡萄球菌侵入机体后，可在一定的支持物上形成微菌落(microcolony)或生物膜(biofilm),这是通过糖萼使细菌与支持物、细菌与细菌连接,以及菌细胞的繁殖形成的;糖萼既与黏附性有关,又可增强细菌的侵袭力或毒力。

(2)葡萄球菌 A 蛋白　SPA 为单链多肽,其一端与细胞壁肽聚糖共价连接,另一端伸出于细胞壁表面并呈一定的立体构型,是细胞壁的组成部分,分子质量在 1.2~1.5kDa,是多数金黄色葡萄球菌的表面结构物质(分离于人的菌株均存在),每个菌体表面可有 8000 个 SPA 分子。SPA 具有多种生物学活性,当 SPA 与体内 IgG 的 Fc 段结合后,可封闭吞噬细胞的调理吞噬作用,从而使金黄色葡萄球菌免受攻击,有利于其在宿主体内的生存;因此,SPA 可通过这种抗吞噬作用赋予细菌的侵袭力,在金黄色葡萄球菌感染中起重要作用。另外,SPA 还可损伤血小板,SPA 与 IgG 的复合物能激活补体系统引起实验动物的变态反应等。

3.3.3.2　葡萄球菌胞外蛋白物质

葡萄球菌可产生 30 多种不同性状和功能的胞外蛋白物质,其中的多数胞外蛋白物质具有增强细菌侵袭力或对机体直接产生致病作用的功能。

(1)协同亲膜毒素　协同亲膜毒素(synergohymentropic toxin)也称为膜损伤毒素(membranedamaging toxin),包括分别含几种不同组分的葡萄球菌杀白细胞素和葡萄球菌溶血素。杀白细胞素可杀死中性粒细胞、单核细胞及巨噬细胞,在局部化脓性感染,特别是皮肤感染中起重要作用。葡萄球菌溶血素至少有 α、β、γ、δ、ε 等 5 种,过去认为对人致病的主要是 α 毒素,现已发现 β 和 γ 同样能赋予细菌侵袭力,在临床分离的金黄色葡萄球菌中有 99%能产生 γ-溶血素。α-溶血素是可溶解绵羊和家兔红细胞的一种外毒素,能引起小血管收缩导致局部缺血和坏死,并能引起平滑肌痉挛,还可损伤血小板、巨噬细胞和白细胞,使细菌被吞噬后仍可在细胞内生长繁殖;对动物有致病性的葡萄球菌均可产生 β-溶血素,它只能溶解绵羊和牛的红细胞,在含有绵羊血液的营养琼脂培养基平板上,可出现大而不完全透明的溶血环,当置于室温或 4℃冰箱中过夜时可呈完全溶血,因此称为冷-热溶血现象,人源性菌株仅有 20%产生 β-溶血;γ-溶血素与 α-溶血素相似,但抗原性不同;对人、动物有致病性的葡萄球菌均可产生 δ-溶血素,可溶解家兔、绵羊及人的红细胞。

杀白细胞素和 β-溶血素均为双组分蛋白,任何单一组分蛋白都不能单独发挥毒性作用,而且均对白细胞膜及其他生物膜(如溶酶体膜等)具有亲和性,并能引起损伤,因此这些葡萄球菌胞外蛋白也被称为协同亲膜毒素。

(2)葡萄球菌肠毒素(SE)　SE 主要由凝固酶阳性的金黄色葡萄球菌产生,是引起食物中毒的主要致病因子,当产生 SE 的菌株污染了食品被误食后,SE 会在肠道作用于内脏神经受体,传入中枢神经系统可刺激呕吐中枢,引起剧烈的呕吐,产生急性胃肠炎症状;一般表现发病急、病程短、恢复快,潜伏期多在 1~6h,出现头晕、呕吐、腹泻等症状,发病 1~2d 能自行恢复,预后良好。

在前面记述的巢国祥等(2006)报告,对 2003~2005 年采集于 8 类食品 1243 份样品中检出的 87 株金黄色葡萄球菌进行肠毒素检测,其中 49 株为阳性(阳性率 56.32%)[34]。姜秀杰等(2009)报告指出,金黄色葡萄球菌引起食物中毒的主要原因是产生耐热肠毒素,经 100℃加热 1.5h 仍不失去其活性。因此，金黄色葡萄球菌一旦污染食品并产生肠毒素，普通的烹饪方法不能将其破坏，因而食品一旦被金黄色葡萄球菌污染则极易引起食源性疾病的暴发。认为金黄色葡萄球菌中毒的实质是耐热肠毒素中毒，只有检测出肠毒素，才能为金黄色葡萄球菌中毒下最后的结论；通过实践认为直接检测标本中金黄色葡萄球菌肠毒素不够灵敏，最好是将分离的菌株接种到产毒培养基(胰蛋白胨大豆胨肉汤等)经(36±1)℃培养 18~24h 再行检测[52]。

(3) *表皮剥脱毒素*　葡萄球菌表皮剥脱毒素也称为葡萄球菌表皮溶解性毒素(epidermolytic toxin)，由 von Ritter 和 Rittershan(1978)首次提出，其所引起的疾病被称为 Ritter 病，在 20 年后证明此毒素与金黄色葡萄球菌有关；与葡萄球菌有关的其他类似脓疱病，包括毒性表皮溶解性坏死(toxic epidermal necrolysis)、大脓疱、猩红热样皮疹，这些疾病现在统称为 SSSS，主要见于新生儿和婴幼儿，表现皮肤出现全身扩散性红斑、鳞片状脱皮。

葡萄球菌表皮剥脱毒素分为 A 和 B 两种，均为蛋白质，对酸不稳定(pH 4.0 时可被灭活)，60℃作用 1h、100℃作用 20min 失去活性；毒素 A 由细菌染色体基因编码，毒素 B 的基因由质粒(pRW002)携带；是主要由噬菌体Ⅱ型金黄色葡萄球菌产生的一种蛋白质，相对分子质量为 24 000，具有抗原性，可用甲醛脱毒成类毒素。

(4) *中毒性休克综合征毒素-1*(TSST-1)　TSST-1 是引起 TSS 的主要致病物质，早在 20 世纪 20 年代末期有类似 TSS 的散发病例记载，在 1978 年由 Todd 报告了首批病例，并首次使用 TSS 这一名称，同时明确了 TSS 与凝固酶阳性葡萄球菌的关系，相继在两年后有报告引起 TSS 的是 TSS 相关金黄色葡萄球菌产生的 TSST-1。TSST-1 由噬菌体Ⅱ型金黄色葡萄球菌产生，可引起发热，能增强对内毒素的敏感性，增强毛细血管的通透性，引起毛细血管功能紊乱后导致休克。

(5) *葡萄球菌超抗原*　在微生物超抗原(superantigen)方面，以对金黄色葡萄球菌超抗原的研究最多，如 SE 和 TSST-1。对葡萄球菌超抗原的发现和研究，不仅对葡萄球菌感染相关性自身免疫疾病、葡萄球菌性 TSS 和葡萄球菌性食物中毒等有了进一步的认识，而且还进一步揭示了葡萄球菌感染与免疫错综复杂的、多层次的交叉网络性相互关系。

(6) *血浆凝固酶*　血浆凝固酶包括结合凝固酶(bound coagulase)和游离凝固酶(free coagulase)两种，结合凝固酶与菌细胞壁结合(又称为凝集因子)，起纤维蛋白原的特异受体作用，纤维蛋白原与菌体表面凝固酶交联使细菌被凝聚；游离凝固酶是分泌于菌细胞外的，其作用类似凝血酶原物质，可被人或家兔血浆中的协同因子(cofactor)激活变成凝血酶样物质后，使液态的纤维蛋白原变成固态的纤维蛋白，从而使血浆凝固。所有产生毒素的葡萄球菌均具有血浆凝固酶，从感染部位分离的金黄色葡萄球菌有 97%的菌株均能产生血浆凝固酶。因此，血浆凝固酶是判断致病性葡萄球菌的重要指标之一，它是保护细菌不被吞噬细胞吞噬或被吞噬后不被消灭的一种保护机制。

3.4　微生物学检验

对金黄色葡萄球菌的微生物学检验，主要依赖于做细菌分离培养与鉴定的细菌学检验；但因该菌广泛存在于自然界，所以常需对所检出的葡萄球菌做病原性检验。

3.4.1　细菌学检验

对金黄色葡萄球菌的细菌学检验，主要内容是对细菌的准确分离与鉴定；在对葡萄球菌的检验中，有些专用项目及注意事项等，下面予以简述以供参考。

3.4.1.1　形态特征检查

在对标本材料直接做涂(抹、触)片进行革兰氏染色检查时，需注意常表现出的并非典型的葡萄串状排列，可呈散在、成双或几个在一起的排列。另外，在固体培养基上的培养物常表现为典型葡萄串状排列，在液体培养基中的培养物则常不典型。

3.4.1.2　分离培养与鉴定

通常分离金黄色葡萄球菌可将被检材料直接接种于普通营养琼脂及含血营养琼脂培养基，37℃培养 24h 后依据其菌落特征及做形态特征检查等判定是否为葡萄球菌。对于含菌少的液体材料，可先接种于普通营养肉汤培养基做 37℃的 24h 增菌培养后，再接种于营养琼脂培养基做细菌分离。对混有杂菌或污染的标本，可使用选择性较强的高盐甘露醇培养基或卵黄高盐甘露醇培养基进行选择性分离。在分离获得葡萄球菌并做纯培养后，再按金黄色葡萄球菌的生物学特性予以种的鉴定。

需要注意的是，所分离的金黄色葡萄球菌会有个别菌株不产生金黄色色素。例如，福建省德化县卫生防疫站的许美凤等(1996)报告在 1995 年 6 月，德化县有 6 名居民因食用某面包店生产的奶油蛋糕和面包发生食物中毒，潜伏期 4~10h，主要症状为恶心、呕吐、腹痛、腹泻、乏力；检验证实是由奶油被金黄色葡萄球菌污染引起的，分离的菌株产生白色色素[53]。

3.4.1.3　菌株致病性检验

通过对一些相关特性的检验，一般可以初步确定分离菌株是致病性或非致病性的；但在有的菌株，会出现异常情况。

(1) 凝固酶试验　这是一种用于区分致病性与非致病性葡萄球菌菌株的常用且主要的试验，凝固酶阳性的菌株几乎均为致病性的。

(2) 甘露醇厌氧发酵试验　致病性葡萄球菌能在无氧条件下分解甘露醇产酸、不产气，非致病性菌株则无此特性。但需注意的是，有个别分离株是不分解甘露醇的。例如，甘肃庆阳地区卫生防疫站的王平林等(1995)报告在 1992 年 6 月 1 日，庆阳地区某厂职工食堂 70 名职工就餐，60 人食用猪肉炒包心菜后全部发病，潜伏期 1h50min~3h，临床表现为恶心、呕吐、头痛、头晕、腹痛、腹泻；经检验证实是由生猪肉被金黄色葡萄球菌污染，烹饪不彻底引起的食物中毒；分离的菌株，不分解甘露醇[54]。

(3) 耐热 DNA 酶测定　金黄色葡萄球菌能产生耐热 DNA 酶，非致病性的葡萄球菌虽也能产生 DNA 酶但不耐热，因此常以耐热 DNA 酶测定和凝固酶试验一起作为鉴定金黄色葡萄球菌的指标。彭国华等(2008)报告采用 PCR 方法，检测从 1 起食物中毒标本检出的金黄色葡萄球菌 SE 基因及耐热 DNA 酶基因(*nuc*)，取得了具有应用价值的效果[55]。

(4) 肠毒素测定　目前用于测定葡萄球菌肠毒素的方法较多，主要有免疫血清学和动物试验方法。其中的动物试验是传统方法，具体是将可疑食物中毒的标本(如患者的呕吐物或剩余食物)，接种于含 60~100g/L 的 NaCl 的高盐肉汤管中，37℃培养 48h 后将其煮沸 30min 以杀灭细菌及其他毒素，取此热处理培养液经 3000r/min 离心 1h 后，取上清液 2mL 注入体重为 500g 左右的幼猫腹腔或静脉内，或口服 15~20mL(但一般不敏感)，于 4h 内观察是否出现呕吐、腹泻、体温升高、畏寒或死亡等中毒现象；通常在 15min 到 2h 出现症状，4~5h 后恢复正常。有记述猫对 SEC 不敏感，用恒河猴做喂食试验是测定 SE 最为可靠的方法[2,28,56]。

现在多采用全自动荧光酶标免疫测试系统检测肠毒素，章丹阳等(2005)报告，通过实践认为此方法的优点是灵敏度高、特异性强、操作方便、自动化程度高，还可直接检测食品、呕吐物等样品中的肠毒素，使检测时间进一步缩短、检测效力提高明显，但存在不能分型的缺陷[57]。

对肠毒素的分型检测，常用金黄色葡萄球菌肠毒素分型 PCR 试剂盒检测肠毒素基因的方法。章丹阳等(2005)报告，通过实践认为此方法的优点是敏感、快速、特异性强，有利于明确实验室诊断，并认为在食物中毒等应急突发事件中，可作为对病原菌的快速筛检方法，与细菌常规培养结合，两者互补，减少漏检，保证实验室检测结果的准确、可靠[57]。宋黎黎等(2010)报告采用 PCR 方法，对临床分离的 54 株金黄色葡萄球菌做肠毒素检测与基因分型，表明有 44 株检测到 SEA~SEJ 基因(检出率 81.48%)，其中同时携带 2 种及以上毒素基因的 24 株(构成比 44.44%)，以携带 SED 毒素基因的(24 株)最多(构成比 44.44%)[32]。

另外，检测金黄色葡萄球菌肠毒素型，还可采用反向被动乳胶凝集方法。

(5) ESS 的检测　对由表皮葡萄球菌及其他一些 CNS 所产生的 ESS 的检测，对鉴定其是否为致病性菌株也有一定意义。常采用黏附试验方法，将分离鉴定后的待检菌株接种于 5mL 的胰蛋白胨大豆胨肉汤(tryptone soytone broth，TSB)管中，35℃静置培养 24~48h 后吸出菌液，沿管壁加入 3%阿辛蓝(alcian blue，是一种对黏液多糖具有选择性着色的染料)水溶液，如管壁出现明显的蓝色薄膜则为阳性(表明有 ESS 存在)，需注意的是此检测方法的重复性差[58]。

(6) 溶血性检查　采用直接检查溶血性的方法，最常用的是使用加有血液的营养琼脂培养基，将菌株接种后置于 37℃培养 24~48h 检查溶血情况确定。需注意的是：①要根据检验目的，选择使用相应的不同动物血液；②有的菌株不具有溶血性，如在前面叙述张庆芳(1994)报告的 1 起由金黄色葡萄球菌污染熟马肉引起的食物中毒，为非溶血性金黄色葡萄球菌[39]。因此，现在更多是采用直接检测溶血素基因的方法。

3.4.2 噬菌体分型

通常用于对葡萄球菌噬菌体分型的常规试验稀释度(routine test dilution，RTD)不能低于 10^{-3}，在求得 RTD 后即可做分型试验。方法是将要分型的菌株转种于普通营养琼脂培养基平板上(均匀涂布接种)，待干后分别滴加各型已稀释的 RTD 噬菌体液 1 滴并记录滴加于平板上的位置，自然干后置 37℃培养 6h 取出，置 4℃冰箱中过夜或直接于 30℃培养过夜判定结果，以“–”表示无噬菌斑(无裂解反应)，“±”表示少于 20 个噬菌斑(弱裂解反应)，“+”表示 20~50 个噬菌斑(弱裂解反应)，“++”表示多于 50 个噬菌斑(强裂解反应)，“+++”表示呈半融合裂解(强裂解反应)，“++++”表示呈全融合裂解(强裂解反应)，结果报告是以“++”以上判为阳性(即属于何噬菌体型)，若某一菌株可被数个分型噬菌体裂解，则应将所有呈阳性反应的噬菌体列出(之间隔以斜线表示)，如对噬菌体 3A、55、71 呈强裂解，则其噬菌体分型谱为 3A/55/71[59,60]。

3.4.3 血清型检定

常用的是 Oeding(1957)分型方法对金黄色葡萄球菌进行血清分型，具体方法是将被检菌株接种于普通营养琼脂培养基，37℃培养 5h 后以无菌生理盐水洗下，制成麦氏比浊 50 亿个/mL 的菌悬液(此液即为凝集原)，分别与 8 种因子血清做玻片凝集试验检定，将凝集原与各因子血清分别等量混匀，37℃作用 15min(轻摇 3 次混合)，然后按前面所述做Ⅰ、Ⅱ、Ⅲ、Ⅳ的型别判定，同时以阴性血清做对照；与因子血清不发生凝集反应的，暂作为不凝集株(不能定型)。本书作者陈翠珍等(1989)曾按此方法对分离于家兔的 41 株金黄色葡萄球菌进行分型，结果有 38 株能被分型(分型率为 92.68%)；其中Ⅰ型的 24 株(构成比 63.16%)，Ⅱ型的 2 株(构成比 5.26%)，Ⅲ型的 12 株(构成比 31.58%)[27,61]。

3.4.4 病原菌株溯源检验

对临床分离的菌株，尤其是从食物中毒患者及食物样品中分离的菌株，做同源性检验，在传染源追踪、传播途径的确定、分子流行病学方面，具有重要的作用和意义。目前可采用的方法较多，包括脉冲场凝胶电泳(pulsed-field gel electrophoresis，PFGE)分型、随机扩增多态性 DNA 分析(randomly amplified polymorphic DNA analysis，RAPD)方法、限制性酶切片段长度多态性分析(restriction fragment length polymorphisms，RFLP)方法、多位点序列分析(multilocus sequencing typing，MLST)、基于 SPA 基因多态性发展的 SPA 分型技术、重复序列 PCR(repetitive sequence-based PCR，rep-PCR)等，各有其特点和优势[62,63]。

孔秀凤等(2008)报告指出，在这些分型系统中，PFGE 和 MLST 分型方法仍然是进行长期流行病学研究及种群遗传学研究的首选；在分型研究中，通常可应用两种以上的方法，以一种方法的优点弥补另一种方法的缺点，来确保更高的分型率；一般情况下，在进行病原菌暴发流行的分析时，需要采用高分辨率的 PFGE 和 rep-PCR 等分型方法，具有较低分辨率的 MLST 和 RAPD 等分型方法更适合于长期研究[62]。

4 其他致食物中毒葡萄球菌

在检出的葡萄球菌致食物中毒文献中，除金黄色葡萄球菌外，其他葡萄球菌都是罕见的。

4.1 白色葡萄球菌(*Staphylococcus albus*)

早期对葡萄球菌的分类，根据所产生的色素(菌落颜色)分为金黄色葡萄球菌、白色葡萄球菌、柠檬色葡萄球菌，现在的分类已不存在白色葡萄球菌和柠檬色葡萄球菌这两个种；实际上，白色葡萄球菌和柠檬色葡萄球菌均属于现在的 CNS 范畴。

4.1.1 食物中毒

检出的 1 起白色葡萄球菌食物中毒事件，由山东省菏泽市牡丹区疾病预防控制中心的王素贞等(2007)报告。报告在 2006 年 8 月 13 日，牡丹区马岭岗镇某企业发生因午餐食用被白色葡萄球菌污染熟牛肉引起的食物中毒，在食用了此熟牛肉的 32 名职工中有 13 名发病(罹患率 40.63%)，潜伏期 2~13h；患者均有不同程度的水样腹泻，不发热，其中呕吐的 3 例、轻微头晕的 8 例[64]。

4.1.2 其他感染病

在由白色葡萄球菌引起的败血症感染方面，在前面有述谢淑贞等(1956)报告的 116 例葡萄球菌败血症患者中，有 111 例(构成比 95.69%)为金黄色葡萄球菌，5 例(构成比 4.31%)为白色葡萄球菌，这是较早的记述[20]。之后，侯久长(1979)的报告是较早且较详细的，报告其所在医院儿科于 1971 年 8 月至 1979 年 1 月，共诊断各类败血症患者 78 例，其中经血液细菌培养证实由白色葡萄球菌引起的 10 例(构成比 12.82%)，临床表现均有发热、咽部充血的 5 例，扁桃体肿大的 3 例，出现皮疹的 3 例，昏迷的 2 例，惊厥的 1 例[65]。

在李仲兴等主编的《革兰阳性球菌与临床感染》(2007)中，较详细记述了 CNS 的一些种，以及能作为人的机会致病菌，引起多种临床类型的感染病，尤其在肿瘤患者、手术的术后及医院内感染表现突出[66]。

4.2 里昂葡萄球菌(*Staphylococcus lugdunensis*)

里昂葡萄球菌(*Staphylococcus lugdunensis* Freney et al. 1988)，也有的人称其为路邓葡萄球菌，种名“*lugdunensis*”取自拉丁语名词“lugdunum”，意为法国城市里昂(Lyon)，是在里昂首先分离到此菌。

DNA 的 G+C mol%为 32(T_m)。模式株：N860297，ATCC 43809，CCUG 25348，CIP 103642，DSM 4804，LMG 13346，NCTC 1221，NRRL B-14774。GenBank 登录号(16S rRNA)：AB009941[6]。

4.2.1 食物中毒

检出的 1 起里昂葡萄球菌食物中毒事件，由广东省东莞市常平医院的单金华等(2003)报告。报告在 2002 年 8 月 22 日，东莞市常平镇某公司发生因食用被里昂葡萄球菌污染四季豆炒猪肝引起的食物中毒，在 270 名于食堂就餐的员工中有 40 名发病(罹患率 14.81%)；潜伏期 3~13h，平均 10h；临床以胃肠道症状为主，表现为不同程度的头痛、恶心、呕吐、腹泻、腹痛、发热等[67]。

4.2.2　其他感染病

里昂葡萄球菌为 CNS，也是主要的致病性 CNS 之一，可引起多种组织器官的炎性感染、脓肿及败血症等；在世界多个国家均有发生，我国已有引起心内膜炎、脑膜炎、败血症等感染的报告[66]。

4.3　未确定种葡萄球菌(*Staphylococcus* spp.)

在检出的葡萄球菌食物中毒事件中，共检出由未确定种葡萄球菌(*Staphylococcus* spp.)引起的 2 起。为简便了解此 2 起葡萄球菌食物中毒在发生时间、罹患率、潜伏期、相关食物、发生场所等方面的一些情况，将其归于表 22-6(? 指未记述或无法计算)；均是由某种葡萄球菌(*Staphylococcus* sp.)单独引起的，无中毒死亡事件[68,69]。

表 22-6　2 起未确定种葡萄球菌食物中毒事件的基本情况

序号	报告者(年度)	发生(年.月)	同餐人数	发病人数	罹患率/%	潜伏期	相关食物	发生地(省、区)	发生场所
1	覃仁珠等(1993)	1991.5	13	12	92.31	5min~6h	猪生血	广西	聚餐
2	蒋孝娟等(1998)	1992.6	?	12	?	?	病羊奶	河南	分食
合计	2	1991~1992	?	24	?	5min~6h			

（房　海）

主要参考文献

[1] 李梦东. 实用传染病学. 2 版. 北京: 人民卫生出版社, 1998: 372~378.

[2] 杨正时, 房海. 人及动物病原细菌学. 石家庄: 河北科学技术出版社, 2003: 315~331.

[3] 蔡宝祥. 家畜传染病学. 4 版. 北京: 中国农业出版社, 2001: 88~91.

[4] 黄林, 孔忠富, 许艳云, 等. 1986~1996 年广西食物中毒情况分析. 广西预防医学, 1998, 4(1): 14~17.

[5] 金连梅, 李群. 2004~2007 年全国食物中毒事件分析. 疾病监测, 2009, 24(6): 459~461.

[6] Parte A C. Bergey's Manual of Systematic Bacteriology. 2nd ed. Volume Three. New York: Springer, 2009: 392~421.

[7] 徐凤山. 对荷包蛋引起的一次食物中毒的初步分析. 中华卫生杂志, 1958, (第 3 号): 170~171.

[8] 罗兴育, 李胜利, 张凤翔. 儿童金黄色葡萄球菌食物中毒 237 例临床分析. 陕西医学杂志, 2001, 30(3): 140~141.

[9] 缪国忠. 一起金黄色葡萄球菌肠毒素食物中毒的流行病学分析. 医学动物防制, 2013, 29(1): 67~69.

[10] 陈玉石. 葡萄球菌食物中毒 86 例分析. 广东卫生防疫, 1998, 24(1): 67~68.

[11] W.T. 休伯特, W.F. 麦卡洛克, P.R. 施努伦贝格尔. 人兽共患病. 魏曦, 刘瑞三, 范明远, 等, 译. 上海: 上海科学技术出版社, 1985: 176~180.

[12] 张彦明, 邹世品. 人兽共患病. 西安: 西北大学出版社, 1994: 209~217.

[13] 贾辅忠, 李兰娟. 感染病学. 南京: 江苏科学技术出版社, 2010: 438~445.

[14] 蒋原. 食源性病原微生物检测指南. 北京: 中国标准出版社, 2010: 98~109.

[15] 闻玉梅. 现代医学微生物学. 上海: 上海医科大学出版社, 1999: 223~239.

[16] Jay J M, Loessner M J, Golden D A. 现代食品微生物学. 7 版. 何国庆, 丁立孝, 宫春波, 等, 译. 北京: 中国农业大学出版社, 2008: 453~472.

[17] 苏应雄. 早餐引起的一桩命案. 医学文选, 1992, (4): 80.

[18] 于恩庶, 徐秉锟. 中国人兽共患病学. 福州: 福建科学技术出版社, 1988: 181~196.

[19] 徐采, 邓耀先, 尉迟静. 金黄色葡萄球菌败血症. 内科学报, 1950, 2(3): 218~222.

[20] 谢淑贞, 戴自英. 葡萄球菌败血症 116 例的临床分析. 中华内科杂志, 1956, (第 5 号): 357~364.

[21] 董殿阶. 金黄色葡萄球菌败血症 135 例临床分析. 中华内科杂志, 1959, (第 11 号): 1080~1084.

[22] 马亦林. 葡萄球菌败血症 112 例临床分析. 浙江医学, 1961, (第 3 号): 128~132.

[23] 黄炯元. 对食物中毒的认识和预防. 中级医刊, 1954, (第 8 号): 8~10.

[24] 康白, 阎佩珩. 细菌性食物中毒之实验诊断. 中级医刊, 1954, (第 8 号): 32~38.

[25] 何南祥, 朱建国, 马亦林. 金黄色葡萄球菌带菌者的调查研究. 浙医学报, 1959, 2(2): 118~120.

[26] 黑龙江省应用微生物研究所免疫室. 葡萄球菌类毒素的研究. 微生物学报, 1978, 18(2): 165~172.

[27] 陈翠珍, 房海. 家兔源金黄色葡萄球菌的血清型别检定. 微生物学研究与应用, 1989, (2): 35~36.

[28] 唐珊熙. 微生物学及微生物学检验. 北京: 人民卫生出版社, 1998: 133~138.

[29] 魏红琴. 一起由金黄色葡萄球菌引起的食物中毒报道. 检验医学与临床, 2009, 6(18): 1588~1589.

[30] 张兆山. 病原细菌生物学研究与应用. 北京: 化学工业出版社, 2007: 66.

[31] 杨东亮, 叶嗣颖. 感染免疫学. 武汉: 湖北科学技术出版社, 1998: 19~29.

[32] 宋黎黎, 杨兰萍, 朱斌. PCR 技术在金黄色葡萄球菌肠毒素基因分型中的运用. 安徽预防医学杂志, 2010, 16(2): 150~151.

[33] 王营, 于宏伟, 郭润芳, 等. 金黄色葡萄球菌肠毒素基因分布的研究. 河北农业大学学报, 2010, 33(5): 84~88.

[34] 巢国祥, 焦新安, 周丽萍, 等. 食源性金黄色葡萄球菌流行特征、产肠毒素特性及耐药性研究. 中国卫生检验杂志, 2006, 16(8): 904~907.

[35] 李自然, 施春雷, 宋明辉, 等. 上海市食源性金黄色葡萄球菌分布状况. 食品科学, 2013, 34(1): 268~271.

[36] 陆德源. 医学微生物学. 4 版. 北京: 人民卫生出版社, 2000: 79~85.

[37] 刘川玲. 一例金黄色葡萄球菌食物中毒报告. 安徽预防医学杂志, 2008, 14(1): 53.

[38] 郭文峰, 王国民, 彭四盟. 一起火腿肠引起的食物中毒及其处理. 江苏预防医学, 1996, (3): 28~29.

[39] 张庆芳. 港口某单位一起非溶血性金黄色葡萄球菌引起食物中毒的调查. 中国国境卫生检疫杂志, 1994, 17(5): 160~161.

[40] 南昌市卫生防疫站, 西河砖瓦厂职工医院. 一起因饮用患乳腺炎病牛奶引起葡萄球菌毒素食物中毒的调查报告. 中国乳品工业, 1977, (4): 48~52.

[41] 赵国光, 张生跃. 饮用羊奶引起葡萄球菌食物中毒的调查. 中国兽医杂志, 1983, 9(10): 52, 55~56.

[42] 潘致和, 于继英. 奶牛乳腺炎恢复一年后再次引起消毒牛奶食物中毒的调查报告. 浙江预防医学, 1996, 8(4): 11~12.

[43] 黄芙蓉, 黄才利, 许明, 等. 一起金黄色葡萄球菌食物中毒报告. 海南医学, 1997, (2): 132.

[44] 陈玉石. 葡萄球菌食物中毒 86 例分析. 广东卫生防疫, 1998, 24(1): 67~68.

[45] 黄刚. 一起食物中毒的调查报告. 右江医学, 1999, 27(6): 361~362.

[46] 王云. 一起由金黄色葡萄球菌引起的食物中毒. 安徽预防医学杂志, 2004, 10(1): 46.

[47] 周少峰, 文志军, 徐春生, 等. 邵东县一起金黄色葡萄球菌食物中毒的调查报告. 实用预防医学, 2003, 10(6): 1002~1003.

[48] 刘秋菊, 尹海英, 贾广喜, 等. 一起金黄色葡萄球菌引起食物中毒调查. 中国公共卫生, 2006, 22(4): 454.

[49] 张建华, 殷琪, 金云隆. 一起金黄色葡萄球菌食物中毒的检测结果与分析. 公共卫生与预防医学, 2010, 21(2): 94~95.

[50] 柏春刚. 一起金黄色葡萄球菌引起的食物中毒. 职业卫生与病伤, 2008, 23(4): 247~248.

[51] 白杰. 金黄色葡萄球菌引起食物中毒案例的调查分析. 包头医学院学报, 2011, 27(3): 40~41.

[52] 姜秀杰, 孙伟, 王广廷, 等. 金黄色葡萄球菌食物中毒病原检测及方法比较. 中国中医药, 2009, 7(7): 48.

[53] 许美凤, 陈建才. 产生白色色素的金黄色葡萄球菌引起的食物中毒. 海峡预防医学杂志, 1996, 2(3): 64.

[54] 王平林, 王彩云. 不分解甘露醇的金黄色葡萄球菌引起食物中毒. 中华医学检验杂志, 1995, 18(1): 59.

[55] 彭国华, 胡主花, 薛琳, 等. 食物中毒样品中金黄色葡萄球菌及肠毒素检测. 现代预防医学, 2008, 35(20): 3943~3945.

[56] 罗海波, 鲍行豪. 细菌毒素研究进展. 北京: 人民卫生出版社, 1983: 41~54.

[57] 章丹阳, 徐景野, 沈玄艺, 等. 一起产 A 型肠毒素金黄色葡萄球菌引起食物中毒的分析. 中国卫生检验杂志, 2005, 15(12): 1514~1515.

[58] 罗海波, 张福森, 何浙生, 等. 现代医学细菌学. 北京: 人民卫生出版社, 1995: 1~10.

[59] 刘恭植. 微生物学和微生物学检验. 北京: 人民卫生出版社, 1988: 261~268.

[60] 孟昭赫. 食品卫生检验方法注解微生物学部分. 北京: 人民卫生出版社, 1990: 102~115.

[61] 王润芝, 徐敏华, 张顺玉. 金黄色葡萄球菌血清型及其分布的研究. 微生物学通报, 1981, 8(4): 168~171.

[62] 孔秀凤, 祁伟. 金黄色葡萄球菌基因分型方法的研究进展. 国外医药抗生素分册, 2008, 29(3): 104~107.

[63] 倪春霞, 蒲万霞, 胡永浩, 等. 金黄色葡萄球菌基因分型方法研究进展. 中国动物检疫, 2009, 26(10): 64~68.

[64] 王素贞, 董秀丽. 一起由白色葡萄球菌引起食物中毒的调查. 预防医学论坛, 2007, 13(9): 850~851.

[65] 侯久长. 白色葡萄球菌败血症几个问题的探讨. 哈尔滨医科大学学报, 1979, (3): 40~42.

[66] 李仲兴, 赵建宏, 杨敬芳. 革兰阳性球菌与临床感染. 北京: 科学出版社, 2007: 34~130.

[67] 单金华, 袁钦发, 肖满华, 等. 一起路邓葡萄球菌食物中毒的调查. 实用预防医学, 2003, 10(2): 215~216.

[68] 覃仁珠, 邓美清, 韦家开, 等. 一起因食猪生血引起的 12 人致病性葡萄球菌食物中毒. 中国食品卫生杂志, 1993, 5(4): 59.

[69] 蒋孝娟, 杨冈仙, 王华生, 等. 饮用羊奶引起葡萄球菌食物中毒的原因分析及预防对策. 肉品卫生, 1998, (6): 17~18.

第23章　梭菌属(*Clostridium*)

本 章 要 目

梭菌属(*Clostridium* Prazmowski 1880)细菌为厌氧菌(anaerobe),其中的多个种(species)都具有病原学意义,可引起人和(或)动物发生相应的感染病(infectious disease)。主要包括由外毒素(exotoxin)引起的中毒症,如由破伤风梭菌(*C.tetani*)产生的破伤风毒素(tetanus toxin)引起的人及动物破伤风(tetanus),肉毒梭菌(*C.botulinum*)产生的肉毒毒素(botulinus toxin,BTX)引起的人及动物肉毒中毒(botulism)等。另外,是由某些梭菌引起的组织坏死或坏疽,如由产气荚膜梭菌(*C.perfringens*)引起的人及动物气性坏疽(gas gangrene),由诺氏梭菌(*C.novyi*)引起的羊黑疫(black disease)等。常统一被列为厌氧菌感染(anaerobic infection)的范畴,也属于一类呈全球性分布、重要的人兽共患病(zoonose)。

肉毒梭菌和产气荚膜梭菌为食源性疾病(foodborne disease)的病原菌,也称食源性病原菌(foodborne pathogen)。在细菌性食物中毒(bacterial food poisoning)方面,我国多有由梭菌引起的事件发生,且地域分布广泛,也一直在细菌性食物中毒事件中占据着重要地位；另外常常表现出较高的罹患率、病死率。例如：①广西食品卫生监督检验所的黄林等(1998)报告，通过对 1986~1996 年广西食物中毒事件分析，在由细菌及真菌毒素等引起的微生物性食物中毒(microbial food poisoning)事件 256 起、中毒 10 085 人、死亡 54 人中，由肉毒梭菌引起的 1 起(构成比 0.39%)，中毒 7 人(构成比 0.07%)；在明确病原(9 种)的事件中，均居事件数量和中毒人数的第 9 位；死亡 1 人(构成比 1.85%)，病死率 14.29%，在明确病原(6 种)且发生中毒死亡的事件中居并列第 5 位[1]。②中国疾病预防控制中心的金连梅等(2009)报告，通过对 2004~2007 年全国食物中毒事件分析，在 652 起微生物性食物中毒(由细菌及真菌毒素等引起)事件中，中毒 28 638 人、死亡 47 人，由肉毒梭菌引起的 14 起(构成比 2.15%)，中毒 71 人(构成比 0.25%)；在明确病原(14 种)的事件中居事件数量的第 8 位，中毒人数的第 11 位；死亡 8 人(构成比 17.02%)，病死率 11.27%，在明确病原(5 种)且发生中毒死亡的事件中居第 2 位[2]。

1　菌属定义与分类位置

梭菌属也称梭状芽孢杆菌属，属名“*Clostridium*”为现代拉丁语减小、减弱的名词，意为“小梭”[3]。

1.1　菌属定义

梭菌为大小在(0.3~2.0) μm×(1.5~20.0) μm 的杆状，常可成对或短链排列，呈圆的或渐尖的末端，一般呈多形性，幼龄培养物通常为革兰氏阳性，常以周鞭毛运动或无动力，多数的种能形成椭圆或球形芽孢并常使菌细胞膨大，细胞壁通常含有内消旋二氨基庚二酸(*meso*-diaminopimelic acid，*meso*-DAP)。

大多数的种为化能异养菌，有的种为化能自养菌或无机化能营养。可分解糖类、蛋白质，或二者均分解或二者均不分解，常从糖类或蛋白胨产生有机酸和醇类的有机物，不能异化性还原硫酸盐；尽管在有的菌株能检测到微量接触酶，但通常接触酶试验为阴性；大多数的种为专性厌氧(obligate anaerobe)，对氧的耐受性差别很大，有的种在大气中可微弱生长，但生孢被抑制；代谢极富多样性，可分解碳水化合物、醇类、氨基酸、嘌呤、类固醇或其他有机化合物，有的种能同化大气氮；适宜的生长温度为 10~65℃，多数的种在 30~37℃和 pH 6.5~7 的环境中生长迅速。

广泛分布于环境中，许多的种可产生有效的外毒素；有的种由于感染伤口或其毒素被吸收，对动物有病原性。

细菌 DNA 中 G+C mol%为 22~53 (T_m)。模式种(type species)：丁酸梭菌(*Clostridium butyricum* Prazmowski 1880)。

1.2　分类位置

按伯杰氏(Bergey)细菌分类系统，在第二版《伯杰氏系统细菌学手册》(*Bergey's*

Manual of Systematic Bacteriology）第 3 卷中，梭菌属分类于梭菌科（Clostridiaceae Pribram 1933）；梭菌科包括 13 个菌属（genus）；模式属（type genus）：梭菌属[3]。

在梭菌属内，共记载了 168 个种及 5 个亚种（subspecies）；在某些种内还常根据所产毒素的不同，分为若干个相应的型（type）。

168 个种，依次为：丁酸梭菌、醋酸梭菌（*C.aceticum*）、醋酸还原梭菌（*C.acetireducens*）、丙酮丁醇梭菌（*C.acetobutylicum*）、酸土梭菌（*C.acidisoli*）、耐酸梭菌（*C.aciditolerans*）、尿酸梭菌（*C.acidurici*）、耐氧梭菌（*C.aerotolerans*）、潮平梭菌（*C.aestuarii*）、阿卡氏梭菌（*C.akagii*）、阿尔顿梭菌（*C.aldenense*）、阿氏梭菌（*C.aldrichii*）、冷肉梭菌（*C.algidicarnis*）、冷解木聚糖梭菌（*C.algidixylanolyticum*）、碱纤维梭菌（*C.alkalicellulosi*）、嗜氨基酸梭菌（*C.aminophilum*）、氨基戊酸梭菌（*C.aminovalericum*）、杏仁香梭菌（*C.amygdalinum*）、北极梭菌（*C.arcticum*）、阿根廷梭菌（*C.argentinense*）、芦笋状梭菌（*C.asparagiforme*）、橘黄丁酸梭菌（*C.aurantibutyricum*）、巴拉特氏梭菌（*C.baratii*）、巴特勒特氏梭菌（*C.bartlettii*）、拜氏梭菌（*C.beijerinckii*）、双酶梭菌（*C.bifermentans*）、鲍氏梭菌（*C.bolteae*）、肉毒梭菌、鲍曼氏梭菌（*C.bowmanii*）、尸毒梭菌（*C.cadaveris*）、热液口梭菌（*C.caminithermale*）、食一氧化碳梭菌（*C.carboxidivorans*）、肉梭菌（*C.carnis*）、隐藏梭菌（*C.celatum*）、速生梭菌（*C.celerecrescens*）、产纤维二糖梭菌（*C.cellobioparum*）、纤维素发酵梭菌（*C.cellulofermentans*）、解纤维素梭菌（*C.cellulolyticum*）、纤维素梭菌（*C.cellulosi*）、噬细胞梭菌（*C.cellulovorans*）、解纸梭菌（*C.chartatabidum*）、肖氏梭菌（*C.chauvoei*）、奇特龙梭菌（*C.citroniae*）、梭状梭菌（*C.clostridioforme*）、球形梭菌（*C.coccoides*）、匙形梭菌（*C.cochlearium*）、螺蜗形梭菌（*C.cocleatum*）、狗肠梭菌（*C.colicanis*）、鹌鹑梭菌（*C.colinum*）、噬胶原梭菌（*C.collagenovorans*）、柱孢梭菌（*C.cylindrosporum*）、艰难梭菌（*C.difficile*）、二元醇梭菌（*C.diolis*）、双孢梭菌（*C.disporicum*）、德雷克氏梭菌（*C.drakei*）、酯化梭菌（*C.estertheticum*）、谲诈梭菌（*C.fallax*）、费新尼亚梭菌（*C.felsineum*）、居粪肥梭菌（*C.fimetarium*）、蚁酸醋酸梭菌（*C.formicaceticum*）、冷冻肉梭菌（*C.frigidicarnis*）、冷梭菌（*C.frigoris*）、江华岛梭菌（*C.ganghwense*）、产气梭菌（*C.gasigenes*）、革氏梭菌（*C.ghonii*）、乙二醇梭菌（*C.glycolicum*）、解甘草皂苷梭菌（*C.glycyrrhizinilyticum*）、革兰特氏梭菌（*C.grantii*）、溶血梭菌（*C.haemolyticum*）、嗜盐梭菌（*C.halophilum*）、哈氏梭菌（*C.hathewayi*）、食植物梭菌（*C.herbivorans*）、平野氏梭菌（*C.hiranonis*）、溶组织梭菌（*C.histolyticum*）、同型丙酸梭菌（*C.homopropionicum*）、亨氏梭菌（*C.hungatei*）、海氏梭菌（*C.hylemonae*）、吲哚梭菌（*C.indolis*）、无害梭菌（*C.innocuum*）、肠梭菌（*C.intestinale*）、不规则梭菌（*C.irregulare*）、菘蓝梭菌（*C.isatidis*）、济州岛梭菌（*C.jejuense*）、约氏梭菌（*C.josui*）、科氏梭菌（*C.kluyveri*）、发酵乳糖梭菌（*C.lactatifermentans*）、弗里克塞尔湖梭菌（*C.lacusfryxellense*）、缓纤维梭菌（*C.lentocellum*）、柔嫩梭菌（*C.leptum*）、泥渣梭菌（*C.limosum*）、海滨梭菌（*C.litorale*）、象牙海岸梭菌（*C.lituseburense*）、李氏梭菌（*C.ljungdahlii*）、伦德梭菌（*C.lundense*）、大梭菌（*C.magnum*）、坏名梭菌（*C.malenominatum*）、芒氏梭菌（*C.mangenotii*）、马永贝梭菌（*C.mayombei*）、食甲氧苯梭菌（*C.methoxybenzovorans*）、甲基戊糖梭菌（*C.methylpentosum*）、新丙酸梭菌（*C.neopropionicum*）、系结梭菌（*C.nexile*）、硝醛酚梭菌（*C.nitrophenolicum*）、诺氏梭菌、

海梭菌(*C.oceanicum*)、环切梭菌(*C.orbiscindens*)、乳清酸梭菌(*C.oroticum*)、解溶纸梭菌(*C.papyrosolvens*)、争论梭菌(*C.paradoxum*)、类腐败梭菌(*C.paraputrificum*)、牧场梭菌(*C.pascui*)、巴氏梭菌(*C.pasteurianum*)、食肽梭菌(*C.peptidivorans*)、产气荚膜梭菌、发酵植物多糖梭菌(*C.phytofermentans*)、聚孢梭菌(*C.polyendosporum*)、解多糖梭菌(*C.polysaccharolyticum*)、杨木梭菌(*C.populeti*)、丙酸梭菌(*C.propionicum*)、解蛋白梭菌(*C.proteoclasticum*)、解朊梭菌(*C.proteolyticum*)、嗜冷梭菌(*C.psychrophilum*)、浅紫色梭菌(*C.puniceum*)、解嘌呤梭菌(*C.purinilyticum*)、腐化梭菌(*C.putrefaciens*)、奎氏梭菌(*C.quinii*)、多枝梭菌(*C.ramosum*)、直梭菌(*C.rectum*)、玫瑰色梭菌(*C.roseum*)、糖产丁醇梭菌(*C.saccharobutylicum*)、嗜糖梭菌(*C.saccharogumia*)、解糖梭菌(*C.saccharolyticum*)、糖产丁醇丙酮梭菌(*C.saccharoperbutylacetonicum*)、撒丁岛梭菌(*C.sardiniense*)、煎盘形梭菌(*C.sartagoforme*)、粪味梭菌(*C.scatologenes*)、西玛克梭菌(*C.schirmacherense*)、裂解梭菌(*C.scindens*)、败毒梭菌(*C.septicum*)、索氏梭菌(*C.sordellii*)、楔状梭菌(*C.sphenoides*)、螺状梭菌(*C.spiroforme*)、生孢梭菌(*C.sporogenes*)、球孢梭菌(*C.sporosphaeroides*)、粪堆梭菌(*C.stercorarium*)、斯氏梭菌(*C.sticklandii*)、解草秸梭菌(*C.straminisolvens*)、近端梭菌(*C.subterminale*)、共生梭菌(*C.symbiosum*)、大洋温层梭菌(*C.tepidiprofundi*)、白蚁梭菌(*C.termitidis*)、第三梭菌(*C.tertium*)、破伤风梭菌、破伤风形梭菌(*C.tetanomorphum*)、嗜热碱梭菌(*C.thermoalcaliphilum*)、热丁酸梭菌(*C.thermobutyricum*)、热解纤维梭菌(*C.thermocellum*)、热棕榈梭菌(*C.thermopalmarium*)、嗜热解纸莎草梭菌(*C.thermopapyrolyticum*)、热产琥珀酸梭菌(*C.thermosuccinogenes*)、硫代硫酸盐还原梭菌(*C.thiosulfatireducens*)、酪丁酸梭菌(*C.tyrobutyricum*)、沼泽梭菌(*C.uliginosum*)、突那梭菌(*C.ultunense*)、文氏梭菌(*C.vincentii*)、绿色梭菌(*C.viride*)、解木聚糖梭菌(*C.xylanolyticum*)、嗜木聚糖梭菌(*C.xylanovorans*)。

5 个亚种，分别为：产酯梭菌 2 个——酯化梭菌酯化亚种(*C.esthertheticum* subsp. *esthertheticum*)、酯化梭菌拉勒米亚种(*C.esthertheticum* subsp. *laramiense*)；粪肥梭菌 3 个——粪肥梭菌粪堆亚种(*C.stercorarium* subsp. *stercorarium*)、粪肥梭菌细绳亚种(*C.stercorarium* subsp. *leptospartum*)、粪肥梭菌热乳亚种(*C.stercorarium* subsp. *thermolacticum*)。

2 食物中毒概要

初步统计通过中国知识资源总库(CNKI)学术文献总库检出的细菌性食物中毒文献，迄今我国共涉及 24 个菌属，116 个种、亚种或血清型(serovar)，以及一些未确定的种；文献报告 1460 篇(1949~2013 年)，中毒事件 1529 起(1949~2012 年)。

其中由梭菌引起的文献报告 67 篇(1958~2013 年)，中毒事件 75 起(1956~2010 年)，在所有细菌性食物中毒事件的构成比为 4.91%(居第 7 位)。涉及肉毒梭菌、产气荚膜梭菌、双酶梭菌、丁酸梭菌 4 个种；以肉毒梭菌的出现频率最高，其次为产气荚膜梭菌，双酶梭菌和丁酸梭菌罕见。

2.1　基本信息

75起事件均是由某种梭菌单独引起的，这也从某种意义上显示了梭菌的特征性生长繁殖条件与生境。

表23-1所列是梭菌引起食物中毒67篇文献、75起事件的基本信息。

表 23-1　梭菌引起食物中毒的基本信息

内容	肉毒梭菌	产气荚膜梭菌	双酶梭菌	丁酸梭菌	合计
文献：数量/篇	55	10	1	1	67
构成比/%	82.09	14.93	1.49	1.49	100
事件：数量/起	63	10	1	1	75
构成比/%	84	13.33	1.33	1.33	100
中毒：中毒人数A	578	4018	4	6	4606
构成比/%	12.55	87.23	0.09	0.13	100
涉及中毒事件数量/起	63	10	1	1	75
构成比/%	84	13.33	1.33	1.33	100
每起平均中毒人数	9.17	401.8	4	6	61.41
罹患率：涉及中毒事件数量/起	55	6	1	?	62
同食或分食某种中毒食物人数	590	830	4	?	1424
每起平均同食或分食某种中毒食物人数	10.73	138.33	4	?	22.97
中毒人数B	462	408	4	?	874
每起平均中毒人数	8.4	68	4	?	14.09
罹患率/%	78.31	49.16	100	?	61.38
病死率：中毒死亡事件数量/起	32	3	0	1	36
中毒人数	320	3411	0	6	3737
每起平均中毒人数	10	1137	0	6	103.81
死亡人数	74	5	0	3	82
每起平均死亡人数	2.31	1.67	0	3	2.28
病死率/%	23.13	0.15	0	50	2.19

注：中毒人数A，指在文献中明确记述了中毒人数的统计结果；？指未记述或无法计算；罹患率中的中毒人数B，指在文献中均明确记述了同食或分食某种中毒食物人数、中毒人数的统计结果。

2.2　最早事件

在检出的梭菌食物中毒事件中，新疆医学院的赵裕琳等(1980)报告在1956年，从1

例中毒死者心血检出肉毒毒素是最早的记述。报告曾于 1956 年对 1 例在第 6 病日死亡的患者尸检，取其心血注射于动物后数小时发病，症状典型，并于 24h 内死亡，查出了肉毒毒素[4]。

原北京医学院的吴朝仁等 1958 年对“察布查尔病”的调查报告，是最早对由肉毒梭菌引起食物中毒的明确记述。记述多年来在新疆维吾尔自治区察布查尔锡伯自治县存在一种原因不明的疾病，特征是在每年 4、5 月发生，表现起病急、中枢神经症状显著，无发热，病死率颇高。卫生部曾于 1955 年派专家前往调查，因当时的流行季节已过，未见到患者，从血清学检查结果不能证明此病为脑炎的说法；新疆卫生厅又于 1956 年及 1957 年组织调查组研究，根据临床症状和对两例尸检的结果，他们怀疑此病为肉毒中毒，但因不能解释为什么肉毒中毒有严格的季节性，而且未找到引起中毒的可疑食物，所以不能做出肯定的结论。为进一步了解“察布查尔病”的性质，卫生部在 1958 年又派吴朝仁等协同新疆卫生厅进行调查研究；吴朝仁等于 1958 年 4 月 8 日到达乌鲁木齐市，17 日到达察布查尔锡伯自治县，住在察布查尔锡伯自治县发病最多的六乡工作，于 5 月 23 日结束。

调查组研究分析了 1955 年、1956 年、1957 年的调查报告，伊宁市人民医院的几份简单病案及新疆医学院的两例尸检报告，向当地医生了解过去发病的情况及临床特征，追查部分过去的患者看有哪些后遗症，对过去的病例进行流行病学调查，与锡伯族干部及群众座谈了解一般情况和生活习惯(特别注意锡伯族人民的特殊食物)；对当时遇到的 3 例(死亡 1 例)患者，进行了较详细的临床症状记述与化验室检查，发现与调查了解到的患者临床症状表现一致。

通过对过去的材料整理，将 1949 年至 1957 年共 88 例作为流行病学资料的根据，其中转为痊愈的 48 例(构成比 54.55%)、死亡的 38 例(构成比 43.18%)、不明的 2 例(构成比 2.27%)。发现以 1949 年(20 例占 22.73%)、1953 年(24 例占 27.27%)和 1955 年(15 例占 17.05%)发病较多；其中发病月份记载明确的 80 例，发生于 3~6 月，相对集中在 4 月(44 例占 55.0%)和 5 月(26 例占 32.5%)，3 月和 6 月各 5 例(各占 6.25%)。

在通过大量调查研究、对病原细菌的检验等基础上，确定这种“察布查尔病”为由肉毒梭菌引起的肉毒中毒，中毒食物为锡伯族人称为的“米松糊糊”；“米松糊糊”是当地人们以麦面采用“馒头法”制作面酱的半成品(酱坯子)，也是当地人们特别爱吃的甜食[5]。

2.3 规模最大事件

江苏省淮阴地区卫生防疫站的吴庆玉(1980)报告的 1 起产气荚膜梭菌食物中毒，是在检出的梭菌食物中毒事件中规模最大的。报告在 1975 年 9 月 20~24 日，淮阴地区某县群众因食用由县食品公司统一按公社、大队、生产队层层周转供应，产气荚膜梭菌污染的严重腐败变质的猪肉引起 2941 人食物中毒，死亡 1 人(病死率 0.034%)；潜伏期 4~46h，多在 8~30h, 24h 为高峰期(1887 例，占 64.16%)；临床表现发病突然，以胃肠炎症状为主，其中腹痛的占 84.5%，腹泻的占 90.3%，呕吐的占 62.9%，恶心的占 26.1%，发热的占 10.0%(体温在 38~39℃)，腹泻多为水样便(也有的为黏液血样便)，多在 6~8

次/d；多数患者在治疗后 1~3d 内恢复健康，少数患者至第 5 天尚感全身不适[6]。

2.4　最严重事件

按在同一起事件中死亡人数计严重性，四川省甘孜藏族自治州疾病预防控制中心的蔡其华等(2006)报告的 1 起 E 型肉毒梭菌食物中毒，是在检出的梭菌食物中毒事件中最严重的。报告在 1990 年 11 月 30 日，雅江县普巴绒乡某村一户村民建房，帮工的亲朋好友等 50 人聚餐，其中 32 人食用了于 11 月 22 日自制的牦牛血肠(系藏族喜爱的一种将牦牛肉、肝、胃、牛油等切细加入牛血及佐料后灌装入牦牛肠内制成的传统食品)后全部发病(罹患率 100%)并死亡 9 人(病死率 28.13%)，未食用牦牛血肠的 18 人均无发病；潜伏期 7~47h，平均 14.5h。临床表现为在前驱期的胃肠道紊乱症状较明显，继之神经中毒症状逐渐加重，且伴有头晕、头痛、疲倦、行走不便等症状；视物模糊是早期患者的重要主诉，随着颅神经受损出现复视、眼睑下垂、瞳孔散大、眼球震颤、声音嘶哑、张嘴伸舌费力、语言不清，甚至失语、吞咽及呼吸困难，重者因喉肌及呼吸肌麻痹导致呼吸衰竭死亡[7]。

3　肉毒梭菌(*Clostridium botulinum*)

肉毒梭菌[*Clostridium botulinum*(van Ermengem 1896) Bergey，Harrison，Breed，Hammer and Huntoon 1923]也称肉毒杆菌、肉毒梭状芽孢杆菌，肉毒杆菌(*Bacillus botulinus* van Ermengem 1896)是最早的命名；种名“*botulinum*”为现代拉丁语形容词，指“与腊肠有关的”，能从腊肠产生毒素[3]。

DNA 的 G+C mol%、模式株(type strain)或参考株(reference strain)、GenBank 登录号(16S rRNA)等，在各不同菌型间有所差异；现根据在《伯杰氏系统细菌学手册》第一版第 2 卷及第二版第 3 卷中的记述，综合列于表 23-2[3,8]。

表 23-2　肉毒梭菌不同菌型的 DNA 中 G+C mol%及模式株(或参考株)和 GenBank 登录号

菌型	DNA 中 G+C mol%	模式株(或参考株)和 GenBank 登录号(16S rRNA)
A 型及解蛋白 B 型和 F 型	26~28(T_m)(Lee and Riemann，1970a；Cummins and Johnson，1971；Johnson and Francis, 1975)	A 型模式株：ATCC 25763，NCIB 10640，CIP 104310；GenBank 登录号(16S rRNA)，L37585 解蛋白 B 型参考株：ATCC 7949，NCIB 10657 解蛋白 F 型参考株：ATCC 25764，NCIB 10658；GenBank 登录号(16S rRNA)，L37593
E 型及解糖 B 型和 F 型	27~29(T_m)(Lee and Riemann，1970b；Johnson and Francis, 1975)	E 型参考株：ATCC 9564，NCIB 10660 不解蛋白 B 型参考株：ATCC 25765，NCIB 10642；GenBan 登录号(16S rRNA)，X68173 不解蛋白 F 型参考株：ATCC 27321，NCIB 10641
C 型和 D 型	26~28(T_m)(Lee and Riemann, 1970b；Johnson and Francis, 1975)	C 型参考株：ATCC 25766，NCIB 10618 D 型参考株：ATCC 25767，NCIB 10619
G 型	未见报告	G 型参考株：ATCC 27322，NCIB 10714；GenBank 登录号(16S rRNA)，M59087

在此说明，阿根廷梭菌(*Clostridium argentinense* Suen et al. 1988)的模式株为 ATCC 27322，GenBank 登录号(16S rRNA)为 X68316。此菌与 GenBank 登录号(16S rRNA)为 M59087 的 G 型肉毒梭菌菌株，16S rRNA 基因序列的相似性大于 99%(Hutson et al., 1993)；显然，G 型肉毒梭菌已独立为另外的一个种——阿根廷梭菌[3]。

3.1　发现历史简介

对肉毒梭菌引起肉毒中毒的认识较早，主要是在食源性肉毒中毒(foodborne botulism)即食物中毒方面，且至今仍是主要的致病类型与研究内容。此后，又认识并研究了伤口型肉毒中毒(wound botulism)、婴儿型肉毒中毒(infant botulism)、成人肠道毒血症肉毒中毒(adult intestinal toxemin botulism)等[9~19]。

3.1.1　国外简况

肉毒中毒在医学史上早有记载，远在公元 10 个世纪前的西欧就已确证吃了腊肠有可能引起致命性食物中毒(引起神经麻痹)这一事实，因此腊肠之类的食品的生产或食用均曾受到管制；公元 10 世纪，罗马拜占庭君主圣利奥六世(Emperor Leo Ⅵ)在公元 886~912 年曾颁布了一项禁止食用血灌肠(blood sausage)的法令。1793 年，在德国的黑森林符腾堡(Wildbad Württemberg)暴发了一次“香肠中毒”事件，有 13 人中毒、6 人死亡，最后发现引起中毒的食品为血肠(在猪肠内装入血液和其他添加剂)，肉毒中毒在当时成为一种必须通报的疾病。

在 19 世纪早期，德国的 Kerner 最早(1820~1822 年)对“腊肠毒素”进行了研究，认为此毒素是在厌氧状态下的腊肠内产生，如果在腊肠的包装上留有气眼(air pocket)就不会产生毒素；Muller(1870)将此类食物中毒症命名为“botulism”(腊肠中毒之意)，取意于拉丁语名词“botulus”(腊肠)。

19 世纪末，比利时根特(Ghent)大学的 van Ermengen(1896)报告于 1895 年 12 月，在比利时 Ellezelles 村的一次音乐会上，发生了一起因食用家庭自行盐腌的火腿引起 24 人中有 23 人发病、3 人死亡的中毒事件，从火腿及病死者脾脏分离到第一株中毒病原菌(Ellezelles 株)，当时归于芽孢杆菌属(*Bacillus* Cohn 1872)并命名为肉毒芽孢杆菌(*B.botulinus* van Ermengem 1896)，后改称为“*Clostridium botulinum*”(肉毒梭菌)，并沿用至今。同时，对肉毒梭菌及其毒素性状和所致疾病进行了一系列研究，并得出了 8 条重要结论，至今仍是预防肉毒梭菌引起食物中毒的理论基础：①食源性肉毒中毒为毒素型中毒，是非感染性的；②毒素是由特定的微生物(肉毒梭菌)在食物中产生的；③毒素不能被消化酶灭活；④毒素对热和碱不稳定，但在酸性条件下稳定；⑤在富含盐和酸的食物中不产毒素；⑥肉毒梭菌可产生耐热的边端芽孢；⑦动物对肉毒毒素的易感性存在差异；⑧通过接种灭活的毒素或类毒素，可使动物对肉毒毒素产生免疫力。

1904 年，Landman 另从引起一起肉毒中毒的罐头菜豆中分离到一株肉毒梭菌，称为 Darmstadt 株；1910 年，Leuchs 发现此株菌与上面 van Ermengem 分离的 Ellezelles 株产生的毒素在抗原特异性上不一致，于是 Darmstadt 株被定为 A 型，Ellezelles 株被定为 B

型。C 型肉毒梭菌首先由 Bengston 等于 1922 年从凯撒绿蝇幼虫体内分离获得，同年 Seddon 等又从澳大利亚农场的腐骨中分离到，并称之为类肉毒杆菌（*Bacillus parabotulinus*）；后经 Pfeninger 在 1924 年，Gunnison 和 Meyer 于 1929 年用中和试验发现此两株菌的毒素抗原性并不一致，并将其定为 C_{α} 和 C_{β} 两个亚型，其中的 C_{α} 型（Seddon 等的分离株）菌株能产生 C_1、C_2 及少量 D 型毒素，C_{β} 型（Bengston 等的分离株）菌株只产生 C_2 型毒素。D 型肉毒梭菌是 Theiller 在 1927 年从牛骨中分离的，原定名为牛类肉毒梭菌（*Clostridium parabotulinum*）。E 型肉毒梭菌首先由 Kushnir 于 1934 年从生长在亚速海的鲟肠道分离出来，于 1936 年由 Gunnison 定为 E 型。F 型肉毒梭菌，首先由 Moller 和 Scheibel 于 1960 年从丹麦的一起肉毒中毒事件的食品（家庭自制肝酱）中分离到，中毒事件发生于丹麦的 Langeland，有 1 人死亡。产生 G 型毒素的肉毒梭菌，最初是于 1969 年由 Gimenez 和 Ciccarelli 从阿根廷的玉米地土壤中分离得到的；之后，Sonnabend 等又从瑞士的 5 具人尸体分离到，但这些人的死亡与食物无关；迄今，尚未发现 G 型肉毒梭菌可以导致食物中毒。

1975 年，美国首次报告了 1 名 15 岁女孩从高处摔伤，于 14d 后出现肉毒中毒症状，从胫骨创伤处分离到 A 型肉毒梭菌，这是伤口型肉毒中毒的最早报告。之后，在 1976 年美国报告了 3 例（男性 2 例、女性 1 例）伤口型肉毒中毒，年龄在 7~28 岁（平均 24 岁），其中的 2 例得到了细菌学的证实（A 型和 B 型毒素的各 1 例）；3 例均有颅神经麻痹、软弱、呼吸受损等典型中毒症状，无死亡病例。

1976 年，Pickeet 首次报告在美国加州 2 例未满 6 个月的婴儿型肉毒中毒这一独特的类型。同年，美国在 4 个州内共发生 15 例（男性 11 例、女性 4 例）3~20 周龄的婴儿型肉毒中毒，从粪便中检出了肉毒梭菌和肉毒毒素（A 型毒素的 6 例，B 型毒素的 9 例），均未用抗毒素治疗则全部恢复；同时，从 1 例 B 型肉毒中毒患病婴儿食用的蜂蜜中分离到 B 型肉毒梭菌，从 1 例 A 型肉毒中毒患病婴儿家中的真空吸尘器中分离到 A 型肉毒梭菌。之后，Turner 等于 1978 年报告了英国第 1 例 22 周龄的婴儿型肉毒中毒，从粪便中检出了 A 型肉毒梭菌和毒素。此后，婴儿型肉毒中毒的发病数量有逐年增多的趋势。

1979 年，美国疾病控制中心报告了成人肠道毒血症肉毒中毒，没有特殊的食物来源，也无流行病学依据，被称为未分类型（classification undetermined，unclassified）、成人的婴儿型肉毒中毒（infant botulism in adult）或第四型（fourth category）。所报告的 31 例平均年龄 42 岁，无性别差异，临床表现与食源性肉毒中毒的一样，具有特殊的进行性神经麻痹症状。

现已知肉毒中毒不仅发生在人，在多种陆生动物及鱼类中也均有发生。例如：雏鸡的肉毒中毒及其病原肉毒梭菌，是在 1922 年被鉴定的；在 1927 年证明了发生在南非牛的肉毒病或骨毒病，是肉毒中毒的一种形式；1930 年，证明了一种西方野鸭疾病的病因是肉毒中毒。

3.1.2 国内简况

我国起初将此菌名译为“腊肠杆菌”，后又改称“肉毒杆菌”，并将“botulism”的原译名“腊肠中毒”改为了“肉毒中毒”。

在我国，首次具有文字明确记载确认由肉毒梭菌引起肉毒中毒的存在，是在前面有述1958 年吴朝仁等对新疆维吾尔自治区察布查尔锡伯自治县发生多年的所谓“察布查尔病”进行了调查后。调查确定为肉毒梭菌食物中毒，追查从新中国成立后到 1957 年共 9 年 88 例肉毒中毒患者的病死率为 43.18%(38/88)。至于此病在察布查尔锡伯自治县具有多久的历史，在新中国成立前的发病情况如何，无书面资料可考；但据与当地老医生、卫生部门管理干部座谈，了解到在几十年前就有此病的发生[5]。另外，在前面有述赵裕琳等报告于 1956 年在 1 例死亡患者尸检中查出了肉毒毒素，是对肉毒中毒最早有依据的记载[4]。

现已在不少的省(区、市)均或多或少发生过肉毒中毒，中毒型别为 A 型、B 型、E 型，绝大多数的均为食源性的食物中毒。例如，卫生部食品卫生监督检验所的高庆仪等(1989)报告我国自 1958~1989 年，根据符合食物中毒条件、有肉毒中毒确证记载材料的统计，在全国有 15 个省、区发生肉毒中毒事件 745 起 2861 例(平均 3.84 人/起)，死亡 421 例(病死率 14.72%)，其中尤以新疆地区发病率最高。根据中毒事件数量(起)统计，依次为：新疆 593 起(构成比 79.60%)，1812 人(构成比 63.33%)；青海 40 起(构成比 5.37%)，167 人(构成比 5.84%)；河北 37 起(构成比 4.97%)，211 人(构成比 7.38%)；西藏 31 起(构成比 4.16%)，226 人(构成比 7.89%)；山东 16 起(构成比 2.15%)，171 人(构成比 5.98%)；宁夏 5 起(构成比 0.67%)，62 人(构成比 2.17%)；内蒙古 5 起(构成比 0.67%)，57 人(构成比 1.99%)；河南 4 起(构成比 0.54%)，21 人(构成比 0.73%)；黑龙江 3 起(构成比 0.40%)，26 人(构成比 0.91%)；安徽 3 起(构成比 0.40%)，14 人(构成比 0.49%)；甘肃 2 起(构成比 0.27%)，43 人(构成比 1.50%)；陕西 2 起(构成比 0.27%)，23 人(构成比 0.80%)；湖南 2 起(构成比 0.27%)，8 人(构成比 0.28%)；吉林 1 起(构成比 0.13%)，13 人(构成比 0.45%)；辽宁 1 起(构成比 0.13%)，5 人(构成比 0.17%)[20]。

兰州生物制品研究所的王荫椿等(1973)报告在 1966 年 4 月，从 1 份在我国某高原地区引起食物中毒的可疑食物生牛肉中，首次检出了 1 株 E 型肉毒梭菌(编号：E66418)，指出由 E 型肉毒梭菌引起的食物中毒并不一定都与海洋有关。由于在国外关于 E 型肉毒中毒的媒介食品都是海产品(主要是鱼类)，也基本上都是发生在沿海地区，许多实验室分别进行的肉毒梭菌生态分布调查结果也指出从海产品或海砂、海泥中的分离阳性率是相当高的，这就自然而然地将 E 型肉毒中毒与海洋联系在一起，并有“海洋论”的观点；在我国 E 型肉毒中毒发生于远离沿海的内陆或高原，中毒媒介食品为生牛肉、羊肉或发酵豆制品等，这与国外 Dolman 称 E 型肉毒中毒为“鱼媒介肉毒中毒”(fish-borne botulism)及“海洋论”观点形成了鲜明的对比[19,21]。

3.2　生物学性状

在梭菌属细菌中，对肉毒梭菌的认识不仅较早，且对其生物学性状的研究也是较多的；现根据一些有关的文献，做以下相应描述。

3.2.1　形态与培养特征

肉毒梭菌为大小在(1~1.2) μm×(4~6) μm 的革兰氏阳性、两端钝圆、单个或成双排列且有时可呈链状的较粗大杆菌，无荚膜，有 4~8 根周鞭毛，能运动，芽孢卵圆形，位于菌体中央或次极端，并宽于菌幅以致使菌体呈汤匙状或网球拍状，常有许多游离的芽孢。

专性厌氧，生长适温为 25~40℃，pH 6~8。此菌的培养特性极不规律，不仅在各型之间不一致，且在同型的各株之间也常有差异，甚至同一株也是变化无常的。

在菌落特征方面，通常在普通营养琼脂平板上培养 48h，可形成直径约 3mm、不规则圆形和界线不清的纤毛样边缘、半透明、表面呈颗粒状的菌落，生长易布满整个平板；在含有血液的营养琼脂平板上培养 48~72h，形成直径 3~5mm、不规则或发丝状或盘状的灰色菌落，有β-溶血现象(对马血的溶血圈较大)；在巧克力琼脂平板上，分解蛋白质的菌株(A 型、B 型、F 型、G 型)可使菌落周围的培养基变为半透明；在乳糖卵黄牛乳琼脂平板上，除 G 型外的各型均能分解脂肪，产生局限性不透明区和珠光层，各型菌株均不发酵乳糖，分解蛋白质的菌株可使菌落周围培养基变为透明。

在庖肉培养基中培养 24~48h 后生长较好，表面可形成奶油性浮渣，C 型、D 型、E 型菌株不能消化肉渣，A 型、B 型、F 型、G 型菌株经几天培养后可使肉渣消化变黑并有腐败恶臭。

在第一版《伯杰氏系统细菌学手册》第 2 卷中，根据一些研究者的研究资料记述了不同型肉毒梭菌在形态与培养特征方面的一些差异，择要列出供参考[8]。

3.2.1.1 A 型及解蛋白的 B 型和 F 型

在蛋白胨(peptone)-酵母浸出物(yeast extract)-葡萄糖(glucose)肉汤(PYG)培养基中的菌细胞常具有动力且为周鞭毛，菌体为直到微弯曲的杆菌，大小为(0.6~1.4)μm×(3.0~20.2)μm，芽孢为卵圆形、近末端的且菌体膨胀，在卵黄琼脂培养基上培养 2d 或在碎肉琼脂斜面上于 30℃培养 1 周更容易形成芽孢；菌体细胞壁含 *meso*-DAP 和葡萄糖，具有普通抗原特异性的菌体细胞壁蛋白质从肉毒梭菌的各型中均可分离到。

在血液琼脂平板上的表面菌落直径为 2~6mm，菌落为圆形到不规则、具有扇形或假根状的边缘、扁平到隆起、半透明、灰色、常具有斑点的或结晶的内部结构，β-溶血；在 PYG 肉汤中培养 1 周的培养物为混浊并具有光滑或絮状沉积物，且 pH 呈 5.6~6.2；氨基酸脱氨产生的氨，常掩盖从碳水化合物中产生的酸。

生长的适温为 30~40℃，一些菌株在 25℃生长良好，少数在 45℃生长良好；在 6.5% NaCl、20%的胆汁及在 pH 8.5 时其生长受抑制，胆汁石胆酸和鹅脱氧胆酸是最主要的抑制剂(Huhtanen，1979)，分离自土壤中的产气荚膜梭菌和生孢梭菌的菌株也能抑制其生长。在 100% CO_2 和加压的 CO_2 气体环境中迟缓产生毒素，压力量及暴露的时间对菌株是致死因素。可消化明胶、牛奶和肉，产生氨和 H_2S。

3.2.1.2 E 型及解糖的 B 型和 F 型

在 PYG 肉汤培养基中的菌体具有动力且为周鞭毛，菌体为直杆状，大小在(0.8~1.6)μm×(1.7~15.7)μm，单个或成双存在；芽孢为卵圆形、偏心到近末端的且菌体膨胀，在肉汤和固体培养基上易形成芽孢；细胞壁含有 *meso*-DAP。

在血液琼脂平板上的表面菌落为β-溶血，直径 1~5mm，不规则、呈裂片状的或扇形边缘、菌落隆起、半透明到不透明、灰白色、有斑点状或镶嵌的内部结构；在 PYG 肉汤中的培养物为混浊且具有光滑沉积物，培养 1~2d 后 pH 在 5.2~5.5。

生长的适温为 25~37℃，在 45℃生长很少或不生长，发酵的碳水化合物能刺激生长，在 6.5% NaCl、20%的胆汁或 pH 为 8.5 时生长受抑制，B 型和 F 型的非解蛋白菌株和 E 型的产毒素菌株能被产气荚膜梭菌的土壤菌株抑制，但失去毒力的 E 型菌株未受影响。液化明胶，但不消化牛奶或肉。

3.2.1.3　C 型和 D 型

在 PYG 肉汤培养基中的菌体为直杆菌，有动力，具有周鞭毛，大小为 (0.5~2.4) μm×(3.0~22.0) μm，单个或成双存在；芽孢为卵圆形、近末端且菌体膨胀，大多数菌株在碎肉琼脂斜面于 30℃培养 1 周易形成芽孢；菌体细胞壁含有 *meso*-DAP。

在血液琼脂平板上的菌落呈 β-溶血，直径 1~5mm，圆形至轻微不规则、轻微扇形或裂片状的、扁平到隆起、半透明、灰白色、具有斑点状或镶嵌的内部结构；在 PYG 肉汤培养基中的培养物呈混浊且具有光滑或絮凝沉积物，培养 1~2d 后 pH 为 5.2~5.7。

生长的适温为 30~37℃，多数菌株在 45℃生长良好，在 25℃生长少量；发酵的碳水化合物能刺激生长，6.5% NaCl、20%胆汁或 pH 在 8.5 时抑制生长，分离自美国土壤样品中的产气荚膜梭菌不抑制其生长，分离自英国、法国和西班牙泥浆中的几种芽孢杆菌抑制肉毒梭菌 C 型菌株的生长。

3.2.1.4　G 型

在 PYG 肉汤培养基中的菌体为直杆菌，具有动力和周鞭毛，大小在 (1.3~1.9) μm×(1.6~9.4) μm，单个或成双存在，芽孢少见，芽孢呈卵圆形、近末端、菌体膨胀，从部分培养基的生长菌中未检测到芽孢。

在血液琼脂平板上的菌落呈 β-溶血，直径 1~4mm，圆形到不规则、裂片状到丝状、隆起、半透明、光滑、有光泽、一种扩散层覆盖整个平板，可形成大的、粗糙的、煎蛋形菌落；在 PYG 肉汤培养基中的培养物呈混浊且具有光滑的白色沉积物，培养 5d 后 pH 为 6.2~6.3。适宜生长的温度为 30~37℃，在 25℃和 45℃也能生长，6.5% NaCl 和 20%胆汁能抑制生长，参考菌株能被分离于土壤中的产气荚膜梭菌的 3 个菌株所抑制。在 PYG 培养基中的深层琼脂培养物，可检测到适度产气。

3.2.2　生化特性

肉毒梭菌的生化反应不仅在不同型的菌株间存在差异，且在同型的各菌株间也不尽相同。A 型、B 型、E 型、F 型发酵葡萄糖、麦芽糖和蔗糖，C 型、D 型发酵葡萄糖和麦芽糖但不发酵蔗糖，G 型不发酵糖类；各型均液化明胶，产生吲哚，不发酵乳糖，除 G 型外的各型均产生脂肪酶，都能溶血；一般不产生卵磷脂酶，但不分解蛋白质的菌型中的个别菌株可能产生磷脂酶能分解卵磷脂，使在卵黄琼脂上的菌落底部及周围形成甘油二酯的沉淀乳浊环；所有病原性的菌株均能发酵蔗糖。根据上述特征及该菌在不同型及同型不同株间存在生化反应差异，同时根据蛋白质分解作用及葡萄糖发酵等生化特性的异同可将其分为Ⅰ~Ⅳ的 4 个组，其中Ⅰ组含 A 型、分解蛋白的 B 型和 F 型，这些菌株均具有较强分解蛋白质和产生耐热芽孢的能力，所产毒素通常不能被活化；Ⅱ组含 E 型、不分解蛋白的 B 型和 F 型，分解糖类的能力强但不能分解蛋白质，也不能形成耐热芽孢；

Ⅲ组含 C 型和 D 型，不能分解蛋白质但可液化明胶，能产生多种毒力因子(其中 C_2 因子能被活化)；Ⅳ组只有 G 型，能分解蛋白质但不能分解糖类，其毒素也能被活化[11]。

3.2.3 菌型

肉毒梭菌的菌型是按其各菌株所产生的肉毒毒素的抗原性的不同所划分的，并按其被发现的先后顺序以大写英文字母表示和排列，迄今共分为 A、B、C(含 C_α 和 C_β)、D、E、F、G 的 7 个型，对应的则是各型菌产生相应型别的毒素(其中 C_α 型、C_β 型菌所产毒素对应 C_1 型、C_2 型)。

另外，各型肉毒毒素都具有相当严格的型特异性，即用各型毒素(或类毒素)免疫动物只能获得中和相应型毒素的特异性抗毒素(抗毒素也分为相应的 A~G 的 7 个型别)，这种特异性中和反应试验是对肉毒梭菌及肉毒毒素进行检验的根本方法。但需注意的是，型间的交叉现象尚不能完全避免，即某些型的菌株除主要产生相应型的毒素外，有的还能产生少量其他型的毒素成分，具体如表 23-3 所示[18]。

表 23-3 肉毒梭菌的分组及产毒素情况

肉毒梭菌			产毒素型		肉毒梭菌			产毒素型	
组别	型别	亚型	主要	少量	组别	型别	亚型	主要	少量
Ⅰ	A		A	–	Ⅱ	B		B	–
		AB	A	B		E		E	–
		AF	A	F		F		F	–
	B		B	–	Ⅲ	C	C_α	C_1	C_2, D
		BA	B	A			C_β		C_2
		BF	B	F		D		D	C_1, C_2
	F		F	–	Ⅳ	G		G	–

注：表中的符号–表示不产生毒素。

3.2.4 抗原结构与免疫学特性

对肉毒梭菌的菌体抗原、鞭毛抗原及芽孢抗原的研究已有许多报告，但迄今所得的一些抗原分析结果还不能应用于对肉毒梭菌的分类，对实验诊断也无多大意义。Walker 和 Batty(1964)应用荧光抗体技术分析了 A~F 型产毒素菌株共 63 株的耐热性菌体抗原间的关系，结果是按血清学关系将 A~F 型肉毒梭菌分成了 3 群，即 A 型、B 型及 F 型的相互间，C 型与 D 型间(呈现有血清学共同关系)，E 型与其他型间(均未发现存在交叉反应)。Solomon 等(1971)用 100℃加热 60min 处理的菌体抗原进行凝集反应试验及凝集素吸收试验，也可将肉毒梭菌分成与上述生化特性分组相吻合的组，E 型菌与非解蛋白的 B 型、F 型菌株，A 型菌与解蛋白的 B 型、F 型菌株，其菌体抗原是共同的，但其中解蛋白组的菌体抗原与生孢梭菌、破伤风梭菌及溶组织梭菌之间可能出现轻度的交叉反应[11]。

肉毒梭菌产生的毒素虽可被相应抗毒素所中和，但患者出现临床肉毒中毒症状后，其毒素尚不能诱发足够量的抗毒素产生，因此不能形成有效的免疫保护。这主要是因毒素在血循环中的量甚微，且毒素与神经组织的亲和力极强，以致不能有效地与免疫系统相应作用以诱导免疫应答。免疫治疗时，在没有明确是何种毒素型前应使用多价抗毒素(A 型、B 型和 E 型毒素的抗体)静脉注射以中和毒素[22]。

3.2.5　毒素基因的遗传学特性

病原性梭菌的致病因子主要是各自产生的特异性毒素，迄今的研究表明梭菌的毒素基因型具有复杂多样性，在不同种或不同菌型间存在差异；甚至在同型梭菌的同一种毒素的基因，在不同来源菌株间的遗传物质也有所不同。对于肉毒梭菌的毒素基因，A 型、B 型、E 型、F 型的位于染色体上，G 型的在质粒(plasmid)上，C 型和 D 型的遗传受所感染的噬菌体 DNA 控制。丧失了毒素原性的 C 型和 D 型肉毒梭菌，经相应型的噬菌体再感染可重获毒素原性；丧失了毒素原性的 C 型肉毒梭菌，经 A 型诺氏梭菌噬菌体的感染后可能会变为 A 型诺氏梭菌；这些表明噬菌体对于梭菌的毒力因子，是一种重要的遗传物质。在 A 型、B 型、E 型、F 型肉毒梭菌，尽管也能检出噬菌体或噬菌体成分，但其功能尚不很明确[13]。

3.2.6　生境与抗性

肉毒梭菌及其芽孢广泛存在于自然界，且基本上可以说在世界各地均有存在，不仅广泛存在于土壤中，也分布于江、河、湖、海的沉积物及水中，偶尔也存在于动物的粪便中，水果、蔬菜、畜禽和鱼制品中也可发现。

在不同菌型的分布方面，A 型和 B 型菌的芽孢在世界各大洲几乎到处均能检出，C 型和 D 型菌的芽孢一般多存在于动物尸体中或在腐尸附近的土壤中；E 型菌及其芽孢存在于海洋的沉积物、海鱼(虾)及海栖哺乳动物的肠内，地中海及墨西哥湾一般被认为是 E 型菌的发源地，在波罗的海、加拿大圣劳伦斯湾的调查结果表明 E 型菌及其芽孢适应于深水的低温，并可因海洋生物(鱼、海豹)的迁移和潮汛及水流的冲击被扩散，内陆水流的排泄把污物带入海洋又污染海洋生物，于是造成了 E 型菌在海洋地区的广泛分布，也就形成了在生境上 E 型菌与海洋之间具有不可分割的联系这样的传统观念。事实上，在国外的 E 型肉毒中毒，其媒介食品基本上都是水产品，因此有鱼媒介肉毒中毒的说法，E 型肉毒梭菌也曾被人称作海生肉毒梭菌(marine *C.botulinum*)。肉毒梭菌在我国的分布却迥然不同，所发现的 E 型肉毒中毒均是发生在内陆或高原地区，中毒媒介食品均非水产品，青海部分地区的芽孢分布调查(1974~1975 年)结果是在 279 份土壤标本中有 5 份(1.8%)检出了 E 型菌，这些情况表明了 E 型肉毒梭菌芽孢在我国的分布所具有的特点。F 型菌株从丹麦首先分离后，又相继在美洲、欧洲、亚洲等的许多地区被发现，且也多是从海河泥沙及鱼等标本中分离到的。G 型菌主要被发现于土壤中。

肉毒梭菌芽孢的耐热性极强，可在沸水中生存 5~22h，能耐 120℃蒸汽加热 5min，干热 180℃处理 5~15min 能将其杀死，以 A 型、B 型、F 型菌芽孢的耐热性最强，C_α 型及 D 型次之，C_β 型及 E 型较弱(80℃加热 20min 可杀灭 E 型菌的芽孢)。新生芽孢较陈旧芽孢的耐热力强；pH 越低，芽孢越易死灭；10%的 HCl 经 1h，20%的甲醛经 24h 才能将芽孢杀死。毒素对胃酸有抵抗力，对热敏感；A 型毒素经 80℃处理 5~6min，B 型毒素经 88℃处理 15min 可被破坏[9,11,13,23]。

3.3 病原学意义

梭菌引起的疾病通常多为散发性，感染方式及发病机制概括为三类：①病原梭菌经口侵入消化道或某些内脏，在适宜条件下开始繁殖、产毒，引起各种特异病变，如牛及羊的黑腿病(blackleg)、羊快疫(braxy)、羊红尿症(red water disease)、各种家畜的肠毒血症(enterotoxaemia)、人的婴儿型肉毒中毒、人和畜的坏死性肠炎(encrotic enteritits)，以及人的产气荚膜梭菌食物中毒等；②创伤感染的病原性梭菌，在创伤局部繁殖并产毒，引起各种相应的病变，如人及畜共患的破伤风及气性坏疽、人的伤口型肉毒中毒及多种家畜共患的恶性水肿(oedema malignum)等；③人误食污染了肉毒毒素的食品、动物误食污染了肉毒毒素的饲料，直接引起食物中毒性肉毒中毒[11]。

有些梭菌的致病性早已明了，且已知这些病原性梭菌引起的疾病或为创伤型，或为食物中毒型，也有的属于肠道菌群条件致病型。此外，还有些梭菌其本身并不构成单独感染，但却可能与其他病原性梭菌一起酿成混合感染，起着助长作用，并加重病变，属于“边缘”致病菌，如在气性坏疽病灶中时而出现的溶组织梭菌、索氏梭菌、双酶梭菌、生孢梭菌及谲诈梭菌等[13]。

3.3.1 人的肉毒中毒

肉毒梭菌依赖于产生的肉毒毒素(一种独特的蛋白质性质的外毒素)，在被人、动物误食或经创口被吸收后引起相应的肉毒中毒。人及不同动物的肉毒中毒，常存在一定毒素型间的差异。A 型、B 型、E 型是人类罹患肉毒中毒的主要型别，F 型仅占很少数，G 型尚无致人中毒的确凿证据；C 型、D 型除了个别病例外，主要是牲畜和禽类中毒的菌型。

人的肉毒中毒除了由于误食含有肉毒毒素的食品所引起的中毒外，也有可能是由摄入肉毒梭菌的芽孢或繁殖体，在肠道经发芽、繁殖并产生毒素所致(毒素性感染疾病)，此即所谓的“毒素-感染”(toxic-infection)理论[19,22]。

人的肉毒中毒，通常是根据肉毒梭菌来源和受累人群，将其分为四种类型：①食源性肉毒中毒，由进食了含有肉毒毒素的食物引起，即食物中毒；②伤口型肉毒中毒，伤口感染的肉毒梭菌产生肉毒毒素后，毒素被吸收进入血液引起；③婴儿型肉毒中毒，婴幼儿进食了被肉毒梭菌芽孢污染的食物后，肉毒梭菌生长繁殖产生毒素被吸收进入血液引起；④原因不明型肉毒中毒，原因不明，其中以婴幼儿型和食源性的多见，在国外称为成人肠道毒血症肉毒中毒。另外，也有部分肉毒中毒是通过吸入或医源性途径引起的[24]。

3.3.1.1 食源性肉毒中毒

食源性肉毒中毒(食物中毒)是最早被发现的中毒形式，且迄今在全世界范围内所发生的绝大部分肉毒中毒病例均属于此种类型。此种肉毒中毒一般是因食物在加工制作过程中被肉毒梭菌污染，在厌氧条件下细菌繁殖并产生毒素，若食入此种含有毒素的食物即可引起中毒。此种中毒的肉毒毒素以 A 型、B 型和 E 型较多见，F 型的较少。

在我国多有由肉毒梭菌引起食物中毒的报告，且常表现为高罹患率和病死率。以下是通过 CNKI 学术文献总库，检出的肉毒梭菌食物中毒相关情况。

(1)基本情况　检出的肉毒梭菌食物中毒 55 篇文献、63 起事件，均为单独引起的；这是与肉毒梭菌特征性生长繁殖条件、事件等直接相关联的。

1)发生地区：在 63 起肉毒中毒事件中，除未明确记述 2 起外，其余 61 起，涉及 19 个省(区、市)，初步显示具有一定的区域高发特征，与地方饮食习俗存在一定的相关性。具体的事件数量(起)见表 23-4(按事件数量依次排列)。

表 23-4　61 起肉毒梭菌食物中毒事件的发生地及数量

序号	省(区)	起数	序号	省(区)	起数	序号	省(区)	起数	序号	省(区)	起数
1	新疆	13	7	河北	3	13	安徽	1	19	湖南	1
2	河南	8	8	山东	3	14	吉林	1	合计	19	61
3	甘肃	8	9	辽宁	2	15	陕西	1			
4	青海	4	10	黑龙江	2	16	山西	1			
5	江苏	4	11	四川	2	17	贵州	1			
6	内蒙古	3	12	西藏	2	18	宁夏	1			

2)发生年份：在 63 起肉毒中毒事件中，按报告的年份涉及 27 个(不含未明确记述 5 起，共 58 起)，缺乏明显的年份流行病学特征；具体的事件数量(起)见表 23-5(按事件数量依次排列)。

表 23-5　58 起肉毒梭菌食物中毒事件的发生年份及数量

序号	年份	起数	序号	年份	起数	序号	年份	起数	序号	年份	起数
1	1995	6	8	1980	2	15	2001	2	22	1958	1
2	2000	4	9	1981	2	16	2003	2	23	1975	1
3	1982	3	10	1988	2	17	2004	2	24	1984	1
4	1990	3	11	1989	2	18	2005	2	25	1987	1
5	1999	3	12	1991	2	19	2006	2	26	1997	1
6	2002	3	13	1994	2	20	2009	2	27	1998	1
7	1965	2	14	1996	2	21	2010	2	合计	27	58

3) 发生规模：在 63 起肉毒中毒事件中，中毒的发生规模及罹患率差异较大，最小的 1 起 1 人中毒，最大的 1 起 48 人中毒，多为家庭发生；与其他细菌性食物中毒事件相比，常是表现罹患率及病死率较高。

罹患率 100%的 33 起(在总事件数量的构成比为 52.38%)共 247 人(平均 7.48 人/起)，最小的 1 起 1 人，最大的 1 起 43 人；罹患率最低的 1 起为 27.27%(12/44)，统计 55 起的平均罹患率为 78.31%(表 23-1)。

A. 规模小的事件：以 2 起为例，分别如下。①新疆维吾尔自治区沙湾县卫生防疫站的陈燕等(2003)报告在 2002 年 8 月 10 日，沙湾县天山路居民李某在家中食用自制臭豆腐后 8h，感觉头晕、胸闷、恶心、全身乏力，继而出现了眼睑下垂、眼球肌肉麻痹、咀嚼及伸舌困难等神经中毒症状，治疗无效死亡(病程 6d)；检验证实，是由 A 型肉毒梭菌引起的食物中毒，中毒食物为臭豆腐[25]。②内蒙古自治区卫生防疫站的刘敏捷等(1998)报告在 1995 年 10 月 20 日，内蒙古自治区呼和浩特市水泥厂某一家 5 人，因食用苦菜罐头 1 瓶发生中毒；进食量较大的女儿在吃饭间即感到腹部不适，约 4h 后腹痛剧烈，频繁呕吐，次晨出现复视、视物模糊、走路不稳、全身无力等症状，在 26 日出现眼睑下垂、瞳孔散大、饮水呛咳，进而吞咽及呼吸困难；在 26 日，其父亲也出现这些症状并住院治疗；经使用肉毒抗毒素治疗，两名患者均痊愈出院。检验证实，是由 B 型肉毒梭菌引起的食物中毒[26]。

B. 规模大的事件：以 2 起为例，分别如下。①贵州省食品卫生监督检验所的温凯英等(1996)报告在 1994 年 11 月 15 日，贵州省荔波县的播尧乡和驾欧乡发生因食用腌酸猪肉引起的食物中毒事件，就餐的 61 人发病 48 人(罹患率 78.69%)，死亡 2 人(病死率 4.17%)；潜伏期 8h~32d，多集中在 14d 左右；初期临床表现为头晕、头痛、恶心、发热、腹泻(水样便)，继之出现下肢腓肠肌疼痛无力、视物模糊、眼睑肿胀、颈部下垂，严重患者四肢疼痛不能伸屈(软瘫在床)、吞咽困难、舌部发音不清、小便失禁、呼吸困难。经检验证实，是由 B 型肉毒梭菌引起的[27]。②军区乌鲁木齐总医院的贺振新等(1995)报告在 1991 年 12 月 30 日，新疆塔城某连队因集体食用了当地生产的腌制酸辣豇豆罐头后发生食物中毒，就餐的 43 人全部发病(罹患率 100%)，死亡 1 人(病死率 2.33%)；潜伏期 32h~6d，多在 72h~6d(31 例占 72.09%)；临床表现最初为头晕、乏力、恶心、呕吐、咽喉阻塞感及吞咽困难，随之出现视物模糊、复视、声音低弱、握力减低、下肢无力，多数患者的症状轻微，重者伴有困倦嗜睡、眼睑下垂、口干、轻微脱水及呼吸浅慢。检验证实，是由 A 型肉毒梭菌引起的[28]。

C. 中毒死亡的事件：发生肉毒中毒后，具有较高的病死率。在检出的 63 起事件中，有 32 起共中毒 320 人，死亡 74 人，病死率 23.13%(表 23-1)，在总事件数量的构成比为 51.61%，最小的 1 起 1 人，最大的 1 起 9 人；病死率 100%的 3 起共 5 人，其中 1 人的 2 起，3 人的 1 起；在发生中毒死亡的事件中，病死率最低的 1 起为 2.33%(1/43)。

D. 最早的事件：在前面有述，赵裕琳等(1980)报告在 1956 年从 1 例中毒死者心血检出肉毒毒素，是最早的记述[4]。

(2) 流行病学表征　由肉毒梭菌引起的食物中毒，主要通过食物传播，最主要的是食品常因食前保存温度不当、放置时间过长等给污染于食品中的肉毒梭菌以生长繁殖的条件和机会，产生毒素导致食物中毒的发生。

食物中的肉毒梭菌，主要来源于带菌的土壤、尘埃及粪便；尤其是带菌的土壤，可污染各类食品原料[9]。

1) 中毒食物：在前面有述高庆仪等(1989)报告，统计我国自 1958~1989 年发生的肉毒中毒 745 起，在中毒食品方面主要是家庭自制的豆类和谷类发酵食品，个别地区有肉类食品，根据对 2016 例患者的中毒食品统计，发酵豆制品的 1263 例(占 62.65%)，发酵面制品的 186 例(占 9.23%)，动物性食品的 561 例(占 27.83)，其他的 6 例(占 0.30%)[20]。

初步统计 63 起事件，经检验明确或相关的中毒食物，主要涉及被肉毒梭菌污染的自制发酵制品或豆制品(包括臭豆腐、豆豉、豆瓣酱、豆腐干、面酱、豆腐乳、"米松糊糊"、豇豆罐头、酱豆等)，在 63 起中就有 43 起(构成比 68.25%)，尤以臭豆腐(22 起)为多(构成比 34.92%)；其次为肉类食物(风干牛肉、牛肉、火腿肠、香肠、猪肉、羊肉、捂积肉等)12 起(构成比 19.05%)，其中以牛肉，尤其是风干牛肉(6 起)为多(构成比 9.52%)；另外为鱼罐头 2 起(构成比 3.17%)，花生米罐头、西瓜汁、臭鸡蛋、变质面粉做的拉皮、西瓜罐头、苦菜罐头的各 1 起(构成比各 1.59%)。

2) 传播途径：综合分析肉毒梭菌引起食物中毒的传播途径，主要包括如下情况。① 肉毒梭菌污染食物后，在适宜生长繁殖的条件下存放以致产生毒素，直接食入后引起中毒，此类情况的潜伏期一般较短；这种情况也易发生家庭邻里的连锁式发病，即将自制的含毒食物无意中送给左邻右舍或亲戚朋友，食后导致中毒的发生。②肉毒梭菌被食入后在肠道内生长繁殖，产生毒素引起中毒，此类情况的潜伏期一般较长。

3) 发生季节：在前面有述高庆仪等(1989)报告，统计我国自 1958~1989 年发生的肉毒中毒 745 起，发生季节以 2~5 月最多，根据对全国 425 起中毒的统计，发生在此间的 251 起(构成比 59.06%)，此间正是自制和进食发酵豆类、谷类食品的季节，也是形成这一季节性特点的主要条件之一[20]。

初步统计 63 起肉毒中毒事件，在一年四季均有发生，缺乏明显的季节性，这似乎是与容易引起肉毒中毒的食物(尤其是豆制品)在常年均有食用相关的；按月份的发生频率见表 23-6。

表 23-6　63 起肉毒中毒的发生月份及数量

序号	月份	起数	序号	月份	起数	序号	月份	起数	序号	月份	起数
1	1	12	5	5	4	9	3	3	13	未记述	6
2	4	11	6	6	4	10	8	2	合计	12	63
3	11	5	7	7	4	11	9	2			
4	2	4	8	12	4	12	10	2			

4) 发生场所：主要发生在家庭，这与容易引起肉毒中毒的食物多为家庭自制后食用，或送与另外家庭食用，或家庭聚餐食用是相吻合的。初步统计 63 起事件，按归类后发生频率依次为：家庭的 36 起(构成比 57.14%)，分食的 9 起(构成比 14.29%)，聚餐的 7 起(构成比 11.11%)，食堂和个人的各 4 起(构成比各 6.35%)，未明确记述的 3 起(构成比

4.76%)。

(3)发病与临床特征 肉毒中毒的临床表现与其他细菌性食物中毒有所不同，胃肠道症状很少见，主要为神经末梢麻痹。潜伏期因摄入毒素的量和血清型不同存在差异，摄入含毒素食品后一般在12~36h发病，毒素量大时短至2h，毒素量少或摄入B型或E型时，可长达数天至几周。先有一般不典型的乏力、头痛等症状，早期为瞳孔放大、明显无力、虚弱、晕眩，接着出现复视、斜视、眼睑下垂等眼肌麻痹症状；再是吞咽、咀嚼困难、口干、口齿不清等咽部肌肉麻痹症状；进而膈肌麻痹，呼吸困难，直至呼吸停止导致死亡。很少见肢体麻痹，不发热，神志清楚。病程通常在2~3d，也有的长达2~3周之久，病情严重、病程较长的多因A型毒素引起。导致死亡的原因，主要是因呼吸麻痹及心肌瘫痪。早期治疗可降低死亡率，存活患者的恢复十分缓慢，可从几个月到几年，直到被感染的神经末梢重新长出[9]。

1)发病与病程：肉毒中毒的病后几乎没有免疫力，可重复发生。初步统计63起事件，在不同年龄、性别的均有发生；一般发病表现急骤、来势猛，潜伏期多在6~120h，最短的1起(中毒4人)潜伏期在2~3h，最长的1起(中毒48人)潜伏期在8h~32d。

中毒发生后的病程差距较大，初步统计30起(不含未明确记述的32起)事件，病程最短的1起中有的病例为1d，最长的1起中有的病例为120d；病程(按周计)多在1~2周(共16起，占53.33%)，按出现频次统计为：1周内的9起(构成比30%)，2周内的7起(构成比23.33%)，5周内的6起(构成比20%)，4周内的3起(构成比10%)，3周内的2起(构成比6.67%)，6周内、9周内、16周内的各1起(构成比各3.33%)。

2)临床表现：河北省石家庄市卫生监督局的徐玮等(2009)，报告了66例肉毒梭菌食物中毒患者的发病与临床特征，具有一定的代表性。报告在2007年8~9月，石家庄市的9个县(区)发生了多起肉毒梭菌食物中毒(中毒66人)，中毒食品为低温灌肠类肉制品(涉及35个就餐地点)，检验其毒素为A型。66人中男性28人(构成比42.42%)，女性38人(构成比57.58%)，年龄最小的2岁，最大的79岁；在明确诊断后，使用抗肉毒毒素血清治疗效果明显，无死亡患者。潜伏期最短的8h，最长的12d(平均40h)，在8h~7d的(64人)最多(构成比96.97%)，超过7d的仅2人(构成比3.03%)。主要症状及体征依次为：眼睑下垂的41人(构成比62.12%)，视物模糊的40人(构成比60.61%)，头晕的40人(构成比60.61%)，吞咽困难的38人(构成比57.58%)，乏力的29人(构成比43.94%)，复视的26人(构成比39.39%)，舌硬的20人(构成比30.30%)，说话不清的18人(构成比27.27%)，恶心的11人(构成比16.67%)，呼吸困难的11人(构成比16.67%)，头痛的10人(构成比15.15%)，声音嘶哑的9人(构成比13.64%)，脖子软的8人(构成比12.12%)，呕吐的4人(构成比6.06%)，抬头困难的2人(构成比3.03%)[29]。

3)病例简况：为简便了解肉毒梭菌食物中毒在发生时间、罹患率、潜伏期、相关食物、发生场所等方面的一些情况，将发生于不同省(区、市)在这些方面记述比较详细的择10起归于表23-7(不含已单独记述过的)[30~39]。

表 23-7 10 起肉毒梭菌食物中毒的基本情况

序号	报告者(年度)	发生(年.月)	同餐人数	发病人数	罹患率/%	潜伏期(平均)/h	毒素型别	相关食物	发生地(省、区)	发生场所
1	吴含章等(1985)	1984.6	4	4	100	2~3	A	香肠	湖南	家庭
2	李贞国等(1989)	1988.7	6	4	66.67	7~22	E	鱼罐头	辽宁	聚餐
3	郭菊英(1998)	1989.3	7	7	100	15~96	B	豆豉	甘肃	分食
4	刘鲁豫等(1991)	1990.1	56	38	67.86	8~168	B	臭豆腐	河南	食堂
5	薛萍等(1999)	1998.1	29	29	100	6~72	B	豆豉	新疆	分食
6	吉确等(2001)	2000.6	44	12	27.27	24~168(83)	E	风干牛肉	西藏	分食
7	杜敏等(2002)	2000.11	6	5	83.33	84~120(96)	B	臭豆腐	山东	家庭
8	徐洪兵等(2003)	2003.2	12	5	41.67	72~120(91)	未记述	酱豆	江苏	分食
9	金晖等(2005)	2004.4	12	8	66.67	3.5~28(12.7)	E	风干牛肉	青海	家庭
10	陈凤格等(2010)	2010.7	5	5	100	2~88(26.4)	B	火腿肠	河北	家庭
合计	10	1984~2010	181	117	64.64	2~168				

(4)优势菌型 相关资料显示引起人食物中毒的肉毒梭菌，包括产生 A 型、B 型、E 型、F 型毒素的菌株；此外是丁酸梭菌有能产生 E 型肉毒毒素的菌株，巴拉特氏梭菌有能产生 F 型肉毒毒素的菌株，均能引起人的肉毒中毒[40]。在前面有述高庆仪等(1989)报告，统计我国 1958~1989 年发生的肉毒中毒 745 起，经毒素中和试验定型，以 A 型(584 起)最多(构成比 78.39%)，其次为 B 型的 87 起(构成比 11.68%)，E 型的(49 起)较少(构成比 6.58%)，间或有 A+B 和 B+E 混合型中毒的，未发现其他型的[20]。

初步统计 63 起事件，有 49 起进行了分离菌株的菌型(毒素型)检定，涉及 A 型、B 型、E 型共 3 个型；在同一起事件中，几乎均为同一型的。其中以 B 型的(24 起)为主(构成比 48.98%)，其次为 A 型的 13 起(构成比 26.53%)，E 型 11 起(构成比 22.45%)，A、E 混合型的 1 起(构成比 2.04%)。

1 起 A 和 E 混合型的中毒事件，由黑龙江省哈尔滨市卫生防疫站的王世平等(2001)报告。报告在 2000 年，黑龙江省木兰县的 1 家 3 口人因食用自制臭豆腐引起中毒，不同程度出现头痛、头晕、全身无力，严重的表现视物模糊、复视、畏光、上眼睑下垂、瞳孔放大、对光反应消失、全身软弱、吞咽困难、进食呛咳、声音嘶哑、呼吸困难、语言障碍等；以混合型抗毒素血清治疗 3~5d，治愈出院。检验证实，是由 A 型和 E 型肉毒毒素引起的[41]。

3.3.1.2 伤口型肉毒中毒

当肉毒梭菌芽孢或繁殖体污染创伤后，在局部厌氧条件下生长繁殖并产生毒素引发中毒，此种中毒的发病率低，多由 A 型、B 型毒素所致。中毒表现常有发热，潜伏期一般较长，因不引起暴发以致无流行病学意义[22]。

在我国，新疆医学院的汪无级等(1981)首先报告了颅脑损伤并发肉毒中毒 1 例。报告在 1980 年 2 月 23 日，患者(25 岁女性)因头皮撕裂伤(在防洪中被冰块击伤头顶)感染肉毒梭菌后引起创伤性肉毒中毒，伤后初期感到头昏、头痛、恶心、呕吐，在伤后 11d 出现全身无力、视物模糊、上睑下垂、咽下困难、呼吸肌麻痹等肉毒中毒的临床症状；从伤口分泌物检出 A 型肉毒毒素和肉毒梭菌，从血清中也检出了 A 型肉毒毒素。经住院治疗，于 5 月 4 日基本痊愈出院[42]。

3.3.1.3　婴儿型肉毒中毒

多数学者认为婴儿肉毒中毒是由于肉毒梭菌芽孢或繁殖体被食入后，在肠内发芽、繁殖并产生毒素以致发生中毒。婴儿摄入肉毒梭菌的媒介可能有蜂蜜、土壤、尘埃等，其中以通过蜂蜜的可能性较大(因曾经统计表明，30%的患病婴儿均有进食蜂蜜的病史且约有 10%的市售蜂蜜中检出肉毒梭菌)。此外，此病的发生尚与机体内在因素有关，如肠道正常菌群间的失调等，也与婴儿喂养方式有关。此类肉毒中毒在目前一般通称为婴儿型肉毒中毒[22]。

自 1976 年美国首次报告了婴儿型肉毒中毒后，现其已是比较多见的肉毒中毒类型，如在美国每年的肉毒中毒新发病例中占 60%；发病婴儿多在 2 周龄至 1 岁(中位数年龄为 10 周)，也有报告最小的发病婴儿为产后 54h；便秘常常为首发症状之一，其他症状包括不能吮吸和吞咽、哭声弱、自主运动减少、肌张力低和运动功能发育不良等[24]。

3.3.1.4　成人肠道毒血症肉毒中毒

由肉毒梭菌定植于肠道，释放毒素被吸收所致。正常人体的肠道环境并不适合芽孢生长，多数情况下，摄入的芽孢只是通过肠道后原样被排出，只有在肠道存在解剖或功能异常时，或是在应用抗菌药物期间(抗菌药物可能会破坏肠道菌群，有利于肉毒梭菌的繁殖)，容易发生成人肠道毒血症肉毒中毒[24]。

3.3.1.5　吸入性肉毒中毒

吸入性肉毒中毒(inhalational botulism)指的是在吸入了含有肉毒毒素的气溶胶后，可发生类似于食源性肉毒中毒的症状[24]。

3.3.1.6　医源性肉毒中毒

医源性肉毒中毒(iatrogenic botulism)指的是在注射肉毒毒素用于医学美容或其他的治疗时，也可能会发生肉毒中毒，主要发生于注射剂量过大的情况下[24]。

3.3.2　动物的肉毒中毒

肉毒毒素对所有温血动物和冷血动物均有致病作用，在家畜中以马最易感，猪最迟钝。在自然情况下，A 型和 B 型毒素引起马、牛、水貂等动物的饲料中毒，C 型毒素为马、牛、羊、水貂肉毒中毒症及水禽软颈病的主要病因，D 型毒素是南非等地牛、绵羊肉毒中毒的病因。小鼠、大鼠、豚鼠、家兔、猫、犬、猴等实验动物以及鸡、鸽等各种禽类对肉毒毒素都敏感，但易感程度在各动物种属之间、在毒素型别之间都有或大或小的差异[43]。

在鱼类，丹麦的 Huss 和 Eskilden 于 1974 年首次报道了由肉毒梭菌 E 型引起在养殖鳟中发生的肉毒中毒，且表明为一种慢性疾病，命名为 bankruptcy disease。此后，Cann 和 Taylor(1982，1984)报告在英国一虹鳟养殖场也发生了此病，Eklund 等(1982)报告在美国从养殖的银大马哈鱼也分离到此菌。据 Cann 和 Taylor(1982)报告该病所表现的症状似乎很不明确，可观察到的症状是病鱼反应迟钝、离群独游、精神不振、时而漂浮时而又沉入水底直至死亡[44]。在鱼类发生 E 型肉毒中毒，可能是与前文所述 E 型肉毒梭菌的水域生境相关联的。

3.3.3 毒力因子与致病机制

梭菌的致病因子基本上都是各自产生的特异性蛋白毒素，按其相应的致病作用机制，梭菌毒素有阻碍神经功能的神经毒素(neurotoxin)，如破伤风毒素、肉毒毒素；有破坏组织的组织毒素(histotoxin)，如引发气性坏疽的各种病原梭菌的毒素；还有与抗生素相关的假膜性肠炎(pseudome mbranous colitis，PMC)及食物中毒急性肠炎的病原因子肠毒素(enterotoxin)等。现综合有关文献，对肉毒梭菌产生的肉毒毒素及其致病作用，做以下简要描述[9,13,17,18]。

肉毒梭菌的致病不是细菌感染的作用，是在其生长繁殖过程中产生一种毒性剧烈的、属于蛋白质性质的肉毒毒素发挥致病作用。肉毒毒素虽属外毒素，但并非由生活的细菌在合成后释放到胞外，而是在菌细胞(浆)内先产生无毒素活性的前体毒素(progenitor toxin，protoxin)，在菌体生长的晚期并裂解后才大量释放出来。前体毒素为高分子质量蛋白质，是由神经毒素(neurotoxin)亚单位与一个至几个非毒素亚单位组成的复合物，在菌体裂解释放出来后，再经蛋白酶的作用(活化)解离出毒素亚单位才能发挥毒素活性。根据所结合的亚单位数目不同，A 型前体毒素有 19S(900kDa)、16S(500kDa)和 12S(300kDa)的 3 种形式，B 型、C 型、D 型前体毒素均为 16S(500kDa)和 12S(350kDa)两种形式，E 型、F 型前体毒素仅有 12S(300kDa)的一种形式，G 型产生 16S(500kDa)一种毒素；19S 和 16S 两种大分子毒素是由神经毒素、非血凝无毒成分及有血凝活性成分构成的蛋白质复合体，12S 毒素为 7S 的神经毒素(150kDa)与非血凝无毒成分的复合体。在各种大小复合体都含有 12S 毒素，也就是说都含有 7S 的神经毒素成分，它是相应的活性毒素，也被称为衍生毒素(derivative toxin)或 S 毒素(小分子毒素)，可能是最小的毒素单位；非血凝无毒成分对神经毒素具有毒性稳定作用，可保护被食入的神经毒素得以完整地通过胃进入小肠，再被上皮细胞吸收进入淋巴系统，复合体解离，保持着 7S 分子状态转入血液循环。经胃肠道或从伤口吸收的神经毒素到达肌肉神经接合点，与存在于神经末梢突触前膜(presynaptic membrane)的受体结合，阻抑周围胆碱能运动神经末梢释放乙酰胆碱，使神经-肌肉接头的冲动传导发生障碍，导致眼肌、咽肌及全身骨骼肌持续处于软瘫状态，表现为一系列的神经麻痹症状，即肉毒中毒。

现已知除 E 型毒素外，其余各型的前体毒素均被细菌本身产生的蛋白酶类所活化；E 型的前体毒素则被共同存在的其他细菌产生的蛋白酶活化，或是当进入人及动物的肠道后被胰蛋白酶活化，因而显示更高的毒性。编码 A 型、B 型、E 型和 F 型毒素的基因位于染色体上，编码 G 型毒素的基因位于质粒上。

临床观察和动物试验资料表明，肉毒毒素是一种特异性嗜神经性毒素(神经毒素)，也称肉毒神经毒素(*Clostridium botulinum* neurotoxin type，BoNT)，是毒性最强的神经麻痹毒素之一，也是目前已知的毒物中毒性最强的一种，比氰化钾的毒力大 10 000 倍，比响尾蛇毒素毒性高 100 000 倍。纯化的肉毒毒素 1.0mg 能杀死 2 亿只小鼠；当肉毒毒素气溶胶的浓度达到(0.02~0.3) mg/m^3 时，人吸入 1min 即可致死；人食入 30ng 肉毒毒素则足以致病甚至死亡，食入 0.1g 有产肉毒毒素梭菌生长的食物即可发生中毒；1978 年，Arnon 报告肉毒毒素对人的致死量为 10^{-9}mg/kg 体重。A 型肉毒梭菌在食品中自然产生的 A 型毒素的毒力可达十几万至几十万只小鼠致死量/g 食品，在普通人工培养条件下其毒力可达上百万只小鼠致死量/mL 培养液，若经分离提纯后其毒力可增至数亿只小鼠致死量/mg 氮。

3.4 微生物学检验

对肉毒梭菌的微生物学检验，包括对肉毒梭菌分离鉴定的细菌学检验及肉毒毒素的检验，其中对毒素的检验是重要的内容。现综合有关文献，做以下简要记述[9,11,13,17,45~48]。

3.4.1 细菌学检验

可取被检材料直接接种于血液营养琼脂培养基平板，厌氧培养分离肉毒梭菌；或接种于庖肉培养基，方法是取 3 支培养基，煮沸 15min 左右后立即置冷水中急冷(为除氧)，然后第 1 支直接接种后培养，第 2 支于接种后 60℃加热 10min 并急冷后培养，第 3 支于接种后煮沸 10min 并急冷后培养，30℃培养 5d，若无细菌生长迹象则可延长培养数日，有细菌生长的培养液可做离心(6000r/min 经 15min 即可)沉淀，取上清液做毒素检测，沉淀可用于肉毒梭菌分离培养。做进一步的细菌鉴定，则需分离获得相应的纯培养物。

荧光抗体技术也可用于对肉毒梭菌的检验，用直接法时则需应用荧光素标记的抗肉毒梭菌血清，用间接法时可用兔抗肉毒梭菌全菌血清为一抗，以荧光素标记的商品化羊抗兔 IgG 为二抗，试验均按常规方法进行即可。使用该方法，既可直接对被检材料又可对分离培养后的肉毒梭菌进行检验。

3.4.2 肉毒毒素检验

对肉毒毒素的检验，包括直接从被检材料或细菌培养液中的检出；同时，包括定性与定型检验。

3.4.2.1 毒素检出试验

取肉毒梭菌培养的离心上清液或其他材料(如中毒的食物或动物的病理材料等)，用稀释剂予以适当稀释(为保证毒素的量则不宜过量加稀释剂)后经腹腔注射体重 15~20g 的小鼠 0.4~0.5mL/只，可另注射等量稀释剂的小鼠作为对照，饲养观察 4~7d。若被检材料中有肉毒毒素，则感染接种组小鼠出现肉毒中毒症状，表现为竖毛、四肢瘫软、行动蹒跚、后肢拖拽爬行、风箱式呼吸、腰部凹陷(俗称“蜂腰”)，最终窒息死亡。当样品中含毒素过多时，注射后数小时则可发病，24h 内可死亡，但症状往往不十分明显，判定可能会有困难。为证实被感染小鼠确系肉毒毒素致死，则需做确认试验。

3.4.2.2　毒素确认试验

取检样分成 3 份，其中 1 份加等量稀释剂直接注射小鼠(对照)，1 份加等量稀释剂后煮沸 15min 并冷却后注射小鼠(灭活毒素)，另 1 份加等量多型混合肉毒抗毒素(即肉毒毒素抗血清)37℃静置 30min(中和毒素)后注射小鼠；若样品中确含肉毒毒素，则注射了煮沸加热处理与加抗毒素的试验组小鼠均应活存无恙，仅注射非处理供试检样组的小鼠出现典型的肉毒中毒症状并死亡。

3.4.2.3　毒素定型试验

该试验也可与上述的毒素确认试验合并进行，方法是取肉毒毒素 A~G 型的各单型及混合抗血清，分别与被检样品(稀释)液等量混合，37℃静置 30min 后分别注射小鼠并饲养观察 96h，若混合抗血清组与某型抗血清组的供试小鼠健康存活，其他各组供试小鼠全部为肉毒中毒典型症状并死亡，则可判定被检样中含有相应型的肉毒毒素或肉毒梭菌。

3.4.2.4　PCR 检测肉毒毒素

近些年在应用 PCR 技术检测肉毒梭菌毒素基因方面，国内外已有一些研究报告。王颖群等(1997)报告，选取肉毒神经毒素的保守序列设计了一对引物，通过对 18 株肉毒梭菌和 8 株相关梭菌进行检测，表明该引物可特异扩增 A 型、B 型、E 型、F 型和 G 型肉毒梭菌及产 E 型肉毒神经毒素的丁酸梭菌，产物为 264bp，敏感性达 10pg 细菌 DNA；认为应用此 PCR 方法，可快速、敏感地检测引起人的肉毒中毒的梭菌[40]。

3.4.2.5　免疫学检验

目前有一些免疫学方法可用于对肉毒毒素的检验，如免疫扩散试验、反向间接血凝试验、反向间接胶乳凝集试验、对流免疫电泳、交叉免疫电泳及 ELISA 等，但其任何方法仅能作为初筛的检验，最终尚需进行动物试验予以证实。

4　其他致食物中毒梭菌

在我国，产气荚膜梭菌也是引起食物中毒的一种比较常见且重要的梭菌。虽也有双酶梭菌、丁酸梭菌的报告，但很少见。

4.1　产气荚膜梭菌(*Clostridium perfringens*)

产气荚膜梭菌[*Clostridium perfringens*(Veillon and Zuber 1898)Haudurog et al. 1937]最早被命名为产气荚膜杆菌(*Bacillus perfringens* Veillon and Zuber 1898)，也在早期被称为魏氏杆菌(*Bacterium welchii* Migula 1900)及后来的魏氏梭菌(*Clostridium welchii*)；种名“*perfringens*”为拉丁语分词形容词，指“突破的、穿透的”。

DNA 的 G+C mol%为 24~27(T_m)。模式株：ATCC 13124，BCRC(原 CCRC)10913，CCUG 1795, CIP 103409，DSM 756，JCM 1290，LMG 11264，NCAIM B.01417, NCCB 89165，NCIMB 6125，NCTC 8237。

参考株：B 型(type B)为 ATCC 3626，NCIB 10691；C 型(type C)为 ATCC 3628，NCIB 10662；D 型(type D)为 ATCC 3629，NCIB 10663；E 型(type E)为 ATCC 27324，

NCIB 10748。

GenBank 登录号(16S rRNA)：M59103[3]。

4.1.1　发现历史简介

产气荚膜梭菌最早由英国的 Welch 和 Nuttall 于 1892 年首先从一具腐败人尸体产生气泡的血管中分离到，当时命名为 *Bacillus aerogenes capsulatus*，相当于现在的 A 型菌；在最初，仅被认为对人是一种创伤感染(气性坏疽)的病原菌。在第一次世界大战期间，有英国和法国受伤士兵感染此菌的报告，这种感染通常可导致死亡，或因不明原因的局部组织坏死导致截肢。1917 年，Bull 和 Pritchett 发现此菌可产生一种引起组织坏死的可溶性毒素，此毒素可被特异性免疫血清中和。早在 1899 年，Andrewes 就怀疑此菌可能引起人的食物中毒；1924 年，Kahn 在腹泻和肠毒血症患者病料中分离到此菌。1945 年，McClung 通过对 4 起由鸡肉引起的食物中毒事件研究证实，此菌可经消化道引起人的感染发病，是食物中毒的病原之一；1953 年，英国的 Hobbs 等，首次详细报告了此菌引起食物中毒的症状。由其引起的食物中毒在国外较为多见，如 Shandera 等于 1983 年报告，美国在 1976~1980 年发生 62 次；坂井千三于 1984 年报告日本在 1981~1983 年发生 49 次，其中渡辺昭宣等于 1981 年报告在琦玉县发生的 1 起中毒患者达 3610 人。

1926 年，Dalling 从羔羊痢疾分离到 B 型菌，定名为 *Bacillus agni*；McEwen(1929)从羊猝狙(struck)分离到 C 型菌，定名为 *Bacillus paludis*；Wilsdon(1931，1932)及 Bennetts(1932)分别从羊肠毒血症分离到 D 型菌，定名为 *Bacillus ovitoxicus*；Bosworth(1943)分离到 E 型菌；人的坏死性肠炎病原菌在最初曾被定为 F 型，后被划归在了 C 型中[9,13,18,49]。

4.1.2　生物学性状

产气荚膜梭菌在 PYG 培养基中的菌体为平端的革兰氏阳性直杆菌，大小在(0.6~2.4)μm×(1.3~19.0)μm，单个或成双排列，无鞭毛，不能运动，多数菌株在体内可形成荚膜；在体外培养可形成芽孢，但很少见到有芽孢(在无糖培养基中易形成)，芽孢卵圆形，位于菌体中央或次极端并宽于菌幅以致菌细胞膨大。

多数菌株能在 20~50℃生长，A 型、D 型、E 型菌能在 45℃良好生长，B 型、C 型在 37℃及 45℃能良好生长，在 pH 为 5~8 能正常生长。在普通营养琼脂培养基上形成中心紧密、周边疏松、边缘不整齐呈锯齿状的菌落；在血液营养琼脂培养基上的菌落直径 2~5mm，圆形、边缘整齐、淡灰黄色、有光泽、半透明、圆顶状，有 β-溶血，多数菌株能形成双重溶血现象(内环由 θ 毒素作用形成完全溶血，外环由 α 毒素作用形成不完全溶血)；也会出现小的粗糙型菌落。在卵黄琼脂培养基上，菌落周围出现乳白色混浊圈，是由细菌产生的 α 毒素(卵磷脂酶)分解卵黄中的卵磷脂所致，这一现象被称为 Nagler 反应。

能分解多种糖类，产酸、产气。分解葡萄糖、乳糖、果糖、麦芽糖、甘露糖、蔗糖，不分解阿拉伯糖、甘露醇、松三糖、鼠李糖、水杨苷、木糖；液化明胶，产生 H_2S，吲哚阴性，卵磷脂酶阳性，脂酶阴性；消化牛乳并凝固，多数菌株能消化肉。在牛乳培养基中培养 18~24h，发酵乳糖产生大量的酸类和气体(H_2 和 CO_2)，酸类可将牛乳中酪蛋白凝固，气体可将凝固的酪蛋白冲成蜂窝状，将液面上的凡士林层向上推挤，甚至冲开管口的棉塞，气势凶猛，称为“汹涌发酵”(stormy fermentation)现象，是产气荚膜梭菌的特征。

产气荚膜梭菌能产生多种毒素，包括主要的 α 毒素(具有致死和卵磷脂酶活性)、β 毒素(具有致死和致坏死作用)、ε 毒素(具有致死和通透酶活性)、ι 毒素(具有致死和致皮肤坏死作用)，次要的 γ 毒素(具有致死作用)、δ 毒素(溶血素)、η 毒素(具有致死作用)、θ 毒素(具有溶血素和溶细胞活性)、κ 毒素(具有胶原酶和出血因子活性)、λ 毒素(具有蛋白酶活性)、μ 毒素(具有透明质酸酶活性)、ν 毒素(具有 DNA 酶活性)，另外还有神经氨酸酶活性的毒素、具有肠毒素和杀细胞素活性产气荚膜梭菌肠毒素(*Clostridium perfringens* enterotoxin，CPE)。根据产气荚膜梭菌产生毒素的情况，可将其分为 A、B、C、D、E 的 5 个型，A 型产生主要的 α 毒素，B 型产生主要的 α、β、ε 毒素，C 型产生主要的 α、β 毒素，D 型产生主要的 α、ε 毒素，E 型产生主要的 α、ι 毒素；5 个型均能产生 α 毒素，ι 毒素仅 E 型菌产生。

产气荚膜梭菌广泛存在于土壤，人及动物肠道，环境及多种临床标本中[3,9,22,50]。

4.1.3　病原学意义

产气荚膜梭菌能引起人及多种动物的感染病，是梭菌中重要的病原菌。包括引起人及动物的气性坏疽、坏死性肠炎，人的食物中毒，多种动物的肠毒血症等。

4.1.3.1　人的产气荚膜梭菌感染病

产气荚膜梭菌引起的人的感染病，主要见于大面积创伤，局部供血不足，组织缺氧坏死，芽孢发芽繁殖产生大量及多种毒素和具有侵袭性的酶致病，另外是引起食物中毒，主要由 A 型菌引起；另外，C 型菌还能引起坏死性肠炎。

(1)食物中毒　发生产气荚膜梭菌食物中毒，一般表现发病急，以胃肠道症状为主，多数出现腹痛、腹泻、呕吐，有的伴有恶心、发热；腹泻频繁，多为水样便，有的会伴有黏液甚至血样便。

初步统计检出的 10 起事件，除 1 起未明确记述外，其余 9 起中毒相关食物均为肉类，其中猪肉的 3 起，牛肉、马肉、鸡肉、鸭肉、狗肉、卤肉的各 1 起；病程一般不长，在记述了病程的 5 起中 1~3d 的 3 起，1~7d 的 1 起，7d 的 1 起；进行了菌型检定的 1 起为 A 型。

10 起共中毒 4018 人，平均 401.8 人/起；统计记述了同餐人数的 6 起共 830 人(平均 138.33 人/起)，中毒 408 人(平均 68 人/起)，罹患率 49.16%(表 23-1)。

发生中毒死亡的 3 起共中毒 3411 人，死亡 5 人，病死率 0.15%(表 23-1)；其中的 1 起为中毒 11 人，死亡 2 人(病死率 18.18%)，1 起为中毒 459 人，死亡 2 人(病死率 0.44%)，1 起为中毒 2491 人，死亡 1 人(病死率 0.034%)。

为简便了解产气荚膜梭菌食物中毒在发生时间、罹患率、潜伏期、相关食物、发生场所等方面的一些情况，将检出的 10 起归于表 23-8(? 指未记述或无法计算)[6,51~59]。

表 23-8　10 起产气荚膜梭菌食物中毒的基本情况

序号	报告者(年度)	发生(年.月)	同餐人数	发病人数	罹患率/%	潜伏期(平均)/h	相关食物	发生地(省)	发生场所
1	吴庆玉(1980)	1975.9	?	2941	?	4~46	猪肉	江苏	分食
2	莱阳县卫生防疫站等(1979)	1978.6	?	459	?	5~27	猪下货	山东	分食
3	吴光先(1983)	1980.7	?	176	?	3~36	盐水鸭	江苏	分食
4	孙成斋等(1985)	1985.3	5	5	100	2	猪肉	安徽	家庭
5	司斌(1995)	1991.6	21	15	71.43	12~16(14)	酱牛肉	河北	聚餐
6	陈先友(1994)	1993.5	?	34	?	(12)	卤肉	河北	分食
7	张淑贤等(1995)	1993.9	36	11	30.56	6~36	死马的肉	黑龙江	分食
8	李兆林等(1997)	1996.10	428	217	50.7	2.5~39(13.91)	?	湖北	餐馆
9	于丽娟等(2001)	2000.3	302	128	42.38	8~20	狗肉汤	吉林	食堂
10	李爱军(2010)	2009.4	38	32	84.21	1.5~24(8.4)	鸡腿	河南	食堂
合计	10	1975~2009	?	4018	?	1.5~46			

(2) 其他感染病　除了引起食物中毒外，主要的感染类型是气性坏疽，以局部水肿、水气夹杂、触摸有捻发感并产生恶臭、组织坏死、全身毒血症甚至休克为特征；濒死前，产气荚膜梭菌还能侵入血流引起败血症。另外，也能引起坏死性肠炎(necrotic enteritis)，主要由 β 毒素引起；也可经肠穿孔或子宫破裂进入盆腔或腹腔引起感染[9,22,50]。

4.1.3.2　动物的产气荚膜梭菌感染病

产气荚膜梭菌对动物的感染，在不同的菌型存在一定的致病性差异。A 型菌可引起多种动物的气性坏疽，还可引起牛、羔羊、新生羊驼、野山羊、驯鹿、仔猪、犬、家兔等动物的肠毒血症；B 型菌主要是引起羔羊痢疾，还可引起驹、犊牛、羔羊、绵羊、山羊的肠毒血症或坏死性肠炎；C 型菌主要是引起绵羊猝狙和新生仔猪的梭菌性肠炎(clostridial enteritis of piglets)，还可引起羔羊、犊牛、绵羊的肠毒血症和坏死性肠炎；D 型菌可致羔羊、绵羊、山羊、牛及灰鼠的肠毒血症；E 型菌可致犊牛、羔羊的肠毒血症。在实验动物，以豚鼠、小鼠、鸽和幼猫最易感，家兔次之[43]。

4.1.3.3　毒力因子与致病机制

产气荚膜梭菌可产生强烈的外毒素和具有毒性作用的酶类(卵磷脂酶、纤维蛋白酶、透明质酸酶、胶原酶、DNA 酶等)，对人和动物致病。引起食物中毒主要是 CPE 的作用，这是一种芽孢特异性的蛋白质，在芽孢形成时合成，现已知食物中毒都是由 A 型菌株引起的；虽已发现有的 C 型菌株能够产生 CPE，但其致病作用尚不很清楚。

A 型菌的 CPE 由 Duncan 和 Strong(1969) 首先发现，纯化的 CPE 分子质量为 35.0kDa、等电点为 4.3，包含 319 个氨基酸；对热敏感，60℃经 10min 可被灭活。在芽孢形成的末期产生，产生的高峰期在芽孢囊裂解前，与芽孢一同释放，有利于芽孢产生的环境也同时有利于毒素的生成。CPE 的产生由 *cpe* 基因控制，在可导致食物中毒的 A 型菌株中，此基因位于染色体上；在不能导致食物中毒的菌株中，此基因位于质粒上[9,18]。

4.1.4　微生物学检验

对产气荚膜梭菌的微生物学检验，在 A 型菌引起的气性坏疽和人的食物中毒病例中主要依靠对细菌的分离与鉴定。在肠毒血症及坏死性肠炎等病例中，对肠内容物中毒素的检出是重要的。在与其他梭菌鉴别方面，在体外培养能形成芽孢、不形成荚膜，在体内能形成荚膜、不形成芽孢，在牛乳培养基中的“汹涌发酵”现象，是产气荚膜梭菌的重要特征。

发生产气荚膜梭菌食物中毒后，其血清抗体效价会在一定的时限内明显升高，可用于辅助性诊断。例如，湖北省十堰市卫生防疫站的李兆林等(1997)报告在 1996 年 10 月 2 日，十堰市某餐馆承办 1 起婚宴，就餐的 428 人发病 217 人(罹患率 50.7%)，潜伏期 2.5~39h(平均 13.91h)；临床表现腹痛的 217 例(构成比 100%)，腹泻的 178 例(构成比 82.03%)，呕吐的 107 例(构成比 49.31%)，发热的 30 例(构成比 13.82%)，腹痛多为下腹部或脐周绞痛，腹泻多为黄色水样便，粪便腥臭，大部分病例腹泻每小时数次至 10 余次(有的达 20 余次)，部分病例有黏液便；经治疗，预后良好，平均病程 1.5d。用分离的产气荚膜梭菌与 5 例患者急性期和恢复期血清做凝集试验，结果为急性期的抗体效价在 1∶80 的 3 例，在 1∶160 和 1∶320 的各 1 例，恢复期的为 1∶2560 的 3 例，1:5120 的 2 例[57]。

4.2　双酶梭菌(*Clostridium bifermentans*)

双酶梭菌[*Clostridium bifermentans*(Weinberg and séguin 1918) Bergey et al. 1923 emend. Chamkha et al. 2001] 最早被命名为双酶杆菌(*Bacillus bifermentans* Weinberg and Séguin 1918)；种名“*bifermentans*”为现代拉丁语形容词，指“双倍发酵剂”，能发酵碳水化合物和氨基酸。

DNA 的 G+C mol%为 27(T_m)。模式株：ATCC 638，CCUG 36626，BCRC 14542，CIP 104309，DSM 14991，JCM 1386，NCIMB 10716，NCTC 13019。GenBank 登录号(16S rRNA)：AB075769，X75906[3]。

4.2.1　生物学性状

双酶梭菌在 PYG 培养基中的菌体为革兰氏阳性直杆菌，大小在(0.6~1.9)μm×(1.6~11.0)μm，单个或成双，或为短链状排列，周生鞭毛，能运动，芽孢卵圆形，位于菌体中央或次极端，通常菌细胞不膨大。

多数菌株在 20~45℃能生长，适宜温度为 30~37℃；6.5% NaCl 和 20%胆汁能抑制生长。在血液营养琼脂培养基上的菌落直径 0.5~4.0mm，扁平或隆起、边缘不整齐、光滑、灰白色、有光泽、半透明至不透明，多数菌株形成 β-溶血。

分解葡萄糖产酸，液化明胶；产生 H_2S 和吲哚，卵磷脂酶阳性，脂酶阴性，不水解淀粉，不还原硝酸盐；不分解苦杏仁苷、阿拉伯糖、纤维二糖、半乳糖、肝糖、肌醇、乳糖、甘露醇、松三糖、蜜二糖、棉子糖、鼠李糖、核糖、水杨苷、蔗糖、海藻糖、木糖等；消化牛乳、肉。

存在于土壤、淡水、海洋沉积物、人及动物的粪便、蛇毒、马和羊的伤口、临床伤口及脓肿标本、奶酪、灌装番茄、真空包装的熏鱼等[3]。

4.2.2 病原学意义

对双酶梭菌的病原学意义，目前尚缺乏比较系统的明确认识；有记述可与产气荚膜梭菌等其他梭菌混合感染引起气性坏疽，加重病变[13]。

在引起食物中毒方面，安徽省阜阳地区卫生防疫站的孙成斋等(1985)报告了 1 起。报告在 1985 年 3 月 28 日从市场购入新鲜猪肉，于当日加工成馅，做饺子后 4 人进食，分别于食用后 2.5~3h 内相继发病，表现发热、发冷、呕吐、腹痛、腹泻等症状；检验证实，是由双酶梭菌引起的[53]。

4.2.3 微生物学检验

对双酶梭菌的微生物学检验，主要依靠对细菌的分离与鉴定；因双酶梭菌并不是常见和重要的病原梭菌，所以对从病灶或被检材料中检出的双酶梭菌，还需进行原发、继发或混合感染的有效确认。

在孙成斋等(1985)报告的 1 起双酶梭菌食物中毒事件中，分别测定了患者血清在急性期和恢复期的相应抗体效价，结果在急性期的为 1∶10、恢复期的为 1∶40[53]。这说明在发生双酶梭菌食物中毒后，其血清抗体效价会在一定的时限内明显升高，可用于辅助性诊断。

4.3 丁酸梭菌(*Clostridium butyricum*)

丁酸梭菌(*Clostridium butyricum* Prazmowski 1880)也称酪酸梭菌、糖丁酸梭菌，是梭菌属细菌最早的种和模式种；种名“*butyricum*”为现代拉丁语中性形容词，指“与脂(黄油)、丁酸有关的”。

DNA 的 G+C mol%为 27~28(T_m)。模式株：ATCC 19398，CCUG 4217，CIP 103309，DSM 10702，HAMBI 482，IAM 14194，NBRC 13949，JCM 1391，KCTC 1786，KCTC 1871，LMG 1217，NCCB 89156，NCIMB 7423，NCTC 7423。VKM B-1773。GenBank 登录号(16S rRNA)：AB075768，M59085[3]。

4.3.1 生物学性状

丁酸梭菌在 PYG 培养基中的菌体为革兰氏阳性直杆菌，两端钝圆，大小在(0.5~1.7)μm×(2.4~7.6)μm，单个或成双，或为短链状排列，偶有长丝状的，周生鞭毛，能运动，芽孢卵圆形，位于菌体中央或次极端，通常菌细胞不膨大。

多数菌株在 10℃、25℃能生长，适宜温度为 30~37℃；在血液营养琼脂培养基上的菌落直径 1.0~6.0mm，圆形或不规则、隆起、光滑、灰白色、半透明。

产生 H_2S，不产生吲哚，卵磷脂酶、脂酶均阴性，不液化明胶，水解七叶苷和淀粉，不还原硝酸盐。分解葡萄糖、纤维二糖、果糖、半乳糖、肝糖、乳糖、麦芽糖、甘露糖、蜜二糖、棉子糖、核糖、水杨苷、蔗糖、海藻糖、木糖等产酸，不分解鼠李糖、山梨醇；凝固牛乳，不消化肉。

存在于土壤、淡水、海洋沉积物、奶酪、蛇毒、人及动物的粪便、人和动物的多种临床标本、下呼吸道、胸膜腔、腹部、伤口、溃疡等[3]。

4.3.2 病原学意义

对丁酸梭菌的病原学意义，目前尚缺乏比较系统的明确认识；有记述在国外曾有报告，分别有由丁酸梭菌和巴拉特氏梭菌引起的 E 型和 F 型婴儿型肉毒中毒。在我国，尚未见有类似的报告[60]。

在引起食物中毒方面，卫生部兰州生物制品研究所的邹开勇等(1996)报告了 1 起。报告最近得到我国某沿海地区的 1 份肉毒中毒(共 6 人中毒并有 3 人死亡)食品——黄豆冬瓜酱(家制豆类发酵食品)，从中检出了 E 型肉毒毒素和产 E 型肉毒毒素的丁酸梭菌(文中是以酪酸梭菌记述的)；检验证实，此次食物中毒是由 E 型肉毒毒素引起的肉毒中毒，中毒患者的发病经过及临床症状与典型的肉毒中毒相符。认为是由丁酸梭菌引起的食物中毒型肉毒中毒，并从中毒食品中分离到此病原菌，在国际上尚属首次报告[60]。

4.2.3 微生物学检验

对丁酸梭菌的微生物学检验，主要依靠对细菌的分离与鉴定；因丁酸梭菌并不是常见和重要的病原梭菌，所以对从病灶或被检材料中检出的丁酸梭菌，还需进行原发、继发或混合感染的有效确认。

(*房 海*)

主要参考文献

[1] 黄林, 孔忠富, 许艳云, 等. 1986~1996 年广西食物中毒情况分析. 广西预防医学, 1998, 4(1): 14~17.

[2] 金连梅, 李群. 2004~2007 年全国食物中毒事件分析. 疾病监测, 2009, 24(6): 459~461.

[3] Parte A C. Bergey's Manual of Systematic Bacteriology. 2nd ed. Volume Three. New York: Springer, 2009: 736~828.

[4] 赵裕琳, 张延盛, 袭著英, 等. 21 起肉毒中毒微生物学诊断的研究. 新疆医学院学报, 1980, (4): 237~241.

[5] 吴朝仁, 连志浩, 陈文俊, 等. 肉毒中毒——“察布查尔病”的调查报告. 中华医学杂志, 1958, (第 10 号): 932~938.

[6] 吴庆玉. 一起韦氏梭菌引起食物中毒的调查分析. 江苏医药, 1980, (7): 3~4.

[7] 蔡其华, 张广. 四川省甘孜州 2 起 E 型肉毒中毒调查. 预防医学情报杂志, 2006, 22(3): 345~346.

[8] Sneath P H A, Mair N S, Sharpe M E, et al. Bergey's Manual of Systematic Bacteriology. Volume 2. London: Williams and Wilkins, 1986: 1141~1200.

[9] 蒋原. 食源性病原微生物检测指南. 北京: 中国标准出版社, 2010: 254~273, 317~330.

[10] W.T. 休伯特, W.F. 麦卡洛克, P.R. 施努伦贝格尔. 人兽共患病. 魏曦, 刘瑞三, 范明远, 等, 译. 上海: 上海科学技术出版社, 1985: 155~158.

[11] 孟昭赫. 食品卫生检验方法注解微生物学部分. 北京: 人民卫生出版社, 1990: 234~247, 396~403.
[12] 夏宏器, 吴季高, 黄愿峰. 肉毒中毒. 乌鲁木齐: 新疆人民出版社, 1982: 1~33.
[13] 杨正时, 房海. 人及动物病原细菌学. 石家庄: 河北科学技术出版社, 2003: 954~994.
[14] Black R E, et al. 美国肉毒中毒近况. 王荫椿, 译, 阎泰东, 校. 微生物学免疫学进展, 1980, (1): 53~55.
[15] 石英, 姚集鲁. 成人的婴儿型肉毒中毒. 国外医学内科学分册, 1990, 17(2): 74~76.
[16] 杨本升, 刘玉斌, 苟仕金, 等. 动物微生物学. 长春: 吉林科学技术出版社, 1995: 636~641.
[17] 罗海波, 鲍行豪. 细菌毒素研究进展. 北京: 人民卫生出版社, 1983: 277~292.
[18] Jay J M, Loessner M J, Golden D A. 现代食品微生物学. 7 版. 何国庆, 丁立孝, 宫春波, 等, 译. 北京: 中国农业大学出版社, 2008: 477~486.
[19] 赵铠, 章以浩, 李河民. 医学生物制品学. 2 版. 北京: 人民卫生出版社, 2007: 702~716.
[20] 高庆仪, 刘宏道, 黄愿峰, 等. 中国的肉毒梭菌食物中毒. 中国食品卫生杂志, 1989, 1(1): 45~50.
[21] 王荫椿, 吴永义, 王成怀. 自生牛肉分离的一株 E 型肉毒梭菌. 微生物学报, 1973, 13(2): 107~110.
[22] 闻玉梅. 现代医学微生物学. 上海: 上海医科大学出版社, 1999: 394~413.
[23] 聂青和. 感染性腹泻病. 北京: 人民卫生出版社, 2000: 360~364.
[24] 贾辅忠, 李兰娟. 感染病学. 南京: 江苏科学技术出版社, 2010: 554~563.
[25] 陈燕, 高泽明, 李蕾. 一起食用自制臭豆腐引起肉毒中毒. 中国卫生监督杂志, 2003, 10(3): 188~189.
[26] 刘敏捷, 李宝英, 金晓亮, 等. 一起苦菜罐头引起的 B 型肉毒梭菌食物中毒. 内蒙古预防医学, 1998, 23(1): 25.
[27] 温凯英, 朱玫, 敖惠, 等. 一起食腌酸肉引起的肉毒中毒调查分析. 贵州医药, 1996, 20(6): 341~343.
[28] 贺振新, 艾云良, 范国军. 一起食用腌豇豆罐头引起肉毒中毒的调查报告. 兰后卫生, 1995, 16(1): 54~55.
[29] 徐玮, 赵秀勉, 王生平, 等. 石家庄市 66 例肉毒梭菌食物中毒病人调查报告. 现代预防医学, 2009, 36(13): 2438~2439.
[30] 吴含章, 唐紫林, 艾巨清. 一起香肠引起的 A 型肉毒中毒调查报告. 湖南医学, 1985, 2(3): 21~22.
[31] 李贞国, 李素秋, 姜洪涛, 等. 一起 E 型肉毒梭菌食物中毒调查报告. 中国公共卫生, 1989, 5(10): 15~16.
[32] 郭菊英. A 型与 B 型肉毒中毒神经系统损害 14 例报告. 中国神经精神疾病杂志, 1998, 24(1): 36.
[33] 刘鲁豫, 仇家胜, 陈玉荣, 等. 一起集体暴发 B 型肉毒梭菌食物中毒的调查报告. 河南预防医学杂志, 1991, 2(2): 635~637, 643.
[34] 薛萍, 王中卯, 贾萍, 等. 29 例肉毒中毒临床分析及护理. 黑龙江护理杂志, 1999, 5(7): 31~32.
[35] 吉确, 琪布, 李兵. 一起肉毒梭菌食物中毒的调查分析. 广东卫生防疫, 2001, 27(1): 77~78.
[36] 杜敏, 李萍. B 型肉毒中毒调查报告. 职业与健康, 2002, 18(3): 46~47.
[37] 徐洪兵, 仲兆军. 一起肉毒梭菌食物中毒调查分析. 江苏预防医学, 2003, 14(4): 39.
[38] 金晖, 陈晓生. 高海拔地区 1 起 E 型肉毒梭菌食物中毒调查. 中国卫生检验杂志, 2005, 15(4): 499.
[39] 陈凤格, 王生平, 赵伟, 等. 肉毒梭菌食物中毒 5 例. 临床荟萃, 2010, 25(20): 1811.
[40] 王颖群, 严共华, 雷祚荣. PCR 检测产 A、B、E、F 和 G 型肉毒神经毒素梭菌的神经毒素基因. 中华微生物学和免疫学杂志, 1997, 17(3): 182~184.
[41] 王世平, 孙宏, 关菲, 等. 肉毒梭菌毒素引起的食物中毒报告. 中国卫生工程学, 2001, 10(3): 114~115.
[42] 汪无级, 王禄培, 赵裕琳, 等. 创伤性肉毒中毒(颅脑损伤并发肉毒中毒的首例报告). 神经精神疾病杂志, 1981, 7(4): 193~194.
[43] 陆承平. 兽医微生物学. 4 版. 北京: 中国农业出版社, 2007: 191~197.
[44] Austin B, Austin D A. Bacterial Fish Pathogens: Disease of Farmed and Wild Fish. 3d (Revised) ed. UK: Praxis Publishing Ltd, Chichester, 1999: 13, 36.
[45] 王兴民, 孟筱琦, 王成怀. A 型肉毒神经毒素基因的 PCR 检测及 A 型肉毒梭菌的鉴定. 中华微生物学和免疫学杂志, 1997, 17(3): 176~181.
[46] 王兴民, 孟筱琦, 王成怀. B 型肉毒神经毒素基因的 PCR 检测. 中华微生物学和免疫学杂志, 1997, 17(5): 389~393.
[47] 王兴民, 孟筱琦, 邹开勇, 等. 聚合酶链式反应快速检测 E 型肉毒神经毒素基因. 中华微生物学和免疫学杂志, 1998, 18(3): 176~180.
[48] 吴信法. 兽医细菌学. 北京: 中国农业出版社, 1996: 221~226.

[49] 吴光先. 产气荚膜梭菌与食物中毒. 中华预防医学杂志, 1985, 19(5): 297~298.
[50] 陆德源. 医学微生物学. 4 版. 北京: 人民卫生出版社, 2000: 117~127.
[51] 莱阳县卫生防疫站, 烟台地区卫生防疫站. 一起韦氏梭菌(耐热型)食物中毒调查报告. 山东医药, 1979, (7): 16~18.
[52] 吴光先. 魏氏梭菌食物中毒调查研究. 中华预防医学杂志, 1983, 17(1): 4~7.
[53] 孙成斋, 牛思华, 李远声, 等. 吃饺子两次引起同一家庭厌氧梭菌食物中毒的报告. 中国公共卫生, 1985, 4(6): 10~11.
[54] 司斌. 一起产气荚膜杆菌引起的食物中毒. 解放军预防医学杂志, 1995, 13(6): 479.
[55] 陈先友. 一起由产气荚膜梭菌引起的食物中毒. 中国公共卫生, 1994, 10(3): 118.
[56] 张淑贤, 宿明, 张桂华. 一起产气荚膜杆菌引起食物中毒的调查. 中国卫生监督杂志, 1995, 2: 218~219.
[57] 李兆林, 刘海波, 张龙山, 等. 一起产气荚膜杆菌食物中毒的调查报告. 中国卫生监督杂志, 1997, 4(6): 253~254.
[58] 于丽娟, 汪桂霞, 刘桂荣, 等. 产气荚膜杆菌引发食物中毒的调查. 中国卫生工程学, 2001, 10(2): 78~79.
[59] 李爱军. 一起产气荚膜梭菌引起的食物中毒报告. 河南预防医学杂志, 2010, 21(4): 324~325.
[60] 邹开勇, 邝欣, 孟筱琦, 等. 首次自肉毒中毒食品中分离的一株产生 E 型肉毒毒素的酪酸梭菌. 微生物学免疫学进展, 1996, 24(3): 1~5.

第 24 章　肠球菌属(*Enterococcus*)

本 章 要 目

肠球菌属[*Enterococcus*(ex Thiercelin and Jouhaud 1903) Schleifer and Kilpper-Bälz 1984] 的某些种(species)，是人或动物，或人及动物的病原菌。可在一定条件下引起人的多种组织器官炎性感染及败血症等感染病(infectious disease)，也是医院感染(hospital infection，HI)的常见病原菌之一，其中以粪肠球菌(*E.faecalis*)的检出率最高；在动物，已有能引起家畜、家禽等感染发病的报告。

在细菌性食物中毒(bacterial food poisoning)方面，近年来我国也有由肠球菌引起的事件发生；但与其他细菌性食物中毒相比较，所占的份额较小。例如，中国疾病预防控制中心的金连梅等(2009)报告，通过对 2004~2007 年全国食物中毒事件分析，在由细菌及真菌毒素等引起的微生物性食物中毒(microbial food poisoning)事件 652 起、中毒 28 638 人、死亡 47 人中，由肠球菌引起的 3 起(构成比 0.46%)，中毒 88 人(构成比 0.31%)；在明确病原(14 种)的事件中居事件数量的并列第 10 位，中毒人数的第 11 位；无中毒死亡事件[1]。

1 菌属定义与分类位置

肠球菌属最早由 Thiercelin 于 1899 年提出，当时描述为来源于肠道的革兰氏阳性球菌，相继由 Thiercelin 和 Jouhaud(1903)命名。在 1984 年被 Schleifer 和 Kilpper-Bälz 所接受并在 *Int J Syst Bact* 刊物上合法公布了这一新的菌属名称，同时提出将链球菌属(*Streptococcus* Rosenbach 1884)内兰斯菲尔德(Lancefield)血清(又称兰氏血清)D 群的粪链球菌(*S.faecalis*)、尿链球菌(*S.faecium*)列出，归在肠球菌属内，分别命名为粪肠球菌、尿肠球菌(*E.faecium*)；同年，Collins 等又将链球菌属内几个兰氏血清 D 群的链球菌转入了肠球菌属。随着细菌分类学的发展，属内菌种也在变动，其新种(sp. nov.)也有所增加[2~5]。

1.1 菌属定义

肠球菌为革兰氏阳性的球形或卵圆形，在液体培养基中为成对或短链状排列，菌体顺链方向延长；不产生芽孢，有些种的菌株借少量鞭毛运动，没有明显的荚膜；兼性厌氧，化能异养；发酵型代谢，可发酵的碳水化合物范围比较广泛，发酵葡萄糖主要产生 L(+)-乳酸、不产气，最终 pH 4.2~4.6；营养需要复杂，接触酶阴性，但有的菌株在含血液的琼脂培养基上可形成假接触酶(pseudocatalase)；通常在 10~45℃能生长(适宜温度为 35~37℃)，多数的种能在 42℃甚至 45℃生长，在 10℃能缓慢生长，对干燥有耐性。

能产生 β-葡糖苷酶、亮氨酸芳基酰胺酶，水解七叶苷，从 N-乙酰葡糖胺、苦杏仁苷、熊果苷、纤维二糖、D-果糖、半乳糖、β-龙胆二糖、葡萄糖、乳糖、麦芽糖、D-甘露糖、甲基 β-D-葡糖苷、核糖、水杨苷、海藻糖产酸；大部分菌株不能从 D-阿拉伯糖、赤藓醇、D-和 L-岩藻糖、甲基 α-D-木糖醇、L-木糖产酸，尿素酶阴性。在 pH 9.6 及 6.5% NaCl 和 40%胆盐中也能生长，很少还原硝酸盐，通常为兰氏血清 D 群。

广泛存在于环境中(特别是在脊椎动物的粪便中)，有的种可构成哺乳动物、禽类及其他一些动物的部分菌群，有的种与植物有关，还有时可引起化脓感染。

细菌 DNA 中 G+C mol%为 35.1~44.9。模式种(type species)：粪肠球菌[*Enterococcus faecalis*(Andrewes and Horder 1906) Schleifer and Kilpper-Bälz 1984]。

1.2 分类位置

按伯杰氏(Bergey)细菌分类系统，在第二版《伯杰氏系统细菌学手册》(*Bergey's Manual of Systematic Bacteriology*)第 3 卷中，肠球菌属分类于新建立的肠球菌科(Enterococcaceae fam. nov.)；肠球菌科包括肠球菌属、蜜蜂球菌属(*Melissococcus* Bailey and Collins 1983)、四联球菌属(*Tetragenococcus* Collins，Williams and Wallbanks 1993)、漫游球菌属(*Vagococcus* Collins et al. 1990)共 4 个菌属(genus)，模式属(type genus)：肠球菌属[2]。

肠球菌属共记载了34个种，依次为：粪肠球菌、海水肠球菌(*E.aquimarinus*)、驴肠球菌(*E.asini*)、鸟肠球菌(*E.avium*)、粪便肠球菌(*E.caccae*)、茶肠球菌(*E.camelliae*)、狗肠肠球菌(*E.canintestini*)、狗肠球菌(*E.canis*)、铅黄肠球菌(*E.casseliflavus*)、盲肠肠球菌(*E.cecorum*)、鸽肠球菌(*E.columbae*)、德氏肠球菌(*E.devriesei*)、殊异肠球菌(*E.dispar*)、耐久肠球菌(*E.durans*)、屎肠球菌、鸡肠球菌(*E.gallinarum*)、浅黄肠球菌(*E.gilvus*)、血过氧化物肠球菌(*E.haemoperoxidus*)、赫曼尼肠球菌(*E.hermanniensis*)、小肠肠球菌(*E.hirae*)、意大利肠球菌(*E.italicus*)、病臭肠球菌(*E.malodoratus*)、摩拉维亚肠球菌(*E.moraviensis*)、蒙氏肠球菌(*E.mundtii*)、微黄肠球菌(*E.pallens*)、啄木鸟肠球菌(*E.phoeniculicola*)、假鸟肠球菌(*E.pseudoavium*)、棉子糖肠球菌(*E.raffinosus*)、鼠肠球菌(*E.ratti*)、解糖肠球菌(*E.saccharolyticus*)、塞利西亚肠球菌(*E.silesiacus*)、硫黄色肠球菌(*E.sulfureus*)、白蚁肠球菌(*E.termitis*)、绒毛肠球菌(*E.villorum*)。

2 食物中毒概要

初步统计通过中国知识资源总库(CNKI)学术文献总库检出的细菌性食物中毒文献，至目前我国共涉及24个菌属，116个种、亚种(subspecies)或血清型(serovar)，以及一些未确定的种；文献报告1460篇(1949~2013年)，中毒事件1529起(1949~2012年)。

其中由肠球菌引起的文献报告14篇(1990~2008年)，中毒事件14起(1987~2007年)，在所有细菌性食物中毒事件的构成比为0.92%(居第12位)。涉及粪肠球菌、鸡肠球菌2个种，以及未确定的种(*Enterococcus* spp.)；其中主要是粪肠球菌，其他很少见。

2.1 基本信息

14起事件均由某种肠球菌单独引起，这也可能与肠球菌的生境特征有关。表24-1所列是肠球菌引起食物中毒14篇文献、14起事件的基本信息；无中毒死亡事件。

表24-1 肠球菌引起食物中毒的基本信息

内容	粪肠球菌	鸡肠球菌	未确定种肠球菌	合计
文献：数量/篇	10	1	3	14
构成比/%	71.43	7.14	21.43	100
事件：数量/起	10	1	3	14
构成比/%	71.43	7.14	21.43	100
中毒：中毒人数A	422	367	52	841
构成比/%	50.18	43.64	6.18	100
涉及中毒事件数量/起	10	1	3	14
构成比/%	71.43	7.14	21.43	100

续表

内容	粪肠球菌	鸡肠球菌	未确定种肠球菌	合计
每起平均中毒人数	42.2	367	17.33	60.07
罹患率：涉及中毒事件数量/起	8	1	3	12
同食或分食某种中毒食物人数	1604	1720	160	3484
每起平均同食或分食某种中毒食物人数	200.5	1720	53.33	290.33
中毒人数 B	351	367	52	770
每起平均中毒人数	43.88	367	17.33	64.17
罹患率/%	21.89	21.34	32.5	22.10

注：中毒人数 A，指在文献中明确记述了中毒人数的统计结果；罹患率中的中毒人数 B，指在文献中均明确记述了同食或分食某种中毒食物人数、中毒人数的统计结果。

2.2　最早事件

在检出的肠球菌食物中毒事件中，山东省淄博市卫生防疫站的张一水等(1990)报告的 1 起是最早的。报告在 1987 年 7 月，淄博市某村村民聚餐后发生食物中毒 30 余人，潜伏期 2~12h；临床表现恶心、呕吐、腹痛、腹泻，伴有头晕、乏力、发热(38~39℃)、寒战、口干、脱水等症状，经治疗 3~4d 痊愈；检验证实，由粪肠球菌(文中以粪链球菌记述)污染熟猪肉、豆腐等食品引起[6]。

2.3　规模最大事件

河南省郑州市卫生监督所的杨东霞等(2005)报告的 1 起鸡肠球菌食物中毒事件，是在检出的肠球菌食物中毒事件中规模最大的。报告在 2003 年 9 月 2 日，郑州某大学生活园区学生食堂发生 1 起学生集体食物中毒，在就餐的 1720 人中发生中毒的 367 人(罹患率 21.34%)，潜伏期 4~27h(平均 11.5h)；367 名患者中表现腹痛的 326 人(构成比 88.83%)，腹泻的 314 人(构成比 85.56%)，恶心的 195 人(构成比 53.13%)，呕吐的 102 人(构成比 27.79%)，发热的 52 人(构成比 14.17%)，其他的 99 人(构成比 26.98%)，经治疗均在 6d 内(多在 2d 内)康复；检验证实，是由鸡肠球菌污染芹菜炒肉、凉拌包菜、包菜炒肉等食品引起的[7]。

2.4　最严重事件

在检出的肠球菌食物中毒事件中，若按罹患率 100%的事件计严重性，山东省汶上县卫生防疫站的江希武等(1990)报告的 1 起是最严重的事件之一。报告在 1988 年

3 月 4 日，汶上县的两户家庭 15 人(各 9 人和 6 人)食用了从同一扒鸡店购买的扒鸡后均发生肠球菌食物中毒。潜伏期 5~12h，临床表现为腹部不适、腹泻、腹痛、恶心、呕吐等症状，不发热，经治疗在 1~2d 痊愈；检验证实，由肠球菌(未确定种)污染扒鸡引起[8]。

3　粪肠球菌(*Enterococcus faecalis*)

粪肠球菌[*Enterococcus faecalis*(Andrewes and Horder 1906) Schleifer and Kilpper-Bälz 1984]，即原来分类在链球菌属的粪链球菌(*Streptococcus faecalis* Andrewes and Hordet 1906)；种名"*faecalis*"为现代拉丁语形容词，相当于"粪"。

DNA 的 G+C mol%为 37~40(T_m)。模式株(type strain)：ATCC 19433，ATCC 19433-U，CCM 7000，CCUG 19916，CIP 103015，DSM 2O478，HAMBI 1711，JCM 5803，LMG 7937，NBRC 100480，NBRC 100481，NCAIM B.01312，NCIMB 775，NCTC 775。GenBank 登录号(16S rRNA)：AB012212，AJ301831[2]。

3.1　生物学性状

在肠球菌的生物学性状方面，对粪肠球菌的研究相对较多，也是在所有肠球菌中具有代表性的。

3.1.1　形态与培养特征

粪肠球菌的菌体呈卵圆形，可顺链的方向延长，直径 0.5~1.0μm，大多数成对或呈短链排列，通常不运动；特征性地生长在含 0.04%碲酸盐(还原成碲)的培养基中，在碳酸盐缓冲培养基中当 pH 为 10~10.5 时能生长，在含 0.1%亚铊乙酸盐、0.02%叠氮钠、0.5~1.0U/mL 青霉素中能生长，在血液营养琼脂培养基中通常不溶血或 α-溶血；可在 10℃、45℃及含 6.5% NaCl 环境中生长，有的在 60℃经 30min 还能存活。

3.1.2　生化特性

粪肠球菌在葡萄糖培养液中最终 pH 在 4.1~4.6，葡萄糖发酵主要形成乳酸，若培养基维持中性能形成大量的甲酸盐、乙酸盐和乙醇。许多菌株能发酵葡萄糖、蔗糖、D-甘露糖、D-果糖、半乳糖、麦芽糖、纤维二糖、海藻糖、乳糖、松三糖、山梨醇、甘油、甘露醇、核糖、苦杏仁苷、熊果苷、β-龙胆二糖等产酸，通常不发酵阿拉伯糖、菊糖、蜜二糖、棉子糖、侧金盏花醇、L-山梨醇、阿拉伯糖、卫茅醇、岩藻糖、肌醇、糖原、D-来苏糖、蜜二糖、D-棉子糖、D-松二糖、木糖醇、木糖、α-甲基-D-葡糖苷等。许多菌株能使酪氨酸脱羧形成酪氨和 CO_2，能利用丙酮酸盐；产生精氨酸水解酶，不产生碱性磷酸酶。水解七叶苷和马尿酸盐，不水解明胶和淀粉；不产生色素。

3.1.3 抗原结构与免疫学特性

目前对肠球菌的抗原记述，还是按链球菌的。已知链球菌的抗原主要来自于细胞壁成分，细胞壁的多糖成分为群(group)特异性抗原(简称 C 抗原)，细胞壁的蛋白质成分为型(type)特异性抗原。1933 年，Lancefield(兰斯菲尔德)曾根据 C 抗原的不同将链球菌分成了 A、B、C、D、E、F、G、H、K、L、M、N、O、P、Q、R、S、T 等 18 个群(其中未用 I 和 J 这两个字母作分群代号)，即所谓的链球菌“兰氏血清学分类(群)”；近年来又增加了 U 群、V 群，因此现在共 20 个群。型特异性抗原是位于 C 抗原外层的蛋白质，又称表面抗原，具有 M、T、R、S 等 4 种不同性质的抗原成分，在 C 抗原分群的基础上，又可根据型特异性抗原将链球菌分成 100 多个型，如 A 群根据其 M 抗原不同可分成 100 多个型，B 群可分成 4 个型，C 群可分成 13 个型等。按兰氏血清分群方法，肠球菌通常是属于 D 群的。

发生粪肠球菌食物中毒后，通常其血清抗体有时会在一定时限内出现且效价明显升高，这或许也可作为辅助诊断的参考。例如，前面记述由张一水等(1990)报告的 1 起食物中毒事件，以分离菌株对 8 例患者的双份血清(发病初期和恢复期)进行凝集试验；结果在发病初期的血清抗体均阴性，有 2 例在发病初期和恢复期的血清抗体均阴性，在恢复期的血清抗体有 1 例为 1∶10，1 例为 1∶20，3 例为 1∶40，1 例为 1∶80[6]。

3.1.4 基因型

对肠球菌基因分型的研究相对较少，目前主要包括毒力基因型及染色体的 DNA 分子分型等；总体来讲，迄今国际上尚无对肠球菌进行基因分型的标准方法，因此在不同实验室间的分型结果重复性还较差。但从一些实践应用效果和发展趋势分析，对肠球菌的基因分型可从遗传进化的角度来认识肠球菌，从分子水平对肠球菌进行分类与鉴定，能为在流行病学调查中寻找传染源和传播途径、确定菌株间的遗传亲缘关系、研究肠球菌地理和宿主分布等提供更为有力的证据。

3.1.4.1 毒力基因型

马立艳等(2005)报告，对 2002~2004 年从首都医科大学附属北京友谊医院临床患者的尿、痰、血液、腹腔液、胆汁分离的 145 株肠球菌(其中粪肠球菌 96 株、屎肠球菌 49 株)，进行了包括溶解素激活基因(*cylA*)、明胶酶基因(*gelE*)、肠球菌表面蛋白基因(*esp*)、胶原蛋白黏附素基因(*ace*)、聚集物质基因(*agg*)、粪肠球菌心内膜炎抗原基因(*efaA*)等 6 种致病基因的检测。结果 96 株粪肠球菌各基因阳性检出率依次为：*efaA* 基因 76 株(构成比 79.2%)，*gelE* 基因 70 株(构成比 72.9%)，*cylA* 基因 52 株(构成比 54.2%)，*esp* 基因 33 株(构成比 34.4%)，*ace* 基因 27 株(构成比 28.1%)，*agg* 基因 18 株(构成比 18.8%)；49 株屎肠球菌各基因阳性检出率依次为：*efaA* 基因 18 株(构成比 36.7%)，*esp* 基因 18 株(构成比 36.7%)，*cylA* 基因 17 株(构成比 34.7%)，*gelE* 基因 15 株(构成比 30.6%)，*ace* 和 *agg* 基因未检出。6 种致病基因在 96 株粪肠球菌的分布表现为：*gelE* 和 *efaA* 的 55 株(构成比 57.3%)，*gelE* 和 *cylA* 的 29 株(构成比 30.2%)，*gelE* 和 *ace* 的 24 株(构成比 25.0%)，*gelE* 和 *esp* 的 21 株(构成比 21.9%)，*efaA* 和 *esp* 的 24 株(构成比 25.0%)；

gelE、*efaA*、*ace* 均携带的 21 株(构成比 21.9%)，*gelE*、*efaA*、*cylA* 均携带的 21 株(构成比 21.9%)，*gelE*、*efaA*、*esp* 均携带的 16 株(构成比 16.7%)。结果表明，在不同标本间、粪肠球菌和屎肠球菌间，其致病基因的检出率存在较大差异；从泌尿道感染的重症患者分离的菌株多携带 3 或 4 种致病基因，以 *esp* 和 *gelE* 的检出率最高；粪肠球菌比屎肠球菌中致病基因的种类多，认为粪肠球菌比屎肠球菌更具有致病性；在半数以上的粪肠球菌中检出了 *gelE*、*efaA*、*cylA* 基因，认为它们可能在粪肠球菌致病中发挥主要作用[9]。

3.1.4.2　随机扩增多态性 DNA 型

陈亮等(2001)报告采用随机扩增多态性 DNA 分析(randomly amplified polymorphic DNA analysis，RAPD)方法，对 7 株肠球菌进行了基因分型，结果分为了 6 个型。其中 5 株表现出了基因多态性，2 株表现为基因同源性；经做病历调查发现，表现为基因同源性的 2 株先后分离于同一病室，为流行病学同源性菌株[10]。

3.1.4.3　DNA 脉冲场凝胶电泳型

王颖等(2002)报告采用脉冲场凝胶电泳(pulsed-field gel electrophoresis，PFGE)方法，使用 DNA 内切酶 *Sma* I 对 12 株粪肠球菌进行了基因分型，结果发现 12 株粪肠球菌的 DNA 片段排列均不相同，即分为了 12 个型，表明此 12 株粪肠球菌在流行病学上是来源不同的[11]。

3.1.5　生境与抗性

肠球菌主要栖居于人和动物的胃肠道，在蔬菜和一些植物中也常见。粪肠球菌来源于人和温血动物的粪便，偶尔出现于感染的尿道及亚急性心内膜炎，常见于许多食品，但与直接的粪便污染无关，常见于植物，并寄生于植物上。山东省汶上县卫生防疫站的江希武等(1994)报告，对从市场熟肉摊点采样感官新鲜、无异味变质的熟肉 88 份(牛肉 46 份、羊肉 21 份、猪杂 9 份、鸡肉 5 份、兔肉 7 份)及肉汤 38 份(共 126 份)，进行了肠球菌污染的调查；结果在 126 份样品中 96 份检出肠球菌(阳性率 76.2%)，其中 88 份各类熟肉中 76 份检出肠球菌(阳性率 86.4%)，38 份肉汤中 20 份检出肠球菌(阳性率 52.6%)；根据检验结果，认为肠球菌作为食物中毒的病原菌应引起重视[12]。

阮卫等(2008)报告应用从临床标本分离的 61 株粪肠球菌进行肠球菌表面蛋白(enterococcus surface protein，Esp)基因 *esp* 的携带与耐药的相关性研究，结果在 61 株中有 26 株携带(阳性率 42.6%)。在对氨苄西林、环丙沙星、高浓度庆大霉素、红霉素的耐药菌株中，*esp* 的阳性率分别为 33.3%、54.8%、70.6%、51.0%；在敏感菌株中，*esp* 的阳性率分别为 43.6%、30.0%、7.4%、8.3%。根据研究结果，认为 *esp* 的存在状况与粪肠球菌对氨苄西林的耐药无明显相关性，与对环丙沙星、红霉素、高浓度庆大霉素的耐药存在显著相关性，并认为基因 *esp* 有可能成为粪肠球菌耐药菌株的分子表面标志物[13]。

3.2　病原学意义

已有的资料显示，在致病性肠球菌中主要是粪肠球菌，可在一定条件下作为人及某些动物的病原菌。

3.2.1　人的粪肠球菌感染病

人的粪肠球菌感染有多种类型，主要是引起某些组织器官的局部感染(包括食物中毒)，也能引起菌血症、败血症等全身性感染病。

3.2.1.1　食物中毒

在检出的 10 起事件中，以粪肠球菌描述的 3 起，以粪链球菌描述的 7 起。

(1)基本情况　初步统计 10 起事件，中毒人数最少的 2 人，最多的 143 人；罹患率 100%的 3 起 18 人(平均 6 人/起)，分别为 2 人、5 人、11 人的各 1 起；罹患率最低的 9.51%(35/368)；明确兰氏血清群的 3 起，均为 D 群。10 起事件中潜伏期最短的首发病例在 2h，最长的末发病例在 53h(多在 3~14h)。

缺乏明显的发生季节特征，发生在 6 月的 2 起、9 月的 2 起、1 月的 1 起、春节前夕 1 起、3 月的 1 起、7 月的 1 起、8 月的 1 起、10 月的 1 起；缺乏区域分布特征，涉及山东 3 起、北京 2 起、广东 1 起、江西 1 起、辽宁 1 起、浙江 1 起、云南 1 起。主要为集体就餐场所，食堂 3 起、聚餐 5 起、宾馆 1 起、家庭购买食品 1 起；在明确了相关中毒食物的 9 起事件中，主要为含蛋白质类高的肉类共 8 起(其中猪肉类的 5 起、鸡肉类的 1 起、香肠的 1 起、火腿的 1 起)，另外为甜白酒的 1 起。

云南食品卫生监督检验所的周玲等(1991)报告在 1988 年春节前夕，禄丰县发生了 1 起因食用甜白酒引起的食物中毒。报告某农民举办婚宴，有 88 人进食了 10~50g 的甜白酒后 2~3h，有 34 人(罹患率 38.64%)出现头昏、上腹灼痛、恶心、呕吐、腹泻等中毒症状；进食量大者先发病，未进食者均未发病。据调查，在甜白酒制成后有 4 人食用，但均未发生不良反应，之后加沟水(甜白酒与沟水比例约为 4∶1)拌匀，放置 48h 后供婚宴用。检验证实是由粪肠球菌(文中以粪链球菌记述)污染了甜白酒所致，像这种可能是粪肠球菌污染水源引起食物中毒还是比较少见的[14]。

(2)临床表现　临床表现主要为腹痛、腹泻、恶心、呕吐等胃肠道症状，有的伴有头晕、发热、乏力、头痛等。广东省东莞市常平医院的单金华等(2001)报告的 1 起，在发病情况方面记述的比较详细，也有一定的代表性。报告在 2001 年 8 月 7 日，东莞市常平镇某公司食堂 800 人就餐后，相继有人出现腹痛、腹泻、恶心、呕吐、发热等症状，共发病 143 人(罹患率 17.88%)，年龄在 18~41 岁。潜伏期最短的 10h，最长的 34h，平均在 14h；临床以胃肠道症状为主，表现不同程度的头痛、发热、恶心、呕吐、腹泻、腹痛、头晕、发冷等症状。143 名患者中，表现有头痛的 84 例(构成比 58.7%)，发热的 76 例(构成比 53.1%)，恶心的 66 例(构成比 46.2%)，腹泻的 60 例(构成比 42%)，呕吐的 33 例(构成比 23.1%)，头晕的 9 例(构成比 6.3%)，发冷的 7 例(构成比 4.9%)，腹痛的 6 例(构成比 4.2%)，痉挛的 3 例(构成比 2.1%)；经抗菌与对症治疗，均于 1~2d 内康复。检验证实，是由粪肠球菌污染熟猪肉引起的食物中毒[15]。

为简便了解粪肠球菌食物中毒在发生时间、罹患率、潜伏期、相关食物、发生场所等方面的一些情况，除已分别单独记述 3 起外，将其余的 7 起事件归纳于表 24-2(？指未记述或无法计算)[16~22]。

表 24-2 7 起肠球菌食物中毒的基本情况

序号	报告者(年度)	发生(年.月)	同餐人数	发病人数	罹患率/%	潜伏期(平均)/h	相关食物	发生地(省、市)	发生场所
1	姜生华等(1992)	1990.6	80	48	60	3~48	香肠	山东	聚餐
2	彭玉珍等(1996)	1995.1	11	11	100	9~24	火腿	北京	聚餐
3	徐政文等(2000)	1998.6	368	35	9.51	19~51(6.9)	猪肝	浙江	聚餐
4	李晓柠等(2006)	2002.10	250	73	29.2	3~12	鸡汤	辽宁	食堂
5	孙树峰等(2004)	2003.9	5	5	100	3~10.5	猪肉	山东	聚餐
6	罗文青(2006)	2004.3	?	41	?	? ~53	?	北京	宾馆
7	单文清等(2008)	2007.9	2	2	100	2.17~2.67	猪肉	江西	家庭
合计	7	1990~2007	?	215	?	2.17~53	?		

3.2.1.2 其他感染病

肠球菌属现包括的 34 个种中，有许多是从人的感染部位分离到的。粪肠球菌是最为常见的(可占 82%~87%)，其次是屎肠球菌占 8%~16%，其余的包括鸟肠球菌、铅黄肠球菌、耐久肠球菌、小肠肠球菌、鸡肠球菌、棉子糖肠球菌等[2]。

肠球菌可引起尿路感染、菌血症、败血症、心内膜炎、脑膜炎、腹腔感染、盆腔感染、伤口感染、软组织感染、新生儿脓毒血症、骨髓炎、导管相关感染等，也有引起下呼吸道感染的报告。近年来，肠球菌对多种抗菌药物的耐药性已对临床治疗构成了严重威胁，尤其是耐万古霉素肠球菌(vancomycin-resistant enterococci，VRE)的感染已被引起高度重视[3,4]。

3.2.2 动物的粪肠球菌感染病

在动物中，肠球菌大多与其他菌混合感染，如在多菌感染中常有粪肠球菌引发狗的外耳炎；单菌感染中包括家禽的败血症和心内膜炎及低丙种球蛋白血症、新生犊牛的关节炎和败血症等[3]。

3.2.3 毒力因子与致病机制

对肠球菌毒力因子与致病机制方面的研究是相对较少的。近年来在肠球菌中毒力岛(pathogenicity island，PAI)及一些与毒力相关基因的发现，使肠球菌的一些毒力因子与致病机制被进一步揭示[23]。

3.2.3.1 黏附作用

肠球菌具有对宿主细胞黏附作用的物质，主要包括肠球菌表面蛋白(Esp)、肠球菌胶原蛋白黏附素(Ace)、聚集物质(AS)、粪肠球菌心内膜炎抗原(EfaA)等。

Esp 是肠球菌表达的一种表面蛋白(由 1873 个氨基酸组成)，是一种具有黏附素功能的毒力因子，与肠球菌在内置导管表面形成生物膜(biofilm)有关，在肠球菌对宿主细胞的黏附定植和逃避宿主免疫清除方面具有重要作用，尤其在尿道感染中有利于肠球菌定植和延长肠球菌在膀胱内的停留时间，但其本身并不损伤宿主组织；另外，如前面有记述阮卫等(2008)报告 Esp 基因 *esp* 的存在，也是与对某些抗生素的耐药相关的[13]。

程梅等(2006)报告为探讨 Esp 基因 *esp* 的表达与致病性的相关性，对从临床不同感染标本(尿液、引流液、血液、脓液、痰液等)中分离的 112 株致病性肠球菌(粪肠球菌 100 株、屎肠球菌 12 株)及从肠道和环境中分离的 20 株非致病性肠球菌(粪肠球菌 18 株、屎肠球菌 2 株)，采用 PCR 方法检测 *esp* 基因，结果在 112 株致病性肠球菌中 68 株阳性(阳性率 60.7%)；在从尿液分离的 48 株肠球菌中 40 株阳性(阳性率 83.3%)，*esp* 基因携带率均明显高于其他感染标本分离株；在 20 株非致病性肠球菌中均未检出 *esp* 基因[24]。吕萍等(2008)报告为探讨 Esp 基因 *esp* 的表达与致病性的相关性，对从临床不同感染标本(尿液、阴道分泌物、痰液、血液、脐分泌物等)中分离的 152 株致病性肠球菌(粪肠球菌 88 株、屎肠球菌 64 株)及从无腹泻症状的正常粪便分离的 30 株非致病性肠球菌(粪肠球菌 16 株、屎肠球菌 14 株)，采用 PCR 方法检测 *esp* 基因，结果在 152 株致病性肠球菌中 98 株阳性(阳性率 64.5%)，其中 88 株粪肠球菌 80 株阳性(阳性率 90.9%)，64 株屎肠球菌 18 株阳性(阳性率 28.1%)，粪肠球菌的 *esp* 基因携带率明显高于屎肠球菌；在从尿液分离的 86 株肠球菌中 72 株阳性(阳性率 83.7%)，*esp* 基因携带率均明显高于其他感染标本分离株；在 30 株非致病性肠球菌，均未检出 *esp* 基因[25]。

肠球菌的 Ace 是肠球菌分泌在菌体表面的一种黏附素(由 721 个氨基酸组成)，介导肠球菌黏附于宿主细胞表面，引起感染的发生。AS 是在肠球菌表面具有聚集作用的一种蛋白质黏附素，可介导肠球菌间及肠球菌与宿主细胞间的黏附，促进致病质粒的转移和感染的发生。EfaA 是粪肠球菌在血清中生长后在菌体表面表达的一种具有黏附作用的抗原成分，是一种脂蛋白。

3.2.3.2　细胞溶解及感染扩散

细胞溶解素(Cyl)属于一种外毒素类，具有细胞溶解作用，是肠球菌感染的致病物质之一，可以加重肠球菌感染的严重程度。明胶酶 E(*Gel*E)是一种金属蛋白酶类(由 721 个氨基酸组成)，能溶解宿主细胞壁和细胞间质中的胶原蛋白等，与肠球菌向感染灶周围扩散有关。另外，肠球菌可诱发血小板聚集及组织因子依赖性纤维蛋白的产生，与导致心内膜炎有关。

马立艳等(2005)报告，通过对从不同临床标本中分离的 145 株肠球菌(其中粪肠球菌 96 株、屎肠球菌 49 株)6 种致病基因(*cylA*、*gelE*、*esp*、*ace*、*agg*、*efaA*)的检测，认为它们与肠球菌的致病性均有一定的相关性，其中的 *gelE*、*efaA*、*cylA* 可能发挥主要致病作用[23]。

3.3　微生物学检验

对粪肠球菌的微生物学检验，目前仍主要是依赖于做分离鉴定的细菌学检验；做血清群检定，在对肠球菌的检验中也是需要的，有助于与链球菌属细菌相区分。

3.3.1 细菌分离培养与鉴定

肠球菌为化能异养菌，其复杂的营养要求通常使用含蛋白胨和其类似物的培养基可满足需要，它们也可培养于脑心浸液和其他营养丰富培养基；在通常应用的选择使肠球菌生长的培养基，叠氮化钠是最为广泛应用的选择剂。由于肠球菌一般抗20μg/mL 氨基糖苷抗生素卡那霉素，因此可将此平均数量的抗生素结合叠氮化钠作分离用，Mossel 等(1978)提出一种卡那霉素七叶苷培养基(液体及琼脂固体)，即为这类培养基[3]。

3.3.2 血清群检定

目前对肠球菌及链球菌进行兰氏血清群检定的方法较多，如琼脂扩散法、荧光抗体法、葡萄球菌 A 蛋白协同凝集试验，以及经典的 Lancefield 的毛细管沉淀法等。

3.3.3 免疫血清学检验

对粪肠球菌食物中毒的检验，可结合免疫血清学方法。通常情况下，用分离的菌株与患者的双份血清(发病初期和恢复期)进行凝集试验，其血清抗体有时会在一定时限内出现且效价变化，具有一定的辅助诊断价值。例如，在前面记述由张一水等(1990)报告的 1 起食物中毒，以分离菌株对 8 例患者的双份血清检验，结果在发病初期的血清抗体均阴性，有 6 例的恢复期血清抗体在 1∶10~1∶80[6]。

3.3.4 动物感染试验

鉴于肠球菌并非动物的主要病原菌，对从动物分离的菌株，需要进行对同种动物的感染试验以确定其病原学意义。

4 其他致食物中毒肠球菌

在检出的其他致食物中毒肠球菌中，仅涉及鸡肠球菌及一些未确定种的肠球菌，均是很少见的。

4.1 鸡肠球菌(*Enterococcus gallinarum*)

鸡肠球菌[*Enterococcus gallinarum*(Bridge and Sneath 1982) Collins et al. 1984]，即原来的鸡链球菌(*Streptococcus gallinarum* Bridge and Sneath 1982)。

DNA 的 G+C mol%为 39~40(T_m)。模式株：F87/276，ATCC 49573，CCM 4054，CCUG 18658，CIP 103013，DSM 2O628，HAMBI 1717，JCM 8728，LMG 13129，NBRC 100675＝NCIMB 702313，NCTC 1142，NCTC 11428，NCTC 12359，PB 218。GenBank 登录号(16S rRNA)：AJ301833[2]。

4.1.1 生物学性状

鸡肠球菌有运动，在血液营养琼脂培养基平板上可形成圆形、扁平的光滑型菌落，在马血液营养琼脂培养基中可呈β-溶血；在乙酸铊四唑盐琼脂培养基中于室温下可缓慢生长，可形成深粉红色的菌落；大多数菌株在60℃经15min能存活，经30min不能存活；可在含6.5% NaCl的营养肉汤中生长。能分解D-葡萄糖、乳糖、麦芽糖、甘露醇、蜜二糖、棉籽糖、水杨苷、核糖、纤维二糖、半乳糖、L-阿拉伯糖、苦杏仁苷等产酸，不分解D-阿拉伯醇、卫茅醇、岩藻糖、D-来苏糖、鼠李糖等；水解精氨酸产氨，水解七叶苷，产生α-半乳糖苷酶及β-半乳糖苷酶，不液化明胶，不产生H_2S，不产生色素。可从家禽的肠道中分离到[4]。

4.1.2 病原学意义

鸡肠球菌、鸟肠球菌、铅黄肠球菌、耐久肠球菌、屎肠球菌、棉子糖肠球菌可从临床的心内膜炎患者分离到；它们通常来源于生殖泌尿道而引发心内膜炎，这涉及医院的检测设备和导液管的问题，肠球菌的尿道感染在大多数情况下是无症状的。在国外，也有由鸡肠球菌引起败血症、中枢神经系统感染的报告，都是罕见的[3,4]。

在食物中毒方面，仅检出1起由鸡肠球菌引起的食物中毒事件，是在前面有述由杨东霞等(2005)报告发生在2003年9月的事件，也是在所检出的肠球菌食物中毒事件中规模最大的[7]。

4.2 未确定种肠球菌(*Enterococcus* spp.)

现将检出的3起未确定种肠球菌(*Enterococcus* spp.)食物中毒事件，除在前面已单独记述的1起外[8]，另2起分别记述如下。

4.2.1 事件1

宁夏回族自治区固原县卫生防疫站的马国泰等(1998)报告在1996年3月12日，固原县的两户家庭15人(各7人和8人)食用从同一烧鸡店购买的烧鸡后均发生肠球菌食物中毒；潜伏期5~12h，表现为腹部不适、腹泻、腹痛、恶心、呕吐等症状，不发热，经治疗在1~2d痊愈。检验证实，是由肠球菌污染烧鸡引起的[26]。

4.2.2 事件2

江苏省无锡市疾病预防控制中心的姚国兴(2006)报告在2005年2月28日，无锡市某公司的130名员工在18时共同食用由某快餐公司提供的快餐，在进餐后22人发病(罹患率16.92%)，潜伏期5~14h(平均9.3h)；主要表现为腹部不适、上腹阵发性绞痛、排褐色稀便或黏液性便、恶心、呕吐、头晕、乏力等症状，其中2人低热，经治疗在1d后康复。检验证实，是由肠球菌污染快餐引起的[27]。

（陈翠珍 靳晓敏）

主要参考文献

[1] 金连梅, 李群. 2004~2007 年全国食物中毒事件分析. 疾病监测, 2009, 24(6): 459~461.

[2] Parte A C. Bergey's Manual of Systematic Bacteriology. 2nd ed. Volume Three. New York: Springer, 2009: 594~618.

[3] 凌代文. 乳酸细菌分类鉴定及实验方法. 北京: 中国轻工业出版社, 1999: 38~45, 98~99.

[4] 李仲兴, 赵建宏, 杨敬芳. 革兰阳性球菌与临床感染. 北京: 科学出版社, 2007: 323~423.

[5] 贾辅忠, 李兰娟. 感染病学. 南京: 江苏科学技术出版社, 2010: 456~459.

[6] 张一水, 王秀香, 尹茂荣, 等. 一起由粪链球菌引起的食物中毒. 卫生研究, 1990, 19(6): 39~41.

[7] 杨东霞, 何全安, 李新庆, 等. 一起由鸡肠球菌引起 367 名学生食物中毒事故的调查分析. 河南预防医学杂志, 2005, 16(2): 108~109.

[8] 江希武, 郭素琴. 肠球菌引起食物中毒的调查报告. 中国公共卫生, 1990, 6(6): 241.

[9] 马立艳, 许淑珍, 马纪平. 肠球菌部分致病基因和表型的检测. 中华检验医学杂志, 2005, 28(5): 529~532.

[10] 陈亮, 彭少华, 李丛荣, 等. 随机扩增多态性 DNA 分型法用于肠球菌基因分型. 上海医学检验杂志, 2001, 16(6): 343~345.

[11] 王颖, 陈敏, 顾其芳, 等. 应用脉冲凝胶电泳分析粪肠球菌基因的方法研究. 上海预防医学杂志, 2002, 14(6): 263~264.

[12] 江希武, 郭素琴, 胡克雨, 等. 市场熟肉肠球菌污染调查研究. 中国食品卫生杂志, 1994, 6(2): 44~46.

[13] 阮卫, 杨祚升, 吴移谋, 等. *esp* 基因存在与粪肠球菌耐药的相关性分析. 中华医院感染学杂志, 2008, 18(1): 5~7.

[14] 周玲, 李秀贵, 王子桂. 一起食用甜白酒所致粪链球菌食物中毒. 中国卫生检验杂志, 1991, (3): 180~181.

[15] 单金华, 袁钦华. 一起粪肠球菌食物中毒的调查. 实用预防医学, 2001, 8(5): 394.

[16] 姜生华, 孔繁淑, 董淑娥. 一起由粪链球菌引起的食物中毒. 中国公共卫生学报, 1992, 11(6): 327.

[17] 彭玉珍, 许亚芹. 一起由方火腿引起的食物中毒. 中华预防医学杂志, 1996, 30(4): 236.

[18] 徐政文, 王新民, 郑茜. 一起粪链球菌引起的食物中毒. 浙江预防医学, 2000, 12(2): 44~45.

[19] 李晓柠, 李鸿鸣, 李彬, 等. 一起由粪肠球菌引起的食物中毒. 预防医学论坛, 2006, 12(4): 498.

[20] 孙树峰, 许美玲, 朱安军, 等. 一起粪链球菌引起的食物中毒. 预防医学文献信息, 2004, 10(2): 208~209.

[21] 罗文青. 一起粪链球菌引起食物中毒的调查分析. 中国自然医学杂志, 2006, 8(4): 249.

[22] 单文清, 戴志芳, 何艳, 等. 一起粪肠球菌食物中毒的调查. 实验与检验医学, 2008, 26(2): 212.

[23] 马立艳, 许淑珍, 马纪平. 肠球菌致病机制的研究进展. 中华医院感染学杂志, 2005, 15(3): 356~360.

[24] 程梅, 高良, 梅亚林. 肠球菌 Esp 基因检测及其致病作用. 江西医学检验, 2006, 24(3): 217~218.

[25] 吕萍, 徐樨巍, 宋文琪, 等. 儿童分离肠球菌表面蛋白基因的检测. 中国感染与化疗杂志, 2008, 8(3): 222~224.

[26] 马国泰, 张军, 樊胡. 肠球菌引起食物中毒的调查分析. 中华流行病学杂志, 1998, 19(4): 250.

[27] 姚国兴. 一起由肠球菌引起的食物中毒. 职业与健康, 2006, 22(4): 269.

第 25 章　链球菌属(*Streptococcus*)

本 章 要 目

链球菌属(*Streptococcus* Rosenbach 1884)的多个种(species)都是人或动物，或人及动物的病原菌。主要是人化脓性感染的重要病原菌，可引起急性咽峡炎、猩红热(scarlet fever)、丹毒(erysipelas)、心内膜炎、脑膜炎、肺炎、链球菌中毒性休克综合征(streptococcal toxic shock syndrome，STSS)、败血症等感染病(infectious disease)；并可诱发感染后的风湿性心脏病、关节炎、肾小球肾炎等变态反应性疾患。链球菌的致病性及感染后的临床表现，在很大程度上与菌种有关；α-(甲型)溶血性链球菌，是感染性心内膜炎的主要病原菌；β-(乙型)溶血性链球菌的致病力强，其中 A 群溶血性链球菌在引起人感染病的链球菌中占 90%。有的链球菌，也属于人兽共患病(zoonose)的病原菌[1,2]。

有的链球菌为食源性疾病(foodborne disease)的病原菌，也称食源性病原菌(foodborne pathogen)。在细菌性食物中毒(bacterial food poisoning)方面，近年来我国已陆续有由链球菌引起的报告；与其他细菌性食物中毒相比较所占的比例很小，但罹患率较高。

1 菌属定义与分类位置

近年来，链球菌属细菌种的变动较大，有不少的种易入了肠球菌属[*Enterococcus*(ex Thiercelin and Jouhaud 1903) Schleifer and Kilpper-Bälz 1984]，也有一些新种(sp. nov.)增加；属名“*Streptococcus*”为现代拉丁语阳性名词，意为“易弯的球”[3]。

1.1 菌属定义

链球菌为直径小于 2.0μm 的革兰氏阳性球形或卵圆形菌，在液体培养基中以成对或链状排列，有时以链的轴延伸成两端尖形；无动力，无芽孢，一些种能形成荚膜。兼性厌氧，发酵型代谢，化能异养，生长需要营养丰富的培养基(但在不同的菌种有差异)，有时需要 CO_2 环境。发酵型代谢，发酵碳水化合物主要是产乳酸但不产气；接触酶阴性。通常溶血，溶血区呈绿色(α-溶血)或完全透明(β-溶血)；生长温度为 25~45℃，适温通常约为 37℃(但最高与最低温度在不同菌种有差异)。

许多的种是人或动物的共栖或寄生菌，主要栖居于口腔和上呼吸道；一些种对人和动物致病，有时为强致病菌。具有与链球菌血清型有关的各种抗原是一些种的特性，细胞壁多糖是兰氏血清分型的基础(Lancefield，1933)。

细菌 DNA 中 G+C mol%为 34~46(T_m，Bd)。模式种(type species)：酿脓链球菌(*Streptococcus pyogenes* Rosenbach 1884)。

1.2 分类位置

按伯杰氏(Bergey)细菌分类系统，在第二版《伯杰氏系统细菌学手册》(*Bergey's Manual of Systematic Bacteriology*)第 3 卷中，链球菌属分类于链球菌科(Streptococcaceae Deibel and Seeley 1974)；链球菌科包括链球菌属、乳球菌属(*Lactococcus* Schleifer et al. 1986)、乳卵形菌属(*Lactovum* Matthies et al. 2005)共 3 个菌属(genus)。模式属(type genus)：链球菌属[3]。

链球菌属内共记载了 55 个种、8 个亚种(subspecies)及 1 个位置未定的种(species incertae sedis)。

55 个种依次为：酿脓链球菌、少酸链球菌(*S.acidominimus*)、无乳链球菌(*S.agalactiae*)、非解乳糖链球菌(*S.alactolyticus*)、咽峡炎链球菌(*S.anginosus*)、南部链球菌(*S.australis*)、狗链球菌(*S.canis*)、星群链球菌(*S.constellatus*)、仓鼠链球菌(*S.criceti*)、嵴链球菌(*S.cristatus*)、德夫里耶斯链球菌(*S.devriesei*)、袋鼠链球菌(*S.didelphis*)、道恩链球菌(*S.downei*)、停乳链球菌(*S.dysgalactiae*)、肠链球菌(*S.entericus*)、马链球菌(*S.equi*)、马肠链球菌(*S.equinus*)、野鼠链球菌(*S.ferus*)、鸡棚链球菌(*S.gallinaceus*)、解没食子酸链球菌(*S.gallolyticus*)、戈氏链球菌(*S.gordonii*)、猪肠链球菌(*S.hyointestinalis*)、

猪阴道链球菌(*S.hyovaginalis*)、小儿链球菌(*S.infantarius*)、婴儿链球菌(*S.infantis*)、海豚链球菌(*S.iniae*)、中间链球菌(*S.intermedius*)、巴黎链球菌(*S.lutetiensis*)、猕猴链球菌(*S.macacae*)、小链球菌(*S.minor*)、缓症链球菌(*S.mitis*)、变异链球菌(*S.mutans*)、寡发酵链球菌(*S.oligofermentans*)、口腔链球菌(*S.oralis*)、鼠口腔链球菌(*S.orisratti*)、羊链球菌(*S.ovis*)、副血链球菌(*S.parasanguinis*)、副乳房链球菌(*S.parauberis*)、巴斯德研究院链球菌(*S.pasteurianus*)、泛口腔链球菌(*S.peroris*)、海豹链球菌(*S.phocae*)、多动物源链球菌(*S.pluranimalium*)、肺炎链球菌(*S.pneumoniae*)、豕链球菌(*S.porcinus*)、鼠链球菌(*S.ratti*)、唾液链球菌(*S.salivarius*)、血链球菌(*S.sanguinis*)、中国链球菌(*S.sinensis*)、表兄链球菌(*S.sobrinus*)、猪链球菌(*S.suis*)、嗜热链球菌(*S.thermophilus*)、托尔豪特镇链球菌(*S.thoraltensis*)、乳房链球菌(*S.uberis*)、脲链球菌(*S.urinalis*)、前庭链球菌(*S.vestibularis*)。

8个亚种，分别为：星群链球菌2个亚种——星群链球菌星群亚种(*S.constellatus* subsp. *constellatus*)、星群链球菌咽炎亚种(*S.constellatus* subsp. *pharyngis*)；停乳链球菌2个亚种——停乳链球菌停乳亚种(*S.dysgalactiae* subsp. *dysgalactiae*)、停乳链球菌马样亚种(*S.dysgalactiae* subsp. *equisimilis*)；马链球菌2个亚种——马链球菌马亚种(*S.equi* subsp. *equi*)、马链球菌兽瘟亚种(*S.equi* subsp. *zooepidemicus*)；解没食子酸链球菌2个亚种——解没食子酸链球菌解没食子酸亚种(*S.gallolyticus* subsp. *gallolyticus*)、解没食子酸链球菌马其顿亚种(*S.gallolyticus* subsp. *macedonicus*)。

位置未定的1个种：多形链球菌(*S.pleomorphus*)。

在此说明，肠链球菌(*S.intestinalis*)即现在分类定名的非解乳糖链球菌的次异名(junior synonym)[3]，因此在下面对肠链球菌则均按非解乳糖链球菌予以记述。

2　食物中毒概要

初步统计通过中国知识资源总库(CNKI)学术文献总库检出的细菌性食物中毒文献，至目前我国共涉及24个菌属，116个种、亚种或血清型(serovar)，以及一些未确定的种；文献报告1460篇(1949~2013年)，中毒事件1529起(1949~2012年)。

其中由链球菌引起的文献报告9篇(1985~2009年)，中毒事件9起(1984~2008年)，在所有细菌性食物中毒事件的构成比为0.59%(居并列第15位)。涉及非解乳糖链球菌、血链球菌2个种，以及未确定的种(*Streptococcus* spp.)；其中主要是未确定的种，其他为罕见的。

2.1　基本信息

9起事件均由某种链球菌单独引起，这也可能与链球菌的生境特征有关。表25-1所列是链球菌引起食物中毒9篇文献、9起事件的基本信息；无中毒死亡事件。

表 25-1　链球菌引起食物中毒的基本信息

内容	非解乳糖链球菌	血链球菌	未确定种链球菌	合计
文献：数量/篇	2	1	6	9
构成比/%	22.22	11.11	66.67	100
事件：数量/起	2	1	6	9
构成比/%	22.22	11.11	66.67	100
中毒：中毒人数 A	23	26	207	256
构成比/%	8.98	10.16	80.86	100
涉及中毒事件数量/起	2	1	6	9
构成比/%	22.22	11.11	66.67	100
每起平均中毒人数	11.5	26	34.5	28.44
罹患率：涉及中毒事件数量/起	2	1	6	9
同食或分食某种中毒食物人数	32	34	241	307
每起平均同食或分食某种中毒食物人数	16	34	40.17	34.11
中毒人数 B	23	26	207	256
每起平均中毒人数	11.5	26	34.5	28.44
罹患率/%	71.88	76.47	85.89	83.39

注：中毒人数 A，指在文献中明确记述了中毒人数的统计结果；罹患率中的中毒人数 B，指在文献中均明确记述了同食或分食某种中毒食物人数、中毒人数的统计结果。

2.2　最早事件

在检出的链球菌食物中毒事件中，兰州军区某师医院防疫所的李耀堂等(1985)报告的 1 起是最早的。报告在 1984 年 6 月 15 日，兰州军区某部某训练队因食用链球菌(未鉴定到种)污染的豆腐乳发生食物中毒，85 人就餐发病 69 人(罹患率 81.18%)，多数是在食用后 4~12h 内发病；最初表现发热、头痛、关节肌肉酸痛等症状，相继出现腹痛和腹泻(糊状稀便)；病程较短，经治疗后多在 12h 内恢复了正常[4]。

2.3　规模最大事件

济南军区后勤部军事医学研究所的吴高峰等(1990)报告的 1 起，是在检出的链球菌食物中毒事件中规模最大的。报告在 1989 年 5 月 30~31 日，济南军区驻军某部警卫连，104 人在警卫连食堂就餐后有 95 人发病(罹患率 91.35%)。临床表现发热(37.8~39℃)、轻微咳嗽、头痛、乏力、咽痛、咽部充血和红肿，扁桃体肿大，部分患者有脓痂，颌下淋巴结肿大；无恶心、呕吐、腹痛、腹泻等消化道症状，也无呼吸道感染的其他症状。检验证实，由甲型溶血性链球菌(未鉴定到种)引起，中毒食物为某个体户加工的被甲型溶血性链球菌污染的熟剔骨肉[5]。

2.4 最严重事件

在检出的链球菌食物中毒事件中，若按罹患率 100%的事件计严重性，河北省石家庄市桥东区疾病预防控制中心的阳丽斌等(2009)报告的 1 起是最严重的。报告在 2008 年 6 月 24 日，在某烤鸭店发生 7 人食物中毒(罹患率 100%)，潜伏期 1~4h；7 名患者表现不同症状，其中 4 名有呕吐、上腹部痛，无腹泻和发热，另 3 名症状较轻；检验证实，由 A 型溶血性链球菌(未鉴定到种)引起[6]。

3 非解乳糖链球菌(*Streptococcus alactolyticus*)

非解乳糖链球菌(*Streptococcus alactolyticus* Farrow et al. 1985)DNA 的 G+C mol% 为 39.9~41.3(T_m)。模式株(type strain)：GP2，ATCC 43077，CCUG 27297，CIP 103244，DSM 20728，HAMBI 1719，LMG 14808，NCIMB 701091。GenBank 登录号(16S rRNA)：AF201899，X58319[3]。

如前面有述，肠链球菌(*Streptococcus intestinalis* Robinson et al. 1988)是非解乳糖链球菌的次异名。

3.1 生物学性状

在链球菌的生物学性状方面，对非解乳糖链球菌的研究是相对较少的，这是与非解乳糖链球菌并非常见的病原性链球菌相关的。

3.1.1 理化特性

非解乳糖链球菌为球状，革兰氏阳性，多成双或短链状排列；在血液营养琼脂培养基上的菌落圆形、光滑、边缘整齐、α-溶血或不溶血，可在 45℃生长，在 50℃或 6.5% NaCl 条件下不能生长；化能异养菌，发酵型代谢；能从纤维二糖、果糖、半乳糖、D-葡萄糖、D-甘露糖、麦芽糖、N-乙酰葡糖胺、D-棉籽糖、蔗糖发酵产酸，多数菌株能从蜜二糖、水杨苷发酵产酸，不能从 D-阿糖醇、L-阿糖醇、D-阿拉伯糖、L-阿拉伯糖、侧金盏花醇、糊精、卫矛醇、赤藓醇、D-岩藻糖、L-岩藻糖、葡糖酸盐、甘油、糖原、菊糖、乳糖、D-来苏糖、甲基-α-D-甘露糖苷、甲基-β-木糖醇、松三糖、鼠李糖、核糖、山梨醇、D-塔格糖、木糖产酸，从苦杏仁苷、熊果苷、甘露醇、甲基-α-D-葡糖苷、淀粉、海藻糖、D-松二糖的产酸不定；产生尿素酶、α-半乳糖苷酶、亮氨酸芳基酰胺酶，不产生碱性磷酸酶、β-半乳糖苷酶、β-葡糖苷酸酶等。水解七叶苷，不水解马尿酸盐，V-P 阳性。可从猪的肠道及鸡的粪便中分离到[3]。

1903 年，Schottmiller 曾根据链球菌的溶血情况，将链球菌分为溶血性链球菌(简称溶链菌)、草绿色链球菌、非溶血性链球菌；之后，Brown(1919)根据溶血能力，即在血液营养琼脂培养基平板上的溶血相，将链球菌分为 3 类：①α-(甲型)溶血性链球菌，在菌落周围有草绿色溶血窄环，又称为草绿色链球菌；②β-(乙型)溶血性链球菌，在菌落周围有较宽、界限明了的无色透明溶血环；③γ-(丙型)链球菌，无溶血环，又称为非溶血性链球菌。按此溶血性，非解乳糖链球菌为 α-(甲型)溶血性链球菌[2]。

3.1.2 抗原结构与免疫学特性

链球菌的抗原主要来自于细胞壁成分，细胞壁的多糖成分为群(group)特异性抗原(简称 C 抗原)，细胞壁的蛋白质成分为型(type)特异性抗原。1933 年，兰斯菲尔德(Lancefield)曾根据 β-(乙型)溶血性链球菌 C 抗原的不同，采用免疫血清学的沉淀反应，将链球菌分成了 A、B、C、D、E、F、G、H、K、L、M、N、O、P、Q、R、S、T 等 18 个群(其中未用 I 和 J 这两个字母作分群代号)，即所谓的链球菌“兰氏血清学分类(群)”；近年来又增加了 U 群、V 群，因此现在共 20 个群。型特异性抗原是位于 C 抗原外层的蛋白质，又称表面抗原，具有 M、T、R、S 等 4 种不同性质的抗原成分，在 C 抗原分群的基础上，又可根据型特异性抗原将链球菌分成 100 多个型，如 A 群根据其 M 抗原不同可分成 100 多个型，B 群可分成 4 个型，C 群可分成 13 个型等。按兰氏血清分群方法，非解乳糖链球菌为 D 群(Lancefield group D)，偶有菌株为 G 群的。

3.2 病原学意义

在非解乳糖链球菌的病原学意义方面，目前尚缺乏系统的明确记述。通过 CNKI 学术文献总库检索，检出了 2 篇(2 起)肠链球菌引起食物中毒的报告；在前面有述肠链球菌是非解乳糖链球菌的次异名，因此将其记述在了此项下。

3.2.1 事件 1

内蒙古自治区哲盟卫生防疫站的王湘涛等(1992)报告在 1990 年 8 月 20~21 日，科左中旗保康镇发生 1 起食物中毒，潜伏期 2~18h，表现为腹痛、腹泻、恶心、呕吐等症状；经检验证实肠链球菌(D 群)是此次食物中毒的病原菌，中毒食物为被肠链球菌污染的牛奶，在饮用此批牛奶的 30 人中发病 21 人(罹患率 70.0%)；现场调查发现，供奶的奶牛场有 1 头奶牛乳房根部有一溃破的化脓感染灶[7]。

3.2.2 事件 2

内蒙古自治区哲里木盟卫生防疫站的金彩等(1994)报告在 1991 年 6 月 18 日，通辽市发生 1 起家庭的食物中毒，一家 3 口中 2 人在食用了从市场购买的板鸭后 2.5h 同时发病，表现为恶心、呕吐、上腹不适、腹泻(水样便)、发热等症状，1 人未食用则未发病；检验证，实肠链球菌是此次食物中毒的病原菌，中毒食物为被肠链球菌污染的板鸭[8]。

3.2.3 毒力因子与致病机制

关于链球菌的主要毒力因子及致病机制等问题，诸多已经明了，其中比较明确的致病物质主要包括溶血毒素(streptolysin)、致热外毒素(pyrogenic exotoxin)、透明质酸酶(hyaluronidase)、链激酶(streptokinase, SK)又称链球菌纤维蛋白溶酶(streptococcal fibrinolysin)、链道酶(streptodornase, SD)又称链球菌 DNA 酶(streptococcal deoxyribonuclease)、M 蛋白等。对非解乳糖链球菌的毒力因子等问题，目前尚缺乏比较系统的明确记述。

3.3　微生物学检验

对链球菌的微生物学检验，目前仍主要依赖于对细菌的分离与鉴定，虽说对链球菌从形态上较易辨认，但鉴定到种也是相对困难和麻烦的。需注意，在进行链球菌的形态检查时，有的并非很规则的球状，这与相应的种、所用培养基、培养条件等均有一定关系，再者是在一般情况下液体中的培养物链状排列更典型。

另外，有些试验是常用或专用于对链球菌鉴定的，在此简要记述如下几项以供参考[9~11]。

3.3.1　奥普托欣敏感试验

奥普托欣(optochin)即乙基氢化羟基奎宁(ethylhydrocuprein，EHC)的商品名称，是能强烈抑制肺炎链球菌生长(干扰叶酸的生物合成)的一种药剂，能以奥普托欣敏感试验对肺炎链球菌与其他链球菌(主要是 α-溶血性链球菌)相鉴别。试验方法是将被检菌株涂布接种于血液营养琼脂培养基平板后，将含有 5μg/片奥普托欣的纸片(直径 6mm)平贴其上，37℃培养 18h 检查，若出现直径在 15mm 以上(一般大于 20mm)的抑菌圈则可推测为肺炎链球菌，其他链球菌一般无抑菌圈或抑菌圈直径小于 15mm。

3.3.2　杆菌肽敏感试验

此试验主要用于兰氏 A 群链球菌与其他 β-溶血性链球菌的鉴别，方法是将被检 β-溶血性链球菌密涂布接种于血液琼脂培养基平板后，将含有 0.04U/片杆菌肽(bacitracin)的纸片平贴其上，37℃培养 18h 后检查，若产生抑菌圈则表明对杆菌肽敏感，对杆菌肽敏感的链球菌菌株有 99.5%的为兰氏 A 群链球菌。另外，6%的兰氏 B 群链球菌、7.5%的兰氏 C 群和 G 群链球菌也对杆菌肽敏感，因此当此试验阳性时只能初步推测为 β-溶血的兰氏 A 群链球菌。

3.3.3　CAMP 试验

已知兰氏 B 群链球菌即无乳链球菌能产生一种 CAMP 因子，该因子于 1944 年由 Christis、Atkins、Munch-Peterson 首先描述，因此根据他们姓氏的字首定名为 CAMP 因子。这是一种胞外物质，能增强葡萄球菌(*Staphylococcus*)的 β-溶血毒素溶解红细胞的活性，因此可在 B 群链球菌和葡萄球菌这两种细菌生长的交界处出现箭头状的溶血区(显示溶血活力增强)。

3.3.3.1 试验方法

常用的是使用平板培养基垂直接种法，于含血液营养琼脂培养基平板上，先以产 β-溶血毒素的金黄色葡萄球菌（*S.aureus*）菌株（如 ATCC 25923 株）划一条线接种，再将被检链球菌离金黄色葡萄球菌接种线 3mm 处做垂直接种一短线，并以同样方法接种标准阳性（B 群链球菌）和阴性（A 群或 D 群链球菌）的对照；35℃培养 18~24h 做结果判定，以在两菌划线交界处出现箭头状（半月形）的加强溶血区的判为阳性（图 25-1）。

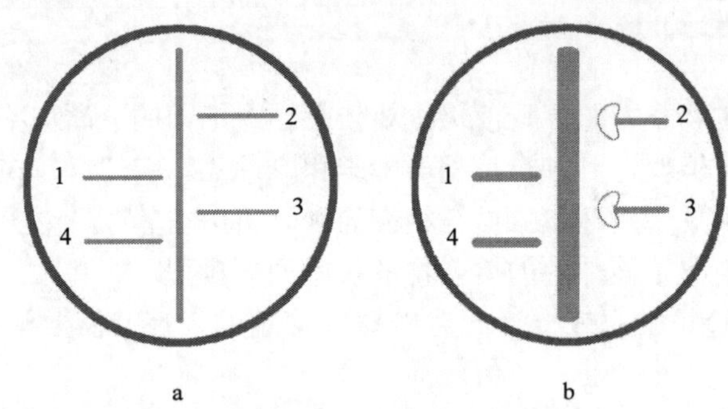

图 25-1 CAMP 试验示意图

a. 接种方法；b. 试验的阳性结果（箭头状溶血区）；1、2 为被检菌；3 为阳性对照菌；4 为阴性对照菌

3.3.3.2 应用与注意事项

CAMP 试验用于鉴定 B 群链球菌（阳性），其他链球菌为阴性。此试验不应在厌氧条件下培养，因为 A 群 β-溶血性链球菌的某些菌株在厌氧条件下也能产生 CAMP 试验阳性反应。此试验方法简单，而且特异性较强，但此试验可因所用血液不同使结果有差异，以羊或牛血为宜，若用无菌生理盐水洗涤 3 次的羊红细胞则效果更好；另外，所用的基础培养基以胰蛋白胨肉汤琼脂较好。

3.3.4 胆汁-七叶苷试验

因 D 群链球菌能在含 40%胆汁的培养基中生长，并可分解七叶苷，所以其胆汁-七叶苷试验为阳性。试验中使用胆汁七叶苷琼脂（bile aesculin agar）培养基（其中的 10g/L 胆汁粉也可用 40g/L 胆盐），通常为将待检链球菌接种于胆汁-七叶苷琼脂平板或斜面，35~37℃培养 24~48h 做结果判定，以培养基变黑判为阳性（一般经 4h 培养即可显示阳性结果）。试验中接种细菌的量不宜过大，因该试验是测定细菌在胆汁中生长情况及同时分解七叶苷的能力，若接种量过大则细菌不需要生长而其本身固有的酶足以造成七叶苷分解，出现假阳性结果。据 Facklam 1979 年报告，该试验对鉴定 D 群链球菌具有 100%的敏感性和特异性。

3.3.5 溶血性检查

溶血性检查是鉴定链球菌常用的项目，也是鉴定过程中重要的一步，α-溶血性、β-溶血性、γ-溶血性是由 Brown 于 1919 年所描述的。对链球菌溶血性的观察除了对血液琼脂培养基平板菌落（周围）的直接观察外，也可采用以下方法进行，即在含羊血的营养琼脂培养基平板上用接种针做扎眼接种使细菌被接种到琼脂深处，35℃培养过夜观察 α-溶血、β-溶血、γ-溶血情况。

3.3.6　色素试验

色素试验在鉴定 B 群链球菌的几个方法中的特异性最强，这是由 Noble 改良的 Islam 法。具体为：在培养基中接种待检链球菌，35℃培养过夜后观察，若菌落及周围的培养基呈黄色则为阳性反应。培养基的制备方法：淀粉 10g、蛋白胨 23g、NaH_2PO_4 为 1.48g、Na_2HPO_4 为 5.75g、琼脂 10g、蒸馏水 1000mL，pH 7.4，121℃高压蒸汽灭菌，并待冷至 55℃左右时加入 10mL 灭活的无菌马血清并混匀，倾注平板或高层琼脂供用。

3.3.7　荚膜肿胀试验

荚膜肿胀试验也称荚膜肿胀反应(capsule swelling reaction)或荚膜肿胀现象(quellung phenomenon)，常用于对肺炎链球菌荚膜多糖抗原型的检定。试验中可将被检病料(制备成生理盐水悬液)或感染小鼠的腹腔液滴于玻片上，混入未稀释的抗肺炎链球菌荚膜血清，加少量碱性亚甲蓝染液后覆以盖片并用油镜检查，若遇同型免疫血清则肺炎链球菌的荚膜显著肿胀(菌体周围呈无色且宽的环状带)为阳性，菌体无变化且被染成蓝色。

3.3.8　动物试验

小鼠对肺炎链球菌极为敏感，小量具有毒力的肺炎链球菌即可引起小鼠死亡，借此可进行肺炎链球菌的分离及毒力试验。可直接使用病料(制成生理盐水悬液)或培养液，以 0.5~1mL/只经腹腔或皮下注射体重 18~20g 健康小鼠，有毒力菌株可使其在 4~8h 出现症状，18~24h 后发生败血症死亡；取死亡小鼠心血接种可获得肺炎链球菌的纯培养，若用心血或腹腔液做涂片后经革兰氏或荚膜染色，可见典型具有荚膜的肺炎链球菌。

3.3.9　胆汁溶菌试验

已知胆盐或胆汁能使肺炎链球菌溶解，其机制目前尚未定论，有人认为其能降低肺炎链球菌细胞膜表面张力并使其损坏或使菌体裂解，也有人认为其能激活肺炎链球菌的自溶酶以使菌体发生溶解，常用试验方法有以下两种。

3.3.9.1　平板法

在生长有待检链球菌的血液营养琼脂培养基的菌落上，加 10%去氧胆酸钠水溶液(内含 0.02%的硫柳汞)或无菌牛胆汁 1 接种环(或 1 小滴)，置 35~37℃作用 30min，菌落消失为阳性(阴性的菌落仍存在)。

3.3.9.2　试管法

取待检链球菌的血清营养肉汤 18h 培养物 0.8mL，分装两小试管 0.4mL/管，其中 1 管加入 0.1mL 上述 10%去氧胆酸钠水溶液或牛胆汁，另 1 管加 0.1mL 生理盐水为对照，置 37℃水浴作用 10~30min，试验管培养液由浊变清为阳性，对照管应仍混浊(无变化)。

3.3.10　链激酶试验

链激酶试验即溶纤维蛋白酶试验，此酶能激活血液中的溶纤维蛋白酶原（也称胞浆原）使其成为有活性的溶纤维蛋白酶，以溶解纤维蛋白。A 群链球菌及 C 群和 G 群等的链球菌能产生此酶，试验为阳性。

试验方法为取人血液 10mL 置于已加有无菌的 0.02g 草酸钾试管内并混匀，2000r/min 离心 10min，吸取血浆用于试验。取此血浆 0.2mL 加 0.8mL 无菌生理盐水混匀，再加入待检链球菌 18~24h 培养的营养肉汤培养物 0.5mL，混匀后再加入 0.25%氯化钙（分析纯）水溶液 0.25mL，混匀后置 37℃水浴中，注意血浆完全凝固的时间（需 10~15min）；凝固后每隔 30min 观察 1 次结果，记录完全凝固和溶解的时间，共观察 2h，不溶的则于水浴中 24h 再观察 1 次；另用 0.5mL 同批营养肉汤作为阴性对照，用已知链激酶阳性菌株的营养肉汤培养物 0.5mL 作为阳性对照。致病的溶血性链球菌的此酶为阳性，表现为血浆先凝固后又转为溶化，血浆溶化时间的长短与激活酶含量有关（链激酶越多则血浆溶化所需时间越短），强阳性的可在 15min 内使凝固的血浆完全溶化，24h 仍不溶化的为阴性，试验中须使用新鲜的人血浆。

3.3.11　兰氏血清群检定

目前对链球菌进行兰氏血清群检定的方法较多，如琼脂扩散法、荧光抗体法、葡萄球菌 A 蛋白协同凝集试验等，但经典的方法还是下述的 Lancefield 毛细管沉淀法（沉淀试验方法）。

3.3.11.1　群多糖抗原制备

用于对链球菌的群多糖抗原提取的方法较多，有 Lancefield 热盐酸提取法、甲酰胺提取法、高压提取法、酶提取法、亚硝酸提取法等，下面介绍的是两种较常用的方法。

(1) Lancefield 热盐酸提取法　将待检链球菌接种于含 5%血清（羊或兔）的营养肉汤中，35~37℃培养 6h 后取 1mL 转接于 100mL 含 0.2%葡萄糖的肉汤（Todd-Hewitt 肉汤）中，35~37℃培养 24h，10 000r/min 离心 20min 弃上清，沉淀菌体用生理盐水同样离心洗涤 1 次，将沉淀菌体悬浮于 0.05mol/L 的盐酸 0.2mL 中，沸水浴作用 15min，4000r/min 离心 10min 沉淀，取出上清液加入 0.04%溴麝香草酚蓝水溶液指示剂 1 滴，混匀后用 0.2mol/L 的 NaOH 水溶液中和使溶液由黄色变成淡蓝绿色为止，若有沉淀出现则再经离心处理，其上清液即为 C 多糖抗原。

(2) 高压提取法　将待检链球菌接种于 Todd-Hewitt 肉汤中，35~37℃培养 24h 后同上述离心沉淀菌体，弃上清后将菌体悬浮于 0.5mL 无菌生理盐水中，121℃高压蒸汽处理 15min，离心沉淀后取上清即为 C 多糖抗原。

3.3.11.2　沉淀试验方法

先将抗血清加入内径 2~4mm 的毛细小试管内，再沿管壁徐徐加入上述的 C 多糖抗原提取物（可用无菌生理盐水做 1∶10、1∶20、1∶40、1∶80、1∶160 稀释），10~20min 后观察结果，若在两液重叠面出现明显的白色沉淀环则为阳性，否则为阴性。

4　其他致食物中毒链球菌

其他致食物中毒链球菌，涉及检出的血链球菌 1 篇(1 起)报告、未确定种链球菌 6 篇(6 起)报告。

4.1　血链球菌(*Streptococcus sanguinis*)

血链球菌(*Streptococcus sanguinis* White and Niven 1946 emend. Kilian et al. 1989)也称血液链球菌。

DNA 的 G+C mol%为 43~46(T_m)。模式株：SK 1, ATCC 10556，CCUG 17826，CCUG 35770，CIP 55.128，DSM 20567，JCM 5708, LMG 14702，NCTC 7863。GenBank 登录号(16S rRNA)：AB002524，AF003928，X53653[3]。

4.1.1　生物学性状

血链球菌为球状，革兰氏阳性，在含血清的营养肉汤中生长通常形成短链，无动力、无芽孢，需氧和兼性厌氧，接触酶阴性；在马血液营养琼脂培养基平板上通常为α-溶血，在有氧、厌氧和加有 5% CO_2 的条件下均能生长，不能在 10℃和 45℃生长，在含 6.5% NaCl 的营养肉汤中不生长。不能水解精氨酸、七叶苷和马尿酸盐，能发酵乳糖和海藻糖，分解棉籽糖不定，不分解山梨醇、甘露醇、菊糖和水杨苷；产生碱性磷酸酶不定，产生β-半乳糖苷酶，不产生β-葡糖苷酸酶，产生α-半乳糖苷酶不定，伏-波试验(Voges-Proskauer test，V-P)结果不定。有 4 个生物变种；通常存在于人的口腔[12]。

4.1.2　病原学意义

血链球菌可引起人的败血症、心内膜炎、关节炎、脓肿等感染病，常是有其他基础疾病[12]。

检出的 1 起由血链球菌引起的食物中毒事件，由山东省禹城市人民医院的王岚等(2004)报告。报告在 2001 年 7 月 17 日，禹城化工厂发生 1 起食物中毒，潜伏期 2~11h(平均 4h)；表现为上腹不适、恶心、呕吐、腹泻，部分伴有头晕、乏力、腹胀、腰痛、发热(39℃)等症状；检验证实由生物型Ⅱ血链球菌污染的猪内脏引起，在食用的 34 人中发病 26 人(罹患率 76.47%)[13]。

4.2　未确定种链球菌(*Streptococcus* spp.)

未鉴定到种的 6 篇(6 起)报告，是分别以链球菌(2 起)、甲型溶血性链球菌(3 起)和乙型溶血性链球菌(1 起)描述的。

6 起事件除了在前面已分别记述的 3 起外[4~6]，另 3 起分别为：①新疆维吾尔自治区塔城防疫站的郑翎等(1996)报告在 1992 年 5 月，驻自治区托里县某团机线连在 5 月 7

日宰杀了1头自养的病仔猪，于当日午餐至11日晚餐食用；29名官兵从8日傍晚开始陆续有人发病，到11日共发病23例(罹患率79.31%)，潜伏期30h~3d；表现脐周阵发性绞痛，伴有头痛、头晕、低热、乏力、腹胀、恶心、轻度腹泻等症状；经检验证实，是由食用被链球菌污染的仔猪的肉引起的食物中毒[14]。②福建省泉州市卫生防疫站的陈秀恋等(2001)报告在2000年5月3日，泉州市某新村生活小区一家4名在校学生一起午餐，下午2~3时陆续开始出现恶心、腹痛、呕吐、头晕、发热等症状，其中2人各腹泻1次；检验证实此起家庭食物中毒，是由甲型溶血性链球菌污染食物豆腐肉和大块赤肉引起的[15]。③重庆市疾病预防控制中心的段刚等(2002)报告在2001年7月4日，重庆市大渡口区某厂职工12人外出郊游，中途食用购于某超市的葱油饼、开口酥、豆沙酥作为午餐，餐后9人出现恶心、腹痛症状(罹患率75.0%)，其中3人出现皮肤发痒和红疹，无呕吐、腹泻、发热症状；潜伏期1~8h，多在2~4h；检验证实，是由B群乙型溶血性链球菌污染食品引起的[16]。

在此，简要总结检出的9起链球菌食物中毒事件，发生在5~8月；中毒人数最少的2人，最多的95人；潜伏期最短的首发病例为1h，最长的末发病例为3d(多为2~12h)；罹患率最高的100%(3起分别为2人、4人、7人)，最低的70.0%(21/30)；明确的相关食物主要为含蛋白质类高的牛奶、鸭肉、猪肉、豆腐乳等，还有1起为葱油饼、开口酥和豆沙酥。临床表现可大致分为两类：①主要表现腹痛、腹泻、恶心、呕吐等胃肠道症状，此类型较多；②主要表现头痛、咽痛、咽部充血红肿、扁桃体肿、颌下淋巴结肿等咽炎症状。在两种类型中有的均伴有头晕、发热、四肢酸痛、乏力等。明确血清群的2起，分别为D群(肠链球菌)和B群(乙型溶血性链球菌)的各1起。在传播途径方面，明确由发病动物产品传播的有2起，分别为在前面有记述王湘涛等(1992)报告的1起(奶牛乳房感染)[7]，郑翎等(1996)报告的1起(病仔猪的肉)[14]。

表现为咽炎类型的链球菌食物中毒不是常见的，但在国外早有报告。Gallo等(1992)报告在1986年7月5~8日，在威尼斯某饭店5次宴会的参加者中有179人暴发咽炎，急性发作的潜伏期平均为41.8h；均有喉痛，发热的占81.6%，淋巴结发炎的占22.9%，头痛的占19.5%，胃肠道感染症状较少；在每次宴会中，有55%~67%的就餐者发病。检验证实，是由A群链球菌引起的食物中毒，强相关的食物为虾蛄和奶油蛋糕[17]。

(房 海 芮 萍 张东林)

主要参考文献

[1] 李梦东. 实用传染病学. 2版. 北京: 人民卫生出版社, 1998: 331~339.

[2] 贾辅忠, 李兰娟. 感染病学. 南京: 江苏科学技术出版社, 2010: 446~456.

[3] Parte A C. Bergey's Manual of Systematic Bacteriology. 2nd ed. Volume Three. New York: Springer, 2009: 655~711.

[4] 李耀堂, 尹传茂, 王华松. 一起链球菌引起的食物中毒. 人民军医, 1985, (7): 33.

[5] 吴高峰, 沈承宝. 一起甲型溶血性链球菌食物中毒. 解放军预防医学杂志, 1990, 8(3): 265~266.

[6] 阳丽斌, 苏文宇. 一起由溶血性链球菌引起的食物中毒. 中国卫生检验杂志, 2009, 19(11): 2699.

[7] 王湘涛, 张宗环, 刘树平, 等. 一起链球菌食物中毒及菌株鉴定. 中国食品卫生杂志, 1992, 4(3): 35.
[8] 金彩, 李华玲, 朱少兵, 等. 一起肠球菌引起的食物中毒报告. 中国农村医学, 1994, 22(6): 20~21.
[9] 孟昭赫. 食品卫生检验方法注解微生物学部分. 北京: 人民卫生出版社, 1990: 116~123.
[10] 叶应妩, 王毓三. 全国临床检验操作规程. 2 版. 南京: 东南大学出版社, 1997: 479~485.
[11] 李仲兴, 郑家齐, 李家宏, 等. 临床细菌学. 北京: 人民卫生出版社, 1986: 106~116.
[12] 李仲兴, 赵建宏, 杨敬芳. 革兰阳性球菌与临床感染. 北京: 科学出版社, 2007: 261~265.
[13] 王岚, 宋勇, 高秀莲. 生物Ⅱ型血液链球菌致食物中毒调查报告. 山东医药, 2004, 44(11): 65.
[14] 郑翎, 叶尔肯, 龙再秀, 等. 一起食病仔猪肉引起的链球菌食物中毒的调查. 实用预防医学, 1996, 9(3): 148.
[15] 陈秀恋, 刘建忠, 杨育红, 等. 一起甲型溶血性链球菌食物中毒的调查. 海峡预防医学杂志, 2001, 7(2): 17.
[16] 段刚, 吴国辉. 一起乙型溶血性链球菌引起食物中毒的报告. 中国卫生检验杂志, 2002, 12(1): 55.
[17] Gallo G. 一起 A 族链球菌食物中毒咽炎暴发. 于航摘, 译, 伊冰, 校. 国外医学卫生学分册, 1993, (4): 248~249.

第 26 章　李斯特氏菌属(*Listeria*)

本 章 要 目

李斯特氏菌属(*Listeria* Pirie 1940)的单核细胞增生李斯特氏菌(*L.monocytogenes*)，能引起人及多种动物的李斯特氏菌病(listeriosis)，属于人兽共患病(zoonose)的范畴。其特征为主要表现神经症状，人及畜的感染主要表现为脑膜炎、败血症、流产、单核细胞增多等，家禽和啮齿动物主要表现为坏死性肝炎、心肌炎等；多呈局部散发，一般发病率不高但死亡率较高[1]。

单核细胞增生李斯特氏菌为食源性疾病(foodborne disease)的病原菌，也称食源性病原菌(foodborne pathogen)。在引起细菌性食物中毒(bacterial food poisoning)方面，目前还主要是在国外多有发生。我国虽也已有由单核细胞增生李斯特氏菌引起的报告，但尚为罕见；通过中国知识资料总库(CNKI)学术文献总库检出了 1 篇文献(1 起事件)，为单核细胞增生李斯特氏菌单独引起的。

1　菌属定义与分类位置

李斯特氏菌属也称李斯忒氏菌属、利斯特氏菌属等，属名“*Listeria*”为现代拉丁语阴性名词，是以英国外科医生、防腐消毒创始人李斯特男爵(Lord Lister)的姓氏命名的[2]。

1.1　菌属定义

李斯特氏菌为规则的短杆菌，大小在(0.4~0.5)μm×(1.0~2.0)μm，两端是钝且平的，有的弯曲；单个、短链或呈“V”形排列，或沿长轴平行排列；陈旧或粗糙(rough，R)培养物，可见 6.0~20.0μm 或更长的丝状体。革兰氏阳性，但在有的菌体(特别是陈旧培养物)着染能力差；不抗酸，不形成荚膜，不产生芽孢，当培养在低于 30℃时以少数周毛运动，需氧和兼性厌氧。

在普通营养琼脂培养基上，培养 24~48h 的菌落直径 0.5~1.5mm，圆形、半透明似露滴状，稍隆起，表面结构精细，边缘整齐；从培养基上取菌时有黏性但易乳化，除去菌落后在平板上留有痕迹；陈旧培养物(3~7d)的菌落较大(直径 3.0~5.0mm)，中心更浊，可发育出 R 型的。在含 0.25%(*m*/*V*)琼脂、8.0%(*m*/*V*)明胶和 1.0%(*m*/*V*)葡萄糖的半固体培养基中，37℃培养 24h 沿穿刺线生长，随之出现不规则的云雾状扩展于培养基，并可慢慢布满整个培养基，呈现一伞状的环，在表面 3.0~5.0mm 处呈最丰盛生长。有的种具有 β-溶血性。可生长在低于 0℃、45℃条件下，最适生长于 30~37℃，在 60℃经 30min 后不能存活；可生长于 pH 6~9 条件下，在普通营养肉汤中添加 10%(*m*/*V*)的 NaCl 可生长。

氧化酶阴性，接触酶阳性，产生细胞色素。厌氧发酵葡萄糖主要产生 L-(+)乳酸、乙酸及其他终产物，发酵产酸不产气；甲基红和 V-P 试验阳性，不能利用外源性柠檬酸盐，需要有机生长因子，不产生吲哚，水解七叶苷和马尿酸钠，不水解尿素、明胶、酪蛋白和牛乳。菌细胞壁以 *meso*-二氨基庚二酸(*meso*-diaminopimelic acid，*meso*-DAP)直接交联，不含阿拉伯糖，无分枝菌酸(mycolic acid)；长链脂肪酸主要是直链饱和的 *anteiso*-和 *iso*-甲基支链型(straight-chain saturated *anteiso*-and *iso*-methyl-branched-chain type)，生长于 37℃时主要的脂肪酸是 14-甲基十六烷酸(*anteiso*-C17：0)和 12-甲基十四烷酸(*anteiso*-C15：0)；主要的呼吸醌(respiratory quinones)是甲基萘醌(menaquinones)MK-7。

广泛存在于自然界，在水、泥、污水、植物、土壤、动物饲料、家禽、屠宰场废料、动物和人的粪便中存在，容易存在于冷食物中，有的种(species)对人和动物具有致病性。

细菌 DNA 的 G+C mol%为 36~42.5(T_m)。模式种(type species)：单核细胞增生李斯特氏菌[*Listeria monocytogenes*(Murray et al. 1926)Pirie 1940]。

1.2　分类位置

按伯杰氏(Bergey)细菌分类系统，在第二版《伯杰氏系统细菌学手册》(*Bergey's Manual of Systematic Bacteriology*)第 3 卷中，李斯特氏菌属分类于新建立的李斯特氏菌科(Listeriaceae fam. nov.)，科内含 2 个菌属(genus)，依次为：李斯特氏菌属、索丝菌属(*Brochothrix* Sneath and Jones 1976)；模式属(type genus)：李斯特氏菌属[2]。

李斯特氏菌属内共记载了 6 个种及 4 个亚种(subspecies)。

6 个种，依次为：单核细胞增生李斯特氏菌、格氏李斯特氏菌(*L.grayi*)、无害李斯特氏菌(*L.innocua*)、伊氏李斯特氏菌(*L.ivanovii*)、斯氏李斯特氏菌(*L.seeligeri*)、威氏李斯特氏菌(*L.welshimeri*)。

4 个亚种，依次为：格氏李斯特氏菌 2 个亚种——格氏李斯特氏菌格氏亚种(*L.grayi* subsp. *grayi*)、格氏李斯特氏菌莫氏亚种(*L.grayi* subsp. *murrayi*)；伊氏李斯特氏菌 2 个亚种——伊氏李斯特氏菌伊氏亚种(*L.ivanovii* subsp. *ivanovii*)、伊氏李斯特氏菌伦敦亚种(*L.ivanovii* subsp. *londoniensis*)。

2　食物中毒概要

尽管已明确单核细胞增生李斯特氏菌是食源性疾病的一种重要病原菌，但占我国细菌性食物中毒的份额还是很小的；现将通过 CNKI 学术文献总库检出的 1 篇文献(1 起事件)记述于此。

2.1　基本信息

初步统计通过 CNKI 学术文献总库检出的细菌性食物中毒文献，至目前我国共涉及了 24 个菌属，116 个种、亚种或血清型(serovar)，以及一些未确定的种；文献报告 1460 篇(1949~2013 年)，中毒事件 1529 起(1949~2012 年)。

其中由单核细胞增生李斯特氏菌引起的文献报告 1 篇(2006 年)，中毒事件 1 起(2003 年)，在所有细菌性食物中毒事件的构成比为 0.07%(居并列第 19 位)。

2.2　事件情况

浙江省台州市疾病预防控制中心的葛素君等(2006)报告在 2003 年 10 月，台州市某小学 140 余名 8~12 岁学生在课间食用营养餐，食用熟食喜蛋后有 82 人(罹患率 58.57%)群体暴发食物中毒，潜伏期 8~10h，临床主要表现为寒战、头痛、头昏、恶心、呕吐；有 4 例严重的出现了神志不清、不安、谵妄、脑膜刺激征，甚至出现神志昏迷等神经系统症状。检验证实，是由单核细胞增生李斯特氏菌污染熟食喜蛋引起的[3]。

3　单核细胞增生李斯特氏菌(*Listeria monocytogenes*)

单核细胞增生李斯特氏菌[*Listeria monocytogenes*(Murray，Webb and Swann 1926) Pirie 1940]，最早被命名为单核细胞增生杆菌(*Bacterium monocytogenes* Murray，Webb and Swann 1926)；种名“*monocytogenes*”为现代拉丁语形容词，指“产生单核细胞的”。

DNA 的 G+C mol%为 37~39(T_m)。模式株(type strain)：ATCC 15313，CIP 82.110，DSM 20600，NCTC 10357，SLCC 53，53 XⅫ。GenBank 登录号(16S rRNA)：U84148[2]。

3.1　发现历史简介

在早期对单核细胞增生李斯特氏菌的认识，主要是能引起单核细胞增生的组织病理变化。国外对单核细胞增生李斯特氏菌及李斯特氏菌病的发现与研究较早，在我国的起步相对较晚。

3.1.1　国外简况

有关资料显示，早在 1885 年俄国的儿科医生费拉托夫首先记述了李斯特氏菌病；1889 年德国的 Pfeiffer 以腺热(glandular fever)为名报告了 4 例患者，并对此病的症状、体征及传染性质作了明确记述；1920 年，Sprunt 和 Evans 强调患者血象中异常淋巴细胞的意义，命名此病为传染性单核细胞增多症(infectious mononucleosis)；1923 年，Downey 等详细研究了此病的血液学变化，对异常淋巴细胞做了详细描述与分型，奠定了对此病的血液学诊断基础。1955 年，高尔捷夫曾最早主张将此病称为李斯特氏菌病。

在对病原的研究中，法国学者 Hayem 于 1891 年，德国学者 Henle 于 1893 年曾分别在患者的病理组织切片中观察到一种革兰氏阳性杆菌，该菌与现在描述的单核细胞增生李斯特氏菌相似；1911 年，瑞典学者 Hülphers 首先从兔的肝脏病灶中分离出一种革兰氏阳性杆菌，当时命名为肝杆菌(*Bacillus hepatis*)。李斯特氏菌感染，作为英国剑桥大学实验动物室中豚鼠和家兔的一个问题，最初由 Murray 在 1924 年发现，在家兔的表现是以突然死亡(缺乏特定的病理损伤)为特征，从心血和浆膜腔渗出液中均未分离培养到细菌；但经传代后，却在 1 只豚鼠和 1 只家兔的新生仔腹腔渗出液中，查出了这种革兰氏阳性杆菌。1926 年，Murray、Webb 和 Swann 首先从患病 5d 的妊娠家兔心血及腹腔渗出液中分离到该菌，以此分离菌接种家兔引起了致死性败血症感染；同样的细菌，也从自然发病的豚鼠肠系膜淋巴结中分离出来；单核细胞增生是家兔自然和实验感染该菌的病理特征，因此 Murray 等在当时将其命名为 *Bacterium monocytogenes*(单核细胞增生杆菌)，这也是最早对该菌以致病特征的命名。

1925 年，单核细胞增生李斯特氏菌在南非虎河地区鼠类中流行，南非的 Pirie 研究了一种南非野生沙鼠(*Tatera lobengulae*)的流行病，表现以局灶性肝坏死为特征的全身性感染，将其称为虎河病(tiger river disease)；于 1927 年从患这种虎河病的非洲沙鼠(African jumping mouse)肝脏中分离出同上的革兰氏阳性杆菌，并提议建立了李斯特氏小菌属(*Listerella* Pirie 1927)，同时将此菌命名为溶肝李斯特氏小菌(*Listerella hepatolytica* Pirie 1927)。

1929 年，Nyfeldt 在丹麦首次证实并报告了人的单核细胞增生病例，从患者血液分离到此菌，命名为人体单核细胞增生杆菌(*Bacterium monocytogenes hominis* Nyfeldt 1932)。在美国，Burn 于 1933 年首先发现并报告了由此菌引起人的围产期感染和脑膜炎病例；此后的 20 年里，共报告了 64 个病例。

在新西兰，Gill 于 1937 年首先在患脑炎的绵羊间脑组织切片中发现了革兰氏阳性杆菌，从脑脊液中分离到了此菌，并通过分离菌静脉接种复制了这种绵羊的旋转病(circling disease)；在美国，Graham 首先描述了由此菌引起的脑炎和流产。以后又相继发现该菌可引起绵羊和牛的流产、鸡等禽类的败血症、绵羊脑炎和牛的乳房炎等。1940 年，Pirie 建议为纪念英国外科医生、防腐消毒创始人李斯特(Joseph Baron Lister，1827~1912)，用“*Listeria*”(李斯特氏菌)作为菌属名称，并按 1926 年 Murry 等提出的种名“*monocytogenes*”进行命名，称为单核细胞增生李斯特氏菌。

另外，在早期对李斯特氏菌病的研究中，有的学者认为其病原为病毒。首先是 Berghe 等将感染猴血清经病毒过滤器滤过后接种于健康猴，也能引起感染；相继，Wising 于 1942 年，Evans 于 1947 年，大城俊彦于 1956 年先后进行了对动物及人体感染试验的研究，认为其病原是病毒，能通过病毒过滤器，但并未能成功分离到病毒；Reagan 等 1953 年曾报告，用电子显微镜观察到了吸附在此病红细胞表面病毒的形态，但尚无其他学者加以证实。

单核细胞增生李斯特氏菌可引起多种动物的李斯特氏菌病，常散发，一般不会发生大规模流行，人的感染多与接触感染的动物或动物粪便有关，或与食入被污染食品有关。在 1978 年以前，李斯特氏菌病很少在人群中暴发，后来突然多了起来。1978 年在美国，1981 年在加拿大，分别暴发了由单核细胞增生李斯特氏菌污染食品引起的食物中毒，此后改变了人们对单核细胞增生李斯特氏菌的看法，并在全球范围内开始引起关注，也从而增加了该菌的检出机会；且感染的暴发，基本上都是食源性的。1983 年以后，单核细胞增生李斯特氏菌被确证为引起食物中毒的病原菌[4~10]。

3.1.2 国内简况

第二军医大学的楼方岑等(1958)报告指出，我国早在 1901 年已在广东省汕头市发现有李斯特氏菌病的流行(Cousiand，1910)，在 1914 年发现福建上杭流行此病(Dale，1914)，均是以腺热记述的；1940 年在天津(Robinson，1940)及上海(Chen 等，1941)有个别病例发生的报告，均是以传染性单核细胞增多症记述的；1942 年在上海曾发现在儿童中有此病的流行(高镜朗等，1943)，是以腺热记述的[10]。

楼方岑等(1958)报告在 1954 年 10 月始，在上海发现有传染性单核细胞增多症的流行，尤以在北郊发生严重。报告他们在此病流行开始后，在重点单位进行了流行情况调查及临床学、血液学、血清学等方面的观察研究。此病流行开始于 10 月中旬，首先在北郊的一所中等学校中发现，10 月 20 日在该校两个不同的班级各有 1 名学生发病，主要症状为发冷、发热、头痛、咽痛、咳嗽、全身不适及肌痛等，此后至 11 月 2 日全校有明显症状的师生 469 名，罹患率 19.72%(469/2378)。在该校流行开始后的数天，附近其他学校、工厂、部队、幼儿园等单位也陆续出现病例；因病情较重而住院的 159 人中，来自于 32 个不同的单位，包括工厂、学校、机关、部队及部分市民，在北郊区整个流行约于 1954 年底达高峰，1955 年 2 月后开始明显减少。报告者通过在病原方面的研究，认为系由特种病毒引起，不能支持细菌为此病病原的说法[10]。现在来看，楼方岑和叶天星在 1958 年报告的传染性单核细胞增多症，即是现在记述的李斯特氏菌病。

在动物的李斯特氏菌病方面，中国农业科学院西北畜牧兽医研究所的王焕新等(1963)最早较详细明确报告了绵羊的李斯特氏菌病。报告在 1955 年 12 月至 1961 年 4 月，某地牧场发生羔羊脑炎及母羊流产，经细菌学检验及对绵羊、家兔的感染试验，证明是由单核细胞增生李斯特氏菌引起的李斯特氏菌病。分别为：自 1955 年 12 月开始，在一群当年生的羔羊群中散发一种脑炎型疾病，从病死羊的脑组织中分离到单核细胞增生李斯特氏菌；1956 年 8~10 月，另一羊场的当年生羔羊及 1 岁羊、成年母羊发病(成年母羊发生流产)，先后死亡和流产羔羊 200 多只，在病死羊的脑组织中发现革兰氏阳性的细长杆菌；1960 年 9~12 月，在某公社羊场 1~2 岁羊群中发生死亡快、具有神经症状的疾病，从 2 只病羊的脾脏和肝脏中均分离到单核细胞增生李斯特氏菌；1961 年 3~4 月，在此公社的附近一些地区 2~3 月龄小羔羊中又有同样的疾病流行，表现为一般无明显症状即死亡，共有羊 760 余只，死亡约 180 多只，从 1 只死亡羊的脾脏中分离到单核细胞增生李斯特氏菌[11]。之后，王焕新和原西北农学院的刘玉年(1963)又报告了发生在家兔的李斯特氏菌病。报告在 1957 年，某家兔饲养场在养殖的 100 余只兔群中，于 1 月 12 日起的 10 几天中陆续发病死亡 12 只，以幼龄兔发病较多，神经症状为主要发病特征；经检验证实，是由单核细胞增生李斯特氏菌引起的李斯特氏菌病[9]。此后，国营新浦农场的任希平等(1966)，较早报告了发生在猪的李斯特氏菌病，从 1960 年 11 月至 1963 年 9 月在新浦农场共发病 143 头，死亡 96 头(病死率 67.13%)[12]；兵团农八师兽医站的赵煊等(1975)较早报告了于 1963 年夏季，发生在石河子垦区某山羊群中山羊羔的李斯特氏菌病[13]。迄今，有记述在我国多个省(区、市)已均有多种动物李斯特氏菌病的发生，涉及绵羊、山羊、牛、兔、鸡、鸭、鹅、鹦鹉、孔雀、鹿、北极熊等，平均死亡率在 32%以上，对畜牧业造成了较大的危害[14]。

3.2　生物学性状

在李斯特氏菌属中对单核细胞增生李斯特氏菌的研究是较多的，其理化特性、抗原结构、生态分布等都已比较清楚。

3.2.1　形态与培养特征

单核细胞增生李斯特氏菌为革兰氏阳性短小杆菌，大小为(0.4~0.5)μm×(0.5~ 2)μm，两端钝圆，常两两相串呈弯曲及“V”形，偶有球状、双球状、短链状，但很少呈长链状排列。兼性厌氧、无芽孢，一般不形成荚膜，但在营养丰富的环境中也可形成荚膜，在陈旧培养物中的菌体可呈丝状及革兰氏阴性。通常有 4 根周毛和 1 根端毛，但周毛易脱落，因此在一般情况下常是仅可见到 1 根端毛；也有报告指出，在 20℃培养后置电子显微镜下可见到许多鞭毛；在 20~25℃培养有动力，半固体琼脂穿刺培养 2~5d 可见倒立伞状生长物；在显微镜下观察该菌新鲜的室温肉汤培养物可见其翻筋斗状运动，在37℃培养时动力消失。生长温度为–1.5~45℃，冷藏条件不能阻止此菌的生长，是一种典型的耐冷性细菌，因此可根据这一特性将污染被检材料置 4℃进行冷增菌，有利于对此菌的分离；适宜的生长温度为 30~37℃，在 42.8℃条件下培养多可形成长丝(可达 60μm)。R 型菌落的菌体要比光滑(smooth，S)型菌落的菌体耐热 1~2 倍，R 型菌无毒力，但 R 型突变株仍有黏附和侵入人直肠上皮肿瘤细胞(CaCo-2)的能力。在易感人群中，R 型突变株是否有潜在的致病性，尚不清楚。在 pH 7~9.6、氧分压略低、二氧化碳张力略高的条件下生长良好，在 pH 3.8~4.4 仍能缓慢生长；具有耐盐性，在 6.5% NaCl 肉汤内也能良好生长。

对营养要求不高，在普通营养琼脂平板上呈细小、半透明、边缘整齐、微带珠光的露水样小菌落，直径在 0.2~0.4mm，斜射光观察呈现特征性的蓝绿色光泽。在绵羊血琼脂平板上培养 24~96h，菌落灰白色、圆润、周围呈狭窄的 β-溶血圈。将细菌接种至半固体琼脂培养基 25℃培养，由于动力强，细菌自穿刺接种线向四周弥漫性生长，在离琼脂表面数毫米处出现一个倒伞形状生长区，这是此菌的特征之一[4,15]。

3.2.2　生化特性

单核细胞增生李斯特氏菌的接触酶阳性，氧化酶阴性，能发酵多种碳水化合物产酸不产气，如发酵葡萄糖、水杨素、麦芽糖、鼠李糖、七叶苷、海藻糖、果糖等，不发酵木糖、甘露醇、肌醇、侧金盏花醇、棉籽糖、卫矛醇、纤维二糖等，在 3~10d 可发酵乳糖、蔗糖、阿拉伯糖、半乳糖、鼠李糖、山梨醇、甘油等产酸，吲哚阴性，不利用柠檬酸盐，不产生尿素酶及明胶酶，硝酸盐还原试验及 H_2S 产生阴性，MR 试验、V-P 试验、精氨酸双水解酶等阳性[4,6,16,17]。

为简便区分属内的 6 个种，将在第二版《伯杰氏系统细菌学手册》第 3 卷中记载的“李斯特氏菌属细菌种间特征鉴别表”列出(表 26-1)[2]。

表 26-1 李斯特氏菌属细菌种间特征鉴别 a,b

项目	单核细胞增生李斯特氏菌	格氏李斯特氏菌	无害李斯特氏菌	伊氏李斯特氏菌	斯氏李斯特氏菌	威氏李斯特氏菌
β-溶血	+	–	–	+	+	–
CAMP 试验：马红球菌(*Rhidococcus equi*)	–	–	–	+	–	–
金黄色葡萄球菌(*Staphylococcus aureus*)	+	–	–	–	+	–
卵磷脂酶(lecithinase)	+	–	–	+	d	–
产酸：葡糖酸盐(gluconate)	–	d	–	–	–	–
1-磷酸葡萄糖(glucose 1-phosphate)	–	–	–	+	–	–
D-甘露醇	–	+	–	–	–	–
松三糖	+	–	d	+	+	+
α-甲基-D-葡萄糖苷	+	+[c]	+	+	+	+
α-甲基-D-甘露糖苷	+	+	+	–	–	+
L-鼠李糖	+	+	d	–	–	d
核糖	–	+	–	+[d]	–	–
蔗糖	+	–	+	+	+	+
可溶性淀粉	–	–	–	–	d	+
D-木糖	–	–	–	+	+	+
硝酸盐还原	–	–[e]	–	–	–	–
酸性磷酸酶(acid phosphatase)	+	–	+	+	+	+
缩氨基酸酶(amino acid peptidase)：D-丙氨酸	–	+	+	+	+	+
赖氨酸	–	+	+	+	+	+
胱氨酸芳基氨酶(cystine arylamidase)	–	+	–	–	–	–
磷酰胺酶(phosphoamidase)	+	–	+	+	+	+
脂酶(吐温 80)(tween 80 esterase)	+	+[f]	+	d	d	+
生长：10μg/mL 吖啶黄(trypaflavine)	+	–	+	+	+	+
10% NaCl(*m/V*)蛋白胨水(peptone water)	d	+	+	d	d	+

注：上角标 a 指表中符号+表示 85%以上菌株阳性，–表示 0~15%的菌株阳性，上角标 b 指资料来源于 Seeliger 和 Jones(1986)，Känpfer 等(1991)，Rocourt 和 Catimel(1985)，上角标 c 指在格氏李斯特氏菌莫氏亚种不能观察到产酸，上角标 d 指在伊氏李斯特氏菌伦敦亚种不能观察到产酸，上角标 e 指格氏李斯特氏菌莫氏亚种还原硝酸盐，上角标 f 指格氏李斯特氏菌莫氏亚种不产生脂酶(吐温 80)；d 表示在菌株间存在差异(16%~84%的菌株阳性)。

3.2.3 抗原结构与免疫学特性

根据菌体(ohne hauch，O)抗原因子和鞭毛(hauch，H)抗原因子，可将单核细胞增生李斯特氏菌和其他李斯特氏菌分成 16 个血清型；分别为 1/2a、1/2b、1/2c、3a、3b、3c、4a、4b、4ab、4c、4d、4e、5、6a、6b、7，其中单核细胞增生李斯特氏菌有 13 个。O 抗原因子分别用Ⅰ、Ⅱ、Ⅲ、Ⅳ、Ⅴ、Ⅵ、Ⅶ、Ⅷ、Ⅸ、Ⅹ、Ⅻ、XIII、XIV、XV、XXI 表示，H 抗原因子分别用 A、B、C、D 表示(表 26-2)[2]。

表 26-2 李斯特氏菌属细菌的血清型 [a]

菌种	血清型	O 抗原 [b,c]	H 抗原 [b]
单核细胞增生李斯特氏菌	1/2a	Ⅰ，Ⅱ，Ⅲ	A，B
	1/2b	Ⅰ，Ⅱ，Ⅲ	A，B，C
	1/2c	Ⅰ，Ⅱ，Ⅲ	B，D
	3a	Ⅱ，Ⅲ，Ⅳ，(Ⅻ)，(XIII)	A，B
	3b	Ⅱ，Ⅲ，Ⅳ，(Ⅻ)，(XIII)	A，B，C
	3c	Ⅱ，Ⅲ，Ⅳ，(Ⅻ)，(XIII)	B，D
	4a	Ⅲ，(Ⅴ)，Ⅶ，Ⅸ	A，B，C
	4ab	Ⅲ，Ⅴ，Ⅵ，Ⅶ，Ⅸ，Ⅹ	A，B，C
	4b	Ⅲ，Ⅴ，Ⅵ	A，B，C
	4c	Ⅲ，Ⅴ，Ⅶ	A，B，C
	4d	Ⅲ，(Ⅴ)，Ⅵ，Ⅷ	A，B，C
	4e	Ⅲ，Ⅴ，Ⅵ，(Ⅷ)，Ⅹ	A，B，C
	7	Ⅲ，Ⅻ，XIII	A，B，C
格氏李斯特氏菌	非特定的	Ⅲ，Ⅻ，XIV	A，B，C
无害李斯特氏菌 [d]	4ab	Ⅲ，(Ⅴ)，Ⅵ，Ⅶ，Ⅸ	A，B，C
	6a	Ⅲ，Ⅴ，(Ⅵ)，(Ⅶ)，(Ⅸ)，XV	A，B，C
	6b	Ⅲ，(Ⅴ)，(Ⅵ)，(Ⅶ)，(Ⅸ)，XXI	A，B，C
伊氏李斯特氏菌	5	Ⅲ，Ⅴ，Ⅵ，(Ⅶ)，Ⅹ	
斯氏李斯特氏菌 [d]	1/2b	Ⅰ，Ⅱ，Ⅲ	A，B，C
	4c	Ⅲ，Ⅴ，Ⅻ	A，B，C
	4d	Ⅲ，(Ⅴ)，Ⅵ，Ⅷ	A，B，C
	6b	Ⅲ，(Ⅴ)，(Ⅵ)，(Ⅶ)，(Ⅸ)，XXI	A，B，C
威氏李斯特氏菌	6a	Ⅲ，Ⅴ，(Ⅵ)，(Ⅶ)，(Ⅸ)，XV	A，B，C
	6b	Ⅲ，(Ⅴ)，(Ⅵ)，(Ⅶ)，(Ⅸ)，XXI	A，B，C

注：上角标 a 指在( )内的抗原因子不常出现，上角标 b 指资料来源于 Seeliger 和 Hohne(1979)，上角标 c 指抗原因子Ⅱ是不耐热的，上角标 d 指存在其他 O 抗原因子。

一般认为单核细胞增生李斯特氏菌的抗原结构与毒力无明显相关，血清型 1/2a、1/2b、1/2c、3a、3b、3c、4a、4b、5 被认为是致病菌株，引起人类疾病的主要血清型为 1/2a、1/2b、4b(可占所有病例的 90%)。在美国和加拿大，65%~80%的人的李斯特氏菌病是由 4b 血清型菌株引起的；在东欧、西非、德国中部、芬兰、瑞典报告最多的是血清型 1/2a 菌株。已知单核细胞增生李斯特氏菌与葡萄球菌属(*Staphylococcus* Rosenbach 1884)细菌、链球菌属(*Streptococcus* Rosenbach 1884)细菌、大肠埃希氏菌(*Escherichia coli*)等具有共同抗原成分，因此做血清学诊断是无意义的[15,17,18]。

从一些检测结果分析，在我国食品污染菌株主要为 1/2a 型、1/2b 型和 1/2c 型，这对有效的预防单核细胞增生李斯特氏菌食源性传播，具有一定的指导意义。例如：①福建省疾病预防控制中心的陈伟伟等(2005)报告在 2000~2003 年，对从不同食品分离的 30 株单核细胞增生李斯特氏菌，进行了血清型检定，其中以 1/2a 型菌株(15 株)最多(构成比 50.0%)，其次为 1/2c 型的 9 株(构成比 30.0%)，1/2b 型的 6 株(构成比 20.0%)[19]。②浙江省疾病预防控制中心的梅玲玲等(2006)报告，选择在 2000~2005 年从杭州、宁波、衢州等市农贸市场、超市采集的生肉、散装熟肉制品、水产品等 5 大类食品分离的 152 株单核细胞增生李斯特氏菌，进行了血清型检定，其中以 1/2b 型菌株(76 株)最多(构成比 50%)，其次为 1/2a 型 46 株(构成比 30.26%)，1/2c 型 20 株(构成比 13.16%)，3a 型和 3b 型的各 4 株(构成比各 2.63%)，3c 型和 4b 型的各 1 株(构成比各 0.66%)[18]。

3.2.4　基因型

在单核细胞增生李斯特氏菌的基因型方面，近年来研究较多的是脉冲场凝胶电泳(pulsed-field gel electrophoresis，PFGE)DNA 型，其次是毒力基因型。

3.2.4.1　脉冲场凝胶电泳 DNA 型

PFGE 分型方法，已广泛应用于常见食源性病原菌感染的散发、暴发调查和溯源研究。在对单核细胞增生李斯特氏菌的 PFGE 分型方面，我国已多有研究报告。例如，山东大学的贾静等(2011)报告对 2007~2009 年从山东济南、青岛、淄博、烟台、济宁、临沂等 6 个市的不同食品(生畜禽肉、熟肉制品、水产品、蔬菜等)分离的 100 株单核细胞增生李斯特氏菌进行 PFGE 分型。结果为采用 *Asc* Ⅰ酶切 DNA 后经 PFGE 分型，各菌株 DNA 共得到 10~15 个条带，基因片段大小在 21~1388kb；共分为 31 个 PFGE 型，以 4 型的菌株(32 株)最多(构成比 32.0%)，其次为 8 型的 20 株(构成比 20.0%)，1 型的 12 株(构成比 12.0%)，25 型和 26 型的各 4 株(构成比各 4.0%)，18 型的 3 株(构成比 3.0%)，余 25 种型别的各 1 株(构成比各 1.0%)。在区域分布特征方面，济南菌株以 4 型和 8 型为优势菌株，烟台和临沂菌株均以 4 型为优势菌株，青岛、淄博、济宁菌株缺乏明显优势 PFGE 型菌株。研究结果表明，山东食品中的单核细胞增生李斯特氏菌来源于不同的克隆株，但在部分菌株间存在不同程度的相关性；PFGE 是分析单核细胞增生李斯特氏菌同源性的有效方法，对单核细胞增生李斯特氏菌的流行趋势、分布特点和分子流行病学研究，具有重要的意义[20]。

3.2.4.2　毒力基因型

宫照龙等(2007)报告对 2000~2005 年从北京、浙江、河南、福建、重庆、吉林、江苏、湖北、山西等 9 个省(市)食品(生肉、肉制品、蔬菜、冷饮、水产品)及患者分离的 116 株单核细胞增生李斯特氏菌，以及 2 个标准菌株，进行 *hly*、*prfA*、*plcB*、*inlA*、*actA*、*iap* 等 6 个毒力基因的 PCR 检测。结果表明除 2 株菌不含 *prfA* 外，其余 116 株菌均含有此 6 个毒力基因[21]。

3.2.5　生境与抗性

李斯特氏菌广泛分布于自然界中，如土壤、污水、屠宰场、青饲料、食品生产加工器具及多种食品，动物和人体也可带菌。在外环境中的适应能力强，对不利因素如低温、高渗、抗菌物质有抵抗能力，还能在物体表面形成生物膜(biofilm)。

3.2.5.1　生境

有报告 4%~8%的水产品、5%~10%的奶及奶产品、30%以上的肉制品及 15%以上的家禽均可被李斯特氏菌污染，即食食品(ready-to-eat food)和冷藏、冷冻食品易受污染。正常人粪便中李斯特氏菌的带菌率为 0.6%~16%，有 70%的人可短期带菌。

动物是李斯特氏菌病的重要储存宿主，人可能是主要的传染源。单核细胞增生李斯特氏菌不易被强烈的光照所灭活，也耐受冻融，因此在土壤、污水、植物性饲料甚至是从未开垦的土地中也发现有此菌。已在牛、羊、野生反刍动物、猫、狗、猪、马、狐狸、鼠类等 42 种哺乳动物和鸡、野生鸟类等 22 种禽类，以及昆虫中均发现过单核细胞增生李斯特氏菌，另外在鱼类、蜱类、蝇类及甲壳动物中也分离到；在屠宰场工作的人员有 10%~20%的为无症状带菌者，但因单核细胞增生李斯特氏菌较难从大便中分离出来，所以实际的带菌率可能高达 20%~25%，从事单核细胞增生李斯特氏菌研究的人员的带菌率可高达 77%[4,15]。

在前面有述的陈伟伟等(2005)报告为系统了解福建省食品中单核细胞增生李斯特氏菌的污染状况及分布特征等，2000~2003 年以福州、泉州、龙岩和尤溪 4 个地区为监测点，对生肉、熟肉、水产品和生牛奶等 4 大类共 1369 份食品进行了检测，结果总检出率为 6.14%(84/1369)。其中以生肉类的检出率最高，在 667 份中检出 83 份(检出率 12.44%)；在 323 份熟肉中检出 1 份(检出率 0.31%)，在 195 份水产品及 184 份生牛奶中均未检出；在生肉类中以冻鸡肉的检出率最高，156 份中 60 份阳性(检出率 38.46%)；其次为冻猪、牛、羊肉，在 33 份中检出 10 份(检出率 30.3%)。另外为鲜生猪肉，在 172 份中检出 7 份(检出率 4.07%)；鲜生牛肉，在 131 份中检出 5 份(检出率 3.82%)；鲜生羊肉，在 93 份中检出 1 份(检出率 1.08%)；在 82 份鲜生羊肉中未检出[19]。显然，单核细胞增生李斯特氏菌主要污染于肉类食品(尤其是在冷冻肉类)，这也是与此菌的耐冷性直接相关的；同时提示，肉类食品是单核细胞增生李斯特氏菌造成食源性传播的主要媒介。

3.2.5.2　抗性

单核细胞增生李斯特氏菌的抵抗力强，在土壤、粪便、青储饲料和干草内能长期存活，在粪便中可存活 2 年以上，在干酪中可存活 1 年以上，在尸体中可存活 4~8 个月，在食品和植物屑片中可存活几个月，在冰箱中储藏的肉、蛋、食品中可生存或生长。对酸和碱的耐受性大，在 pH 5.0~9.6 及 10%盐溶液中仍能生长，在 20%盐溶液中经久不死亡；对热有抵抗力，100℃经 15min、70℃经 30min 才能将其杀死，因此经巴氏消毒的羊奶仍有单核细胞增生李斯特氏菌存活。在常用的消毒剂中，5%的来苏尔经 10min，2.5%的 NaOH 或甲醛经 20min，0.1%的升汞经 5min，2.5%的苯酚和 70%的乙醇经 5min，10%的石灰乳作用 10min，能杀死单核细胞增生李斯特氏菌[1,22]。

在前面有述梅玲玲等(2006)报告，对 2000~2005 年从 5 大类食品分离的 186 株单核细胞增生李斯特氏菌进行了耐药性检测。结果显示对供试的多数抗生素耐药性不高，尤其是对甲氧苄啶敏感，但对目前我国治疗李斯特氏菌病的首选药物氨苄西林的耐药性却在逐年增高(2005 年达到了 78.33%)；186 株菌对万古霉素、阿米卡星、头孢噻吩、环丙沙星、红霉素、庆大霉素、利福平的耐药性小于 5%，对四环素的耐药性占 8.97%，对头孢噻肟的耐药性占 39.74%，对呋喃妥因的耐药性占 49.36%，对氨苄西林的耐药性占 53.21%，对克林霉素的耐药性占 76.28%，对头孢西丁的耐药性占 76.96%[18]。中国疾病预防控制中心营养与食品安全所的赵悦等(2012)报告检测了我国 22 个省(区、市)2007~2009 年从 9 类食物分离的食源性单核细胞增生李斯特氏菌 1069 株的耐药性。结果表现为 74 株耐药(耐药率 6.92%)，其耐受的抗生素有四环素、多西环素、红霉素、氯霉素、环丙沙星、左旋氧氟沙星；耐受 2 种抗生素的 37 株，占总菌株数的 3.46%及耐药菌 74 株的 50.0%；耐受 3 种抗生素的 3 株，占总菌株数的 0.28%及耐药菌 74 株的 4.05%；表现多重耐药的 2 株，占总菌株数的 0.19%及耐药菌 74 株的 2.70%。这些耐药菌株存在区域特征，表现耐药率在前 5 位的是甘肃分离株为 27.27%(6/22)，吉林分离株为 20.45%(9/44)，福建分离株为 17.39%(4/23)，江苏分离株为 12.99%(10/77)，湖南分离株为 12.50%(2/16)，从河南(55 株)、山东(67 株)、广东(12 株)、广西(4 株)、辽宁(10 株)、重庆(18 株)、安徽(6 株)等 7 个省(区、市)分离的共 172 株均未检测到耐药菌株[23]。从这些对大量菌株的耐药性测定结果总体分析，在我国单核细胞增生李斯特氏菌的耐药率还是不高的；推测其是与李斯特氏菌病在我国并不普遍，以致临床使用抗生素类药物不广泛相关联的。

3.3　病原学意义

单核细胞增生李斯特氏菌可引起人及多种动物的李斯特氏菌病，常散发，通常不会发生大规模流行；人的感染多与接触感染的动物或动物粪便，或与食入被污染的食品有关[4]。

3.3.1　人的李斯特氏菌病

单核细胞增生李斯特氏菌是一种重要的食源性病原菌，在绝大多数的食品中都有存在，如肉类、蛋类、海产品、乳制品、蔬菜等都已被证实易被此菌污染。人类李斯特氏菌病的发病对象主要是新生儿、孕妇、免疫功能低下者，以及老年人群。因单核细胞增生李斯特氏菌在 4℃的环境下仍可生长繁殖，所以它是冷藏食品威胁人类健康的主要病原菌之一；在许多国家都已采取措施来控制食品中此菌的污染，并制定了相应的标准[15]。

3.3.1.1　食物中毒

由单核细胞增生李斯特氏菌引起的食源性感染，一直以来还主要是发生在国外；从

20 世纪 80 年代始，在世界上已有多起因食入污染食品引起李斯特氏菌病暴发的事件，死亡率接近 30%。例如：1978 年在波士顿暴发了 1 起食源性李斯特氏菌病，有 23 人发病，5 人死亡，与食入芹菜、西红柿、生菜有关，分离的菌株为 4b 型；1981 年在加拿大沿海各省暴发了李斯特氏菌病，有 34 名孕妇和(或)新生儿发病，因食入被单核细胞增生李斯特氏菌污染的卷心菜沙拉引起，用于生产沙拉的卷心菜在生长期间被感染单核细胞增生李斯特氏菌病羊的粪便所污染，分离的菌株为 4b 型；1983 年美国的麻省暴发了由巴氏消毒奶引起的李斯特氏菌病，发病 49 人，有 29%死亡，分离的菌株为 4b 型；1985 年春在美国加利福尼亚暴发了大规模的李斯特氏菌病，有 181 对母婴发病，133 例其他人发病，总死亡率为 33.4%，与食入墨西哥软酪有关，分离的菌株为 4b 型；1992 年在法国暴发了 1 起由污染食品引起的李斯特氏菌病，约有 60 人死亡；2000 年初在法国又暴发了由污染猪舌腖引起的李斯特氏菌病，有 30 人住院，7 人死亡[4]。

在我国由单核细胞增生李斯特氏菌引起的食源性疾病，目前还尚不多见。在食物中毒方面，仅检出了在前面有述由葛素君等(2006)报告发生在 2003 年 10 月的 1 起事件[3]。

3.3.1.2　其他感染病

李斯特氏菌病的潜伏期在 3~70d，发病初期多表现为腹泻、发热、剧烈头痛、恶心、呕吐，进而发展为败血症、脑膜炎，孕妇可出现流产；感染后约有 60%患者出现中枢神经系统感染，大多为脑膜炎，少数可出现以脑干多发脓肿为典型表现的脑炎。感染包括妊娠感染、新生儿败血性肉芽肿病、败血症、脑膜炎、脑炎、化脓性结膜炎及皮肤感染的局部感染，以及肝炎、肝脓肿、心内膜炎、关节炎、骨髓炎、脑脓肿、胆囊炎等类型[15]。

3.3.2　动物的李斯特氏菌病

已知有多种动物均能发生李斯特氏菌病，自然发病在家畜以绵羊、猪、家兔的报告较多，其次是在牛和山羊，在马、犬、猫的很少；在家禽中以鸡、火鸡、鹅的较多，在鸭的较少；许多野兽、野禽、啮齿动物(尤其是鼠类)都易感染，且常为单核细胞增生李斯特氏菌的宿主。一般为散发，在家畜主要表现为脑膜炎、败血症及妊娠畜的流产；在家禽和啮齿动物主要为坏死性肝炎和心肌炎[24]。

3.3.3　毒力因子与致病机制

对单核细胞增生李斯特氏菌毒力因子与致病机制的研究较多，而且在诸多方面都是比较明晰的；现择一些主要的简要予以记述，主要涉及单核细胞增生李斯特氏菌对靶细胞的侵袭及内化、逃逸吞噬细胞吞噬体的作用等[6]。

3.3.3.1　毒力岛

单核细胞增生李斯特氏菌为典型的兼性细胞内寄生菌，编码与细胞内寄生生活循环有关的毒力基因有 2 簇，为单核细胞增生李斯特氏菌毒力岛 LIPI-1 和 LIPI-2。

(1) LIPI-1　LIPI-1 位于 9kb 大小的染色体上，其两侧分别为 prs 和 ldh 位点。LIPI-1 有 *prfA*、*plcA*、*hly*、*mpl*、*actA*、*plcB* 共 6 个基因，其中的 *plcA* 编码 plcA 磷脂酰肌醇-特异性磷脂酶 C；*plcB* 编码磷脂酶 C，包括性质不同的磷脂酰肌醇磷脂酶 C (PI-PLC) 和磷脂酰胆碱磷脂酶 C (PC-PLC) 两类，PI-PLC 可辅助细菌逸出初级吞噬体，PC-PLC 有助于细菌在细胞间的扩散；*actA* 基因编码表面 actA 蛋白，可通过诱导细胞肌动蛋白分子的聚合作用促使细菌在细胞间的传递，同时也与细菌被宿主细胞内化有关；*mpl* 的基因产物 mpl 蛋白加工酶，为锌依赖蛋白酶，具有外毒素的作用；*prfA* 为转录激活调节蛋白基因，编码 *prfA* 蛋白，是一种转录因子，是单核细胞增生李斯特氏菌所有基因簇(包括 *prfA* 本身)转录激活所必需的，也是迄今鉴定出的单核细胞增生李斯特氏菌的唯一毒力调节蛋白，在感染宿主细胞的过程中，对于许多毒力因子的等位表达起着关键调控因子的作用。

李斯特氏菌溶血素 O 基因(*hly*)编码李斯特氏菌溶血素 O(listeriolysin O，LLO)，分子质量为 58~60kDa，对热不稳定，在血液营养琼脂培养基上能产生溶血区，也是被主要研究的抗原物质。LLO 是一种依赖胆固醇，可在细胞膜上形成孔的毒素家族的成员，此类溶血素在结构上有 70%以上的相似性，分解细胞的活性是由于在溶血素上的一个半胱氨酸残基；LLO 与破坏吞噬体、促进菌体进入细胞液有关，是细菌得以在细胞液内增殖的先决条件，是单核细胞增生李斯特氏菌分泌的主要毒力因子；*hly* 的表达，受 *prfA* 的调控。LLO 可与靶细胞膜上的胆固醇结合，30~40 个 LLO 分子可分解 1 个红细胞。尽管所有具有毒力的菌株带有溶血性，但有些无毒力菌株也可产生 LLO，不产生 LLO 的菌株虽可在非吞噬细胞的细胞液中生存一段时间，但却不能繁殖，并因无法逃逸吞噬体而不能对其他细胞感染。此外，LLO 还参与同单核细胞增生李斯特氏菌致病性有关的其他反应。

(2) LIPI-2　LIPI-2 也称为内化素小岛(internalin islet)，是一个富含亮氨酸重复序列的蛋白质家族。单核细胞增生李斯特氏菌的内化素分为 2 个型，其一为相对分子质量大的蛋白质组成，通过其 C 端区附于菌细胞壁上，此亚族的代表是由 *InlAB* 编码的 InlA 和 InlB 多肽；另一亚族由相对分子质量较小的蛋白质组成，它们缺乏 C 端区菌细胞壁锚定区，释放于菌细胞外环境中。内化素是分子质量为 80kDa 的外膜蛋白，参与细菌侵袭宿主细胞并在细菌侵入宿主细胞过程中起关键作用。InlA 是在单核细胞增生李斯特氏菌被认定的第一个表面蛋白，对于单核细胞增生李斯特氏菌穿入非吞噬细胞(如上皮细胞)是必需的；InlB 在对肝细胞的侵袭过程中起着重要作用，即 InlA 和 InlB 是单核细胞增生李斯特氏菌被非吞噬细胞内化所必需的。另外，小的分泌性亚族，在体内对传染过程具有明显的影响。

3.3.3.2　李斯特氏菌 p60 蛋白

由 *iap* 基因编码的 p60 蛋白，是由李斯特氏菌产生的胞外蛋白，分子质量为 60kDa，是由 484 个氨基酸残基组成的多肽链，具有水解酶和酰胺酶活性，与李斯特氏菌的侵袭性有密切关系，对于单核细胞增生李斯特氏菌的抗吞噬细胞溶解作用，以及对机体的感染过程，p60 蛋白是一个重要的因素。目前分离到的所有李斯特氏菌均含有 p60 蛋白或其同系物，但在不同种的李斯特氏菌编码的 p60 蛋白 N 端区和 C 端区域都具有高度的保守性，不同种 p60 蛋白的中间区域各具特异性；有研究表明，在对单核细胞增生李斯特氏菌的保护性免疫中，p60 蛋白也是一个重要的抗原成分，是刺激机体 B 淋巴细胞、T 淋巴细胞产生免疫反应的主要抗原分子。

3.4　微生物学检验

对单核细胞增生李斯特氏菌的微生物学检验，目前还主要是依赖于对细菌分离与鉴定的细菌学检验；免疫学方法、分子生物学方法等，可作为辅助性检验手段。

3.4.1　细菌分离与鉴定

在对单核细胞增生李斯特氏菌的分离与鉴定中，形态特征为革兰氏阳性杆菌，传代培养物常呈球菌状趋势(需要与革兰氏阳性球菌相区别)，陈旧培养物的革兰氏染色反应可变为阴性；在脑心浸液、血液营养琼脂或巧克力琼脂培养基上生长良好，菌落小、圆、透明，在血液营养琼脂培养基平板上可呈狭窄的 β-溶血(有时需要在刮去菌落后才能见到)，此特征可与其他革兰氏阳性小杆菌相鉴别。单核细胞增生李斯特氏菌的动力阳性，是唯一的在临床标本中可见的革兰氏阳性小杆菌，若穿刺接种于高层半固体培养基在室温(25℃最宜)培养，呈伞状生长特征。由于单核细胞增生李斯特氏菌具有在 4℃生长的特征，当遇到被杂菌污染严重的标本时，分离培养可采用接种于营养肉汤培养基后置4℃的“冷增菌”方法。单核细胞增生李斯特氏菌的接触酶阳性，能在 4℃生长，发酵D-葡萄糖及水杨苷和海藻糖产酸，水解七叶苷，V-P 试验及 MR 试验阳性，甘露醇和 H_2S 阴性等，是具有鉴别意义的项目[16,17,25]。

3.4.2　血清型检定

用 pH 7.2 的 0.85%缓冲生理盐水将生长于营养琼脂培养基上的细菌洗下，置沸水浴中煮沸 1h，与李斯特氏菌多价及单因子 O 抗血清做玻片凝集反应检定 O 抗原，H 抗原需以不经热处理的菌液做试管凝集反应检定，以确定分离菌株的血清型[18,26]。

3.4.3　动物接种试验

利用易感动物做接种试验，对鉴定单核细胞增生李斯特氏菌具有实用价值。主要包括：①用单核细胞增生李斯特氏菌的 24h 肉汤培养物 1 滴，滴入幼兔或豚鼠的一侧结膜囊内，另一侧为对照，观察 5d；一般在接种后的 24~36h 内，出现化脓性结膜炎。②用0.5mL 菌悬液注射接种于幼兔耳静脉，在 3~5d 内，幼兔血液内的单核细胞可迅速上升到40%甚至以上。③用 0.2mL 肉汤培养物经腹腔注射接种于 16~20g 的小鼠，在 5d 内将其致死，可见其肝脏、脾脏有坏死灶；如进行分离培养，可检出单核细胞增生李斯特氏菌[26]。

3.4.4　免疫血清学检验

1992 年，Bessesen 等利用淋巴细胞杂交瘤技术，首次制备了 1 株能稳定分泌抗单核细胞增生李斯特氏菌特异性单克隆抗体的细胞株 EM-7G1，以特异性的单克隆抗体建立的夹心ELISA 方法，能在 20~24h 检出 8~10CFU/g(mL)；焦新安等于 1994 年在国内首次报告研制出 3 株针对单核细胞增生李斯特氏菌特异表位单克隆抗体，建立了快速检测单核细胞增生李斯特氏菌的单克隆抗体夹心 ELISA 方法[27]。

3.4.5 分子生物学检验

对单核细胞增生李斯特氏菌的分子生物学检验，目前还主要是在溶血素基因方面。Datta 等克隆出单核细胞增生李斯特氏菌 β-溶血素基因的 1 个 500bp 大小的 DNA 片段，根据其序列合成了 4 种寡聚核苷酸探针，各为 20 个碱基，以 ^{32}P 标记探针经斑点杂交试验证实具有良好的特异性。Bessesen 等利用克隆出的单核细胞增生李斯特氏菌溶血素基因片段(606bp)，设计出长度为 24bp 的引物，以 PCR 方法检测了 95 株单核细胞增生李斯特氏菌，显示了良好的特异性，当样品中单核细胞增生李斯特氏菌的浓度达到 10^5 个/mL 时，即可成功地进行此基因片段的扩增[28]。

（陈翠珍 刘玉芹 杨彩然）

主要参考文献

[1] 陈为民, 唐利军, 高忠明. 人兽共患病. 武汉: 湖北科学技术出版社, 2006: 197~201.

[2] Parte A C. Bergey's Manual of Systematic Bacteriology. 2nd ed. Volume Three. New York: Springer, 2009: 244~257.

[3] 葛素君, 许际华, 冯济富, 等. 运用"染片指引法"对产单核李斯特菌暴发食物中毒的诊断及其意义. 中国卫生检验杂志, 2006, 16(1): 94~95.

[4] 杨正时, 房海. 人及动物病原细菌学. 石家庄: 河北科学技术出版社, 2003: 884~894.

[5] W.T. 休伯特, W.F. 麦卡洛克, P.R. 施努伦贝格尔. 人兽共患病. 魏曦, 刘瑞三, 范明远, 等, 译. 上海: 上海科学技术出版社, 1985: 170~175.

[6] 蒋原. 食源性病原微生物检测指南. 北京: 中国标准出版社, 2010: 110~129.

[7] 文心田, 于恩庶, 徐建国, 等. 当代世界人兽共患病学. 成都: 四川科学技术出版社, 2011: 529~537.

[8] 齐素瑛, 郝士海. 李斯特氏菌属的研究进展. 肉品卫生, 1997, (7): 26~29.

[9] 王焕新, 刘玉年. 家兔李氏杆菌病病例诊断报告. 中国兽医杂志, 1963, (5): 8~9.

[10] 楼方岑, 叶天星. 上海流行传染性单核细胞增多症的研究——流行病学调查分析. 中华医学杂志, 1958, (第 10 号): 939~945.

[11] 王焕新, 张志坚. 绵羊李氏杆菌病调查研究报告. 中国兽医杂志, 1963, (1): 11~13.

[12] 任希平, 贺天笙, 殷力生. 猪李氏杆菌病病例诊断报告. 中国兽医杂志, 1966, (3): 7~9.

[13] 赵煊, 荀国兰, 姜景文. 山羊羔李氏杆菌病. 新疆农业科技, 1975, (2): 34, 32.

[14] 黄翠丽, 王玲. 李氏杆菌病研究进展. 山东畜牧兽医, 2006, (2): 44~46.

[15] 贾辅忠, 李兰娟. 感染病学. 南京: 江苏科学技术出版社, 2010: 475~476.

[16] 闻玉梅. 现代医学微生物学. 上海: 上海医科大学出版社, 1999: 556~560.

[17] 唐珊熙. 微生物学及微生物学检验. 北京: 人民卫生出版社, 1998: 244~246.

[18] 梅玲玲, 骆丽巧, 朱敏, 等. 食品中单增李斯特菌血清型及耐药性研究. 中国卫生检验杂志, 2006, 16(10): 1165~1166.

[19] 陈伟伟, 洪锦春, 杨毓环, 等. 福建省 2000 年~2003 年食品中单核细胞增生李斯特菌的监测与分析. 中国食品卫生杂志, 2005, 17(2): 112~115.

[20] 贾静, 毕振旺, 陈玉贞, 等. 山东省食品中单核细胞增生李斯特菌脉冲场凝胶电泳分型. 山东大学学报(医学版), 2011, 49(8): 153~160.

[21] 宫照龙, 祝仁发, 叶长芸, 等. 118 株单核细胞增生李斯特菌的毒力基因检测. 疾病监测, 2007, 22(5): 299~301.

[22] 张彦明, 邹世品. 人兽共患病. 西安: 西北大学出版社, 1994: 199~204.

[23] 赵悦, 付萍, 裴晓燕, 等. 中国食源性单核细胞增生李斯特菌耐药特征分析. 中国食品卫生杂志, 2012, 24(1): 5~8.

[24] 蔡宝祥. 家畜传染病学. 4版. 北京: 中国农业出版社, 2001: 100~103.
[25] 叶应妩, 王毓三. 全国临床检验操作规程. 2版. 南京: 东南大学出版社, 1997: 499~500.
[26] 李仲兴, 郑家齐, 李家宏. 临床细菌学. 北京: 人民卫生出版社, 1986: 129~133.
[27] 李翠云. 单核细胞李斯特菌研究近况. 中国热带医学, 2010, 10(1): 120~122.
[28] 金宁一, 胡仲明, 冯书章. 新编人兽共患病学. 北京: 科学出版社, 2007: 600~615.

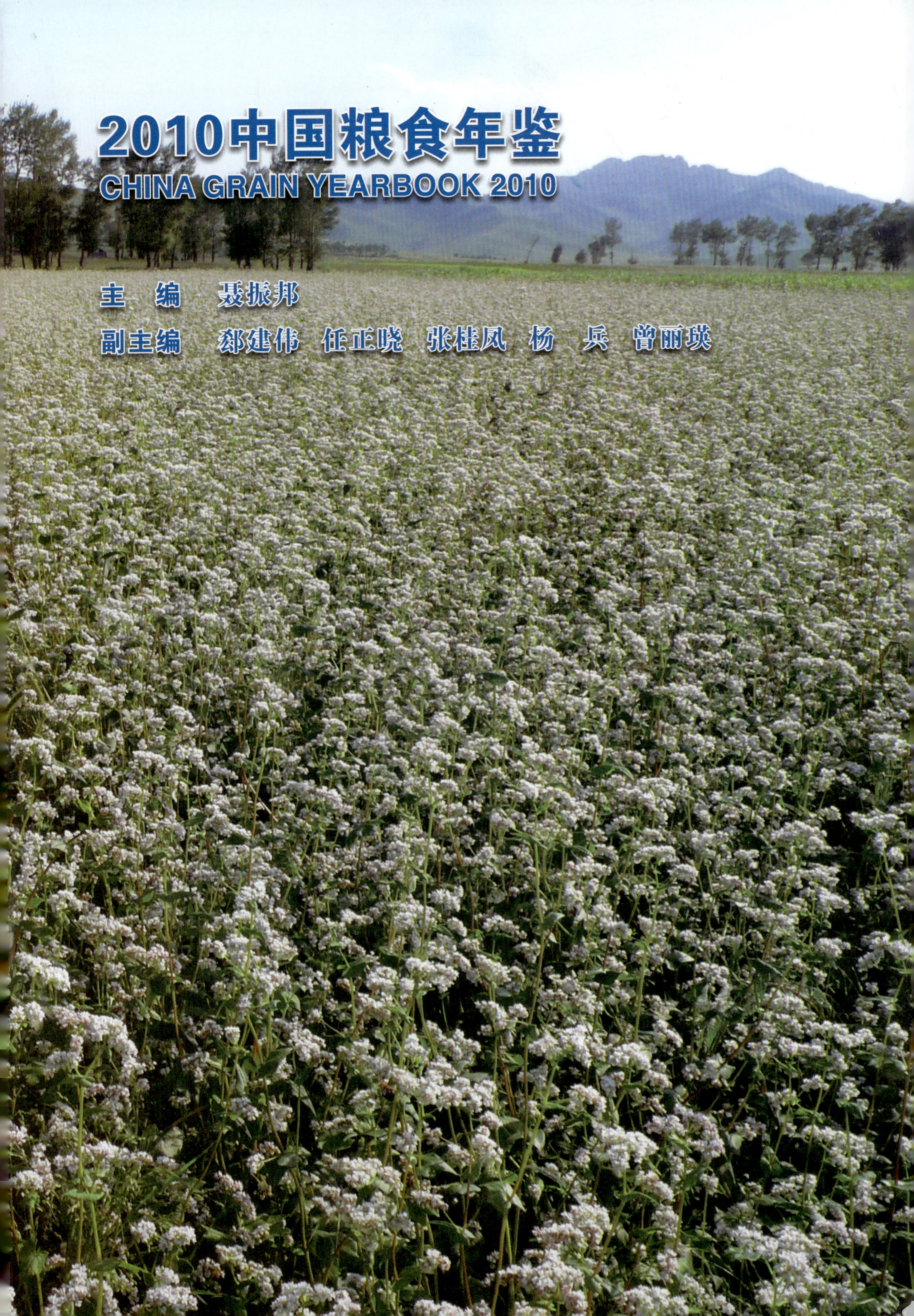

2010中国粮食年鉴

CHINA GRAIN YEARBOOK 2010

主　编　聂振邦

副主编　郄建伟　任正晓　张桂凤　杨　兵　曾丽瑛

图书在版编目（CIP）数据

2010中国粮食年鉴/聂振邦主编.—北京：经济管理出版社，2010.11

ISBN 978-7-5096-1145-6

Ⅰ.①中… Ⅱ.①聂… Ⅲ.①粮食-工作-中国-2010-年鉴 Ⅳ.①F 326.11-54

中国版本图书馆CIP数据核字（2010）第211587号

出版发行：经济管理出版社

北京市海淀区北蜂窝8号中雅大厦11层

电话：(010) 51915602 邮编：100038

印刷：北京印刷集团有限责任公司印刷二厂 经销：新华书店

责任编辑：张 艳

技术编辑：乔 炜

880mm×1230mm/16 48.75印张 1260千字

2010年11月第1版 2010年11月第1次印刷

印数：1－3000册 定价：380.00元

书号：ISBN 978-7-5096-1145-6